换个方法读《内经》

全本注释典藏版

《内经》

下卷

《灵枢》导读

刘明武 著

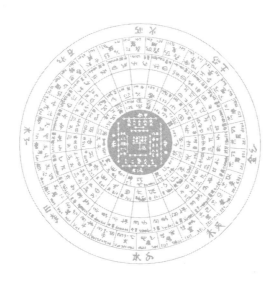

湖南科学技术出版社

图书在版编目（ＣＩＰ）数据

换个方法读《内经》：上、下卷 / 刘明武著. —
长沙:湖南科学技术出版社，2022.3
ISBN 978-7-5710-1080-5

Ⅰ．①换… Ⅱ．①刘… Ⅲ．①《内经》－研究 Ⅳ.①
R221

中国版本图书馆 CIP 数据核字(2021)第 132568 号

HUAN GE FANGFA DU 《 NEI JING 》XIAJUAN《 LING SHU 》DAODU

换个方法读《内经》下卷 《灵枢》导读

著　　者：刘明武

出 版 人：潘晓山

责任编辑：李　忠

出版发行：湖南科学技术出版社

社　　址：长沙市芙蓉中路一段 416 号泊富国际金融中心

网　　址：http://www.hnstp.com

湖南科学技术出版社天猫旗舰店网址：

　　　　　http://hnkjcbs.tmall.com

邮购联系：0731 - 84375808

印　　刷：湖南天闻新华印务有限公司

　　　　　（印装质量问题请直接与本厂联系）

厂　　址：湖南望城·湖南出版科技园

邮　　编：410219

版　　次：2022 年 3 月第 1 版

印　　次：2022 年 3 月第 1 次印刷

开　　本：710 mm×1000 mm　1/16

印　　张：58.25

字　　数：910 千字

书　　号：ISBN 978-7-5710-1080-5

定　　价：298.00 元（上、下卷）

从《灵枢》到元文化的深层探索

——代序

　　刘明武研究文化"别开生面"，他的探秘之路从来不是人们常走的轻车熟路，而是拓荒式的艰难探险。他的《打扫孔家店》《寻找元文化》《呐喊后的文化沉思》《中华元典智慧发微》《清源浊流——黄帝文化与皇帝文化》等著作已经让我们领略了他的治学风格与个性——思路新奇，观点新颖，独具创造性。他总是提出问题，而这些问题不属于老生常谈的那种"家常菜"；他回答的问题，也不是翻手为云覆手为雨的那种"炒剩饭"；他的解读独到，回答得有理有据，令人信服，绝不是牵强附会。《换个方法读〈内经〉》，也是他对中国文化之源思考的结晶。这部新著，将引领我们换一种思维来探索中国元文化的"神秘"之源。

　　"书中的道理在书外，人文的道理在天文。"这是刘明武对中华文化的基本把握。他有一句值得深思的名言："不懂天文历法读不懂中华文化。"以此为题，《南方日报》先后刊发了两个版对他的访谈，全面地展示了他基本的文化观。

　　刘明武认为，以经解经、以卦解卦、以书解书、以孟子解孔子、以庄子解老子、以君解道、以君理解道理的文化研究，早已进入了死胡同。他对中国文化研究的基本思路是以天文论人文，以天文历法论百科百家。在他看来，中华文化从根本上说就是太阳文化，中医是太阳中医，讲不清太阳历，阴阳五行就成了无源之水、无本之木（详见刘明武著，《太阳与中医》，湖南科学技术出版社，2019 年）。他坚信中华文化的品质是优秀的，"神解答的问题，道解答了；神没有解答的问题，道也解答了"。但是，现在信神的人越来越多，问道的人越来越少。中华文化如果失去了"以天文论道""以道论尽"的论证方式，中华民族就会失去一切。

《黄帝内经》（简称《内经》）是中华文化与中医文化的元典之作，它之所以能够家喻户晓流传至今，盖因这部著作在医学上经久不衰的广泛影响。这部"其文简，其意博，其理奥，其趣深，天地之象分，阴阳之候列，变化之由表，死生之兆彰……"（班固《汉书·艺文志》）之大书，包括《素问》和《灵枢》两个部分，前者讲人体生理、病理、疾病治疗原则及人与自然关系的基本理论，后者则是对人体解剖、脏腑经络和腧穴针灸等原理的阐述，由于它全面论述了中医学理论体系及学术思想而被誉为中国医学之祖。但是，这部著作除了中医学，更涉及了中国哲学、历史、语言、文字、天文、地理、气象、历法、生物、社会等众多学科，或者说最重要的，还在于它所论述的自然界的变化规律、人与自然的关系的价值。因此，我们说《内经》实际上奠定了中华文化与中医文化的基础。从古至今，两千余年来，大约有四百部关于《内经》的研究著作及万余篇的论文，但是，研究者往往忽略其巨大而深厚的文化来源，主要将视角关注点放在了中医学方面。无论是《素问》还是《灵枢》，从中医学的层面切入都太专业，而刘明武则是抓住被人忽视或淡化的一面，仿佛是在其"外"，实际上是在核心，不是从中解读中医学，而是以此为出发点，换个角度，"换个方法"，站在文化的源头，以天文论人文，从天文历法入手，解读了这部经典的形成思路、方法，解读了这部经典是把人放在天地之间来认识，把人放在时间、空间中来认识，把人放在太阳、月亮背景下来认识的永恒认识论，解读了这部经典以时间、空间论养生、论疾病的永恒方法论，最终从根本上解读了这部经典对中华元文化的伟大贡献。

———— 一 ————

在刘明武看来，"科玄之争"至今有几个基础性问题悬而未解，第一个问题就是阴阳五行。"玄虚而不可实证"，是历来的文化批判运动对阴阳五行的评价。但批判并没有解释这样的疑问：其一，阴阳五行，为何会成为中华元典的理论基础？其二，诸子百家，为何家家论五行，子子谈阴阳？

只有原则性的否定，没有论据的说明，是文化批判运动的主要缺陷。只谈重要，不谈为什么重要，是诸子百家，甚至是源头经典的主要缺陷。解答不了阴阳五行问题，中华文化与中医文化就成了无源之水。于是有了一个尴尬的局面：文化批判者与文化信守者都无法说明阴阳五行的来源。

中国的文化研究者千千万万，追寻者、探索者并不少，刘明武就是这样一个追根溯源者。他对文化的基本认识是："树，一定有其根；水，一定有其源。同样的道理，文化也有根有源。只有找到了根，只有找到了源，才能解答文化中的疑难。"他对诸子百家的基本认识是："诸子百家是中华文化的继承者、阐释者，但不是中华文化的奠基者，所以文化研究不能止于诸子百家。"他对经典的基本认识是："书，是书外人创造的；经典是经外人创造的；所以，研究经典不能止于经典本身，应该重视创作经典的思路与方法。"他研究文化的基本方法是："书中没有的等等地下，地下没有的到山里看看。源头的文化，不仅仅体现在书中，也体现在文字之外的实物与图画之中，所以研究文化不能仅止于书本，也要研究史前的文物与图画。源头的文化，是民族融合的结晶。因此，研究中华文化不能仅止于汉族一族的文化。彝族、苗族有悠久的历史，研究中华文化应该对彝、苗两族的文化给予足够的重视。"研究人文，不能忘记天文。基于以上的认识与方法，他找到了彝族文化所保存的史前十月太阳历，找到了苗族古历，在史前天文历法中找到了完美严密的阴阳五行学说的根基。

二

阴阳学说，源于太阳，这是彝族、苗族天文历法中的共同解释。苗族古历，以冬至为阳旦，夏至为阴旦。阳旦生阳，阴旦生阴。冬至夏至，是一岁之中的阴阳两极。阳旦，太阳对应于南回归线；阴旦，太阳对应于北回归线。阴旦阳旦，与太阳相关，实际上是寒暑两极，是一岁之中寒暑的起始点。苗族文化解释历法，解释在盘古和女娲名下。历和阴阳观念，远远出现在文字之前。

中原失传的十月太阳历，被彝族文化保留了。与苗族古历一样，十月太阳历也是以太阳解释阴阳的。太阳历一年分两截，两截分阴阳——前半年为阳，后半年为阴。以太阳论阴阳，论出的是无限循环的寒暑。一寒一暑即一阴一阳，寒来暑往即阴来阳往，是由太阳视运动在南北回归线之间一来一往决定的。寒阴而暑阳，寒暑阴阳，相关于太阳。

以太阳论阴阳，只有彝族、苗族文化里还有传承。以日月论阴阳，汉族经典里则已经有了清晰的解释。《易经·系辞上》："阴阳之义配日月。"《素问·阴阳离合论》："日为阳，月为阴。"《周髀算经·陈子模型》："昼者阳，夜者阴。"昼往夜来，阳往阴来，是由日月交替决定的。日月论阴阳，论的是无限循环的昼夜。夜阴而昼阳，昼夜阴阳，相关于太阳、月亮。

周岁之阴阳，取决于太阳；周日之阴阳，取决于太阳、月亮；周岁之阴阳，决定着万物的生死；周日之阴阳，决定着万物的动静。小鸟白天歌唱，夜间休息；小花迎着太阳开放，迎着月亮闭合；这是周日之阴阳即昼夜所决定的。"离离原上草，一岁一枯荣。"这是周岁之阴阳即寒暑所决定的。历法中的阴阳，第一特征就是严格的规定性。历法中的阴阳，可以实证，可以重复，可以测量，可以定量，与玄学毫不相干。这是刘明武追溯出的阴阳。

三

五行学说，与阴阳学说同根同源，也是源于太阳。彝族文化保留的十月太阳历，一年分五季，五季用金木水火土五行来表达。五行一有严格的先后顺序，二有严格的时间定量。先后顺序为木火土金水，严格的定量是一行七十二天，五行三百六十天。五行，实际上是太阳回归年的时间长度去尾数（365.25-5.25＝360）一分为五的结果。

五行即五季，五季季季相生，这里演化出了五行相生哲理。木行生物金行死（熟），金行生物火行熟，有一行必有相克的一行，这里演化出了五行相克哲理。五行生克，以自然演化解释了自然界的相互联系与相互制约。

五行与四时，名异而质同，都是季节时令的划分。太阳回归年的时间长度一分为四即春夏秋冬四时，太阳回归年的时间长度去尾数一分为五即金木水火土五行。今天采用的是四时，当初采用的是五行。四时与五行，出于两种历法。四时出于太阳历、太阴历与北斗历三历合一的阴阳合历，五行出于纯太阳历。阴阳合历一直沿用至今，而纯太阳历却失传了。纯太阳历的失传，是无法解释五行的根本原因。

《管子》《鹖冠子》《淮南子》都有五行历的记载，但没有详细的阐释。彝族文化中既有五行历的记载，也有详细的阐释。五行学说，源于史前太阳历，这是刘明武追溯出的五行。

四

干支，十天干十二地支，同样是一个悬而未解的问题。根据刘明武的追溯与研究，干支与阴阳五行均源于十月太阳历。十月太阳历一岁分十个月，用十天干甲乙丙丁戊己庚辛壬癸来表达。每月三十六天分三旬，一旬十二天，用十二地支子丑寅卯辰巳午未申酉戌亥来表达。

干支，一可以表达时间，二可以表达空间。干支表达时间，《辞海》后面所附录的《中国历史纪年表》可以证明这一点，日常用语中的"子夜""中午"可以证明这一点；表达空间，地图中的子午线可以证明这一点。

历法改革，纯太阳历被阴阳合历所取代，干支被保留了下来，但功能发生了变化。太阳历中天干记月，阴阳合历中天干记日。太阳历中地支记日，阴阳合历中地支记月。

劳动工具，是人类跨入文明的标志，这是人们已经习以为常的标准。刘明武有不同看法：有工具，但不知道什么时候下种，会有收获吗？"过了芒种，种了白种。"这是东北今天还在使用的谚语。刘明武认为，有没有历，才是衡量是否文明的标志。中华大地上的历，远远早于文字。《周髀算经》开篇就指出，历是在包牺名下出现的。《尸子》指出，八卦就是八节历（立春、立夏、立秋、立冬、春分、秋分、冬至、夏至）。彝族文化解释八卦，解释宇宙八角（东、西、南、北、东南、西南、东北、西北）。八角与八节对应，时间与空间在此统一在了一起。在彝族文化中，洛书是历，河图也是历。洛书表达的是十月太阳历，河图表达的是十二月阴阳合历。书表太阳历，图表阴阳合历，远古时期的图与书，是用来表达天文历法的。

刘明武的研究结论是：中华文化的起源，不是始于文字，更不是始于儒家道家，而是始于远远早于文字的天文历法。制定历法与创造工具都重要，制历更重要。天文学是中华民族的第一学，历法是中华民族的第一法。天文历法古老而常青，太阳历确定的冬至夏至，用了几千年，还要几千年用下去。以冬至夏至为基准确定的二十四节气，同样也要几千年用下去。这就是中华文化千年不变、万年不变、古老而常青的意义和价值。

五

"天文学是母亲学，历法是母亲法。"奇偶之数，发源于阴阳学说，这是《易经》《内经》的共同结论；五音六律，发源于阴阳学说，这是《周礼》《周髀算经》的共同结论；医道医理医术，发源于阴阳学说，这是《内经》的结论；礼仪之邦的礼仪，发源于阴阳学说，这是《礼记》的结论；直角三角形，起源于立竿测影，这是《周髀算经》的结论；规矩方圆，起源于立竿测影，起源于天文历法，这是《周髀算经》《内经》《淮南子》的共同结论。一棵树开百朵花，一棵树结千个果。刘明武认为：只有抓住了天文历法这一天文根本，只有理解了阴阳这一人文根本，才能明白各个领域的累累硕果。

天文历法本身具有永恒性，由此演化出来的成果同样具有永恒性。历，中华民族今天还在用；律，全世界今天还在用。源于天文历法的阴阳十二律，明世子朱载堉整理为十二平均律并传入西方，成为今天世界通行的标准音调。历与律，几千年不衰不败。落后的文化，落后的思路与方法，会产生出如此精美精密的历与律吗？刘明武提出的问题，是我们整个民族值得深思的问题。

六

中华文化与中医文化之所以能延续上下几千年而生生不息，其永恒而常青的奥秘何在？刘明武以三大原因解释了这一奥秘。

其一：永恒的坐标。阴阳学说，源于太阳。中华文化与中医文化均以阴阳为根基，从发源地论，中华文化可以称为太阳文化，中医可以称为太阳中医。永恒的太阳，永恒的太阳、月亮、北斗，知道了这一点，就知道了中华文化、中医文化永恒而常青的第一原因。

其二：精确的数据。十月太阳历中，冬至夏至的数据是精确的，寒暑的数据是精确的，五行的数据是精确的，回归年的数据是精确的；在阴阳合历中，朔望月的数据是精确的，四时、十二月、二十四节气的数据是精确的。远古的数据，被元朝郭守敬进一步精确，精确体现在小数点以后。

其三：常青的哲理。"原始反终""终者有始""终而复始""物极必反""满招损，谦受益""阳极生阴，阴极生阳""日中则昃，月满则亏"……这些具有常青意义的成语与至理名言，都是天文历所孕育的。

文化研究从一般到深入，再到另辟蹊径取得重大发现，不仅需要走出误区和羁绊，还需要转变思路与方法。刘明武认为，常青意义的成果背后必有常青的思路与方法。继承了先贤创造中华文明的思路与方法，可以创造出新的领先于世界的中华文明。他用天文说话，用数据说话，没有武断地否定，但他坚信自己的结论，他的结论令人信服。

阎纯德
于北京半亩春秋

十月太阳历
与针经《灵枢》

——代绪论

一、问题

银针小小，天文宏大，小小银针与宏大之天文有必然联系吗？

银针刺在人体之内，天文历法在人体之外，刺于人体之内的银针与人体之外的天文历法有必然联系吗？

有！

请看下面两个论断：

其一，《灵枢·九针十二原》指出：针经之纲纪，在于"始于一，终于九"。

其二，《灵枢·官针》指出："故用针者，不知年之所加，气之盛衰，虚实之所起，不可以为工也。"相似的论断，在《素问·六节藏象论》中同样出现过。

第一个论断告诉人们，要想弄懂针经之纲纪，需要先弄懂"一"与"九"的来源及其含义。第二个论断告诉人们，要想为工为上工为圣工，必须先弄清"何谓'年之所加'"。

"一"与"九"这两个数字源于十月太阳历，"年之所加"之"年"源于太阳历、太阴历与北斗九宫历三历合一的十二月阴阳合历。历法由天文而来，所以，针灸之纲纪在天文、在历法。

天文历法，是中华文化的基础，是中医文化的基础；不懂天文历法，既无法理解中华文化，也无法理解中医文化，更无法理解中医的思路与方法。笔者这里，站在天文历法的立场上解读《灵枢》这部经典的所以然。解读《灵枢》，肯定会涉及《素问》，还会涉及《易经》。不当之处，希望得到方家的批评、争鸣与否定，希望得到接近医道者的指正。

二、日月之理:《灵枢》之基础

以日月之理为《灵枢》之基础，这一结论的依据何在？请看以下两个论断。

其一，《灵枢·逆顺肥瘦》："圣人之为道也，明于日月。"

——明于日月，是圣人成圣的第一关。这一论断告诉世人，不明日月，是称不起"圣人"两字的。

其二，《灵枢·逆顺肥瘦》："人与天地相参也，与日月相应也。"

——论人，有两个参照坐标：一是天地，二是日月。从《素问》到《灵枢》，天地日月一直是论证问题的参照坐标。"法则天地，象似日月"，就是《素问》第一篇《上古天真论》所强调的基本哲理。

论证问题以天地日月为坐标，这一立场、这一思路、这一方法始于《易经》。

在《易经》里，天地是"如何做人"的第一坐标。凡是人，做人都应该效天法地。"天行健，君子以自强不息。""地势坤，君子以厚德载物。""天地变化，圣人效之。""夫大人者，与天地合其德。"这些都是出于《易经》的格言。圣人、大人与君子，凡是人，做人都应该效天法地。

在《易经》里，日月是"如何做人"的第二坐标。"与天地合其德，与日月合其明。"这是《易经·乾·文言》留下的至理名言。天地之德与日月之明的伟大之处在于大公无私，《礼记·孔子闲居》曰："天无私覆，地无私载，日月无私照。"《礼记》告诉世人，大公无私的哲理出于天地，出于日月。

日月之理，合而为道。何谓道？《易经·系辞上》中的答案是："一阴一阳之谓道。"何谓一阴一阳？这有先天、后天之分，先天之中的一阴一阳是清浊二气，后天之中的一阴一阳是日月。

是清浊二气的相互作用，形成了有形之天地。"清阳为天，浊阴为地。"《黄帝内经》（简称《内经》）《列子》以及彝族文化解释天地的起源，都解释在了清浊二气上。清浊二气，是无形之气，清浊二气，是先天中的一阴一阳。

后天之中的一阴一阳是有形之日月。"阴阳之义配日月。"《易经·系辞上》论阴阳，首先论在了日月之中。日月有形，所以后天之道并不玄虚。日为阳，月为阴，日月即阴阳。日月为道，日月之理即是道理。

道，用自然哲理解释就是生生之源。有生生之物必有生生之源。人从何处来？小草小花、小鱼小虾从何处来？狗猫鸡鸭、狼虫虎豹、高山流水、风雷闪电、天地日月星辰从何处来？万物的来源之处即是生生之源。生生之源生出了生生之物，生生之源论证生生之物。生生之源之理既可以论证一物之理，也可能论证万物之理。万物之理是物理，人文之理是人理。生生之源之理，既可以论证物理，也可以论证人理。生生之源，道也。

道中有物理，道中有人理，道中有数理，道中有医理……应有尽有，这就是道理。医道、棋道、剑道、兵道、茶道、饮食之道、宰牛之道、养生之道，一个"道"字，是论证所有问题的坐标。道，是论证一切问题的依据；道，是论证一切问题的基础。

道，可以用"一"字来代替。一，是道的代名词。《韩非子·扬权》："道无双，故曰一。"一即是道，道即是一。明白了这一等量代换关系，才能理解《素问》中的"言一而知百病之害"这句至理名言的所以然，才能理解《灵枢》中的"知其要者，一言而终；不知其要，流散无穷"这句至理名言的所以然。

道论阴阳，日月即阴阳。认识了日月即阴阳，认识了道理，才能真正进入《内经》的大门。

就《灵枢》而言，只有明白了日理月理，才能知道针灸之纲纪从何而来，才能知道经络从何而来。

日月，这里有光和热，这里有数和理。光和热，养育着万物；数和理，演化出了中华文化与中医文化。

三、 十月太阳历： 针刺之纲纪

《灵枢》讲针刺，针刺有纲纪。针刺之纲纪从何而来？答案：针刺之纲纪，从太阳之理而来，从太阳之数而来。

（一）十月太阳历简介

太阳历，是以太阳回归年（日影回归重合点）为依据制定出来的。十月太阳历，就是太阳回归年分 10 个月的历。十月太阳历，汉族已经失传，但在彝族文化里还完整、完美地保存着。在彝族文化里，十月太阳历用洛书表达。

十月太阳历出现于文字之前，文字之前的十月太阳历是用洛书表达的。洛书又是用抽象符号实心圆与空心圆表达的，空心圆代表奇数，实心圆代表偶数，一二三四五六七八九，这一组奇偶之数，就是一部完美的十月太阳历。"始于一，终于九"中的"一"与"九"，就出于十月太阳历。

在中华民族大家庭中，只有汉族与彝族两族文化里有图书之说——河图洛书。汉族文化解释图书，解释在神话里——神龟出书，河马出图，这个解释使自然文化变成了神秘文化。彝族文化解释图书，解释在天文历法里。图书，书在前，图在后。洛书，表达的是十月太阳历；河图，表达的是十二月阴阳合历。这一解释，符合天文学是人类第一学，历法是人类第一法的历史。在彝族文化的解释中，阴阳五行、天干地支均源于天文，奠定于十月太阳历。这样的解释，阴阳有了根基，五行有了根基，天干地支有了根基，中医玄学的帽子就摘掉了。

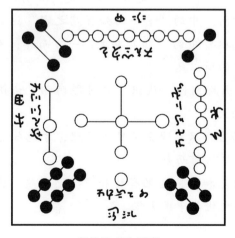

彝族洛书之图形

上图是彝族文化所保存的洛书，彝文名为"鲁素"，汉语意思为"龙书"，表达的是十月太阳历。阴阳五行、天干地支，均由十月太阳历所奠定。美国发射寻找外星人的太空探测器上，刻有代表地球人智慧的几个标志，其中之一就是脱胎于洛书的四阶幻方图。四阶幻方图上下左右相加皆为三十四，洛书上下左右相加皆为十五。

（二）十月太阳历的基本结构

十月太阳历由四大要素构成——天、月、行、年。三百六十天为一年，一年分五行十个月。十月太阳历论行不论季，实际上，行相似相通于季，五行即是五季。

一行两个月，一月三十六天，十个月三百六十天。行，运行之行。五行，即运行不息的五个季节。

太阳回归年实际是365～366天（四年之中，三年三百六十五天，一年三百六十六天，平均365.25天）。三百六十五天的太阳回归年，定为平年。平年尾数的五到六天不计入月，而用于过大、小两个年。大年三天，小年二天。

三百六十六天的太阳回归年，定为闰年。闰年尾数的六天不计入月，用于过大、小两个年。大、小年均为三天。

四年之中，三个平年，一个闰年。

以上是彝族典籍《土鲁窦吉》（宇宙生化）对十月太阳历的解释。

（三）洛书

洛书是表达十月太阳历的书。洛书由实心圆与空心圆组成：上，九个空心圆；下，一个空心圆；左，三个空心圆；右，七个空心圆；左上方，四个实心圆；右上方，二个实心圆；左下方，八个实心圆；右下方，六个实心圆；中间，五个空心圆。"上九下一，左三右七，四二为肩，八六为足，五居中央"，这是从洛书图形之中抽象出来的洛书之歌。

在洛书之中，奇数分布于四方，偶数分布于四隅。阳奇阴偶，奇数为阳，偶数为阴。太阳历，就隐藏在、分布在四方四隅的阴阳奇偶之数之中：

阳数九表达的是火行七十二天；

阳数一表达的是水行七十二天；

阳数三表达的是木行七十二天，

阳数七表达的是金行七十二天。

这里四个七十二天，分布在洛书的四方。

阴数八表达的是冬春之间的十八天；

阴数二表达的是夏秋之间的十八天；

阴数六表达的是秋冬之间的十八天；

阴数四表达的是春夏之间的十八天。

这里四个十八天（一共七十二天），分布在洛书的四隅。四个十八天组成的七十二天，归中央统领，表达的是金木水火土五行中的土一行。

一与九，还表示两个重要的节令：冬至与夏至。

以上是彝族典籍《土鲁窦吉》对十月太阳历与洛书关系的解释。

这里，笔者有责任提醒天下读书人，读书人应该知道书的起源。书，起于天文，起于历法，具体起于十月太阳历。

（四）阴阳五行学说的发源地

阴阳五行学说是由十月太阳历奠定的。失传了十月太阳历，阴阳五行学说就成了无源之水、无本之木，玄学与迷信的帽子由此而来。十月太阳历中的阴阳五行，是那样的严密，那样的完美。

1. 阴阳　十月太阳历，将一个太阳回归年分为阴阳两截，前一截为阳年，后一截为阴年。两截的划分，实际上是以日影长短变化为依据的。太阳由南回归线到北回归线，日影由长变短，这半年为暑为阳；太阳由北回归线到南回归线，日影由短变长，这半年为寒为阴。太阳回归年分寒暑两截，寒为阴，暑为阳。阳主生主长，阴主收主藏。

一个太阳回归年是一岁。岁可以论阴阳，月可以论阴阳，日可以论阴阳。岁论阴阳，一岁分阴阳两截。月论阴阳，奇数月为阳，偶数月为阴。太阳历十个月，一三五七九为阳，二四六八十为阴。日论阴阳，夜为阴，昼为阳。周岁之阴阳，决定着万物的生死；周日之阴阳，决定着万物的动静。这里的阴阳，可以实证，可以重复，可以测量，可以定量。

阴阳，中华文化与中医文化的第一大基石。

2. 五行　十月太阳历分五季，一季72天，五季360天。五季用金木水火土五行来表达。五行即五季，五季即五行。一行生一行，一行接一行，运行不已，循环不已，生生不已，五行相生的哲理由此衍生。木行生物金行熟（死），金行生物火行熟，火行生物水行熟，水行生物土行熟，土行生物木行熟，五行相克的哲理由此衍生。生亦自然，克亦自然。五行生克，制出了一幅自然界相互联系、相互制约的简图。自然界相互联系、相互制约的简图，恰恰是西方科学家想绘而没有绘出的一幅图。

五行历，《管子·五行》与《淮南子·天文训》中还有记载。金木水火土五行，一行七十二天。五行的顺序，依次是木火土金水。五行以木行为首，以水行为终。

五行，中华文化与中医文化的第二大基石。

五行论五脏，肝木心火脾土肺金肾水。不用十月太阳历，无法解释中医文化的五行之说。

《素问·刺要论》："脾动则七十二日四季之月。"注：七十二日四季之月，指的是春、夏、秋、冬每季后十八天。《素问·阴阳类论》："春甲乙，青，中主肝，治七十二天。"脾主七十二天，肝主七十二天，同样的道理，心、肺、肾三脏也是各主七十二天。一脏主七十二天，哲理之源源于十月太阳历。丢掉了十月太阳历，无法解释一脏主七十二天之说。

失去了十月太阳历，阴阳五行成了历史上的最大谜团。找到了十月太阳历，阴阳五行的所以然，半小时之内可以讲得清清楚楚。

（五）天干地支的发源地

以天干地支记时，是《易经》与《内经》的特色。天干地支，中华文化与中医文化的第三大基石。奇怪的问题是，两部经典却都没有说明干支的来源。打开今天的《辞海》或《大辞典》，后面无一例外地附录有干支纪年表；地图无一例外地会出现子午线；"子夜"与"中午"两个词语，现实中无处不在使用。干支，一可以表达时间——年月日，二可以表达空间——东西南北中。天干地支与阴阳五行一样，是中华文化与中医文化的基础。要想弄懂中华文化与中医文化，绝对不能忽略了天干地支。

天干地支源于十月太阳历。在十月太阳历中，十天干用来表达月序，十二地支用来表达日序。

1. 天干　天干有十，甲乙丙丁戊己庚辛壬癸。太阳历十个月，依次记为甲月、乙月、丙月、丁月、戊月、己月、庚月、辛月、壬月、癸月。十天干，是对十个月的抽象表达。甲乙丙丁戊己庚辛壬癸十天干，太阳历中十个月，在平面上可以摆放成一个圆环。圆环循环不休，原始反终，终而复始。

2. 地支 地支有十二，子丑寅卯辰巳午未申酉戌亥。太阳历每月三十六天。三十六天分三旬，每旬十二天，依次记为子日、丑日、寅日、卯日、辰日、巳日、午日、未日、申日、酉日、戌日、亥日。十二地支，是对一旬十二天的抽象表达。

十二地支，一可以记时，二可以表达空间。空间中，子午两支的连线是南北线，卯酉两支的连线是东西线；东西南北，子午卯酉，是一个完美的"十"字坐标。

十二地支，在平面上可以摆放成一个圆环。圆环循环不休，原始反终，终而复始。

在彝族文化中，十二地支是用六种家养动物、六种野生动物来表达。六种家养动物是马、羊、鸡、狗、猪、牛；六种野生动物是虎、兔、龙、蛇、鼠、猴。这样一来，枯燥的历法变为生动有趣的形象，顺利轻松地走入了千家万户。

阴阳五行、天干地支，我们汉族经典里一样不少，可是部部经典都没有清晰地解释阴阳五行、天干地支的出处；诸子百家，子子谈阴阳，家家论五行，可是子子家家谁也没有解释阴阳五行的来源；彝、苗两族的文化完整地保留了阴阳五行学说，彝族十月太阳历与苗族古历完美地解释了阴阳五行、天干地支，两千多年来讲不清的阴阳五行，用十月太阳历与苗族古历，一小时就可以讲清楚。所以，我们应该虚心学习、认真研究彝、苗两族的文化。

（六）五音出于十月太阳历

西医只谈治病，不谈音乐。《内经》既谈治病，又谈音乐。《内经》中，有五音，有六律。五音角徵宫商羽，是十月太阳历的伴生物。一方一音，五方五音；一行一音，五行五音。五行木火土金水，五方东西南北中，对应五音角徵宫商羽。五行为时间，五方为空间。时空中诞生了天籁五音。五音之后有六律，六律阴六律阳。阴阳十二律，是阴阳合历的伴生物。十二月，十二律，十二经络，不明白十二月、十二律的来源，无法解释经络。十二月、十二律与十二经络的关系，下面有专题讨论，这里简要介绍一下。

除了五音之外，一部《内经》之中还有一系列与"五"相关的名词。与"五"相关的词语分布于天、地、人、物四大领域之中，例如五运、五味、五脏、五官、五果、五畜、五菜……

这些与"五"相关的名词，都源于五行哲理。五行，源于十月太阳历。从根本上说，与"五"相关的名词都源于十月太阳历中的五行之说。

这里需要特别解释一下"五运"一词。五运与五行是一回事，名异而质同，都是十月太阳历所界定的、运行不息的五个季节。

（七）冬至夏至：阴阳两极

十月太阳历中有两个年节——大年与小年，冬至过大年，夏至过小年。冬至夏至，实际上是一岁之中的阴阳两极。

冬至，太阳直射于南回归线；立竿测影，这一天的日影最长。夏至，太阳直射于北回归线；立竿测影，这一天的日影最短。

冬至夏至，阴阳两极；冬至为阳极，夏至为阴极；阳极生阴，阴极生阳；一岁之中，天地之间的阴阳二气是在冬至与夏至这两天转换的。

这里特别要介绍一下苗族古历中的阴阳观。苗族古历以冬至为阳旦，以夏至为阴旦。阴旦，阴气初生第一天；阳旦，阳气初生第一天。一岁之中，阳气初生于冬至，阴气初生于夏至。从冬至这一天开始，地下阳气一步步上升；从夏至这一天开始，天上阴气一步步下降。苗族古历以天文历法合理地解释了"阳极生阴，阴极生阳"的阴阳转换。

阴阳两极，在自然界中，是论证万物生死的依据，是论证草木枯荣的依据。在《内经》中，阴阳两极是论证天地之道的依据，是论证寒暑气候变化的依据，是论证人体变化与疾病变化的依据。

只有明白了阴阳两极，才能理解《素问》中的几个论断：

其一，"阴阳者，天地之道也，万物之纲纪，变化之父母，生杀之本始，神明之府也，治病必求于本。"（《素问·阴阳应象大论》）

——太阳在南北回归线两线之间的一来一往，决定着阴阳二气的升降。太阳在南北回归线之间由南而北，阳气升；太阳在南北回归线之间由北而南，阴气降。阴阳二气的升降，就是天地之道。阴阳升降，寒暑交替，决定着万物的生死，决定着大自然的变化，决定着疾病的产生。太阳视运动所引起的阴阳变化，是自然变化、万物变化、人体变化与疾病产生的总纲。阴阳二气即一阴一阳。一阴一阳可以解释天地的变化，所以为天地之道。一阴一阳决定着万物的变化，所以为万物之纲纪。一阴一阳决定着万物的生死，所以为生杀之本始。这里需要解释一下何谓"神明之府"？"神明"是道的代名词。神明，现存的所有经典中都没有明确的解释，只有马王堆出土的《黄帝四经》与《鹖冠子》中有解释。《黄帝四经·经法·名理》："道者，神明之原也。"《鹖冠子·泰录》："夫尸神明者，大道是也。"道为神明之原，神明即大道，这两个解释告诉后人，道与神明是一物两名之关系。道在阴阳中，神明亦在阴阳中。"府"为赋存、聚会、聚藏之地。神明赋存聚藏于阴阳之中，所以，阴阳可以解释为神明之府。

其二，"是故冬至四十五日，阳气微上，阴气微下；夏至四十五日，阴气微上，阳气微下。阴阳有时，与脉为期，期而相失，知脉所分，分之有期，故知死时。"（《素问·脉要精微论》）

——冬至夏至，事关阴阳。冬至，阳气微上；夏至，阴气微上。阴阳变化的两个极点，在冬至夏至。自然界的阴阳，人体中的脉象，两者互不相连，但息息相关。以时论脉，首先论在冬至夏至，论在冬至夏至背后的阴阳变化之中。

其三，"气至之谓至，气分之谓分，至则气同，分则气异，所谓天地之正纪也。"（《素问·至真要大论》）

——气至之至，指的就是冬至夏至。两至之处，恰恰是同一种气的盈满之处。冬至点，阴气盈满；夏至点，阳气盈满。气分之分，指的是春分秋分。气分之分，会在北斗历中讨论。

（八）"一与九"

冬至点，在洛书中，位置在下在北，数理在一；夏至点，在洛书中，位置在上在南，数理在九（古时方位与今时的相反）。"一"与"九"，出于洛书，表达的是十月太阳历。一，冬至；九，夏至。冬至夏至，阴阳两极。冬至阴极，阴极生阳；夏至阳极，阳极生阴。一阴一阳，制约着万物的变化，制约着万物的生死，制约着"离离原上草"的"一岁一枯荣"。一阴一阳是万物之纲纪，人是万物之中的一员，一阴一阳也是人之纲纪。大纲纪之中有无数个具体纲纪，具体纲纪之中包括针刺之纲纪。

"一"与"九"，简单的两个数字，丰富的自然哲理，丰富的自然意义与人文意义：

天文，表达的是太阳与地球的两个对应点。

地理，表达的是阴阳二气的两个升降点。

人文，从天文到人文，基础观念为阴阳。一与九在人文中，表达的是阳极生阴、阴极生阳的阴阳两极。

在物，表达的是万物"一岁一枯荣"的生死点。

在气，表达的是一寒一暑的无穷交替。

在历，表达的是两个重要的节令冬至与夏至。

运动，表达的是太阳视运动在南北回归线之间的一往一来。

时间，表达的是一岁的起点与转折点。

空间，表达的是贯穿南北的子午线。

立竿测影，表达的是日影最长点与最短点。

明白了这些，才能真正明白《灵枢》为何将"一"与"九"列为针灸之纲纪。

"一"与"九"，是以太阳为坐标论出的数理。阴阳五行，是以太阳为坐标论出的哲理。针灸，以"一"与"九"为纲纪，以阴阳五行学说为基础、为依据，太阳之理即中医医理，太阳之理即针灸之理也。

《管子·枢言》："道之在天者，日也。"太阳可以论天道。天道，是地道人道的基础，也是医道的基础。医道之中包括针灸之道。针灸之道，针灸之纲纪也。

针灸之纲纪，奥秘在哪里？

针灸之纲纪，奥秘在太阳；

针灸之纲纪，奥秘在历法之数；

针灸之纲纪，奥秘在阴阳升降；

针灸之纲纪，奥秘在时空变化；

针灸之纲纪，奥秘在寒暑交替；

针灸之纲纪，奥秘在四时循环；

针灸之纲纪，奥秘在五行的运行不息；

针灸之纲纪，奥秘在"太阳如此，天道如此，医道如此，针道如此"的道理里。

四、 思路与方法

以太阳为坐标论针灸之纲纪，以太阳为坐标论医道医理，以月亮为坐标论气血盈虚，以北斗星为坐标论邪风论疫病。总而言之，以天文论针灸论补泻论医道医理，这是《灵枢》的基本思路；以历法之数论人体之数——关节之数与穴位之数，历法之数论穴位之数，这是《灵枢》的基本方法。

一部《内经》有太阳历、太阴历（月亮历）、北斗历、阴阳合历四种历。四种历，构筑起了中医文化的理论基础。弄懂了这四种历，就明白了中医文化的思路与方法，同时也就明白了针灸的思路与方法。这里先介绍一下天文历法与中医理论基础的关系，然后再讨论思路与方法：

阴阳五行、天干地支，出于太阳历；

月亮盈亏理论出于太阴历；

九宫八风，出于北斗历；

春夏秋冬四时、二十四节气，出于太阳、北斗两种历；

阴阳合历则囊括了一切。

历，构筑起了中医文化的理论基础；历，奠定了中医文化论证问题的思路与方法。

现在，集中精力讨论思路与方法，历本身的内容会在讨论中顺时带出。

（一）以四时论之

"四时"一词，是在《素问》中出现的，《素问》第二篇的题目为"四气调神大论"。调神即养生，养生论四时。《素问》奠定了重视四时的思路，奠定了"以四时论之"的方法。

一时有一时之气，一时有一时之病，四时有四时之病，以四时论病的思路与方法，始于《素问》，延续于《灵枢》。

一时有一时之气，四时有四时之气；一时有一时之脉象，四时有四时之脉象。以四时论脉象的思路与方法，始于《素问》，延续于《灵枢》。在《灵枢》之中，处处都可以看到"以四时论A，以四时论B"的方法。

1. 以四时论"守气" 在《灵枢》中，"四时"一词也是在第二篇出现的。《灵枢·本输》："四时之所出入。"论针刺，须先论十二经络。论十二经络，须先论"此时"的气在何处。论经络之气，须先论四时之气。"四时之所出入"之论断，首先讲的是阴阳二气在四时之内的变化，其次讲的是天气与人气的统一。针刺最高的境界是"守神"。"守神"守什么？守神，守的是气。守神，一是要清楚地知道"今时之气"在四时之中为"何时之气"；二是要清楚地知道人体之中"今日今时，此时此刻"的气在何处？在脏在腑在经络？在阴经在阳经？要达到"守神"这一境界，必须以四时论之。四时，一能够界定天气，二能够界定人气，最终界定出气在何脏何腑与何条经络。

2. 以四时论针刺之大纲 《灵枢·本输》在结尾之处，对四时作了纲领性总结："四时之序，气之所处，病之所舍，藏之所宜。"这一论断告诉世人，四时之序之中，有寒暑阴阳二气盛衰变化之序，有脏腑经络之气循环之序，有疾病出现的部位之序，关乎针刺刺于何经何脏为宜之序。病在人体之内，针刺之大纲在人体之外，在人体之外的四时之序之中。

3. 以四时论针刺之泻 医道，关键在补泻。针刺之道，关键也在补泻。补，讲究四时；泻，同样讲究四时。《灵枢·官针》："泻于井荥分输，取以四时。"这一论断指出，泻经络上的井、荥、输、经、合五种穴位，必须以四时之序为准则。四时之序中，井穴对应东方春，荥穴对应南方夏，输穴对应中央与季夏，经穴对应西方秋，合穴对应北方冬。《难经·七十四难》："春刺井者，邪在肝；夏刺荥者，邪在心；季夏刺输者，邪在脾；秋刺经者，邪在肺；冬刺合者，邪在肾。"《难经》中的这一论断，可以解释"泻于井荥分输，取以四时"的所以然。经络有气，穴位有气；经络之气合于四时，穴位之气同样合于四时。气，可补可泻。补泻，必须合时，合四时之时。这里需要解释一下"井荥分输"之"分"。

分，指的是肌肉纹理。《素问·长刺节论》："刺诸分诸脉。"《灵枢·本输》："春取络脉诸荥大经，分肉之间，甚者深取之，间者浅取之……冬取诸井诸输之分，欲深而留之。此四时之序，气之所处，病之所舍，藏之所宜。"

4. 以四时论养生 《灵枢·本神》中有如是之论："故智者之养生也，必顺四时而适寒暑。"春夏秋冬，温热凉寒，这是养生必须顺应的自然气候。《素问》："夫四时阴阳者，万物之根本也，所以圣人春夏养阳，秋冬养阴。"又："故阴阳四时者，万物之终始也，死生之本也，逆之则灾害生，从之则苛疾不起，是谓得道。道者，圣人行之，愚者佩之。"养生讲究合道，四时之序就是道。

5. 以四时论正常脉象 《灵枢·终始》中有如是之论："所谓平人者不病，不病者，脉口人迎应四时也，上下相应而俱往来也，六经之脉不结动也，本末之寒温之相守司也，形肉血气必相称也，是谓平人。"

6. 以四时论灸刺之道 《灵枢·四时气》中有如是之论："四时之气，各有所在，灸刺之道，得气穴为定。故春取经血脉分肉之间，甚者深刺之，间者浅刺之；夏取盛经孙络，取分间绝皮肤；秋取经腧，邪在府，取之合；冬取井荥，必深以留之。"

7. 以四时论气之逆顺 《灵枢·五乱》中有如是之论："五行有序，四时有分，相顺则治，相逆则乱。"——人体之外，春温夏热秋凉冬寒为顺，反者为逆，过者为逆，不及为逆。人体之内，清气归阳，浊气归阴为顺，反者为逆；营气行脉里，卫气行脉外为顺，反者为逆。以四时论气之逆顺，《灵枢·逆顺》中还有"气之逆顺者，所以应天地、阴阳、四时、五行也"之论。气之逆顺，四时是一个重要的坐标。

一日论四时，《灵枢·顺气一日分四时》中有如是之论："以一日分为四时，朝则为春，日中为夏，日入为秋，夜半为冬。"——朝为春，阳气生于春，所以病气衰于朝；中午为夏，阳气旺于夏，所以中午病气退；夕为秋，阳气衰于秋，所以病气兴于秋；夜半为冬，阳气藏于冬，所以病气盛于冬。同样一种病，一天之中有轻重不同的症状，这是常见的现象。细胞学，解释不了这种现象，只有中医的时间医学才能予以清楚地解释。

8. 以四时论五脏　《灵枢·本藏》中有如是之论："五藏者，所以参天地。副阴阳，而连四时，化五节者也。"

四时四种风，不同的风会引起不同的病，《灵枢·论勇》中有如是之论："春青风，夏阳风，秋凉风，冬寒风。凡此四时之风者，其所病各不同形。"春，木气旺，所以春风谓之青风；夏，火气旺，所以夏风谓之阳风；秋，金气旺，所以秋风谓之凉风；冬，水气旺，所以冬风谓之寒风。四时之风有正邪之分，正风养人养万物，邪风伤人伤万物。《灵枢·九宫八风》中有详细的论述，此处不赘。

9. 以四时论四肢　《灵枢·邪客》中有如是之论："天有四时，人有四肢。"

10. 以四时之变论阴阳之变　《灵枢·论疾诊尺》中有如是之论："四时之变，寒暑之胜，重阴必阳，重阳必阴，故阴主寒，阳主热，故寒甚则热，热甚则寒，故曰：寒生热，热生寒，此阴阳之变也。"阴阳之变中的异常之变，会引起四时之病，《灵枢·论疾诊尺》的继续论述是："冬伤于寒，春生瘅热；春伤于风，夏生后泄肠澼；夏伤于暑，秋生痎疟；秋伤于湿，冬生咳嗽。是谓四时之序也。"——四时有序，四时相连，所以四时之病有清晰的因果性：因在前一季，果在下一季；因在昨天，果在今天。

11. 以四时八风论瘤　《灵枢·九针论》中有如是之论："四时八风之客于经络之中，为瘤病者也。"——瘤者，肿瘤也。瘤者，积也。寒邪生积，寒邪生瘤。外因寒邪之风客于经络，会形成瘤。瘤与积，初起为瘤，晚期就是今天所说的癌。用针用药，祛风驱寒，瘤是可医可治之病，而非绝症。

12. 以四时论暴痹　《灵枢·九针论》中有如是之论："六者，律也。律者，调阴阳四时而合十二经脉，虚邪客于经络而为暴痹者也。"——暴痹，突然发生的难以忍受的疼痛之病也。暴痹者，暴疼也。暴疼疼在人体之内的十二经脉中；暴疼之因，却在四时之内的虚邪之风之中。

四时可以论养生，四时可以论医病，四时可以论病因，四时可以论疾病，四时可以论 A、论 B、论 C、论 D……四时这里有归纳，四时这里有推理；离开了四时，中医就失去了论证问题的重要坐标。

四时从何处来？一是从立竿测影中来，即从太阳历中来；二是从斗柄指向中来，即从北斗历中来。

太阳历先分五行，后分四时。分五行的太阳历，彝族文化中有详细的记载，《管子》《淮南子》中有原则性的记载。

分四时的太阳历，《周髀算经》有详细的记载。《周髀算经·天体测量》中记载了以日影的长度区分出了二十四节气。这里含四立：立春、立夏、立秋、立冬；这里有两分两至：春分、秋分、冬至、夏至。

分四时的北斗历，除了《灵枢·九宫八风》的记载之外，《鹖冠子》与《淮南子》也有记载。《鹖冠子·环流》："斗柄东指，天下皆春。斗柄南指，天下皆夏。斗柄西指，天下皆秋。斗柄北指，天下皆冬……物极则反，命曰环流。"

二十八星宿，也可以区分出四时。这在《尚书·尧典》中有记载。

四时出于天文，奠定于历法。四时，是中医文化论证问题的坐标。不懂天文历法，能弄懂四时吗？不懂四时，能弄懂中医文化吗？

（二）八节论八风

"八风"一词，是在《灵枢》中出现的，《灵枢·九宫八风》题目中出现了"八风"一词。

八风，由八方八节所决定；八方八节，由北斗星八个指向所决定。

斗柄东指，春分；春分，风从东方来。

斗柄西指，秋分；秋分，风从西方来。

斗柄南指，夏至；夏至，风从南方来。

斗柄北指，冬至；冬至，风从北方来。

斗柄指东北，立春；立春，风从东北方向来。

斗柄指东南，立夏；立夏，风从东南方向来。

斗柄指西南，立秋；立秋，风从西南方向来。

斗柄指西北，立冬；立冬，风从西北方向来。

风有正邪之分，从斗柄指向而来的风为正，顺斗柄而来的风为邪。正风有八种，邪风也有八种。邪风，又称虚风、贼风。正风养人养万物，邪风伤人伤万物。在广东，如果立夏、夏至刮北风，菜园里的菜，鱼塘里的鱼都会死去。所以广东有民谣："立夏吹北风，十个鱼塘九个空。"

"夏至西北风，菜园一扫空。"

一种邪风一种病，八种邪风八种病。邪风引起的病，属于外邪与内虚结合的疫病。疾病病在个人，疫病病在天下；疾病病一家一户，疫病病千家万户。大面积的疫病，原因在非时之风。发生在鸡鸭猫狗中间的疫病，也是虚邪之风所致。疫病的根源，不在鸡鸭猫狗这里，而在异常的邪风里。鸡鸭猫狗也是邪风的受害者，关于这一点，应该有清醒的认识。

北斗历一会区分出八节，二会区分出八风，三会区分出邪风。在世界文化宝库中，唯有我中华文化里有邪风的判断标准。敬请有心的读者记住这一点。

（三）十二月论经络

十二月，是论证经络的坐标；《素问》与《灵枢》论经络的基本模式是：先论十二月，再论十二经络。请看以下五个论断。

《素问·阴阳别论》："十二月应十二脉。"

《灵枢·经别》："六律建阴阳诸经，而合之十二月、十二辰、十二节、十二经水、十二时、十二经脉者，此五藏六府之所以应天道。"

《灵枢·五乱》："经脉十二者，以应十二月。"

十二月，源于何处？源于太阳历与太阴历两种历。

太阳历论十二月，这在《周髀算经·七衡六间》中有记载。根据日影一长一短的变化，中华先贤画出了"七衡六间"图，七衡即七个大小不同的圆圈，六间即七个界定圆圈出的六间空白。六间，表达的是太阳在南北回归线之间循环，用《周髀算经》中的话说，是太阳从外衡到内衡一来六个月，从内衡到外衡一往六个月。六间图表达的是太阳历的十二个月。太阳历的十二个月，时间长度为 365.25 天。每月的时间长度大于三十天。

太阴（月亮）历论十二月，是在《周髀算经·天文历法》中记载的。太阴历论月，其标准是月亮的圆缺。月亮圆一次，即是一个月。太阴历论月，有大小之分：大月三十天，小月二十九天。太阴历十二个月为一年，一年的时间长度为 354.37 天，每月平均 29.53 天。太阴历有闰年，闰年十三个月。闰年的时间长度为 383.9 天。

十二月，一月有一月的天籁之音，一月有一月的地籁之音，中华先贤巧妙地制定出了阴阳十二律。《周礼·春官》记载了阴阳十二律，明朝世子朱载堉以天文历法释音律，证明了十二平均律。十二平均律传入西方后，一直作为标准音调沿用至今。

几千年前的阴阳十二律是今天世界通用的标准音调，这说明中华先贤所创造的这一成果具有常青意义。常青意义的成果，出生于常青的思路与常青的方法之下。常青的思路与常青的方法之下，产生了多项成果而非一项成果，十二经络就是其中之一。

十二月是论证十二律的坐标，也是论证十二经络的坐标。十二月属于时间，时间无形无体、无影无踪，但确实存在。经络无形无体、无影无踪，但确实存在。

有天文历法，才有十二月、十二律。有十二月、十二律，才有十二经络的论证。希望有志于中医文化的读者记住这一点。

（四）历数论人体

以天体论人体，这是人类先贤的共同思路。以四时论人体四肢，以三百六十五天论人体的三百六十五节，这是汉族、彝族、苗族文化的共同思路。

以历数论人体结构，详细的记载在《灵枢·邪客》，本文不赘述。

（五）昼夜论卫气行

气分营卫。营卫之气，在人体中的作用是基础性的。这里仅以卫气行讨论人的睡眠与苏醒的根源。

解释睡眠与苏醒，《灵枢》解释在了卫气在阴在阳的两种状态上。人为何早晨苏醒，晚上入睡？苏醒时为何眼睛先睁，入睡时为何眼睛先困？《灵枢·卫气行》中的答案是：卫气入阴，人会入睡；卫气入阳，人会苏醒。早晨卫气入阳，卫气入阳先入眼睛，所以人苏醒时眼睛先睁；晚上卫气入阴，卫气入阴先离开眼睛，所以人睡眠时眼睛先困。

昼夜，是论证卫气行、行卫气的坐标。昼夜，决定的因素在太阳、在月亮，在太阳与月亮的交替。

……

研究中华文化与中医文化，最为关键的是认识中华先贤创造的思路与方法。效法自然，是中华先贤创建中华文化与中医文化的基本思路；以太阳、月亮、北斗法则为准则创建天文历法，然后以天文历法为基础创建中华文化与中医文化，是中华先贤创造的基本方法。认识并掌握了中华先贤创造的思路与方法，才能轻松认识阴阳五行、冬至夏至、春分秋分、四时四方、五行五方、十二月二十四节气，才能轻松认识奇偶之数中的一与九、音律中的五音六律、一年中的正风与邪风……

《灵枢》开篇之处为何会出现"九法"，即法天、法地、法人、法时、法音、法律、法星、法风、法野，从思路与方法上说，全部是效法自然进一步的细化，全部是天文历法的人文化。

以天文论人文，是中华先贤的根本思路。以太阳论之、以月亮论之、以北斗论之，是中华先贤的具体方法。亲爱的读者，假如你认识并掌握这一思路与方法，你一定会顺利进入中华文化与中医文化的圣殿，你一定也会像中华先贤那样在各个领域内进行发明创造。

五、 永恒的坐标， 永恒的哲理

天文，是中医文化论证问题的坐标；天文，是中医文化论证问题的依据。天文因素中，第一坐标是太阳，第二坐标在月亮，第三坐标在北斗星，紧随其后的是二十八宿。

太阳、月亮、北斗星、二十八宿的永恒意义，决定了中医文化的永恒意义。太阳、月亮、北斗星、二十八宿的常青意义，决定了中医文化的常青意义。永恒与常青的意义，体现在数理、哲理、物理之中，体现在认识论与方法论之中。

（一） 数理

永恒而常青的数理，体现在术数之中。术数之数首先是洛书、河图之数，《灵枢》中的一与九为洛书之数，《素问》中的八、七、五、九、六为河图之数。这里的数字表达的是天文历法，表达的是四时与四方，表达的是五行与五方，表达的是天体与人体，更为重要的是，奇偶之数建立起的是一个时空模型。一切从时空中来，所以时空可以论一切。一切中包括了人理与物理，人理与物理中也包括了病理与医理。

术数之数，其次是节令之数，四时、六气、八节、十二月、二十四节气，这其中的数字一可以表达气候，二可以表达万物生长的状态，三可以表达天文状态。

实际上一部《内经》，从《素问》至《灵枢》，从头到尾，一直在用奇偶之数的数理表达问题。如何看待《内经》中的永恒而常青的数理，这里有西方两位哲学家、数学家的名言，可以作为借鉴。

"一切都是数，数的关键是单双。"面对茫茫宇宙，古希腊大哲学家毕达哥拉斯留下了这句至理名言。在毕达哥拉斯看来，宇宙可以用数来表达。

"0是无，上帝是1，0与1创造了世界。"面对茫茫宇宙，德国哲学家、数学家莱布尼茨留下了这句至理名言。

"观阴阳之裂变，总算术之根源。"这是刘徽《九章算术》序言中留下的至理名言。算术的根源在阴阳，阴阳的根源在太阳。算术与太阳之理、与宇宙之理联系在了一起。古老的东方算术衰老了吗？非也！今天的计算机数学，恰恰源于东方古老的算术。

奇偶之数可以表述宇宙之理，可以表述上帝之理，可以表述万物之理，可以表述时空之理，这是东西方一流哲学家的共同认识。问题的关键是：唯我中华先贤用奇偶之数建立起了时空模型。

（二）哲理

永恒而常青的哲理，体现在两个方面：一是自然哲理；二是医道哲理。自然哲理是阴阳的有序转换，无穷循环；医道哲理是平衡阴阳。

一天之中有一阴一阳，这就是无限循环的昼夜。一天中的阴阳，一天转换一次，天天如此，永远如此。

一岁之中有一阴一阳，这就是无限循环的寒暑。一岁中的阴阳，一岁转换一次，岁岁如此，永远如此。

阳极生阴，阴极生阳，为自然哲理。寒极生热，热极生寒，为医道医理。医道医理源于自然哲理，自然哲理演化出了医道医理。自然哲理是永恒的，那么由此而来的医道医理会是"一时之理"吗?！

医病的原则是平衡阴阳，请看以下两个论断。

其一，《素问·三部九候论》："无问其病，以平为期。"

其二，《灵枢·终始》："知阴阳有余不足，平与不平，天道毕矣。"

寒热可以论阴阳，虚实可以论阴阳，气血可以论阴阳，寒热、虚实、气血均可以用抽象的阴阳来表达；寒热可以平衡，虚实可以平衡，气血可以平衡，所有这些平衡均可以用阴阳平衡来表达。平衡之"平"，既是自然哲理，又是医道医理。一个"平"字，永恒而常青。

评价中医，《汉书》也使用了一个"平"字。《汉书·艺文志》："经方者，本草石之寒温，量疾病之浅深，假药味之滋，因气感之宜，辨五苦六辛，至水火之齐，以通闭解结，反之于平。及失其宜者，以热益热，以寒增寒，精气内伤，不见于外，是所独失也。故谚曰：'有病不治，常得中医。'"

气通血通水谷通，如此为通，通则无病。结，水结为肿，血结为瘤，气结为痛，通水通血通气，如此为解结。中医的目的不是治病而是"以通解结，反之于平"。中医最大的忌讳是"以热益热，以寒增寒"，即寒病用寒药，热病用热药。例如，寒风所致的伤风，邪风所致的疫病，病症为热，病因为寒。针对病症为热的寒因之病，上工会对因下药，下出温热之药，以甘温除大热，而下工则会对症下药，对寒因之病会下出寒凉之药。

寒者热之，热者寒之，这是寒热之平。

虚者补之，实者泻之，这是虚实之平。

损有余，益不足，这是方法之平。

所谓"反之于平"，就是通过"通闭解结"的方法，使气血寒热返回平衡的状态。敬请记住：中医的最高境界，中医的终极目的，是均衡平衡，是"反之于平""以平为期"。平衡之平，昨天适用，今天适用，明天也适用。

"均，天下之至理也，连于形物亦然。"（《列子·汤问》）平衡、平均、中和、中平，是天下即宇宙间的最合理的境界，也是中医文化中的最合理的境界。

平衡阴阳与消灭细菌，是完全不同的两种思路。消灭细菌，必须认识细菌，认识不了细菌就无法医治疾病，而寒热虚实则是极易认识、极易判断的。

（三）物理

这里所讲的物理，是广义上的宇宙之理、万物之理，包括狭义上的物理学。

1. 圆周循环　太阳视运动为圆周循环运动，月亮运动为圆周循环运动，北斗星斗柄运动为圆周循环运动，圆周循环运动为日月星三者的共同特征。圆周循环，是中华先贤对天体运动的基本把握。对天体运动的认识，延续到了对人体的认识之中。《灵枢》论气血论经络，反复出现"如环无端"这个形容词，这个形容词的根源，源于对天体运动的认识。环者，圆也。无端者，无限循环也。天体运动如环无端，人体气血运动同样如环无端。

2. 升降出入　太阳运行在天上，阴阳二气运行在地上。由太阳运行决定阴阳二气，其运行有四种状态：升降出入。冬至阳气升，夏至阴气降；春分阳气出，秋分阳气入。阳气升，升于黄泉；阴气降，从天而降；阳气出，露出地面；阳气入，潜入地下。阴阳二气升降出入的圆周运动，被中华先贤界定在四个时令点中。四个时令点，决定着万物生长收藏的四种状态：冬至种子萌，春分万物生，夏至万物长，秋分万物成。冬至夏至两个点，决定着万物的生死。

春分秋分两个点，决定着万物的生成。万物的状态，会折射人体的状态。阴阳二气的升降出入，会影响脉象，会影响五脏，会影响经络。所以针灸必须讲究时令，必须讲究阴阳二气的起始与转换，像《灵枢·本输》所强调的那样，必须讲究"四时之所出入"。这里再重复一次：一，冬至，阴气的盛极点，阳气的起始点；九，夏至，阳气的盛极点，阴气的起始点。三与七，春分秋分，阴阳二气的平均平分点。"升降出入，无器不有。"（《素问·六微旨大论》）有形之物谓之器。器，指的是有形之物。器，是万物的代名词。升降出入，决定着有形之器即有形之物的形成。升降出入，一旦失序，就会形成疾病。升降出入，既是自然而然的万物之理，也是针灸必须遵循的纲纪。

3. 形神质力　"粗守形，上守神。"（《灵枢·九针十二原》）中医认识人体，分有形与无形两部分：有形之体与无形之神。无形之神，对应的是无形之气。针刺之上工，必须认识无形之神。如果仅仅只认识有形之体，其水准为粗工；认识无形之神，其水准为上工。守神即守气，守气即守神。气，有内外之别。内，人体之气也；外，自然之气也。外部的自然之气与内部的人体之气，是息息相关、对称对应的关系。针刺之上工，必须明白两种气。四时有四气，四气不同，针刺的部位也不同。《素问·诊要经终论》有"春刺散俞，夏刺络俞，秋刺皮肤，冬刺俞窍"的具体归纳，又有"春夏秋冬，各有所刺，法其所在"的哲理总结；《灵枢·本输》有"春取络脉诸荥，夏取诸输，秋取诸合，冬取诸井诸输之分"的具体归纳，又有"四时之序，气之所处，病之所舍，藏之所宜"的哲理总结。

质与力，是现代物理学的两大基础。血与气，是中医文化的两大基础。现代物理学告诉人们，无形之力推动有形之质。远古的中医文化告诉人们，无形之气推动有形之血。

《灵枢》告诉人们，血与气虽然是两个名字，实际上是一回事。《灵枢·营卫生会》："夫血之与气，异名同类。"苹果落地，牛顿发现了万有引力。有形之物下落，是物理习性。但有形之血为什么既会下落又会上升呢？这是万有引力无法解释的。人体之中，血呈上下循环状态，而且在生命结束之前一直呈无限循环状态。循环，是上下循环，有上也有下，有下也有上。循环之力从何而来？由气而来。气能升能降，血有上下循环。推动有形之物无限循环的气理论，远远高明于牛顿力学。

4. 生死循环 物有生死：小花小草，一年一枯荣；五谷杂粮，一年一次生长收藏。生死循环，在万物之中，体现得规律而清晰。

这一清晰的规律由谁决定？阴阳二气！阴阳二气由谁决定？太阳！太阳在南北回归线之间的一往一来，决定着一寒一暑的交替循环。一寒一暑的交替循环，决定着万物生死循环。

一寒一暑即一阴一阳。一阴一阳之谓道。阴阳之道，决定着万物的生死，决定着万物的变化。这里演化出了"阳极生阴，阴极生阳"的自然哲理。自然哲理也是人文哲理。这里演化出了医道，演化出了"春夏养阳，秋冬养阴"的原则，也演化出了针灸之纲纪。

（四）认识论

将人放在太阳背景下来认识，将人放在月亮背景下来认识，将人放在北斗星背景下来认识，将人放在二十八宿背景下来认识，一句话，将人放在天文背景下来认识，这就是中医文化的认识论。

天文的量化，有了历法。历法的抽象有阴阳五行，阴阳五行表达的时间，时间对应着空间。归根结底，将人放在时间与空间来认识，是中医文化的第一特色。

只要天上的太阳还在，只要天上的月亮还在，只要天上的北斗星还在，只要天上的二十八星宿还在，中医的认识论就不会过时。

（五）方法论

追溯人体之病，不能局限于人体本身，还要研究异常的天气，还要研究虚邪之风，还要研究时间与空间。总之，论病必论天文，论病必论地理，论病必论异常之气候，论病必论人体之外的自然因素。这就是中医的方法论。

一时有一时之气，一时有一时之病。一方有一方之水土，一方水土养一方人，一方水土也"养"一方病。以时间空间论病，这是中医文化的方法。

气候异常，万物会有病，人也会有病。风向异常，万物会有病，人也会有病。以天气异常论病，以风向异常论病，这是中医文化的方法。

观象比类，援物比类，这是中医文化的方法。

时乃天道。时间对应空间，空间也是天道。以道论之，是中医文化的终极方法。

人体之外，道在时间与空间中，所以时间与空间可以论病。人文之中，道在阴阳五行中，所以阴阳五行可以论病。只要时间与空间还存在，中医的方法论就不会过时。

六、《灵枢》与《素问》简要比较

《灵枢》与《素问》两者之间有共同点也有不同点。

（一）共同点

共同点有六，即共同的基础、共同的方法、共同的纲纪、共同的时空观、共同的论证方式、共同的认识论。

1. 共同的基础 《素问》与《灵枢》均以天文历法为理论基础。四种历——太阳历、太阴历、北斗历以及这三历合一的阴阳合历构成了《素问》与《灵枢》的理论基础。

2. 共同的方法 《素问》与《灵枢》皆以天文历法为依据论证问题，皆以时间与空间为依据论证问题，皆以自然之道为依据论证问题。

3. 共同的纲纪 《素问》以分至（春分秋分冬至夏至）为天地之正纪，如《素问·至真要大论》所言"气至之谓至，气分之谓分，至则气同，分则气异，所谓天地之正纪也"。《灵枢》以一与九为针经之纲纪，如《灵枢·九针十二原》所言"先立针经……令有纲纪，始于一，终于九焉"。正纪、纲纪，从名词的严肃性上可以体会到天文历法在《素问》与《灵枢》中的严肃性与根本性。

4. 共同的时空观 四时对应四方，五行对应五方，八节对应八方，时空两分而一体，时空物三分而一体，时空物人四分而一体，这是《素问》与《灵枢》共同信守的时空观。

5. 共同的论证方式 从始至终的"以道论之"。阴阳、五行、四时八节、十二月、十二律、二十四节气、七十二候、三百六十五日，源于天文历法的这些时空观念与数据，均可以归结为自然之道。以道论之，是《素问》与《灵枢》论证问题所信守的根本方法。《素问》中的"言一而知百病之害"，《灵枢》中的"知其要者，一言而终"，所指的都是"以道论之"。

6. 共同的认识论 把人放在宇宙间即天体间来认识，把人放在时间与空间中来认识，把人放在太阳背景下来认识，把人放在月亮背景下来认识，把人放在北斗星背景下来认识，把人放在日月星辰背景下来认识，把人放在变化的天气背景下来认识，把人放在万物之中来认识，这就是《素问》与《灵枢》相同的认识论。这一认识论，有三大特点：系统性、全局性与完整性。这一认识论，与把人放在手术刀、显微镜下来认识的认识论完全不同。手术刀、显微镜，认识的是精细，缺乏的是系统。

《素问》与《灵枢》还有相同的变化观。日月星辰是变化的，时间是变化的，空间是变化的，万物与人均随时空变化而变化。时空变化的特点是无限循环。循环的一个过程决定着万物生长收藏的一个过程。人是万物中的一员，人如同万物一样，会随时空变化而变化。同样的道理，气血、疾病也会随时空变化，这就是《素问》与《灵枢》相同的变化观。

（二）不同点

《素问》文字优美，而《灵枢》则稍有欠缺。

优美的文采，体现在形象的比喻中。在阐明"圣人不治已病治未病"，《素问》用的比喻是"渴而穿井，斗而铸锥"。口渴了才掘井，战斗开始了才打造兵器，肯定晚了。这样形象的比喻，《素问》中很多，《灵枢》中也有。例如，天寒地冻之时不能擅用针刺，《灵枢》用的比喻是"善行水者，不能往冰；善穿地者，不能凿冻"。结冰冻土之时，能否用针呢？答案不言自明。这样的形象比喻，《灵枢》中较少。

此外，《灵枢》中出现很多重复。当然，这不是原创者的错误，应该是传承者的失误。

七、 经内与经外的黄帝

《内经》是以黄帝名义留下的。黄帝时代没有多少文字，所以不可能会出现这部万古长青的经典。但是，《内经》的思路与方法绝对与黄帝相关。

（一）经内的黄帝

好学，是经内的黄帝的第一特色。身为圣人君王，仍然不断地求学求知。谁懂道理，就拜谁为师。黄帝先后求教过的四位老师，他们是岐伯、鬼臾区、少俞、伯高。师无定师，学无止境，这是经内的黄帝对我们的根本启示。

以天作则，是经内黄帝的基本特色。研究太阳回归年的起点与转折点，研究日月交替的规律，研究北斗星斗柄的旋转，研究与太阳相关的寒暑，研究与太阳、月亮相关的昼夜，研究与北斗星斗柄相关的八节与八风，由天文创建历法，然后以天文历法为基础创建了人文，以历法为基准创建了医道、医理、医术与针刺之法。《素问·天元纪大论》："无道行私，必得天殃。"《黄帝四经·姓争》："顺天则昌，逆天则亡。"黄帝创建的人文，创建的中医，坐标在天，坐标在道。太阳既可以论天，又可以论道。以天文为坐标，首先是以太阳为坐标，黄帝创建了人文与中医。

《素问》中的黄帝，称民为上，自称为下。《素问·天元纪大论》：

"上以治民，下以治身，使百姓昭著，上下和亲。"称民为上，自称为下，这是敬民。黄帝为何要研究针刺？《灵枢》在开篇处指出，是因为收了百姓的租税，要报答百姓。收税后知道报答百姓，这是爱民。一部《内经》，形成于敬民爱民的心态之中。上下几千年过去了，人民还记得黄帝，还怀念黄帝，为什么？因为其敬民爱民之心。秦汉以后的皇帝，有几人进入了人民的心中，有几人进入了人民的记忆之中？

（二）经外的黄帝

经外，指的是《内经》之外。《内经》之外的《易经》《管子》《吕氏春秋》与《史记》之中，均有黄帝的记载。这里的黄帝，是发明家，是创造者。发明器具，创建文字、书契、历法……

《易经·系辞下》："神农氏没，黄帝尧舜作……刳木为舟，剡木为楫，舟楫之利……服牛乘马，引重至远，以利天下……"黄帝、尧、舜三位圣人的名下，记载了十项重大的发明创造。

《管子·五行》："黄帝得蚩尤而明于天道……立五行以正天时……人与天调，然后天地之美生。"五行历，一行一季，五行五季；每行72天，五行360天。历，是指导生产生活的准则，一行之中有相应的生产生活内容，有"应该这样，不应该那样"的规定。五行历，是蚩尤制定的。蚩尤是苗族的先贤。用蚩尤的智慧制历，说明了什么？说明黄帝善于借用智慧。

善于创造，利用自己的智慧去创造，求师拜师借用别人的智慧去创造，利用本民族的智慧去创造，借用外族的智慧去创造，这就是经内、经外的黄帝。这样的黄帝，对今天仍然有着鲜活的启示意义，仍然有着鲜活的榜样意义。

八、结束语

每一座高楼都有自己的基础，每一条江河都有自己的源头。同样的道理，中医文化也有自己的基础，也有自己的源头。中医文化的基础为何？中医文化的源头在何处？正确的答案是：在天文，在历法。

中华大地上的天文历法，远远早于文字。我这里有以下几方面的证据：

（一）文献中的证据

《周髀算经》在开篇处说，历是在包牺名下出现的。《尸子》中说，伏羲画八卦，别八节而化天下。八卦就是八节历。《管子·五行》中说，黄帝时代就制定出了金木水火土五行历，五行历是蚩尤制定的。

（二）考古学中的证据

考古学发现，远古时期的岩画上，陶瓷罐上的图像中，类似于太极的旋涡图、"十"字图、"卐"字图，均与天文历法相关。内圆外方的八方玉器、四方多层的祭祀台，均与天文历法相关。

（三）少数民族文化中的证据

在苗族文化中，盘古开天，其中包括制历，十二地支就是在盘古开天时出现的。女娲补天，补的也是历，是女娲将太阳历与纯阴历合在了一起。

（四）神话传说中的证据

后羿射日与嫦娥奔月，这两个优美的传说，实际上都与历法改革相关。《山海经》中记载的六座日出之山，六座日入之山，被天文学家解读为"山头太阳历"。

中华民族的天文历法，可能早于文字几千年，甚至更早。所以，天文学完全可以称为第一学，历法完全可以称为第一法。

在天文历法中，最早出现的应该是十月太阳历。十月太阳历是用抽象符号洛书表达的。一与九，是从十月太阳历出发的，具体是用洛书表达的。阴阳五行、天干地支都是从十月太阳历出发的，具体是用洛书表达的。

阴阳五行、天干地支，奠定了中华文化的理论基础，奠定了中医文化的理论基础，也奠定了诸子百家、各个学科的理论基础。不认识天文历法，无法解读阴阳五行、天干地支，解读不了阴阳五行、天干地支，就无法弄懂中华文化、中医文化、诸子百家，以及中华大地上的各个学科。

中华文化、中医文化，为何常青而永恒，根本原因有三：一是坐标的永恒性；二是数据的严肃性；三是哲理的常青性。

坐标，是太阳，是月亮，是北斗星，首先是太阳。只要天上的太阳还在，中华文化、中医文化就不会灭亡。

数据，太阳回归年的数据，月亮朔望月的数据，都是精确的，上下几千年的进步，进步在小数点之后的第二、第三位上。太阳回归年，从365.25天精确到365.2425天；朔望月，从29.53天精确到29.5305天。

哲理，阳极生阴、阴极生阳的无限循环，天天如此，年年如此，千年不变，万年不变。子夜中午，是一天之中阴阳转换的两个极点；冬至夏至，是一年之中阴阳转换的两个极点。

以上三大原因，是中华文化、中医文化永恒而常青的根本原因。

从根本上说，应该是太阳文化与太阳中医。遗憾的是，文化批判者与文化信守者，都不了解这一点。"玄学"的帽子，从"科玄之争"开始，一直戴在中华文化、中医文化头上。一旦明白了十月太阳历，"玄学"的帽子即刻不翼而飞。

要弄懂中华文化，必须从天文历法开始。

要弄懂中医文化，必须从天文历法开始。

真诚地希望热心于中华文化与中医文化的读者记住这一点。

刘明武
于南海之滨

目

录

九针十二原第一法天 / 003

本输第二法地 / 046

小针解第三法人 / 070

邪气藏府病形第四法时 / 082

根结第五法音 / 112

寿夭刚柔第六法律 / 137

官针第七法星 / 152

本神第八法风 / 168

终始第九法野 / 184

经脉第十 / 206

经别第十一 / 237

经水第十二 / 244

经筋第十三 / 256

骨度第十四 / 268

五十营第十五 / 275

营气第十六 / 284

脉度第十七 / 289

营卫生会第十八 / 294

四时气第十九 / 302

五邪第二十 / 309

寒热病第二十一 / 313

癫狂第二十二 / 322

热病第二十三 / 330

厥病第二十四 / 342

病本第二十五 / 348

杂病第二十六 / 353

周痹第二十七 / 360

口问第二十八 / 365

师传第二十九 / 374

决气第三十 / 382

肠胃第三十一 / 391

平人绝谷第三十二 / 396

海论第三十三 / 402

五乱第三十四 / 407

胀论第三十五 / 414

五癃津液别第三十六 / 425

五阅五使第三十七 / 430

逆顺肥瘦第三十八 / 437

血络论第三十九／450

阴阳清浊第四十／454

阴阳系日月第四十一／460

病传第四十二／475

淫邪发梦第四十三／483

顺气一日分为四时第四十四／488

外揣第四十五／499

五变第四十六／506

本藏第四十七／515

禁服第四十八／528

五色第四十九／539

论勇第五十／551

背腧第五十一／556

卫气第五十二／558

论痛第五十三／566

天年第五十四／569

逆顺第五十五／577

五味第五十六／582

水胀第五十七／589

贼风第五十八／594

卫气失常第五十九／601

玉版第六十／610

五禁第六十一／622

动输第六十二／629

五味论第六十三／634

阴阳二十五人第六十四／639

五音五味第六十五／657

百病始生第六十六／669

行针第六十七／689

上膈第六十八／693

忧恚无言第六十九／697

寒热第七十／701

邪客第七十一／705

通天第七十二／725

官能第七十三／733

论疾诊尺第七十四／747

刺节真邪第七十五／754

卫气行第七十六／771

九宫八风第七十七／785

九针论第七十八／804

岁露论第七十九／820

大惑论第八十／833

痈疽第八十一／850

天文·天道·中医——代后记／863

下卷——

《灵枢》导读

九针十二原第一法天

原 文

黄帝问于岐伯曰：余[1]子万民，养百姓[2]，而收其租税。余哀其不给，而属有疾病。余欲勿使被毒药[3]，无用砭石[4]，欲以微针通其经脉，调其血气，营其逆顺出入之会。令可传于后世，必明为之法。令终而不灭，久而不绝，易用难忘，为之经纪[5]，异其章，别其表里，为之终始。令各有形，先立针经。愿闻其情。

岐伯答曰：臣请推而次之，令有纲纪，始于一[6]，终于九焉。请言其道。小针之要，易陈而难入。粗守形[7]，上守神[8]。神乎，神客[9]在门[10]。未睹其疾，恶知其原？刺之微，在速迟。粗守关[11]，上守机[12]。机之动，不离其空[13]，空中之机，清静而微，其来不可逢[14]，其往不可追[15]。知机之道者，不可挂以发，不知机道，叩之不发，知其往来，要与之期。粗之闇乎，妙哉工独有之。往者为逆[16]，来者为顺[17]，明知逆顺，正行无问。逆而夺之，恶得无虚？追而济之，恶得无实？迎之随之，以意和之，针道毕矣。

凡用针者，虚则实之，满则泄之，宛陈[18]则除之，邪胜则虚之。《大要》曰：徐而疾[19]则实，疾而徐[20]则虚。言实与虚，若有若无。[21]察后与先，若存若亡。[22]为虚与实，若得若失。

虚实之要，九针最妙，补泻之时，以针为之。泻曰：必持内之，放而出之，排阳[23]得针，邪气得泄。按而引针，是谓内温[24]，血不得散，气不得出也。补曰随之，随之意若妄之。若行若按，如蚊虻止，如留如还。去如弦绝，令左属右，其气故止，外门已闭，中气乃实，必无留血，急取诛之。

持针之道，坚者为宝。正指直刺，无针左右。神在秋毫，属意病者。审视血脉者，刺之无殆。方刺之时，必在悬阳[25]，及与两卫[26]。神属勿去，知病存亡。血脉者，在腧横居，视之独澄，切之独坚。

九针之名，各不同形。一曰镵针，长一寸六分；二曰员针，长一寸六分；三曰锓针，长三寸半；四曰锋针，长一寸六分；五曰铍针，长四寸，广二分半；六曰员利针，长一寸六分；七曰毫针，长三寸六分；八曰长针，长七寸；九曰大针，长四寸。镵针者，头大末锐，去泻阳气；员针者，针如卵形，揩摩分间，不得伤肌肉，以泻分气；锓针者，锋如黍粟之锐，主按脉，勿陷以致其气；锋针者，刃三隅，以发痼疾；铍针者，末如剑锋，以取大脓；员利针者，大如氂，且员且锐，中身微大，以取暴气；毫针者，尖如蚊虻喙，静以徐往，微以久留之而养，以取痛痹；长针者，锋利身薄，可以取远痹；大针者，尖如梃，其锋微员，以泻机关之水也。九针毕矣。夫气之在脉也，邪气在上，浊气在中，清气在下。故针陷脉则邪气出，针中脉则浊气出，针太深则邪气反沉、病益。故曰：皮肉筋脉，各有所处。病各有所宜。各不同形，各以任其所宜，无实无虚。损[27]不足而益[28]有余，是谓甚病。病益甚，取五脉[29]者死，取三脉[30]者恇[31]；夺阴者死，夺阳者狂，针害毕矣。

刺之而气不至，无问其数。刺之而气至，乃去之，勿复针。针各有所宜，各不同形，各任其所。为刺之要，气至而有效，效之信，若风之吹云，明乎若见苍天，刺之道毕矣。

黄帝曰：愿闻五藏六府所出之处。

岐伯曰：五藏五腧，五五二十五腧，六府六腧，六六三十六腧，经脉十二，络脉十五，凡二十七气，以上下。所出为井[32]，所溜为荥[33]，所注为输[34]，所行为经[35]，所入为合[36]，二十七气所行，皆在五腧也。

节之交，三百六十五会。知其要者，一言而终；[37]不知其要，流散无穷。[38]所言节者，神气之所游行出入也，非皮肉筋骨也。

睹其色，察其目，知其散复。一其形，听其动静，知其邪正，右主推之[39]，左持而御之[40]，气至而去之[41]。凡将用针，必先诊脉，视气之剧易，乃可以治也。五藏之气已绝于内，而用针者反实其外，是谓重竭。重竭必死，其死也静。治之者辄反其气，取腋与膺。五藏之气已绝于外，而用针者反实其内，是谓逆厥。逆厥则必死，其死也躁。治之者反取四末。刺之害，中而不去，则精泄；害中而去，则致气。精泄则病益甚而恇，致气则生为痈疡。

五藏有六府，六府有十二原，十二原出于四关[42]，四关主治五藏。五藏有疾，当取之十二原，十二原者，五藏之所以禀三百六十五节气味[43]也。五藏有疾也，应出十二原，而原各有所出，明知其原，睹其应，而知五藏之害矣。

阳中之少阴，肺也，其原出于太渊，太渊二。阳中之太阳，心也，其原出于大陵，大陵二。阴中之少阳，肝也，其原出于太冲，太冲二。阴中之至阴，脾也，其原出于太白，太白二。阴中之太阴，肾也，其原出于太溪，太溪二。膏之原，出于鸠尾，鸠尾一。肓之原，出于脖胦，脖胦[44]一。凡此十二原者，主治五藏六府之有疾者也。胀取三阳，飧泄取三阴。

今夫五藏之有疾也，譬犹刺也，犹污也，犹结也，犹闭也。刺虽久，犹可拔也；污虽久，犹可雪[45]也；结虽久，犹可解也；闭虽久，犹可决也。或言久疾之不可取者，非其说也。夫善用针者，取其疾也，犹拔刺也，犹雪污也，犹解结也，犹决闭也。疾虽久，犹可毕也。言不可治者，未得其术也。

刺诸热者，如以手探汤[46]；刺寒清者，如人不欲行[47]。阴有阳疾[48]者，取之下陵三里[49]，正往无殆，气下乃止，不下复始也。疾高而内[50]者，取之阴之陵泉；疾高而外[51]者，取之阳之陵泉也。

注　释

1. 余　第一人称。《尔雅·释诂》："卬、台、予、朕、身、甫、余、言，我也。"《素问·上古天真论》："余闻上古之人，春秋皆度百岁，而动作不衰。"余，黄帝之自称。

2. 百姓　最初指百官，之后指平民。《尚书·尧典》："百姓昭明，协和万邦。"《尚书》中的百姓，指的是百官。当初，有大功者才有姓，有姓者均为朝中官员。《道德经·第五章》："圣人不仁，以百姓为刍狗。"《论语·宪问》："修己以安百姓。"《道德经》与《论语》中，百姓即平民。

3. 毒药　泛指药味辛苦、药性峻猛的药物。药有上品、中品、下品之分，毒药一般属于下品。《周礼·天官·医师》："医师掌医之政令，聚毒药以共医事。"注："毒药，药味辛苦者。"《素问·移精变气论》："今世治病，毒药治其内，针石治其外。"《素问·藏气法时论》："毒药攻邪，五谷为养，五果为助，五畜为益，五菜为充。"

4. 砭石　石针。《素问·异法方宜论》："故东方之域……其民皆黑色疏理，其病皆为痈疡，其治宜砭石。故砭石者，亦从东方来。"《素问·宝命全形论》："四曰制砭石小大。"《山海经·东山经》："高氏之山，其上多玉。其下多箴石。"远古时期，中华先贤以石为针来医治疾病。

5. 经纪　纲纪，法则，规律。《素问·阴阳应象大论》："四时阴阳，尽有经纪。"《素问·疏五过论》："圣人之治病也，必知天地阴阳，四时经纪。"《文子·九守》："以天为父，以地为母，阴阳为纲，四时为纪。"中华先贤以春夏秋冬四时为坐标，创建了人文之经纪，也创建了医病养生之经纪。本篇谈经纪，谈的是针刺之纲纪。

6. 始于一，终于九　一与九，洛书中的上下两极（上九下一或戴九履一），太阳历中的寒暑两极，阴阳二气中的阴阳两极，空间中的南北两极，万物的生死两极，阴气阳气的升降两极，节令中的两至（冬至夏至），岁的起点与转折点，十二地支中的子午两极；文字之前的一与九，表达的是天地之正纪。《灵枢·九针论》称一与九为天地之大数，大数之大就大在正纪、纲纪、大纪上。中医之纲纪、针灸之纲纪统统由天地之纲纪演化而来，这是中医文化传承者必须明白的。

7. 粗守形　粗者，粗工也。守形者，尽信书，拘于教条，拘于穴位也。《灵枢·小针解》："粗守形者，守刺法也。"粗工守形，即忘记了时时刻刻变化的天地之气，而死死信守书本上的刺法。换言之，即只知道书中的道理，而忘记了书外的自然哲理。

8. 上守神　上者，上工也。神，体外变化之天气与体内变化之血气也。守神者，守气也。《灵枢·小针解》："上守神者，守人之血气有余不足，可补泻也。"守神，要内察体内之神，外察体外之神；体内之神为人之血气，体外之神为变化之天气。《易经·系辞上》："阴阳不测之谓神。"《素问·天元纪大论》："阴阳不测谓之神。"这两个论断中的神，指的是变化有序的阴阳（寒暑）二气。《素问·八正神明论》："血气者，人之神。"这一论断中的神，指的是无限循环的血气。

9. 神客　神，本篇指人之正气。客，本篇指邪风邪气。《灵枢·小针解》："神者，正气也。客者，邪气也。"神客，实际上是正邪之气的代名词。

10. 在门　门者，正邪之气进入人体之门户也。《灵枢·小针解》："在门者，邪循正气之所出入也。"在门之门，指的是正气与邪气侵入人体的通道。

11. 粗守关　粗者，粗工也。关，穴位也。守关者，死守穴位也。《灵枢·小针解》："粗守关者，守四肢而不知血气正邪之往来也。"粗守关者，粗工针治时一不看血气的盛衰变化，二不看正邪之争斗，只知死守四肢关节上的穴位。

12. 上守机　上者，上工、圣工也。机者，气之机也，气之动静也，气之正常与异常也。《灵枢·小针解》："上守机者，知守气也。"上守机，指的是上工、圣工针刺之时首先是察神察气，其次才是选择穴位。

13. 空　气孔之孔，穴位中的腧穴，气之往来必经之处。

14. 逢　本义为遭遇、遇到，引申为补法之补。《素问·八正神明论》："以身之虚，而逢天之虚，两虚相感，其气至骨，入则伤五藏。"本篇谈"其来不可逢"，谈的是补法之补。《灵枢·小针解》："其来不可逢者，气盛不可补也。"气盛之时不可用补法。

15. 追　本义为追逐、追之，引申为泻法之泻。《论语·微子》："往者不可谏，来者犹可追。"本篇谈"其往不可追"，谈的是泻法。《灵枢·小针解》："其往不可追者，气虚不可泻也。"气虚之时不可用泻。

16. 逆　迎，相对，相反。《尔雅·释言》："逆，迎也。"春夏秋冬四时之气不可逆，逆之则有害于脏。《素问·四气调神大论》："逆之则伤肝……逆之则伤心……逆之则伤肺……逆之则伤肾。"又："故阴阳四时者，万物之终始也，死生之本也，逆之则灾害生，从之则苛疾不起，是谓得道。"逆在本篇，简言之为气去，气去为逆。以脉象论之，气去脉虚为逆。

17. 顺　顺从，顺应，与逆相对。《素问·生气通天论》："苍天之气，清净则志意治。顺之则阳气固，虽有贼邪，弗能害也，此因时之序。"《灵枢·顺气一日分为四时》："顺天之时，而病可与期。顺者为工，逆者为粗。"顺在本篇，简言之为气来，简言之，气来为顺。以脉象论之，气来脉和为顺。

18. 宛陈　指人体经络中的瘀血。《灵枢·小针解》："宛陈则除之者，去血脉也。"本篇谈"宛陈除之"，指的是除掉经络中的瘀血。

19. 徐而疾　进针慢出针快的一种针法。此针法为补法。本篇谈"徐而疾则实"，谈的是用补法补其虚，以求虚实平衡。

20. 疾而徐　进针快出针慢的一种针法。此针法为泻法。本篇谈"疾而徐则虚"，指的是泻法泻其实，以求虚实平衡。

21. 言实与虚，若有若无　有气为实，无气曰无。用补法可使正气充实，用泻法可使邪气消失。正气求其有，邪气求其无。针刺，一可以使正气有，二可以使邪气无。

22. 察后与先，若存若亡　气有虚实，法有补泻。根据气之虚实，来决定先补后泻还是先泻后补，此之谓"察后与先"也。亡，病去也，痊愈也。存，病尚未痊愈也，此之谓"若存若亡"。

23. 排阳　排，排泄也。排阳，排泄阳气也。本篇谈排阳，谈的是针刺之时摇大针孔，分离四周，排泄表皮阳部之邪气。

24. 内温　内，内部也。温，蕴藏也。内温者，气血蕴藏于内也。

25. 悬阳　《素问·天元纪大论》："九星悬朗。"《易经·系辞上》："悬象著明莫大乎日月。"悬，悬的是日月，悬的是五星、星宿与北斗星。"一与九"，针经之纲纪是由太阳决定的。本文的悬阳，有双重意义：一是体外的太阳，二是体内的阳气。针刺之时，必须弄清太阳与节令的关系，必须弄清"今时何时，今气何气"，然后用针刺之法疏通、提升体内阳气。

26. 两卫　卫，卫气之卫也。两卫，皮肤肌肉为五脏之外卫，皮肤中的卫气为人体之护卫；外卫与护卫，两卫也。《难经·八难》："故气者，人之根本也。"《灵枢·禁服》："凡刺之理，经脉为始……内刺五藏，外刺六府，审察卫气，为百病母，调其虚实，虚实乃止。"气为人之根本，卫气的盛衰与百病有着母源关系，针刺的目的是调气，调气首先是调卫气。卫气在皮肤中，皮肤肌肉为五脏之外卫，针刺皮肤肌肉以调卫气，"及与两卫"也。

27. 损　泻法。损有余，即泻有余之邪气。

28. 益　补法。益不足，即补不足之正气。

损益之法，源于太阳历。《周髀算经·天体测量》："冬至夏至，为损益之始。"中华先贤以日影长短论损益，影短为损，影长为益。冬至，日影开始短，为损；夏至，日影开始长，为益。损益，在中华文化、中医文化与诸子百家中，占有极其重要的位置。《易经》六十四卦中有损益两卦，《尚书》中有"满招损，谦受益，时乃天道"的格言，老子以损益论治国，孔子以损益论礼之改革，《黄帝内经》（简称《内经》）以损益论补泻。日影源于太阳，太阳之理奠定了中华文化之理与中医文化之理。只要太阳还在，中华文化与中医文化就不会灭亡。

29. 五脉　五脏之脉。《素问·宣明五气》："五脉应象：肝脉弦，心脉钩，脾脉代，肺脉毛，肾脉石，是谓五藏之脉。"

30. 三脉　指任、督、冲三脉。任、督、冲三脉起于胞中，出于会阴。

31. 惵　软弱无力之症状。《素问·通评虚实论》："尺虚者，行步惵然。"《灵枢·寒热病》："精泄则病甚而惵，致气则生为痏疽。"

32. 井　水井。《说文解字》："八家一井……古者伯益初作井。"《素问·四气调神大论》："夫病已成而后药之，乱已成而后治之，譬犹渴而穿井……不亦晚乎！"本篇谈井，谈的是井穴。体外之井，为出水之井。体内之井，为出气之井。井，气之所出之处也。《难经》释井，又解释出了时间性。《难经·六十五难》："所出为井，井者东方春也，万物也始生，故言所出为井也。"

33. 荥　气流之路也。《难经·六十八难》："所流为荥。"

34. 输　气注之穴也。《难经·六十八难》："所流为输。"

35. 经　气行之经也。《难经·六十八难》："所行为经。"

36. 合　气入之处也。《难经·六十八难》："所入为合。"《难经》释合，又解释出了时间性。《难经·第六十五难》："所入为合，合者，北方冬也，阳气入藏，故言所入为合也。"

37. 知其要者，一言而终　知道要领，一言中的。要领之要，为天文历法。天文历法是自然之大纲，万物万事是目、诸子百家是目，知纲而言目，纲举目张，一通百通。

38. 不知其要，流散无穷　要，要领也。不知要领，下笔千言离题万里。要领之要，为天文历法，为天文历法所建立起的阴阳学说。

39. 右主推之　针刺时用右手推以进针。

40. 左持而御之　针刺时左手护持针身。针刺之时，左右手必须相互配合。

41. 气至而去之　无论补泻，下针得气即应去针。

42. 四关　本篇谈四关，指的是双手肘部与双腿膝关节4个部位。

43. 气味　这里可能有误。节可以论气，如《素问·生气通天论》所言："天地之间，六合之内，其气九州九窍、五藏、十二节，皆通乎天气。"节可以论会，如《灵枢·小针解》所言："节之交三百六十五会者，络脉之渗灌诸节者也。"一部《内经》之中，节论气论会不论味。本篇的"三百六十五节气味"中的"气味"二字，一可能是多出了一个"味"字，二可能是"之会"之误——之与气在草书中有字形之误，味与会在语音上有声音之误。

44. 胁胻 经穴别名，即气海穴，位于脐下一寸半。

45. 雪 本篇作动词用。雪，有洗涤、擦洗之义。

46. 探汤 探，试探性地触摸也。汤，热汤、热水也。以手探汤者，以手触摸热汤、热水也。探汤比喻针刺，讲的是针刺深度要浅，出针速度要快，其基本状态是浅尝辄止、一触即起。

47. 不欲行 字面意思是留恋而不欲动身，背后的隐喻是针刺时要注意留针时间。不欲行，留针也。张志聪："如人不欲行者，有留恋之意也。阴寒凝滞，得气不易，故宜留针如此。"

48. 阴有阳疾 阴者，脏也，血也，阴经也。阳者，热也。阳疾，热病也。阴有阳疾，即脏、血之中产生了热病，即阴经之中产生了热病。

49. 下陵三里 即足三里。《灵枢·本输》："下陵膝下三寸，胻骨外三里也。"

50. 疾高而内 病位在上而病因在脏之义。

51. 疾高而外 病位在上而病因在腑之义。

题 解

针者，针刺之器具也。九针者，九种针具也。《素问·异法方宜论》："故九针者，亦从南方来。"东西南北中，五方有五方的发明。南方发明的是九针。发明九针的依据为何？《素问·针解》的原则性回答是"上应天地四时阴阳"，具体回答是"九野"对应九针。九野为何？会在第九篇中讨论。

讲针必须讲穴！十二原，十二个原穴也，分布在脏腑经络上的十二个穴位也。不讲穴位，针刺就失去了目标。"虚实之要，九针最妙。"《素问·针解》告诉后人，平衡虚实，以九针的功能为最妙。

一讲九针，二讲穴位，这是《灵枢》开篇的特色。

《灵枢》开篇讲器，目的有二：一是讲述中医文化对器具的重视，二是希望后人能够在中医领域内发明器、运用器。

"法天"解　本篇的题目后缀有"法天"二字，这是应该特别重视的。第二至第九篇题目之后分别缀有"法地""法人""法时""法音""法律""法星""法风""法野"，这"九法"里面，隐藏有中华先贤发现经络与穴位的思路与方法，这个思路与方法就是"以大宇宙论小宇宙"。天体大宇宙，人体小宇宙，大小两个宇宙之间存在着对应性关系。在几千年前的中华大地上，在没有现代实验室、精密仪器的条件下，中华先贤依照"大宇宙论小宇宙"的思路与方法，发现了经络，发现了穴位。

实证的方法，可以发现果，但发现不了因；可以发现具体，可以发现精细，但无论如何发现不了大小两个宇宙之间的相互联系。

比，可以知长短。衡，可以知轻重。"大宇宙论小宇宙"，无论从历史角度上看，还是从现实角度上看，都是一种优秀的思路，一种优秀的方法。利用这种思路与方法，可以发现很多问题，可以解答很多问题。尤其会发现、会解答外因与人体相连的问题。

要弄懂本篇哲理，要弄通中医之哲理，必须弄懂弄通"法天"的来龙去脉。法，效法也。比照也。法天，是按照书外天理、天时、天则、四时之序来论证书内的问题。

法天，准确地说是以天理论人理，是以天体论人体，这一思路是从《易经》开始的。在上卷开篇处，笔者曾写过一节"效天法地的文化，效天法地的中医"，这里再作简要的回顾。

以天理论人理，论人必先论天，是《易经》所开创的论证模式。

人德应该合于天德，《易经·乾·文言》有"夫大人者，与天地合其德"之论。

人行应该合于天行，《易经·乾·象传》有"天行健，君子以自强不息"之论。

天地变化，圣人应该效法，《易经·系辞上》有"天地变化，圣人效之"之论。

人道应该合于天地之道，《易经·说卦》有"立天之道曰阴与阳，立地之道曰柔与刚，立人之道曰仁与义"之论。

圣人之理源于天理，大人之德源于天德，君子之行源于天行，圣人、大人、君子，都应该以天为则。

"人法地，地法天，天法道，道法自然。"（《道德经·第二十五章》）以天理论人理，道家文化的开创者老子延续了"以天论人"的论证模式。

"唯天为大，唯尧则之。"（《论语·泰伯》）"大礼与天地同节。"（《礼记·礼乐》）儒家文化的开创者孔子延续了"以天论人"的论证模式。

"以天为法。"（《墨子·法仪》）做人如何做？"莫若法天"。做人必须有一个永恒的坐标，墨子认为，这个永恒的坐标就是自然之天。

"以天为师。"（《庄子·则阳》）庄子的"以天为师"的观点与老子的"法地法天"的立场完全一致。敬请记住，庄子属于道家，道家的创始人是老子，庄子并没有以老子为师，而是"以天为师"。

以天体论人体，《内经》延续的是"以天论人"的论证模式。以天体论人体的模式，是人类先贤的共同模式。希伯来文化《圣经》，以上帝的模样论人的模样。印度文化《五十奥义书》以大梵的成分（地火水风）论人的成分，《易经》以八卦论天体，又以同一个八卦论人体。以天体论人体论出人体结构，印度、希伯来文化都达到了这一点，但唯有我中医文化论出了经络，论出了穴位。

论证经络、穴位的坐标，在天文历法。十二月十二经络，三百六十五天三百六十五个穴位，闰年三百八十四天人体中实际应该有三百八十四个穴位。经络与穴位，是时间在人体中的对应。宇宙由时间与空间组成，空间有形而时间无形。人体小宇宙，人体有形而经络无形。

站在《灵枢》的开篇处，先贤的子孙们应该思考这样几个问题：

1. 中华先贤用什么思路、什么方法创造了《内经》这部经典？

2. 中华先贤用什么思路、什么方法发现了经络与穴位？

3. 先贤的创造思路与方法，在今天还有没有用？利用先贤思路与方法，"我"能否再提出一些新问题，再解答一些新问题，在中医领域内，在其他领域内？

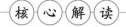

核心解读

九针，九种针具也。十二原，十二个原穴也。一种针具一种用途，十二原穴十二个部位。九针治病，有疾、徐、迎、随、开、阖六种手法。十二原穴在外，五脏六腑在内。内外相通，刺体外之穴位，治体内五脏六腑之病。

一、 爱民之心,《灵枢》 的起源

为什么会形成讲经络、讲穴位、讲针灸的这部《灵枢》,源于黄帝的爱民之心。

"收万民的税,如何报答万民?"这是黄帝所思虑的问题。忧民爱民报答民,这是《灵枢》开篇处的黄帝。讲经络,讲针刺的《灵枢》,起于黄帝的爱民之心。

黄帝报答万民,有三个愿望:

一是在药物和砭石之外,找出另外一种治病的方法。这种方法就是针刺。针刺的目的有三:①疏通经脉;②调理气血;③调整经脉气血的逆顺出入。

二是针刺的方法不但易记易用,而且能够万古流传。黄帝的原话是"终而不灭,久而不绝,易用难忘"。

三是形成一部《针经》。《针经》要条理清晰,分出章节,区别表里,明确认识气血在人身终而复始的循行规律,讲清各种针具的形态和用途。黄帝的原话为:"异其章,别其表里,为之终始,令各有形,先立针经。"

二、 针经之纲纪

针经讲针刺。

针刺如何刺?

春如何刺?夏如何刺?秋如何刺?冬如何刺?长夏如何刺?

旦如何刺?夕如何刺?午如何刺?夜如何刺?

月圆如何刺?月缺如何刺?

针刺有补泻,补如何补?泻又如何泻?

无规矩不成方圆。针经必须有一定之规,一定之矩。如书中所言,针经必须有纲有纪。纲纪者,法则也,准则也,法纪也。

条理清楚、条理分明、易记易用的纲纪为何?岐伯给出的答案是:"始于一,终于九焉。"

"始于一,终于九"这就是针经之纲纪。

这里,首先应该弄懂的问题是:"一"与"九"这两个奇数源于何处?弄不懂这两个奇数的来源,就无法打开针经的大门。

第二个问题：两个简单的数字含义为何？两个奇数何以能成为针经之纲纪？

（一）洛书之数与洛书之谜

第一个问题实际上涉及一个汉族无法解释的千古之谜——洛书之谜。"一"与"九"，属于洛书之数。

一二三四五六七八九，这是洛书之数。

"上九下一，左三右七，四二为肩，八六为足。"这是洛书之歌。

九个数中，五个阳数，一三五七九；四个阴数，二四六八。阴阳奇偶之数，构成了洛书的基本成分。奇偶之数在四方四隅的分布，构成了洛书的基本图形。后人将洛书图形与洛书之数编成了歌，于是有易于记忆的洛书之歌。洛书，是表达史前天文历法的，具体是表达十月太阳历的。

前面已经讲过，天文学是人类第一学，也是中华民族的第一学。历法是人类第一法，也是中华民族的第一法。文字之前的天文历法，是用河图、洛书、八卦这些抽象符号表达的。史前最早出现的十月太阳历是用洛书表达的。一部《内经》的理论基础——阴阳五行、天干地支，全部是在十月太阳历中出现的。

十月太阳历，中原早已失传。失传了十月太阳历，就解释不了洛书。西汉至宋，洛书只有"是这样"的数字陈述，却没有"为什么"的根本解释。解释不了洛书，阴阳五行、天干地支就成了无源之水，无本之木。玄学之玄，就在于失去了源，失去了根。

幸运的是，十月太阳历，在彝族同胞这里得到了完整保存。借助彝族十月太阳历，可以完美地解释洛书，可以完美地解释阴阳五行、天干地支的由来。

五行，彝族十月太阳历是这样解释的：一年分五行，五行金木水火土。五行即五季，五季即五行。金木水火土五行，在太阳历中，是首尾相连、生生不息、无限循环的五个季节。五行相生的哲理，源于五个季节的生生不息与无限循环。木季生物金季熟（死），火季生物水季熟，土季生物木季熟，金季生物火季熟，水季生物土季熟，五行相生的哲理，源于五个季节中的万物生息。（图 2 - 1 - 1）

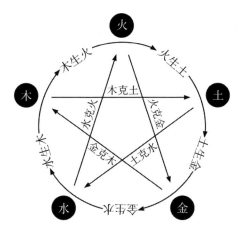

图 2-1-1　五行相生相克图

　　时间中的金木水火土五行，对应空间中的东西南北中五方。木对应东方，火对应南方，金对应西方，水对应北方，土对应四隅加中央。五季为时间，五方为空间；五行一论五季，二论五方；五行，构筑起了时空对应、时空一体的时空观。

　　阴阳，有三种解释：岁之阴阳，月之阴阳，日之阴阳。

　　岁之阴阳，即一寒一暑。彝族十月太阳历，有"一年分两截，两截分阴阳"之说。前半年为阳，后半年为阴。阳年主生主长，阴年主收主藏。阳年阴年之分，对应于太阳视运动在南北回归线之间的一来一往。现象上的太阳回归，实质上的地球公转。

　　十月太阳历分五行（季），每季两个月，奇数月为阳，偶数月为阴。五行十个月，一三五七九，五个月为阳，二四六八十，五个月为阴。五行金木水火土，一行两个月，这就有了阴阳之分——阳木阴木，阳火阴火，阳土阴土，阳金阴金，阳水阴水。一阴一阳，一奇一偶，交错出现，相互衔接。阴阳融入五行，阴阳与五行一起构筑起了时空物三位一体的时空观。

　　日之阴阳，即一昼一夜，夜为阴昼为阳。昼夜之阴阳，现象上是日月往来，实质上是地球自转。

　　十天干，彝族十月太阳历解释在了月序上：太阳历 10 个月，用十天干甲乙丙丁戊己庚辛壬癸来表达。10 个月依次可以记为甲月、乙月、丙月、丁月、戊月、己月、庚月、辛月、壬月、癸月。十天干，是对 10 个月的抽象表达。十天干状如圆环，圆环循环不休，周而复始。

　　十天干可以配五行，阴阳两干配一行——甲乙配木，丙丁配火，戊己配土，庚辛配金，壬癸配水。

十天干可以配五方，阴阳两干配一方——甲乙配东方，丙丁配南方，戊己配中央，庚辛配西方，壬癸配北方。（图2-1-2）

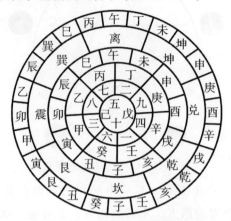

图2-1-2　天干五行五方相配图

十二地支，彝族十月太阳历解释在了日序上：每月三十六天，三十六天分三旬，每旬十二天，用十二地支子丑寅卯辰巳午未申酉戌亥来表达。十二日依次可以记为子日、丑日、寅日、卯日、辰日、巳日、午日、未日、申日、酉日、戌日、亥日。十二地支，是对一旬十二天的抽象表达。十二地支状如圆环，圆环循环不休，周而复始。（图2-1-3）

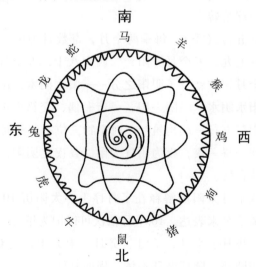

图2-1-3　傈僳族十二地支圆环图

奇偶之数与五行的对应，彝族十月太阳历是这样解释的：阳数九对应五行之火，一对应五行之水，三对应五行之木，七对应五行之金。四个阳数分布在东西南北四方。每行七十二天，四行二百八十八天。以八、二、六、四这四个阴数，分布在东北、西南、西北、东南四隅，四隅归于中央土行。这四个阴数每一个数代表十八天：

$$4 \times 18 = 72 （天）$$

$$288 + 72 = 360 （天）$$

敬请读者记住这一对应关系：

一居北方对应的五行之水；

三居东方对应的五行之木；

九居南方对应的五行之火；

七居西方对应的五行之金；

五居中央对应的五行之土。

敬请读者记住：一行有七十二天，$5 \times 72 = 360$（天），五行一共三百六十天。十月历有闰年与平年之分。四年之中三年为平年，一年为闰年。平年过大小两个年，大年过三天，小年过二天。闰年过大小两个年，大年过三天，小年过三天。太阳回归年的实际时间长度为365~366天，年平均数据为：

$$（365 \times 3 + 366） \div 4 = 365.25 （天）$$

"始于一，终于九"中的一与九，实际上是十月太阳历的代名词，针经以太阳历为纲纪。一与九本身一可以表达五行中的水火两极，二可以表达五方中的南北两极，三可以表达节令中的冬至与夏至，四可以表达气候中的寒暑两极，五可以表达阴阳二气的升降两极，六可以表达一个完整的太阳回归年，间接表达的则是无限循环的时间与空间。

"始于一，终于九"是洛书之数，洛书是讲天文历法的，是讲时间空间的，具体是讲十月太阳历的。这是第一个问题的答案。

十月太阳历，在《管子·五行》中还有原则性的记载，后来失传了。失传了十月太阳历，洛书就成了千古之谜，阴阳五行就成了千古之谜，天干地支就成了千古之谜。只有借助彝族十月太阳历，才能解开中华元文化与中医文化中的几个千古之谜。

（二）天文历法是针经的根本

继续讨论第二个问题：一与九，这两个简单的数字为何会成为针经之纲纪？

先请看经典与诸子文献中的十个论断。

其一，《易经·系辞上》："一阴一阳之谓道。"又："阴阳之义配日月。"

其二，《素问·上古天真论》："上古之人，其知道者，法于阴阳……故能形与神俱，而尽终其天年，度百岁乃去。"

其三，《素问·阴阳应象大论》："阴阳者，天地之道也，万物之纲纪，变化之父母，生杀之本始，神明之府也，治病必求于本。"

其四，《素问·六节藏象论》："不知年之所加，气之盛衰，虚实之所起，不可以为工矣。"

其五，《素问·气交变大论》："夫道者，上知天文，下知地理，中知人事，可以长久。"

其六，《素问·生气通天论》："故风者，百病之始也。"《灵枢·百病始生》："夫百病之始生也，皆生于风雨寒暑，清湿喜怒。"

其七，《周髀算经·日月历法》："阴阳之数，日月之法。"

其八，《管子·枢言》："道之在天者，日也。"

其九，《灵枢·卫气行》："谨候其时，病可与期，失时反候者，百病不治。"

其十，《中藏经·人法于天地论》："天合于人，人法于天。见天地逆从，则知人衰盛。人有百病，病有百候，候有百变，皆天地阴阳逆从而生。苟能穷究乎此，如其神耳！"

十个论断，出于不同的经典与文献。经典与文献不同，但哲理却完全相通：道是中华文化与中医文化的根本，为人必须言道知道遵循道，为医者更需要言道知道遵循道。道由一阴一阳组成。阴阳从何而来？从日月而来。一阴一阳，太阳月亮。太阳月亮，一阴一阳。中华先贤以太阳为坐标制定出了太阳历，以月亮为坐标制定出了太阴历，最终合二而一、加上北斗星的因素制定出了阴阳合历。按顺序而言，中华大地上最早出现的是太阳历——十月太阳历。阴阳五行、天干地支，首先是在十月太阳历中出现的。阴阳五行学说，奠定了中华元文化与中医文化的理论基础。从根本上说，天文历法奠定了人文中各个学科的基础，天文历法奠定了《内经》的理论基础。针经是《内经》的组成部分，所以天文历法也是针经的理论基础。岐伯之所以以历论针经之纲纪，答案就是历是中医文化的根基。

最初的历，是用洛书表达的。洛书，是用从一到九的九个奇偶之数表达的。一和九，实际上是洛书的代名词，实际上是十月太阳历的代名词。针经之纲纪，最终落脚于天文历法。

（三）天文历法在《内经》的具体意义

万物生长靠太阳，这是最基本的自然哲理。人的生长靠不靠太阳呢？当然！

1. 阴阳动静　太阳日出日落，日往月来，形成了周日之阴阳。周日之阴阳，决定着万物的动静。牵牛花昼而开夜而闭，小公鸡晨而鸣夜而息；百鸟迎着太阳歌唱，百花迎着太阳开放，百鸟与百花静悄悄休息在月光下。日与月两者的交替，演化出了周日之阴阳。阳动阴静，周日之阴阳决定着万物的一动一静，也决定着人的一动一静。在这里，可以看到"万物之纲纪"与"变化之父母"的第一步。

2. 阴阳寒暑　太阳在南北回归线之间的一来一往，形成了一年中的寒暑两截。寒暑即阴阳，是周岁的一阴一阳。"离离原上草"为何会有"一岁一枯荣"的规律？这是由周岁之阴阳决定的。周岁之阴阳，是由太阳本身决定的，与月亮无关。太阳在南北回归线之间的一来一往，形成了周岁之阴阳。一来为阳，一往为阴。阳主生长，阴主收藏。往来循环，原始反终。只有懂得了这一点，才能真正理解《易经·系辞上》中的"原始反终，故知死生之说"在天文中的"所以然"。只有懂得了这一点，才能真正理解"变化之父母，生杀之本始"的"所以然"。这里还需要解释一下"死生之说"。这里的"死生"，相当于万物的"动静"与"枯荣"，并非狭义上的死亡与新生。

十月太阳历分出两个重要的节令——冬至与夏至。以冬至为历元，为新年的第一天，这一天过大年；夏至为一年的转折点，夏至过小年。年，在彝族文化中有"转折"之义。谁转折？太阳！冬至，实际上是太阳与南回归线的交点。夏至，实际上是太阳与北回归线的交点。在立竿测影的圭表下，冬至这一天日影最长，夏至这一天日影最短。极点之处就是转折点，从冬至这一天起，日影开始一天天变短，从夏至这一天起，日影开始一天天变长。太阳视运动的起点在冬至，终点在冬至，转折点在夏至。在日影的转折点这里，中华先贤悟出了冬至、夏至实际上是阴阳两极——冬至为阴极，夏至为阳极。在日影的转折点这里，中华先贤悟出了"阳极生阴，阴极生阳""否极泰来""原始反终"的哲理，在日影自动变化这里，中华先贤悟出了"阴阳相推""不疾而速，不行而至""阴阳不测之谓神"的哲理。这些哲理奠定了《内经》的理论基础，也奠定了《针经》的理论基础。

这里有必要介绍一下苗族古历。苗族古历命名冬至为阳旦，夏至为阴旦。以冬至夏至为界，分出了阴阳两个半年——前半年为阳，后半年为阴。冬至—夏至，阳旦—阴旦，根源在太阳视运动相交于空间中的两条回归线。冬至一阳生，夏至一阴生。太阳运转在天上，阴阳二气运转在地球上。万物要遵循阴阳转换的规律，人同样要遵循阴阳转换的规律。只有懂得了这一点，才能真正理解《素问·四气调神大论》中的"圣人春夏养阳，秋冬养阴"在天文中的"所以然"，才能真正理解《灵枢·本神》中的"智者养生，必顺四时而适寒暑"在天文中的"所以然"。

3. 五行之五　五行太阳回归年的时间长度，一分为五即是木火金土水五行。五行，对应人体中的五脏。木对应肝，火对应心，土对应脾，金对应肺，水对应肾。历法中的五行每一行主七十二天，72×5＝360（天），这是五行之大数。人体中的五脏每一脏同样是主72天。《素问·刺要论》："脾动则七十二日。"《素问·阴阳类论》："春甲乙，青，中主肝，治七十二日。"脾主七十二天，肝主七十二天，心主七十二天，肺主七十二天，肾主七十二天，五脏的每一脏各主七十二天。这合于十月太阳历一年的天数。天人合一，首先是人时合于天时。五脏合其时，肝合于春，心合于夏，肺合于秋，肾合于冬，脾合于长夏。五脏连经脉，经脉同样合其时。《素问·诊要经终论》："春夏秋冬，各有所刺，法其所在。"这一论断严肃指出，针刺必须合时，必须分清春夏秋冬，必须分清"今时何时"。刺不合时，不但治不了已有的病还会增添新病。《素问·诊要经终论》列出十二种"刺不合时"之病，这里列举其中的三种：①春刺夏分，脉乱气微，入淫骨髓，病不能愈，令人不嗜食，又且少气。②春刺秋分，筋挛，逆气环为咳嗽，病不愈，令人时惊，又且哭。③春刺冬分，邪气著藏，令人胀，病不愈，又且欲言语。《灵枢·卫气行》论针刺，论出了"春秋冬夏，各有分理……失时反候者，百病不治"。亲爱的读者，在这里，是否明白了天文历法在针经中的纲纪意义？

4. 五行分阴阳　五行每一行分阴阳两个月，阳奇阴偶，一三五七九为阳，二四六八十为阴。月序用天干甲乙丙丁戊己庚辛壬癸来表达。十天干配五行，两干配一行——一阴干一阳干，这是甲乙配木，丙丁配火，戊己配土，庚辛配金，壬癸配水的哲理之源。只有知道了这一点，才能明白《内经》中"甲乙木，丙丁火，戊己土，庚辛金，壬癸水"的天文意义。只有知道了这一点，才能明白《内经》中"木分阴阳，火分阴阳，土分阴阳，金分阴阳，水分阴阳"的天文意义。

五行，行行相连，依次传递，状如圆环。一行一气，五行五气。五行表达的是太阳回归年一年的五种气候。外部的天气在变化，内部的脏气在变化，五脏之气随五行之气而变。五脏之气，同样是脏脏相连，依次传递，状如圆环。"起于一，终于九"的九个数字，就在这个圆环上

五行，以天文为坐标，准确地说，是以太阳为坐标，将天文、气候、物候、人候联系在了一起。五行，在天体与万物之间、在天体与人体之间建立起了一幅相互联系、相互制约的简图。这幅简图，至简至易，令人一目了然。

五行对应东西南北中五方，五行表时间，五方表空间，时间与空间，在五行这里汇合在了一起。一方一音，五方五音。一行一音，五行五音。五行五方五音五果五谷五脏……《内经》将时空相关的自然因素有机联系在了一起。万物皆从时空而来，所以时空可以论万物。换言之，一切皆从时空而来，所以时空可以论一切。

太阳回归年的时间长度，一分为十即阴阳十个月。一三五七九，五个月为阳，二四六八十，五个月为阴。为了记月序，中华先贤创造了甲乙丙丁戊己庚辛壬癸十天干。十天干中甲丙戊庚壬五干为阳，乙丁己辛癸五干为阴。十个月分五行（季），这里就出现了天干与五行相配的问题。阳奇阴偶，每一行都有阴阳两干相配，所以，每一行都有阴阳之分——木有阴木阳木之分，火有阴火阳火之分，土有阴土阳土之分，金有阴金阳金之分，水有阴水阳水之分。只有明白了十月太阳历，才能明白天干配五行，五行配五脏的天文意义，才能明白天体与人体之间的对应关系。

阴阳五行，源于十月太阳历。天干地支，源于十月太阳历。阴阳五行是《内经》的理论基础，天干地支是《内经》的记时系统，试想，不认识十月太阳历，会认识《内经》吗？为什么在《素问·六节藏象论》"三不知不足以为工"的标准里，为什么"年之所加"会被放在第一位？因为"年之所加"，指的就是历。

（四）太阳与阴阳二气的关系

"听说气，我就一肚子气。"这是今天中医大学里学生的激愤之语。

不谈气，能叫中医么？

说清了气，学子们会有"一肚子气"么？

老和尚说服不了小和尚，佛经焉能传承？中医学教授说服不了莘莘学子，中医焉能传承？所以，在"太阳与气"这里要多讨论一些内容。一是为了让书外莘莘学子明白中医"为什么要谈气"，二是为了说明白本文中为什么会讲上工要"守神"。

十月太阳历，在太阳与气之间建立了这样几个对应关系：

1. "太阳如何气如何"的对应　太阳在南回归线上，中原大地，千里冰封，万里雪飘；太阳在北回归线上，中原大地，熏风热来，烈日炎炎。

太阳在天上的位置每时每刻都在变化，大地上的气候会随太阳的变化而变化，简而言之，即"太阳如何气如何"。

2. 日影变化与节令变化的对应　"太阳如何气如何"是原则，根据太阳变化制定出节令是"气候变化"的量化。

中华先贤利用日影变化，制定出了二十四节气。一年之中，日影有一个最长点。日影最长点，这一天被中华先贤命名为"冬至"。日影最长，太阳离北半球最远。日影最长点，这一天太阳相交于南回归线。一丈三尺五寸，这是冬至这一天日影数据。这一数据是在《周髀算经·天体测量》中出现的。

一年之中，日影有一个最短点。日影最短点，这一天被中华先贤命名为"夏至"。日影最短，太阳离北半球最近。日影最短点，这一天太阳相交于北回归线。一尺六寸，这是夏至这一天日影数据。这一数据是在《周髀算经·天体测量》中出现的。

一年之中，日影有两个长度相同点。前半年，太阳从南回归线向北回归线运动，日影一天天由长变短。日影由长变短，出现了七尺五寸五分这个数据。后半年，日影由短变长，又出现了七尺五寸五分这个数据。这两个日影长度相同点，实际上是太阳一来一往时与赤道线的交点。前半年这一天，中华先贤命名为"春分"。后半年这一天，中华先贤命名为"秋分"。日影两个长度相同的数据，同样是在《周髀算经·天体测量》中出现的。

冬至夏至、春分秋分，这是二十四节气中最为关键的四个节气。而冬至则是关键中的关键，因为这是太阳历中的新年第一天，节令中的第一节，阴阳二气的转动点，确定冬至在中华先贤这里是一件大事。"一准百准，一不准百不准"。这句话说的就是冬至点的基础性、关键性与重要性。

利用日影的长短变化，中华先贤确定了二十四节气。在世界民族之林中，唯有我中华先贤制定出了二十四节气。二十四节气，《逸周书》与《周髀算经》均有记载，今天采用的是《周髀算经》记载的二十四节气。

利用日影的定量，将气候变化的大规律，量化在了节令之中。一个节令一种气，两个节令两种气。节令可以定气，节令可以推气。

万物随气而生，随气而长，随气而收（熟），随气而藏。一个二十四节气，万物一个生命过程。气，对万物的重要性体现在生命上。气，对人的重要性体现在何处呢？体现在五脏之气随四时之气的变化上，体现在脉象随四时之气的变化上。

3. 太阳与阴阳的对应　这里要阐明下面几个问题：

（1）日月与阴阳的对应关系：《易经·系辞上》指出，"阴阳之义配日月。"阴阳从何而论？从太阳月亮而论。《素问·阴阳离合论》："日为阳，月为阴。"太阳月亮论阴阳，论出的是周日之阴阳。周日之阴阳，是无限循环的昼夜。夜为阴，昼为阳。周日之阴阳，一可以重复，二可以实证，三可以测量，四可以定量。以日月所论出的周日之阴阳，没有丝毫玄虚。

（2）太阳本身与阴阳的对应关系：冬至为阳旦，夏至为阴旦，阴阳两旦是苗族古历中的两个重要节日。阴旦与阳旦都是以太阳本身论出来的。冬至，太阳到达南回归线，日影最长。从冬至这一天开始，太阳开始回转，向北回归线运动，日影开始一天天变短，天气一天天变暖变热。暖热为暑为阳。根据日影开始变短这一现象，中华先贤判定，冬至这一天是气候变化的转折点。具体说来，是由寒变暑、由阴变阳的转折点，所以命名冬至为"阳旦"。元旦，是新年开始的第一天。阳旦，是阳气开始的第一天。夏至，太阳到达北回归线，日影最短。从夏至这一天开始，太阳又开始回转，向南回归线运动，日影开始一天天变长，天气一天天变凉变寒。凉寒为阴。根据日影开始变短这一现象，中华先贤判定，夏至这一天是气候变化的转折点。具体来说，是由暑变寒、由阳变阴的转折点，所以命名夏至为"阴旦"。阴旦，是阴气开始的第一天。阳气始于阳旦，阴气始于阴旦。阴旦阳旦，周岁之阴阳，是由太阳本身论出来的。周岁之阴阳，一可以重复，二可以实证，三可以测量，四可以定量。以日月所论出的周日之阴阳，没有丝毫玄虚。

（3）阴阳两极：阴有阴极，阳有阳极。中午与子夜，是一天之中的阴阳两极。冬至与夏至，为一岁之中的阴阳两极。

极之处，只有一种气。阳极之处全部是阳气，阴极之处全部是阴气。阳极生阴，阴极生阳。中午、夏至为阳极，此处全部为纯阳之气，阴气开始萌芽。子夜、冬至为阴极，此处全部为纯阴之气，阳气开始萌芽。一天中的阴阳二气，随日往月来而规律性地变换。日之阴阳，决定着万物的动静。万物随阳而动，随阴而静。一天之中的人体变化，只能与万物同步，不会超越万物之外。

一岁中的阴阳二气，随太阳在两条回归线之间的一来一往而规律性地变换。岁之阴阳，决定着万物的枯荣。万物随阴而枯，随阳而荣。一岁之中人体的变化，同样不会超越万物之外。

（4）两个阴阳平分点：旦与夕，为一天之中的两个阴阳平分点。春分与秋分，为一岁之中的两个阴阳平分点。平分点处，有阴气有阳气，阴阳二气均衡平均。所不同的是，阴阳二气虽然平均，但位置却有上下之分。早晨、春分，阳气在下阴气在上；傍晚、秋分，阴气在上阳气在下。这里需要说明的问题是：阴阳二气是位置相同，但运动方向不同。早晨与春分时节的阳气，虽然位置在下，但运动方向是向上的；上升的阳气将一步步取代阴气。傍晚与秋分，阳气的位置在下，运动方向也是向下的，下降的阳气一步步被阴气所取代。

只有理解了以上内容，才能理解《素问·至真要大论》中"气至之谓至，气分之谓分，至则气同，分则气异，所谓天地之正纪也"这句话的真正含义。至，冬至夏至也。至者，止也，终点也。冬至，阴气之至也。夏至，阳气之至也。分，春分秋分也。分者，平均两分也。春分，阴阳二气两分。秋分，阴阳二气两分。冬至夏至、春分秋分，是《内经》高度重视的4个节令，被界定为"天地之正纪"。"天地之正纪"正在何处？正在万物生长收藏的纲纪处。《逸周书·周月》："万物春生、夏长、秋收、冬藏。天地之正，四时之极，不易之道。"《逸周书》以四时论万物生长收藏四种状态，结论在"不易之道"上。不易者，恒常之规律也。

冬至万物萌芽，春分万物生，夏至万物长，秋分万物熟，冬至万物藏。终点之处又是新的起点之处，所以藏万物之处恰恰是万物萌芽之处。

春夏秋冬四时，万物之纲纪也。春夏秋冬四时，人体气血之纲纪也。春夏秋冬四时，针刺之纲纪也。

纲纪，千古万古不易之法则也。

在平面上，阴阳两极在南北子午线两端——阴极冬至在北在子，阳极夏至在南在午，阴阳两个平分点在东西卯酉线两端——春分在卯在东，秋分在酉在西。阳生于子，阴生于午。阳升于子，阴降于午。子在下，午在上；卯在左酉在右。子午卯酉可作十字坐标，十字坐标四个端点可以连成一个圆环，圆环可以表达一年、一天的阴阳左升右降循环。（图2-1-4）

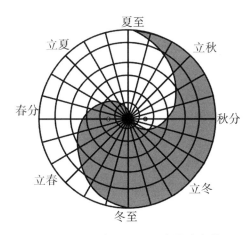

图2-1-4　阴阳两极、阴阳两个平分点的圆环图

（5）太阳变化与人体变化的对应：天有五行，地有五行，人有五行。天有五行，金木水火土五季；地有五行，东西南北中五方；人有五行，肝心脾肺肾五脏。这段天人合一的精彩论断，是在彝族医学典籍《彝医揽要》中出现的。

彝族医学在理论基础上，与《内经》一模一样。同样是以阴阳五行为理论基础，同样讲究时间与空间。所不同的是，表达问题彝族医学用的是诗歌一样的语言，而《内经》用的则是精炼浓缩的哲理。

金木水火土五行，由纯太阳历决定。太阳回归年分五季，木一季，火一季，土一季，金一季，水一季。五季对应五方，木对应东方，火对应南方，金对应西方，水对应北方，土对应中央。五季五方对应五脏，东方木对应肝，南方火对应心，西方金对应肺，北方水对应肾，中央土对应脾。"太阳如何气如何"，这是历中的对应关系。"太阳如何人如何，时空如何人如何"，这是《内经》中的对应关系。为工者必须明白太阳变化与人体变化的对应关系。

　　请看《素问·金匮真言论》中关于时空与人的论断：

　　东方青色，入通于肝……其类草木。

　　南方赤色，入通于心……其类火。

　　中央黄色，入通于脾……其类土。

　　西方白色，入通于肺……其类金。

　　北方黑色，入通于肾……其类水。

　　五方、五色、五脏归于五行，由太阳历所奠定的时空观在此发挥出了基础性作用。（图2-1-5）

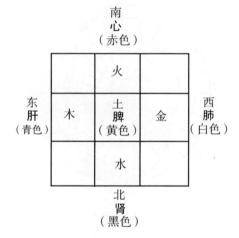

图2-1-5　五行五脏对应图

　　东风生于春，病在肝，腧在颈项。

　　南风生于夏，病在心，腧在胸胁。

　　西风生于秋，病在肺，腧在肩背。

　　北风生于冬，病在肾，腧在腰股。

　　中央为土，病在脾，腧在脊。

　　东风南风西风北风，春季夏季秋季冬季，四季四种风，季节不同风不同，四种风四种病——肝病心病肺病肾病，病与时空联系在了一起，病与外因之风联系在了一起。显微镜再精密，也发现不了风与疾病的联系。中央无风，空间也会产生疾病。不同的病，腧穴的部位也不同。人体之外讲究不同的时空，人体之内讲究不同位置的腧穴。不明腧穴随时空而变，针刺就失去了准绳。

《素问·刺要论》严肃指出，季节不同，疾病的深浅程度也不同。病的深浅程度不同，针刺的深浅程度也应该不同。《素问·刺要论》第一次出现"脾动则七十二日四季之月"之说。七十二日四季之月，指的是春、夏、秋、冬每个季节的最后十八天的总和。

$$18 \times 4 = 72 \text{（天）}$$

《素问·阴阳类论》一论春配甲乙，二论青色配肝，三论肝主七十二日。一脏七十二天，五脏三百六十天，这是十月太阳历中的五行之数。只有真正明白了一行之数与五行之数，只有真正明白了一脏之数与五脏之数，才能真正成为合格的针刺之工。

十月太阳历之后，出现了十二月的阴阳合历。十月太阳历分金木水火土五季（五行），十二月的阴阳合历分春夏秋冬四季。

月数可以变化，可以由十个月改革为十二个月。季节数可以变化，可以由五行改革为四季，但人体变化随天体变化的原则是不会改变的。人体之内的五脏之气与营卫二气，始终遵循着日月运行规律。

《素问·诊要经终论》出现了十二月历。与十月历一样，十二月历同样讲人气变化。人气变化，不是以人的意志为标准，还是以天文历法为标准的：正月二月，人气在肝；三月四月，人气在脾；五月六月，人气在头；七月八月，人气在肺；九月十月，人气在心；十一月十二月，人气在肾。以时间为纲纪，《素问·诊要经终论》首先分出了人气的位置，然后论出"春应该如何刺，夏应该如何刺，秋应该如何刺，冬应该如何刺"的具体刺法，最终结论在针刺大法上："春夏秋冬，各有所刺，法其所在。"何谓针刺之大法？天文历法界定的"春夏秋冬"四时也。

日月运行规律的量化，就是天文历法。天文历法中的日月运行规律，就是针经之纲纪。

针经之纲纪，在日月运行规律里，在时间与空间里，在天文历法奠定的阴阳五行学说里。不知天文历法，不知时空变化，不知阴阳五行，焉能为针刺之工？

4. 四时·五行·六气·八节·十二月　天文历法是中华文化、中医文化的理论基础，同样也是针经的理论基础。天文历法，是步入中医圣殿的台阶，是为医、为工、为圣者的基本功。所以在这里有必要介绍一些历中常识，四时、五行、六气、八节与十二月。

（1）四时：春夏秋冬四季分明，为达到这一点，伟大的中华先贤不知经过了几千年的努力。

纯太阳历达不到四季分明这一点，纯太阴历同样也达不到这一点。

纯太阳历可以分出论出立春、立夏、立秋、立冬四立的准确日子，但不能达到四季分明这一点。为什么？因为太阳历的起点在冬至。以冬至为一年的起点，将二十四节气一分为六分出的四季是春夏秋冬错乱的四季。

太阳历中的二十四节气排列如下：

冬至、小寒、大寒、立春、雨水、惊蛰，

春分、清明、谷雨、立夏、小满、芒种，

夏至、小暑、大暑、立秋、处暑、白露，

秋分、寒露、霜降，立冬、小雪、大雪。

这里的二十四节气顺序是正确的，但如此排列不能分出清楚的春夏秋冬四季。

只有以春节为起点的阴阳合历，才能使春夏秋冬四季明明白白、清清楚楚。为什么？因为北斗星的介入。

《鹖冠子·环流》："斗柄东指，天下皆春。斗柄南指，天下皆夏。斗柄西指，天下皆秋。斗柄北指，天下皆冬。"《鹖冠子》告诉世人，春夏秋冬四季，是以北斗星斗柄的指向为标准区分出来的。

北斗星斗柄指向正东方，这一天是春分。

北斗星斗柄指向正南方，这一天是夏至。

北斗星斗柄指向正西方，这一天是秋分。

北斗星斗柄指向正北方，这一天是冬至。

阴阳合历以太阳回归年周期为标准定岁，以月亮圆缺周期为标准定月，以北斗星斗柄指向为标准定春节与四时。

春节是如何确定的呢？北斗星斗柄指向寅位时，确定这一天为新年第一天——春节。子午贯通南北，卯酉贯通东西。寅，在东北的位置上。只有以春节为年首，才能分出春夏秋冬四时。

阴阳合历中的二十四节气排列如下：

春雨惊春清谷天，夏满芒夏暑相连；

秋处露秋寒霜降，冬雪雪冬小大寒。

只有以立春为节气之首，只有以春节为新年之首，满足这两个前提，才能分清春夏秋冬四时。

春夏秋冬四时，一时万物一种状态，四时万物四种状态。春生、夏长、秋收、冬藏，万物的这四种状态是由太阳决定的。四时的脉象，同样有四种状态，如《素问·阴阳别论》所言："春脉弦，夏脉洪，秋脉浮，冬脉沉。"理解了这一点，才能真正理解《素问·四气调神大论》中的"夫四时阴阳者，万物之根本也"这句话的天文意义，才能真正理解"四气调神"即四季养生的"所以然"，才能真正理解《灵枢·四时气》中所讲的针刺之道必须以四时为法的"所以然"。

《素问·金匮真言论》："五藏应四时。"《素问·玉机真藏论》："脉从四时，谓之可治。"又："脉逆四时，为不可治。"认清春夏秋冬四时，对于中医文化的继承者极为重要，对于针经的继承者极为重要，因为只有分清了春夏秋冬四时，才能知道"今日"属于何时，才能知道"今日今时"对应于的是哪一脏、哪一脉，才能知道"今日"对应的腧穴在何处？

（2）五运六气：五行即五运。五运，五种运行之气。五行之说的来源，前面已经谈过。这里将五运六气结合起来谈。十月太阳历分五行，十二月太阳历分六气。

六气之说，出于《周髀算经》。《周髀算经·日月历法》："日复星，为一岁。外衡冬至，内衡夏至。六气复返，皆谓中气。"（图2-1-6）

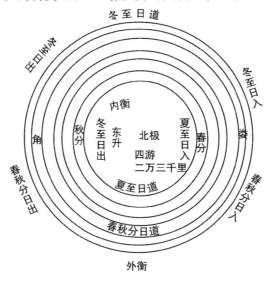

图2-1-6 七衡六间图

六气之说，母源在太阳。太阳视运动，从外衡到内衡，实际上是太阳从南回归线到北回归线。从南到北为南来，南来需要六个月。从内衡到外衡，实际上是太阳从北回归线到南回归线。从北到南为北往，北往需要六个月。一月一节，一月一气。月初为节，月中为气。前半年六个月有阳六气，后半年六个月有阴六气。六气，实际上指的是阴六气、阳六气。

春夏秋冬，每季三个中气，一年十二个中气，最早记载四时之中气的是《逸周书》。《逸周书·周月解》："春三月中气，惊蛰、春分、清明。夏三月中气，小满、夏至、大暑；秋三月中气，处暑、秋分、霜降；冬三月中气，小雪、冬至、大寒。闰无中气，斗指两辰之间。"

万物生长收藏，明显变化在中气转换之中，一个中气一个样。"闰无中气，斗指两辰之间"这句话告诉后人，闰月之月无中气——有节无气。为什么？因为没有北斗星斗柄因素的介入。

《周髀算经》中的太阳历，是十二月太阳历。同样是太阳历，可以分成十个月，也可以分成十二个月。月数不同，回归年时间长度相同，均为365.25 天。洛书中的太阳历分十个月，《周髀算经》中的太阳历分十二个月。

十月太阳历讲五行（五运），十二月太阳历讲六气。五运六气，在百年来的批判中，一直被批判为迷信腐朽的糟粕。实际上，这种批判统统是文化大门之外的呐喊。因为，众多的批判者无一人了解史前天文历法。

六气之说，不但中原有，边陲兄弟民族文化中同样有。彝族、苗族太阳历中均有六气之说。彝族文化中不但有六气之说，而且还有两种分法，介绍如下，供读者鉴赏。

六气的第一种分法：太阳历的十二个月，前半年的六个月分为乾六气，后半年的六个月分为坤六气（图2-1-7）。

六气的第二种分法：太阳历的十二个月，前半年的六个月分为萌气、生气、长气三气，后半年的六个月分沉气、收气、藏气三气（图2-1-8）。

五行、五运，名称不同而实质一样，都是十月太阳历中的五季。五运、五行，即五个季节中的运行之气。

六气即六种运行之气。五运金木水火土，六气风寒湿热燥暑。十二月阴阳各六个月，两个月一气，即风寒湿热燥暑。风寒湿热燥暑六气，是阴阳各六个月合并而论的产物。

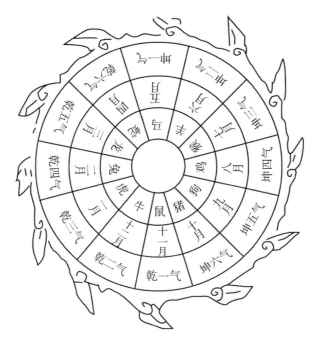

图 2-1-7　彝族乾六气坤六气循环图

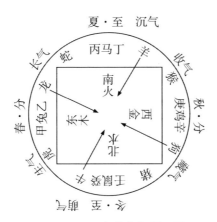

图 2-1-8　彝族六气循环图

　　五运六气均源于太阳历，一个源于十月太阳历，一个源于十二月太阳历。太阳是糟粕吗？与太阳相关的、川流不息、周而复始的气候是迷信吗？

　　运与气，如期而来，如期而去，这是正常天气。运与气，该来不来，该去不去，这是异常天气。天气正常，万物正常，人体正常。天气异常，万物异常，人体异常。正常为健康，异常即疾病。五行、五运，是对太阳回归年周期与天气变化周期的归纳与量化。六气，同样是对太阳回归年周期与天气变化周期的归纳与量化，与迷信有半点关系吗？

把万物与人的变化放在太阳背景下来认识，把人放在天文与天气的背景中来认识，这就是伟大的中华先贤，这就是伟大先贤创造的运气学说。

创建与保存十月太阳历，彝族同胞厥功至伟。但在十二月太阳历这里，华夏民族已经超越了兄弟民族。敬请记住：五行、五运之说源于十月太阳历，六气之说源于十二月太阳历。

（3）八节：八节者，四立加两分两至也。四立，立春立夏立秋立冬也；两分，春分秋分也；两至，冬至夏至也；太阳回归年的时间长度，一分为八即是八节。

八节，一可以以太阳为坐标进行划分，二可以以北斗星斗柄指向为坐标进行划分。

以北斗星斗柄指向为坐标，一可以划出八节，二可以区分出八种邪风。邪风，《素问·上古天真论》称为"虚邪贼风"。虚邪贼风，伤人伤万物，是致病的风。

斗柄东指，春分；东风为正，西风为邪。

斗柄西指，秋分；西风为正，东风为邪。

斗柄南指，夏至；南风为正，北风为邪。

斗柄北指，冬至；北风为正，南风为邪。

斗柄指东北，立春；东北风为正，其他为邪。

斗柄指东南，立夏；东南风为正，其他为邪。

斗柄指西南，立秋；西南风为正，其他为邪。

斗柄指西北，立冬；西北风为正，其他为邪。

正风养人养万物，邪风伤人伤万物。邪风，是疫病的根源。在世界民族之林中，中华民族是最早开始研究疫病的，并取得了重大成果。重大成果就是：认识到邪风是疫病的病因。风之正邪如何判断？北斗星的指向是标准。以邪风论疫病，以时令错乱论疫病，在《灵枢·九宫八风》中讨论。

（4）十二月：历中十二月，人体十二经络，这两者之间有联系吗？有！如果没有历中十二月，就没有体内十二经脉的发现。《内经》以十二月为坐标，解释了十二经络。请看《内经》中关于十二月与十二经脉的论断。

《素问·阴阳别论》："十二月应十二脉。"

《素问·脉解》："十二月阴气下衰，而阳气且出。"

《灵枢·五乱》："经脉十二者，以应十二月。"

《灵枢·五乱》："十二月者，分为四时。"四时者，春秋冬夏，其气各异，营卫相随，阴阳已和，清浊不相干，如是则顺之而治。"

《灵枢·阴阳系日月》："故足之十二经脉，以应十二月。"

《灵枢·邪客》："岁有十二月，人有十二节。"

《灵枢·卫气行》："岁有十二月，日有十二辰，子午为经，卯酉为纬。"

《灵枢·经别》："……十二月、十二辰、十二节、十二经水、十二时、十二经脉者，此五藏六府之所以应天道。"

经络，是中医文化中的伟大成果。

的的确确存在于人体之中的经络，用解剖与分析的方法根本无法认识，用西方文化、西方医学的方法根本无法解释。西方文化、西方医学到底错在了哪里？错在认识论上。研究现实世界，只承认有形的一面，是西方文化、西方医学认识论的致命缺陷。

中华文化、中医文化是以形而上、形而下两点论来认识宇宙与人体的。阴有形，阳无形。宇宙与人体，均有阴阳两面，既有有形的一面，也有无形的一面。"四方上下为宇，往古来今为宙。"（《尸子》）宇言空间，宙言时间。时空即宇宙，宇宙即时空。空间有形，时间无形。有形之空间，会反映在万物与人体之中。无形之时间，同样反映在万物与人体之中。《易经·说卦传》以天体八大元素论人体八大部位，这是以有形论有形。《内经》以十二月论十二经络，这是以无形论无形。十二月属于时间。时间会在人体之中留下影子吗？请看看大树中的年轮。年轮，就是时间在树木中的反映。经络，则是时间在人体中的反映。

奇数月为阳，偶数月为阴。一年十二个月，六阴六阳。十二条经络，同样是六阴六阳。中华先贤以天文历法中的一年十二个月，认识与解释了现代人至今还无法认识的经络。

完全可以说，离开了天文历法，既无法认识中医，也无法认识经络。

三、 粗工守形，上工守神

工，有粗工、上工之分。所以然则何？水平高下之异也。

粗工、上工异在何处？又如何区分？下面梳理这一问题。

（一）工之界定

今天的医生，古称之为"工"。何谓工？《灵枢·邪气藏府病形》中的答案是："问其病，知其处，命曰工。"问病知道病因病位为工。这个答案告诉人们，"问病知因"者，即可以称"工"。

（二）上工、中工、下工的区分

工，名称相同，但水平不同，按照水平高低，《灵枢》分出了上、中、下三种工。

何谓上工？"夫病变化，浮沉深浅，不可胜穷，各在其处；病间者浅之，甚者深之，间者小之，甚者众之，随变而调节，故曰上工。"这是《灵枢·卫气失常》对"上工"做出的界定。

病是变化的病，医病之法应该是变化的法。

病有浮沉，刺讲浅深，医病之法应该随病的变化而变化，应该按照病的轻重程度和部位深浅来决定治法——病轻者浅刺，病重者深刺；病轻者用针宜少，病重者用针宜多。能够随病情变化而采用不同的医病方法，如此者即是"上工"。上工者，高明医生也。

上、中、下三种工如何界定？《灵枢·邪气藏府病形》中的界定标准如下："故善调尺者，不待于寸，善调脉者，不待于色。能参合而行之者，可以为上工，上工十全九；行二者，为中工，中工十全七；行一者，为下工，下工十全六。"

诊病有"三善"——善调尺、善调脉、善观色，"合三而一"者为上工。"三善"会两善，为中工。"三善"会一善，为下工。医十人好九人者，为上工。医十人好七人者，为中工。医十人好六人者，为下工。

诊病"三善"，标准一也。"医十人好几人"，标准二也。以这两个标准，《灵枢》区分出了上、中、下三种工。

"上工平气，中工乱脉，下工绝气危生。"《灵枢·根结》以"平气""乱脉""绝气危生"为标准，区分出了"上工、中工、下工"三种工。

"平气"者为何称上工？请看《素问》所强调的一个"平"字。《素问·三部九候论》曰："无问其病，以平为期。"《素问·至真要大论》："谨察阴阳所在而调之，以平为期。"平，平衡也，平衡阴阳也。期，目标也，终极目标也。两个论断，一个判断标准，即治病必须以平衡阴阳为终极目标。所以能平衡阴阳之气者为上工。

上工，能调节阴阳之气，使阴阳之气达到平衡。中工，会扰乱经脉之气。下工，则可能耗绝精气而危及生命。

下工即粗工。粗工之粗，粗在重形的"一点论"上。只重视形而下的人体，这是粗工的重要标志。

上工之上，上在何处？上在重形又重神的"两点论"上。粗工只重患者之形，上工重神，一重体外之神，二重体内之神。

先认识体外之神。请看以下几个论断：

《易经·系辞上》："阴阳不测之谓神。"又："阴阳之义配日月。"

《易经·说卦》："神也者，妙万物而为言者也。"

《素问·天元纪大论》："阴阳不测谓之神。"

这三个论断论神，论的是人体之外的自然神。不测者，奇妙的变化也。何谓神？《易经》与《内经》的共同界定是：阴阳的奇妙变化为神。何谓阴阳？太阳月亮。日往月来、月往日来所引起的奇妙变化，就是神。日往月来、月往日来，奇妙的变化是什么呢？是无限循环的昼夜，是无限循环的四时。昼夜决定着万物的动静，四时决定着万物的枯荣。妙万物者为神，这里的神是太阳神、月亮神。太阳神、月亮神，是自然神。昼夜寒暑、五运六气、四时八风、二十四节气，均源于自然神。自然神，是体外之神。体外之神，是针刺之上工必须认识的变化万千、周而复始的阴阳二气。

再认识体内之神。请看以下几个论断。

《素问·八正神明论》："血气者，人之神。"

《灵枢·小针解》："神者，正气也。"

《灵枢·平人绝谷》："故神者，水谷之精气也。"

体内的血与气，为体内之神。

人体中的正气，为体内之神。

水谷之精气，为体内之神。

有形为体，无形为神。三个论断把体内之神界定在血气上。水谷入胃，化为气血。水谷之精气就是血气。血气为神，为体内之神。

体外之神与体内之神是相通的，换言之，天气与人气、四时之气与患者之气是相通的。上工之上，上在研究疾病时会用两点论看问题，既看天气又看人气，既看体外之因又看体内之因。《灵枢·小针解》："上守神者，守人之血气，有余不足可补泻也。"

粗工之粗，粗在研究疾病时只用一点论看问题，只看有形之肢体而不看无形之神，只看体内之因不看体外之因。《灵枢·小针解》："粗守形者，守刺法也。"在这一论断中，粗工守形，只死记书本上的刺法。

人体之外的天气，变化有一定的规律，有一定的周期。人体之内的血气，动静有一定的规律，有一定的周期。人气随天气变化，一天之内、一年之内都有一定的规律，都有一定的周期。所以针刺之工一应该认识体外的"年是何年，时是何时，气是何气"，二应该认识升降出入的变化，三应该认准"此时此日"人体之内血气所在的穴位。

针刺之要，说起来容易精妙难。这是岐伯的感叹。原话为："小针之要，易陈而难入。"希望今日之持针者，能够理解岐伯的感叹。

四、 补泻之针法

（一）针刺有补泻

针法之中，何谓补？何谓泻？本篇引用《大要》中的答案是：慢进针而快出针急按针孔者为补法，快进针而慢出针不按针孔者为泻法。本篇原话为："徐而疾则实，疾而徐则虚。"

何时用补法，何时用泻法？

最关键的是要判断病是虚病还是实病，然后才能正确决定补泻。正确的原则是："凡用针者，虚则实之，满则泄之。"换句话讲，就是"虚则补之，实则泻之"。

泻，具体的操作方法是：很快持针刺入，得气后再慢慢地将针退出，并摇大针孔，排出表阳，以泄去邪气。泻，出针时不能按闭针孔。如果出针时按闭针孔，郁血得不到泄散，邪气就不能排出。

补，具体的操作方法是：随着经脉循行的方向进针，轻轻刺入。在行针导气、按穴下针时手法要轻巧，就像蚊虫叮在皮肤上那种似有似无的感觉，出针时，要同箭离了弦那样迅疾，右手出针，左手急按针孔，经气因此而留止，像把外面的门关起来一样，中气自然就会充实。

补泻，要询问患者的感受。补，患者若有所得。泻，患者若有所失。

（二）持针的法则

针刺要讲究持针的方法。

持针之法则，一是要紧握针柄；二是下针要端正直刺，不可偏左偏右；

三是要聚精会神，明察秋毫；四是要注意观察患者眼睛与神色的变化；五是要审视血脉虚实，如果腧穴周围血脉横布，看起来很清楚，用手触按感到坚实，下针时就应避开它。

从患者眼睛与神色的变化，可以测知病情的好坏转换。

（三）判断虚实

何谓虚？何谓实？补泻是结论，结论之前是虚实的判断。本篇只讲虚实，没有讲虚实如何判断。

《素问》与《灵枢》之中，"虚则补之，实则泻之"这一论断出现有几十次之多，非常遗憾的是，一部《内经》并没有对"何谓虚""何谓实"做出界定。《素问·八正神明论》中有"月生无泻，月满无补"之说，为何"月满"时不补？因为月亮圆的时候，人体气血充实，此时用针用药进补，犹如"火中加柴"。为何"月生无泻"？因为月牙初生时人体气血较虚，此时用针用药泻之，犹如"雪上加霜"。月圆为实，月缺为虚。希望读者借助以月亮的形象来理解人体气血的"虚"与"实"。

没有概念上的界定，却有具体病症，请看《内经》论具体病症中的"虚"与"实"。

《素问·脉要精微论》："胃脉实则胀，虚则泄。"

——胃脉有虚有实，胀为实，泄为虚。

《素问·玉机真藏论》："帝曰：愿闻五实五虚。岐伯曰：脉盛，皮热，腹胀，前后不通，闷瞀，此谓五实。脉细，皮寒，气少，泄利前后，饮食不入，此谓五虚。"

——虚实各有五，五种虚五种实。脉盛、皮热、腹胀、前后不通、闷瞀，"这"五种症状为实；脉细、皮寒、气少、泄利前后、饮食不入，"这"五种症状为虚。虚实中的"前后"，指的是大小便。不通者，便秘也。泄利者，清稀也。

《素问·方盛衰论》："是以肺气虚则使人梦见白物，见人斩血藉藉，得其时则梦兵战。肾气虚则使人梦见舟船溺人，得其时则梦伏水中，若有畏恐。肝气虚则梦见菌香生草，得其时则梦伏树下不敢起。心气虚则梦救火阳物，得其时则梦燔灼。脾气虚则梦饮食不足，得其时则梦筑垣盖屋。此皆五脏气虚，阳气有余，阴气不足。合之五诊，调之阴阳，以在经脉。"

——五脏皆能虚，一脏虚一种梦，五脏虚五种梦。肺属金属秋，肺气虚梦见刀兵。肾属水属冬，肾气虚梦见舟船。肝属木属春，肝气虚梦见草木。心属火属夏，心气虚梦见着火。脾胃表里，所以脾气虚梦见饮食不足。脾属土，所以脾气虚梦见修房盖屋。

《灵枢·本神》："肝藏血，血舍魂，肝气虚则恐，实则怒。脾藏营，营舍意，脾气虚则四肢不用，五藏不安；实则腹胀，经溲不利。心藏脉，脉舍神，心气虚则悲，实则笑不休。肺藏气，气舍魄，肺气虚则鼻塞不利，少气，实则喘喝，胸盈仰息。肾藏精，精舍志，肾气虚则厥，实则胀，五藏不安。"

——五脏皆可虚可实，虚有虚症，实有实症。

肝气虚，易惊恐；肝气实，易发怒。

脾气虚，四肢困乏，五脏不安。

脾气实，腹中胀满，大小便不利。

心气虚，易悲伤；心气实，易嬉笑。

肺气虚，鼻塞，少气；肺气实，胸胀发喘，仰面呼吸。

肾气虚，四肢厥冷；肾气实，小腹胀，五脏不安。

虚与实，这是形而上的因。寒与热，这是形而下的症。认清了形而下的症，就可以判断形而上的因。病症病因，有了正确的把握，就可以取舍补泻了。

补泻应该注意的两点：第一，当邪气来时盛时，不可迎而用补法；第二，邪气去时衰时，不可追而用泻法。

本篇用"箭在弦上，及时击发"的比喻，又一次对上工、下工进行了区分。上工懂得经气虚实变化的道理，会正确运用补泻之法，不会有毫发差错。下工不懂得经气虚实变化的道理，不能正确运用补泻之法。如箭在弦上，知道及时准确地射出去。如此者，上工也。箭在弦上，不知如何射出去。如此者，下工也。

五、 气之逆顺

天气有盛有衰，人气有逆有顺。

认识体外之天气盛衰的变化，认识体内之气逆顺的变化，才能把握住针刺的正确时机。

经气有逆、顺之别。能判断经气的往来逆顺，才可以依法针刺。

何谓逆？气去脉虚为逆。

何谓顺？气来脉和为顺。

迎着经脉的循行方向进针，施用泻法，邪气就会由实转虚；随着经脉的循行方向进针，施用补法，正气就会由弱变强。因此，正确掌握迎随方法，用心调和经气的虚实变化，懂得了这些，针刺的道理也就大体完备了。

六、　九针：　开端处的器具

九针的名称和形状，各不相同。不同名称、不同长度、不同形状的针，医治的是不同的疾病。

第一种称为镵针，长一寸六分。镵针，头大而针尖锐利，适于浅刺以泻肌表阳热。

第二种称为员针，长一寸六分。员针，针头如卵圆，用以按摩分肉，既不会损伤肌肉，又能泄出分肉间的邪气。

分肉，下面会经常出现这一词语，所以这里需要解释一下。分肉，即肌肉间的分理。《素问·长刺节论》："刺分肉间，不可中骨也。"《素问·水热穴论》："帝曰：春取络脉分肉何也？岐伯曰：春者木始治，肝气始生，肝气急，其风疾，经脉常深，其气少，不能深入，故取络脉分肉间。"《素问·调经论》："取分肉间，无中其经，无伤其络，卫气得复，邪气乃索。"三个论断论针刺，均论在了分肉之间。针刺刺分肉之间，强调的是针刺"三不伤"——不伤骨，不伤筋，不伤经络。

第三种称为鍉针，长三寸五分。鍉针，针尖像黍粟米粒一样的微圆，主要用来按压经脉，但不会深陷皮肤之内，故而引正气而祛邪气。

第四种称为锋针，长一寸六分。锋针，三面有刃，用以治疗顽固宿疾。

第五种称为铍针，长四寸，宽二分半。铍针，针尖像剑锋一样锐利，用以刺痈排脓。

第六种称为员利针，长一寸六分。员利针，针尖如长毛，圆而且锐，针身稍粗，可以用来治疗急病。

第七种称为毫针，长三寸六分。毫针，针尖像蚊虫的嘴那样锋利，可轻缓地刺入皮内，轻微提针而持久留针，正气因而得充，邪气尽散，出针后加以调养，用以治疗痛痹。

第八种称为长针，长七寸。长针，针尖锋利而针身细长，可以治久痹。

第九种称为大针，长四寸。大针，针形如杖，身粗而针尖略圆，可以用来泻去关节积水。

九针各有其适，各有所用。九针的形状不同，适用部位也不相同。针下得气，即为有效。疗效显著的，疾病就像风吹云散，重见天日一样。

九种针具出现在《灵枢》的开端之处，也是中医的开端之处，这说明了什么？说明先贤对医病器具的高度重视。九针之外，还有解剖用的手术刀，否则怎么会有"解剖"一说呢？

既重视高明的医道医理，又重视先进方便的器具，创造中医的中华先贤，是那样的伟大。

七、 邪气入侵的基本路径与医治

病有病因，病因有二：一是内因，二是外因。外因是邪风、邪气。本篇谈病因，谈到了外因之邪气。

邪气入侵人体，有一定之规。邪气有不同的类别，人体有不同部位。不同的邪气，会入侵人体的不同部位。

《素问·三部九候论》讲九针，先讲三部九候。三部者，人体上、中、下三部也。每一部又按天、地、人化为三候。三三得九，三部又九候。针刺，必须懂得三部九候。

本篇讲邪气入侵，同样讲到了人体上、中、下三部。

本篇谈邪，邪分三类。三类邪气会入侵人体上中下三个部位："夫气之在脉也，邪气在上，浊气在中，清气在下。"

风热阳邪，一邪也。风热，是入侵人体上部的邪气。

浊气，二邪也。《素问·阴阳应象大论》："寒气生浊。"浊气，是入侵人体中部的邪气。

寒湿清冷之邪气，三邪也。寒湿清冷，是入侵人体下部的邪气。

不同的邪气，不同的部位，不同的刺法。针刺上部经脉中的腧穴，可以祛除风热之邪。针刺阳明经合穴，可以祛除胃肠浊气。

清气之邪如何治？篇中没有明确答案。《素问·至真要大论》中说，药用酸温，可以清除寒湿清冷之气。笔者认为，针用补阳，同样可以清除寒湿清冷之气。

病在浅表，针刺不能太深。针刺太深，则会引邪入内，病情反而会加重。

皮、肉、筋、脉，各有部位；邪气入侵，各有部位；医病方法，各有不同。九针之所以形状不同，就是为了适应不同的疾病。九针，要根据病情选用。

八、 误用补泻的严重后果

补虚泻实，是针刺的原则。

补实泻虚，是针刺的错误。

如果正气不足，反而又用泻法，那就会加重病情。如果邪气有余，反而用补法，同样会加重病情。

阴气不足的患者，误泻五脏阴经之气，就会造成死亡；阳气不足的患者，误泻六腑阳经之气，会使患者正气虚弱而精神错乱。简而言之，误泻阴经，耗竭了脏气，会导致死亡。误泻阳经，耗伤了六腑阳气，则会使人发狂。

如果五脏阴精已绝于内，反而阳经上用针补阳，补阳则愈虚其阴，称为重竭。重竭必然会导致死亡，这种患者死亡时表现是安静的，这是由于医者误治，违反了阴虚理应补阴的原则。

如果五脏阳气已绝于外，反而在阴经上用针补阴，补阴则阳愈虚，引起四肢厥冷，称为逆厥。逆厥也必然致人死亡，这种患者死亡时表现得很烦躁，这是因为医者误治，违反了阳虚理应补阳的原则。

防止补泻错乱，还有关键的一步——针刺之前的诊脉。诊切脉象的目的，是判断脏气的虚实，然后才可决定是泻是补。

补虚泻实，上工所信守的则。

补实泻虚，下工常犯的错误。

诊脉，针刺也离不开的关键一步。希望针刺之工明白这一点。

九、 针刺的三大步骤

（一）下针需候气

针刺之补，补的不是饮食，补的是无形之气。

补气，下针后就应该得气。如果下针后未能得气，不管多长时间，都必须等候经气到来。如下针得气，就可以出针，不必再针刺。

（二）下针需望神

下针之前、下针之时、下针之后，都需要观察患者面部气色与眼神。

观察患者面部的气色和眼神，可以了解邪气的消散和正气恢复情况。望患者形体强弱，听声音变化，就可以了解邪正虚实情况。然后右手进针，左手扶持针身，待针下得气，即可出针。

（三）该出针时要出针

进针要慎重，出针要及时。针刺病邪要害而不出针，精气就会外泄；没有刺中病邪要害而出针，就会使邪气留滞不散。精气外泄则病更加重而同时造成形体衰败，邪气留滞则会发生痈疡。

十、经气之路、经气之穴

《灵枢·卫气行》："岁有十二月，日有十二辰，子午为经，卯酉为纬。"

十二经络从何而来？请看看天文历法中的十二月、十二辰。

经络之经如何分？请看看南北子午线与南北经线。

经络之络如何分？请看看东西卯酉线与东西纬线。

有了经纬，才有道路。有经纬，才有经络。

谈气离不开经络，谈经络离不开气。

（一）经气之路

气有气路，经脉即是气路。

气，循经而行。脏腑共有十二条经脉，每条经脉又各有一络脉，加上任脉督脉二络和脾之大络，共有十五络脉，十二经加十五络，这二十七经脉就是气上下循环的道路。

（二）经气之穴

一脏一条经脉，肝心脾肺肾五脏五条经脉，每条经脉上有五个重要穴位，五五二十五，五条经脉上一共有二十五个穴位。经气所出穴为井，所流穴为荥，所注穴为输，所行穴为经，所入穴为合。井、荥、输、经、合，通称为腧穴。

经气所出之处，如山泉之源，称为"井"。经气所流之处，像刚从山泉微流，称为"荥"。经气所灌注之处，像水流汇聚而能运输运行，称为"输"。经气所行走的路线，像水流成渠，称为"经"。经气进入之处，像百川会合入海，称为"合"。二十七经气的出入流注运行，都在井荥输经合五腧之中。

五脏之外还有六腑，胆、小肠、胃、大肠、膀胱三焦为六腑。如同一脏一经脉一样，六腑六条经脉。每条经脉上有六个重要穴位，六六三十六，六条经脉上一共有三十六个穴位。

六腑每一腑的经脉上各有井、荥、输、原、经、合六个腧穴。除了井、荥、输、经、合五个腧穴外，又多出了一个原穴。

为何多出了一个原穴？《难经》有详细的解释。《难经·六十二难》："三焦行于诸阳，故置一腧名曰原，府有六者，亦与三焦共一气也。"五脏经脉各有井、荥、输、经、合五穴，为何六腑经脉各有六穴？答案是：六腑的经脉，属阳，三焦之经气，运行在各阳经之间，所以又添置了一个腧穴，称为原穴。六腑的阳络各有六穴，也就和三焦贯通共成一气了。

十一、"知其要者，一言而终"

上下十二条主要经脉，气之循环路径也。

井、荥、输、原、经、合，气之出入流行穴位也。

人体关节交接点——气之出入点，共有三百六十五个。实际上，这里指的是穴位。

这是本篇对经脉、穴位，以及人体结构的总结。总结在这样一句话上："知其要者，一言而终，不知其要，流散无穷。"

意思是：知道奥秘的人，用一句话就可以说清楚；不懂得其中奥秘，就会漫无边际地抓不住头绪。其中的奥秘何在？一句话：在天文历法，首先在太阳历。

知太阳历，经络穴位一言而终；不知太阳历，经络穴位玄而又玄。

十二、十二原穴与五脏之病

（一）与五脏表里相连的十二原穴

五脏有病，应当取十二原穴。

为什么？

因为五脏六腑，是表里贯通的；脏腑经络，是内外相应的。十二原穴出于四肢关节，出于十二经络，四肢、十二经络连接于五脏，所以五脏有病，应当取十二原穴。

水谷之精气，禀受于五脏，灌注于三百六十五节，十二原穴是运送运转精气的枢纽。五脏有病，很正常地会反映在十二原穴上。所以，通过十二原穴的变化，可以了解五脏的变化。

心肺居膈上，膈上属阳。肝、脾、肾居于膈下，膈下属阴。

肺，阳中之少阴也。肺经上的原穴是太渊，太渊左右共两穴。

心，阳中之太阳也。心经上的原穴是大陵，大陵左右共两穴。

肝，阴中之少阳也。肝经上的原穴是太冲，太冲左右共两穴。

脾，阴中之至阴也。脾经上的原穴是太白，太白左右共两穴。

肾，阴中之太阴也。肾经上的原穴是太溪，太溪左右共两穴。

每一脏两个原穴，五脏一共十个原穴。

膏的原穴，是任脉上的鸠尾，鸠尾只有一穴。肓的原穴，是脐下之气海，气海也只有一穴。

五脏的十个原穴，加上任脉上的鸠尾、气海两穴，一共十二原穴。

十二原穴，连通脏腑表里，所以能治五脏六腑之病。凡腹胀病，针刺当取足之三阳经上的腧穴。凡泄泻病，针刺当取足之三阴经的腧穴。

（二）两个形象的比喻

"渴而穿井，斗而铸锥"，还记得《素问·四气调神大论》中出现的这两个形象比喻吗？口渴之时才想到挖井，临战之时才想到铸造大刀长矛，是不是为时已晚？！

两个形象的比喻，可以让人轻松地理解与牢记"圣人不治已病治未病，不治已乱治未乱"这一至理名言。

本篇又出现了四个形象比喻——五脏生病，犹如"身上扎刺，衣服被污，绳子打结，江河淤塞"。

"今夫五藏之有疾也，譬犹刺也，犹污也，犹结也，犹闭也。刺虽久，犹可拔也；污虽久，犹可雪也；结虽久，犹可解也；闭虽久，犹可决也。或言久疾之不可取者，非其说也。夫善用针者，取其疾也，犹拔刺也，犹雪污也，犹解结也，犹决闭也。疾虽久，犹可毕也。言不可治者，未得其术也。"

五脏有病，就像人身上扎了刺，衣服被污染，绳子打了结，江河遭淤塞一样，刺扎的时间虽然很久，但还是可以拔出的；污垢沾染虽然很久，但还是可以洗掉的；绳结虽然打了很久，但还是可以解开的；江河淤塞虽然很久，但还是可以疏通的。有人认为病久了就无法治愈，这种说法是不对的。善用针者，治疗疾病，就像拔刺、去污、解结、通塞一样，病的时间虽然很久，仍然可以被治愈，言久病无法医治者，是医术未精未达之故。

十三、 寒、 热病的医治

针刺热病，应当浅刺快刺，好像用手去试探沸水，一触即起。

针刺阴寒之病，应当深刺留针，好像人留恋家乡，不愿离开那样。

阴分有热，应取阳明经的足三里穴，准确刺入而不要懈怠，邪气退即可出针，邪气不退，可以再刺。

病位在上部而病因在脏的病，可取足太阴脾经的阴陵泉。

病位在上部而病因在腑的病，可取足少阳胆经的阳陵泉。

本输第二法地

———— 原 文 ————

黄帝问于岐伯曰：凡刺之道，必通十二经络之所终始[1]，络脉之所别[2]处，五输之所留[3]，六府之所与合[4]，四时之所出入[5]，五藏之所溜[6]处，阔[7]数之度，浅深[8]之状，高下[9]所致。愿闻其解。

岐伯曰：请言其次也。肺出于少商，少商者，手大指端内侧也，为井木[10]；溜于鱼际[11]，鱼际者，手鱼也，为荥；注于太渊，太渊，鱼后一寸陷者中也，为输；行于经渠，经渠，寸口中也，动而不居[12]，为经；入于尺泽，尺泽，肘中之动脉也，为合，手太阴经也。

心出于中冲，中冲，手中指之端也，为井木；溜于劳宫，劳宫，掌中中指本节[13]之内间也，为荥；注于大陵，大陵，掌后两骨之间，方下[14]者也，为输；行于间使，间使之道，两筋之间，三寸之中也，有过则至，无过则止[15]，为经；入于曲泽，曲泽，肘内廉下陷之中也，屈而得之，为合。手少阴也。

肝出于大敦，大敦者，足大指[16]之端及三毛[17]之中也，为井木；溜于行间，行间，足大指间也，为荥；注于太冲，太冲，行间上二寸，陷者之中也，为输；行于中封，中封，内踝[18]之前一寸半，陷者之中，使逆则宛，使和则通[19]，摇足而得之，为经；入于曲泉，曲泉，辅骨[20]之下，大筋之上也，屈膝而得之，为合。足厥阴也。

脾出于隐白，隐白者，足大指之端内侧也，为井木；溜于大都，大都，本节之后下，陷者之中也，为荥；注于太白，太白，腕骨[21]之下也，为输；

行于商丘，商丘，内踝之下，陷者之中也，为经；入于阴之陵泉，阴之陵泉，辅骨之下，陷者之中也，伸而得之，为合。足太阴也。

肾出于涌泉，涌泉者，足心也，为井木；溜于然谷，然谷，然骨[22]之下者也，为荥；注于太溪，太溪，内踝之后，跟骨之上，陷中者也，为输；行于复溜，复溜，上内踝二寸，动而不休，为经；入于阴谷，阴谷，辅骨之后，大筋之下，小筋之上也，按之应手，屈膝而得之，为合。足少阴经也。

膀胱出于至阴，至阴者，足小趾之端也，为井金；溜于通谷，通谷，本节之前外侧也，为荥；注于束骨，束骨，本节之后，陷者中也，为输；过于京骨，京骨，足外侧大骨之下，为原；行于昆仑，昆仑，在外踝之后，跟骨之上，为经；入于委中，委中，腘[23]中央，为合，委[24]而取之。足太阳也。

胆出于窍阴，窍阴者，足小趾次趾之端也，为井金；溜于侠溪，侠溪，足小趾次趾之间也，为荥；注于临泣，上行一寸半，陷者中也，为输；过于丘墟，丘墟，外踝之前下陷者中也，为原。行于阳辅，阳辅，外踝之上，辅骨之前及绝骨之端也，为经；入于阳之陵泉，阳之陵泉在膝外陷者中也，为合，伸而得之。足少阳也。

胃出于厉兑，厉兑者，足大趾内次趾之端也，为井金；溜于内庭，内庭，次趾外间也，为荥；注于陷谷，陷谷者，上中指内间，上行二寸，陷者中也，为输；过于冲阳，冲阳，足跗[25]上五寸，陷者中也，为原，摇足而得之；行于解溪，解溪，上冲阳一寸半，陷者中也，为经；入于下陵[26]，下陵，膝下三寸，胻骨[27]外三里也，为合；复下三里三寸为巨虚上廉[28]，复下上廉三寸，为巨虚下廉[28]也；大肠属上，小肠属下，足阳明胃脉也。大肠小肠，皆属于胃，是足阳明也。

三焦者，上合手少阳，出于关冲，关冲者，手小指次指之端也，为井金；溜于液门，液门，小指次指之间也，为荥；注于中渚，中渚，本节之后，陷者中也，为输；过于阳池，阳池，在腕上，陷者之中也，为原；行于支沟，支沟，上腕三寸，两骨之间，陷者中也，为经；入于天井，天井，在肘外大骨之上，陷者中也，为合，屈肘乃得之；三焦下腧，在于足大趾之前，少阳之后，出于腘中外廉，名曰委阳，是太阳络也，手少阳经也。三焦者，足少阳太阴之所将，太阳之别也，上踝五寸，别入贯腨肠，出于委阳，并太阳之正[29]，入络膀胱，约下焦，实则闭癃[30]，虚则遗溺[31]，遗溺则补之，闭癃则泻之。

手太阳小肠者，上合手太阳，出于少泽，小指之端也，为井金；溜于前谷，前谷，在手外廉本节前，陷者中也，为荥；注于后溪，后溪者，在手外侧本节之后也，为输；过于腕骨，腕骨，在手外侧腕骨之前，为原；行于阳谷，阳谷，在锐骨[32]之下，陷者中也，为经；入于小海，小海，在肘内大骨之外，去端半寸，陷者中也，伸臂而得之，为合。手太阳经也。

大肠上合手阳明，出于商阳，商阳，大指次指之端也，为井金；溜于本节之前，二间，为荥；注于本节之后，三间，为输；过于合谷，合谷，在大指歧骨[33]之间，为原；行于阳溪，阳溪，在两筋间陷者中也，为经；入于曲池，在肘外辅骨[34]，陷者中也，屈臂而得之，为合。手阳明也。

是谓五藏六府之腧，五五二十五腧，六六三十六腧也。六府皆出足之三阳，上合于手者也。

缺盆之中，任脉也，名曰天突。一次任脉侧之动脉，足阳明也，名曰人迎；二次脉，手阳明也，名曰扶突；三次脉，手太阳也，名曰天窗；四次脉，足少阳也，名曰天容；五次脉，手少阳也，名曰天牖；六次脉，足太阳也，名曰天柱；七次脉，颈[35]中央之脉，督脉也，名曰风府。腋内动脉，手太阴也，名曰天府。腋下三寸，手心主也，名曰天池。刺上关者，呿不能欠[36]。刺下关者，欠不能呿。刺犊鼻者，屈不能伸。刺两关[37]者，伸不能屈。足阳明，挟喉之动脉也，其腧在膺中。手阳明，次在其腧外，不至曲颊一寸。手太阳，当曲颊。足少阳，在耳下曲颊之后。手少阳出耳后上，加完骨[38]之上。足太阳，挟项，大筋之中，发际。阴尺动脉，在五里[39]，五腧之禁也。

肺合大肠，大肠者，传道[40]之腑。心合小肠，小肠者，受盛之府。肝合胆，胆者中精[41]之府。脾合胃，胃者五谷之府。肾合膀胱，膀胱者，津液之府也。少阳属肾，肾上连肺，故将两藏。三焦者中渎[42]之府也，水道出焉，属膀胱，是孤[43]之府也，是六府之所与合者。

春取络脉，诸荥，大经，分肉之间，甚[44]者深取之，间[44]者浅取之。夏取诸腧，孙络，肌肉，皮肤之上。秋取诸合，余如春法。冬取诸井，诸腧之分，欲深而留之，此四时之序，气之所处，病之所舍，藏之所宜。转筋者，立而取之，可令遂已。痿厥者，张而刺之，可令立快也。

注 释

1. 终始　终点与始点也。论终始不论始终，这是《易经》《内经》与儒家的共同点。两者的区别何在？始终，论的是从始至终的一个过程。终始，论的是终而始、始而终无限循环的无数个过程。经络，如环无端。经络之气，无限循环。经气运动，为原始反终、终者有始的无限循环运动。终始，是《易经》与《礼记》的常用词。

2. 所别　所，代词，此处代经络。别，别出之地，分别之处。指经络分支之处。经络有主有次有分支，分支即所别。

3. 所留　所，代词，此处代穴位。留，留止之处，一定之地。指穴位的一定部位。

4. 与合　指人体之内的两分而一体、三分而一体的系统关系。脏腑相合，经络相合，脏腑经络相合，表里相合，阴阳相合，上下相合……

5. 出入　指变化。出入即变化。万物随四时变化而变化，人体随四时变化而变化。四时随太阳而变化，四时随北斗星斗柄而变化，归根结底，万物与人均随天文变化而变化。

6. 溜　通流。五脏之气，是动态之气。动态之气，流动于皮肤经脉之中。动态失常，疾病即会产生。

7. 阔　狭义宽阔，泛指宽窄。阔言经脉，窄言孙脉。

8. 浅深　以皮肤为界的深度。浅，指孙脉；深，指经脉。

9. 高下　上下之义。气血运行，有上有下。气血运行既能上升，又能下降。上升与下降，是一个过程中的两个方面。升降，高升下降，是高明于万有引力的自然哲理。

10. 井木　井穴五行属木，四时属春。井、荥、输、经、合五穴既有阴阳属性，又有五行属性，如《难经·六十四难》所言："阴井木，阳井金；阴荥火，阳荥水；阴输土，阳输木；阴经金，阳经火；阴合水，阳合土。"

11. 鱼际　鱼，手大指掌指关节后，赤白肉交际处的隆起肌肉，因状如鱼腹而得名。鱼际，即手鱼的边缘处。

12. 居　狭义上的居住之地，广义上可以解释为停止。《易经·系辞下》："变动不居。"不居，即不停止。

13. 本节　一指手部掌指关节，二指足部跖趾关节。"劳宫，掌中中指本节之内间也。"本篇此论，论的是手部关节。"通谷，本节之前外侧也……本节之后，陷者中也。"本篇此论，论的是足部关节。《灵枢·骨度》："腕至中指本节长四寸。"此论中的本节，也是指手部关节。

14. 方下　涉及空间位置的名词。本篇论"方下"，论出的是某一部位的穴位。"掌后两骨之间，方下者也，为腧。""方下"对应"方上"，《灵枢·五色》："方上者，胃也。"方上，指的是鼻尖两旁。

15. 有过则至，无过则止　过者，病也。有过无过，有病无病也。有病，其脉至；无病，其脉止。至止之论，论的是疾病与脉气脉象的对应关系。

16. 足大指　足大趾也。在先贤这里，指、趾通用。

17. 三毛　三毛，生于足大指第一节背面皮肤上的毛，又称聚毛、丛毛。"三毛"一词，出于《素问·缪刺论》："人有所堕坠，恶血留内，腹中满胀，不得前后，先饮利药……不已，刺三毛上各一痏，见血立已，左刺右，右刺左。"

18. 踝　骨关节指端呈圆丘状的突出部分，称为踝。踝，有足踝与手踝之分。足踝，指小腿连脚跟两旁的突起部分。足踝有内外之分：外侧称为外踝，内侧称为内踝。手踝指手腕后小指侧的高骨，如《灵枢·经脉》所言："小肠手太阳之脉，起于小指之端，循手外侧上腕，出踝中。"此踝为手踝。本篇所论之踝，为足踝。

19. 使逆则宛，使和则通　使者，本义为主宰，支配；本篇言气也。逆者，逆也，病也。宛者，陈也，旧也，郁气瘀血也。宛，本篇指郁气。这一论断的意思是：气逆则脉气郁滞，气和则脉气流通。

20. 辅骨　一指腓骨，二指桡骨。《素问·骨空论》："辅骨上横骨下为楗……骸下为辅，辅上为腘。"此处辅骨为腓骨。本篇所论辅骨为桡骨。

21. 腕骨　有两重意思：一指手腕、足跖趾两处的骨头；二指指穴位。"腕骨，在手外侧腕骨之前"，本篇此论中的腕骨，为手腕处的骨头。"太白，腕骨之下也"，本篇此论中的腕骨，为足部第一跖趾处的骨头。"腕骨，在手外侧腕骨之前，为原"，本篇此论中的腕骨之原，为手腕处的穴位。

22. 然骨、然谷　然骨为骨头，然谷为穴位。然骨，指足内踝前下方的大骨，现代解剖学称为舟骨结节。《素问·缪刺论》："邪客于足少阴之络，令人卒心痛暴胀，胸胁支满，无积者，刺然骨之前出血。"然谷之穴，在然骨之下。"心痛甚者，脾心痛也，取之然谷、太溪。"《灵枢·厥病》指出，医治脾心痛，针刺取然谷、太溪两穴。

23. 腘　膝后弯曲处，俗称腿弯。《素问·骨空论》："辅上为腘，腘上为关。"又："膝痛，痛及拇指治其腘。"《灵枢·终始》："病在上者下取之，病在下者高取之，病在头者取之足，病在足者取之腘。"本篇指出，委中穴在腘中央。

24. 委　逶迤，弯曲。《楚辞·远思》："委两馆于咸唐。"委中穴，在腘中即膝后弯曲处。针刺委中穴，腿要弯而取之。弯而取之，本篇称"委而取之"。

25. 足跗　脚背，脚面。《素问·缪刺论》："人有所堕坠，恶血留内，腹中满胀……此上伤厥阴之脉，下伤少阴之络，刺足内踝之下，然骨之前血脉出血，刺足跗上动脉。"本篇论足跗，论的是冲阳穴的位置。

26. 下陵　足三里之别名，足少阳胆经上的合穴。下陵，位于膝下三寸胫骨外缘，又称三里穴。三里穴，五腧中的合穴。

27. 胻骨　小腿胫，腓骨之统称。

28. 巨虚上廉、巨虚下廉　巨虚穴，一穴两名，包括上巨虚与下巨虚。上巨虚又称上廉，下巨虚又称下廉。《素问·针解》："巨虚者，跷足，胻独陷者。"巨虚上廉，足阳明胃经、大肠经两经的合穴，位于小腿前外侧，外膝眼直下六寸。《灵枢·邪气藏府病形》："大肠合入于巨虚上廉。"巨虚下廉，足阳明胃经、小肠经两经的合穴。《灵枢·邪气藏府病形》："小肠合入于巨虚下廉。"

29. 太阳之正　太阳，足太阳膀胱足太阳经也。之正，主干部分也。太阳之正，即足太阳膀胱足太阳经的主干部分。

30. 闭癃　水道不利，小便不通也。闭癃，病因为实，实则闭癃。

31. 遗溺　小便失禁也。遗溺，病因为虚，虚则遗溺。《灵枢·九针论》："膀胱不约为遗溺。"

32. 锐骨　手腕小指外侧的高骨。《素问·缪刺论》："……少阴锐骨之端各一痏。"

33. 歧骨　手指、足趾分歧（分岔）处的骨缝为歧骨。

34. 肘外辅骨　桡骨，位于与肱骨的结合处。

35. 颈　前颈后项。此处之颈应为后项之项。督脉的起点，督脉起于后项中央。颈项，古先贤时而通用。

36. 呿（qù）欠　呿，张口呼气。欠，闭口吸气。本篇论呿欠，论的是张口呼气，闭口吸气。

37. 两关　指前臂上的内关、外关两穴。

38. 完骨　有两重意思：一为穴位，二为高骨。《素问·气穴论》："水腧五十七穴……完骨二穴。"此处完骨，为穴位。《灵枢·骨度》："耳后当完骨者，广九寸。"此处完骨，为耳后高骨。

39. 五里　穴名，即五里穴。五里穴，一个特殊穴位，属手阳明大肠经，位于肘横纹外端三寸处。五里穴的特殊，就是禁止迎而夺之的泻法。《灵枢·玉版》："迎之五里，中道而止。"张景岳："五里，手阳明经穴，此节指手指之五里，即经隧之要害，若迎而夺则脏气败绝，必至中道而止。"

40. 传道　传道之道，为传导、疏导之导。传道者，输送也。

41. 中精　中者，中正也。精者，精汁也。《素问·灵兰秘典论》："胆者，中正之官。"胆为中正之官，胆腑储存精汁。《难经·四十四难》："胆在肝之短叶间，重三两三铢，盛精汁三合。"

42. 渎（dú）　本义为水渠，水道。《周礼·秋官》："雍氏掌沟、渎、浍、池之禁。"《素问·灵兰秘典论》："三焦者，决渎之官，水道出焉。"《灵枢·营卫生会》："上焦如雾，中焦如沤，下焦如渎。"本篇以三焦论中渎之府，以中渎之府论水道。渎为水道，《内经》之中，此立场一以贯之。

43. 孤　孤独也，单独也。三焦，本篇论之为"孤之府"。何谓孤之府？无对应之脏也。一脏一腑，相对相应。肝对应胆、脾对应胃、心对应小肠、肺对应大肠，这里是一脏应一腑。唯独三焦，无对应之脏孤之俯也。

44. 甚间　甚者，严重也，严重之病也。间者，未甚也，轻微之病也。《素问·阴阳应象大论》："故俱感于邪，其在上则右甚，在下则左甚，此天地阴阳所不能全也，故邪居之。"本篇论甚论间，论的是病情轻重，论的是针法中的深浅。病重者深刺，病轻者浅刺。

──────　题　解　──────

本者，本原也。

输，指广义上的腧穴，狭义上的输穴也。

本输者，对腧穴、输穴分布与功能的追根溯源。

腧穴，是十二经脉上井、荥、输、经、合五穴的总称，这五穴通称为腧穴。腧穴中有一个具体的穴位称输穴。《灵枢·九针十二原》："所出为井，所流为荥，所注为输，所行为经，所入为合。"注入即输入，输入即注入，所以有了"所注为输"的输穴。腧，名词；输，一为动词，二为名词；腧穴中的"所注为输"这个穴位应该是输穴。"所注为腧"，很多都注释沿用此说，笔者对此有异议。为什么？因为整体称腧穴，具体又称腧穴，这有违于语法中的基本常识。腧言整体，输言具体；井、荥、输、经、合总称腧穴，其中的经气注入之穴为输穴——输入之输。

经脉上有流动之气，流动之气有出发穴，有终点穴，中间有注入穴，有经过穴。注入穴为输穴：

肺经以太渊为输，心经以太陵为输，肝经以太冲为输，脾经以太白为输，肾经以太溪为输，膀胱经以束骨为输，胆经以临泣为输，胃经以陷谷为输，三焦以中渚为输，大肠以三间为输，小肠以后溪为输。

输、原两者可以等量代换。《难经·六十六难》："十二经皆以腧为原。"又："十二经之根本也，故名曰原。"原穴有原气，原气为生命之动气。腧中有输，输与原相通。原穴，就是具有根本意义的输穴。研究根本意义的输穴，就是本篇本输的本义。

值得说明的是，《素问》中还有一个"俞"字也是腧穴的代名词。《素问·痹论》："六府亦各有俞。"又："五藏有俞。"《素问·气穴论》："藏俞五十穴，府俞七十二穴，热俞五十九穴，水俞五十七穴。"这几个论断中出现的"俞"字，全部等同于腧穴之腧。《灵枢·九针十二原》："五藏五腧，五五二十五腧。"这个论断中的"腧"字，等同于《素问》中的"俞"。

有腧穴即有腧穴之理，事关周身腧穴的理论即腧穴之理。"不知俞理"，不能算上工，这是《素问》中的常识。只有弄清楚了俞、腧、输三字相通相异的意义，才能真正弄清俞穴之理。

本篇后缀有"法地"二字。法地，效法大地，效法地理也。就本篇的具体内容而言，"法地"与本篇契合的程度并不大，但这里隐藏了《内经》形成的思路，所以笔者将"法地"的一管之见写成专论附着于后，目的是希望与读者一起，理解先贤的创造思路。之后的"法 A""法 B""法 C"均有专题之论，同样是附着于后。

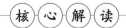

核 心 解 读

在每一条经脉上，都有一组贯通经脉之气的穴位，这组穴位统称为腧穴。腧穴在每一条经脉上的位置，是本篇的第一重要内容。

如何认识十二经脉？如何认识腧穴的位置与功能？在此基础上如何针刺？是本篇传授的内容。

一、 针刺， 应须知哪些问题

本篇的黄帝，以"针刺须知"为基础，提出了下列几个问题：

1. 脏腑十二经脉为何？

2. 井、荥、输、经、合五腧在经脉上的位置？

3. 经脉之气灌注于五腧时状态上的区别？

4. 五脏与六腑相合的表里关系？

5. 四时气候影响人身所出现的气血盛衰出入变化？

这些问题，是针刺之工必须精通的基本问题。

能够提出问题的人，是聪明的人。

能够提出问题的民族，是聪明的民族。

能够提出别人提不出的问题，是聪明过人的人。

能够提出兄弟民族提不出的问题，是智慧超群的民族。

因为善于提出问题，所以中华大地上出现了《内经》这部万古长青的经典。

因为善于提出问题，所以中华大地上出现了领先于世界的中华文明。

亲爱的读者，除了阅读本篇的内容之外，你能像黄帝那样善于"提出问题"吗？你能像黄帝那样善于"提出别人没有想到的问题"吗？例如，关于中医本身的问题，关于中医之外的问题……

二、 岐伯的答案

黄帝的问题，岐伯的回答，这是《内经》的基本形式，也是本篇的基本形式。

对于黄帝的问题，岐伯依次做了解答。

岐伯的解答，构成了本篇的内容。

岐伯的解答，使中华大地上出现了经脉学说。

岐伯的解答，使人类文明宝库中出现了十二经脉这一奇葩。

三、 五脏经脉上的腧穴

每一脏都有一条经脉，五脏共有五条经脉。

每一脏的经脉上都有井、荥、输、经、合五个腧穴，五五二十五，五脏经脉上共有二十五个腧穴。

（一）肺经上的五腧穴

肺脏之经脉，脉气出于少商穴。少商穴在手大指端的内侧（位于拇指桡侧，距指甲角一分许），称为井穴，在五行属木。肺经的井穴，即少商穴。

脉气尚微，流于鱼际穴。鱼际穴在手鱼的边缘（手大指掌指关节后，手腕之前，赤白肉交际处的隆起肌肉，状如鱼腹），称为荥穴。肺经的荥穴，即鱼际穴。

脉气渐盛，而汇注于太渊。太渊穴在鱼际后一寸处陷中（腕横纹上，桡动脉桡侧陷中），称为输穴。太渊穴，即肺经上的输穴。

脉气旺盛，行于经渠。经渠穴在寸口脉中，该处像江河水流一样动而不止，称为经穴。经渠穴，即肺经的经穴。

脉气壮大，入归于尺泽。尺泽穴在肘中动脉处（肘横纹上肱二头肌腱的桡侧缘），称为合穴。合穴，即肺经的尺泽穴。

起于少商，终于尺泽。少商—尺泽，这是肺经之起止也。

少商为井，鱼际为荥，太渊为输，经渠为经，尺泽为合，这是肺经上的五腧穴。

（二）心经上的五腧穴

心脏之经脉，脉气出于中冲穴。中冲穴在手中指端（手中指尖端之中央），称为井穴，五行属木。

脉气尚微，流于劳宫。劳宫穴在中指本节后手掌中间（掌心横纹中，当第三掌骨的桡侧），称为荥穴。

这里需要解释一下"本节"一词。"本节"一词，有两重意义：一是指手部的指掌关节，二是指足部的跖趾关节。这里讲"本节"，指的是手部的指掌关节。

脉气渐盛，灌注于大陵。大陵穴在掌后横纹两骨之间陷中（腕横纹正中，当掌长肌腱与桡侧腕屈肌腱之间），称为输穴。

脉气旺盛，行于间使。间使穴在腕后三寸内侧两筋间（腕横纹上三寸，掌长肌腱与桡侧腕屈肌腱之间），当本经有病时，此处脉气会出现一定的变化，无病则脉气平静，称为经穴。篇中"有过则至，无过则止"之论，论的就是疾病与脉气脉象的对应关系——有病，其脉至；无病，其脉止。

脉气大盛，入于曲泽。曲泽穴在肘内侧陷中（肘横纹上，肱二头肌腱的尺侧缘），屈肘可得，称为合穴。

起于中冲，终于曲泽。中冲—曲泽，这是心经之起止也。

中冲为井，劳宫为荥，大陵为输，间使为经，曲泽为合，这是心经上的五腧穴。

这里需要说明一个问题：心经上没有五腧穴，本篇心经上的五腧穴，实际上是心包经的五腧穴。心包是心脏的外卫，能够代心脏抵御外邪。心与心包，本属一脏，其气相通，所以心包经可以以心经而论。

为何心经上没有五腧穴？为何心包经的五腧穴可以以心经而论？黄帝与岐伯有专题讨论。这一讨论详细记载在《灵枢·邪客》中。请看原文与译文：

【原文】

黄帝曰："手少阴之脉独无腧，何也？"

岐伯曰："少阴，心脉也。心者，五藏六府之大主也，精神之所舍也，其藏坚固，邪弗能容也。容之则心伤，心伤则神去，神去则死矣。故诸邪之在于心者，皆在于心之包络，包络者，心主之脉也，故独无腧焉。"

【译文】

黄帝问：唯独手少阴之脉独无腧，是何原因？

岐伯解释说："手少阴是心的经脉，心是五脏六腑的主宰，是人精气与神气所藏之处，脏气最为坚固，邪气极不容易侵袭，假若邪气侵袭到它，就会伤害心脏，心脏受伤，神气就会消散，神气消散了，人也就死亡了。所以凡是邪气侵袭到心的，实质上是邪气在心包络，心包络的经脉称为心主之脉，所以唯独手少阴心经没有输穴。"

（三）肝经上的五腧穴

肝脏之经脉，脉气出于大敦穴。大敦穴在足大趾外侧与三毛中间（足蹞趾外侧，距指甲角一分许），称为井穴，五行属木。

这里需要解释一下"三毛"一词。三毛，生于足大指第一节背面皮肤上的毛，又称聚毛、丛毛。刺三毛，主治高空坠落淤血于内的内伤。《素问·缪刺论》："人有所堕坠，恶血留内，腹中满胀，不得前后，先饮利药……不已，刺三毛上各一痏，见血立已，左刺右，右刺左。"人从高处跌落受伤，内有淤血，吃药之外还可以针刺。针刺刺何处？刺足大指的三毛之处。左半身跌伤刺右，右半身跌伤刺左。

脉气尚微，流于行间。行间穴在足大趾次趾之间（足第一、第二趾缝间，趾蹼缘的上方纹头处），称为荥穴，五行属火。

脉气渐盛，灌注于太冲。太冲穴在行间后二寸陷中（足第一、第二跖骨结合部之前凹陷中），称为输穴，五行属土。

脉气旺盛，行于中封。中封穴在内踝前一寸半陷中（内踝前方，在商丘与解溪二穴之间，靠胫骨前肌腱的内侧凹陷中），此穴针刺时，逆其气则脉气郁滞，和其气则脉气流通，伸足可得此穴，称为经穴。

脉气壮大，入于曲泉。曲泉穴在膝内侧辅骨之下，大筋之上（膝关节内侧横纹头上方，当胫骨内踝之后，在半膜肌、半腱肌止端之前上方），屈膝可得此穴，称为合穴，五行属水。

起于大敦，终于曲泉。大敦—曲泉，肝经之起止也。

大敦为井，行间为荥，太冲为输，中封为经，曲泉为合，这是肝经上的五腧穴。

（四）脾经上的五腧穴

脾脏之经脉，脉气出于隐白穴。隐白穴在足大趾端内侧（足蹞指内侧，距指甲角三分许），称为井穴，五行属木。

脉气尚微，流于大都。大都穴在足大趾本节后内侧陷中（足蹞指内侧，第一跖趾关节前下方，赤白肉际处），称为荥穴。

脉气渐盛，灌注于太白。太白穴在足内侧核骨下陷中（第一跖趾关节后缘，赤白肉际处），称为输穴。

脉气旺盛，行于商丘。商丘穴在足内踝下微前陷者中（内踝前下方凹陷处，当舟骨结节与内踝高点连线之中点），称为经穴。

脉气大盛入归于阴陵泉。阴陵泉穴在膝内侧辅骨下陷中（径骨内踝下缘凹陷处），伸足取穴，称为合穴。

起于隐白，终于阴陵泉。隐白—阴陵泉，脾经之起止也。

隐白为井，大都为荥，太白为输，商丘为经，阴陵泉为合，这是脾经上的五腧穴。

（五）肾经上的五腧穴

肾脏之经脉，脉气出于涌泉。涌泉穴在足心（足心前三分之一的凹陷中），称为井穴，五行属木。

脉气尚微，流于然谷穴。然谷穴在足内踝前大骨陷中（舟骨粗隆下缘凹陷中），称为荥穴。

脉气渐盛，灌注于太溪。太溪穴在足内踝后跟骨上陷中（足内踝与跟腱之间的凹陷中），称为输穴。

脉气旺盛，行于复留。复留穴在内踝上二寸筋骨陷中（太溪上二寸，当跟腱之前缘），此处有动脉跳动不止，称为经穴。

脉气大盛，入归于阴谷。阴谷穴在膝内辅骨之后，大筋之下，小筋之上（腘窝内侧，和委中相平，在半腱肌腱与半膜肌腱之间），按之有动脉应手，屈膝取穴，称为合穴。

起于涌泉，终于阴谷。涌泉—阴谷，这是肾经之起止也。

涌泉为井，然谷为荥，太溪为输，复留为经，阴谷为合，这是肾经上的五腧穴。

四、腑经上的六腧穴

每一腑都有一条经脉，六腑共有六条经脉。

每一腑的经脉上都有井、荥、输、原、经、合六个腧穴，六六三十六，六腑经脉上共有三十六个腧穴。

五脏经脉各有井、荥、输、经、合五腧穴，为什么六腑经脉上各有六腧穴呢？《难经》给出了答案。

《难经·六十二难》："府者阳也，三焦行于诸阳，故置一腧名曰原，府有六者，亦与三焦共一气也。"——六腑，属阳。六腑之经脉，亦属阳。三焦之经气，运行在各阳经之间，所以又多置了一个腧穴，称为原穴。六腑的阳络各有六穴，这就和三焦贯通共成一气了。

（一）膀胱经上的六腧穴

膀胱之经脉，脉气出于至阴穴。至阴穴在足小趾端的外侧（足小趾外侧，距指甲角一分许），称为井穴，五行属金。

脉气尚微，流于通谷。通谷穴在足小趾本节前的外侧陷中（第五跖趾关节前下方凹陷处赤白肉际），称为荥穴。

脉气渐盛，注于束骨。束骨穴在足小趾本节后陷中（足附外侧，第五跖骨小头后下方赤白肉际），称为输穴。

这里讲本节，指足部的跖趾关节。

脉气盛行，过于京骨。京骨穴在足外侧大骨下（足跗外侧，第五跖骨粗隆下赤白肉际），称为原穴。

脉气旺盛，流于昆仑穴。昆仑穴在外踝后跟骨上陷中（跟腱与外踝之间凹陷处），称为经穴。

脉气大盛，入于委中穴。委中穴在膝腘窝中央（腘窝横纹中央，当股二头肌腱与半腱肌腱的中间），称为合穴，俯卧屈膝取之。

至阴为井，通谷为荥，束骨为输，京骨为原，昆仑为经，委中为合，这是膀胱经上的六腧穴。

（二）胆经上的六腧穴

胆之经脉，脉气出于窍阴。窍阴穴在足小趾四趾端（足第四趾外侧距趾甲角一分许），称为井穴，五行属金。

脉气尚微，流于侠溪。侠溪穴在足小趾次趾之间（足第四、第五趾缝间，当趾蹼缘的上方纹头处），称为荥穴。

脉气渐盛，注于临泣。临泣穴在侠溪上一寸半凹陷处（第四、第五跖骨结合部的前方凹陷中，当小趾伸肌腱的外侧），称为输穴。

脉气盛行，过于丘墟。丘墟穴在外踝前下陷中（外踝前下缘，当趾长伸肌腱的外侧凹陷中），称为原穴。

脉气旺盛，行于阳辅。阳辅穴在足外踝上四寸绝骨之端（外踝尖上四寸，微向前，当腓骨前缘），称为经穴。

脉气大盛，入于阳陵泉。阳陵泉穴在膝下一寸外辅骨陷中（腓骨小头前下方凹陷中），称为合穴。伸足取穴。

窍阴为井，侠溪为荥，临泣为输，丘墟为原，阳辅为经，阳陵泉为合，这是胆经上的六腧穴。

（三）胃经上的六腧穴

胃之经脉，脉气出于厉兑穴。厉兑穴在足第二趾端的外侧（第二趾外侧，距爪甲鱼一分许），称为井穴，五行属金。

脉气尚微，流于内庭。内庭穴在足第二趾的外间陷中（第二跖趾关节前方，第二、第三趾缝间的纹头处），称为荥穴。

脉气渐盛，灌注于陷谷。陷谷穴在内庭上二寸陷中（第二、第三跖趾关节后方二三跖骨结合部之前的凹陷中），称为输穴。

脉气盛行，过于冲阳。冲阳穴在足趾上五寸陷中（足背部，距陷谷穴三寸，当足背动脉搏动处），摇足取之，称为原穴。

脉气旺盛，行于解溪。解溪穴在冲阳上一寸半陷中（平齐外踝高点，在足背与小腿交界处的横纹中，拇长伸肌腱与趾长伸肌腱之间），称为经穴。

脉气大盛，入于下陵。下陵即是膝下三寸胫骨外缘的三里穴，称为合穴。

三里穴下三寸，是上巨虚穴，再下行三寸，是下巨虚穴，大肠寄属于上巨虚，小肠寄属于下巨虚，这两个穴位，都属于足阳明胃经，故大肠，小肠亦都隶属于胃。

厉兑为井，内庭为荥，陷谷为输，冲阳为原，解溪为经，足三里为合，这是胃经上的六腧穴。

（四）三焦经上的六腧穴

三焦之经脉上与手少阳经相合，其脉气出于关冲。

关冲穴在手小指四指之端（无名指尺侧，距指甲角一分许），称为井穴，五行属金。

脉气尚微，流于液门。液门穴在小指次指之间（第四、第五指指缝间，指掌关节前凹陷中），称为荥穴。

脉气渐盛，注于中渚。中渚穴在本节后陷中（手背第四、第五掌指关节后的掌骨间，当液门后一寸，握拳取穴），称为输穴。

脉气盛行，过于阳池。阳池穴在腕中（伏掌，在手背横纹上，当指冲伸肌腱尺侧凹陷中），称为原穴。

脉气旺盛，行于支沟。支沟穴在腕后三寸两骨陷中（阳池穴上三寸，桡、尺两骨之间），称为经穴。

脉气大盛，入于天井。天井穴在肘外大骨上陷中（尺骨鹰嘴后上方），屈肘呈凹陷处，称为合穴。

三焦脉气下行于足太阳经之前，少阳经之后，出于腘中外侧的委阳，委阳穴是足太阳膀胱经的络脉所别出的地方。

三焦经的脉气和足少阳、太阳两经并行，自踝上五寸入腿肚，出于委阳穴，并由此并入足太阳经的正经，入内络于膀胱，以约束下焦。因此，三焦的实证，会出现小便不通的癃闭病；三焦的虚证，会出现小便失禁的遗尿病。治三焦虚证要用补法，治三焦实证当用泻法。

关冲为井，液门为荥，中渚为腧，阳池为原，支沟为经，天井为合，这是三焦经上的六腧穴。

（五）小肠经上的六腧穴

小肠之经脉上合于手太阳经，其脉气出于少泽。

少泽穴在小指端（手小指尺侧，距指甲角一分许），称为井穴，五行属金。

脉气尚微，流于前谷。前谷穴在手外侧小指本节前陷中（第五掌指关节前尺侧，握拳时，当掌指关节前之横纹头赤白肉际），称为荥穴。

脉气渐盛，注于后溪。后溪穴在手外侧小指后陷中（第五掌指关节尺侧后方，第五掌骨小头后缘，握拳时，在掌指关节后的横纹头处），称为输穴。

脉气盛行，过于腕骨。腕骨穴在手外侧腕骨前（腕前方，三角骨的前缘，赤白肉际处），称为原穴。

脉气旺盛，行于阳谷。阳谷穴在锐骨下陷中（三角骨后缘赤白肉际上，当腕骨与尺骨茎突之间），称为经穴。

脉气大盛，入于小海，小海穴在肘内侧大骨的外缘去肘端五分的凹陷中（屈肘，当尺骨鹰嘴与肱骨内上髁之间），伸臂取穴，称为合穴。

少泽为井，前谷为荥，后溪为输，腕骨为原，阳谷为经，小海为合，这是小肠经上的六腧穴。

（六）大肠经上的六腧穴

大肠之经脉上合于手阳明经，其脉气出于商阳。

商阳穴在大指次指之端（食指桡侧，距指甲角一分许），称为井穴，五行属金。

脉气尚微，流于食指本节前的二间穴（微握拳，在第二掌指关节前缘桡侧，赤白肉际处），称为荥穴。

脉气渐盛，注于食指本节后的三间穴（微握拳，在食指桡侧，第二掌指关节后，第二掌骨小头上方），称为输穴。

脉气盛行，过于合谷。合谷穴在大指岐骨间（第一、第二掌骨之间，约当第二掌骨桡侧之中点），称为原穴。

脉气旺盛，行于阳溪。阳溪穴在腕上两筋间陷中（腕背桡侧，拇指翘起时，当拇短伸肌腱与拇长伸肌腱的凹陷中），称为经穴。

脉气大盛，入于曲池。曲池穴在肘外辅骨陷中（肘横纹桡侧端凹陷处，约当尺泽与肱骨外上髁连线之中点），屈肘横肱取穴，称为合穴。

商阳为井，二间为荥，三间为输，合谷为原，阳溪为经，曲池为合，这是大肠经上的六腧穴。

五、 刺腧穴一定要"与四时合其序"

（一）四时重要性的温习

离开了春夏秋冬四时，一无法认识中华元文化，二无法认识中医文化，三无法认识儒家之礼，四无法认识法家之法，更无法认识道家所讲的万物生化。请看以下几个关于四时重要性的论断。

《易经·乾·文言》："与四时合其序。"

《素问·四气调神大论》："夫四时阴阳者，万物之根本也。"

《素问·四气调神大论》："故阴阳四时者，万物之终始也，死生之本也，逆之则灾害生，从之则苛疾不起，是谓得道。"

《逸周书·周月》："万物春生、夏长、秋收、冬藏。天地之正，四时之极，不易之道。"

《礼记·礼运》："故圣人作则，必以天地为本，以阴阳为端，以四时为柄，以日星为纪，月以为量……"

《管子·四时》："不知四时，乃失国之基。"

《庄子·天运》："四时迭起，万物循生。"

《庄子·知北游》："阴阳四时运行，各得其序。"

本篇开篇处谈"四时之所出入"，谈的是血气与四时变化的对应关系。

人之外的万物，四时有四种状态；人体之内的血气，四时同样有四种状态。春夏秋冬，生长收藏，万物如此，血气同样如此。血气随四时变化而变化，脉象、脏腑同样会随四时变化而变化。升降出入，太阳背景下的阴阳二气变化。冬至一阳升，夏至一阴降；春分阳气出，秋分阳气入。万物随此而变化，人体随此而变化，千古不易，万古不易。变化，变化在太阳背景下，变化在四时背景下，变化在阴阳二气背景下，天人合一，"四时之出入"，是针刺之道与整个中医文化的一大关键。

（二）针刺与四时之序

本篇谈针刺，又一次谈到了"春如何，夏如何，秋如何，冬如何"。为何针刺要合四时之序？因为人体之内的气血变化，是随外部四时变化而变化的。四时不同，气血的状态不同，疾病的部位也不同，所以针刺必须讲究四时。

春天如何刺？答案是：春天针刺应取浅表部位的络脉，应取各经的荥穴以及大筋与肌肉的间隙，病重的可深刺，病轻的可浅刺。

夏天如何刺？答案是：夏天针刺应取十二经的输穴、孙络以及肌肉、皮肤之上的浅表部位。

秋天如何刺？答案是：秋天针刺，应取十二经的合穴，其余与春天针刺方法一样。

冬天如何刺？答案是：冬天针刺，应取十二经的井穴和脏腑俞穴，并应深刺留针。

转筋的患者，应使其站立而取穴针刺，这样可以很快治愈。

四肢痿废和手足厥逆的患者，应使其仰卧，四肢伸开再行针刺，这样可使患者立即有轻快的感觉。

六腑的脉气都出于足的三阳经，与手三阳经相合，这是针刺之工必须清楚明白的。

六、　腧穴小结

（一）腧穴的数量

五脏经脉上各有井、荥、输、经、合五个腧穴，五五共有二十五个腧穴。

六腑经脉上各有井、荥、输、原、经、合六个腧穴，六六共有三十六个腧穴。

$$25+36=61$$

人体内一共六十一个腧穴，这是本篇中的答案。

（二）腧穴的阴阳五行属性

同样是井穴，但在脏属木，在腑属金。这是为什么？答案在《难经》中。

《难经·六十四难》："《十变》又言，阴井木，阳井金；阴荥火，阳荥水；阴输土，阳输木；阴经金，阳经火；阴合水，阳合土。阴阳皆不同，其意何也？然。是刚柔之事也。阴井乙木，阳井庚金。阳井庚，庚者乙之刚也，阴井乙，乙者庚之柔也。乙为木，故言阴井木也，庚为金，故言阳井金也。余皆仿此。"

问：古代医经《十变》上讲，阴经的井穴属木，阳经的井穴属金；阴经的荥穴属火，阳经的荥穴属水；阴经的输穴属土，阳经的输穴属木；阴经的经穴属金，阳经的经穴属火；阴经的合穴属水，阳经的合穴属土。阴经阳经五腧穴所属的五行都不相同，它们的意义是什么呢？

答：这是关于阴阳刚柔配合的事。以井穴为例，阴经的井穴配乙木，阳经的井穴配庚金。庚，在十天干中排第七位。七，奇数也。奇数为阳。阳刚阴柔，所以庚金为阳刚之金。乙，在十二地支中排第二位。二，偶数也。偶数阴。阳刚阴柔，乙木为阴柔之木。庚乙相合，实际上就是刚柔相配。其余各穴的阴阳刚柔配合，都可以依照这样的方法类推。

（三）腧穴的界定

腧穴，是根据"气在此处的状态"界定出来的。

《难经·六十八难》："五藏六府，皆有井荥输经合，皆何所主？然。经言所出为井，所流为荥，所注为输，所行为经，所入为合。井主心下满，荥主身热，输主体重节痛，经主喘咳寒热，合主逆气而泄。此五藏六府井荥输经合所主病也。"

这个答案告诉后人，经气出发之地为井穴，经气流动之地为荥穴，经气灌注之地为输穴，经气流行之地为经穴，经气深入之地为合穴。

（四）腧穴与疾病

一种腧穴主治一种疾病，《难经·六十八难》中的答案是："井主心下满，荥主身热，输主体重节痛，经主喘咳寒热，合主逆气而泄。此五藏六府井荥输经合所主病也。"

在这个答案中，井穴主治心下胀满；荥穴主治身体发热；输穴主治身体困重、关节疼痛；经穴主治咳嗽气喘、身体寒热；合穴主治气上冲逆而泻泄。

一种腧穴治一种病，中华先贤发现了这一点，今天的针刺之工知道这一点吗？

七、 脏腑相应

脏与腑，一是阴阳相应，二是表里相合。肺与大肠，一阴一阳，一表一里。肺属阴，大肠属阳。阴属里，阳属表。

《素问·灵兰秘典论》："肺者，相傅之官，治节出焉。"又："大肠者，传道之官，变化出焉。"

五脏之中，心为主，肺为相。肺主气，调节五脏六腑之气，气平无所不平，气顺无所不顺。"治节出焉"的"所以然"，就在于气调脏腑。大肠，为传导糟粕之腑。进出变化，一半体现在大肠这里。

心与小肠相表里，小肠是受盛食糜之腑。

肝与胆相表里，胆是贮藏精汁之腑。

脾与胃相表里，胃是受纳水谷之腑。

肾与膀胱相表里，膀胱是贮藏津液之腑。

《素问·灵兰秘典论》："膀胱者，州都之官，津液藏焉，气化则能出矣。"足少阴经属肾而上膈络肺，故其经气通行于肺肾两脏。

三焦能通调全身水道，故为中渎之腑，三焦的下腧，出于委阳，合并于太阳经脉，与膀胱相连，因其气化贯通人体上、中、下三部，无脏与之相配，故称它为孤腑。

以上是六腑与五脏的表里关系。

八、 针刺之禁忌

针刺上关穴时，应张口而不能闭口，因张口才有空隙。上关，穴名，属足少阳胆经，位于颧弓上缘，距耳郭前缘约一寸处。《素问·气穴论》："上关二穴。"

针刺下关穴时，应闭口而不能张口，因闭口才有空隙。下关，穴名，在耳前动脉下，是足阳明、足少阳的交会穴。《素问·气穴论》："下关二穴。"

针刺犊鼻穴时，应屈膝而不能伸足，因屈膝空隙明显。

针刺外关和内关穴时，前臂应伸而不能屈，因屈臂则针不能入。外关，穴名，属手少阳三焦经。《灵枢·经脉》："手少阳之别，名曰外关，去腕二寸，外绕臂，注胸中，合心主。"内关，穴名，属厥阴心包经别出络脉。《灵枢·经脉》："手心主之别，名曰内关，去腕二寸，出于两筋之间，循经以上系于心，包络心系。"

手太阴尺泽穴上三寸有动脉处，是手阳明经的五里穴，此穴不可针刺，刺之则脏气绝竭，为五脏腧穴中的一个禁针穴位。

九、 本篇之疑

（一）"项下十穴"之疑

下面这段关于"项下十穴"的论断，有其然无所以然，前后没有连贯性，摘录于此，与读者共同讨论于下：

缺盆之中，任脉也，名曰天突。

一次（第一行）任脉侧之动脉，足阳明也，名曰人迎；

二次（第二行）脉，手阳明也，名曰扶突；

三次（第三行）脉，手太阳也，名曰天窗；

四次（第四行）脉，足少阳也，名曰天容；

五次（第五行）脉，手少阳也，名曰天牖；

六次（第六行）脉，足太阳也，名曰天柱；

七次（第七行）脉，颈中央之脉，督脉也，名曰风府。

腋内动脉，手太阴也，名曰天府。

腋下三寸，手心主也，名曰天池。

以上内容是本篇所介绍的任脉、督脉上的十个穴位。十个穴位都出于项下，所以可称之为"项下十穴"。

这里只有"什么位置"与"什么穴"，没有穴位的"功能"，也没有涉及什么"疾病"与治疗。这样"有头无尾"的介绍，很可能是在传承过程中缺失了内容。以后的章节中，可能还会有这些项下十穴的功能，以及与疾病的关系，所以认识这项下十穴，还是必要的。文中的"一次""二次"，现代汉语是以天突穴为基准的"第一行""第二行"，从任脉到督脉，依次七行，七行上七个穴位。以天突穴为基准，依次是：第一行上的人迎穴，第二行上的扶突穴，第三行上的天窗穴，第四行上的天容穴，第五行上的天牖穴，第六行上的天柱穴，第七行上的风府穴。

腋内脉跳动处是手太阴经上的天府穴，

腋下三寸的地方是手厥阴心经上的天池穴。

手太阳的天窗穴，正在耳下曲颊的下面。

足少阳的天冲穴，在耳下曲颊之后。

手少阳的天牖穴，在耳后完骨之上。

手阳明经的扶突穴，在人迎穴之外离曲颊一寸处。

足阳明经人迎穴位于结喉两旁的动脉处，它的脉气下行于胸膺，气户、库房、屋翳等是其在膺胸的腧穴。

足太阳的天柱穴，挟项后在大筋外侧陷中的发际处。

（二）"手三阳，足三阳" 之疑

"足阳明，挟喉之动脉也，其腧在膺中。手阳明，次在其腧外，不至曲颊一寸。手太阳，当曲额。足少阳，在耳下曲颊之后。手少阳，出耳后上，加完骨之上。足太阳，挟项大筋之中，发际。阴尺动脉，在五里，五腧之禁也。"

这是本篇介绍的"手三阳，足三阳"的起点。介绍中有起点，无终点，仍然在"有头无尾"的范围之内。篇中诸如此类的段落，应该是传承过程中遗失了内容，亦或重复的内容。

十二经络起于何处、终于何处，《灵枢·经脉》中有详细的介绍，且首尾齐全。详细的讨论，在《灵枢·经脉》中进行，此处不赘述。此处应该谨记的是：手阳明经上的五里穴，不可盲目针刺或反复针刺，否则会导致脏气绝竭。五里穴，为五脏腧穴中的一个禁针穴位。本篇与下一篇《灵枢·小针解》都讲到了这一点：五里穴是禁针穴，《小针解》中说，针刺五里穴，连泻五次，就会导致患者死亡。

十、"法地" 解

本篇题目后缀有"法地"二字，谈腧穴为何论大地，温习了下列几个论断，答案即可呼之欲出：

1. 《易经·序卦》："有天地然后有万物，有万物然后有男女。"

2. 《易经·说卦》："乾为天，为父；坤为地，为母。"

3.《尚书·泰誓》:"惟天地万物父母。"

4.《素问·宝命全形论》:"天地合气,命之曰人。"

5.《黄帝四经·经》:"以天为父,以地为母。"

6.《管子·五行》:"以天为父,以地为母。"

7.《管子·内业》:"凡人之生也,天出其精,地出其形,合此以为人。"

8.《列子·天瑞》:"清轻者上为天,浊重者下为地,冲和气者为人;故天地含精,万物化生。"

9.《鹖冠子·泰鸿》:"立天为父,建地为母。"

今天的人为父母所生,最初的人从何而来?这是每一种文化必须回答的问题。

亚当、夏娃为神所造,这是希伯来文化的对"人从何而来"的回答。这一答案记载在《圣经》开篇处。

最初的人为天地所生,这是中华文化的对"人从何而来"的回答。这一答案最早始于八卦。八卦由上中下三爻组成。上爻象征天,中爻象征人,下爻象征地,人位于天地之间,三爻将天地人的关系表达为"一而三,三而一"的关系。《易经·序卦》与《易经·说卦》用文字揭示了这一答案。以天为父,以地为母,这一结论延续于诸子百家之中。

以上几个论断,一个指向,即天地生人,天地为人之父母——天为父,地为母。

母亲与子女之间,在外形与结构上存在着必然的联系,这是自然哲理中的基本常识。例如,小鱼像大鱼,小虾像大虾,小山羊的模样像老山羊,小老虎的模样像大老虎……

同样的道理,人在外形与结构上,肯定有与父母相似相通的地方,这就是本篇以谈腧穴论及大地的基本原因。

千万不要以为这是无稽之谈。人与大地之间,的确存在着相似相通之处。为何同样的人,不一样的肤色?欧洲白,非洲黑,亚洲黄,美洲棕,同一个大地,而不同的空间,就造成了如此复杂的颜色。地球化学研究表明,人身上的微量元素与所处区域地壳中的微量元素在种类上完全一致,在数量上为正比关系。人生在大地上,如果与大地毫无关系,那才是不正常的。

上帝造人,人的模样像上帝,这是《圣经》中的哲理。人与上帝深层次的相似相像,《圣经》没有做出进一步的解释。

　　天地生人,人的模样像天体像大地,这是《易经》《内经》中的哲理。人与天体、大地之间的深层次的相似相像,《内经》做出了详细的解答。人的模样,人的骨骼,人的四肢,人的十二经络,人的穴位,都是在"天父地母"的思路下论证出来的。

小
针
解
第
三
法
人

原 文

　　所谓易陈者，易言也。难入者，难著于人也。粗守形者，守刺法也。上
守神者，守人之血气，有余不足可补泻也。神客者，正邪[1]共会也。神者，
正气也。客者，邪气也。在门者，邪循正气之所出入也。未睹其疾者，先知
邪正何经之疾也。恶知其原者，先知何经之病，所取之处也。

　　刺之微在数迟者，徐疾之意也。粗守关者，守四肢而不知血气正邪之往
来也。上守机者，知守气也。机之动不离其空中者，知气之虚实，用针之徐
疾也。空中之机，清净以微者，针以得气，密意[2]守气，勿失也。其来不可
逢者，气盛不可补也。其往不可追者，气虚不可泻也。不可挂以发者，言气
易失也。扣之不发者，言不知补泻之意也。血气已尽而气不下也。知其往来
者，知气之逆顺盛虚也。要与之期者，知气之可取之时也。粗之闇者，冥
冥[3]不知气之微密也。妙哉工独有之者，尽知针意也。往者为逆者，言气之
虚而小，小者逆也。来者为顺者，言形气之平，平者顺也。明知逆顺，正行
无间者，言知所取之处也。迎而夺之者，泻也；追而济之者，补也。

　　所谓虚则实之者，气口虚而当补之也。满则泄之者，气口盛而当泻之
也。宛陈则除之者，去血脉也。邪胜则虚之者，言诸经有盛者，皆泻其邪
也。徐而疾则实者，言徐内而疾出也。疾而徐则虚者，言疾内而徐出也。言
实与虚，若有若无者，言实者有气，虚者无气也。察后与先，若亡若存者，
言气之虚实，补泻之先后也，察其气之已下与常存也。为虚为实，若得若失
者，言补者似然[4]若有得也，泻则恍然[5]若有失也。

夫气之在脉也，邪气在上者，言邪气之中人也高，故邪气在上也。浊气在中者，言水谷皆入于胃，其精气上注于肺，浊溜于肠胃，言寒温不适，饮食不节，而病生于肠胃，故命曰浊气在中也。清气在下者，言清湿地气之中人也，必从足始，故曰清气在下也。针陷脉则邪气出者，取之上，针中脉则浊气出者，取之阳明合也。针太深则邪气反沉者，言浅浮之病，不欲深刺也。深则邪气从之入，故曰反沉也。皮肉筋脉各有所处者，言经络各有所主也。

取五脉者死，言病在中，气不足，但用针尽大泻其诸阴之脉也。取三阳之脉者，惟言尽泻三阳之气，令病人恇然不复也。夺阴者死，言取尺之五里，五往者也。夺阳者狂，正言[6]也。睹其色，察其目，知其散复，一其形，听其动静者，言上工知相五色于目。有知调尺寸[7]小大，缓急，滑涩，以言所病也。知其邪正者，知论虚邪与正邪之风也。右主推之，左持而御之者，言持针而出入也。气至而去之者，言补泻气调而去之也。调气在于终始一者，持心也。节之交三百六十五会者，络脉之渗灌诸节者也。

所谓五藏之气，已绝于内者，脉口气内绝不至，反取其外之病处，与阳经之合，有留针以致阳气，阳气至则内重竭，重竭则死矣。其死也，无气以动，故静。所谓五藏之气，已绝于外者，脉口气外绝不至，反取其四末之输，有留针以致其阴气，阴气至则阳气反入，入则逆，逆则死矣。其死也，阴气有余，故躁。所以察其目者，五藏使五色循明[8]。循明则声章[9]。声章者，则言声与平生异也。

注　释

1. 正邪　正气、邪气也。本篇称正气为神，称邪气为客。神客，正邪之代名词也。

2. 密意　仔细，细心。

3. 冥冥　昏暗。本篇论冥冥不知，论的是医道不精与认识的模糊。

4. 佖然　佖，有两重意思：一是威仪；二是次比，充满。《诗经·小雅·宾之初筵》："威仪佖佖。"《汉书·扬雄传上》："骈衍佖路。"注："佖，次比也。"本篇论佖然，有必然之义，进补必然有所得。

5. 恍然　忽然，马上，顷刻。本篇论恍然，应为即刻之义。

6. 正言　正，正确，正当。言，论，论断。正言，正确的论断，正当之论。

7. 尺寸　尺脉与寸脉。《素问·阴阳应象大论》："善诊者，察色按脉，先别阴阳……按尺寸，观浮沉滑涩，而知病所生；以治无过，以诊则不失矣。"《灵枢·终始》："少气者，脉口人迎俱少而不称尺寸也。"《难经·二难》："脉有尺寸，何谓也？然。尺寸者，脉之大要会也。"知尺知寸，是针刺之工之必需。

8. 循明　修明也。修明，光泽明润也。《素问·六节藏象论》："五色修明。"

9. 声章　声，声音；章，通彰，显扬。声章，清晰而高扬的音声。《素问·六节藏象论》："音声能彰。"

小针解，解小针。

小针不小，事关重大。《灵枢·玉版》中的黄帝以小针为细物，但黄帝之师岐伯说，小针不小，上合之于天，下合之于地，中合之于人。

一解小针之要。小针之要，说起来容易入门难。

二解神客二气。神，体内之血气也。客，体外之邪气也。手中持针，眼中观气。一观四时之气，二观人之血气。观四时之气，关键是要分清正邪二气。观人之血气，关键是要分清血气之虚实。还要深知气是变化之气而非静止之气。上工之上，还要善于察色，察面部颜色。《素问·六节藏象论》告诉后人，心主面部荣华。面部荣华的正常与非常，可以看出心脏的正常与非常。《素问·五藏生成》指出五种有病之色：死草一样的青色，病！枳实一样的黄色，病！烟煤一样的黑色，病！死血一样的红色，病！枯骨一样的白色，病！察色、切脉、闻声三者合参，如此者，针刺之上工也。

三解粗工之粗。粗工者，庸医也。庸医之庸，只知经络与穴位，既不看体外之气的正邪，又不看气血变化之虚实。

小针之解，论的不是针具本身，而是针具之外针刺之法。

针小人命大，小针大问题，这是岐伯对小针的解释。

第一篇谈小针，谈出了小针之名。本篇谈小针，乃刺法之专论。刺法之专论，论出了针刺之工 46 条"应知应会"。如果掌握了这 46 条"应知应会"，针灸事业肯定会大放异彩。

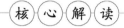

核 心 解 读

针刺先看气，一看体外正邪二气，二看体内之血气。核心内容一也。

针刺有针法，一应知道针之迎随补泻，二应知道针之出纳疾徐。核心内容二也。

针刺之工应知应会四十六条，核心中的核心也。

小针不小，事关重大，记住了这一点，就抓住了本篇的核心。

针有补泻，迎泻而随补，记住了这一点，就抓住了本篇的基本方法。

工有粗工、上工之分，知道了这一点，就有了自我评价的基本标准。

一、"易陈难入" 难在何处？

在《灵枢》开篇处，岐伯讲针刺，一开口就讲到了"小针之要，易陈而难入"——说起来容易入门难。

本篇谈针刺，又重复了这一论点。

针虽小，人命大。针刺之道，说起来容易，做起来难。陈即陈述。易陈者，易说也。难入者，难入针刺之门也。

岐伯只讲了"难"，没有讲"难在何处"。综合《素问》与《灵枢》关于针刺的论述，笔者认为，难入之难有三：一难在持针之前，二难在持针之时，三难在针刺过程中。

持针之前，难在两种气的判断上，人之神气，天之客气。神气，指的是人之血气。客气，指的是四时之邪气。血气，有虚实之分。客气，有强弱之别。能够做出正确判断，是需要下一番苦功的。

持针之时，难在精神专注上。"如临深渊，手如握虎"，这是《素问·宝命全形论》对持针之时的要求。如临深渊之时，手如握虎之时，精神必须专注，小心翼翼，稍有疏忽，即会铸成大错。"以履虎尾"，《易经》《诗经》以"如临深渊""以履虎尾"的态度论治国，《内经》以"如临深渊""以履虎尾"的态度论治病。持针之时，必须精神专注，必须小心翼翼。

针刺过程中，难在疾、徐、迎、随、开、阖六种手法的掌握上。

二、 又一次粗工、 上工之辨

第一篇《九针十二原》中谈到工有粗上之别，本篇又一次谈到粗工、上工之辨。

"粗守形者，守刺法也。上守神者，守人之血气有余不足，可补泻也。"

粗工之粗，粗在死守书中的条条上。上工之上，上在体内体外、天气人气正邪虚实的观测上，上在补泻之法的灵活运用上。

死守书本，机械而教条，粗工也。把患者放在天地大背景下来认识，把患者放在四时大背景下来认识，把病因放在内外两种因素上来认识，上工也。

敬请读者谨记：读书是明智的，死读书、死记书是愚蠢的。读书人一应该明白书中的道理，二应该明白书外的道理，三应该明白书中的道理是书外人写出来的。会读书，善读书，一定是既思考书中的道理，同时也思考书外的道理。针刺的道理如此，其他学科的道理亦如此。

三、 神客之辨： 工之基本功

"神者，正气也。客者，邪气也。"

本篇第一次对"神"与"客"做出了界定。

"神者，正气也。客者，邪气也。在门者，邪循正气之所出入也。"这是《灵枢·小针解》对神客之气与在门之门所做出的界定。

神为正气。体内之血就是神气，如《灵枢·营卫生会》所言："血者，神气也。"

客为邪气。《灵枢·周痹》："风寒湿气，客于外分肉之间。"《灵枢·邪客》："夫邪气之客人也。"体外的邪气贼风就是客。邪气中人，为客于人，或客人。

"神客者，正邪共会也。""正邪共会"即神客相争。正气与邪气相会，会相争相斗。正气胜于邪气，人体安康。正气输于邪气，会产生疾病。

人体之内有正气，正气是动态之气。动态之正气在体内循环，循环在一定的路径——经络之中。

人体之外有邪气，邪气同样是动态之气。动态之邪气会侵入人体。邪气侵入人体有一定部位。一定的部位，本篇称之为"门"。本篇谈"在门"，指的是正气循环之路径，邪气入侵的门户。针刺之工，必须认识这些门户。

神客之辨，是针刺之工的基本功力。

基本功不扎实，就会出现两方面的错误：一是"未睹其疾"，即看不清什么病；二是"恶知其原"即认不清什么因。两方面的错误又会导致最根本的错误——不知道此病如何治，不知道此病如何刺、刺何穴。

敬请读者谨记：神也气，客也气，神客都是气。神客之同，同在一个"气"字上。神客之别，别在"正邪"二字上。

四、 针刺"应知应会" 四十六条

小针解，解出了针刺之工操作层面上的四十六条"应知应会"。

四十六条"应知应会"，是中华先贤总结出的宝贵经验，归纳出的优秀哲理。

宝贵的经验，优秀的哲理，不知什么时候失传了，几乎失传得干干净净。

笔者深信，只要重新认识并找回四十六条"应知应会"，针灸事业一定还会有光明的前程。

下面介绍针刺之工的四十六条"应知应会"。

1. "刺之微在数迟"何意也？针刺之微妙，针刺手法之快慢也。

2. "粗守关"何意也？粗工在针治时只知死守四肢关节上的穴位，而不知道血气的盛衰变化与正邪争斗之胜负也。

3. "上守机"何意也？高明的医生能察气之盛衰动静，能知病之虚实，能够准确运用补泻也。

4. "机之动不离其空中"何意也？气之动，有时机。气动之时机，皆在骨空（腧穴）之中。明白气动之时机，才能正确运用疾徐补泻之手法。

5. "空中之机，清净以微"何意也？骨空中气机的变化微妙，针下求气，须仔细体察气之往来，而不能错过补泻的瞬间时机。

6. "其来不可逢"何意也？邪气正盛之时，不可用补法。

7. "其往不可追"何意也？邪气已去正气未复之时，不可用泻法。

8. "不可挂以发"何意也？气机往来无时不在变化，毫发之差，气机就有可能错过。

9. "扣之不发"何意也？箭在弦上，扣而不发，箭永远也射不出去。持

针而不出针，邪气永远也不能祛除。

10. "知其往来"何意也？日月有往来，昼夜有往来，阴阳二气有往来，体内之气有往来。"知其往来"者，知气之往来也，知气之有逆顺也。

11. "要与之期"何意也？要者，知也，掌握也。期者，时也。之期者，其时也。"要与之期"者，掌握气至之时机而及时用针也。

12. 粗之闇者，何意也？"粗之闇者，冥冥不知气之微密也。"粗者，粗工也。闇者，昏昧也。粗工昏昧无知，只知穴位在何处，不懂气机变化在何时。

13. 工之妙，妙在何处？"妙哉！工独有之者，尽知针意也。"工之独有，独在何处？独特在能够准确用针进行补泻。

14. "往者为逆"何意也？往者，去也，邪气去也。邪去正尚衰，脉象虚小，为逆。

15. "来者为顺"何意也？来者，邪正来也。正气来复，形气平衡，为顺。

16. "明知逆顺正行无间"何意也？明白疾病之顺逆，会正确选择针刺之腧穴也。

17. "迎而夺之"何意也？迎者，迎面也。夺者，泻也。"迎而夺之"，迎着经气循行的方向下针，泻法也。

18. "追而济之"何意也？追者，随后紧追也。济者，救济也，补法也。"追而济之"，紧随经气下行的方向下针，补法也。迎随补泻的针刺之法，出现在本篇，详细的解释却在《灵枢·终始》中："故泻者迎之，补者随之，知迎知随，气可令和。"

19. "虚则实之"何意也？虚者，病也，虚病也。实者，补法也。"虚则实之"，气虚之病用补法。

20. "满则泄之"何意也？满者，病也，实病也。泄者，泻法也。"满则泄之"，气盛之病用泻法。

21. "宛陈则除之"何意也？经脉中有瘀血阻塞，应当用泻除瘀血法除之。《灵枢·小针解》："宛陈则除之者，去血脉也。"

22. "邪胜则虚之"何意也？经脉中邪气盛，应当用泻法泻其邪气。

23. "徐而疾则实"何意也？进针慢、出针快即为补法。

24. "疾而徐则虚"何意也？进针快、出针慢即为泻法。

25．"言实与虚，若有若无"何意也？有气为实，无气曰无。用补法可使正气充实，用泻法可使邪气消失。正气追求有，邪气追求无。小小银针，一可以使正气有，二可以使邪气无。

26．"察后与先，若亡若存"何意也？气有虚实，法有补泻。根据气之虚实，决定先补后泻还是先泻后补。病有痊愈，有半愈，针刺之后，继而观察邪气已退或仍旧滞留。亡，病去也，痊愈也。存，病尚有余存，尚未痊愈也。

27．"为虚与实，若得若失"何意也？补，可以使患者感到正气充实而有所得。泻，可以使患者忽然感到轻松而似有所失。得，得的是正气，失，失的是邪气。这是针刺之后，患者的感受。

28．"夫气之在脉也，邪气在上"何意也？邪风贼风，性质不同。邪风伤人，上下部位不同。《素问·太阴阳明论》："故伤于风者，上先受之；伤于湿者，下先受之。"邪风伤人，先伤于上。湿气伤人，先伤于下。

29．"浊气在中"何意也？浊气有两重意思：一是体内水谷之浊气，二是体外湿寒之浊气。水谷入胃，精气上注于脉，浊气留于肠胃，如果寒温不适，饮食又无节制，肠胃就会发生疾病，浊气不能下行，故说浊气在中。——这里的浊气，是指体内水谷之浊气。

《素问·阴阳应象大论》："寒极生热，热极生寒。寒气生浊，热气生清。清气在下，则生飧泄；浊气在上，则生膜（chēn）胀。"——这里浊气，是体外湿寒之浊气。

30．"清气在下"何意也？清冷潮湿之气伤人，多从足部开始。下，指的是足部。

31．"针陷脉则邪气出者，取之上"何意也？风热邪气伤人上部，针刺应取上部经脉的腧穴。

32．"针中脉则浊气出者，取之阳明合也"何意也？肠胃疾病，针刺应取手足阳明经的合穴，则浊气可出。

33．"针太深则邪气反沉者"何意也？邪气轻浅的病，不宜深刺。如果邪气浅而针刺深，邪气会随针深入，此之谓"反沉"。

34．"皮肉筋脉各有所处者"何意也？兵有兵位，帅有帅位。皮肉筋脉，各有其位。皮肉筋脉，各有其主。《素问·宣明五气》："五藏所主：心主脉，肺主皮，肝主筋，脾主肉，肾主骨，是谓五主。"治疗皮肉筋脉上的疾病，一可以刺其位，二可以刺其主。刺其主，就是刺五脏所主的经脉。

35. "取五脉者死"何意也？病在内脏，脏气不足，反用针在五脏腧穴上大泻五脏之气，必然会导致患者死亡。虚者补之，这是医理。虚者泻之，违背了医理。所以，泻虚会使患者气尽而致死。

36. "取三阳之脉者恇"何意也？用针大泻手足三阳六腑上的腧穴，三阳经气必然亏损，泻阳气会使患者形体衰虚而且不易恢复。——泻阳气，会使患者死亡。

37. "夺阴者死"何意也？针刺尺部的五里穴，泻至五次，会使脏阴之气泻尽而成死证。夺阴即泻阴气。泻阴气，同样会使患者死亡。

38. "夺阳者狂"何意也？大泻三阳之气，会成狂证。夺阳即泻阳气。泻阳气，会使患者发狂。

39. "睹其色，察其目，知其散复，一其形，听其动静"何意也？睹其色，观察面部五色变化也。察其目，观察眼神眼色变化也。高明的医生从观察面部与眼睛的五色变化，结合脉象的大小、缓急、滑涩，就能知道病是什么病，病是何处之病。

40. "知其邪正"何意也？判断病是"哪一种邪风"引起的。

41. "右主推之，左持而御之"何意也？针刺时用右手推以进针，左手护持针身的进出针手法。针刺之手，左右必须相互配合。

42. "气至而去之"何意也？针刺有补泻，无论是补是泻，下针得气即应去针。

43. "调气在于终始一"何意也？运针调气时，针刺之工必须专心致志，始终如一。

44. "节之交三百六十五会"何意也？周身三百六十五穴，都是气血渗灌全身各部的通会之处。岁有三百六十五日，人有三百六十五会。天人合一，此处是一合。

45. "所谓五藏之气，已绝于内者"何意也？五脏气绝，脉象微弱无根，按之欲无。此时针刺，如果取患者阳经上的合穴，留针来补阳气，阳气愈盛而阴气即会内竭，五脏阴精一竭再竭，患者故必死无疑，由于阴不生阳，无气以动，所以死时安静。

46. "所谓五藏之气，已绝于外者"何意也？五脏之气，已无力行于外，气口脉象沉微，轻取若无。此时针刺，如果反取四肢末梢上的腧穴，并留针以补阴气，阴气盛则阳气内陷，阳气内陷就会发生厥逆，厥逆会导致死亡。由于阴气有余，死亡时会出现烦躁。

五、 针刺效果的判断

针刺效果如何？可以从患者身上做出有效的判断。一从眼神中判断，二从脸色上判断，三从声音中判断。

两目有神，是五脏精气内盛。

面部明润，是心气旺盛。

五脏精气内盛，心气旺盛，声音必然宏亮。

小小的眼睛相关于五脏吗？在手术刀下，在尸体解剖中，五脏与眼睛毫无关系。但在优秀的中医文化中，五脏与眼睛息息相关。请看《灵枢·大惑》中的一个论断："五脏六腑之精气，皆上注于目而为之精。"

至于五脏与眼睛如何相关，敬请关注《灵枢·大惑》的讨论。

六、"法人"解

本篇是《灵枢》第三篇。本篇后缀有"法人"二字。

第一篇"法天"，第二篇"法地"，第三篇"法人"，法天、法地、法人，天地人合一而论，这是始于《易经》，准确地说，是始于八卦的论证方式，这一论证方式在《内经》中得到了继承与发展。

不了解天地人合一而论的起源与延续，就不可能了解中华元文化与中医文化，所以有必要从源到流梳理一下天地人合一而论的论证方式。

（一）哲理的源头在洛书

"天体大宇宙，人体小宇宙，一人一宇宙。"

这一让人过目不忘的格言，出于彝族典籍。彝族典籍《宇宙生化》《宇宙人文论》《西南彝志》中均有如此格言。

以天体论人体的格言，始于洛书。组成洛书的两个圆：一个空心圆○，一个实心圆●。在彝族文化中，○●这两个圆，不但有其形而且有音有义。○，彝语发音为"土"；●，彝语发音为"鲁"。土鲁，汉语的意思即为"宇宙"。

以天体论人体的思路与方法，始于洛书。

（二）文字的源头在八卦

"三才者，天地人。"这句话出于《三字经》，但天地人合一而论的理却是出于八卦。

八卦的卦体由三爻组成，三爻有无限的象征性，首先表达的是天、地、人——上天下地中间人。

天地人合一而论的源头，始于八卦的三爻。只有溯源于八卦、六十四卦，才能真正明白医理医道，才能真正明白天地人合一而论这一方式的本源，同时也才能真正明白易医同源的"所以然"。

请看《易经》中天地人合一而论的三个论断。

其一，《易经·系辞上》："六爻之动，三极之道也。"

其二，《易经·系辞下》："易之为书也，广大悉备。有天道焉，有人道焉，有地道焉，兼三材而两之，故六。六者非它也，三材之道也。"

其三，《易经·说卦》："是以立天之道，曰阴与阳；立地之道，曰柔与刚；立人之道，曰仁与义。"

三极、三材（才），名称不同，道理一样，所指的都是天地人。

论天地必然论人，论人必然论天地，天地人总是合一而论，是《易经》所创建的论证方式。天地人合一而论，是《易经》论证问题的第一特色。

（三）延续于《内经》

天地人合一而论，在《内经》中得到了全面的继承与发展。

请看《内经》中的"天地人"。

其一，《素问·举痛论》："善言天者，必有验于人。"

其二，《素问·气交变大论》："夫道者，上知天文，下知地理，中知人事，可以长久。"

其三，《灵枢·玉版》："上数天文，下度地纪，内别五藏。"

其四，《灵枢·逆顺肥瘦》："圣人之为道者，上合于天，下合于地，中合于人事。"

其五，《灵枢·岁露论》："人与天地相参也，与日月相应也。"

天地人合一而论，离开了这一论证方式，产生不了《内经》这部经典。

论证养生，《素问·四气调神大论》建立了"四时如何，人如何"的基本公式。

论证人气，《素问·生气通天论》建立了"天气如何，人气如何"的基本公式。

论证脉象，《素问·阴阳别论》建立了"春如何，脉如何；夏如何，脉如何；秋如何，脉如何；冬如何，脉如何"的基本公式。

论证天人合一，《素问·阴阳应象大论》建立了"在天如何，在地如何，在人如何"的基本公式。

论证疾病，一部《素问》建立了"天有邪风，人有疾病""一时有一时之病，四时有四时之病""四方水土四方人，四方水土四方病""一运反常有一运之病，五运反常有五运之病；一气反常有一气之病，六气反常有六气之病"的基本公式。

论证人体，《灵枢》建立了"天体是这样，人体是这样"的基本公式。天有日月，人有两目；天有四时，人有四肢；十二月、十二律、十二经络，天体与人体的对应，都是在《灵枢》中出现的。

将人放在天地之间来认识，将人放在四时四方（时间空间）中来认识，将人放在日月背景下来认识，这是中华元文化的系统认识论，也是《内经》的认识论。这一认识论，一可以超越时间，二可以超越空间，具有永恒的生命力。天人合一而论的立场，天人合一而论的方法，都产生在系统认识论之下。

论人不能忘记天地，论人不能忘记日月寒暑，论人不能忘记春夏秋冬，论人不能忘记东西南北，论人不能忘记"今日何时，此地何地"，论病不能忘记天气是否正常，论病不能忘记月圆月缺，《内经》的论病方法，同样产生在系统认识论之下。

需要说明的一点是，此处所谈的基本公式都会展开讨论。《素问》中的基本公式，上卷中已有讨论，《灵枢》出现的基本公式，会在各章节中讨论。

邪气藏府病形第四法时

原文

黄帝问于岐伯曰：邪气之中人也奈何？岐伯答曰：邪气之中人高也。黄帝曰：高下有度乎？岐伯曰：身半已上者，邪中之也。身半已下者，湿中之也。故曰：邪之中人也，无有常，中于阴则溜[1]于府，中于阳则溜于经。黄帝曰：阴之与阳也，异名同类，上下[2]相会，经络之相贯，如环无端[3]。邪之中人，或中于阴，或中于阳，上下左右，无有恒常，其故何也？岐伯曰：诸阳之会，皆在于面。中人也，方乘虚时及新用力，若饮食汗出，腠理开而中于邪。中于面则下阳明。中于项则下太阳。中于颊则下少阳。其中于膺背两胁，亦中其经。

黄帝曰：其中于阴奈何？岐伯答曰：中于阴者，常从臂胻始。夫臂与胻，其阴皮薄，其肉淖泽[4]，故俱受于风，独伤其阴。黄帝曰：此故伤其藏乎？岐伯答曰：身之中于风也，不必动藏。故邪入于阴经，则其藏气实，邪气入而不能客，故还之于府。故中阳则溜于经，中阴则溜于府。

黄帝曰：邪之中人藏奈何？岐伯曰：愁忧恐惧则伤心。形寒寒饮则伤肺，以其两寒相感，中外皆伤，故气逆而上行。有所堕坠，恶血留内；若有所大怒，气上而不下，积于胁下，则伤肝。有所击仆，若醉入房，汗出当风，则伤脾。有所用力举重，若入房过度，汗出浴水，则伤肾。黄帝曰：五藏之中风奈何？岐伯曰：阴阳俱感，邪乃得往。黄帝曰：善哉。

黄帝问于岐伯曰：首面与身形也，属骨连筋，同血合于气耳。天寒则裂地凌冰，其卒寒，或手足懈惰，然而其面不衣，何也？岐伯答曰：十二经脉，三百六十五络，其血气皆上于面而走空窍。其精阳气上走于目而为睛。其别气走于耳而为听。其宗气上出于鼻而为臭。其浊气出于胃，走唇舌而为味。其气之津液，皆上熏于面，而皮又厚，其肉坚，故天气甚寒，不能胜之也。

黄帝曰：邪之中人，其病形何如？岐伯曰：虚邪之中身也，洒淅动形。正邪[5]之中人也，微，先见于色，不知于身，若有若无，若亡若存，有形无形，莫知其情。黄帝曰：善哉。

黄帝问于岐伯曰：余闻之，见其色，知其病，命曰明。按其脉，知其病，命曰神。问其病，知其处，命曰工。余愿闻见而知之，按而得之，问而极之，为之奈何？岐伯答曰：夫色脉与尺之相应也，如桴鼓[6]影响之相应也，不得相失也。此亦本末根叶之出候也，故根死则叶枯矣。色脉形肉不得相失也。故知一则为工，知二则为神，知三则神且明矣。黄帝曰：愿卒闻之。岐伯答曰：色青者，其脉弦[7]也；赤者，其脉钩[8]也；黄者，其脉代[9]也；白者，其脉毛[10]也；黑者，其脉石[11]。见其色而不得其脉，反得其相胜[12]之脉，则死矣；得其相生[13]之脉，则病已矣。

黄帝问于岐伯曰：五藏之所生，变化之病形何如？岐伯答曰：先定其五色五脉之应，其病乃可别也。黄帝曰：色脉已定，别之奈何？岐伯曰：调[14]其脉之缓急、小大、滑涩而病变定矣。黄帝曰：调之奈何？岐伯答曰：脉急者，尺之皮肤[15]亦急；脉缓者，尺之皮肤亦缓；脉小者，尺之皮肤亦减而少气；脉大者，尺之皮肤亦贲[16]而起；脉滑者，尺之皮肤亦滑；脉涩者，尺之皮肤亦涩。凡此变者，有微有甚。故善调尺者，不待于寸；善调脉者，不待于色。能参合而行之者，可以为上工，上工十全九。行二者为中工，中工十全七。行一者为下工，下工十全六。

黄帝曰：请问脉之缓急，小大，滑涩之病形何如？岐伯曰：臣请言五藏之病变也。心脉急甚者为瘛疭[17]；微急，为心痛引背，食不下。缓甚，为狂笑；微缓为伏梁[18]，在心下，上下行，时唾血。大甚为喉吤[19]；微大为心痹引背，善泪出。小甚为善哕；微小为消瘅。滑甚为善渴；微滑为心疝，引脐，小腹鸣。涩甚为喑；微涩为血溢，维厥[20]，耳鸣，颠疾。肺脉急甚为癫疾；微急为肺寒热，怠惰，咳唾血，引腰背胸，若鼻息肉不通。缓甚为多汗；微缓，为痿，瘘，偏风，头以下汗出不可止。大甚为胫肿；微大为肺痹，引胸背，起恶日光。小甚，为泄；微小为消瘅。滑甚为息贲上气；微滑，为上下出血；涩甚为呕血，微涩为鼠瘘，在颈支腋之间，下不胜其上，其应善酸矣。肝脉急甚者为恶言；微急为肥气[21]，在胁下若覆杯。缓甚为善呕，微缓为水瘕痹也。大甚为内痈，善呕衄；微大为肝痹，阴缩，咳引小腹。小甚为多饮；微小为消瘅。滑甚为㿗疝[22]；微滑为遗溺。涩甚为溢饮；微涩为瘈挛筋痹。脾脉急甚为瘈疭；微急为膈中[23]，食饮入而还出，后沃沫。缓甚为痿厥；微缓为风痿，四肢不用，心慧然若无病。大甚为击仆；微大为疝气[24]，腹里大脓血在肠胃之外。小甚为寒热；微小为消瘅。滑甚为㿗癃；微滑为虫毒蛕蝎腹热。涩甚为肠㿗[25]；微涩为内㿗，多下脓血。肾脉急甚为骨癫[26]疾；微急为沉厥[27]，奔豚，足不收，不得前后。缓甚为折脊；微缓为洞，洞者，食不化，下嗌还出。大甚为阴痿；微大为石水[28]，起脐已下至小腹腄腄然[29]，上至胃脘，死不治。小甚为洞泄；微小为消瘅。滑甚为癃，㿗；微滑为骨痿，坐不能起，起则目无所见。涩甚为大痈；微涩为不月，沉痔[30]。

黄帝曰：病之六变者，刺之奈何？岐伯答曰：诸急者多寒；缓者多热；大者多气少血；小者血气皆少；滑者阳气盛，微有热；涩者多血少气，微有寒。是故刺急者，深内而久留之；刺缓者，浅内而疾发针，以去其热；刺大者，微泻其气，无出其血；刺滑者，疾发针而浅内之，以泻其阳气而去其热；刺涩者，必中其脉，随其逆顺而久留之，必先按而循之，已发针，疾按其痏[31]，无令其血出，以和其脉。诸小者，阴阳形气俱不足，勿取以针，而调以甘药也。

黄帝曰：余闻五藏六府之气，荥输所入为合，令何道从入，入安连过？愿闻其故。岐伯答曰：此阳脉之别入于内，属于府者也。黄帝曰：荥输与合，各有名乎？岐伯曰：荥输治外经，合治内府。黄帝曰：治内府奈何？岐伯曰：取之于合。黄帝曰：合各有名乎？岐伯答曰：胃合于三里，大肠合入于巨虚上廉，小肠合入于巨虚下廉，三焦合入于委阳，膀胱合入于委中央，胆合入于阳陵泉。黄帝曰：取之奈何？岐伯答曰：取之三里者，低跗取之；巨虚者，举足取之；委阳者，屈伸而索之；委中者，屈而取之；阳陵泉者，正竖膝予之齐，下至委阳之阳取之；取诸外经者，揄申而从之。

黄帝曰：愿闻六府之病。岐伯答曰：面热者，足阳明病，鱼络血者，手阳明病，两跗之上脉竖陷者，足阳明病，此胃脉也。大肠病者，肠中切痛而鸣濯濯[32]。冬日重感于寒即泄，当脐而痛，不能久立，与胃同候，取巨虚上廉。胃病者，腹䐜胀[33]，胃脘当心而痛，上支两胁，膈咽不通，食饮不下，取之三里也。小肠病者，小腹痛，腰脊控睾而痛，时窘之后，当耳前热，若寒甚，若独肩上热甚，及手小指次指之间热，若脉陷者，此其候也。手太阳病也，取之巨虚下廉。三焦病者，腹气满，小腹尤坚，不得小便，窘急，溢则水留即为胀，候在足太阳之外大络，大络在太阳少阳之间，亦见于脉，取委阳。膀胱病者，小腹偏肿而痛，以手按之，即欲小便而不得，肩上热若脉陷，及足小趾外廉及胫踝后皆热，若脉陷，取委中央。胆病者，善太息，口苦，呕宿汁，心下澹澹³⁴恐人将捕之，嗌中吤吤然数唾，在足少阳之本末，亦视其脉之陷下者灸之；其寒热者取阳陵泉。

黄帝曰：刺之有道乎？岐伯答曰：刺此者，必中气穴，无中肉节³⁵。中气穴，则针游于巷；中肉节，即皮肤痛；补泻反，则病益笃。中筋则筋缓，邪气不出，与其真相搏，乱而不去，反还内著。用针不审，以顺为逆也。

注　释

1. 溜　流也，有流动、流转之义。

2. 下　上下之下。下，可以指人体下部。人体下部，为湿邪易中之地。

3. 如环无端　环者，圆环也。无端，无头无尾，无始无终，无限循环也。"如环无端"一词，可以形容天体运动状态，可以形容寒暑往来状态，可以形容气血运动状态，可以形容经络连接状态……总之，"如环无端"一词，可以形容大小（宏观与微观）两个世界的基本状态与运动状态。

4. 淖（nào）泽　淖，沼泽，引申为湿润。《字林》："濡甚曰淖。"淖泽，一指色泽，二指津液，三指流畅之气血。本篇论淖泽，论的是色泽，论的是肌肉皮肤的柔润的光泽。《灵枢·决气》："谷入气满，淖泽注于骨，骨属屈伸。"注于骨的淖泽，为津液。《素问·离合真邪论》："寒则血凝泣，暑则气淖泽。"淖泽之气，乃流畅之气血。

5. 正邪　正风邪风也。正风，言八节之正风。春分之东风，夏至之南风，秋分之西风，冬至之北风，此之为"两分两至"之正风。立春之东北风，立夏之东南风，立秋之西南风，立冬之西北风，此之为"四立"之正风。风向与时令相反或相差九十度，如春之西风，夏之北风，秋之东风，冬之南风。此之为邪风虚风。人体大汗之时，邪风就会伤人。《素问·八正神明论》："正邪者，身形若用力汗出，腠理开，逢虚风，其中人也微，故莫知其情，莫见其形。"

6. 桴鼓　桴，鼓槌。《素问·天元纪大论》："如鼓之应桴，响之应声也。"鼓槌下落，鼓音即起，本篇以此比喻体内疾病与体表肤色的对应关系。

7. 弦　弓弦，直而长。《难经·十五难》："春脉弦。"《素问·玉机真藏论》："春脉者肝也，东方木也，万物之所以始生也。故其气来，软弱轻虚而滑，端直以长，故曰弦。"《素问·宣明五气》："肝脉弦。"

8. 钩　弯如钩。《难经·十五难》："夏脉钩。"《素问·玉机真藏论》："夏脉者心也，南方火也，万物之所以盛长也。故其气来盛去衰，故曰钩。"《素问·宣明五气》："心脉钩。"

9. 代　《素问·宣明五气》："脾脉代。"代，代替，交替。代脉，有动止交替之义。《素问·平人气象论》："平脾脉来，和柔相离，如鸡践地，曰脾平。"

10. 毛　《难经·十五难》："秋脉毛。"《素问·玉机真藏论》："秋脉者肺也，西方金也，万物之所以收成也。故其气来，轻虚以浮，来急去散，故曰浮。"《素问·宣明五气》："肺脉毛。"毛，浮毛也，秋天鸟换羽毛。秋天的羽毛，轻而浮。

11. 石　脉沉如石像。《难经·十五难》："冬脉石。"《素问·玉机真藏论》："冬脉者肾也，北方水也，万物之所以合藏也。故其气来，沉以搏，故曰营。"《素问·宣明五气》："肾脉石。"

12. 相胜　相克也，五行相克之理也。金克木，木克土，土克水，水克火，火克金也。

13. 相生　五行相生之理也。木生火，火生土，土生金，金生水，水生木也。

14. 调　调和，协调，诊察。本篇之调，为诊察。调，还有对比、对照之义。《素问·平人气象论》："平人者，不病也。常以不病调病人。"此处论调，论的是对比、对照。

15. 尺之皮肤　指上肢内侧肘关节至腕关节之间的肌肤。《素问·平人气象论》："尺热曰病温。"《灵枢·论疾诊尺》："尺肤滑，其淖泽者，风也……尺肤涩者，风痹也。"

16. 贲　多音字，音（bēn、bì、féi）。《春秋谷梁传·僖公十年》："覆酒于地而地贲。"注：贲，沸起也。本篇论贲，有皮肤如坟包突起之义。

17. 瘛（chì）疭（zòng）　脉急（紧缩）之病症。瘛为筋脉急缩，疭为筋脉缓伸。瘛疭，抽搐也。

18. 伏梁　腹腔里形成的脓血包块。《素问·腹中论》："帝曰：病有少腹盛，上下左右皆有根，此为何病？可治不？岐伯曰：病名曰伏梁。帝曰：伏梁何因而得之？岐伯曰：裹大脓血，居肠胃之外，不可治，治之每切按之致死。"《难经·五十六难》："心之积，名曰伏梁。起肚脐上，大如臂，上至心下，久不愈，令人病烦心，以秋庚辛日得之。"积，相当于西医界定的癌。

19. 喉疥（jiè）　喉，咽喉也。疥，芥蒂之芥也。喉疥，喉中有物，如小草、芥菜梗塞。

20. 维厥　维，四维也，四肢也。厥，厥逆也。维厥，言四肢之厥，即四肢厥冷。

21. 肥气　积之病的一种，病位在肝。《难经·五十六难》："肝之积，名曰肥气。在左胁下，如覆杯，有头足，久不愈，令人发咳逆。"

22. 㿉疝　以阴囊肿痛下坠为特征的疝气。《素问·经脉》："足厥阴之脉……是动则病腰痛不可以俯仰，丈夫㿉疝，妇人少腹肿。"

23. 膈中　一种病因在肝，病位在脾，食后又吐的疾病。

24. 疝气　心腹气积作痛之病，病因在阴盛。

25. 肠澼　直肠脱出之病。大肠，肺之腑也。病位在肠，病因在肺。肺恶寒。直肠脱出，应为寒因之病。

26. 骨癫　邪入在骨的一种癫疾。特征有二：汗出烦闷，呕吐涎沫。肾主骨。病位在骨，病因在肾。本篇是以肾论骨癫。《灵枢·病狂》："骨癫疾者，颉齿诸腧分肉皆满而骨居，汗出烦悗。呕多沃沫。"

27. 沉厥　"肾脉急甚为骨癫疾；微急为沉厥，奔豚"，本篇论沉厥，与奔豚并列而论。沉厥，是病因在寒，病位在肾，与奔豚病位病因相同的一种病。病气沉而不奔，是沉厥与奔豚的区别。

28. 石水　阴盛阳虚的腹部水肿病。《素问·阴阳别论》："阴阳结斜，多阴少阳曰石水。"《素问·大奇论》："肾肝并沉为石水。"

29. 腄腄然　重坠下垂之貌。丹波元简："腄，音垂，重坠也。"

30. 沉痔　沉，在本篇有久治不愈之义。沉痔，指久治不愈的痔疮。

31. 痏（wěi）　有三重意思：一指针孔，二指针刺的次数，三指穴位。

《素问·刺腰痛》："刺之三痏。"刺三痏，即刺三次。此处之痏，指针刺的次数。《灵枢·热病》："两手外内侧各三，凡十二痏。"本篇论痏，指针刺的针孔。

32. 濯濯　水声。本篇论濯濯，论的是肠中水的流动声。

33. 䐜（chēn）胀　指肌肉肿起为特征的疾病。《素问·风论》："故使肌肉愤䐜而有疡。"

34. 澹澹　水波摇动之貌。《素问·至真要大论》："心澹澹大动胸胁胃脘不安。"本篇论"心下澹澹"，论的是心中悸动。

35. 肉节　肌肉有大有小，有节有界。肉节，即肌肉间的交界处。《灵枢·根结》："太阳为开，阳明为阖，少阳为枢。故开折则肉节渎而暴病起矣。"本篇论肉节，论的是针刺的禁忌，针刺无中肉节。

（题）（解）

邪气会伤人，这是本篇议论的主题。邪气伤脏伤腑，这是本篇议论的具体内容。

邪气伤人，一会伤及肌肤，二会伤及五脏，三会伤及六腑。

表里相通，体外受邪，一定会殃及体内脏腑。

内外相连，脏腑受邪，还会反映到外部。五脏六腑受邪，都会反映到面部颜色上与脉象上。面部颜色与脉象的不同变化，会折射出邪伤脏腑的不同部位。

外部邪气侵入人体会引起脏腑疾病，脏腑疾病会引起形色的变化，不同的形色不同的病。邪气—脏腑—病形，在本篇，是分而为三、合三为一的内容。

"正气存内，邪不可干。"这是《素问·刺法论》的至理名言。这句名言告诉后人，内虚才能引入外邪。

邪气是流动之气，疾病是流动之病，这是必须明白的一点。邪气入内致病，会在五脏六腑间循环流动。只有知道了这一点，才能真正明白"上有病，针刺于下；左有病，针刺于右；阴有病，针刺于阳"这一奇特刺法的"所以然"。

病在人体之中，病因在人体之外。用体外邪风来解释疾病，这是中医文化的优秀之处。致病的邪风，是显微镜所不能认识的病因，是所有仪器都认识不了的病因。

本篇最大的缺陷，就是没有对"何谓邪气"作出明确的界定。一部《素问》，反复申明虚邪之风的危害，但是一直没有对"何谓虚风邪气"作出明确的说明。一直到《灵枢·九宫八风》，才对"何谓虚风邪气"作出了界定。欲知"何谓虚风邪风"，敬请关注《灵枢·九宫八风》的讨论。

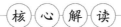

核 心 解 读

自然之气，有正邪之分。正气养人，邪气伤人。

邪气，有风邪、寒邪、湿邪之分。不同的邪气，侵入人体，会伤及上中下不同的部位。

五脏受邪，一脏有一脏的特殊面色，一脏有一脏的特殊脉象。六腑受邪亦然。

诊病，有三诊合一之妙法。三诊者，望之、切之、问之也。望之，察色也。切之，切脉也。问之，与患者交流也。

治病，一可以按病取穴，二可以按脏取穴，三可以按腑取穴，四可以按经脉取穴。

记住了以上内容，即记住了本篇的核心内容。

一、 人体之阴阳

（一）异名同类、如环无端的一阴一阳

人体经脉，有阴阳之分。

一阴一阳，从性质上说，同类而不同性。

一阴一阳，从形状上说，上下会通，左右相贯，如环无端。

如环无端，这是黄帝对经脉的形容。环者，圆环也。无端，无头无尾，无始无终，无限循环也。

此处提醒读者，一定要记住"如环无端"这个形容词。因为这一形容词对于理解天体与人体实在太重要了。

天体是运动的天体，天体运动，无限循环，如环无端。

日月是运动的日月，日月运动，无限循环，如环无端。

气血是运动的气血，气血运动，无限循环，如环无端。

试想一下，一旦邪气入侵人体，一旦进入气血，会停留在一个地方吗？

试想一下，一旦邪气致病，会固定在一个地方吗？

（二）脸不怕冷的原因

天气寒冷、大地冻裂、滴水成冰之时，全身上下棉装皮裹，唯独脸面不用衣物遮盖，这是为什么？

天气突然变冷，手足会麻木，唯独脸面不会麻木，这是为什么？

简而言之，一身之阳，集于脸上。

细而言之，是十二经脉、三百六十五络脉之阳气全部上达于面部的缘故。

精阳之气上注于目，目能视物。

精阳之气上注于耳，耳能听声。

精阳之气上注于鼻，鼻有嗅觉。

精阳之气上注于唇舌，唇舌能品味。

精阳之气上注于面部，加上面部皮肤又厚，肌肉坚实，所以天气寒冷之时，面部却不怕冷。

二、 外邪与疾病

（一）邪分风湿，身分上下

本篇中的黄帝，首先提出这样一个问题：外邪侵入人体，情况是否有差别？

岐伯给出的答案是：外邪侵入人体，有上部下部的差别。

黄帝又问：部分高下，以何为准？

岐伯给出的答案是：人体上半身为上，下半身为下。风邪，往往侵袭上半身。湿邪，往往侵袭下半身。上半身发病，是风邪所致。下半身发病，是湿邪所致。

外邪侵入人体，不会固定在一个部位上。邪气侵犯阴经，会流传到六腑；邪气侵犯阳经，则会在本经内流传，本篇的原话是"邪之中人也，无有常，中于阴则溜于府，中于阳则溜于经"。

（二）邪入人体内运动的基本规律

邪气侵入人体，或上或下，或左或右，有没有一定之规呢？如果有，如何解释？这是黄帝的问题。

岐伯分两个层次回答了这个问题：

其一，邪入虚弱时，人体阳经都会聚于头面部。邪气伤阳，往往在人体虚弱时。劳累用力后，饮食出汗后，腠理开泄后，这是邪气伤阳的一般规律。——邪气伤阳，阳气积聚于面部。

其二，邪在经脉上的流动。邪入人体，一会沿阳经下传，二会沿阴经下传。沿阴阳二经下传，是各有规律的。

邪气侵入面部，就会沿阳明经脉下传。

邪气侵入项部，就会沿太阳经脉下传。

邪气侵入颊部，就会沿少阳经脉下传。

邪气侵入胸部、脊部、两胁，也都会分别传于三阳经脉。

这是邪气沿阳经下传的规律。

邪入阴经，通常是从手臂和足胫开始。因为手臂和足胫的内侧皮肤较薄，肌肉柔弱；手臂和足胫的内侧是阴经的赋存部位，所以当身各部同样受风时，只有阴经容易受邪而发病。

这是邪气沿阴经下传的规律。

（三）邪为何不伤五脏伤六腑

若五脏之气充实，即便风邪入内，不一定会伤及五脏。

风邪入阴经，阴经不受会沿而传入阳经。邪传阳经，却会伤及六腑。

（四）邪何时易入五脏

下列五种情况时，邪气易入五脏：

1. 愁忧恐惧时，邪易入心脏。忧心忡忡的情绪低落之时，思绪万千、忧思万千之时，如果此时偏偏又遇外邪，心脏极易受邪致病。

2. 内外受寒时，邪易入肺脏。体外受寒，又饮冷水，邪易入肺脏。内外两种寒邪，外伤皮毛，内伤肺脏，所以会引起肺气上逆，致使咳喘。

3. 高处坠落时，邪易入肝脏。高处坠落之时，瘀血留积体内，又恰逢大怒的刺激，气上冲而不下行，血气郁结在胁下，此时邪易入肝脏。

4. 击打跌伤、酒醉同房时，邪易入脾脏。此时汗出受风后，邪易入脾脏。

5. 提举重物、房事过度时，邪易入肾脏。此时汗出后又沐浴，邪易入肾脏。

一定要明白的是，内虚才能引入外邪。只有在五脏先虚的前提下，外邪才能入侵内脏。

内虚引外邪，一人之病如此。内虚引外邪，万人之病如此。内虚引外邪，天下之病同样如此。

正气存内，邪不可干；虚气存内，邪必相干。希望每一位针刺之工都要记住这条哲理。

6. 邪中人体时的发病之态。所遇外邪不同，发病之态也不同。

虚邪贼风伤人时，人会突然感到寒冷，身体不由自主地颤抖哆嗦。

四时邪气伤人，发病较轻时，开始时面色略有变化，身上却没有什么感觉，好像有病，又好像无病，好像病已消失，又好像病还存在，有时有症状，有时无症状，不容易准确地把握病情。

三、 色·脉·神工

本篇又一次出现了关于医生水平的界定。界定分两个层次：一是以诊病的水平论之，一是以治病的效果论之。

（一）五色、五脉、五脏与时间、空间的关系

《灵枢》非常重视"色"与疾病的关系，从第一篇到第九篇，几乎篇篇在谈色，非常遗憾的是，谈色只谈原则，却没有谈"何谓病色，何谓死色"，笔者这里将《素问》与《难经》中关于"色"的论述集中于此，供读者鉴赏。

1. 五脏与五色　"五藏有五色，皆见于面。"《难经·十三难》指出，一脏一色，五脏五色。

《难经·十三难》指出，肝色青，心色赤，脾色黄，肺色白，肾色黑。五脏五色，均可以显现于面部。

2. 五色与脉象　《难经·十三难》告诉后人，一色一种脉象，五色五种脉象。在面部可以察看五脏之色，在寸口可以切察五种脉象。五色与脉象的具体对应关系如下：

患者面部青色的，脉象应当是弦而急。

患者面部赤色的，脉象应当是浮大而散。

患者面部黄色的，脉象应当是中缓而大。

患者面部白色的，脉象应当是浮涩而短。

患者面部黑色的，脉象应当是沉濡而滑。

3. 四时、五方与五色　《素问·金匮真言论》告诉后人，东西南北中五方对应青赤黄白黑五色，五色对应肝心脾肺肾五脏，具体相应关系如下：

东方青色，入通于肝。

南方赤色，入通于心。

中央黄色，入通于脾。

西方白色，入通于肺。

北方黑色，入通于肾。

东西南北中五方属于空间，这里的对应关系是五色、五脏与空间的对应。

在《内经》中，时空是一体的。万物均从时空中来，所以时空可以论万物。小花、小草、五谷，都严格遵循着春生夏长秋收冬藏的规律，何况人呢？时空不同，人的气色与脉象也不同。

4. 五色论疾病　《难经·十六难》指出，五色可以论疾病，可以论五脏之疾病。具体对应关系如下：

面色青，且容易发怒，是肝病。

面色红，且口中干，好发笑，是心病。

面色黄，且常嗳气，好思虑，喜择食，是脾病。

面色白，且常喷嚏，忧愁而不快乐，是肺病。

面色黑，且好恐惧，常呵欠，是肾病。

5. 五色观生死　《素问·五藏生成》中出现了一种以五色论生死的判断方法。

（1）五种死色：面色像死草一样的青色，是死色；面色像枳实一样的黄色，是死色；面色像烟煤一样的黑色，是死色；面色像死血一样的红色，是死色；面色像枯骨一样的白色，是死色。

（2）五种生色：面部颜色青得像翠鸟的羽毛一样，是生色；面部颜色红得像鸡冠一样，是生色；面部颜色黄得像螃蟹的肚皮一样，是生色；面部颜色白得像猪油一样，是生色；面部颜色黑得像乌鸦的羽毛一样，是生色。

本篇还指出，脉象中还有一个相生相克问题，是应该重视的。即若见其色而不能切到相应的脉，反而切到相克的脉，如见青色而切到毛脉，主病危重。若切到相生之脉，如见青色而切到石脉，病就会很快痊愈。

(二) 明、神、工的界定

本篇指出，辨别气色是诊病的关键。辨别脉象，同样是诊病的关键。两个关键，诊病时一个都不能忽略。以诊病水平，本篇论出"明、神、工"三种不同境界的医生："见其色，知其病，命曰明。按其脉，知其病，命曰神。问其病，知其处，命曰工。"

"见其色"，望而知之也。观察患者气色，知道病情病因的，谓之明。

"按其脉"，切而知之也。通过切脉，知病情病因的，切而知之谓之神。

"问其病"，问而知之也。询问病情，知道病在何处的，问而知之谓之工。

明，望而知之。神，切而知之。工，问而知之。三者的不同，不同在诊病方法上。

讲究诊病方法，这是一。讲究治病的效果，这是二。本文又将诊病方法与治病的效果合二而一，进行医生水准的评价，评价出上、中、下三种医生：

若能将"望而知之、切而知之、问而知之"三种诊病综合起来诊病，十个患者能治好九个，称之为上工。

若能运用两种诊病方法，十个患者能治好七个，称之为中工。

只会用一种诊病方法，十个患者只能治好六个，称之为下工。

在《周礼·天官》的记载中，医生一年一考核，岁终考核，以医疗效果定俸禄。请看原文：

"医师掌医之政令，聚毒药以共医事。凡邦之有疾病者，有疕疡者造焉，则使医分而治之。岁终，则稽其医事，以制其食。十全为上，十失一次之，十失二次之，十失三次之，十失四为下。"

在早期的中华大地上，医生与官员一样，是以成绩为标准进行考核的。优者进，劣者退。医生与官员，都没有今天的铁饭碗。

论神明之工，本篇使用了两个形象比喻：①击鼓，声音相应；②树根死，树叶枯萎。这是本篇用于说明疾病与气色、脉象关系的两个形象比喻。

击鼓，鼓槌下落则声音相随。树根从病到死，树叶相随而变，一天天变黄，一天天变枯。两者之间，相随相应的关系，如影随形。

高明的医生，诊病时一定会注意到人体内外的联系，一定会综合三种诊病的方法。最高明的医生，称为神明。

两个比喻说明的是同一个问题：人体内部有病，一定会反映到外部。例如，人体脏腑有病，面色会随之异常，五官之色会随之异常，神色会随之异常。内外一体，表里相关，病形相随，是两个比喻所强调的核心。

四、六种脉象与五脏疾病

急、缓、大、小、滑、涩，六种脉象也。认识六种脉象，可以辨别五脏疾病。

（一）六种脉象的分别

五脏疾病在内，六种脉象在外，认识在外的六种脉象，就可以辨别出在内的五脏疾病。

怎样认识呢？脉搏与尺部的皮肤放在一起观察，即可以认识六种脉象：

1. 脉搏急的，尺部皮肤也紧急。

2. 脉搏缓的，尺部皮肤也弛缓。

3. 脉象小的，尺部皮肤也瘦削。

4. 脉象大的，尺部皮肤也大而隆起。

5. 脉象滑的，尺部皮肤也滑润。

6. 脉象涩的，尺部皮肤也枯涩。

脉象与尺部皮肤，尺部皮肤与脉象，相互对应，所以善于诊察尺部皮肤的人，不必等待诊察寸口的脉象，善于诊察脉象的人，不必等待观察气色。

（二）六种脉象与五脏疾病

一脏一脉，五脏五脉。一脉六象，一象对应一种疾病。

1. 心脉六象　心脉有急、缓、大、小、滑、涩六象，每一象又分"甚"与"微"两种脉象，所以心脉实际上有十二种脉象。十二种脉象对应十二种疾病。

心脉急甚，是寒邪伤脉，病为筋脉痉挛牵引。

心脉微急，是微邪伤脉，病为心胸引背而痛，食不能下。

心脉缓甚，是心气热，病为狂笑。

心脉微缓，是热聚心下，久病为伏梁，其气上下行，有时会出现唾血。所谓伏梁，是腹腔里形成的脓血包块。《素问·腹中论》："帝曰：病有少腹盛，上下左右皆有根，此为何病？可治不？岐伯曰：病名曰伏梁。帝曰：伏梁何因而得之？岐伯曰：裹大脓血，居肠胃之外，不可治，治之每切按之致死。"《难经·五十六难》："心之积，名曰伏梁。起齐上，大如臂，上至心下，久不愈，令人病烦心，以秋庚辛日得之。"

心脉大甚，是心火上炎，喉中如有物梗阻。

心脉微大，是心脉不通的心痹，病为心痛引背，心脉上连目系，会常流泪。

心脉小甚，是阳气虚，胃寒气上逆会发呃逆。

心脉微小，是血少津枯，病为消痹。

心脉滑甚，是阳盛有热，病为口渴。

心脉微滑，为热在下，病为心疝引脐痛而肠鸣。

心脉涩甚，是心气少，病为暗不能言。

心脉微涩，病为吐血、衄血、四肢厥冷、耳鸣和头部疾病。

2. 肺脉六象　肺脉有急、缓、大、小、滑、涩六象，每一象又分"甚"与"微"两种脉象，所以肺脉实际上有十二种脉象。十二种脉象对应十二种疾病。

肺脉急甚，是风气盛，会发癫疾。

肺脉微急，是肺有寒热，出现倦怠乏力，咳嗽、唾血，咳时牵引胸部和腰背部疼痛，及鼻中生息肉而呼吸不通。

肺脉缓甚，是表虚不固，会多汗。

肺脉微缓，是肺热叶焦，发为痿瘘、鼠瘘、半身不遂，头以下汗出不止。

肺脉大甚，是火甚阴伤，发为胫肿。

肺脉微大，是肺热，为肺痹，牵引胸背，怕见日光。

肺脉小甚，是气虚，气虚不摄，病为泄泻。

肺脉微小，是气虚，病为善食善饥的消瘅。

肺脉滑甚，为实热，病为喘急上气。

肺脉微滑，是热伤血络，病为衄血和便血。

肺脉涩甚，是血滞不行，病为呕血。

肺脉微涩，是气滞，病为鼠瘘，多生于颈项和腋下，下肢无力，难于支撑上部重压，所以下肢常感酸软。

3. 肝脉六象　肝脉有急、缓、大、小、滑、涩六象，每一象又分"甚"与"微"两种脉象，所以肝脉实际上有十二种脉象。十二种脉象对应十二种疾病。

肝脉急甚，是肝气旺盛，病为多怒而言恶。

肝脉微急，是肝气积于胁下，像扣着的杯子一样，名为肥气。

肝脉缓甚，是热气上逆，病为呕吐。

肝脉微缓，为水积胸胁，会发生小便不利的水瘕痹病。

肝脉大甚，是热邪壅盛，病为内痈，经常出现呕血和衄血。

肝脉微大，病为肝痹病，阴器收缩，咳引小腹作痛。

肝脉小甚，为血少而渴，病为多饮。

肝脉微小，为阴虚血燥，病为消瘅。

肝脉滑甚，为热壅于轻，病为阴囊肿大的㿉疝病；肝脉微滑，是肝火在下，病为遗尿。

肝脉涩甚，是气血阻滞，水气停留而为溢饮。

肝脉微涩，为气血不足，筋脉失养，病为抽搐或挛急的筋痹病。

4. 脾脉六象　脾脉有急、缓、大、小、滑、涩六象，每一象又分甚、微两种脉象，所以脾脉实际上有十二种脉象，十二种脉象对应十二种疾病。

脾脉急甚，是寒甚不温四肢，病为瘛疭。

脾脉微急，是脾阳虚，脾不运化，食入而吐，名为膈中，大便下冷沫。

脾脉缓甚，是脾热，病为四肢痿软无力而逆冷。

脾脉微缓，为风痿病，四肢痿废不用，因病在肌肉，病为神志清楚，好像无病一样。

脾脉大甚，为阳气亢逆，病为猝然昏倒。

脾脉微大，是脾气结而为痞气，湿热郁蒸则化脓血，脓血在肠胃之外，病为腹大。

脾脉小甚，是中阳不足，病为寒热。

脾脉微小，为内热，病为消瘅。

脾脉滑甚，为湿热内盛，病为㿉疝和小便癃闭。

脾脉微滑，则湿热郁久生虫，病为肠内寄生虫，虫毒引起腹部发热。

脾脉涩甚，是气滞血伤，发为大肠脱出的肠㿗病。

脾脉微涩，则会出现肠内溃烂，大便脓血。

5. 肾脉六象　肾脉有急、缓、大、小、滑、涩六象，每一象又分"甚"与"微"两种脉象，所以肾脉实际上有十二种脉象，十二种脉象对应十二种疾病。

肾脉急甚，是寒邪入骨，发为骨癫病。骨癫，为寒邪入骨的一种癫疾。其特征有二：①汗出烦闷；②呕吐涎沫。肾主骨。病位在骨，病因在肾。"肾脉急甚为骨癫疾"，本篇是以肾论骨癫的。《灵枢·病狂》："骨癫疾者，颜齿诸腧分肉皆满而骨居，汗出烦悗。呕多沃沫。"

肾脉微急，是肾寒，病为沉厥病，寒邪上逆发为奔豚，两足难以屈伸，大小便不利。奔者，奔腾也。豚，猪也。奔豚，奔腾的小猪。奔豚为病，病象特殊：发病时，一股凉气起于小腹，奔于心下，犹如奔腾的小猪。奔豚之病名，由此而来。《难经·五十六难》："肾之积，名曰贲豚。发于少腹，上至心下若豚状，或上或下无时，久不已，令人喘逆，骨痿少气，以夏丙丁日得之。"贲通奔，贲豚即奔豚。《素问·骨空论》："督脉者，起于少腹以下骨中央，女子入系廷，其孔，溺之端也……此生病，从少腹上冲心而痛，不得前后，为冲疝。"督脉生病，病起于少腹而冲于心。奔豚发病，病起于少腹上冲于心。奔豚与冲疝，两病有相似相通之处。

沉厥，是病因在寒，病位在肾，与奔豚病位病因相同的一种病。病气沉而不奔，是沉厥与奔豚的区别。

肾脉缓甚，是阴不足，病为腰脊疼痛似折。

肾脉微缓，是肾气虚，病为大便洞泄，或食物下咽即吐。

肾脉大甚，是阴虚火旺，病为阴痿不起。

肾脉微大，为石水病，从脐下至下腹肿满，有重坠感，若肿满上达胃脘部，则病重难以治疗。

肾脉小甚，是元气虚衰，病为洞泄。

肾脉微小，是精血不足，病为消瘅。

肾脉滑甚，是有热，病为小便不利，或为溃疝。

肾脉微滑，是肾虚内热，病为骨痿，坐下就不能站起，站起则两眼昏花，视物不清。

肾脉涩甚，是气血阻滞，病为大痈。

肾脉微涩，是气血不利，病为女子月经不来，或痔疮经久不愈。

综上所述，可以总结出简洁易于记忆的结论：

凡脉象急的为寒邪。

凡脉象缓的为热邪。

凡脉象大的为多气少血。

凡脉象小的为气血皆不足。

凡脉象滑的为阳盛有热。

凡脉象涩的为气滞血少，微有寒象。

五、 五脏疾病与针刺方法

脉急有寒，寒病针刺应深，且留针的时间要长些。

脉缓有热，热病针刺应浅，且出针要快，以去其热。

脉大多气少血之病，针刺应微泻其气，不能出血。

脉滑阳盛有热之病，针刺应浅刺快出针，以泻其阳气，祛除热邪。

脉涩气滞血少之病，针刺应刺中其脉，根据症状的逆或顺，可以久留针，并按摩肌肉，以导脉外的气，出针后，要很快按住针孔，不能出血，以调和经脉气血。

凡是脉象小的，是气血俱虚，阴阳形气都不足，不要用针刺治疗，可用甘味药物调治。

针经讲针，也讲药。一讲针，二讲药，毫无偏颇之处。希望今天的针刺医生也记住这一点。

寒病刺深，热病刺浅；寒病留针时间长，热病留针时间短。若以阴阳论之，寒病属阴，热病属阳。阴病刺深，阳病刺浅；阴病留针时间长，阳病留针时间短。

阴阳寒热，寒热阴阳，这是两个基本点。记住这两个基本点，其他问题则迎刃而解。

六、 气·腧穴·疾病医治

气，在五脏六腑间循环。气，在五腧穴间流动。所以，用针刺之法医治脏腑疾病，无论如何不能忘记五腧穴。

（一）腧穴的常识回顾

井穴，是脏腑之气的出发点。井穴，犹如日出的东方和生气勃勃的春天，象征万物开始萌芽发生。合穴，是脏腑之气的落脚集聚点。合穴，犹如寒冷的北方和万物生机潜伏的冬天，是阳气收敛内藏，所以说所入为合。这是《难经·六十三难》《难经·六十四难》对井、合二穴的界定。

经气的起点为井穴，缓缓流动之处为荥穴，经气灌注点为输穴，经气流行点为经穴，经气深入点为合穴。这是《难经·六十八难》以经气的起始与流动状态所论出的五腧穴。

（二）腧穴主治的疾病

井穴，主治心下胀满。荥穴，主治身体发热。输穴，主治身体困重、关节疼痛。经穴，主治咳嗽气喘、身体寒热。合穴，主治气上冲逆而泻泄。这就是《难经·六十八难》中五腧穴主治的疾病。

在本篇，五腧穴主治什么疾病呢？

荥、输的气脉浅，可以治外部经脉的病。

合穴气脉深，可以治内部六腑的病。

三阳经脉的合穴，可以治六腑之疾病。

（三）合穴的总称与分支

合穴，既是总称，又是具体之名。

《素问·咳论》：　"治藏者治其输，治府者治其合，浮肿者治其经。"——治腑者治其合。合者，合穴也。这里的合穴是总称。

《灵枢·九针十二原》："所出为井，所溜为荥，所注为输，所行为经，所入为合。"合者，具体穴位也。这里的合穴，是具体的穴位。

三阳经脉上，均有合穴。合穴，各有自己的名称。经脉不同，合穴的名称也不同。具体名称如下：

足阳明胃经的合穴是足三里。

手阳明大肠经的合穴是曲池。

下输合于足阳明之上巨虚。

手太阳小肠经的合穴是小海。

下输则合于足阳明之下巨虚。

手少阳三焦经的合穴是天井。

下输则合于足太阳之委阳。

足太阳膀胱经的合穴是委中。

足少阳胆经的合穴是阳陵泉。

（四）合穴的取法

不同经脉的合穴，取的方法也不同。具体取法如下：

取足三里要正坐曲膝，足背低平。

取巨虚穴要将足抬起。

取委阳要屈伸腿足，探寻取之。

委中要屈膝而取。

阳陵泉要正坐，使两膝齐平，在委阳的外侧取之。

这里还要说明一下合穴之外的荥输穴。取荥输以治疗外部经脉的疾病，应先牵拉伸展四肢，使经脉舒展，气血流通，然后再取穴。

（五）阳明经上的疾病

阳明经有手足之分，手足阳明经上的疾病，在病症与脉象上是有差别的。

1. 足阳明经上的疾病　足阳明经行于面，面部发热是足阳明经有病。

2. 手阳明经上的疾病　手阳明经行于手鱼际之表，内络太阴，故手鱼际络脉血液郁滞，是手阳明经脉有病。

3. 足阳明经上的疾病　两足背上的冲阳脉，出现坚实或虚陷的现象，是足阳明经有病，因足阳明经属胃脉。

（六）六腑病

一腑一病，六腑六病。六腑之病，各有各的特征：

1. 大肠病　大肠有病，肠中急痛，由于水液停留，故肠鸣不断。

如果冬天再感受寒邪，就会出现泄泻和脐部疼痛，痛时不能久立。

大肠连属于胃，故与胃同候，可以针刺胃经上的巨虚、上廉穴来治疗。

2. 胃病　胃有病，主要证候有三：①腹部胀满；②胃脘当心窝部疼痛，支撑两胁；③胸膈和咽部不通，饮食不下。

治疗胃病，可取足三里穴。

3. 小肠病　小肠有病，主要证候有四：①会出现小腹疼痛，腰脊牵引睾丸作痛；②时有小便窘急；③或耳前发热，或寒甚，或肩上热甚，或手小指与无名指之间发热；④脉络虚陷不起。

治疗小肠病，可针刺小肠经上的合穴巨虚、下廉来治疗。

4. 三焦病　三焦有病，主要证候有三：①腹气胀满，尤其是小腹胀满；②小便不通；③水溢于皮下为水肿，或水停留在腹部的水胀病。

诊察三焦病，可观察足太阳经外侧大络的变化，大络在太阳经与少阳经之间，若此处大络脉出现赤色，即可判定为三焦病。

治疗时应取三焦的下腧委阳穴。

5. 膀胱病　膀胱有病，主要证候有二：①小腹部偏肿，疼痛，用手按压痛处，就会产生尿意，却又不能排出；②由于膀胱经脉起于足小趾外侧，循胫踝上行于肩背，所以足小趾外侧、胫踝及肩部会发热，若循行部位发生脉下陷不起，即可判定为膀胱病。

治疗时应取膀胱经的合穴委中。

6. 胆病　胆有病，主要证候有：①爱叹气——叹长气，口苦，呕吐胆汁，以及心跳不安，好像有人要逮捕他一样；②咽喉中像有东西梗阻，时时吐唾沫。

治疗时，可以在足少阳经从起至止的循行通路上选穴。循行部位出现脉陷下不起，可用灸法治疗，如胆病而出现寒热往来的，治疗时应取足少阳经的合穴阳陵泉。

七、针刺腧穴之道

一个字叫道，两个字叫法则。

针刺之道，即针刺法则。

针刺腧穴，有一定法则吗？有！

针刺腧穴，一定要刺中气穴，而不能只刺中肉节。因为刺中气穴，就像针游于空巷之内，经脉就能得以疏通；若刺中肉节，就会感到皮肤疼痛。

刺中气穴，即符合针刺之道。

刺中气穴，即符合针刺之法则。

误刺肉节，即违背针刺之道。

误刺肉节，即违背针刺之法则。

误刺在筋，则筋受伤而弛缓，邪气也不能出，反而会与经脉之气相互斗争，扰乱气机，甚至还会使邪气内陷，留着于体内而使病情加重。用针不精，刺法错乱，会造成严重后果。

此外，补泻手法也要得当，当补则补，当泻则泻。补泻颠倒，旧病未除，又添新病，或者使病情加重。

这里需要重新强调一下腧输之别：脏腑经脉上的井、荥、输、经、合通称为腧穴。腧穴有一个精气所注入的穴位称为输穴。

八、"法时"解

前三篇讲法天、法地、法人，本篇讲法时。

天理重要，地理重要，人理重要，时间之理同样重要。

不了解天地人三者之理，无法认识中华元文化与中医文化，不认识时间之时，同样无法认识中华元文化与中医文化。时间关乎宇宙，时间关乎生命，时间关乎生命的尺度，时间关乎变化的过程。看不见、摸不着的时间，对于宇宙，对于万物，对于人，对于中医实在太重要了。不知道时间的本质，不知道时间"从何而来"，不知道时间的具体单位，就无法认识宇宙，就无法认识生命，同样的道理，也无法认识这部《内经》。

（一）至理名言

打开《易经》《尚书》《周髀算经》《内经》，部部经典之中都有关于时间的至理名言。

1.《易经》中关于时间的至理名言　一部不到三万字的《易经》，一个"时"字出现了五十多次。时间在《易经》中的基础性地位，此处可见一斑。

《易经》以时论天理，以时论人理，以时论政理，以时论日月之理，以时论昼夜之理，以时论万物变化之理。守时，信守时序，在《易经》里，是做人的基本道理。守时，信守时序，是衡量圣人、大人、君子的基本尺度。

这里，摘录四句至理名言供读者鉴赏。

其一，《易经·乾·文言》："与四时合其序。"

其二，《易经·艮·彖传》："时止则止，时行则行，动静不失其时，其道光明。"

其三，《易经·系辞下》："变通者，趣（趋）时者也。"

其四，《易经·系辞下》："易之为书也，原始要终以为质也。六爻相杂，唯其时物也。"

这里不做展开讨论，只是解释最后一句。

"易之为书也，原始要终以为质也。"《易经》这部书核心在于"原始要终"。原始者，起始也。要终者，终结也。始终，终始；自始至终，原始反终；《易经》这部书核心在于事物由始到终、原始反终的过程。过程，天的过程，物的过程，人的过程，成功与失败的过程，都必须用时间之时来表达。

"六爻相杂，唯其时物也。"六爻，六十四卦每一卦的六爻，就是表达时间与万物变化顺序的。六爻、六时、六辰，爻理即道理，爻理即时间之理。

2.《尚书》中关于时间的至理名言　《尚书》第一篇是《尧典》。《尧典》讲尧，尧的第一项伟大功绩，就是观天文制历法。尧确定了一岁的时间长度为三百六十六日，确定了以"闰月定四时"的原则，确定了百官必须以历论政的行政纲领。

请看《尚书·尧典》中的至理名言："期三百有六旬有六日，以闰月定四时，成岁。允厘百工，庶绩咸熙。"

"先时者杀无赦，不及时者杀无赦。"这是《尚书·胤征》中的至理名言。先于时者，杀无赦；不及时者即后于时者，杀无赦。两个"杀无赦"，均相关于时间之时。

何谓"先于时"？例如，历法中的冬至早于实际中的冬至，这就是"先于时"。再如，日食的预报，今天的日食被预报为昨天，这就是"先于时"。"先于时"，主管历法的官员必须杀头。

何谓"后于时"？例如历法中的夏至晚于实际中的夏至，这就是"后于时"，亦即"不及时"。再例如日食的预报，昨天的日食被预报为今天，这就是"后于时"。"后于时"，主管历法的官员必须杀头。

以历论政，即以时论政，是尧与舜的行政大纲。

3.《周礼》中关于时间的至理名言　《周礼》以时考核政绩，以时论饮食，以时论疾病，以时论音律……

这里，摘录三句至理名言供读者鉴赏。

其一，《周礼·天官》："岁终，则令群吏正岁会。月终，则令正月要。旬终，则令正日成，而以考其治。治不以时举者，以告而诛之。"

岁终，命令群吏考核一岁的政绩。

月终，命令群吏考核一月的政绩。

旬终，命令群吏考核一旬的政绩。

凡是"治不以时"者，即行政违反时令者或不按时行政者，一旦被举报，要受到"诛之"的刑罚。诛之者，杀头也。——这里的以时论之，论的是政，论的是政绩。

一个"治不以时"，何以如此重罚？看看管子的一个论断，疑惑马上迎刃而解。《管子·四时》："不知四时，乃失国之基。"四时，乃国之基础。国之基础，岂敢乱之？

其二，《周礼·天官》："春多酸，夏多苦，秋多辛，冬多咸，调以滑甘。"

春，宜食酸；夏，宜食苦；秋，宜食辛；冬，宜食咸；四季调以滑甘。五味调四时，以时论五味，《周礼》中"以时进补"的问题已经解答。——这里的以时论之，论的是五味与养生。

其三，《周礼·天官》："四时皆有疠疾：春时有痟首疾，夏时有痒疥疾，秋时有疟寒疾，冬时有嗽上气疾。"

一时有一时之病，四时有四时之病。——这里的以时论之，论的是四时与疾病。

4. 《逸周书》中关于时间的至理名言　二十四节气，在经典中第一次出现，就是出现在《逸周书·周月》之中。万古长青的不易之道在何处？《逸周书》告诉后人，就在春夏秋冬四时里。天下之政、桃花桐花、鸟兽鱼鳖，在《逸周书》里，全部在以时论之的范畴之内。

这里，摘录五句至理名言供读者鉴赏。

其一，《逸周书·大武解》："政以和时。"

其二，《逸周书·大明武解》："应天顺时。"

其三，《逸周书·程典解》："百物鸟兽鱼鳖，无不顺时。"

其四，《逸周书·武顺解》："天有四时，不时曰凶。"

其五，《逸周书·大聚解》："旦闻禹之禁，春三月，山林不登斧，以成草木之长；三月遄不入网罟，以成鱼鳖之长。……天不失其时，以成万财。"

《逸周书》以大禹的名义，留下了中华大地上的第一部环境保护法。最后一个论断，讲的就是以时伐木，以时捕鱼……

顺时为吉，逆时为凶。吉凶，是以时论之的结论。知道了这一点，再看《易经》，就知道"吉凶"判断的自然意义了。

5. 《内经》中关于时间的至理名言　以时论之，是《内经》论证问题的基本方法。

以时论养生，《素问》论出了春养肝、夏养心、秋养肺、冬养肾、长夏养脾。

以时论脉象，《素问》论出了春脉弦，夏脉洪，秋脉浮，冬脉沉。

以时论疾病，《素问》论出了逆春气，肝气内变；逆夏气，心气内洞；逆秋气，肺气焦满；逆冬气，肾气独沉。

以时论人体，《灵枢》以四时论四肢，以十二月论十二经络……

以时论之，所产生的至理名言在《素问》与《灵枢》中比比皆是，详细的讨论会在书中进行，这里仅摘录三句至理名言，以供读者鉴赏。

其一，《素问·六节藏象论》："不知年之所加，气之盛衰，虚实之所起，不可以为工矣。"

其二，《素问·生气通天论》："虽有贼邪，弗能害也，此因时之序。"

"三不知"，不可以为工。"一不知"就是表示天文历法的"年之所加"。四时、五行、八节、十二月、二十四节气都是从年这里出发的。

其三，《灵枢·卫气行》："谨候其时，病可与期，失时反候者，百病不治。"

"失时反候者，百病不治。"这句话的意思是：违背了四时气候法则治病，百病难以治愈。敬请读者记住这一点。治病，绝不仅仅是"如何用药，如何针刺"，最为基础、最为关键的一步恰恰是"应不应时"。

《素问》中还有一个词几乎被后人忘记了，这个词就是"因时之序"。"因时之序"在《素问》中出现过两次，讲的是只要遵循四时之序，人体就会免受外邪之害。

九、 时间单位的出现

源头文化里没有"时"的概念，却有时间单位岁、月、日的区分。

《周髀算经·日月历法》："月与日合，为一月；日复日，为一日；日复星，为一岁。"

日月相会一次，为一月。哪一天月儿圆，这一天就是日月相会。从这一次的月圆到下一次的月圆，整整一个朔望月。初一为朔，十五为望。

日出日落，日落日出，为一天。

以一恒星为坐标，见太阳从这个恒星出发，又见太阳回归这里，为一恒星年。恒星年称岁，为一岁。实际上，日影也可以界定岁。立竿测影，正中午的日影，会在一个最长点与一个最短点两点之间循环，由最长到最短，再由最短到最长，循环一次即是一岁。

太阳历论岁，一个太阳回归年为一岁。

太阴历论年，月亮圆十二次（十二个月）为一年。

"中数曰岁，朔数曰年。中数者，谓十二月中气一周，总三百六十五日四分之一，谓之一岁。朔数者，谓十二月之朔一周，总三百五十四日，谓之一年。"（《礼记·月令》疏）这个论断分出了年与岁的两点不同：一是坐标不同，太阳历论岁，太阴历论年；二是时间长度不同，岁长 365.25 天，年长 354 天。

今天知道年与岁不同者几稀，在几千年前的中华大地上，我们的先贤分得是那样的清楚明白。

日、月、岁、年的确定，关乎日月，关乎恒星。这是中华元文化与中医文化常青而永恒的奥秘。

现代物理学以牛顿经典力学为基础，经典力学以绝对时空为基础。所谓绝对时空，即与外物毫无关系。与外物毫无关系的时间为绝对时间，与外物毫无关系的空间为绝对空间。这种绝对时空，根本不存在。所以牛顿力学仅仅几十年的生命力，爱因斯坦的相对论就是对牛顿力学的否定。当代物理学家，美国科学院院士、美国物理学学会主席、美国哲学学会副主席惠勒教授，1981 年 10 月应邀到北京、上海等地讲学，系列演讲被结集为《物理学和质朴性》一书（安徽科学技术出版社，1982 年），书中出现了一个惊人的结论：物理学的基础结构注定要坍塌并将重建在一个新的基础之上。物理学新的基础在哪里？太极图赫然出现在文集第一页。

惠勒四次演讲，次次都谈到量子力学大家、诺贝尔物理学奖获得者玻尔对中华元文化的敬重。玻尔 20 世纪 30 年代到过中国，一看到太极图，马上下出结论：阴阳是并协原理的先河。

太极图第一重含义就是表达史前历法的：一天分昼夜两截，一年分寒暑两截的历法。云南少数民族的历法图，太极位于中间的位置上（见李维宝《云南少数民族天文历法》）（图 2-4-1）。

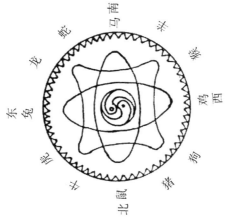

图 2-4-1　傈僳族十二支十二方位时空图

以天文历法为基础的中华元文化与中医文化，之所以生命常青，重要原因之一，就是中医文化的时空观具有永恒性。

中医，有人骂，但没有人能够否定。所以然则何？功力不够！谩骂中医者，没有一个懂天文历法的，没有一人能从时空观这一角度去论证问题的。

中医，有人坚持，但没有人能够复兴。所以然则何？功力不够！信守中医者，没有一个能谈天文历法的，没有一人能从时空观这一角度去论证问题的。

十、 时从天文来

观天文，制历法，中华先贤远远地走在了世界前列。洛书、河图、先天八卦是史前历法。前面已经谈过，此处谈经典记载的天文历法。

《尚书·尧典》："历象日月星辰，敬授民时。"

"民时"为何？长度366天的岁，长度354天的年，春夏秋冬四时，闰月的原则，太阳历闰日不闰月，只有阴阳合历有闰月，所以《尚书·尧典》的"民时"为阴阳合历。

"民时"从何而来？从天文而来。天文为何？日月星辰。日月星辰为何？日月星，太阳、月亮、二十八星宿也。辰，即太阳月亮会合的瞬间。《春秋左传·昭公七年》："日月之会是谓辰。"辰，这里指的是日月相会的瞬间。

时从天文来，利用日影同样能制历。利用中午日影的变化，《周髀算经》出现了时间长度为365.25天的太阳历，出现了二十四节气。

《周礼·地官》："正日景，以求地中。……日至之景，尺有五寸，谓之地中，天地之所合也，四时之所交也，风雨之所会也，阴阳之所和也。"

日影尺有五寸的日至，即夏至。地中，即北回归线。太阳相交于北回归线，是夏至。

夏至，是太阳转向南回归线的转折点，是两分（春分秋分）两至（冬至夏至）四个重要节气之一，"四时之所交"的意义就在这里。

夏至，阴阳两气的转折点。冬至，阴气至于此；夏至，阳气至于此。阴气至而一阳生，阳气至而一阴生，"阴阳之所和"的意义就在这里。

夏至，南方开始刮台风，北方开始有大雨、暴雨，"风雨之所会"的意义就在这里。

时从天文来，时由历来记载，由时令来记载，由二十四节气来记载。

西方的历，只有数字意义，记载的是某时某刻、某年某月某日。

中华民族的历，体现在天文与天气的统一上，体现在天文与阴阳（寒暑昼夜）变化的统一上，体现在天文与万物演化的统一上，体现在天文与人体气血运动的统一上。在世界民族之林，唯有我中华民族的历，可以以历定气，可以以历推气。

具体的节令是时间单位，二十节气是时间系统；时、日、月是时间单位，年和岁是时间系统，换言之，太阳历、太阴历是时间系统；具体的干支是时间单位，干支配合而成的甲子是时间系统；中华文化、中医文化的起始点在时间单位，中华文化、中医文化的成熟点在时间系统。

十一、 时论天道， 天道论时

在下面五个论断中，时与天道，天道与时，是一体而论的。

其一，"一阴一阳之谓道……阴阳之义配日月。"（《易经·系辞上》）

其二， "大明终始，六位时成，时乘六龙以御天。乾道变化，各正性命。"（《易经·乾·彖传》）

其三，"时乃天道。"（《尚书·大禹谟》）

其四， "日中立竿测影，此一者，天道之数。" （《周髀算经·陈子模型》）

其五，"万物春生、夏长、秋收、冬藏。天地之正，四时之极，不易之道。"（《逸周书·周月》）

第一个论断先告诉后人，一阴一阳之谓道；又告诉后人，太阳月亮就是一阴一阳。太阳月亮，一阴一阳。一阴一阳，太阳月亮。一阴一阳之谓道，太阳月亮是一阴一阳，所以太阳月亮就是道。这是一个等量代换关系。这一等量代换关系，在《管子》中有相似相通之语。《管子·枢言》："道之在天者，日也。"日道即天道，太阳是可以论天道的。

太阳有太阳历，月亮有太阴历，太阳历太阴历合二而一的阴阳合历，都是天道的具体代表。知道了这一点，就知道了《素问》为什么把"年之所加"放在为工者的第一"应知应会"的标准上。

第二个论断先告诉后人，龙为时间龙，龙为阳气龙。大明即太阳，太阳演化出了六时，六时由六龙来驾御，所以龙为时间龙。乾卦是纯阳之卦，六爻是纯阳之爻。六爻由六龙来表达，所以龙为阳气龙。乾道即天道，天道即乾道。阳气龙、时间龙代表的就是天道。

第三个论断直接、干脆、明了，时就是天道。

天道玄虚吗？一点都不玄虚。天道在哪里可以看得到？日影就是天道，日影之数就是天道之数。

第四个论断告诉后人，在日影这里，可以清楚地了解天道。

万古长青、万古不易的道在哪里？在春夏秋冬的次序里，在万物春生、夏长、秋收、冬藏的次序里，这是第五个论断所讲的天道。

道是中华元文化的基础，是中医文化的基础。时间即天道，时从天文来，具体从太阳月亮中来。只要太阳月亮还在，中华元文化与中医文化的基础就不会像物理学那样坍塌。

中华先贤为后人奠定的文化基础是那样的稳固，是那样的坚实。如此稳固坚实的基础，后人明白了吗？利用了吗？

先贤的优秀子孙明白道理、认识时间之日，即是中华文化、中医文化复兴之日。

十二、 时间出于圆

时间为什么出于圆？

要弄清这个问题，先请看下面两个论断。

其一，《素问·六节藏象论》："日为阳，月为阴。行有分纪，周有道理，日行一度，月行十三度而有奇焉。故大小月三百六十五日而成岁，积气余而盈闰矣。"

其二，《后汉书·律历下》："在天成度，在历成日。"

先讨论第一个论断。"行有分纪"者，各行其道也；日行日道，月行月道也。"周有道理"者，圆周运动也。"日行一度"者，太阳每天运行一度也。度，圆之概念也，三百六十度之度也。太阳每运行一度，月亮运行十三度多。大月三十天，小月二十九天；大月、小月之分，属于太阴历。太阳回归一次，是一岁。"三百六十五日而成岁"，是太阳回归一次的天数。大月小月之月，是时间单位；岁，是时间系统；大月小月之月，属太阴历；岁，属太阳历。太阴历论年，一年三百五十四天；太阳历论岁，一岁三百六十五天；一年与一岁之间，相差 11.25 天。三年之间就"积"出三十多天，这就要多设一个闰月，才能使太阴历、太阳历两种历吻合。这就是"积气余而盈闰"的所以然。月亮绕地球公转一周，为一月。太阳回归即地球绕太阳公转一周，为一岁。岁月，时间也。时间，是不是产生于空间大圆?!

再讨论第二个论断。"在天成度"，本义指的是太阳在天体中每天运行一度，实际上是地球围绕太阳公转一度。"日行一度"，历中记载一天。如此者，"在历成日"也。地球公转三百六十五度，历中三百六十五天；空间论度，时间论日。时间是不是产生于空间大圆?!

时间与空间，会过时吗?

太阳历与太阴历，会过时吗?

那么，中医文化呢? 这部针经呢?

根
结
第
五
法
音

（原）（文）

岐伯曰：天地相感[1]，寒暖相移，阴阳之道，孰少孰多，阴道偶，阳道奇。发于春夏，阴气少，阳气多，阴阳不调，何补何泻。发于秋冬，阳气少，阴气多；阴气盛而阳气衰，故茎叶枯槁，湿雨下归，阴阳相移，何泻何补？奇邪离经[2]，不可胜数，不知根结[3]，五藏六府，折关败枢，开阖而走，阴阳大失，不可复取。九针之玄[4]，要在终始；故能知终始，一言而毕，不知终始，针道咸绝。

太阳根于至阴，结于命门[5]。命门者，目也。阳明根于厉兑，结于颡大。颡大者，钳耳[6]也。少阳根于窍阴，结于窗笼[7]。窗笼者，耳中也。太阳为开[8]，阳明为阖[8]，少阳为枢[8]。故开折则肉节渎而暴病起矣。故暴病者，取之太阳，视有余不足。渎者，皮肉宛膲而弱也。合折，则气无所止息，而痿疾起矣。故痿疾者，取之阳明，视有余不足。无所止息者，真气稽留，邪气居之也。枢折，即骨繇[9]而不安于地。故骨繇者取之少阳，视有余不足。骨繇者，节缓而不收也。所谓骨繇者，摇故也。当穷其本也。

太阴根于隐白，结于太仓[10]。少阴根于涌泉，结于廉泉。厥阴根于大敦，结于玉英[11]，络于膻中[12]。太阴为开，厥阴为阖，少阴为枢。故开折，则仓廪无所输，膈洞[13]。膈洞者，取之太阴，视有余不足，故开折者，气不足而生病也。阖折，即气绝而喜悲[14]，悲者取之厥阴，视有余不足。枢折则脉有所结[15]而不通。不通者，取之少阴，视有余不足[16]。有结者，皆取之不足。

足太阳根[17]于至阴，溜[17]于京骨，注[17]于昆仑，入[17]于天柱、飞扬也。足少阳根于窍阴，溜于丘墟，注于阳辅，入于天容、光明也。足阳明根于厉兑，溜于冲阳，注于下陵，入于人迎、丰隆也。

手太阳根于少泽，溜于阳谷，注于小海，入于天窗、支正也。手少阳根于关冲，溜于阳池，注于支沟，入于天牖、外关也。手阳明根于商阳，溜于合谷，注于阳溪，入于扶突、偏历也。此所谓十二经[18]者，盛络皆当取之。

一日一夜五十营[19]，以营五藏之精，不应数[20]者，名曰狂[21]生。所谓五十营者，五藏皆受气，持其脉口，数其至也。五十动而不一代[22]者，五藏皆受气。四十动一代者，一藏无气。三十动一代者，二藏无气。二十动一代者，三藏无气。十动一代者，四藏无气。不满十动一代者，五藏无气。予之短期[23]，要在终始。所谓五十动而不一代者，以为常也。以知五藏之期，予之短期，予之短期者，乍数乍疏[24]也。

黄帝曰：逆顺五体者，言人骨节之小大，肉之坚脆，皮之厚薄，血之清浊，气之滑涩，脉之长短，血之多少，经络之数，余已知之矣，此皆布衣匹夫[25]之士也。夫王公大人[26]，血食之君，身体柔脆，肌肉软弱，血气慓悍[27]滑利，其刺之徐疾浅深多少，可得同之乎。岐伯答曰：膏粱菽藿[28]之味，何可同也？气滑即出疾，其气涩则出迟，气悍则针小而入浅，气涩则针大而入深，深则欲留，浅则欲疾。以此观之，刺布衣者，深以留之，刺大人者，微以徐之，此皆因气慓悍滑利也。

黄帝曰：形气之逆顺奈何？岐伯曰：形气不足，病气有余，是邪胜也，急泻之；形气有余，病气不足，急补之；形气不足，病气不足，此阴阳气俱不足也，不可刺之，刺之则重不足。重不足则阴阳俱竭，血气皆尽，五藏空虚，筋骨髓枯，老者绝灭，壮者不复矣。形气有余，病气有余，此谓阴阳俱有余也。急泻其邪，调其虚实。故曰：有余者泻之，不足者补之，此之谓也。故曰：刺不知逆顺，真邪相搏。满而补之，则阴阳四溢，肠胃充郭[29]，肝肺内膜，阴阳相错。虚而泻之，则经脉空虚，血气竭枯，肠胃偎辟[30]，皮肤薄著[31]，毛腠夭膲[32]，予之死期。故曰：用针之要，在于知调阴与阳。调阴与阳，精气乃光，合形与气，使神内藏。故曰：上工平气，中工乱脉，下工绝气危生。故曰：下工不可不慎也，必审五藏变化之病，五脉之应，经络之实虚，皮之柔粗，而后取之也。

注 释
---

1. **天地相感** 天地者，天地二气也，阴阳二气也。相感者，相互交感也。《易经·咸·象传》："天地感而万物化生。"天地二气亦即阴阳二气的循环，是万物演化的基础，是人体变化的基础，论物理论人理论病理，均离不开天地阴阳二气。阳气，冬至节由黄泉而升；阴气，夏至节由天而降。春分，阳气开始露出地面；秋分，阳气开始沉入地下。春分秋分、冬至夏至，是天地阴阳二气的升降出入四个定量点，是万物生长收藏的四个定量点，是针刺之道的四个定量点，也是养生之道的四个基准点。研究医道、针刺之道，必须重视天地相感的四个定量点。

2. **奇邪离经** 奇邪者，奇异之邪也，虚邪之风也。奇异之邪风侵入人体，不入大经而流于大络，就会产生奇异之病。离经，入络不入于经也。《素问·缪刺论》："夫邪之客于形也……不得入于经，流溢于大络，而生奇病也。"

3. **根结** 根结者，起止也。根结，经脉的起点与终点。根结，是针刺之工应知应会的基本常识。

4. **玄** 黑中带赤的一种颜色。《说文解字》："玄，幽远也。黑而有赤色者为玄。"《易经·坤卦》上六爻辞："龙战于野，其血玄黄。"《易经·坤·文言》："夫玄黄者，天地之杂也，天玄而地黄。"玄黄者，两种颜色也。本篇论玄，论的是奥秘奥妙。本篇论玄，论的是奥秘奥妙的针刺之道。

5. **命门** "命门者，目也。"本篇与《灵枢·卫气》均有这一论断。命门，指的是双眼。《素问·阴阳离合论》："太阳根起于至阴，结于命门，名曰阴中之阳。"足太阳膀胱经起于足小趾外侧的至阴穴，上行结于眼睛，所以太阳膀胱经为阴中之阳。眼睛在头上，至阴穴在足趾，但是两者之间有着经络上的联系。如此认识，如此境界，在人类先贤所创造的经典中，只有《内经》达到了这一步。

6. **钳耳** 钳者，夹也。耳者，耳朵也。钳耳，夹于耳朵两旁也。位于耳朵两旁的头维穴。

7. **窗笼** 窗户上的笼罩。"窗笼者，耳中也"，本文窗笼比喻人的耳朵。《灵枢·卫气》："窗笼者，耳也。"

8. 开、阖、枢　经络分阴分阳，三条阳经，有起有止，有中转枢纽之区分。起者，开也。止者，阖也。枢者，中转也。开，经气的始发点。阖，经气的终结点。枢，经气的中转枢纽点。开、阖、枢，犹如火车的始发站、中转站与终点站一样。《素问·阴阳离合论》："太阳为开，阳明为阖，少阳为枢。"三阳经中太阳主表为开，阳明主里为阖，少阳介于表里之间为枢。阳经有起点、止点、中转点，阴经亦然。本篇指出，阴经上同样有开、阖、枢三大运动点。

9. 骨繇（yáo）　骨，骨节也；繇，摇动也，动摇也。本篇论骨繇，骨之动摇也。

10. 太仓　本义是指贮存粮食的大仓库。本篇以粮仓比喻人体中的胃。

11. 玉英　穴位与津液之道。"厥阴根于大敦，结于玉英"，本篇中的玉英，是穴位。《灵枢·胀论》："廉泉玉英者，津液之道也。"此处玉英，为津液之道。

12. 膻中　任脉上的穴位，位于两乳之间。"厥阴根于大敦，结于玉英，络于膻中。"本篇中的膻中，论的是穴位。《灵枢·海论》："膻中者，为气之海。"此论中的膻中，为气海。《灵枢·五乱》中还有"膻中者，心主之宫城也"之论。膻中穴是一个相当重要的穴位。

13. 膈洞　病名。洞，上食不化，下为洞泄。《素问·生气通天论》："春伤于风，邪气留连，乃为洞泄。"此论中的洞泄，与春季伤风有关。《灵枢·邪气藏府病形》："肾脉急甚为骨癫疾……微缓为洞，洞者，食不化，下隘还出。"此论中的洞泄，与肾脉异常有关。本篇论膈洞，论的是医病取经；医治膈洞病，应取太阴经。

14. 喜悲　疾病名。《素问·五常政大论》："太阳司天……火气高明，心热烦……喜悲数欠。"太阳寒水司天之时，若火气过旺，会引起心中烦热，情绪上易于悲伤，而且经常打呵欠。《灵枢·五邪》："邪在心，则病心痛喜悲。"外邪入心，会引起情绪病。喜悲，偏重于悲。本篇论喜悲，病因论在气上，医病论在针刺厥阴上。

15. 结　意思有多重：一指疾病；二指连接，三指弯曲，四指终结，五指郁结。笔者这里仅注释第一、第四重意思。《灵枢·九针十二原》："今夫五脏之有疾也，譬犹刺也，犹污也，犹结也，犹闭也。"此处论结，为疾病之结。本篇论根结，论的是经脉起点与终点。根，起点也。结，终点也。

16. 有余不足 《素问》与《灵枢》中的两种病态，一指自然之气的有余与不足，二指人体之气有余与不足。自然之气有两种病态，即该去不去与该至不至。这是自然之气的有余与不足。人体之气有两种病态，即实与虚。这是人体之气有余与不足。医治人体之气的有余与不足，正确的方法是：补不足泻有余。

17. 根、溜、注、入 经脉的起止流行的四种状态，经脉有起点，有终点，有中间的曲折状态，根、溜、注、入描述的就是这四种状态。本篇论足太阳膀胱经，论出了四种状态：起于至阴穴，溜行于京骨穴，灌注于昆仑穴，上入于项后的天柱穴，下入于下肢的飞扬穴。

18. 十二经 人体十二经脉，手六条阳经，足六条阴经。《灵枢·海论》："冲脉者，为十二经之海。"

19. 营 在一部《内经》之中起码有六重含义：窟穴、潜藏、营运、营养、疑惑、营气。《素问·骨空论》："督脉生病治督脉，治在骨上，甚者在脐下营。"此处之营，为窟穴。本篇论营，营为营运之营。

20. 不应数 应，匹配，对应。《素问·金匮真言论》："五藏应四时。"《素问·阴阳别论》："四经应四时，十二从应十二月，十二月应十二脉。"不应数：应该对应此数而偏偏不对应此数也。本篇论不应数，论的是不应"五十"之数。

21. 狂 阳盛之病，特征是神智混乱，放肆妄为。《素问·生气通天论》："阴不胜其阳，则脉流薄疾，并乃狂。"本篇论狂生，论的是阳盛之患者。

22. 代 代替之代，代脉之代，交替相代之代，还有停止之义的代。《素问·痹论》："肾痹者……脊以代头。"此处之代，为代替之代。《素问·生气通天论》："四维相代。"此处之代，为交替相代之代。《素问·脉要精微论》："代则气衰。"此处之代，为代脉之代。《灵枢·根结》："五十动而不一代者，五藏皆受气。四十动一代者，一藏无气。三十动一代者，二藏无气。二十动一代者，三藏无气。十动一代者，四藏无气。不满十动一代者，五藏无气。"本篇论代，为停止之义。

23. 短期 死期也。《素问·阴阳类论》："雷公曰：请问短期。黄帝不应。雷公复问。黄帝曰：在经论中。"本篇论短期，论的是死亡之期。

24. 乍数乍疏 乍，突然。乍数乍疏，突然快突然慢之病脉状。《素问·平人气象论》："人一呼脉四动以上曰死，脉绝不至曰死，乍疏乍数曰死。"本篇指出，一旦出现突然快突然慢的病脉，死期就不远了。

25. 布衣匹夫　布衣，一指平民，二指平民中的精神领袖。《史记·蔺相如列传》："臣以为布衣之交尚不可欺，况大国乎?"此处之布衣，指的是平民。《战国策·魏策四》："大王尝闻布衣之怒乎?"《吕氏春秋·季冬纪·不侵》："孔、墨，布衣之士也，万乘之主、千乘之君不能与之争士也。"这两个论断中的布衣，指的是平民出身的精神领袖。本篇中的布衣，指的是平民。

匹夫，一指平民，二指平民中的有志有识者，三指有勇无谋的愚昧者。《春秋左传·桓公十年》："匹夫无罪，怀璧有罪。"此论中的匹夫，平民也。《论语·子罕》："三军可夺帅也，匹夫不可夺志也。"此论中的匹夫，平民中的有志有识者也。《孟子·梁惠王下》："此匹夫之勇，敌一人者也。"此论中的匹夫，有勇无谋者也。本篇中的匹夫，指的是平民。

26. 王公大人　王公，古代的王室成员或功臣。《逸周书·谥法》："仁义所在曰王。立制及众曰公。"此论中的王公，为中古时代的领袖人物。《周礼·冬官考工记》："坐而论道，谓之王公。"此论中的王公，为运筹帷幄者。大人，古代天下主政者。《易经·乾·文言》："夫大人者，与天地合其德，与日月合其明，与四时合其序。"此论中的大人，为天下治理者。本篇中的王公大人，泛指的是王室成员或朝廷官员。

27. 慓悍　慓，疾急；悍，勇猛。慓悍，脉象气血疾急勇猛之状态。《灵枢·营卫生会》："……卫气走之，固不得循其道，此气慓悍滑疾，见开而出。"本篇论慓悍，论的是王公大人的气血运行的状态。

28. 膏粱菽藿　膏，肥肉；粱，稻谷。膏粱，狭义上的肥肉与精米，广义上的精美甘肥之食。菽，豆子；藿，豆叶。菽藿，狭义上的豆子与豆叶，广义上的粗茶淡饭。

29. 充郭　充者，充满也。郭者，轮廓也。充郭者，充满形体腹胸也。《灵枢·胀论》："夫胸腹，藏府之郭也。"此论中的胸腹，为脏腑之郭。《灵枢·上隔》："喜怒不适，食钦不节，寒温不时，则寒汁流于肠中……则肠胃充郭，卫气不营，邪气居之。"肠胃充郭，充满也。《素问·汤液醪醴论》："津液充郭。"此论中的充郭，充满之义也。

30. 偞（niè）辟　偞，通褶。偞辟，本义指衣服上的褶皱。本文指松弛无力。《素问·调经论》："虚者聂辟气不足,按之则气足以温之,故快然而不痛。"

31. 薄著 皮肤干枯、肌肉萎缩状。《素问·痿论》："故肺热叶焦,则皮毛虚弱急薄著则生痿躄也,两脚不能行走。"肺主皮毛,肺热就会引起皮肤干枯。本篇论薄著,论的是虚病错泻引起的皮肤干枯。

32. 夭膲 夭,夭折之夭,色泽枯槁之夭。膲,通焦。《释名·释丧制》："少壮而死曰夭。"《荀子·荣辱》:"乐易者常寿长,忧险者常夭折。"《素问·玉版论要》:"色夭面脱,不治,百日尽已。"《灵枢·本神》:"毛悴色夭,死于秋。"《灵枢·决气》:"血脱者,色白,夭然不泽。"本篇论夭膲,论的是虚病又错用泻法所引起的面色枯槁。

题 解

根者,根本也,起点也。

结者,终点也,终结也。

水有源流,树有根枝,万事万物都有一个起点与终点,知道这两点非常重要。

孔夫子说,只要知道了事物的终点与起点,就接近道了。"物有本末,事有终始,知所先后,则近道矣。"(《礼记·大学》)

本篇讲根结,一讲天地之气,二讲阴阳三经脉,三讲昼夜经气运行五十周。

天地之气有没有根结——起点与终点?

阴阳三经脉有没有根结——起点与终点?

经气运行有没有根结——起点与终点?

理解了这些,就基本理解了题目的基本含义。

始—终,终—始;从始至终,终又重新开始。根结言经脉,言的不是一条直线,而是一个无端的圆环。

始—终,从始至终,这是一个过程。

终—始;终点之处又重新开始,这是无限个过程。

根结言运动,言的不是一个过程,而是无限循环的无限个过程。

理解了这些,就基本理解了题目的全部含义。

核（心）解（读）

天地之气，寒暑相易，阴阳变化，量化多少？

阴阳三经脉，起于何处，终于何处？经上穴位有何？

经气昼夜如何运行，运行如何定量？

何谓有余，何谓不足？

用针如何用？

以上内容，构成了本篇的核心。

一、 天地之气·阴阳消长·奇偶之数

天地之气，寒暑相易，阴阳消长，有没有一定之规呢？有！

规则何在？在奇偶之数中。

亲爱的读者，您知道吗？奇偶之数，不但是数学的基础，也是人文的基础，离开了奇偶之数这一基础，哲学不能称其为哲学，医学不能称其为医学，物理学也不能称其为物理学，其他学科亦然。

中医文化也以奇偶之数为基础吗？当然。

奇偶之数的论断，就是在本篇出现的："阴道偶，阳道奇。"

阳奇阴偶，《易经·系辞下》中有"阳卦奇，阴卦偶"的论断。以阳论奇数，以阴论偶数，《内经》与《易经》两部经典有着完全一致性。

论天地之气，寒暑相易，阴阳消长，为何出现了奇偶之数？这个问题是历史难题。从古至今，这一问题没有得到解答。

要想弄懂弄通中医文化，必须弄懂弄通"阳奇阴偶"的起源与演化，必须了解奇偶之数与阴阳二气的关系。

下面先讨论奇偶之数，再讨论书内的问题。

（一） 问题与答案

1. 历史难题　奇偶之数与阴阳二气有什么关系？奇偶之数与中医文化有什么关系？这是一道历史难题。

《灵枢》导读众多，但没有一部对此做出了解答。

有问题为什么没有答案？

祖先为什么这么说？

经典为什么这么说？

现实没有答案，历史没有答案，是不是我们汉族整个民族已经不能解答这个问题？

有问题而没有答案，就应该继续追问。这是笔者的基本态度。

笔者认为，创建中华文明的并不是我们汉族一个民族。彝族、苗族与我们汉族的历史一样悠久，源头的中华文化即中华元文化，应该是民族融合的产物。笔者曾经有一个大胆的设想：汉族文化中的难题，能否在彝族、苗族文化中找出答案呢？

果然，在彝族文化里，笔者发现了奇偶之数。

从大根大本上说，彝族文化里的奇偶之数，表达的是宇宙发生与演化。

从具体上说，彝族文化里的奇偶之数，表达的是洛书、河图、八卦，洛书、河图、八卦表达的则是史前的天文历法。

2. 答案　奇偶之数，原则上起于天地，具体起于太阳历，这是彝汉两个民族的共同答案。

中原华夏的答案。数起天地，答案是在《易经》中出现的。《易经·系辞上》："天一，地二；天三，地四；天五，地六；天七，地八；天九，地十。"天数相加一共二十五，地数相加一共三十。

彝族文化的答案。数起天地，彝族文化的答案是在《土鲁窦吉》与《西南彝志》中出现的。彝族典籍中有一部《土鲁窦吉》。土鲁窦吉，汉语的意思是宇宙生化。谈宇宙生化时，出现了奇偶之数。《土鲁窦吉·论十二支》："天一而地二，天三而地四，天五而地六，天七而地八，天九而地十，生了天地根。"

彝族百科全书《西南彝志》中同样有这一组数字，而且这组数字也是表达天地的。《西南彝志·论十二属相》："一三五七九，是天气形成的。二四六八十，是地气形成的……天数二十五，代表了天空；地数三十，象征大地。"

天数五，一三五七九；地数五，二四六八十。天数为奇，地数为偶。阳奇阴偶，是在宇宙起源、天地形成这里出现的。

两个民族的文化中都有五个天数，五个地数，值得进一步追问的问题是：五个天数，五个地数，表达的到底是什么？

奇偶之数起于天地，这是彝汉两个民族的共同答案。

奇偶之数是表达什么的？说明这一问题，彝汉两个民族的差别却是那样的大。

奇偶之数表达的什么问题，《易经·系辞上》的答案是："天数五，地数五，五位相得而各有合。天数二十有五，地数三十。凡天地之数五十有五，此所以成变化而行鬼神也。"这一答案，高度的抽象，高度的概括，给人的第一感觉是天地之数绝不是几个简单的数字，其中的含义非常重要。至于如何重要，难以理解，也无法理解。高度的抽象，高度的概括，这是《易经》的表述方式。

彝族文化中的答案则非常具体，非常清晰，让人一目了然。

（1）奇偶之数可以表达空间。数表空间，《土鲁窦吉·论十二支》里是这样说的："天一和天九，合二生成十，居南方北方。天三和天七，合二生成十，居东方西方。地二和地八，居东北西南。地四和地六，居东南西北。各和为十数，各主管一方。所讲宇宙源，就是这样的。"

一，表达北方。

九，表达南方。

三，表达东方。

七，表达西方。

二，表达西南。

八，表达东北。

四，表达东南。

六，表达西北。

五，表达中央。

将天一与天九、天三与天七、地二与地八、地四与地六、天五地十中央摆在平面上，就是洛书。

（2）奇偶之数可以表达五行。数表金木水火土五行，《土鲁窦吉·五生十成》里是这样说的："天一地六水，地二天七火，天三地八木，地四天九金，天五地十土。"

五五相合，一个阳数合一个阴数，合起来表达金木水火土五行。

天一地六合，合起来表达五行之水。

地二天七合，合起来表达五行之火。

天三地八合，合起来表达五行之木。

地四天九合，合起来表达五行之金。

天五地十合，合起来表达五行之土。

五行可以对应东西南北中五方，木对应东方，火对应南方，金对应西方，水对应北方，土对应中央。

五组数字中均有一个阴数、一个阳数相合而成。阴阳相合，彝族文化形象地称之为"联姻"。

《易经》里的抽象的"五位相得而各有合"，彝族文化则做出了明晰的解答。

把阴阳联姻的五组数字摆在平面上，就是河图。

（3）奇偶之数可以表达时间。金木水火土，在十月太阳历中是五个季节。一行一季，五行五季。一行七十二天，五行三百六十天。五季以木为首，以水为终，依次是：木季，火季，土季，金季，水季。

一季两个月，奇数月为阳，偶数月为阴。奇数月、偶数月时间长度，均为三十六天。

五行每一行都有阴阳属性之分，第一篇已经讨论过，此处不赘述。

（4）奇偶之数有生数与成数之分。如何为生，如何为成？彝族文化的解释是：在万物生长顺序中，一月生的六月成，二月生的七月成，三月生的八月成，四月生的九月成，五月生的十月成。奇偶之数相合，前数为生，后数为成。五五相合，合出了生成之数。知道了奇偶之数的生成意义，才能真正明白"一六、二七、三八、四九、五十"五组数字即河图的自然意义。

（5）奇偶之数与天文历法。在《土鲁窦吉》中，洛书表达的是十月太阳历，河图表达的是十二月阴阳合历。

两种历法，在代绪论与第一篇中已有讨论，此处不再重复。

（6）奇偶之数与阴阳二气。谈天地之气、寒暑相易、阴阳消长时，为何要谈奇偶之数？

答案是：文字之前的奇偶之数，组成了洛书、河图、八卦，洛书、河图、八卦是表达天文历法的，而天文历法本身就是表达天地之气、寒暑相易、阴阳消长的。

奇偶之数与阴阳二气的关系，在这里得到了清晰的回答。

在《灵枢·九针十二原》中已经谈到，阳数一，在洛书表达的是冬至；阳数九，在洛书表达的是夏至。

苗族古历，以冬至为阳旦，以夏至为阴旦。旦，有初生之义。元旦，新年第一天。以此类推，阴旦是阴气初生的第一天，阳旦是阳气初生的第一天。

为何以冬至、夏至为阴阳两旦。这是因为：

夏至为阳极，阳极之处阳气饱和，阳极而生阴。

冬至为阴极，阴极之处阴气饱和，阴极而生阳。

夏至为何阳气饱和？因为太阳在北回归线上。北回归线在中国，太阳离我们最近，所以阳气饱和。

冬至为何阴气饱和？因为太阳在南回归线上。南回归线在澳大利亚，太阳离我们最远，所以阴气饱和。

春分秋分为何阴阳二气平均，因为太阳在赤道上。赤道是地球的平分线，所以阴阳二气平衡平均。

春分以后，太阳向北回归线运动，离我们越来越近，所以阳气越来越多而阴气越来越少。

秋分以后，太阳向南回归线运动，离我们渐行渐远，所以阳气越来越少而阴气越来越多。

本篇的两个问题：春夏，为何阳气多而阴气少？秋冬，为何阳气少而阴气多？苗族古历中的阴旦与阳旦，做出了清晰的解答。

阴有阴极，阳有阳极，阴极在冬至，阳极在夏至。阴阳两极，针刺纲纪中的一个主要标准。希望针刺之工能够牢牢记住这一点。

阴有阴旦，阳有阳旦，阴旦在夏至，阳旦在冬至。阴阳两旦，针刺纲纪中的一个主要标准。希望针刺之工能够牢牢记住这一点。

春分秋分，是两个阴阳二气的均衡点、平分点。阴阳均衡与平分点，同样是针刺纲纪中的一个主要标准（前面已经讨论过），希望针刺之工能够牢牢记住这一点。

奇偶之数之小结。原则上的天地，具体的太阳历，归根结底，数起太阳历。计算太阳回归年的时间周期，必须使用奇偶之数。一天又一天的累计，这里不但需要奇偶之数，而且需要加减乘除的加法。区分五行，区分四时，区分节令，需要加减乘除的除法。总之，加减乘除四则运算均起于太阳历。

（二）奇偶之数与《内经》

一部《内经》，是用奇偶之数表达时间空间的，是用奇偶之数表达五脏、五音、五味的。关于奇偶之数入《内经》，被当今中医教育者忘得干干净净。

1. 奇偶之数进五脏　五脏有五数——肝脏其数八，心脏其数七，脾脏其数五，肺脏其数九，肾脏其数六。八、七、五、九、六，这一组数字合于河图之数。这组河图之数是在《素问·金匮真言论》中出现的。

奇偶之数进五脏，《礼记·月令》里有相似的论述。

2. 奇偶之数进时空　《素问·金匮真言论》："东方青色……其数八。南方赤色……其数七。中央黄色……其数五。西方白色……其数九。北方黑色……其数六。"这五个数，是河图之数。河图之数，一可以表春夏秋冬四时，二可以表东西南北中五方。

奇偶之数进时空，《礼记·月令》《吕氏春秋》与《淮南子》可以看到相似的论断。

3. 奇偶之数进五音　《素问·金匮真言论》中，五音角徵宫商羽，一可以对应空间中的东西南北中五方，二可以对应时间中的春夏长夏秋冬五季，三可以对应金木水火土五行。

奇偶之数可以表达五方、五季、五行，角徵宫商羽五音与五方、五季、五行相对应，根据等量代换原则，奇偶之数顺利地在角徵宫商羽五音之间建立起了对应关系。

4. 奇偶之数进万物　《道德经·第四十二章》："万物负阴而抱阳。"一物负阴而抱阳，百物负阴而抱阳，万物负阴而抱阳，物物负阴而抱阳，这是老子的阴阳观。在老子看来，万物之中的任何一物，其结构皆为阴阳两分结构，其成分皆为一阴一阳。阳奇阴偶，万物负阴而抱阳，沿着老子的指向，可以清楚地看到，奇偶之数进入万物。

奇偶之数，无处不在，无时不在，老子是这样说的，《内经》是这样表述的。

5. 奇偶之数进道理　一阴一阳之谓道。阳奇而阴偶，一奇一偶即是道。

道为天地万物的生生之源，生生之源可以用一奇一偶来表达。道能够表达的，均可以用奇偶之数来表达。

6. 奇偶之数与古希腊哲学　古希腊以泰勒斯为第一代，出现了三代追溯宇宙本源的哲学家。

从泰勒斯开始，三代哲学家大都以形下之物，如水、火、气、土，解释了宇宙本源。

追溯宇宙本源，唯独毕达哥拉斯用形上之数做出了结论："一切都是数。"毕氏认为，现存的一切事物都可以归结为数的关系，而数字中最主要的是单双关系。一切都是数，数的关键是单双。这是毕达哥拉斯留下的名言。古希腊的单双，东方的奇偶。奇偶即单双，单双即奇偶。奇偶之数可以表达宇宙的本源。

研究古希腊哲学史，研究西方哲学史，都不能忽略毕达哥拉斯。为什么？因为研究"宇宙从何而来"，毕达哥拉斯做出了与众不同的结论。

一切都是数，一切都可以用数来表达，毕氏认识到了。

一切都是数，一切都可以用数来表达，而中华先贤早已做到了。

7. 奇偶之数与上帝造万物　"0是无，1是上帝，0与1创造了世界。"这是德国数学家、哲学家、二进制创立者莱布尼茨留下的名言。对照莱布尼茨，才能理解阳奇阴偶的根本意义。

需要郑重说明的一点，在《易经》里，形而上的道与形而下的器，均可以用阴阳即均可以用奇偶之数来表达。水火、日月、山泽即是形下之物，也是奇偶之数。古希腊哲学家物、数分别而论的问题，《易经》是一起解答的。

（三）小结

天文历法是《内经》的基础，下面的基础常识，是为工者必须清楚的：

阴阳消长，源于太阳回归。

五行循环，源于太阳回归。

四时八节，源于太阳回归。

五音六律，源于太阳回归。

自然之道，源于太阳月亮。

人文之文，源于天文。

人体经络，对应于太阳历。

人体骨节，对应于太阳历。

五脏之气，对应于太阳历。

针刺纲纪，源于太阳历、太阴历、北斗历。

医病法则，对应于天文历法。

天文历法，文字之前是用河图洛书、先天八卦表达的，而图书、八卦则是用奇偶之数表达的。

知道了天文历法，就知道了"知其要者，一言而终，不知其要，流散无穷"的"所以然"。

知道了天文历法，就知道了"始于一，终于九"为何会成为针经之纲纪。

知道了天文历法，就知道了"年之所加"为何会成为工的第一标准。

这里，还需要解释一下"一"与"道"之间的等量代换关系。

奇偶之数、阴阳五行、时间空间，可以浓缩在一个"道"字里。道，可以用"一"来代表。《韩非子·扬权》："道无双，故曰一。"道是唯一的，所以可以用"一"来代表。一物一理，万物万理；万理归一，即是道理。

知道了一与道之间的等量代换关系，就会理解《素问》为何会说"言一而知百病之害"。

知道了一与道之间的等量代换关系，就会理解庄子为何会说"通于一而万事毕"，荀子为何会说"以一论万"，文子为何会说"知一而无一不知"。

知道，一切奥秘无秘可言。

为工者，必须知道！

二、 阴阳二气与针刺补泻

（一）补泻问题的提出

一时有一时之气，四时有四时之气。四时之气不同，针刺之补泻会相同吗？

本篇的问题提出者，不是黄帝而是岐伯。下面是岐伯提出的问题。

春夏，阴气少而阳气多，阴阳不调，此时治病，应该如何补，如何泻？

秋冬，阳气少而阴气多，阴阳仍然不调，此时治病，应该如何补，如何泻？

阴邪阳邪，侵入人体，流传不定，可以致百病，为工者如果不知经脉之根结，不知脏腑之关联，不知腧穴枢机败坏、开合失常，而盲目针刺，就会致使真气走泄，阴阳二气耗伤。如此，病就难以治愈了。

这里，岐伯提出了问题，但并没有立即给出答案。这，区别于前面的有问即答。

（二）针刺的奥妙在根结

九针之奥妙，在于明白经脉之根结。

若懂得经脉的起止，针刺之道，一言而明。

若不懂经脉之起止，针刺之道，就会灭绝。

根结，起止也。岐伯强调，根结是针刺之工应知应会的基本常识。

（三）三阳脉之起止

本篇先介绍三条阳脉的起止。

足太阳膀胱经起于至阴穴，终结于命门。命门，是指眼睛上的睛明穴。

这里需要解释"命门"一词。命门，在《内经》中有两种解释：一是指眼睛，一是指右肾。

《灵枢·根结》："命门者，目也。"《灵枢·卫气》："命门者，目也。"《素问·阴阳离合论》："太阳根起于至阴，结于命门，名曰阴中之阳。"命门，在这三个论断中指的是眼睛。

《难经·三十六难》："肾两者，非皆肾也。其左者为肾，右者为命门。命门者，诸神精之所舍，原气之所系也；男子以藏精，女子以系胞（胞，指女子胞，即子宫），故知肾有一也。"命门，在这个论断中指的是右肾。

足阳明胃经起于厉兑穴，终结于颡大。颡大，是指钳束于耳朵上方，额角部位的头维穴。

足少阳胆经起始于窍阴穴，终结于窗笼。窗笼，是指耳中的听宫穴。

（四）三阳经疾病与针刺补泻

三条阳经，有起有止，有中转枢纽之区分。

起者，开也。止者，合也。枢者，中转也。

开，经气的始发点。合，经气的终结点。枢，经气的中转枢纽点。开、合、枢，犹如火车的始发站、中转站与终点站一样。

三阳经中太阳主表为开，阳明主里为合，少阳介于表里之间为枢。

开之功能失常，会发生暴病。暴病之前的显著特征是皮肉消瘦而干枯。暴病之针刺，可取刺足太阳膀胱经，泻其有余，补其不足。

合之功能失常，会发生痿病。痿病之因，是阳气无处止息。所谓"无所止息"，是指邪气盘踞于内，阳气无法正常到位。痿疾之针刺，可取刺足阳明胃经，泻其有余，补其不足。

枢之功能失常，会发生骨繇病。骨繇病的特征是站立不稳。所谓"骨繇"，是指骨节弛缓不收，动摇不定。繇者，摇也，摇动也。《素问·气交变大论》："筋骨繇复，肌肉胴酸。"骨繇病之针刺，可取刺足少阳胆经，泻其有余，补其不足。

（五）足三阴疾病与针刺补泻

足三阴者，足太阴脾经，足少阴肾经，足厥阴肝经也。

足太阴脾经起于隐白穴，终结于太仓穴。

足少阴肾经起于涌泉穴，终结于廉泉穴。

足厥阴肝经起于大敦穴，终结于玉英穴而络于膻中穴。

足三阴中，太阴经为开，厥阴经为合，少阴经为枢。

开之功能失常，脾失运化，人体上下皆会发生疾病。上则膈气痞塞，下则洞泄不止。膈塞洞泄的病，可取刺足太阴脾经，泻其有余，补其不足。开之功能失常，病因是脾气不足。

合之功能失常，肝气不舒，人易悲哀。治疗悲哀，可取刺足厥阴肝经，泻其有余，补其不足。

枢之功能失常，肾气结滞不通。治疗肾气结滞不通，可取刺足少阴肾经，泻其有余，补其不足。

（六）足三阳与五个重要穴位

足三阳者，足太阳膀胱经、足少阳胆经、足阳明胃经也。足三阳，每一条阳经上都有五个重要的起止穴位。

足太阳膀胱经，起于至阴穴，溜行于京骨穴，灌注于昆仑穴，上入于项后的天柱穴，下入于下肢的飞扬穴。至阴、京骨、昆仑、天柱、飞扬穴，这是膀胱经起止所关乎的五个穴位。

足少阳胆经，起于足窍阴穴，溜行于丘墟穴，灌注于阳辅穴，上入于颈部之天容穴，下入于下肢的光明穴。窍阴、丘墟、阳辅、天容、光明穴，这是胆经起止所关乎的五个穴位。

足阳明胃经，起于厉兑穴，溜行于冲阳穴，灌注于足三里，上入于颈部之人迎穴，下入于下肢的丰隆穴。厉兑、冲阳、足三里、人迎、丰隆穴，这是胃经起止所关乎的五个穴位。

（七）手三阳与五个重要穴位

手三阳者，手太阳小肠经、手少阳三焦经、手阳明大肠经也。手三阳，每一条阳经上同样有五个重要的起止穴位。

手太阳小肠经，起于少泽穴，溜行于阳谷穴，灌注于小海穴，上入于颈部之天窗穴，下入于上肢的支正穴。少泽、阳谷、小海、天窗、支正穴，这是小肠经起止所关乎的五个穴位。

手少阳三焦经，起于关冲穴，溜行于阳池穴，灌注于支沟穴，上入于头部的天牖穴，下入于上肢的外关穴。关冲、阳池、支沟、天牖、外关穴，这是三焦经起止所关乎的五个穴位。

手阳明大肠经，起于商阳穴，溜行于合谷穴，灌注于阳溪穴，上入于颈部之扶突穴，下入于上肢的偏历穴。商阳、合谷、阳溪、扶突、偏历穴，这是三焦经起止所关乎的五个穴位。

五个重要穴位，会反映经脉之气充盛与虚弱。充盛，应取刺泻之。虚弱，应取刺补之。

三、 经脉气血昼夜五十营

（一）五十营的"所以然"

经脉气血在体内运行，一昼夜循行五十周次，称之为"五十营"。营，营养也。五十营之营，是说五脏都能得到精气的营养。

《难经·一难》指出，人一呼气脉气行三寸，一吸气脉气行三寸，一呼一吸脉气共行六寸。昼夜之中，呼吸共一万三千五百次，脉气共行五十周次，环绕于人体全身。

《西游记》中孙悟空手中的金箍棒，重一万三千五百斤。这个数字，与昼夜呼吸的次数相符。

《西游记》《水浒传》《红楼梦》中所涉及的数据，大都与天文历法相关，大都与经典相关。例如与孙悟空、贾宝玉出身相关的两块石头，其数据都取之于天文历法。

不读经典，不懂天文历法，既不会成为一个好医生，也不会成为一个好作家。

（二）本篇以"五十营"为标准的疾病判断

经脉气血，昼夜运行"五十营"。以"五十营"为标准，可以判断五脏是否有病。具体判断标准如下：

1. 判断五脏正常　脉搏跳动五十次而无一次歇止的，说明五脏精气全部充足。

2. 判断一脏气衰　若脉搏跳动四十次而有一次歇止的，说明有一脏精气气衰。

3. 判断两脏气衰　脉跳三十次而有一次歇止的，说明有两脏精气气衰。

4. 判断三脏气衰　脉跳二十次而有一次歇止的，说明有三脏精气气衰。

5. 判断四脏气衰　脉跳十次而有一次歇止的，说明有四脏精气气衰。

6. 判断五脏精气全部衰败　脉跳不满十次而有一次歇止的，说明五脏精气全部衰败。

7. 判断正常与非正常　脉搏跳动五十次而无间歇，为五脏正常之脉象。脉搏跳动有间歇，为五脏非常之脉象。正常是健康，非常是疾病。间歇时间越短，次数越多，疾病越严重。

8. 预测死亡　切脉观察脉搏的间歇，切脉观察营气运行终始的间歇，一可以预测疾病，二可以预测死期。

预测患者短期内是否死亡，可以从脉搏跳动的忽快忽慢来断定。

"五十营"为标准，与此数不符合，称之为"狂生"。狂生者，侥幸而生者也。

四、 王公大人与平民布衣在体格上的异同

平常人的人体，有五大差异：一是骨节有大有小；二是肌肉有坚有脆；三是皮肤有厚有薄；四是血液有清有浊；五是气的运行有滑有涩，经脉有长有短，血液有多有少。

终日精肉美食的王公大人与终日劳作的平民布衣，同样是人，但体格是有差异的。

终日精肉美食的王公大人，身体柔脆，肌肉软弱，血气运行疾速滑利。终日劳作的平民布衣，身体强壮，肌肉坚实，血气运行缓慢。

所以针刺治病时，手法的快慢，进针的深浅，取穴的多少，两者也是有差异的。

针刺血气运行疾速滑利的王公大人，进针宜浅，出针宜快。针刺血气运行缓慢的平民布衣，进针宜深，针留宜久。

五、"几不足" 与"几有余"

（一）本篇论"有余"与"不足"

本篇又一次讲到了"不足"与"有余"的医治问题。

第一种情况：形气不足，病气有余，是邪偏盛，应急泻其邪。这里讲的是"病气有余，泻其邪"。

第二种情况：形气有余，病气不足，当急补其正。这里讲的是"病气不足，补其正"。

第三种情况：若形气、病气皆不足，这是阴阳表里俱虚，不宜用针刺治疗，针刺则更虚弱，会导致阴阳俱竭，气血耗尽，五脏空虚，筋骨精髓枯槁，老年人将要死亡，壮年人也难以康复。这里讲的是"形气、病气两不足，就没有必要针刺了"。

第四种情况：若形气、病气皆有余，这就是阴阳表里都有余，应当急用泻法去其邪，然后根据各经的虚实进行调治。这里讲的是"形气、病气皆有余，就用泻法泻其邪"。

有余用泻法，不足用补法。这是本篇所重复的医道医理。补也好，泻也好，归根结底，追求的是平衡之平。

（二）《素问》论"有余"与"不足"

一部《素问》几十处论"有余"与"不足"，可见这一问题实在是太重要了。这里只做必要的理论回顾，不再展开讨论，因为上卷已有讨论。

其一，《素问·阴阳应象大论》："形不足者，温之以气；精不足者，补之以味。"

其二，《素问·脉要精微论》："察五色，观五藏有余不足，六府强弱，形之盛衰。"

其三，《素问·疟论》："今热为有余，寒为不足。"

其四，《素问·奇病论》："有癃者，一日数十溲，此不足也。身热如炭，颈膺如格，人迎躁盛，喘息气逆，此有余也。太阴脉微细如发者，此不足也。其病安在？名为何病？岐伯曰：病在太阴，其盛在胃，颇在肺，病名曰厥，死不治，此所谓得五有余，二不足也。帝曰：何谓五有余二不足？岐伯曰：所谓五有余者，五病之气有余也；二不足者，亦病气之不足也。今外得五有余，内得二不足，此其身不表不里，亦正死明矣。"

其五，以脉象论脏腑，《素问·大奇论》中论出"几不足"，摘录如下：

脉至如省客，省客者脉塞而鼓，是肾气予不足也。

脉至如丸泥，是胃精予不足也。

脉至如横格，是胆气予不足也。

脉至如弦缕，是胞精予不足也。

脉至如涌泉，浮鼓肌中，太阳气予不足也。

脉至如颓土之状，按之不得，是肌气予不足也。

脉至如悬雍，悬雍者浮揣切之益大，是十二腧之予不足也。

脉至如丸滑不直手，不直手者，按之不可得也，是大肠气予不足也。

脉至如华者，令人善恐，不欲坐卧，行立常听，是小肠气予不足也。

其六，《素问·气穴论》："积寒留舍，荣卫不居，卷肉缩筋，肋肘不得伸，内为骨痹，外为不仁，命曰不足，大寒留于溪谷也。"

其七，《素问·调经论》："有余有五，不足亦有五……神有余有不足，气有余有不足，血有余有不足，形有余有不足，志有余有不足，凡此十者，其气不等也。"

其八，《素问·调经论》："气有余则喘咳上气，不足则息利少气。"

其九，《素问·调经论》："血有余则怒，不足则恐。"

其十，《素问·四时刺逆从论》：以经气的"有余"与"不足"论疾病，论出以下十二种疾病。

厥阴有余病阴痹，不足病生热痹。

少阴有余病皮痹隐轸，不足病肺痹。

太阴有余病肉痹寒中，不足病脾痹。

阳明有余病脉痹身时热，不足病心痹。

太阳有余病骨痹身重，不足病肾痹。

少阳有余病筋痹胁满，不足病肝痹。

《素问》回顾，结束于此。需要说明的是：人气有余有不足，天气同样有余有不足。该热不热，是不足，该冷不冷是有余。人气反常会引起疾病，天气反常同样会引起疾病。

这里，再次重复针刺之大忌——"勿损不足，勿益有余。"

六、 不能错乱的补泻

凡针刺，一定要懂得补泻之逆顺，真邪之相争。

虚者补之，实者泻之，这一顺序一定不能错乱。

若实者补之，就会使阴阳之气错乱，表里血气弥漫，充斥于肠胃，肝肺发生胀满。

若虚者泻之，就会使经脉空虚，血气枯竭，肠胃消化无力而邪气充塞于内，皮肤瘦薄附骨，毫毛腠理枯折而憔悴，就会使患者迅速接近死期。

针刺之要领，在于平衡阴阳。阴阳平衡，精气才能充沛，形体与神气相互维系，神气就能内藏。

针刺之上工，能调节阴阳之气，使之平衡协调。

针刺之中工，会扰乱经脉之气血。

针刺之下工，则可能耗绝精气而危及患者的生命。

下工针刺时，补泻应特别谨慎，必须仔细审察五脏之病情，五脏之脉象，以及相应情况，还有兼顾经络的虚实，皮肤的柔粗，然后再决定选取适当的经穴进行补泻。

七、"法音" 解

法者，效法也。

音者，音乐之音也。

法音者，效法音乐也。

音乐，是衡量文明的重要标志之一。

没有音乐，不能称其为文明。

世界民族之林中，"中华文明"之所以光彩夺目，重要原因之一就是我们有"尽善尽美"的音乐。

医学论音论乐，唯我中医文化所独有。

音乐能否治病，今天还在争论。但在几千年前的《内经》中，音乐治病已是基本常识。

（一）"尽善尽美"的《韶》乐

《论语·八佾》："子谓韶：'尽美矣，又尽善也。'谓武：'尽美矣，未尽善也。'"

"尽善尽美"，是孔子对《韶》乐的评价。"尽美而不尽善"，是孔子对《武》乐的评价。

《韶》乐是舜时代的音乐，《武》乐是武王时代的音乐。

在舜时代，中华大地上的音乐已经达到了尽善尽美的程度。

中华民族是伟大的民族，伟大体现在各个层面上，包括创造出了尽善尽美的音乐。

（二）音有五音

五音为何？角徵宫商羽是也。

今天全世界采用的是七音 1、2、3、4、5、6、7，角徵宫商羽是五音，五音可以对应七音吗？可以。其对应关系如下：

1	2	3	4	5	6	7
宫	商	角	变徵	徵	羽	变宫

（三）音从何处来

音从时间来，音从空间来。

音从五方来，音从四时来，《素问·金匮真言论》中有答案：

东方青色……其音角，其数八。

南方赤色……其音徵，其数七。

中央黄色……其音宫，其数五。

西方白色……其音商，其数九。

北方黑色……其音羽，其数六。

一方一音，五方五音。五方五音对应着河图之数。五音，源于史前的天文历法。

音从五方来，音从四时来，《礼记·月令》中有同样的答案：

孟春之月……其音角，律中大蔟，其数八。

孟夏之月……其音徵，律中中吕，其数七。

孟秋之月……其音商，律中夷则，其数九。

孟冬之月……其音羽，律中应钟，其数六。

中央土……其音宫，律中黄钟，其数五。

《周髀算经·陈子模型》："冬至夏至，观律之数，听钟之音。"《周髀算经》告诉后人，天籁之音源于天文，奠定于历法。

《礼记·乐记》："大乐与天地同和。"《礼记》告诉后人，乐源于天地。

《庄子·齐物论》："女闻人籁而未闻地籁，女闻地籁而未闻天籁夫。"《庄子》告诉后人，天有天籁之音，地有地籁之音，人有人籁之音。

经典不同，结论一致。音乐源于天地，音乐源于自然，音乐奠定于天文历法。

五音六律的发源地在太阳历。五音发源于十月太阳历，六律发源于十二月太阳历。

"乐者，天地之和也。"《礼记·乐记》反复强调乐的母源在天地之和！天地如何和？《周髀算经》中的天地之和，和在太阳与地球的对应关系上。

（四）印度经典论音乐

印度先贤创造出一部经典《五十奥义书》。《五十奥义书》中的《唱赞奥义书》也是以四时论音乐的。

《唱赞奥义书·第二篇·第三章》："'兴'声为起风，'导唱'为生云，'答唱'为雷电，'结唱'为降雨。"

《唱赞奥义书·第二篇·第五章》："'兴'声为春季，'导唱'为夏季，'高唱'为雨季，'答唱'为秋季，'结唱'为冬季。"

《唱赞奥义书》还把五重唱与五种动物相对应，与一天中的旦夕午夜相对应。

音乐出自然，音乐有空间属性与时间属性，在这一基点上，东方文化有一致之处，印度与中国有一致之处。

（五）音乐与治病　音乐能治病吗？

五音，在五行哲理范畴之内。五行哲理，在《内经》与《难经》之中是医病的哲理。

五音在五行范畴之内，按照等量代换关系，五音完全可以医病。

如何医？

按照《素问》与《难经》中的思路，笔者提出下列意见，供读者参考。

《素问·四气调神大论》："圣人不治已病治未病。"——这里是"不治已病治未病"的出处。

《难经·七十七难》："经言上工治未病，中工治已病者，何谓也？然。所谓治未病者，见肝之病，则知肝当传之与脾，故先实其脾气，无令得受肝之邪，故曰治未病焉。中工者见肝之病，不晓相传，但一心治肝，故曰治已病也。"——这里是如何"治未病"的解释。

见肝之病，实之以脾。这是《难经》对"治未病"的解释，是按照五行相克哲理解释的。五脏分属五行，肝属木，心属火，脾属土，肺属金，肾属水。五行相克的顺序是木克土，土克水，水克火，火克金，金克木。肝属木，脾属土，木克土，因此而论，见肝之病，应先治之以脾。

见肝之病，治之以脾；见脾之病，治之以肾；见肾之病，治之以心；见心之病，治之以肺；见肺之病，治之以肝。这是由五行生克哲理演化出的"治未病"方法。

"治未病"之方法，为中华民族所独有。

五音有五行之属性：角属木，徵属火，宫属土，商属金，羽属水。

按照《难经》中"见木之病实之土"的思路，笔者提出以音乐医病的方法如下：

肝有病应多听听宫音。

心有病应多听听商音。

脾有病应多听听羽音。

肺有病应多听听角音。

肾有病应多听听徵音。

寿天刚柔第六法律

（原）（文）

黄帝问于少师[1]曰：余闻人之生也，有刚有柔，有弱有强，有短有长，有阴有阳，愿闻其方。

少师答曰：阴中有阴，阳中有阳，审知阴阳，刺之有方。得病所始，刺之有理。谨度病端[2]，与时相应。内合于五藏六府，外合于筋骨皮肤。是故内有阴阳，外亦有阴阳。在内者，五藏为阴，六府为阳，在外者，筋骨为阴，皮肤为阳。故曰，病在阴之阴者，刺阴之荥输[3]，病在阳之阳者，刺阳之合[4]，病在阳之阴者，刺阴之经[5]，病在阴之阳者，刺络脉[6]。故曰，病在阳者，命曰风[7]，病在阴者，命曰痹[8]，阴阳俱病，命曰风痹[9]。病有形而不痛者，阳之类也；无形而痛者，阴之类也。无形而痛者，其阳完而阴伤之也。急治其阴，无攻其阳。有形而不痛者，其阴完而阳伤之也。急治其阳，无攻其阴。阴阳俱动，乍有形，乍无形，加以烦心，命曰阴胜其阳。此谓不表不里，其形不久[10]。

黄帝问于伯高[11]曰：余闻形气，病之先后，外内之应奈何？伯高答曰：风寒伤形，忧恐忿怒伤气；气伤藏乃病藏，寒伤形乃应形；风伤筋脉，筋脉乃应。此形气外内之相应也。黄帝曰：刺之奈何？伯高答曰：病九日者，三刺而已；病一月者，十刺而已；多少远近，以此衰之。久痹[12]不去身者，视其血络，尽出其血。黄帝曰：外内之病，难易之治，奈何？伯高答曰：形先病而未入藏者，刺之半其日。藏先病而形乃应者，刺之倍其日。此月内难易之应也。

黄帝问于伯高曰：余闻形有缓急，气有盛衰，骨有大小，肉有坚脆，皮有厚薄，其以立寿夭[13]奈何？伯高曰：形与气相任[14]则寿，不相任则夭。皮与肉相果[15]则寿，不相果则夭。血气经络胜形[16]则寿，不胜形则夭。黄帝曰：何谓形之缓急？伯高答曰：形充而皮肤缓者则寿，形充而皮肤急者则夭；形充而脉坚大者顺也，形充而脉小以弱者气衰，衰则危矣。若形充而颧不起者骨小，骨小则夭矣。形充而大肉䐃坚而有分者肉坚，肉坚则寿矣；形充而大肉无理不坚者肉脆，肉脆则夭矣。此天之生命，所以立形定气而视寿夭者，必明乎此，立形定气，而后以临病人[17]，决死生。黄帝曰：余闻寿夭，无以度之。伯高答曰：墙[18]基卑，高不及其地者，不满三十而死。其有因加疾者，不及二十而死也。黄帝曰：形气之相胜，以立寿夭奈何？伯高答曰：平人而气胜形者寿；病而形肉脱[19]，气胜形者死，形胜气者危矣。

黄帝曰：余闻刺有三变，何谓三变？伯高曰：有刺营者，有刺卫者，有刺寒痹之留经者。黄帝曰：刺三变者，奈何？伯高答曰：刺营者出血，刺卫者出气，刺寒痹者内[20]热。黄帝曰：营卫寒痹之为病，奈何？伯高答曰：营之生病也，寒热，少气，血上下行。卫之生病也，气痛，时来时去，怫忾贲响，风寒客于肠胃之中。寒痹之为病也，留而不去，时痛而皮不仁[21]。

黄帝曰：刺寒痹内热，奈何？伯高答曰：刺布衣者，以火焠[22]之；刺大人者，以药熨[23]之。

黄帝曰：药熨奈何？伯高答曰：用淳酒二十斤，蜀椒一升，干姜一斤，桂心一斤，凡四种，皆㕮咀[24]渍[25]酒中，用绵絮[26]一斤，细白布四丈，并内酒中。置酒马矢煴[27]中，盖封涂，勿使泄。五日五夜，出布绵絮，曝[28]干之，干复渍，以尽其汁。每渍必晬其日[29]，乃出干。干，并用滓与绵絮，复布为复巾[30]，长六七尺，为六七巾，则用之生桑炭[31]炙巾，以熨寒痹。所刺之处，令热入至于病所，寒复炙巾以熨之，三十遍而止。汗出以巾拭身，亦三十遍而止。起步内中，无见风。每刺必熨，如此病已矣。此所谓内热也。

注　释

1. 少师　少师，在本篇第一次出现。与岐伯一样，少师是黄帝之师。

2. 病端　病之开端，实指病因。万事万物都有一个开端即起因问题，疾病也一样。弄清病端，实际上弄清的是病因。本篇少师告诉黄帝，审视疾病起因，应该与四时相联系。以时论病，以时论养生，论病必辨时，时间之时是《素问》与《灵枢》论证问题的基本依据。

3. 荥输　荥，五腧穴之一。输，五腧穴之一。阴经的荥穴属火，阳经的荥穴属水；阴经的输穴属土，阳经的输穴属木。《灵枢·九针十二原》："所流为荥，所注为输。"经气所流之处，像刚从山泉微流，称为"荥"。经气所灌注之处，像水流汇聚而能运输运行，称为"输"。《难经·七十四难》指出，夏刺荥穴，季夏刺输穴。"病在阴之阴者，刺阴之荥输。"本篇指出，病在阴脏阴经，医治时针刺阴经即五脏经脉上的荥输二穴。

4. 合　五腧穴之一。《灵枢·九针十二原》："所入为合。"阴经的合穴属水，阳经的合穴属土。《难经·七十四难》指出，冬刺合穴。"病在阳之阳者，刺阳之合。"本篇指出，病在阳腑阳经，医治时针刺阳经上的合穴。

5. 经　五腧穴之一。《灵枢·九针十二原》："所行为经。"阴经的经穴属金，阳经的经穴属火。《难经·七十四难》指出，秋刺经穴。"病在阳之阴者，刺阴之经。"本篇指出，病在阳腑阴经，医治时针刺阴经上的经穴。

6. 络脉　十五条络脉。《灵枢·九针十二原》："经脉十二，络脉十五。"《难经·二十三难》："别络十五，皆因其原，如环无端，转相灌溉，朝于寸口人迎，以处百病，而决死生也。"本篇指出："病在阴之阳者，刺络脉。"五脏属阴，六腑属阳，皮肤亦属阳。本篇指出，五脏病，医治时可针刺皮肤表层属于阳经的络脉。

7. 风　六气之一，《内经》论病的依据。本篇论风，论的是外邪入阳所引起的疾病——"病在阳者，命曰风。"

8. 痹　疾病名。《素问·痹论》："风寒湿三气杂至，合而为痹也。"本篇论痹，论的是外邪入阴所引起的疾病。

9. 风痹　第一次出现在本篇的疾病名。外邪侵入人体，一可以入阴，二可以入阳，三可以同时入阴入阳，外邪入阴曰痹，外邪入阳曰风，外邪阴阳俱入曰风痹。

10. 其形不久　形，形体也。《素问·上古天真论》："（男子）七八，肝气衰，筋不能动，天癸竭，精少，肾藏衰，形体皆极。"男子七八五十六岁时，肝脏精气衰退，筋骨活动不灵活，天癸枯竭，精气衰少，肾脏衰退，形体开始疲惫。《灵枢·终始》："粗工勿察，是谓伐身；形体淫溢，乃消脑髓，津液不化，脱其五味，是谓失气也。"粗率的医生不明白针刺禁忌而妄施针刺，这可以说是摧残患者的身体，以致患者正气耗散，体力衰弱，甚至脑髓消耗，津液不能化生，也丧失了饮食五味所化生的神气，这就是所讲的失气。本篇论"其形不久"，论的是疾病的严重后果。

11. 伯高　与岐伯、少师一样，是黄帝之师。伯高，是在本篇第一次出现的。《管子》中也有伯高的记载，伯高是指导黄帝"如何找矿"的导师。《管子·地数》中记载了黄帝与伯高的一段对话，伯高告诉黄帝这样一条经验：如何利用地表的特殊之物识别地下的矿产。伯高说："上有丹砂者，下有黄金；上有磁石者，下有铜金；上有陵石者，下有铅、锡、赤铜；上有赭者，下有铁……"《灵枢》中的伯高，是指导黄帝认识医道、医理、医术的导师。

12. 久痹　痹病留而不去，其病久也。

13. 寿夭　指寿命的长短。《灵枢·天年》："人之寿夭各不同，或夭寿，或卒死，或病久。"

14. 相任　相，相互之相，相应之相，相参、相称相应之相。《素问·咳论》："人与天地相参。"任，有任用、相当、随其自然之义。《灵枢·官能》："各得其人，任之其能，故能明其事。"此论论任，任用之任也。《素问·上古天真论》："美其食，任其服，乐其俗。"此论论任，随其风俗之随也。本篇论任，相当、相称之义也。

15. 相果　与相任的意思相同。

16. 胜形　胜，在《素问》与《灵枢》中有战胜、克制、欺凌、盛大等多重意思。《素问·逆调论》："一水不能胜两火。"此处论胜，为战胜之胜，为胜于之胜。《素问·脉要精微论》："此四时之病，以其胜治之愈也。"此处论胜，为克制之胜。《素问·阴阳类论》："胜肺伤脾，外伤四肢。"此处论胜，为欺凌之欺。《素问·逆调论》："两阳相得而阴气虚少，少水不能灭盛火。"此处论胜，盛大之盛。本篇两处论胜，均为盛大之盛，盛于之盛。

17. 临病人　临，在一部《内经》之中，有察看、面对、来临、相遇等多重意思。《素问·五运行大论》："黄帝坐明堂，始正天纲，临观八极，考建五常。"此处之临，为察看之临，为以上视下之临。《素问·宝命全形论》："如临深渊，手如握虎，神无营于众物。"此处之临，为面对之临。《素问·天元纪大论》："故六期而环会，动静相召，上下相临，阴阳相错，而变由生也。"此处之临，为来临之临。《素问·六微旨大论》："木运临卯，火运临午，土运临四季，金运临酉，水运临子，所谓岁会，气之平也。"此处之临，为相遇之临、会合之临。本篇论临，临有诊察、视察、诊断之义。

18.　墙　房屋的墙，《灵枢》以墙比喻人体肌肉与面部肌肉。《灵枢·经脉》："人始生，先成精，精成而脑髓生，骨为干，脉为营，筋为纲，肉为墙。"此处之墙，指肌肉。《灵枢·天年》："使道隧以长，基墙高以方……骨高肉满，百岁乃得终。"此处之墙，指面部肌肉。本篇论墙，指面部肌肉。

19.　脱　有失去之义，如失血、失形、脱形。本篇所论"形肉脱"，论的是肌肉的失去，人体消瘦。

20.　内　纳入之纳。本篇论内热，指针刺纳热。

21.　不仁　在《内经》中有两重意义：一言麻木，二言无仁德。《灵枢·通天》："太阴之人，贪而不仁。"此论中的不仁，无仁德也。《素问·逆调论》："荣气虚则不仁，卫气虚则不用，荣卫俱虚，则不仁且不用。"荣气虚，肌肤失去营养，因而肌肤麻木不知痛痒；卫气虚，肢体便失去正常功能活动；如果营卫皆虚，肌肉麻木不仁，肢体失去正常活动。此论中的不仁，麻木不仁也。本篇论不仁，论的是麻木不仁。

22.　焠（cuì）　铸刀剑时，钢铁烧红捶打成型后，放入水中冷却，曰焠。亦作淬。《史记·天官书》："水与火合为焠。"《史记·刺客传·荆轲》："使工以药焠之。"本篇论焠，论的是针刺之法。笔者认为，焠刺应为将烧红之针入清水焠之，然后刺入穴位。

23.　药熨　熨，热敷；药熨用药物热敷。《素问·调经论》："病在骨，焠针药熨。"《韩非子·扁鹊见齐桓公》："病在腠理，汤熨之所及也。""刺大人者，以药熨之。"本篇论治病，论出了平民与贵族两种对象，贵族患病，医治时用药熨——药物热敷。药熨，本篇的具体介绍是：用时取生桑炭火，将夹袋放在上面烤热，熨贴在寒痹所针刺的部位，使热气能深透于病处，夹袋冷了再将它烤热，如此熨贴三十次，每次都使患者出汗，出汗后用毛巾揩身，也需要三十次。

24.　㕮咀　用口咀嚼。张景岳："㕮咀，古人以口嚼药，碎如豆粒而用之。"

25.　渍　《说文解字》："渍，沤也。"渍，浸泡。浸泡，有水、酒、药液3种浸泡方式。本篇之渍，酒加药物也。

26.　绵絮　丝绵。

27.　马矢煴（yūn）　煴，燃烧但没有火苗的火堆。《说文解字》："煴，郁烟也。"

28. 曝 日晒的意思。

29. 晬（zuì）其日 晬，一昼夜。《灵枢·下隔》："下隔者，食晬时乃出。"晬时，周日也。"晬其日"，本篇论晬，论的是周日。

30. 复巾 复，复数，双也。巾，布巾。复巾，双层布巾也。

31. 生桑炭 新鲜桑木烧成的炭。

寿，寿命也，长寿也。夭，夭折也，短命也。

刚，刚也，坚硬也。柔，柔者，柔软也。"刚柔"最早是在《易经》中出现的。

《易经·贲·象传》："刚柔交错，天文也。"

《易经·系辞上》："刚柔者，昼夜之象也。"

昼为阳，夜为阴。以昼夜论刚柔，实际上还是以阴阳论刚柔——阳刚而阴柔。

"刚柔"对应"寿夭"，刚者寿，柔者夭。刚，实际上指的是长寿者。柔，实际上指的是夭折者。

人有体，体有质，质有刚柔之分，命有长短不同。以体质言寿命，以体质的差异言寿命的长短，理解了这一点，就理解了本篇之主题。

以体外阴阳为依据论体内阴阳，以体外风寒论体内痹病，也是本篇的重要内容。

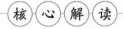

人，天生是有差别的。个有高矮之别，质有强弱之分，气血有虚实之异，言人之差别，言人之天生差别，本篇之常识也，人间之常识也。

阳中有阴，阴中有阳，阴阳两分而一体，本篇之哲理也。

体质不同，抵抗外邪的能力也不同，所生疾病也不同，针刺之方法也不同，本篇之医理也。

针与热相结合，可以医治痹病，可以传世之医术也。

一、 人天生的三大差别

人，天生有三大差别：①体质有刚柔之分，②形体有高矮之别，③属性有阴阳之异。

面对三大差别，针刺之时应该区别对待。

如何区别对待？这是黄帝的问题。

在本篇，问题提出者，仍然是黄帝，但问题回答者，却是岐伯之外的两位贤哲——少师与伯高。

与岐伯一样，少师与伯高，都是黄帝之师。

二、 阳中有阴， 阴中有阳

天体之中，日为阳月为阴。

一天之中，昼为阳夜为阴。

一岁之中，暑为阳寒为阴。

这是天体中的阴阳。

一男一女，男为阳女为阴。

人体本身，气为阳血为阴。

这是人体的阴阳。

阴中有阴，阳中有阳，阴阳两分而一体，这是本篇所论的阴阳。

针刺之工，一应该清楚天体中的阴阳，二应该清楚人体中的阴阳，三应该清楚体外阴阳与体内阴阳变化的一致性，四应该清楚疾病起始的原因，只有这样，针刺才能合理。

《道德经·第四十二章》："万物负阴而抱阳。"

《文子·微明》："阳中有阴，阴中有阳，万物皆然。"

阴阳两分而一体，永不分离，永不重合。敬请读者谨记这一点。

这里需要说明一下，阴阳关系的变质。

中华民族由领先于世界到沦落为"东也敢打，西也敢打"，器物层面上的落后是枝叶，哲学层面上的落后是根本。西汉董仲舒变质了阴阳关系，将两分而一体的阴阳关系变质为阴阳两分各自一体的关系。"是故阳常居大夏，而以生育养长为事；阴常居大冬，而积于空虚不用之处。" （《汉书·列传·董仲舒》）

　　"如何治天下？"董仲舒以贤哲的身份与汉武帝进行过三次对话，史称"天人三策"。这句话出于"天人三策"之中。

　　请看，在"天人三策"中，两分而一体，永不分离，永不重合的阴阳关系，被董仲舒变质为阴阳两分的、阳有功阴无用的关系。

　　董仲舒以错误的阴阳关系立论，论出了错误的"阳为阴纲"。以错误的"阳为阴纲"为基础，在汉孝章帝主持的白虎观会议上，论出了完全相悖于大道的"三纲"——"君为臣纲，父为子纲，夫为妻纲"。

　　"一阴一阳之谓道"，这是《易经》中的大道。

　　"阳为阴纲之谓道"，这是董仲舒所创建的伪道。

　　一阴一阳，阴阳平衡，阴阳合德，阴阳互动，这是《易经》《内经》《道德经》《文子》中的阴阳关系。阴阳两分、阳为阴纲、阳有功阴无用，这是董仲舒所论的阴阳关系。由谬误的阴阳关系，论出谬误的人际关系——"君为臣纲，父为子纲，夫为妻纲"。

　　在正确的阴阳关系中，人际关系是和谐的礼仪关系。君臣、父子、夫妻关系，都在礼仪的范围内。君仁臣忠，父慈子孝，妻子好合，讲的是相互负责。

　　在谬误的阴阳关系中，人际关系是"屈从"与"服从"的纲目关系。纲目关系，一方面发号施令，一方面绝对服从。毫无道理的"君叫臣死，臣不死为不忠；父叫子死，子不死为不孝"，其哲学基础就是谬误的"阳为阴纲"。

　　谬误的阴阳关系，贻害了整个中华民族。"三纲"束缚下的中华民族一步步走向了落后，一步步走向了挨打。

　　弄错了阴阳关系，中华民族无法振兴；忘记了阴阳关系，中医无法振兴。

　　这里，之所以回顾一下阴阳关系，是因为阴阳关系，对于中华民族的振兴与中医的振兴，起着至关重要的基础作用。

三、 阴阳之分与针刺之别

　　1. 人体论阴阳　人体之内，分阴分阳。人体表面，同样分阴分阳。

　　人体之内，五脏为阴，六腑为阳。

　　人体表面，筋骨为阴，皮肤为阳。

2. 针刺之秘诀　分清了人体之阴阳，针刺就有了明确的方向。少师告诉黄帝的针刺秘诀是：

病在阴中之阴的五脏，可刺阴经的荥穴和输穴。

病在阳中之阳的皮肤，可刺阳经的合穴。

病在阳中之阴的筋骨，可刺阴经的经穴。

病在阴中之阳的六腑，可刺络穴。

3. 病分阴阳　少师告诉黄帝，疾病本身也可以分阴分阳。

病在体表，外邪引起的疾病属阳，称为"风"。

病在体内，内邪引起的气血阻滞不畅的疾病属阴，称为"痹"。

如果表里阴阳俱病，称为"风痹"。

从疾病的部位上看，如果只有外表形体之病而没有内脏疼痛症状的，属于阳病。

没有外表形体之病而只有内脏疼痛的，属于阴病。

4. 针刺一定要分清表里　分清表里，分而治之，这是至关重要的。

体表无病而内脏受伤，当急治其里，不要误攻其表。

体表受伤而内脏无病的，当速治其表，不要误攻其里。

如果表里同时发病，症状忽见于体表，忽见于内脏，加之患者心烦不安，是内脏病甚于体表病，这就是说病邪既不单纯在表，也不单纯在里，属于表里同病，比较难治，预示着患者不久就会衰惫而死亡。

5. 发病有先后，内外有相应　这是黄帝提出的新问题："形气病之先后，外内之应，奈何?"——形体和脏气在发病时有先有后，其内外相应的情况下，怎样识别，怎样治疗？

如何判别发病的先后、内外的相应？伯高告诉黄帝的是：

风寒邪气，伤害的是人体外形，忧恐忿怒，伤害的是人体内脏。

气机失调伤脏，则病变部位在内。外感寒邪伤形，病变部位在外。

风邪伤及筋脉，则筋脉就发生相应的病变。

这就是发病先后、内外相应的基本规律。

风邪伤人，如何针刺治疗呢？

得病九天的，针刺三次就可以好。

得病一月的，针刺十次就可以好。

得病时间的长短，都可以根据这三天针一次的方法来进行计算。

如果患痹证日久不愈的，可仔细观察病变部位的血络，针刺血络尽出其瘀血。

内外之病，针刺治疗难易程度如何掌握？

外在形体先病而未伤及内脏的，针刺的次数可以根据已病的日数减半计算。

如果内脏先受病而后伤及相应形体的，针刺的次数则应当加倍计算。

疾病的部位有内外之分，治疗上也应有难易之别。

四、 外形差异与寿命长短

人的外形有差异，人的寿命有长短。

外形与寿命，有对应关系吗？如果有，是如何对应的？

外形有缓有急，正气有盛有衰，骨骼有大有小，肌肉有坚有脆，皮肤有厚有薄，从这五个方面能判断人的寿命长短吗？

这是黄帝的问题。

缓，肌肉松弛、缓和之象。急，肌肉、经筋拘急挛缩之象。

形体与正气相称的多长寿，不相称的多夭折。

皮肤与肌肉相称的多长寿，不相称的多夭折。

内在气血充盛胜过外在形体的多长寿，不能胜过外在形体的多夭折。

这是伯高的解答。

五、 形体缓急的判断

何谓形体缓急？形体缓急与寿命关系又如何判断？

这是黄帝的追问。伯高的回答如下：

外形充盛（丰满充实）而皮肤舒缓的多长寿；外形充盛而皮肤紧急的多夭折。

外形充盛而脉象坚大有力的为长寿象；外形充盛而脉象弱小无力的为气衰，气衰为夭亡象。

外形充盛而颧骨不突起为骨骼小，骨骼小的多夭折；外形充盛而大肉突起有分理的为肉坚实，肉坚实的多长寿。

外形充盛而大肉无分理不坚实的为肉脆，肉脆的多夭折。

人的先天禀赋不同，人的后天体质强弱不同，可以根据这些不同来推断其长寿或夭折。

为工者必须明白这些道理，善于"立形定气"——善于观察患者之形与患者之气，然后以决生死。

六、 长寿与夭折真的能判断吗？

夭折真的能判断吗？这是黄帝的新问题。伯高给出了肯定的回答。

（一）夭折的判断

凡是面部肌肉陷下，而四周骨骼显露的，不满三十岁就会死亡。

如果再加上患其他的疾病，不到二十岁就会死亡。

（二）长寿与夭折的判断

若正气胜过外形的就会长寿。

如果患者肌肉已经极度消瘦，虽然正气未衰，也终将会死亡。

若外形虽充盛而正气衰竭时，病属危重，也容易夭折。

七、 刺法三变

"有刺营者，有刺卫者，有刺寒痹之留经者。"——刺营分，刺卫分，刺寒痹所停留的经脉。此之谓"刺法三变"。

（一）刺法三变的运用

"刺营者出血，刺卫者出气，刺寒疾者内热。"——刺营分的要出血，刺卫分的要出气，刺寒痹的要使针刺处有热感。此之谓"刺法三变的运用"。

（二）营分、卫分、寒痹之病的区分

1. 营分有病，多出现身发寒热，呼吸少气，血上下妄行。

2. 卫分有病，多出现气滞疼痛，时痛时不痛，胸腹会感到满闷或窜动作响，这是风寒侵犯肠胃所致。

3. 寒痹的病状，多因病邪久留不解，所以筋骨时常感到疼痛，并伴有皮肤麻木不仁。

（三）针刺与纳热的结合

针刺寒痹，可以辅助以纳热的方法。这是本篇出现的、基本被后人遗忘的针刺方法。

何谓针刺与纳热？对平民布衣体质较好的患者，可用烧红的火针刺治，而对那些养尊处优体质较差的患者，则多用药熨。

火针刺治，西藏的藏医今天还保留有这种方法。

针刺加热，是医道。

如何加热，是医术。

道不可变，术可变。

火可以加热，药可以加热，酒可以加热，这是历史。

电可以加热，光可以加热，超声波同样可以加热，这是现实。

针刺已经与电结合，新的问题是：

针刺能否与光结合？

针刺能否与超声波结合？

完全可以！

坚持医道，改进医术，振兴中医，能否从这里入手呢？

八、 驱寒祛痹酒

热药熨寒痹，所用何药？本篇出现了《灵枢》中的第一个药方，笔者命名为"驱寒祛痹酒"，其方剂、制作工艺与治病的过程如下：

醇酒二十升，蜀椒一升，干姜、桂心各一斤。这四种药锉碎后浸在酒中，再用丝绵一斤，细白布四丈，都浸泡在酒中，用泥封盖严密，不要让它漏气，把酒器放在燃烧着的干马粪内煨，经过五天五夜，将细布和丝绵取出晒干，干后再浸入酒内，如此反复地将药酒浸干为止。每次浸泡的时间要一整天，然后拿出来晒干。等酒浸干后，将布做成夹袋，每个长六至七尺，共作成六七个，将药渣和丝绵装入袋内，用时取生桑炭火，将夹袋放在上面烤热，熨贴在寒痹所针刺的部位，使热气能深透于病处，夹袋冷了再将它烤热，如此熨贴三十次，每次都使患者出汗，出汗后用毛巾揩身，也需要三十次。并让患者在室内行走，但不要受风。每次针刺后必须加熨法，这样做，病就能痊愈。这就是所说的纳热方法。

九、"法律" 解

法者，法也，效法也。

律者，音律也。

法律者，效法音律也。

音乐，天下人都知道。

音律，天下读书人都知道。

律与经络相关，天下人与天下读书人没有几个人知道。

所以这里有必要弄清律的来源，以便弄清律与经络的关系。

（一）历律同源

历是历法，律是音律。历律之间存在着"同源同时"关系。两者同源而生，同源于天文；律是历的伴生物，两者同时而生。

在早期的中华大地上，历与律是一体产生的。律是历的伴生物，在先秦诸子与汉代文献中，律历是一体出现，一体而论的。

《周髀算经·陈子模型》："冬至夏至，观律之数，听钟之音。"冬至与夏至，是太阳回归年中的两个重要节气，属于历。"律之数"与"钟之音"，是十二音律中的两个基准，属于律。冬至有冬至之音，夏至有夏至之音。《周髀算经》告诉后人，历出自然，律亦出自然，两者同出于以太阳变化为大背景的天文之中。律历同源而生，同时而生，两者的关系是两分而一体。

在《礼记》《吕氏春秋》《淮南子》中，历律都是一体而论的。在《汉书·历律志》中，历律一体，独立成章。

（二）律的界定

何谓历，何谓律？两个答案是在《大戴礼记·曾子天圆》中出现的："圣人谨守日月之数，以察星辰之行，以序四时之顺逆，谓之历。截十二管，以宗八音之上下清浊，谓之律也。"

历，出于日月之数，合以星辰之行。律，有十二管，合于十二月。

（三）《周礼》中的十二律

律有律吕之分，律为阳吕为阴。阳律阴吕各六，合为阴阳十二律。

《周礼》是最早记载六律六吕的经典。《周礼·春官》："大师掌六律、六同以合阴阳之声。阳声：黄钟、大簇、姑洗、蕤宾、夷则、无射。阴声：大吕、应钟、南吕、函钟、小吕、夹钟。皆文之以五声：宫、商、角、徵、羽；皆播之以八音：金、石、土、革、丝、木、匏、竹。"

阳声有六律，阴声有六吕。阳声起于黄钟，阴声起于大吕。阴阳十二律和于宫、商、角、徵、羽五个音阶。阴阳十二律，可以用八种乐器来演奏。调音如何调？阴阳十二律如何和于五个音阶？奏乐的乐器有几种？这些都是大师的责任。阴阳十二律，阳声起于黄钟，阴声起于大吕，这是《周礼》的记载与解释。

（四） 万物万事之法

《史记》论律，论在了万物万事之法上。

《史记·律书》："王者制事立法，物度轨则，壹禀於六律，六律为万事根本焉。"

以律立法，与以历立法是一回事。法律，法的就是自然之律。治理天下的法则合于律历，实际上就是合于以太阳为背景的天文变化。法出自然，法出天文，只有这样的法，才能超越时间，才能超越空间。

（五） 十二律对应于十二月

《汉书·律历上》："律有十二，阳六为律，阴六为吕。"

《汉书·律历志》谈历律，谈出了三大对应关系：一是十二律对应于十二月，二是十二律对应于万物的变化，三是十二律对应于度量衡。

笔者特别关心的是，十二律与十二月的对应关系。因为《灵枢》就是以十二月、十二律论十二经络的。

（六） 十二律·十二月·十二经络

在《灵枢·经别》中，出现了以十二律、十二月论十二经络的论断："人之合于天道也，内有五藏，以应五音五色五时五味五位也；外有六府，以应六律，六律建阴阳诸经而合之十二月、十二辰、十二节、十二经水、十二时、十二经脉者，此五藏六府之所以应天道。"

这一论断中，出现了天道，出现了五音六律，出现了十二月、十二辰、十二经脉⋯⋯

前面已讲过，时间之时乃天道。前面已讲过，五音源于空间，源于时间。本篇这里讲到，音律源于自然，源于天文历法。

离开了时间中的四时，离开了空间中的四方或五方，离开了天文历法，中医就失去了根本。失去根本的中医，死气沉沉。抓住了时间空间，抓住了天文历法，就找到了中医的根本。有根有本，中医文化才会青枝绿叶、生机盎然。

详细的讨论，会在《灵枢·经别》中进行。这里，衷心希望读者知道，不懂天文历法，不懂音律的来源，是认识不了经络的。

以天体论人体，是人类先贤的思路。古印度先贤，古希伯来先贤，都是沿着这一思路论人体的。

以有形论有形，是印度文化、希伯来文化的共同特征。例如希伯来文化以森林论毛发，以树木论骨头，以流水论血液……森林有形，毛发有形；树木有形，骨头有形。他们停止在有形的层面上。

一是以有形论有形，二是以无形论无形，唯有我中医文化。

头应天，足应地。天有形头有形，地有形足有形，这是以有形论有形。

十二经络应十二月、十二律。时间无形，音律无形，经络无形，这是以无形论无形。

有形无形，认识世界用两点论。这是中华先贤的高明之处，这是中医文化的高明之处。

几千年前先贤所认识的问题，几千年后为何子孙认识不了，关键的关键，优秀的认识论失传了。

如果子孙重新找回了优秀的认识论和优秀的方法论，结果会怎样呢？

会不会再造中医的辉煌呢？

答案只有两个字：当然！

官
针
第
七
法
星

○原 文

　　凡刺之要，官针最妙。九针之宜，各有所为，长短大小，各有所施也。不得其用，病弗能移。疾浅针深，内伤良肉，皮肤为痈[1]；病深针浅，病气不泻，支[2]为大脓。病小针大，气泻太甚，疾必为害；病大针小，气不泄泻，亦复为败。失针之宜，大者泻，小者不移。已言其过，请言其所施。病在皮肤无常处者，取以镵针于病所，肤白勿取。病在分肉间，取以员针于病所。病在经络痼痹者，取以锋针。病在脉，气少，当补之者，取以锓针于井荥分输。病为大脓者，取以铍针。病痹气暴发者，取以员利针。病痹气痛而不去者，取以毫针。病在中者，取以长针。病水肿不能通关节者，取以大针。病在五藏固居者，取以锋针，泻于井荥分输[3]，取以四时[4]。

　　凡刺有九，以应九变。一曰输刺，输刺者，刺诸经荥输藏腧[5]也。二曰远道刺，远道刺者，病在上，取之下，刺府腧也。三曰经刺，经刺者，刺大经之结络经分也。四曰络刺，络刺者，刺小络之血脉也。五曰分刺，分刺者，刺分肉之间也。六曰大泻刺，大泻刺者，刺大脓以铍针也。七曰毛刺，毛刺者，刺浮痹皮肤也。八曰巨刺，巨刺者，左取右，右取左。九曰焠刺，焠刺者，刺燔针[6]则取痹也。

　　凡刺有十二节[7]，以应十二经。一曰偶刺[8]，偶刺者，以手直心若背，直痛所，一刺前，一刺后，以治心痹。刺此者，傍针之也。二曰报刺[9]，报刺者，刺痛无常处也。上下行者，直内无拔针，以左手随病所按之，乃出针，复刺之也。三曰恢刺[10]，恢刺者直刺，傍之，举之前后，恢筋急，以治筋痹也。四曰齐刺[11]，齐刺者，直入一，傍入二，以治寒气小深者；或曰三刺，三刺者，治痹气小深者也。五曰扬刺[12]，扬刺者，正内一，傍内四而浮之，以治寒气之博大者也。六曰直针刺[13]，直针刺者，引皮乃刺之，以治寒气之浅者也。七曰输刺[14]，输刺者，直入直出，稀发针而深之，以治气盛而热者也。八曰短刺[15]，短刺者，刺骨痹，稍摇而深之致针骨所，以上下摩骨也。九曰浮刺[16]，浮刺者，傍入而浮之，以治肌急而寒者也。十曰阴刺[17]，阴刺者，左右率刺之，以治寒厥；中寒厥，足踝后少阴也。十一曰傍针刺[18]，傍针刺者，直刺傍刺各一，以治留痹久居者也。十二曰赞刺[19]，赞刺者，直入直出，数发针而浅之出血，是谓治痈肿也。

脉之所居，深不见者，刺之微内针而久留之，以致其空脉气也。脉浅者勿刺，按绝其脉乃刺之，无令精出，独出其邪气耳。所谓三刺[20]，则谷气出者。先浅刺，绝皮[21]以出阳邪，再刺则阴邪出者，少益深绝皮，致肌肉未入分肉间也；已入分肉之间，则谷气出。故刺法曰：始刺浅之，以逐邪气而来血气；后刺深之，以致阴气之邪；最后刺极深之，以下谷气。此之谓也。故用针者，不知年之所加[22]，气之盛衰，虚实之所起，不可以为工也。

凡刺有五以应五藏，一曰半刺[23]，半刺者，浅内而疾发针，无针伤肉，如拔毛状，取皮气，此肺之应也。二曰豹文刺[24]，豹文刺者，左右前后针之，中脉为故，以取经络之血者，此心之应也。三曰关刺[25]，关刺者，直刺左右，尽筋上，以取筋痹，慎无出血，此肝之应也；或曰渊刺；一曰岂刺。四曰合谷刺[26]，合谷刺者，左右鸡足，针于分肉之间，以取肌痹，此脾之应也。五曰输刺[27]，输刺者，直入直出，深内之至骨，以取骨痹，此肾之应也。

注　释

1. 痈　热因之疮。《灵枢·痈疽》："营卫稽留于经脉之中，则血泣而不行，不行则卫气从之而不通，塞遏而不得行，故热。大热不止，热胜则肉腐，肉腐则为脓。然不能陷，骨髓不为烁枯，五藏不为伤，故命曰痈。"痈之因在热，热之因在营卫之气不通；痈之症为肉腐化脓。

2. 支　《甲乙经》作"反"。

3. 分输　分，分别，辨明；输，脏腑经别上的腧穴。分输，分别、辨明阴阳经脉上的腧穴。

4. 取以四时　取，取穴也。四时，春夏秋冬也。针刺之法则在自然之序。刺五腧穴，讲究四时之序。《难经·七十四难》："经言春刺井，夏刺荥，季夏刺输，秋刺经，冬刺合者，何谓也？然。春刺井者，邪在肝；夏刺荥者，邪在心；季夏刺输者，邪在脾；秋刺经者，邪在肺；冬刺合者，邪在肾。"古典医书上讲，春刺井穴，夏刺荥穴，季夏刺输穴，秋刺经穴，冬刺合穴，这是为什么呢？答：春刺井穴，是邪气在肝；夏刺荥穴，是邪气在心；季夏刺腧穴，是邪气在脾；秋刺经穴，是邪气在肺；冬刺合穴，是邪气在肾。

5. 藏腧　五脏经脉上的井、荥、输、经、合五腧穴。《素问·气穴论》："藏俞五十穴。"五脏有五十个腧穴。

6. 燔针　燔，烧。《诗经·小雅·楚茨》："为俎孔硕，或燔或炙。"现代汉语：案上的鱼肉真不少，也有红烧的也有烤的。燔与炙，均出于《诗经》。疏：燔者，火烧之名。燔针，火针，以艾火烧针尾，针热后刺入穴位。

7. 十二节　人体十二个大关节，对应于十二经。《灵枢·邪客》："岁有十二月，人有十二节。"《素问·生气通天论》："天地之间，六合之内，其气九州九窍、五脏、十二节，皆通乎天气。"《灵枢·经别》："……六律建阴阳诸经而合之十二月、十二辰、十二节、十二经水、十二时、十二经脉者，此五脏六腑之所以应天道。"十二节、十二经脉，皆是以十二辰、十二月这一时间坐标论出来的。

8. 偶刺　前后对应的一种刺法。十二节刺之一。偶，偶数也。偶数，双数也。《广雅·释诂》："偶，二也。"《易经·系辞下》："阳卦奇，阴卦偶。"《灵枢·根结》："阴道偶，阳道奇。"本篇论偶刺，论的是以两针分别从前心、后背同时针刺用以医治心痹的刺法。张景岳："偶，两也。前后各一，故曰偶刺。"前心后背各刺一针，是偶刺之特点。

9. 报刺　针对疼痛的一种刺法，十二节刺之二。张志聪："报刺者，刺痛无常处，出针而复刺，故曰报刺。"报刺，针对没有固定部位、上下游走的疼痛。刺时在痛处垂直进针，留针不拔，用左手按其痛处，然后将针拔出，再连续如法进针。出针又重刺，是报刺之特点。

10. 恢刺　针对筋痹的一种刺法，十二节刺之三。恢，恢复之恢。张景岳："不刺经而刺其傍，必数举其针，或前或后，以恢其气，则筋痹可舒也。"恢刺，直接刺在筋脉的旁边，用或向前或向后提插手法，使筋脉拘急的现象得以恢复，来治疗筋痹病。不刺经筋而刺筋旁，是恢刺之特点。

11. 齐刺　针对较深痹的一种刺法，十二节刺之四。垂直刺一针，左右两旁各刺一针，用来治疗寒气停留部位较小而又较深的寒痹。因三针并刺，又称"三刺"。病中心一针，中心左右各一针，是齐刺的特点。

12. 扬刺　针对寒气入侵部位较大的一种刺法，十二节刺之五。张志聪："扬刺者，从中而发扬于四旁也。"扬刺，病变部位正中刺一针，病变部位周围刺四针，用浅刺的方法，用以治疗寒气停留部位较广泛的疾病。正中刺一针，四周刺四针，是扬刺之特点。

13. 直针刺　针对寒气入侵较浅的一种刺法，十二节刺之六。先将皮肤提起，然后将针沿皮刺入，用以治疗寒气停留部位较浅的疾病。浅刺皮肤，是直针刺之特点。

14. 输刺　针对邪盛有热的一种刺法，十二节刺之七。输刺，是垂直进针，垂直出针；针刺要少，但针入宜深，用来治疗邪气盛而有热的疾病。进针出针皆垂直，是输刺之特点。

15. 短刺　针对骨痹的一种刺法，十二节刺之八。张景岳：短者，入之渐也。故稍摇而深，致针骨所，以摩骨痹。短刺，针刺时要轻轻地摇针，慢慢地将针深入，使针尖达到骨的部位，然后上下提插，如摩擦骨部一样。逐渐深入，深入至骨；轻轻摇针，如同按摩，是短刺之特点。

16. 浮刺　针对肌肉中寒的一种刺法，十二节刺之九。在病位旁斜刺，浅浅地刺入肌表，用来治疗寒盛引起的肌肉拘急之病。浮刺即浅刺，斜刺浅浅，是浮刺之特点。

17. 阴刺　针对寒厥病的一种刺法，十二节刺之十。用来治疗受寒引起肢厥的寒厥病，寒厥病应当刺足内踝后足少阴经的太溪穴。左右皆刺，是阴刺之特点。

18. 傍针刺　针对痹痛久而不去的一种刺法，十二节刺之十一。张景岳："傍针刺者，一正一旁也。正者刺其经，旁者刺其络。"病位上直刺一针，病位旁刺一针，一正一旁是傍针刺之特点。

19. 赞刺　针对热因痈肿的一种刺法，十二节刺之十二。垂直进针，垂直出针，直入直出，多发针而浅刺，使患部出血，用来治疗痈肿。直入直出、反复多次、浅刺出血，是赞刺之特点。

20. 三刺　与齐刺相区别的一种刺法。齐刺，为三针并刺之法。三刺，为皮肤、肌肉、分肉三种深浅不同部位的针刺之法。三刺，能使谷气出的刺法：先浅刺于皮肤，以宣泄阳邪；再刺疏泄阴分之邪，较皮肤略深一些，至肌肉而未到达分肉之间；最后刺到分肉之间，则谷气出而产生酸胀感。古《刺法》："始刺浅之，以逐邪气而来血气；后刺深之，以致阴气之邪；最后刺极深之，以下谷气。此之谓也。"古代的《刺法》上说：开始浅刺，以祛除邪气，使气血流通；以后稍微深刺，以泄出阴分之邪；最后针刺极深，可以通导谷气。这就是"三刺"。

21. 绝皮　绝，断、断绝也。《说文解字》："绝，断丝也。"《素问·生气通天论》："大怒则形气绝，而血菀于上，使人薄厥。"《灵枢·经脉》："手太阳气绝则皮毛焦……手少阴气绝则脉不通……足太阴气绝者则脉不荣肌肉。"这里的绝，全部为断绝之义。绝皮之绝者，非断绝之断也，断开之断也。绝皮者，透过皮肤也。绝皮之刺者，透过皮肤之浅刺也。

22. 年之所加　年，天文历法之简称也。所加，天文历法之演算也。年之所加，为工第一标准也。年之所加、气之盛衰、虚实之所起，这是为工者明白的三大基本常识。不懂天文历法不可以为工，这是《素问》与《灵枢》的共同立场。

23. 半刺　五脏病五刺之一，针对的是肺脏。半刺有两大特点：一是进针要浅而出针要快；二是不能损伤肌肉，就像拔毫毛一样。肺主皮毛，半刺医治的是肺病。

24. 豹文刺　五脏病五刺之二，针对的是心脏。豹文刺的主要特点有三：一是在患处前后左右刺，二是刺中络脉刺出血，三是出血点犹如豹皮花纹。心主血脉，豹文刺医治的是心病。

25. 关刺　五脏病五刺之三，针对的是肝脏。关刺的主要特点有四：一是取四肢，二是取关节，三是取筋脉，四是针刺不能出血。肝主筋，关刺医治的是肝病。这种刺法又称"渊刺"或"岂刺"。

26. 合谷刺　五脏病五刺之四，针对的是脾脏。合谷刺的主要特点有二：一是直刺进针到分肉；二是再向左右分肉间各斜刺一针，像鸡足分叉的样子。脾主肌肉，合谷刺医治的是脾病。

27. 输刺　五脏病五刺之五，针对的是肾脏。输刺的主要特点有二：一是垂直进针，垂直出针；二是针深刺到骨的附近。肾主骨，输刺医治的是肾病。

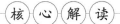

题解

官，《说文解字》的解释是："吏，事君也。"官，官吏，是辅助国君治理国家的人。

官，《周礼》按照天、地和春、夏、秋、冬四时设置了天官、地官、春官、夏官、秋官、冬官六种官。官的设置，是以天地之理，四时之理为坐标的。《周礼》是记载官员"如何设置"的第一部经典，以自然哲理为坐标设置官员，说明了天地之理，四时之理是治理天下的坐标。

《素问·六节藏象论》："不知年之所加，气之盛衰，虚实之所起，不可以为工矣。""年之所加"者，天文历法也。"气之盛衰"，阴阳之气的转换也。"虚实之所起"，疾病之病因也。"三不知不可以为工"，说明了天地之理，四时之气是医治疾病的坐标。

本篇又一次出现了这一论断："故用针者，不知年之所加，气之盛衰，虚实之所起，不可以为工也。"本篇再次强调，针刺之工必须知道"今年何年，今时何时，气是何气"。"三不知不可以为针刺之工"，说明了天地之理，四时之气是针刺之工的坐标。

综合《周礼》官之坐标与《内经》为工者的坐标，笔者认为，官针之官，标准也。标准有两重意思：第一，针刺之理必须以天文历法与四时之气为标准；第二，针具之具必须以九针为标准。

官针者，自然法则之针也，天地之理、四时之气之针也，九种标准之针也。官针，一谈针之标准，二谈标准之针。这是笔者对"官针之官"与"官针"的解释。

官、官针，张景岳的解释是："官，法也，公也。制有法而公于人，故曰官针。"

核心解读

针刺必须知道天文历法，必须深知四时之气，这是针刺之基本标准。

针刺有九种刺法，以医治九种疾病。

针刺有十二种刺法，以医治十二经络之病。

针刺有五种刺法，以医治五脏之病。

记住了这三大类刺法，就抓住了本篇之核心。

一、 凡刺之要与针刺之误

针刺之要，要在何处？一是要在针具的标准上，二是要在天地之理、四时之气的相符上。

《灵枢·刺节真邪》："黄帝曰：官针奈何？岐伯曰：刺痈者用铍针，刺大者用锋针，刺小者用员利针，刺热者用镵针，刺寒者用毫针也。请言解论，与天地相应，与四时相副，人参天地，故可为解。"

黄帝问"官针"一个问题，岐伯从两方面做出了回答。一是刺什么病，用什么针。二是针刺必须上符合于天地之理，必须合于四时之气。

官针之官，双重标准也。有一条不符合标准，疾病就难以祛除。

用针不当，疾病就不能祛除。

针刺之理不合于时，疾病就不能祛除。

二、 针刺四误

针刺错误，会引起新的疾病。针刺错误，岐伯讲了下列四种：

（一）病浅刺深之误

如果病证轻浅而针刺深，就会损伤内部好肉，以致皮下发生痈肿。

（二）病深刺浅之误

病证深重而针刺浅，病邪不能外泄，反而会酿成大的痈肿。

（三）小病大针之误

小病而用大针，泻得太过反伤正气，而使病情加重。

（四）大病小针之误

大病而用小针，邪气不能外泄，亦能产生不良后果。

总之，违背了针刺之理，该用小针时误用了大针，就会损伤正气。该用大针而误用了小针，就不能祛除病邪。

三、 九针的正确使用

（一）镵针的正确使用

病在皮肤而没有固定部位的，可用镵针针刺患处，但对局部皮肤发白的就不能使用。

（二）员针的正确使用

病在分肉之间的，可用员针刺患处。

（三）锋针的正确使用

病在经络痹阻日久的，可用锋针刺患处。

病在五脏，久而不愈的，可用锋针，在各经的井、荥、输、经、合各穴行泻法，并依据四时与腧穴的关系来选穴。

（四）锓针的正确使用

病在经脉，经气虚少的，应当用补法，可用锓针，按摩各经的井、荥、输、经、合五穴。

（五）铍针的正确使用

病属较大的脓肿，可用铍针刺患处。

（六）员利针的正确使用

病痹证突然发作的，可用员利针刺患处。

（七）毫针的正确使用

痹证疼痛日久不解的，可用毫针治疗。

（八）长针的正确使用

病在体内的，可用长针治疗。

（九）大针的正确使用

因病水肿而关节不通利的，可用大针治疗。

四、 不同疾病， 不同刺法

（一）九种疾病九种刺法

刺法九种，医治九种不同的疾病。

1. 输刺　刺的是各经的井、荥、输、经、合穴，以及在足太阳经上的五脏六腑的背俞穴。

2. 远道刺　刺的是病在上而刺于下，具体刺足三阳经在下肢的腧穴。

3. 经刺　刺的是所病本经与络脉的接合部，刺闭结不通之处。

4. 络刺　刺的是浅表的小络血脉。

5. 分刺　刺的是各经的分肉之间。

6. 大泻刺　是用铍针刺大的脓肿。

7. 毛刺　　刺的是皮肤间浮浅的痹证。

8. 巨刺　　是左侧的病针刺右侧的穴位，右侧的病针刺左侧的穴位。

9. 焠刺　　是将针烧热来治疗痹证。

（二）十二经络十二种刺法

十二种刺法，针对的是十二经络上的疾病。

1. 偶刺　　是在其胸背部循按，于痛处进针，一针刺在前胸，一针刺在后背，以治疗心痹病。但刺的时候，针尖要向两旁斜刺，避免刺伤内脏。

2. 报刺　　是刺疼痛没有固定部位、上下游走的病。刺时在痛处垂直进针，留针不拔，用左手按其痛处，然后将针拔出，再连续如法进针。

3. 恢刺　　是直接刺在筋脉的旁边，用或向前或向后提插手法，使筋脉拘急的现象得以恢复，来治疗筋痹病。

4. 齐刺　　是垂直刺一针，左右两旁各刺一针，用来治疗寒气停留部位较小而又较深的寒痹。因三针并刺，所以又称"三刺"。这种"三刺"刺法，主要是用来治疗寒痹范围小而深的一类病。

5. 扬刺　　是在病变部位正中刺一针，在病变部位周围刺四针，用浅刺的方法来治疗寒气停留部位较广泛的疾病。

6. 直针刺　　是先将皮肤提起，然后将针沿皮刺入，用以治疗寒气停留部位较浅的疾病。

7. 输刺　　是垂直进针，垂直出针；针刺要少，但针入宜深，用来治疗邪气盛而有热的疾病。

8. 短刺　　是用来治疗骨痹的。针刺时要轻轻地摇针，慢慢地将针深入，使针尖达到骨的部位，然后上下提插，如摩擦骨部一样。

9. 浮刺　　是在病位旁斜刺，浅浅地刺入肌表，用来治疗肌肉拘急而属于寒盛的疾病。

10. 阴刺　　是左右都进行针刺，用来治疗受寒引起肢厥的寒厥病，寒厥病应当刺足内踝后足少阴经的太溪穴。

11. 旁针刺　　是在病位上直刺一针，病位旁刺一针，用来治疗痹痛久而不去的病证。

12. 赞刺　　是垂直进针，垂直出针，直入直出，多发针而浅刺，使患部出血，用来治疗痈肿。

针刺经脉，应该注意下列几个问题：

其一，经脉所在的部位，深而难以看见，针刺时应当轻轻地进针而留针的时间要长，以引导其脉气到达孔穴。

其二，脉在浅表的，不能直接刺中其脉，应先用手指切按避开脉管，然后再进针，这样才能不使精气外泄，只是将邪气祛除而已。

其三，所说的"三刺"能使谷气出的刺法，是先浅刺于皮肤，以宣泄阳邪；再刺是使阴分之邪排出，较皮肤略深一些，至肌肉而未到达分肉之间；最后刺到分肉之间，则谷气出而产生酸胀的感觉。如《灵枢·刺法》所言：开始浅刺，以祛除邪气，使气血流通；以后稍微深刺，以泄出阴分之邪；最后针刺极深，可以通导谷气。这就是"三刺"。

（三）五脏疾病五种刺法

五种刺法，针对的是五脏病。

1. 半刺　进针要浅而出针要快，不能损伤肌肉，就像拔毫毛一样，可以祛除皮肤表浅部的邪气。肺主皮毛，半刺法是医治肺病的。

2. 豹文刺　是在病变部位的左右前后都进针，以刺中络脉使其出血为度，以消散经络间的瘀血。心主血脉，这种刺法是医治心病的。

3. 关刺　是在左右肢体关节附近，筋的尽端处进针，可用来治疗筋痹，但针刺不要出血。肝主筋，关刺是医治肝病的。这种刺法又称"渊刺"或"岂刺"。

4. 合谷刺　是直刺进针到分肉间以后，再将针提到皮下向左右分肉间各斜刺一针，像鸡足分叉的样子，用来治疗肌痹。脾主肌肉，这种刺法是医治脾病的。

5. 输刺　是垂直进针，垂直出针，将针深刺到骨的附近，用来治疗骨痹。肾主骨，这种刺法是医治肾病的。

五、 针刺之工的三大标准

"故用针者，不知年之所加，气之盛衰，虚实之所起，不可以为工也。"

《素问》中的"三不知不可以为工"的标准，在本篇再次出现。所不同的是，多出了"故用针者"四字。

一知年之所加，二知气之盛衰，三知虚实之所起，这是针刺之工的三大标准。敬请每一位针刺之工，能够记住这三大标准，并以此标准来衡量自己是否是合格的针刺之工。

六、"法星" 解

（一）星

人文三大坐标之一。离开了日月星，就无法接近中华元文化与中医文化。

日月星，是中华元文化的三大坐标。

日月星，是中医文化的三大坐标。

三大坐标之中，星居其一。

星者，北斗星、金木水火土五星、二十八星宿也。

（二）星与历法

以日月星为坐标，远古先贤制定出了历法，中华文化与中医文化是从这里出发的。

由太阳演化出了太阳历。

由月亮演化出了太阴历。

由北斗星演化出了北斗历与二十四节气。

由二十八星宿确定了冬至、夏至、春分、秋分。

太阳历与太阴历，前面已有介绍，此处主要介绍北斗历，简要介绍二十八星宿与两分两至。

1. 北斗历　北斗历在《内经》中称为九宫历，《灵枢·九宫八风》所介绍的九宫就是北斗历。

（1）斗柄四个指向与春夏秋冬四时：北斗星斗柄，一直在做三百六十度圆周运动，天上有斗柄运动，地上就有春夏秋冬变化。斗柄运动与四时变化，有着对应关系。

《鹖冠子·环流》："斗柄东指，天下皆春。斗柄南指，天下皆夏。斗柄西指，天下皆秋。斗柄北指，天下皆冬。"

东西南北，斗柄四个指向。春夏秋冬，历中四个季节。斗柄圆周循环，四个季节依次循环，物极必反，终者有始。北斗星斗柄与四季之间其严密的对应关系，如影随形。

（2）斗柄圆周运动与二十四节气：一是按照斗柄指向方位，二是以"十五日"为一个基本单位，《淮南子·天文训》划分出了二十四节气。具体的划分如下：

斗指子，则冬至，音比黄钟。

加十五日指癸，则小寒，音比应钟。

加十五日指丑，则大寒，音比无射。

加十五日指报德之维，则越阴在地，故曰距日冬至四十六日而立春，阳气冻解，音比南吕。

加十五日指寅，则雨水，音比夷则。

加十五日指甲，则雷惊蛰，音比林钟。

加十五日指卯中绳，故曰春分则雷行，音比蕤宾。

加十五日指乙，则清明风至，音比仲吕。

加十五日指辰，则谷雨，音比姑洗。

加十五日指常羊之维，则春分尽，故曰有四十六日而立夏，大风济，音比夹钟。

加十五日指巳，则小满，音比太蔟。加十五日指丙，则芒种，音比大吕。加十五日指午，则阳气极，故曰有四十六日而夏至，音比黄钟。

加十五日指丁，则小暑，音比大吕。

加十五日指未，则大暑，音比太蔟。

加十五日指背阳之维，则夏分尽，故曰有四十六日而立秋，凉风至，音比夹钟。

加十五日指申，则处暑，音比姑洗。加十五日指庚，则白露降，音比仲吕。

加十五日指酉中绳，故曰秋分雷藏蛰，虫北向，音比蕤宾。加十五日指辛，则寒露，音比林钟。加十五日指戌，则霜降，音比夷则。

加十五日指蹄通之维，则秋分尽，故曰有四十六日而立冬，草木毕死，音比南吕。

加十五日指亥，则小雪，音比无射。

加十五日指壬，则大雪，音比应钟。

加十五日指子。故曰：阳生于子，阴生于午。阳生于子，故十一月日冬至，鹊始加巢，人气钟首。

以上内容是《淮南子》所介绍的北斗历。天文、节令、天籁之音的音律，在这里是一体出现的。

这里的子午线，为空间中平分东西的南北子午线。

中绳卯酉线，为空间中的平分南北的赤道线。

子午卯酉，构成了"十字坐标"。

"十字坐标"子午线的两端是阴阳两极——子为阴极，午为阳极。

"十字坐标"卯酉线的两端是阴阳平分点。

子点冬至，午点夏至，卯点春分，酉点秋分。

记住了"十字坐标"，记住了四个节气，记住了阴阳两极，阴阳两极平分点，就记住了北斗历的基本内容。

2. 二十八星宿与四节令的确定 《尚书·尧典》："历象日月星辰，敬授民时。""民时"之中，有至关重要的四个节令——冬至、夏至、春分、秋分，这四个节令的确定，二十八星宿是参照坐标之一。

确定冬至、夏至、春分、秋分，这四个节令，《尚书·尧典》中的坐标是两种天文象：一是太阳，一是二十八星宿。请看原文：

日中星鸟，以殷仲春。厥民析，鸟兽孳尾。

日永星火，以正仲夏。厥民因，鸟兽希革。

宵中星虚，以殷仲秋。厥民夷，鸟兽毛毨。

日短星昴，以正仲冬。厥民隩，鸟兽氄毛。

日，白昼也。宵，黑夜也。

日中，昼夜平均也，这一天是春分。

日永，昼长夜短也，这一天是夏至。

宵中，夜昼均分也，这一天是秋分。

日短，夜长昼短也，这一天是冬至。

这里讲的是春分、夏至、秋分、冬至四天的昼夜长度的特征。

星鸟即二十八星宿中的南方朱雀七宿。

星火即二十八星宿中的东方青龙七宿。

星虚即二十八星宿中的北方玄武七宿。

星昴即二十八星宿中的西方白虎七宿。

这里讲的是四颗夜半中星。夜半中星，即子夜时分出现在南中天的标志星。星鸟、星火、星虚、星昴，这四颗夜半中星，是界定四大节令的标志星。

仲春即春分。

仲夏即夏至。

仲秋即秋分。

仲冬即冬至。

观象，白天观太阳，夜间观星宿。太阳与二十八星宿两个坐标，确定了冬至、夏至、春分、秋分这四个重要节令。

（三）星在《素问》中

星论贤人、星论疾病、星论四时五行、星论万物化生，《素问》之中，处处可以看到星宿。

1. 星论贤人　《素问·上古天真论》："有贤人者，法则天地，象似日月，辨列星辰，逆从阴阳，分别四时，将从上古合同于道，亦可使益寿而有极时。"

这一论断告诉后人，"辨列星辰"是判别贤人之贤的标准之一。

2. 星论四时之病　《素问·金匮真言论》："上为岁星，是以春气在头也，是以知病之在筋也。"

上为荧惑星，是以知病之在脉也。

上为镇星，是以知病之在肉也。

上为太白星，是以知病之在皮毛也。

上为辰星，是以知病之在骨也。

一星一病，五星五病。

岁星即木星，木星应春，春病在筋。

荧惑星即火星，火星应夏，夏病在脉。

镇星即土星，土星应长夏，长夏病在肉。

太白即金星，金星应秋，秋病在皮毛。

辰星即水星，水星应冬，冬病在骨。

3. 星论四时五行　《素问·三部九候论》："上应天光星辰历纪，下副四时五行。"

四时，春夏秋冬。五行，金木水火土。

十二月历论四时，十月历论五行，四时五行都是历。

历，由天文而来，由天文而定。

4. 星论针刺之法　《素问·八正神明论》："凡刺之法，必候日月星辰，四时八正之气，气定乃刺之。"

星论针刺之法，实际上是历论针刺之法。

历论针刺之法，在《灵枢·九针十二原》中已有讨论，这里不再赘述。

5. 星论日月起止 《素问·八正神明论》："星辰者，所以制日月之行也。"

星，恒星也。

以某恒星为坐标，可以论太阳的出发与回归。你何时从这里出发的，你何时又回归到这里。这就是恒星为坐标的回归年。《周髀算经》中的"日复星，为一岁"，就是以恒星为坐标论太阳回归的，回归一次即是一岁。

6. 星论九针 《素问·针解》："帝曰：余闻九针，上应天地四时阴阳，愿闻其方，令可传于后世以为常也。岐伯曰：夫一天、二地、三人、四时、五音、六律、七星、八风、九野，身形亦应之，针各有所宜，故曰九针。"

效法天地，效法日月星辰，是大纲。

法出人理，法出人时，是具体。

以自然为法，制出九针，是具体中的一术。

7. 星论万物生化 《素问·天元纪大论》："太虚寥廓，肇基化元，万物资始，五运终天，布气真灵，总统坤元，九星悬朗，七曜周旋，曰阴曰阳，曰柔曰刚，幽显既位，寒暑弛张，生生化化，品物咸章。"

这一论断在讲述着一个根本道理。

这条根本道理就是：地上的万物与天文有着密切的亲缘关系。

地上万物，哪怕是一朵小花、一棵小草，乃至小鱼、小虾，其生其长，都与广袤的宇宙有着紧密的联系，都与日月星辰有着紧密的联系。广袤的宇宙在运动，日月星辰在运动，小花、小草、小鱼、小虾会随着宇宙运动而变化，会随着日月星辰的运动而变化。"物生谓之化，物极谓之变。"万物之生，万物之长，万物之新陈代谢，实际上与宇宙变化、日月星辰变化有着同步关系，具体与运气、寒暑变化存在着同步关系。

（四）星在《灵枢》中

与《素问》一样，一部《灵枢》之中处处可以看到星星。因为下面还要具体讨论，所以这里只引用几条有关星星的论断，并不展开讨论。

1. 星论牙齿 《灵枢·通天》："天有列星，人有牙齿。"

2. 星论卫气之行 《灵枢·卫气行》："天周二十八宿，而一面七星，四七二十八星，房昴为纬，虚张为经，是故房至毕为阳，昴至心为阴，阳主昼，阴主夜。故卫气之行，一日一夜五十周于身，昼日行于阳二十五周，夜行于阴二十五周，周于五藏。"

3. 星论九法　《灵枢·九针论》："一以法天，二以法地，三以法人，四以法时，五以法音，六以法律，七以法星，八以法风，九以法野。"

4. 星论七窍　《灵枢·九针论》："星者人之七窍，邪之所客于经，而为痛痹，舍于经络者也。"

5. 星论营卫　《灵枢·痈疽》："夫血脉营卫，周流不休，上应星宿，下应经数。"

（五）天文·人文·中医

《易经·贲·彖传》："观乎天文，以察时变；观乎人文，以化成天下。"观乎天文，观乎人文，天文与人文，在这里是一体关系。

沿着这一思路，再向前跨一步，就可以演化出一个新的论断："观乎天文，以察时变；观乎中医，以医治天下。"

由天文到人文，这是中华元文化的由来。

由天文到医道，由医道到医术，这是中医文化的由来。

天文之中，除了最为关键的太阳月亮之外，还有至关重要的北斗、二十八星宿、五大行星，所有这些都与中华元文化相关，都与中医文化相关。

忘记了天文，"振兴中华文化"就是一句空话。

忘记了天文，"振兴中医文化"也是一句空话。

振兴中华文化、振兴中医文化，必须从重视天文这里开始，希望亲爱的读者，都能明白这一点。

本
神
第
八
法
风

原 文

黄帝问于岐伯曰：凡刺之法，先必本于神[1]。血脉营气精神，此五藏之所藏也，至其淫佚离藏则精失，魂魄飞扬，志意恍乱，智虑去身者，何因而然乎？天之罪与？人之过乎？何谓德[2]气[3]生精神魂魄心意志思智虑？请问其故。岐伯答曰：天之在我者德也，地之在我者气也，德流气薄而生者也。故生之来谓之精[4]，两精相搏谓之神[5]，随神往来者谓之魂[6]，并精而出入者谓之魄[7]，所以任物者谓之心[8]，心有所忆谓之意[9]，意之所存谓之志[10]，因志而存变谓之思[11]，因思而远慕谓之虑[12]，因虑而处物谓之智[13]。故智者之养生也，必顺[14]四时而适寒暑，和[15]喜怒而安居处，节[16]阴阳而调刚柔，如是则僻邪[17]不至，长生久视[18]。

是故怵惕[19]思虑者则伤神，神伤则恐惧，流淫[20]而不止。因悲哀动中者，竭绝[21]而失生。喜乐者，神惮散[22]而不藏。愁忧者，气闭塞而不行。盛怒者，迷惑而不治。恐惧者，神荡惮[23]而不收。

心怵惕思虑则伤神，神伤则恐惧自失，破䐃脱肉，毛悴色夭，死于冬。脾愁忧而不解则伤意，意伤则悗乱[24]，四肢不举，毛悴色夭，死于春。肝悲哀动中则伤魂，魂伤则狂妄不精，不精则不正，当人阴缩而挛筋，两胁骨不举，毛悴色夭，死于秋。肺喜乐无极则伤魄，魄伤则狂，狂者意不存人，皮革焦，毛悴色夭，死于夏。肾盛怒而不止则伤志，志伤则喜忘其前言，腰脊不可以俯仰屈伸，毛悴色夭，死于季夏[25]；恐惧而不解则伤精，精伤则骨痠痿厥，精时自下。是故五藏主藏精者也，不可伤，伤则失守而阴虚，阴虚则无气，无气则死矣。是故用针者，察观病人之态，以知精神魂魄之存亡，得失之意，五者以伤，针不可以治之矣。

　　肝藏血，血舍魂，肝气虚则恐，实则怒。脾藏营，营舍意，脾气虚则四肢不用，五藏不安；实则腹胀，经溲不利。心藏脉，脉舍神，心气虚则悲，实则笑不休。肺藏气，气舍魂，肺气虚则鼻塞不利、少气，实则喘喝、胸盈仰息。肾藏精，精舍志，肾气虚则厥，实则胀，五藏不安。必审五藏之病形，以知其气之虚实，谨而调之也。

注　释

　　1. 神　本篇两次论神，论的是体外神与体内神的统一体。体外神为变化之天气，体内神为循环之血气。天气变化包括昼夜变化、寒暑变化、四时变化、五运六气变化、十二月的终者有始、二十四节气与七十二候的无限循环。循环之血气包括营卫二气、五脏六腑之气、十二经脉之气。《易经·系辞上》："知变化之道者，知神之所为乎。"这一论断的伟大贡献在于，将变化之道等同于神之所为。变化为神，体外之神与体内之神时时刻刻都在变化，这是针刺之工必须明白的。

　　2. 德　源头文化中的一个无处不在的重要观念，讲的是人德与天地之德的融合与统一。《易经·系辞下》："天地之大德曰生。"《易经》论德，论的是生生之德。《易经》论德，论的是君子之德源于宽厚大地之德。《礼记·月令》："某日立春，盛德在木……某日立夏，盛德在火……某日立秋，盛德在金……某日立冬，盛德在水。"《礼记》论德，论的是四时生长收藏之德。《易经·坤·象传》："地势坤，君子以厚德载物。"《文子·道德》："与天地合，此之谓德。"天地可以论德，四时可以论德，造化者可以论德，君子可以论德；德出于自然而育于人也。得天地之德于心、行为合于道者，德也。本篇所论德，为天德人德的统一之论，人行合于天行，人德合于地德，人序合于四时之序，如此即为德。

　　3. 气　源头文化中的一个最为基础、无处不在的重要观念，含宇宙起源、生命基础两大方面的基本内容。气论宇宙起源，《素问·天元纪大论》有如是之论："太虚寥廓，肇基化元，万物资始，五运终天，布气真灵，总统坤元，九星悬朗，七曜周旋，曰阴曰阳，曰柔曰刚，幽显既位，寒暑弛张，生生化化，品物咸章。"气论天地人演化，《列子·天瑞》有如是之论："太初者，气之始也……清轻者上为天，浊重者下为地，冲和气者为人。"气论万物化生，《易经·咸·象传》有如是之论："二气感应以相与……天地感而万物化生。"一部《内经》之中，一时有一时之气，四时有四时之气；一脏有一脏之气，五脏有五脏之气；四时之气化生长收藏，五脏之气化人体安康；气正常则有万物与人体正常，气非常则有万物与人体非常；非常者，病态也。本篇所论气，气为天气与人气的统一之论。人气通于天气，人气通于地气，人气通于四时之气，人气通于寒暑之气，如此即为气。

4. 精　是中华文化与中医文化所独有的观念，含阳气、精神、精华、精气、精液、精灵、精微、精诚等多方面的内容。《易经·乾·文言》："大哉乾乎！刚健中正，纯粹精也。"此处论精，为阳气之精。《易经·系辞下》："男女构精，万物化生。"此处论精，为精子之精。《管子·心术下》："形不正者德不来，中不精者心不治。"此处论精，为精诚之精。《大戴礼记·曾子天圆》："阳之精气曰神，阴之精气曰灵。"此处论精，为精灵之精。《大戴礼记·曾子天圆》："毛虫之精者曰麟，羽虫之精者曰凤，介虫之精者曰龟，鳞虫之精者曰龙，倮虫之精者曰圣人。"此处论精，为精华之精。《素问·上古天真论》："精神内守，病安从来。"此处论精，为精神之精。本篇所论精，精为精气、精神之精。

5. 神　本篇此处之神，为父精母血。父精母血，人之先天之神；血气，人之后天之神。此处之神，为男女交媾、阴阳两精结合而成的生命之神。

6. 魂　魂魄，是中华文化与中医文化所独有的观念，与有形之人体相伴相随的无形因素，在阴阳范畴之内。《说文解字》："魂，阳气也。"《礼记·郊特性》："魂气归于天，形魄归于地，故祭求诸阴阳之义也。"《春秋左传·昭公七年》："人生始化魂，既生魄。阳曰魂。"两个论断，一个意思：魂属阳，魄属阴。本篇论魂，魂属于无形而有用的本性本能。

7. 魄　与魂并列并重的观念。本篇论魂，魄在人的本性本能范围之内。魄属阴，见魂条。

8. 心　《内经》论心，心为五脏之一，五脏之首，阴阳属阳五行属火四时通于夏，生血主汗主笑主脉主神智主面部荣华，开窍于舌与耳。心，在《内经》中，为生命之主宰。《孟子·告子上》："心之官则思。"心，在《孟子》中，为思想之主宰。《荀子·解蔽》："心者，形之君也，而神明之主也。"心，在《荀子》中，为形体之主宰，为思想之主宰。本篇论心，论出的是生命之主宰。中华文化与中医文化中的心，不能简单理解为一个器官。

9. 意　在中华文化与中医文化里，心意、意向、思考、推测、意愿、意识，均在意的涵盖范围之内。《素问·宝命全形论》："静意视息，观适之变，是谓冥冥。"此处之意，为心意之意。《素问·五藏生成》："五藏相音，可以意识。"此处之意，为意识之意。《灵枢·小针解》："不知补泻之意。"此处之意，为意向之意。本篇论意，论出的是随心而生的意。

10. 志　在中华文化与中医文化里，意志、情意、神智、情志、意念、意识、记忆，均在志的范畴之内。《尚书·舜典》："诗言志，歌永言。"《毛诗序》："在心为志，发言为诗。"《礼记·曲礼上》："志不可满。"疏："在心未见为志。"以上几论断论志，志为意志、情意之志。《灵枢·癫狂》："偏枯，身偏不用而痛，言不变，志不乱。"此论断论志，志为意念、意识之志。《素问·血气形志》："形乐志苦，病生于脉，治之以灸刺。形乐志乐，病生于肉，治之以针石。"此论断论志，志为情志之志。《素问·解精微论》："水之精为志。"本篇："肾藏精，精舍志。"此两处论志，志为肾气、肾精。本篇所论志，志为意念之志。

11. 思　在中华文化与中医文化里，思考、思虑、思谋、思念、思想，均在思的范畴之内。《易经·系辞下》："天下何思何虑？天下同归而殊涂，一致而百虑。"《论语·为政》："学而不思则罔，思而不学则殆。"此两处论思，思为思考、思虑之思。本篇论思，思也在思考、思虑的范围之内。

12. 虑　《说文解字》："虑，谋虑也。"在中华文化与中医文化中，思虑、思量、谋划、思念、忧虑、忧愁、疑恐，均在志的范畴之内。《论语·卫灵公》："人无远虑，必有近忧。"《史记·淮阴侯传》："智者千虑，必有一失；愚者千虑，必有一得。"《素问·举痛论》："惊则心无所倚，神无所归，虑无所定，故气乱矣。"此三处论虑，虑为思虑、思量、谋划之虑。《素问·宝命全形论》："形之疾病，莫知其情，留淫日深，著于骨髓，心私虑之。"《诸葛亮·后出师表》："先帝虑汉贼不两立。"此两处论虑，虑有忧虑、忧愁之义。"虑，求也。"（《墨子·经上》）墨子论虑，虑还有探求之义。本篇所论虑，虑有思考、思虑、深谋远虑之义。

13. 智　在中华文化与中医文化中，求学、智慧、聪明、机智、才智、知识、知道，均在智的范畴之内。《荀子·正名》："知有所合，谓之智。"

主观认知与客观物理相合，谓之智。《素问·宝命全形论》："能经天地阴阳之化者，不失四时，知十二节之理者，圣智不能欺也。"《素问·天元纪大论》："道生智。"此两处论智，智慧、聪明、才能也。本篇所论智，智有因深思远虑而正确认识事物、正确处理事物之义。

14. 顺　顺从、顺应之义。本篇谈顺，强调的是顺从、顺应四时之序。外顺时序内顺气，是养生所必需的。

15. 和　和谐、和顺也。本篇谈和，强调的是情绪和平。避免大喜、大怒、大悲，同样是养生之基础。

16. 节　节约、节俭、节制也。本篇谈节，有节制欲望之义。

17. 僻邪　僻，偏也，斜也。《淮南子·精神训》："行不僻矣。"僻邪，指的是四时之邪风。

18. 长生久视　有长寿、永生之义。"长生久视"一词，《内经》中有，诸子中也有。《道德经·五十九章》："有国之母，可以长久，深其根固其柢，长生久视之道也。"《荀子·荣辱》："是庶人之所以取煖衣饱食，长生久视，以免以刑戮也。"《吕氏春秋·重己》："世之人主贵人，无贤不肖，莫不欲长生久视。"

19. 怵惕　怵，恐惧为怵；惕，警惕之惕；怵惕者，恐惧之心、恐惧之情也。

20. 流淫　流，流动、流行也；淫，过也，过度也。流淫，妄行四溢也。本篇论流淫，论的是情绪失常。

21. 竭绝　竭，有穷尽、干涸之义。绝，有绝决、断开义。　《素问·上古天真论》："七七，任脉虚，太冲脉衰少，天癸竭。"此竭有枯涸之义。《素问·宝命全形论》："木得金而伐，火得水而灭，土得木而达，金得火而缺，水得土而绝，万物尽然，不可胜竭。"此竭有穷尽之义。本篇论竭绝，论的是极度悲伤致使正气穷尽而死亡。

22. 惮散　惮，劳苦不已，动荡不已。《诗经·小雅·小明》："心之忧矣，惮我不暇。"惮散，有耗散之义。惮散，有精神耗散之义。

23. 荡惮　荡，震荡、摇动、振动也。《周礼·地官·稻人》："以沟荡水，以遂均水。"荡惮，有精神震荡不安之义。

24. 悗（mán）乱　悗，有困惑、烦乱之义。《集韵》："悗，惑也。"此注释，悗为困惑。《灵枢·五乱》："清气在阴，浊气在阳，营气顺脉，卫气逆行，清浊相干，乱于胸中，是谓大悗。"此处论悗，悗有烦乱之义。

25. 季夏　春夏秋冬四季，每季三个月，先贤分别以孟、仲、季记之。例如，春季的三个月，分别记为孟春、仲春、季春，夏季亦然。季夏，指的是夏季第三个月。《尚书·尧典》中出现了"四仲"之说——仲春、仲夏、仲秋、仲冬，言春分、夏至、秋分、冬至。《礼记·月令》与《吕氏春秋·十二纪》中有详细的孟、仲、季之论。

题　解

本神者，本于神，亦或以神为本也。

神，有体外神与体内神之分。

体外神为自然神。"阴阳不测之谓神。"神为何物？《易经·系辞上》指出，神为阴阳的奇妙变化。"阴阳之义配日月。"这一论断在日月与阴阳之间建立起了对应关系。阴阳的奇妙变化，就是日月的奇妙变化。"神也者，妙万物而为言者也。"《易经·说卦》界定出"妙万物"者为神，即生万物者为神。日月变化决定着万物的动静，决定着万物的生死、死生。显然，日月就是神。这里的神，是自然神，而非人格神。万物生长靠太阳！太阳回归，决定万物的生死；昼往夜来，决定万物的动静。体外之神，太阳也，月亮也。太阳神、月亮神是体外之神。

太阳演化出了太阳历，月亮演化出了太阴历，太阳月亮演化出了阴阳合历。如果以日月为神，那么阴阳合历表达的就是神理。

本神，本于神，首先是本于太阳法则。

本神，本于神，关键是本于人体经脉中运行的血气。

体内之神，是人之血气。人之血气，源于水谷之精气。体内之神，血气也，水谷之精气。请看以下三个论断。

《素问·八正神明论》："血气者，人之神。"

《灵枢·小针解》："神者，正气也。"

《灵枢·平人绝谷》："故神者，水谷之精气也。"

体内之神，是人之后天之神。人，还有先天之神，先天之神即父精母血。先天之神对于后天之神，有基础意义。

"本神"之要义，主要指的是体外体内两种神。认识了体外体内两种神的一致对应，并能以体外体内两种神的对应关系来指导针刺，能达到这一步，就是针刺之上工了。

认识了"本神"，才能下针如有神，才能针到病除。

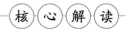

何谓神？一也。

何谓血、脉、营、气、精、神？二也。

血、脉、营、气、精、神与五脏的关系，三也。

血、脉、营、气、精、神与疾病的关系，四也。

血、脉、营、气、精、神与四时的关系，五也。

抓住了这五点，就抓住了本篇的核心。

一、凡刺之法，必本于神

针刺之法，必本于神。

本于神，必须认识神。

开篇题解处，解释了体外神与体内神，这里再解释一下变化神。

《素问·天元纪大论》："物生谓之化，物极谓之变，阴阳不测谓之神。"

物生为化，物极（死）为变，阴阳奇妙变化为神。何谓变？何谓化？何谓神？《素问·天元纪大论》做出了如此界定。

变化为神，变化之道为神之道。《易经》里有完全一致的论断。

《易经·系辞上》："知变化之道者，知神之所为乎。"

《易经·乾·文言》："乾道变化，各正性命。"

《易经·坤·文言》："天地变化，草木蕃。"

三个论断，一个指向。变化之道即神之道。变化之道即万物生化之道。变化生万物，变化为神。

三个论断告诉后人，乾道是变化之道，天地是变化之天地。

动态的天文，动态的人文。动态之动，体现在变化之中。变化体现在日往月来之中，体现在寒往暑来之中。变化体现在万物死生之中。《易经》讲变化，《内经》讲变化，而且都把变化提高到"神"的高度来认识，足见中华元文化与中医文化对变化的重视。

变化为神，变化之道即神之道。希望针刺之工能够记住这两点。

二、 有形无形

（一）有形无形，同等重要

五脏有形，血脉有形，营、气、精、神无形。

有形与无形，同等重要。

有形与无形的统一，才有生气蓬勃的人。

一旦离开了无形之神，人就变成了植物人。

有形之血、脉，为五脏所藏；无形之营、气、精、神，同样为五脏所藏。

如果欲望过度，就会导致无形之精气受损。

一旦无形之精气受损，就会发生魂魄不定，志意无主，精神恍惚，丧失思考与决断能力之病态。

《管子·内业》："凡人之生也，天出其精，地出其形，合此以为人。"

人有其精，有其形。希望读者能够记住这一点。

（二）十二种无形之因素

人，一共有多少种无形的因素？这是黄帝的问题。岐伯告诉黄帝，无形之因素共有十二种。

1. 德　天之予人者谓之德。《管子·心术上》："虚而无形谓之道，化育万物谓之德。"

2. 气　地之予人者谓之气。

3. 精　化生生命者谓之精。

4. 神　男女交媾，阴阳两精结合而成生命谓之神。父精母血，是先天之神。人之血气，是后天之神。

5. 魂　随神往来者谓之魂。

6. 魄　与精出入者谓之魄。

7. 心　起主导作用，主宰生命活动者谓之心。这里的心，不能简单理解为心脏。

8. 意　心所追忆者谓之意。

9. 志　意之久存者谓之志。

10. 思　为志而思考者谓之思。

11. 虑　在思考的基础上估计未来变化者谓之虑。

12. 智　因深思远虑，而正确处理事物者谓之智。

人由形、神两种因素所组成。形，血肉之躯也。神，德、气、生、精、神、魂、魄、心、意、志、思、智、虑也。

<h2 style="text-align:center">三、养生之道</h2>

形，位于形而下；神，位于形而上。

养生，既养形而下的形，又养形而上的神。

（一）养生要顺时

养生之道，必与四时合其序，以适应春暖夏热秋凉冬寒的冷暖变化。

情志上不能喜怒过度，注意正常的饮食起居，节制阴阳的偏颇，调节刚柔的活动，这样，人体就不会受到内外邪气的侵袭，因而得以长寿而且健康。

一部《内经》是从养生开始的。《素问·上古天真论》："上古之人，其知道者，法于阴阳，和于术数，食饮有节，起居有常，不妄作劳，故能形与神俱，而尽终其天年，度百岁乃去。"

知道，知的是一阴一阳。一阴一阳者，昼夜也，寒暑也。术数者，四时之四也，八节之八也，二十四节气之二十四也；五天一候之五也，三候一气之三也，七十二候之七十二也。术数即历数，历数即术数。阴阳、术数均在道的范围内，养生养在道理中。

"食饮有节，起居有常，不妄作劳"，讲的是日常生活的规律性。养生养在有规律的日常生活中。

（二）伤神即伤身

养生，既要养在身体上，还要养在精神上。身体受伤会危及生命，精神受伤同样会危及生命。

过度的恐惧和思虑能损伤心神，神气受到了损伤，则更加恐惧，使精气流淫而难以固摄。

过度悲伤会伤及内脏，伤及内脏会使正气耗竭以至绝灭而死亡。

过度喜乐，会使神气涣散。

过度忧愁，会使气机闭塞不通。

大怒，会使神志迷惑而不能自我调理。

过度恐惧，会使神气飘荡而不能收敛。

（三）伤神伤五脏

五情过度会伤五脏，怒伤肝，喜伤心，忧伤肺，思伤脾，恐伤肾，这是《素问·阴阳应象大论》告诉后人的哲理。

四、伤及五脏，死在相克季节

本篇指出，伤神会伤及五脏。伤及五脏，会在五行相克的那个季节死亡。

（一）伤心过度冬季死

"心怵惕思虑则伤神，神伤则恐惧自失，破䐃脱肉，毛悴色夭，死于冬。"䐃，肉之聚集之处，肌肉丰满之处也。

恐惧过度、思虑过度会伤及心所藏之神。伤心即伤神，伤神即伤心。心属夏属火，水克火。水应冬，所以伤心过度冬季死。

（二）伤脾过度春季死

"脾愁忧而不解则伤意，意伤则悗乱，四肢不举，毛悴色夭，死于春。"

忧愁而不解，会伤及脾所藏之意。意伤则胸膈满闷，手足无力上举，皮毛憔悴，气色枯夭。脾属长夏属土，木克土。木应春，所以伤脾过度春季死。

（三）伤肝过度秋季死

"肝悲哀动中则伤魂，魂伤则狂妄不精，不精则不正，当人阴缩而挛筋，两胁骨不举，毛悴色夭，死于秋。"

悲哀太过，会伤及肝所藏之魂。魂伤则狂妄而不能精明，举动失常，同时使人前阴萎缩，筋脉拘挛，两胁肋骨不能上举，皮毛憔悴，气色枯夭。肝属木，金克木。金应秋，所以伤肝过度秋季死。

（四）伤肺过度夏季死

"肺喜乐无极则伤魄，魄伤则狂，狂者意不存人，皮革焦，毛悴色夭，死于夏。"

喜乐太过，会伤及肺所藏之魄。魄伤则会发狂，意识也会丧失，行为反常，旁若无人，皮肤干枯，毛发憔悴，气色枯夭。肺属金，火克金。火应夏，所以伤肺过度夏季死。

（五）伤肾过度长夏死

"肾盛怒而不止则伤志，志伤则喜忘其前言，腰脊不可以俯仰屈伸，毛悴色夭，死于季夏。"

大怒不止，会伤及肾所藏之志。志伤则记忆力就减退，会忘掉自己从前说过的话，腰脊转动困难，不能俯仰屈伸，皮毛憔悴，气色枯夭。肾属水，土克水。长夏应土，伤肾过度长夏死。

五、 五脏与病态五情

（一）病态五脏与病态五情

一脏一情，五脏五情。脏有病态之脏，情有病态之情。

1. 肝有病容易发怒　肝脏主藏血，血能舍魂，肝气虚则易产生恐惧，肝有实邪则容易发怒。

2. 脾有病思绪万千　脾脏主藏营，营能舍意，脾气虚则四肢不能运动，五脏失养也不能安和，脾有实邪则发生腹中胀满，大小便不利。

本篇脾病，没有讲到病态之情。《素问·阴阳应象大论》："在志为思。"又："思伤脾。"脾病者，大都失眠。失眠之时，思绪万千。这是笔者的切身体会，补充于此。

《素问·逆调论》："胃不和则卧不安。""胃不和"者，胃病者也。"卧不安"者，床上翻来覆去的失眠者也。这一论断告诉世人，失眠与胃病相关。

治失眠，不要只是吃安眠药。理顺胃气，养胃健脾，既可以医治胃病，也可以医治失眠。

3. 心有病喜笑不止　心脏主藏脉，脉能舍神，心气虚则容易产生悲伤，心有实邪则喜笑不止。

4. 肺有病忧思不断　肺脏主藏气，气能舍魄，肺气虚则发生鼻塞，呼吸不利，短气，肺有实邪则喘促胸满，仰面呼吸。

本篇肺病，没有讲到病态之情。《素问·阴阳应象大论》："在志为忧。"又："忧伤肺。"根据"忧伤肺"之病理推断，肺病者应忧思不断。

肺病者，忧天忧人。清苦书生，易得痨病。痨病者，肺结核也。

忧国忧民，身无分文、心忧天下，这是书生之忧。忧之过度，痨病缠身。

忧思之忧，应该是肺病者的病态之情。

5. 肾有病无端惊恐　肾脏主藏精，精能舍志，肾气虚则四肢厥冷，肾有实邪则少腹作胀，五脏也不安和。

本篇肾病，同样没有讲到病态之情。《素问·阴阳应象大论》："在志为恐。"又："恐伤肾。"根据"恐伤肾"之病理推断，无端惊恐，应是肾病者的病态之情。

（二）五脏之病，须审察多方面情况

审察的具体内容如下：

医治五脏之病，一须审察五脏之虚实。

医治五脏之病，二须审察五脏之阴阳。

医治五脏之病，三须审察面部之神色。

医治五脏之病，四须审察身体之体形。

医治五脏之病，五须审察五脏之所藏。

从以上诸方面了解精、神、魂、魄、意、志是否受伤，以及受伤程度是否严重。

如果五脏精气轻度受伤，即可用针刺治疗。

如果五脏精气完全耗伤，就要放弃治疗，不可再用针刺了。

六、"法风" 解

风，在中华文化、中医文化中占有极其重要的地位。

（一）《易经》论风

《易经》的基础是六十四卦，六十四卦的基础是八卦，风为八卦之一，风在《易经》中的地位由此可见一斑。

八卦有先天、后天之分，先天、后天八卦中的风均占有极其重要的位置。

先天八卦中的风，是天体八大元素之一。《易经·说卦》："天地定位，山泽通气，雷风相薄，水火不相射。"以"天地定位"的八卦，是先天八卦。先天八卦的结构特点是两两相对、两两相应，即每一卦都有一个相对相应的卦，与风相对相应的是雷。

此处敬请谨记，风在先天八卦中，是组成天体的八大元素之一。

后天八卦中的风，是孕育万物的八大元素之一。《易经·说卦》："帝出乎震，齐乎巽，相见乎离，致役乎坤，说言乎兑，战乎乾，劳乎坎，成言乎艮。万物出乎震；震，东方也。齐乎巽；巽，东南也。齐也者，言万物之絜齐也。离也者，明也，万物皆相见，南方之卦也；圣人南面而听天下，向明而治，盖取诸此也。坤也者，地也，万物皆致养焉，故曰：'致役乎坤。'兑，正秋也，万物之所说也，故曰：'说言乎兑。'战乎乾；乾，西北之卦也，言阴阳相薄也。坎者，水也，正北方之卦也，劳卦也，万物之所归也，故曰：'劳乎坎。'艮，东北之卦也，万物之所成终而所成始也，故曰：'成言乎艮。'"

震、巽、离、坤、兑、乾、坎、艮八个卦，第一对应的东方、东南、南方、西南、西方、西北、北方、东北八方，第二对应春夏秋冬四季，第三对应的是万物生长收藏的一个完整的过程。八方属于空间，四时属于时间，万物属于生命，时空物三位一体的时空观在此确立。巽，风也。

此处敬请谨记，风在后天八卦中，是孕育万物的八大元素之一。

风为八大动能之一。《易经·说卦》："雷以动之，风以散之，雨以润之，日以煊之，艮以止之，兑以说之，乾以君之，坤以藏之。"一卦一种动能，八卦八种动能，八种动能完成了万物从生到成的一个完整过程。雷动、风散、火燥、水润、艮终，八种动能的依次作用，才有万物生长收藏的变化。

《易经·系辞上》："润之以风雨。"没有风雨之润，万物与人，都不能正常生长。

（二）《尚书》论风

《尚书·洪范》："星有好风，星有好雨。"《尚书》所记载的是一种"以天文论天气"的预报方法。前面已经说过，天文学是人类第一学，也是中华民族的第一学。在远古、中古时期的中华大地上，先贤们就是以天文为坐标预报天气的。某星出现在某个位置上，天刮风；某星出现在某个位置上，天下雨。"月离于毕，俾滂沱矣。"（《诗经·渐渐之石》）月即月亮，毕即毕星，离通丽，义靠也。当月球靠近毕星时，地球上的对应观测区内就会出现大雨滂沱的天气。由此，中华先贤下出了"毕星即雨星"的结论。同样的道理，中华先贤下出了"箕星即风星"的结论。

"星有好雨"之星，毕星也。

"星有好风"之星，箕星也。

《尚书》以星论风，以星论雨，一论出了星与风雨的具体对应，二论出了"以天文论天气"的永恒原则。

（三）《春秋左传》论风

《春秋左传·昭公元年》："淫生六疾。六气曰阴、阳、风、雨、晦、明也。分为四时，序为五节，过则为灾：阴淫寒疾，阳淫热疾，风淫末疾，雨淫腹疾，晦淫惑疾，明淫心疾。女，阳物而晦时，淫则生内热惑蛊之疾。"阴、阳、风、雨、晦、明，六种气候也。六种气候淫（过度）或失序，会引起六种疾病——阴过度会引起寒病，阳过度会引起热病，风过度会引起四肢病，雨过度会引起腹部病，晦（阴）过度会引起蛊惑病，明（热）过度会引起心病。

"风淫末疾"即风过度会引起四肢病，敬请记住这一点。

（四）彝族文化论风

东风万物生，南风万物绿，西风万物萧，北风万物焦。彝族文化以诗的形式论风，形式生动活泼，请看《土鲁窦吉·天地人生象》的春夏秋冬四季风：

东方木行青，春由东方管，

东风吹过后，万物有生气；

南方火行赤，夏由南方管，

南风吹过后，万物绿油油；

西方金行白，秋由西方管，

西风吹过后，万物皆萧瑟；

北方水行黑，冬由北方管，

北风吹过后，万物皆枯焦。

宇宙的四方，风雨的运行，

这样产生了，不说不知道，

就是这样的。

彝族文化告诉人们，春夏秋冬一季一种风，四季四种风。一种风一种功能，四种风四种功能。春风万物生，夏风万物长，秋风万物熟，冬风万物藏。

（五）《内经》论风

一部《内经》非常重视风与疾病的关系，《素问》《灵枢》都以反复重复的方式论及了风与百病的关系。

1.《素问》论风　养生须避邪风，风与百病相关，这是《素问》一而再，再而三所宣讲的哲理。

养生要避虚邪贼风。"夫上古圣人之教下也，皆谓之虚邪贼风，避之有时，恬惔虚无，真气从之，精神内守，病安从来。"

养生"四要"，这第一要就是避开"虚邪贼风"，这是《素问·上古天真论》开篇所强调的哲理。

何谓虚邪贼风？在《灵枢·九宫八风》中讨论，此处不赘。

风分八种。《素问·上古天真论》："从八风之理。"《素问·金匮真言论》："天有八风。"何谓八风者？《吕氏春秋·有始》中的答案是："何谓八风？东北曰炎风，东方曰滔风，东南曰熏风，南方曰巨风，西南曰凄风，西方曰飂风，西北曰厉风，北方曰寒风。"

风为百病之始。《素问·生气通天论》："故风者，百病之始也。"《素问·玉机真藏论》："故风者百病之长也。"病在人体之内，病因会在人体之外。人体之外的风，可能是百病之病因。

热中、寒中、偏枯、疠风之病与风相关。《素问·风论》："风之伤人也，或为寒热，或为热中，或为寒中，或为疠风，或为偏枯，或为风也，其病各异，其名不同，或内至五藏六府……"

风会伤及五脏六腑。《素问·风论》："以春甲乙伤于风者为肝风，以夏丙丁伤于风者为心风，以季夏戊己伤于邪者为脾风，以秋庚辛中于邪者为肺风，以冬壬癸中于邪者为肾风。风中五藏六府之腧，亦为藏府之风，各入其门户所中，则为偏风。"春风伤肝，夏风伤心，秋风伤肺，冬风伤肾，季夏即长夏之风伤脾。这里的风，应该是四季中的邪风。

邪风会伤五脏，当然也会伤及六腑。

风与寒湿之气结合，会引起痹病。《素问·痹论》："风寒湿三气杂至，合而为痹也。"又："其风气胜者为行痹。"行痹，以疼痛部位游走不定为特点的痹病。

风生伏梁病。《素问·奇病论》："伏梁病以风为本，故称风根。"大腿、股部、小腿都肿，且绕脐疼痛，这种病叫伏梁病。

针分九针，九针第八对应风。《素问·针解》："夫一天、二地、三人、四时、五音、六律、七星、八风、九野，身形亦应之，针各有所宜，故曰九针。人皮应天，人肉应地，人脉应人，人筋应时，人声应音，人阴阳合气应律，人齿面目应星，人出入气应风，人九窍三百六十五络应野。故一针皮，二针肉，三针脉，四针筋，五针骨，六针调阴阳，七针益精，八针除风，九针通九窍，除三百六十五节气，此之谓各有所主也。"

2. 《灵枢》论风　一部《灵枢》几十处谈到风与疾病的关系，因为下面还要一一进行讨论，所以此处不再提前讨论。

这里，与读者一起先预习一下《灵枢·口问》中所出现的"夫百病之始生也，皆生于风雨寒暑"论断。

同时提醒读者，《内经》谈风，最为关键、最为基础的就是《灵枢·九宫八风》。风分正邪，正邪风的判断标准，就记载在《灵枢·九宫八风》。正邪风的判断标准，在人类文化宝库中是唯一的。

（六）风之小结

风，是中华先贤所重视的八大自然因素之一。

风有时间属性，春夏秋冬四时，一时有一时之风。

风有空间属性，四面八方，每一面、每一方都会来风。

风有正邪之分，正风养人养万物，邪风伤人伤万物。

邪风，会入侵人体。肌肤—经络—脏腑，这是风入侵人体的路径。

邪风生百病，皮肤病、五脏病、六腑病都会因风而起。

《素问》告诉后人，麻风病也是由邪风引起的。

大规模、大面积的疫病，也是由邪风引起的。《礼记·月令》："孟春……行秋令，则其民大疫。季春……行夏令，则民多疾疫。"

回避邪风，是《内经》反复强调的内容。

正风邪风如何判断？

邪风有几种？

邪风会引起几种疾病？

这些问题会在《灵枢·九宫八风》中讨论。

终
始
第
九
法
野

凡刺之道，毕于终始，明知终始，五藏为纪[1]，阴阳定矣。阴者主藏，阳者主府，阳受气[2]于四末，阴受气于五藏，故泻者迎之，补者随之，知迎知随，气可令和。和气之方，必通阴阳。五藏为阴，六府为阳。传之后世，以血为盟[3]：敬之者昌，慢之者亡。无道行私，必得天殃。[4]

谨奉天道，请言终始。终始者，经脉为纪。持其脉口[5]人迎[6]，以知阴阳有余不足，平与不平，天道毕矣。所谓平人者不病，不病者，脉口人迎应四时也，上下相应而俱往来也，六经之脉不结动也，本末之寒温之相守司也。形肉血气必相称也，是谓平人。少气者，脉口人迎俱少而不称尺寸也。如是者，则阴阳俱不足，补阳则阴竭，泻阴则阳脱。如是者可将以甘药，不可饮以至剂，如此者弗灸。不已者因而泻之，则五藏气坏矣。

人迎一盛[7]，病在足少阳，一盛而躁，病在手少阳；人迎二盛，病在足太阳，二盛而躁，病在手太阳；人迎三盛，病在足阳明，三盛而躁，病在手阳明；人迎四盛且大且数，名曰溢阳[8]，溢阳为外格[9]。

脉口一盛[10]，病在足厥阴，厥阴一盛而躁，在手心主；脉口二盛，病在足少阴，二盛而躁，在手少阴；脉口三盛，病在足太阴，三盛而躁，在手太阴；脉口四盛，且大且数者，名曰溢阴[11]。溢阴为内关，内关不通，死不治。人迎与太阴脉口俱盛四倍以上，名曰关格[12]。关格者，与之短期。

人迎一盛，泻足少阳而补足厥阴，二泻一补，日一取之，必切而验之，疏取之上，气和乃止。人迎二盛，泻足太阳补足少阴，二泻一补，二日一取之，必切而验之，疏取之上，气和乃止。人迎三盛，泻足阳明而补足太阴，二泻一补，日二取之，必切而验之，疏取之上，气和乃止。

脉口一盛，泻足厥阴而补足少阳，二补一泻，日一取之，必切而验之，疏而取之上，气和乃止。脉口二盛，泻足少阴而补足太阳，二补一泻，二日一取之，必切而验之，疏取之上，气和乃止。脉口三盛泻足太阴而补足阳明，二补一泻，日二取之，必切而验之，疏而取之上，气和乃止。所以日二取之者，太阳主胃，大富于谷气，故可日二取之也。人迎与脉口俱盛三倍以上，命曰阴阳俱溢。如是者不开，则血脉闭塞，气无所行，流淫于中，五藏内伤。如此者，因而灸之，则变易而为他病矣。

凡刺之道，气调而止，补阴泻阳，音气益彰，耳目聪明。反此者，血气不行。所谓气至而有效者，泻则益虚，虚者，脉大如其故而不坚也；坚如其故者，适虽言故，病未去也。补则益实，实者，脉大如其故而益坚也；夫如其故而不坚者，适虽言快，病未去也。故补则实，泻则虚，痛虽不随针，病必衰去。必先通十二经脉之所生病，而后可得传于终始矣。故阴阳不相移，虚实不相倾，取之其经。

凡刺之属，三刺[13]至谷气，邪僻妄合，阴阳易居，逆顺相反，沉浮[14]异处，四时不得[15]，稽留淫泆，须针而去。故一刺则阳邪出，再刺则阴邪出，三刺则谷气至，谷气至而止。所谓谷气至者，已补而实，已泻而虚，故以知谷气至也。邪气独去者，阴与阳未能调，而病知愈也。故曰：补则实，泻则虚，痛虽不随针，病必衰去矣。

阴盛而阳虚，先补其阳，后泻其阴而和之；阴虚而阳盛，先补其阴，后泻其阳而和之。三脉[16]动于足大指之间，必审其实虚，虚而泻之是谓重虚。重虚病益甚。凡刺此者，以指按之，脉动而实且疾者，疾泻之；虚而徐者则补之。反此者，病益甚。其动也，阳明在上，厥阴在中，少阴在下。膺腧中膺，背腧中背，肩膊虚者，取之上。重舌[17]，刺舌柱[18]以铍针也。手屈而不伸者，其病在筋，伸而不屈者，其病在骨，在骨守骨，在筋守筋。

补须[19]一方实，深取之，稀按其痏，以极[20]出其邪气。一方虚，浅刺之，以养其脉，疾按其痏，无使邪气得入。邪气来也紧而疾，邪气来也徐而和。脉实者，深刺之，以泄其气；脉虚者，浅刺之，使精气无得出，以养其脉，独出其邪气。刺诸痛者，其脉皆实。

故曰：从腰以上者，手太阴阳明皆主之；从腰以下者，足太阴阳明皆主之。病在上者，下取之；病在下者，高取之；病在头者，取之足；病在足者取之腘。病生于头者，头重；生于手者，臂重；生于足者，足重。治病者，先刺其病所从生者也。

春气在毛，夏气在皮肤，秋气在分肉，冬气在筋骨。刺此病者，各以其时为齐[21]。故刺肥人者，以秋冬之齐；刺瘦人者，以春夏之齐。病痛者，阴也；痛而以手按之不得者，阴也，深刺之。病在上者，阳也。病在下者，阴也。痒者阳也，浅刺之。病先起阴者，先治其阴而后治其阳；病先起阳者，先治其阳而后治其阴。

刺热厥者，留针反为寒；刺寒厥者，留针反为热。刺热厥者，二阴一阳；刺寒厥者，二阳一阴。所谓二阴者，二刺阴也；一阳者，一刺阳也。久病者，邪气入深，刺此病者，深内而久留之，间日而复刺之，必先调其左右，去其血脉。刺道毕矣。

凡刺之法，必察其形气。形肉未脱，少气而脉又躁，躁厥[22]者，必为缪刺[23]之，散气可收，聚气可布。深居静处，占神往来，闭户塞牖，魂魄不散，专意一神，精气之分，毋闻人声，以收其精，必一其神，令志在针。浅而留之，微而浮之，以移其神，气至乃休。男内女外[24]，坚拒勿出，谨守勿内，是谓得气。

凡刺之禁：新内勿刺，新刺勿内；已醉勿刺，已刺勿醉；新怒勿刺，已刺勿怒；新劳勿刺，已刺勿劳；已饱勿刺，已刺勿饱；已饥勿刺，已刺勿饥；已渴勿刺，已刺勿渴；大惊大恐，必定其气，乃刺之。乘车来者，卧而休之，如食顷乃刺之。出行来者，坐而休之，如行十里顷，乃刺之。凡此十二禁者，其脉乱气散逆，其营卫经气不次。因而刺之，则阳病入于阴，阴病出为阳，则邪气复生。粗工勿察，是谓伐身，形体淫佚，乃消脑髓，津液不化，脱其五味，是谓失气也。

太阳之脉，其终也。戴眼[25]，反折[26]，瘛疭，其色白，绝皮乃绝汗[27]，绝汗则终矣。少阳终者，耳聋，百节尽纵，目系[28]绝。目系绝，一日半则死矣。其死也，色青白，乃死。阳明终者，口目动作[29]，喜惊，妄言，色黄；其上下之经，盛而不行，则终矣。少阴终者，面黑，齿长而垢[30]，腹胀闭塞，上下不通而终矣。厥阴终者，中热，嗌干，喜溺，心烦，甚则舌卷，卵上缩[31]而终矣。太阴终者，腹胀闭，不得息，气噫[32]，善呕，呕则逆，逆则面赤，不逆则上下不通，上下不通则面黑，皮毛燋[33]而终矣。

注　释

1. 纪　纲纪、法则、准则。论病之纲纪、养生之纲纪、针刺之纲纪，统统源于天地之纪。请看以下几个论断。

《素问·阴阳应象大论》："阴阳者，天地之道也，万物之纲纪。"又："四时阴阳，尽有经纪。"

《素问·脉要精微论》："微妙在脉，不可不察，察之有纪，从阴阳始。"

《素问·天元纪大论》："夫五运阴阳者，天地之道也，万物之纲纪。"

《素问·至真要大论》："气至之谓至，气分之谓分，至则气同，分则气异，所谓天地之正纪也。"

《逸周书·周月》："万物春生、夏长、秋收、冬藏，天地之正，四时之极，不易之道。"

以上论断中的纪、经纪、正纪、不易之道，均为历法中的四时寒暑、两分两至也。四时寒暑、两分两至即为天之纪，即为天地之正纪，即为不易之道。《灵枢》在第一篇以"一与九"论针刺之纲纪，本篇以阴阳终始论五脏之纪，针刺之纪与五脏之纪，其坐标统统在天文历法之中，具体在冬至夏至、春分秋分这四个永恒的时令之中。

2. 受气　受，盛受之受、容纳之容也。《广雅·释诂》："受，盛也。"本篇论受气，为盛受之受。四末者，四肢也。四肢在外主阳，五脏在内主阴。所以，四末受阳气于外，五脏受阴气于内。

3. 盟　结盟之盟，盟誓之盟。《释名·释言语》："盟，明也，告其事于神明也。"盟誓，表示忠于誓言，决不背信弃义，否则甘受惩罚。"以血为盟"，这是古代一种极其重要的仪式。本篇讲盟誓，讲的是对传承医道、医理、医术的忠心与忠诚。

4. 无道行私，必得夭殃　《素问·天元纪大论》："敬之者昌，慢之者亡。无道行私，必得夭殃。"本篇又重复了这句话。一句话两次重复，表示的是对天道的敬畏与敬重。做人循道，做事循道，行医同样也应循道，在远古与中古时期的中华大地上，离开了道，一切无章可循。

5. 脉口　脉口即寸口，在腕上高骨脉搏动之处。寸口，脉之大会之处、五脏六腑终始之处，切脉独取之处也。《难经·一难》："寸口者，脉之大会，手太阴之脉动也……五藏六府之所终始。故法取于寸口也。"

6. 人迎　切脉的部位之一，寸口为一，人迎为一。《灵枢·寒热病》："颈侧之动脉人迎。人迎，足阳明也。"这一论断指出的是位置，人迎位于喉结两侧颈总动脉波动处。《素问·至真要大论》："人迎与寸口相应。"这一论断指出，人迎与寸口脉动相应。

7. 人迎一盛　人迎的脉象比寸口大一倍者，曰人迎一盛。二盛、三盛、四盛，以此类推。

8. 溢阳　人迎脉象大于寸口四倍且大而数的，是六阳经偏盛到极点，这种脉象称为溢阳。

9. 外格　阳气盛极，格拒阴气不得出外，称为外格。

10. 脉口一盛　脉口即寸口，寸口的脉象比人迎大一倍者，曰寸口一盛。二盛、三盛、四盛，以此类推。

11. 溢阴　寸口的脉象比人迎大四倍，且大而数的，这种脉象称为溢阴。

12. 关格　阳盛曰关，阴盛曰格。阴阳俱盛曰关格。《灵枢·脉度》："阴阳俱盛，不得相荣，故曰关格。"《难经·三十七难》："阴阳俱盛不得相营也，故曰关格。"

13. 三刺　一种刺法。解释有两种：其一为齐刺法，三针齐用即为三刺，如《灵枢·官针》所言："齐刺者，直入一，傍入二，以治寒气小深者。或曰三刺，三刺者，治痹气小深者也。"其二为针对皮肤、肌肉、分肉深浅不同的三种刺法，如《灵枢·官针》所言："所谓三刺则谷气出者，先浅刺绝皮以出阳邪，再刺则阴邪出者，少益深绝皮致肌肉，未入分肉间也，已入分肉之间则谷气出。"本篇论三刺，论的是后一种刺法。

14. 沉浮　沉浮，言变化，言上下不定。《庄子·知北游》："天下莫不沉浮，终身不故；阴阳四时运行，各得其序。"现代汉语的意思是：宇宙万物无时不在发生变化，始终保持着变化的新姿，阴阳与四季不停地运行，各有自身的序列。本篇论沉浮异处，谈的是阴阳二气的失序而发生的逆乱。

15. 四时不得　阴阳二气，春夏秋冬四时有升降出入之变。冬至一阳生，夏至一阴降；春分阳气出，秋分阳气入。何为四时不得？升降出入有异常之变，气不得其时，时不得其气也。有其时无其气，四时不得者，气候异常也。

16. 三脉　有三重含义：其一指三阳脉，如《灵枢·九针十二原》所言："取三脉者恇。"张志聪："三脉，三阳之脉。"其二，本篇指阳明、厥阴、少阴三脉。其三，指瘰疬患者眼中贯穿瞳孔的三条赤脉，如《灵枢·行针》所言："有赤脉，上下贯瞳子，见一脉，一岁死；见一脉半，一岁半死；见二脉，二岁死；见二脉半，二岁半死；见三脉，三岁而死。"

17. 重舌　重，重复之重，重叠之重也。重舌，是一种病态。舌下血脉胀起，形如舌下生舌。重舌，舌头重叠也。

18. 舌柱　柱，柱状也。舌柱，是一种病态。舌下之筋，如柱起之状。

19. 补须　应为补泻。

20. 极　本篇论极，有尽量、尽快、急速之义。《荀子·赋》："出入甚极，莫知其门。""稀按其痏，以极出其邪气。"本篇此论，论的是出针后不按针孔，使邪气尽量、尽快排除。

21. 齐　相等相同，同一标准也。《吕氏春秋·观世》："与我齐者。"注：等也。本篇论齐——"春气在毛，夏气在皮肤，秋气在分肉，冬气在筋骨，刺此病者，各以其时为齐"，论的是针刺之标准必须与四时等齐。

22. 躁厥　躁，一有动态之义；二有狂躁之义。《素问·阴阳应象大论》："阴静阳躁。"此躁为动态之动。《素问·至真要大论》："诸躁狂越，皆属于火。"总之，躁动之躁、狂躁之躁皆与阴阳之阳、寒热之热相关。本篇论躁厥，其特征有二：少气，脉躁。医治躁厥，缪刺也。

23. 缪刺　缪，有方向相反之义。《素问·缪刺论》："缪传引上齿，齿唇寒痛。"张仲景："缪传引上齿，病在下齿而引及上齿也。"缪刺，一种左病刺右，右病刺左的针刺之法。《素问》第六十三篇为缪刺之专论。缪刺，针对的是络脉外邪病。

24. 男内女外　一种针刺之法。男女分阴阳，阴阳分内外。男属阳，女属阴。阳在外，阴在内。在外者，引入内。在内者，引至外。刺法，男女分内外；医病男女分左右。分内外见本篇，分左右见《素问》。《素问·玉版论要》："女子右为逆，左为从；男子左为逆，右为从。"女子病色出现在右的为逆，病色出现在左的为顺；男子病色出现在左的为逆，病色出现在右的为顺。

25. 戴眼　目睛上翻不能转动。《素问·诊要经终论》："太阳之脉，其终也，戴眼反折瘛疭，其色白，绝汗乃出，出则死矣。"王冰："戴眼，谓睛不转而仰视也。"

26. 反折　奇怪的病症——头足向后折，前胸挺出。太阳脉病，会出现这种奇怪的症状，这是《素问·诊要经终论》与本篇的一致结论。

27. 绝汗　患者临终前所出的汗，其特征为汗珠如油，但不流动。绝汗之因，因在太阳脉，这是《素问·诊要经终论》与本篇的一致结论。

28. 目系　系，网络。目系，眼内脉络。眼内脉络上联于脑，称为目系。《灵枢·经脉》："心手少阴之脉，起于心中，出属心系，下隔络小肠；其支者，从心系上挟咽，系目系。"《灵枢·经脉》告诉后人心经、肝经均通于目系。

29. 口目动作　口目即嘴与眼睛，口目动作即眼口抽动。

30. 齿长而垢　齿长而多垢，头发也失去光泽，这是肾气衰竭的症状。

31. 卵上缩　卵，睾丸。卵上缩，阴囊与睾丸上缩也。

32. 噫　噫气。《灵枢·口问》："寒气客于胃，厥逆从下上散，复出于胃，故为噫。"

33. 燋　通焦。有干枯、火灼之义。《灵枢·痈疽》："骨髓不为燋枯。"

终，终点也。

始，始点也。

言终始不言始终，是中华元典的一个特点，《易经》是这样，《内经》也是这样。

请看下面六个论断。

《易经·乾·象传》："大明终始，六位时成。"

《易经·蛊·象传》："终则有始，天行也。"

《素问·四气调神大论》："故阴阳四时者，万物之终始也。"

《灵枢·本输》："凡刺之道，必通十二经络之所终始。"

《灵枢·根结》："九针之直，要在终始，故能知终始，一言而毕，不知终始，针道成绝。"

《灵枢·终始》："终始者，经脉为纪。"

终始、始终，同样的两个字，位置颠倒，意义就发生了巨大变化。

始终，从始到终，言的是一个过程。

终始，从终到始，言的是无限个过程。

一个过程与无限个过程，这是始终与终始的第一个差别。

在平面上，从始到终，是一条直线。

在平面上，从终到始，是一个圆环。

直线与圆环，这是始终与终始的第二个差别。

天体宇宙，状如圆环。

人体经络，状如圆环。

气血运动，状如圆环。

脏腑运动，状如圆环。

营卫之气，状如圆环。

《灵枢·经水》："经络之相贯，如环无端。"以圆环比喻经络，可谓精致之极。

圆环上的运动，是无限循环运动。

天体运动，无限循环。

昼夜运动，无限循环。

四时运动，无限循环。

气血运动，无限循环。

脏腑之气运动，无限循环。

终点之处又是一个新起点，终点、起点紧密相连。

这里就是"言终始不言始终"的奥秘。

知道了天体运动、四时运动、气血运动的特点，就理解了中华先贤"言终始而不言始终"的所以然了。

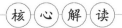

核心解读

学习针刺，先明终始，这是本篇核心之核心。

明终始，一要明白脏腑何谓阴，何谓阳？二要明白脏腑与手足阴阳经脉的对应关系；三要明白阴阳的表里内外关系。

平衡阴阳，即是医道。调和阴阳，即是针刺之大纲。

平人不病，患者不平，是本篇出现的新提法。

上有病可以治于下，下有病可以治于上，头有病可以治于足，足有病可以治于头，是本篇出现的新刺法。

气血将绝，病有百态，在第一次出现。

针刺有禁忌，何时禁忌，何人禁忌？本篇有详细说法。

以上内容，即本篇核心内容。

一、 学习针刺， 先明终始

针刺之道，集于"终始"二字。

学习针刺，必先明白终始。

欲明白终始，先要明白脏腑阴阳。所谓脏腑阴阳，就是脏腑与阴阳的对应关系。

从阴阳属性上讲，五脏为阴，六腑为阳。

从经络脏腑关系上讲，手足三阴经对应的是五脏，手足三阳经对应的是六腑。

从内外表里层次上讲，阳主外，阴主内。阳主外，受气于四肢，阴主内，受气于五脏。

一明白了脏腑与阴阳的关系，二明白了脏腑与经络的关系，三明白了阴阳内外的关系，终始之要义基本就明白了。

气血在经脉内运行，终而复始，如环无端，无限循环。终始之意义，终始之原则，就体现在这里。

二、 补泻之纲， 在于平衡阴阳

"谨察阴阳所在而调之，以平为期。"这是《素问·至真要大论》所讲的医病之大道。

"泻者迎之，补者随之，知迎知随，气可令和。和气之方，必通阴阳。五藏为阴，六府为阳"，这是本篇所讲的针刺之大纲。

补泻是术，和气是纲。

懂得逆着脉气的走向行针是泻，懂得顺着脉气的走向行针是补，这是懂得了针刺之术。

懂得了补也是调和阴阳二气，泻也是调和阴阳二气，这是懂得了针刺之道。

医病之大道，在于平衡阴阳。针刺之大纲，在于"和气之方"。"和气之方"，所讲的还是在平衡阴阳。

阴阳平衡，百病不生。阴阳偏颇，百病丛生。

所以，《素问》讲平衡阴阳，《灵枢》继续讲平衡阴阳。

1. 平者不病，病者不平　"平与不平，天道毕矣。"

平衡阴阳，即是天道。

平者不病，病者不平。

阴不足，病！阳不足，病！

阴有余，病！阳有余，病！

阴阳平衡，无病无灾。

阴阳失衡，有病有灾。

"平人"，这是《灵枢》中第一次出现的新名词。

"平人"这一名词，最先是在《素问·平人气象论》中出现的。

2. 平人之平　何谓"平人"？本篇的答案是："所谓平人者不病，不病者，脉口人迎应四时也，上下相应而俱往来也，六经之脉不结动也，本末之寒温之相守司也，形肉血气必相称也，是谓平人。"

现代汉语的意思是：患者不平，平人不病。所谓平人，就是指没有病的正常人。无病者的脉口、人迎两处脉象，与四时的阴阳盛衰相适应，而且在体内的上下各部也都是往来相应的，手足六经气血的运行既不结涩也不躁动。内在脏气的本与外在肢体的末，在四时寒温气候变化中，都能保持协调功能活动，形肉和血气都是相称的，这就是"平人"。

医治疾病，终极目标就是一个"平"字。

平者，平衡也。平衡什么？平衡阴阳。把偏颇的阴阳，调和为平衡。《素问·玉版论要》："衡量虚实轻重。"衡，度量衡之衡也。衡，昨日之秤，今日之天平也。用天平来衡量虚实，用天平来衡量阴阳；用天平来平衡虚实，用天平来平衡阴阳。平，是中医所追求的终极目标。杀死细菌，是西医所追求的终极目标。两种医学，两种目标，希望读者能够记住这一点。细菌层出不穷，永远也杀不完，永远也认识不完，但无论什么病，都在阴阳虚实的范畴之内，阴阳随时可以平衡。两种医学，两种认识论，两种方法论，希望读者能够记住这一点。

平衡阴阳，医病之道也。和气之方，针刺之纲也。

医病之大道，是必须遵循的道。针刺之大纲，是必须遵守的纲。这是针刺之工应该明白，必须明白的。

平衡阴阳，首先要认识体外之阴阳，其次要认识体内之阴阳。体内体外阴阳的统一，是正确用针的基础。

违反医道，违反针刺之纲，就会制造出新的祸殃。用本篇的话说是："敬之者昌，慢之者亡。无道行私，必得夭殃。"

平衡阴阳的针刺之道，必须慎重对待，必须高度重视。传承针刺之道时，要歃血为盟。

"传之后世，以血为盟。"歃血为盟，在中华先贤那里，是最隆重的仪式。以最隆重的仪式传承针刺之道，由此可见祖先对针刺之道的重视程度。

3. 判断阴阳盛衰，确定补泻之法　如何判断阴阳之盛衰？在脉口、人迎两处诊察判断。

脉口，肺太阴经所经过。

人迎，胃阳明经所经过。

所以，脉口、人迎两处是诊察判断阴阳盛衰虚实的标准穴。

肺朝百脉，胃为水谷之海，所以诊察脉口、人迎两处的脉象，就可以做出三方面的判断：一是脏腑阴阳的盛衰（虚实），二是人体阴阳是否保持平衡，三是体内体外阴阳是否相应。

气虚，脉口和人迎的脉气都短少，而不及于尺寸。这种状态，是阴阳两虚的病象。

阴阳两虚，不可再用针刺之法。为什么？因为若补其阳，则阴液衰竭；若泻其阴，则阳无所依附而虚脱。

阴阳两虚，可用甘味的药物调补，如果不能痊愈，可饮用对此病更加起效的药物。

阴阳两虚之病，也不能施用灸法，假使因为病未愈而又采用泻法，就可能造成五脏之气的败坏。

三、 十二经脉之病的补泻

（一）十二经脉十二种病

利用人迎、寸口两处的脉象，可以判断十二经脉上的十二种病。

1. 病在足少阳经、手少阳经上的判断　人迎脉象于寸口一倍的，病在足少阳经；大一倍而同时出现躁动的，病在手少阳经。

2. 病在足太阳经、手太阳经上的判断　人迎脉象大于寸口两倍的，病在足太阳经；大两倍而同时出现躁动的，病在手太阳经。

3. 病在足阳明经、手阳明经上的判断　人迎脉象大于寸口三倍的，病在足阳明经；大三倍而同时出现躁动的，病在手阳明经。

4. 六阳经上阳气偏盛的判断　人迎脉象大于寸口四倍且大而数的，是六阳经偏盛到极点，充盈于外的现象，称为"溢阳"。

由于阳气盛极，格拒阴气不得出外，所以称为"外格"。

5. 病在足厥阴经、手厥阴经上的判断　寸口的脉象比人迎大一倍的，病在足厥阴经；大一倍而同时出现躁动的，病在手厥阴经。

6. 病在足少阴经、手少阴经上的判断　寸口的脉象比人迎大两倍的，病在足少阴经；大两倍而同时出现躁动的，病在手少阴经。

7. 病在足太阴经、手太阴经上的判断　寸口的脉比人迎大三倍的，病在足太阴经；大三倍而同时出现躁动的，病在手太阴经。

8. 六阴经上阴气偏盛的判断　寸口的脉象比人迎大四倍，且大而数的，这是六阴经偏盛到极点，盈溢于五脏，称为"溢阴"。

由于阴气盈溢于内，不与阳气相交，所以称为"内关"。内关病，是阴阳表里相互隔绝的死证。

9. 阴阳不通的判断　如果人迎与寸口脉象都比平时大四倍以上的，这是阴阳俱盛，互相格拒，称为"关格"，由于阴阳不通，很快就会死亡。

（二）经脉病之补泻

泻一经补一经，是针刺医治经脉之病的基本原则。具体泻在何经，补在何经，下面一一讨论：

1. 泻足少阳，补足厥阴　人迎脉比寸口脉大一倍的，当泻足少阳经，而补足厥阴经，用二泻一补法，每日针刺一次，在施针时，必须诊察人迎、脉口两处的脉象，如果出现躁动不安，可取刺手少阳经及与其相表里的手厥阴经，待脉气和调，针刺才能停止。

2. 泻足太阳，补足少阴经　人迎脉比寸口脉大两倍的，当泻足太阳经，而补足少阴经，用二泻一补法，每两天针刺一次，在施针时，必须诊察人迎、寸口两处的脉象，如果出现躁动不安，可取刺手太阳经及与其相表里的手少阴经，待脉气和调，针刺才能停止。

3. 泻足阳明经，补足太阴经　人迎脉比寸口脉大三倍的，当泻足阳明经，而补足太阴经，用二泻一补法，每天针刺两次，在施针时，必须诊察人迎、寸口两处的脉象，如果出现躁动不安，可取刺手阳明经及与其相表里的手太阴经，待脉气和调，针刺才能停止。

4. 泻足厥阴，补足少阳　寸口脉比人迎脉大一倍的，当泻足厥阴经而补足少阳经，用二补一泻法，每天针刺一次，在施针时，必须诊察人迎、寸口两处的脉象，如果出现躁动不安，可取刺手厥阴经及与其相表里的手少阳经，待脉气和调，针刺才能停止。

5. 泻足少阴，补足太阳　寸口脉比人迎脉大两倍的，当泻足少阴经，而补足太阳经，用二补一泻法，每两天针刺一次，在施针时，必须诊察人迎、寸口两处的脉象，如果出现躁动不安，可取刺手少阴经及与其相表里的手太阳经，待脉气和调，针刺才能停止。

6. 泻足太阴经，补足阳明经　寸口脉比人迎脉大三倍的，当泻足太阴经，而补足阳明经，用二补一泻法，每天针刺两次，在施针时，必须诊察人迎、寸口两处的脉象，如果出现躁动不安，可取刺手太阴经及与其相表里的手阳明经，待脉气和调，针刺才能停止。

因为足太阴脾与足阳明胃相表里，胃为水谷之海，谷气充盛，多气多血，因此可以每天针刺两次。

四、 阴阳与灸刺

（一）"阴阳俱溢" 不能用灸法

人迎与寸口脉象都比平时大三倍以上的，是阴阳俱盛的病证，谓之"阴阳俱溢"。"阴阳俱溢"，属"不开"之证。不开即不通，血脉闭塞而脉气无法运行，淫溢于里，内伤五脏。这种病症，不能使用灸法。假如使用灸法，更伤其阴，就可能变化而产生其他的病症。

（二）调和阴阳，耳目聪明

"针刺之道，气调而止。"这是本篇的一个重要观点。

针刺的目的，是调和阴阳之气。阴阳之气调和，针刺就应该停止。

补泻，目的就是补正气祛邪气。

补阴泻阳，就是补五脏不足的正气而祛除入侵的邪气。

阴阳调和，正气充盛，则声音清朗，耳聪目明。

如果错用补泻，泻正气于外，补邪气于内，血气就会更加衰弱。

所谓针下就有疗效的，是在实病用了泻法以后，症状会逐渐转"虚"。这种"虚"的脉象，虽然其大小和原来一样，但不出现坚实之象，假如坚实的程度和原来一样，患者虽然自觉已经恢复，但实际上病仍没有祛除。

虚证用了补法以后，症状就能逐渐由虚转"实"。这种"实"的脉象，虽然其大小和原来一样，但较前坚实有力，假如和原来一样而不坚实的，患者虽然自觉有些轻快，但实际上病仍没有祛除。所以运用补法能使正气充实，运用泻法能使邪气衰虚，病痛虽然不能随针即除，但病势必定会逐渐衰减。

要想在针刺时达到这样的疗效，必须首先通晓十二经脉上的病，然后才能领会到《灵枢·终始》之深义。总之，阴阳之病不能混淆，虚实之病不能相互颠倒，同时，还应注意按经取穴来治疗本经的病变。

五、 浅深三刺法

针刺治病，须用刺皮、肉、分肉等浅深不同的三种刺法，引导谷气至而产生针刺感应，才能获得好的疗效。

邪气侵入经脉，与正气相混合，会出现四种病态：

其一，扰乱了阴阳之气正常的位置。

其二，颠倒了气血运行的顺逆方向。

其三，脉的沉浮部位也相互异位。

其四，体内脉象与体外四时不相应。

要祛除体内邪气，要使病态变为正常，针刺时要用"三刺法"。

"三刺法"，一刺至皮肤驱出阳邪，二刺至肌肉，引阴分之邪外出，三刺至分肉引致谷气，待到谷气已至而有针刺感应为止。

何谓谷气至？是指用了补法之后正气已有充实的表现，用了泻法而邪气已有衰退的表现，如此即为谷气已至。

虽然邪气已经独去，阴阳气血尚未调和，但已经可知其病将要痊愈。所以说：用补法能使正气充实，用泻法能使邪气衰退，病痛虽不能随针立即消除，但病势必然会减轻。

六、"补阴泻阳" 与"补阳泻阴"

（一）补阳泻阴

阴经的邪气旺盛，阳经的正气虚弱，应先补阳经的正气，再泻阴经的邪气，以调和其有余与不足。

（二）补阴泻阳

阴经的正气虚弱，而阳经的邪气旺盛，就应先补阴经的正气，再泻阳经的邪气，从而调和其有余和不足。

足阳明经、足厥阴经、足少阴经三条经脉，都搏动于足大趾、次趾间。针刺时，必须先审察清楚这三经是虚是实，以确定补泻手法。如果虚证误用了泻法，正气会更虚，称为重虚，重虚则使病情更加严重。

七、诊切动脉，判断虚实

针刺之前，至关重要的是虚实之判断。

诊切动脉，可以判断虚实。

（一）脉速为实

用手指切按其动脉，脉的搏动坚实而急速的，为实。实，应快速泻其实邪。

（二）脉缓为虚

脉的搏动是虚弱而缓慢的，为虚。虚，应补其正气，若用了与此相反的针法，病情会日益加重。

（三）三动脉之部位

三动脉所在的部位，足阳明经在足背上，足厥阴经在足跗内，足少阴经在足心。

膺腧是胸部两旁的穴位，属阴经。故治疗阴经的病，应刺中膺部穴位。

（四）腧穴阴阳属性之判断

背俞是在背部的一些穴位，属阳经。故治疗阳经的病，当刺中背部穴位。

如果肩膊之间出现阴阳各经虚证时，即可取与上肢经脉相通的膺背部各腧穴。

（五）舌病、筋病、骨病的针刺

治疗舌病，应用铍针刺舌下的筋脉，使其排出恶血。

如果手臂能屈而不能伸的，是筋病。

能伸而不能屈的，是骨病。

病在骨应治骨，病在筋应治筋。

（六）针刺何时深，何时浅

脉象正当坚实有力时，针刺宜深。出针后不立即按其针孔，使邪气尽量排除。

当脉象虚弱无力时，针刺宜浅。为养护脉气，应急速按其针孔，以防外邪侵入。

针刺时，若邪气袭来，针下有坚紧而疾速的感觉。如果谷气到来，针下感觉徐缓而柔和。

脉实的，属邪气壅盛，当深刺，以外泄其邪。

脉虚的，属正气不足，当浅刺，使得精气不致外泄，以养其脉气，只将邪气排除。

凡是针刺各种疼痛之病，它们的脉象多表现坚实有力，因而多用泻法。

（七）腰上腰下疾病的医治

上下部位不同，针刺之经之穴也不同。

腰以上患病的，可取手太阴经和手阳明经的穴位治之，这是因为手太阴经从胸走手，手阳明经自手上头。

腰以下患病的，可以取足太阴经和足阳明经的穴位治之，这是因为足太阴经由足到胸，足阳明经从头至足。

以上是循经近取之法。

《素问·阴阳应象大论》："故善用针者，从阴引阳，从阳引阴，以右治左，以左治右。"

《素问》告诉针刺之工，阴有病可以治于阳，阳有病可以治于阴，右有病可以治于左，左有病可以治于右。

本篇告诉针刺之工，上有病可以治于下，下有病可以治于上。"病在上者下取之，病在下者高取之，病在头者取之足，病在足者取之腘。"

病在上半身的，可以取刺下部的穴位。

病在下半身的，可以取刺上部的穴位

病在头部的，可以取刺足部的穴位。

病在腰部的，可以取刺腘部的穴位。

如此治法，原因何在？

因为经脉循行全身，上下相连，彼此贯通。终始之意义，此处可见。

病发生在头部的，头必重。病发生在手部的，手臂必重。病发生在足部的，足部必重。治疗这些病证，首先应找出疾病最初发生的部位，然后针刺，这是治病必求于本的原则。

八、 时间·体质·针刺原则

（一）时间病

时分春夏秋冬四时，一时有一时之病，四时有四时之病。

春天病邪伤人，多在表浅的皮毛。

夏天病邪伤人，多在浅层的皮肤。

秋天病邪伤人，多在较深的分肉。

冬天病邪伤人，多在最深的筋骨。

针刺治疗这些病时，应当根据季节的变化，来确定针刺的浅深。

（二）体质与针刺深浅

体质不同，针刺的浅深也不同。

体肥肉厚的患者，应当按秋冬季节的标准刺深一些。

形体消瘦肉薄的患者，应当按照春夏季节的标准刺浅一些。

（三）病阴阳与针刺深浅

疼痛多属阴，痛而用手按不到的是阴邪，应当深刺。

瘙痒属阳，应当浅刺。

病在上部的多属阳，病在下部的多属阴。

疾病先从阴经开始的，当先治其阴经而后治其阳经。疾病先从阳经开始的，当先治其阳经而后治其阴经。

刺热厥病，留针待针下有寒凉感再出针。

刺寒厥病，留针待针下有温热感再出针。

热厥的刺法，应当"二阴一阳"。所谓"二阴"，是指在阴经针刺两次。所谓"一阳"，是指在阳经针刺一次。

寒厥的刺法，应当"二阳一阴"。所谓"二阳"，是指在阳经针刺两次。所谓"一阴"，是指在阴经针刺一次。

（四）针刺之前的三大关键

针刺之前，诊察患者形体之强弱与元气之盛衰，这是一大关键。如果患者形体、肌肉并不消瘦，只是元气衰少而脉象躁动，这种脉象躁动而厥的病，必须采用左病刺右，右病刺左的缪刺法，使欲散的精气可以收敛，聚积的邪气可以散去。

针刺之前，医者神志专一，这同样是一大关键。施针时，医者要做到像深居幽静处所一样，注意力高度集中，密切观察患者的精神活动，同时又像人在室内将门窗关闭一样，神志专一：不向外分散，也不为外界人声所扰乱，把精神集中在针刺上，或浅刺而留针，或轻微地浮刺，以转移患者的注意力，直至针下得气为止。针刺之后，使阳气内入，阴气外出，阴阳之气沟通而达到协调，从而正气充盛而内守，邪气不得深入于里，这就是得气的意义。

针刺之前，判断病期的长短还是一大关键。患病日久的，邪气侵入必深，针刺这类疾病，必须深刺，而且应长时间留针，要隔日再刺一次，直到病除为止。

还有一条，针刺之前须先调和其左右的经络，刺络脉去其瘀血。如此，则针刺的道理大体完备了。

（五）针刺之禁忌

1. 行房不久的不可针刺，针刺不久的不可行房。

2. 酒醉的人不可针刺，针刺不久的不能醉酒。

3. 刚发怒的人不能针刺，刚针刺的人不能发怒。

4. 刚疲劳之后的人不宜针刺，刚针刺的人不能过分疲劳。

5. 刚吃饱饭的人不可针刺，刚针刺过后的人不能吃得过饱。

6. 饥饿的人不可针刺，刚针刺过后的人不可饥饿。

7. 大渴的人不可针刺，刚针刺过后的人不可受渴。

8. 大惊大恐以后，必须先安定神气再行针刺。

9. 乘车从远路来的，要睡下来休息约一顿饭的时间再行针刺。

10. 步行来的，要坐下来休息，约走十里路的时间，再行针刺。

以上针刺禁忌，是因为脉气紊乱，正气耗散，营卫失调，经气不能依次循行，如果不顾及这些禁忌而为患者针刺，很容易使阳分病邪深入阴分，阴分病邪涉及阳分，以致邪气更盛而病情加重。粗率的医生不体察这些禁忌，而妄施针刺，这可以说是摧残患者的身体，以致患者正气耗散，体力衰弱，甚至脑髓消耗，津液不能化生，也丧失了饮食五味所化生的神气，这就是所讲的失气。

九、 血气将绝， 病之百态

血气在经脉运行，这是常人常态。经脉上血气将绝，这是患者病态。一条经脉上血气将绝，会有一种病态。不同经脉，不同的病态。不同经脉的血气将绝，不同的死亡之态。

（一）太阳经脉血气将绝与死亡之态

太阳经脉血气将绝的时候，患者两目上视而不转动，角弓反张，手足抽搐，面色苍白，皮肤绝无血色，并出现汗出如珠，着身不流的绝汗症状，绝汗一出，就快要死亡了。

（二）少阳经脉血气将绝与死亡之态

少阳经脉血气将绝的时候，病者耳聋，周身骨节松弛，眼球后连于脑的脉络气血断绝，目系绝的现象出现，大约一天半就要死亡。死的时候，面色青白，那就会立即死亡。

（三）阳明经脉血气将绝与死亡之态

阳明经脉血气将绝的时候，患者口眼抽动，易于惊惕，胡言乱语，面色发黄，手足阳明经脉循行的部位上脉躁动而盛，血气不行，就要死亡了。

（四）少阴经脉血气将绝与死亡之态

少阴经脉血气将绝的时候，患者面色黑，齿龈萎缩而牙齿变长，并且齿附污垢，腹中胀满，气机滞塞，上下不通，就死亡了。

（五）厥阴经脉血气将绝与死亡之态

厥阴经脉血气将绝的时候，患者内热，喉咙干燥，尿频，心中烦乱。甚至舌卷曲，阴囊与睾丸上缩，就要死亡了。

（六）太阴经脉血气将绝与死亡之态

太阴经脉血气将绝的时候，患者腹胀，大便不通，呼吸不利，嗳气，时常呕吐，呕时气就上逆，气上逆就面部发赤，如气不上逆，就上下不通而面色发黑，皮毛憔悴而死亡。

十、"法野" 解

法，效法也。

野，九野也，空间也。

法野，效法天文，效法空间也。

（一）九野与九州

《吕氏春秋·有始》：“天有九野，地有九州。”

何为九野？《吕氏春秋·有始》：“中央曰钧天，其星角、亢、氐；东方曰苍天，其星房、心、尾；东北曰变天，其星箕、斗、牵牛；北方曰玄天，其星婺女、虚、危、营室；西北曰幽天，其星东壁、奎、娄；西方曰颢天，其星胃、昴、毕；西南曰朱天，其星觜巂、参、东井；南方曰炎天，其星舆鬼、柳、七星；东南曰阳天，其星张、翼、轸。”在《淮南子·天文训》中，有与这一论断相似相近的内容。

地理九州，最早是在《尚书》中出现的。《尚书·禹贡》：“禹别九州。”划分出九州，是大禹的贡献。九州者，冀州、兖州、青州、徐州、扬州、荆州、豫州、梁州、雍州也。

划分九州的坐标为何？划分九州的坐标在天文。《周礼·春官》：“保章氏掌天星，以志星辰、日月之变动，以观天下之迁，辨其吉凶。以星土辨九州之地，所封封域，皆有分星，以观妖祥。”

天文，在中华文明中所起的作用是基础性的。天分九野，地分九州。九州之九、井田制的九块田、明堂之结构、大都市的格局、四合院的雏形、八阵图的图形，以及《内经》中的九宫八风，追根溯源，与天文有着血缘关系。

“九野”之名，《内经》之外，《列子》中也有。《列子·汤问》：“渤海之东不知几亿万里，有大壑焉，实惟无底之谷，其下无底，名曰归墟。八纮九野之水，天汉之流，莫不注之，而无增无减焉。”

这里的“九野”，指的是华夏大地。华夏大地上的水，全部注入渤海。列子说，渤海之东有一个突然无底谷，华夏大地上的水全部集中于此，也看不到一点增减的迹象。

本篇讲法野，与法天、法地、法音、法律的思路一样，讲的是人文应该效法天文，医理应该效法天理。法野，法什么呢？法天文，法地理，法时间，法空间。

（二）《内经》论九野

要弄清“法野”的内涵与外延，有必要先回顾一下《素问》中关于九野的论述。

1. 《素问》　九野，在《素问》中，总是与天文地理一起出现。请看以下论断。

其一，《素问·六节藏象论》："夫自古通天者，生之本，本于阴阳，其气九州九窍，皆通乎天气。故其生五，其气三，三而成天，三而成地，三而成人，三而三之，合则为九，九分为九野，九野为九藏，故形藏四，神藏五，合为九藏以应之也。"——天文有九宫，地理有九野，人体有九藏。天地人在一个"九"字这里，汇合到了一起。四形腑胃、大肠、小肠、膀胱与心、肝、脾、肺、肾五脏合为九脏，以与天地相应。

其二，《素问·三部九候论》："天地之至数，始于一，终于九焉。一者天，二者地，三者人，因而三之，三三者九，以应九野。"

天一地二人三，三三得九（3×3＝9），九野之九，是天地人三者的倍数。天地人三者合一而论，论出了九野。

其三，《素问·宝命全形论》："人生有形，不离阴阳，天地合气，别为九野，分为四时……"

日月，天之阴阳；昼夜寒暑，地之阴阳；气血脏腑，人之阴阳。天文变化，分出了春夏秋冬四时，分出了中央与八方九野，分出了人体九脏。天文与人文，天体与人体，时间与空间，在这里是一体而论的。

其四，《素问·针解》："夫一天、二地、三人、四时、五音、六律、七星、八风、九野，身形亦应之，针各有所宜，故曰九针。"天文出四时，天文出五行，天文出五音，天文出六律……在"以天文论一切"的思路下，论出了九野，论出了九针。医道、医术的坐标在天文，针刺之道、针刺之术的坐标在天文，九针之针的坐标同样在天文。

2.《灵枢》　九宫、九野、九州、九针，一部《灵枢》处处都可以看到一个"九"字。追根溯源，一个"九"字与天文相关，与历法相关。请看以下两个论断。

其一，《灵枢·九针论》："夫圣人之起天地之数也，一而九之，故以立九野，九而九之，九九八十一，以起黄钟数焉，以针应数也。"

其二，《灵枢·九针论》："黄帝曰：愿闻身形应九野，奈何？岐伯曰：请言身形之应九野也，左足应立春，其日戊寅己丑；左胁应春分，其日乙卯；左手应立夏，其日戊辰己巳；膺喉首头应夏至，其日丙午；右手应立秋，其日戊申己未；右胁应秋分，其日辛酉；右足应立冬，其日戊戌己亥。腰尻下窍应冬至，其日壬子。六府膈下三藏应中州，其大禁，大禁太一所在之日及诸戊己。"

详细的讨论会在下面篇中进行，所以此处只是引用关于九野的论断，并不展开讨论。

综上所述，从"第一法天"到"第九法野"可以知道，天文是人文的坐标，也是中医的坐标，在"以天文论一切"的思路下，论出了医道、医术，论出了针刺之道、针刺之术，也论出了九野与九针。医道、医术的坐标在天文，针刺之道、针刺之术的坐标在天文，九针之针的坐标同样在天文。

《内经》中的问题像珍珠，一个问题一颗珍珠，千百个问题千百颗珍珠，天文历法是一条红线，这条红线将千百颗珍珠穿成了一条项链。

不懂天文历法，研究问题犹如捡珍珠，一颗又一颗，一只手抓不了几颗。

弄懂了天文历法，研究问题犹如拿项链，一下子就抓起来千百颗珍珠。

"知其要者，一言而终；不知其要，流散无穷。""其要"之"要"，在天文，在历法。

天文的第一落脚点在历法。懂得了天文历法，中医文化的大门就会为你敞开。不知天文历法，会永远停留在中医文化大门之外。

经
脉
第
十

原 文

雷公问于黄帝曰：《禁服[1]》之言，凡刺之理，经脉为始，营其所行，制其度量，内次五藏，外别六府，愿尽闻其道。黄帝曰：人始生，先成精，精成而脑髓生，骨为干，脉为营，筋为刚，肉为墙，皮肤坚而毛发长，谷入于胃，脉道以通，血气乃行。雷公曰：愿卒闻经脉之始生。黄帝曰：经脉者，所以能决死生，处百病，调虚实，不可不通。

肺手太阴之脉，起于中焦[2]，下络[3]大肠，还[4]循[5]胃口，上膈属[6]肺，从肺系[7]横出腋下，下循臑[8]内，行少阴心主之前，下肘中，循臂内上骨下廉[9]，入寸口，上鱼，循鱼际[10]，出大指之端；其支者，从腕后直出次指内廉，出其端。

是动[11]则病肺胀满，膨膨而喘咳，缺盆中痛，甚则交两手而瞀[12]，此为臂厥。是主肺所生病[13]者，咳，上气喘渴，烦心胸满，臑臂内前廉痛厥，掌中热。气盛有余，则肩背痛，风寒，汗出中风，小便数而欠[14]。气虚则肩背痛寒，少气不足以息，溺色变。为此诸病，盛则泻之，虚则补之，热则疾之，寒则留之，陷下则灸之，不盛不虚，以经取之，盛者，寸口大三倍于人迎，虚者，则寸口反小于人迎也。

大肠手阳明之脉，起于大指次指之端，循指上廉，出合谷两骨之间，上入两筋之中，循臂上廉，入肘外廉，上臑外前廉，上肩，出髃骨[15]之前廉，上出于柱骨之会上[16]，下入缺盆[17]，络肺，下膈，属大肠。其支者，从缺盆上颈，贯颊，入下齿中，还出挟口，交人中，左之右，右之左，上挟鼻孔。

是动则病齿痛，颈肿。是主津液所生病者，目黄，口干，鼽衄[18]，喉痹，肩前臑痛，大指次指痛不用。气有余则当脉所过者热肿，虚则寒栗[19]不复。为此诸病，盛则泻之，虚则补之，热则疾之，寒则留之，陷下则灸之，不盛不虚，以经取之。盛者，人迎大三倍于寸口；虚者，人迎反小于寸口也。

胃足阳明之脉，起于鼻之交頞[20]中，旁纳太阳之脉，下循鼻外，入上齿中，还出挟口，环唇，下交承浆，却[21]循颐[22]后下廉，出大迎，循颊车，上耳前，过客主人，循发际，至额颅[23]；其支者，从大迎前下人迎，循喉咙，入缺盆，下膈，属胃，络脾；其直者，从缺盆下乳内廉，下挟脐，入气街中；其支者，起于胃口，下循腹里，下至气街中。而合以下髀关，抵伏兔，下膝膑[24]中，下循胫外廉，下足跗，入中指内间；其支者，下廉三寸而别，下入中指外间；其支者，别跗上，入大指间，出其端。

是动则病洒洒[25]振寒，善呻，数欠，颜黑，病至则恶人与火，闻木声则惕然而惊，心欲动，独闭户塞牖[26]而处。甚则欲上高而歌，弃衣而走，贲响腹胀，是为骭厥[27]。是主血所生病者，狂、疟[28]、温、淫汗出，鼽衄，口㖞，唇胗，颈肿，喉痹，大腹水肿，膝膑肿痛，循膺、乳、气街、股、伏兔、骭外廉、足跗上皆痛，中指不用，气盛则身以前皆热。其有余于胃，则消谷善饥，溺色黄。气不足则身以前皆寒栗，胃中寒则胀满。为此诸病，盛则泻之，虚则补之，热则疾之，寒则留之，陷下则灸之，不盛不虚，以经取之，盛者，人迎大三倍于寸口，虚者，人迎反小于寸口也。

脾足太阴之脉，起于大指之端，循指内侧白肉际[29]，过核骨[30]后，上内踝前廉，上腨内，循胫骨后，交出厥阴之前，上膝股内前廉，入腹属脾，络胃，上膈，挟咽，连舌本[31]，散舌下；其支者，复从胃，别上膈，注心中。

是动则病舌本强，食则呕，胃脘痛，腹胀善噫，得后与气[32]则快然如衰，身体皆重。是主脾所生病者，舌本痛，体不能动摇，食不下，烦心，心下急痛，溏[33]、瘕泄[34]、水闭、黄疸，不能卧，强立股膝内肿厥，足大指不用。为此诸病，盛则泻之，虚则补之，热则疾之，寒则留之，陷下则灸之，不盛不虚，以经取之。盛者，寸口大三倍于人迎，虚者，寸口反小于人迎。

心手少阴之脉，起于心中，出属心系，下膈，络小肠；其支者，从心系上挟咽，系目系；其直者，复从心系却上肺，下出腋下，下循臑内后廉，行太阴心主之后，下肘内，循臂内后廉，抵掌后锐骨之端，入掌内后廉，循小指之内，出其端。

是动则病嗌干，心痛，渴而欲饮，是为臂厥。是主心所生病者，目黄胁痛，臑臂内后廉痛厥，掌中热痛。为此诸病，盛则泻之，虚则补之，热则疾之，寒则留之，陷下则灸之，不盛不虚，以经取之。盛者，寸口大再倍于人迎，虚者，寸口反小于人迎也。

小肠手太阳之脉，起于小指之端，循手外侧，上腕，出踝[35]中，直上循臂骨下廉，出肘内侧两筋之间，上循臑外后廉，出肩解[36]，绕肩胛，交肩上，入缺盆，络心。循咽，下膈，抵胃，属小肠；其支者，从缺盆循颈上颊，至目锐眦[37]，却入耳中；其支者，别颊上䪼[38]，抵鼻，至目内眦[39]，斜络于颧。

是动则病嗌痛颌肿，不可以顾，肩似拔，臑似折。是主液所生病者，耳聋，目黄，颊肿，颈颌肩臑肘臂外后廉痛。为此诸病，盛则泻之，虚则补之，热则疾之，寒则留之，陷下则灸之，不盛不虚，以经取之。盛者，人迎大再倍于寸口，虚者，人迎反小于寸口也。

膀胱足太阳之脉，起于目内眦，上额，交巅[40]；其支者，从巅至耳上角；其直者，从巅入络脑，还出别下项，循肩髆[41]内，挟脊抵腰中，入循膂[42]，络肾，属膀胱；其支者，从腰中下挟脊，贯臀，入腘中；其支者，从髆内左右，别下贯胛，挟脊内，过髀枢[43]，循髀外，从后廉，下合腘中；以下贯腨内，出外踝之后，循京骨[44]，至小指外侧。

是动则病冲头痛，目似脱，项如拔，脊痛，腰似折，髀不可以曲，腘如结，腨如裂，是为踝厥。是主筋所生病者，痔、疟、狂、癫疾，头囟项痛，目黄、泪出、鼽衄，项、背、腰、尻[45]、腘、腨、脚皆痛，小指不用。为此诸病，盛则泻之，虚则补之，热则疾之，寒则留之，陷下则灸之，不盛不虚，以经取之。盛者，人迎大再倍于寸口，虚者，人迎反小于寸口也。

肾足少阴之脉，起于小趾之下，邪走足心，出于然谷之下，循内踝之后，别入跟中，以上腨内，出腘内廉，上股内后廉，贯脊，属肾，络膀胱；其直者，从肾上贯肝膈，入肺中，循喉咙，挟舌本；其支者，从肺出络心，注胸中。

是动则病饥不欲食，面如漆柴[46]，咳唾则有血，喝喝[47]而喘，坐而欲起，目𥉂𥉂[48]如无所见，心如悬若饥状，气不足则善恐，心惕惕如人将捕之，是为骨厥。是主肾所生病者：口热舌干，咽肿上气，嗌干及痛，烦心心痛，黄疸肠澼，脊股内后廉痛，痿厥，嗜卧，足下热而痛。为此诸病，盛则泻之，虚则补之，热则疾之，寒则留之，陷下则灸之，不盛不虚，以经取之。灸则强食生肉，缓带披发，大杖重履而步。盛者寸口大再倍于人迎，虚者，寸口反小于人迎也。

心主手厥阴心包络之脉，起于胸中，出属心包络，下膈，历络三焦[49]；其支者，循胸出胁，下腋三寸，上抵腋下，循臑内，行太阴少阴之间，入肘中，下臂，行两筋之间，入掌中，循中指，出其端；其支者，别掌中，循小指次指，出其端。

是动则病手心热，臂肘挛急，腋肿，甚则胸胁支满，心中憺憺大动，面赤目黄，喜笑不休。是主脉所生病者，烦心心痛，掌中热。为此诸病，盛则泻之，虚则补之，热则疾之，寒则留之，陷下则灸之，不盛不虚，以经取之。盛者，寸口大一倍于人迎，虚者，寸口反小于人迎也。

三焦手少阳之脉，起于小指次指之端，上出两指之间，循手表腕，出臂外两骨之间，上贯肘，循臑外，上肩，而交出足少阳之后，入缺盆，布膻中，散落心包，下膈，循属三焦；其支者，从膻中上出缺盆，上项，系耳后，直上出耳上角，以屈下颊至𫩠；其支者，从耳后入耳中，出走耳前，过客主人前，交颊，至目锐眦。

是动则病耳聋浑浑焞焞[50]，嗌肿喉痹。是主气所生病者，汗出，目锐眦痛，颊痛，耳后、肩、臑、肘、臂外皆痛，小指次指不用。为此诸病，盛则泻之，虚则补之，热则疾之，寒则留之，陷下则灸之，不盛不虚，以经取之。盛者，人迎大一倍于寸口，虚者，人迎反小于寸口也。

胆足少阳之脉，起于目锐眦，上抵头角，下耳后，循颈，行手少阳之前，至肩上，却交出手少阳之后，入缺盆；其支者，从耳后入耳中，出走耳前，至目锐眦后；其支者，别锐眦，下大迎，合于手少阳，抵于𫒀下，加颊车，下颈，合缺盆，以下胸中，贯膈，络肝，属胆，循胁里，出气街，绕毛际[51]，横入髀厌[52]中；其直者，从缺盆下腋，循胸，过季胁，下合髀厌中以下，循髀阳[53]，出膝外廉，下外辅骨之前，直下抵绝骨[54]之端，下出外踝之前，循足跗上，入小趾次趾之间；其支者，别跗上，入大指之间，循大指歧骨内，出其端，还贯爪甲，出三毛。

是动则病口苦，善太息，心胁痛，不能转侧。甚则面微有尘，体无膏泽，足外反热，是为阳厥[55]。是主骨所生病者，头痛，颔痛，目锐眦痛，缺盆中肿痛，腋下肿，马刀侠瘿[56]，汗出振寒，疟。胸、胁、肋、髀、膝外至胫、绝骨、外踝前及诸节皆痛，小指次指不用。为此诸病，盛则泻之，虚则补之，热则疾之，寒则留之，陷下则灸之，不盛不虚，以经取之。盛者，人迎大一倍于寸口，虚者，人迎反小于寸口也。

肝足厥阴之脉，起于大指丛毛之际，上循足跗上廉，去内踝一寸，上踝八寸，交出太阴之后，上腘内廉，循股阴[57]，入毛中，过阴器，抵小腹，挟胃，属肝，络胆，上贯膈，布胁肋，循喉咙之后，上入颃颡[58]，连目系，上出额，与督脉会于巅；其支者，从目系下颊里，环唇内；其支者，复从肝，别贯膈，上注肺。

是动则病腰痛不可以俯仰，丈夫㿉疝，妇人少腹肿，甚则嗌干，面尘，脱色。是主肝所生病者，胸满，呕逆，飧泄[59]，狐疝[60]，遗溺，闭癃。为此诸病，盛则泻之，虚则补之，热则疾之，寒则留之，陷下则灸之，不盛不虚，以经取之。盛者，寸口大一倍于人迎，虚者，寸口反小于人迎也。

手太阴气绝，则皮毛焦。太阴者，行气温于皮毛者也。故气不荣，则皮毛焦，皮毛焦则津液去皮节；津液去皮节者，则爪枯毛折。毛折者，则毛先死。丙笃丁死，火胜金也。

手少阴气绝，则脉不通；脉不通，则血不流；血不流，则髦色不泽，故其面黑如漆柴者，血先死。壬笃癸死，水胜火也。

足太阴气绝者，则脉不荣肌肉。唇舌者，肌肉之本也。脉不荣，则肌肉软；肌肉软，则舌萎人中满；人中满，则唇反；唇反者，肉先死。甲笃乙死，木胜土也。

足少阴气绝，则骨枯。少阴者，冬脉也，伏行而濡骨髓者也，故骨不濡，则肉不能著也；骨肉不相亲，则肉软却；肉软却，故齿长而垢，发无泽；发无泽者，骨先死。戊笃己死，土胜水也。

足厥阴气绝，则筋绝。厥阴者，肝脉也，肝者，筋之合也，筋者，聚于阴气，而脉络于舌本也。故脉弗荣，则筋急；筋急则引舌与卵，故唇青舌卷卵缩，则筋先死。庚笃辛死，金胜木也。

五阴气俱绝，则目系转，转则目运；目运者，为志先死；志先死，则远一日半死矣。六阳气绝，则阴与阳相离，离则腠理发泄，绝汗乃出，故旦占[61]夕死，夕占旦死。

经脉十二者，伏行分肉[62]之间，深而不见；其常见者，足太阴过于外踝之上，无所隐故也。诸脉之浮而常见者，皆络脉也。六经络手阳明、少阳之大络，起于五指间，上合肘中。饮酒者，卫气先行皮肤，先充络脉，络脉先盛。故卫气已平[63]，营气乃满，而经脉大盛。脉之卒然动者，皆邪气居之留于本末，不动则热，不坚则陷且空，不与众同，是以知其何脉之动也。

雷公曰：何以知经脉之与络脉异也？黄帝曰：经脉者，常不可见也，其虚实也，以气口知之。脉之见者，皆络脉也。雷公曰：细子无以明其然也。黄帝曰：诸络脉皆不能经大节[64]之间，必行绝道[65]而出入，复合于皮中，其会皆见于外。故诸刺络脉者，必刺其结上[66]。甚血者，虽无结，急取之，以泻其邪而出其血。留之发为痹也。凡诊络脉，脉色青，则寒且痛，赤则有热。胃中寒，手鱼之络多青矣；胃中有热，鱼际络赤。其暴黑者，留久痹也。其有赤有黑有青者，寒热气也。其青短者，少气也。凡刺寒热者，皆多血络，必间日而一取之，血尽而止，乃调其虚实。其小而短者，少气，甚者泻之则闷，闷甚则仆，不得言，闷则急坐之也。

手太阴之别[67]，名曰列缺。起于腕上分间[68]，并太阴之经，直入掌中，散入于鱼际。其病实则手锐[69]掌热，虚则欠故，小便遗数。取之去腕半寸。别走阳明也。手少阴之别，名曰通里。去腕一寸半，别而上行，循经入于心中，系舌本，属目系。其实则支膈[70]，虚则不能言。取之掌后一寸，别走太阳也。手心主之别，名曰内关。去腕二寸，出于两筋之间，循经以上，系于心包络。心系实则心痛，虚则为头强。取之两筋间也。手太阳之别，名曰支正。上腕五寸，内注少阴。其别者，上走肘，络肩髃。实则节弛肘废；虚则生肬[71]，小者如指痂疥。取之所别也。手阳明之别，名曰偏历。去腕三寸，别入太阴；其别者，上循臂，乘肩髃，上曲颊偏齿；其别者，入耳，合于宗脉[72]。实则龋聋，虚则齿寒痹隔[73]。取之所别也。手少阳之别，名曰外关。去腕二寸，外绕臂，注胸中，合心主。病实则肘挛，虚则不收，取之所别也。足太阳之别，名曰飞扬。去踝七寸，别走少阴。实则鼽窒[74]，头背痛；虚则鼽衄。取之所别也。足少阳之别，名曰光明，去踝五寸，别走厥阴，下络足跗。实则厥，虚则痿躄[75]，坐不能起。取之所别也。足阳明之别，名曰丰隆。去踝八寸，别走太阴；其别者，循胫骨外廉，上络头项，合诸经之气，下络喉嗌。其病气逆则喉痹卒喑[76]，实则狂巅，虚则足不收，胫枯。取之所别也。足太阴之别，名曰公孙。去本节之后一寸，别走阳明。其别者，入络肠胃，厥气上逆则霍乱，实则肠中切痛，虚则鼓胀。取之所别也。足少阴之别，名曰大钟。当踝后绕跟，别走太阳；其别者，并经上走于心包下，外贯腰脊。具病气逆则烦闷，实则闭癃，虚则腰痛。取之所别者也。足厥阴之别，名曰蠡沟。去内踝五寸，别走少阳。其别者，经胫上睾，结于茎。其病气逆则睾肿卒疝，实则挺长，虚则暴痒。取之别也。任脉之别，名曰尾翳[77]。下鸠尾，散于腹。实则腹皮痛，虚则痒搔。取之所别也。督脉之别，名曰长强。挟膂，上项，散头上，下当肩胛左右，别走太阳，入贯膂。实则脊强，虚则头重，高摇之挟脊之有过者。取之所别也。脾之大络，名曰大包。出渊腋下三寸，布胸胁。实则身尽痛，虚则百节尽皆纵。此脉若罗络之血[78]者，皆取之脾之大络脉也。凡此十五络者，实则必见，虚则必下，视之不见，求之上下。人经不同，络脉异所别也。

注 释

1. 服　禁服之服，有质疑之声，疑为脉，禁服应为禁脉。禁脉实际上是脉禁之倒装句，讲述的是脉刺禁忌。

2. 中焦　指膈下至脐之部位，内居脾胃，具有熟腐水谷、化生气血、吸收精微、营养全身的作用。中焦化血，如《灵枢·决气》所言："中焦受气取汁，变化而赤，是谓血。"中焦化气，如《灵枢·营卫生会》所言："营出于中焦，卫出于下焦。"中焦出精微养全身，如《灵枢·营卫生会》所言："中焦亦并胃中，出上焦之后，此所受气者，泌糟粕，蒸津液，化其精微，上注于肺脉，乃化而为血，以奉生身。"

3. 络　络脉也，网络也，连接联络也。《灵枢·脉度》："经脉为里，支而横者为络。"

4. 还　复还，复返也。《灵枢·五变》："百疾之始期也，必生于风雨寒暑，循毫毛而入腠理，或复还，或留止，或为风肿汗出，或为消瘅，或为寒热，或为留痹，或为积聚……"

5. 循　遵循也，循环也，顺与沿也。《素问·热论》："厥阴脉循阴器而络于肝，故烦满而囊缩。"此处之循，为顺、沿之循。《素问·疏五过论》："循经守数。"此处之循，为遵循之循。本篇论循，循有顺、沿之义。

6. 属　在《内经》之中，属有连接、关节、归属、隶属、按压等多重含义。《素问·平人气象论》："病心脉来，喘喘连属，其中微曲，曰心病。"此处之属，为连接之属。《素问·至真要大论》："诸风掉眩，皆属于肝。诸寒收引，皆属于肾。"此处之属，为归属之属。本篇论属，属有隶属之义也。

7. 肺系　与肺相关的组织，包括气管、喉咙。

8. 臑　肩与肘之间为臑。

9. 廉　有侧边、高洁清白、廉价等多重含义。《礼仪·乡饮酒礼》："设席於堂廉东上。"注：侧边曰廉。廉，侧边也。《周礼·天官》："以听官府之六计，弊群吏之治：一曰廉善，二曰廉能，三曰廉敬，四曰廉正，五曰廉法，六曰廉辨。"廉，高洁清白也。下廉，又称下巨虚，本来也是一个穴位名。本篇论下廉，下廉有侧边、边缘之义。

10. 鱼际　见本卷第二篇注释11。

11. 是动　外因病。一种因外邪发生在肺部的疾病，称为臂厥。病因在外部热邪，部位在肺部，病症在肺部满闷、在眼睛视物不清。

12. 瞀（mào）　病态。发生在眼部为目眩，视物不清；发生在肺部为满闷。本篇论瞀，为第二种病态。《素问·气交变大论》："民病肩背瞀重。"王冰注："瞀谓闷也，受热邪故生是病。"《素问·至真要大论》："诸热瞀瘛，皆属于火。"张景岳："瞀，昏闷也。"

13. 所生病　内因病。因一脏之疾病又影响到本经的疾病。病因在外，为是动病。病因在内，为所生病。邪在气，为是动病。邪在血，为所生病。《难经·二十二难》："邪在气，气为是动，邪在血，血为所生病。"

14. 数而欠　数，次数。欠，少量。数而欠，次数多而数量少。

15. 髃骨　肩前骨，也是穴位名。解释肩前骨，如《灵枢·经筋》所言："手阳明之筋，起于大指次指之端，结于腕，上循臂，上结于肘外，上臑结于髃。"解释髃骨穴，如《素问·水热穴论》所言："云门、髃骨、委中、髓空，此八者，以泻四肢之热也。"

16. 会上　会合、相聚。《素问·疟论》："卫气一日一夜大会于风府。"《灵枢·营卫生会》："阴阳焉会？"此会为会合、聚合之会。

17. 缺盆　有三重含义：一指锁骨上窝；二指穴位；三指缺盆骨，又称锁骨。《灵枢·骨度》："结喉以下至缺盆中长四寸。"此缺盆为锁骨上窝。《素问·水热穴论》："大杼、膺俞、缺盆、背俞，此八者，以泻胸中之热也。"此缺盆为穴位。《素问·骨空论》："缺盆骨上切之坚痛如筋者灸之。"此缺盆为缺盆骨即锁骨。

18. 鼽衄　鼽，《说文解字》："鼽，病寒鼻窒也。"《素问·气交变大论》："咳而鼽。"王冰注："鼽，鼻中出水也。"鼻流清涕为鼽。衄，鼻出血为衄。《素问·金匮真言论》："春善病鼽衄。"《素问·气厥论》："鼻渊者，浊涕下不止也，传为衄衊瞑目，故得之气厥也。"王冰注："衄，谓鼻中血出。"

19. 寒栗　恶寒战栗。《素问·疟论》："疟之始发也，先起于毫毛，伸欠乃作，寒栗鼓颔，腰脊俱痛。"《灵枢·口问》："寒气客于皮肤，阴气盛，阳气虚，故为振寒寒栗，补诸阳。"本篇论寒栗不复，论的是寒邪沉重而回暖不易也。

20. 頞（è）　鼻梁也。《素问·气厥论》："胆移热于脑，则辛頞鼻渊。"辛頞鼻渊，患者感觉鼻梁中辛辣不适。

21. 却　退缩，后退。《素问·举痛论》："恐则精却，却则上焦闭。"张景岳："却者，退也。"

22. 颐　面颊，腮。《素问·刺热》："肾热病者颐先赤。"《灵枢·骨度》："发以下至颐，长一尺。"

23. 额颅　额，发下眉上之部位。额颅，前额。张景岳："额颅，发际前也。"

24. 膑　膝盖。

25. 洒洒　寒凉之貌。《素问·诊要经终论》："秋刺冬分，病不已，令人洒洒时寒。"

26. 牖（yǒu）　窗户。《汉书·雨龚传》："为床室中西南牖下。"注："牖，窗也。"《素问·脉解》："所谓欲独闭户牖而处者，阴阳相薄也，阳尽而阴盛，故欲独闭户牖而居。"

27. 骭（gàn）厥　骭，足胫骨，小腿骨。张景岳："骭，足胫骨也。"骭厥，为足胫骨受寒引起的气厥。

28. 疟　《甲乙经》作"瘈"。

29. 白肉际　又称赤白肉际。指手足掌与背面的分界处。

30. 核骨　核，果核也。骨，骨头也。足大趾本节后内侧凸显出的圆骨，形状犹如果核，故称之为核骨。

31. 舌本　舌，舌头也。本，根本也。舌本，即舌根。

32. 得后与气　本篇论得，有显现、出现之义。《素问·玉机真藏论》："所谓逆四时者，春得肺脉，夏得肾脉，秋得心脉，冬得脾脉，其至皆悬绝沉涩者，命曰逆四时。"此处论得，即显现、出现。

后，指大便。《素问·厥论》："太阴之厥，则腹满胀，后不利。"张景岳："逆气在脾，故后便不利。"

气，即矢气，俗称屁。

得后与气，足太阴脾经之病，会引起大便稀薄，频频放屁。

33. 溏　溏，泥浆也。比喻大便稀薄如泥。《灵枢·百病始生》："多热则溏出麋。"溏，热因之病也。

34. 瘕泄　痢疾。《难经·五十七难》："泄凡有五，其名不同。有胃泄，有脾泄，有大肠泄，有小肠泄，有大瘕泄，名曰后重。"李念莪："瘕泄者，痢疾也。"

35. 踝　指手足端圆丘状的骨头。小腿下连接脚后跟两旁突起的圆丘状的骨头，称为踝骨。内侧，称为内踝。外侧，称为外踝。

《灵枢·经脉》："足厥阴之脉，起于大指丛毛之际，上循足附上廉，去内踝一寸，上踝八寸。"此处谈内踝。

《灵枢·经脉》："膀胱足太阳之脉，起于目内眦……出外踝之后，循京骨，至小指外侧。"此处谈外踝。

《灵枢·经脉》："小肠手太阳之脉，起于小指之端，循手外侧上腕，出踝中。"此处谈手踝骨。

踝，有手足之分。踝，足有内外之分，手无内外之分。

36. 肩解　一指肩井穴，二指秉风穴，三指肩后骨缝。

《素问·气穴论》："肩解二穴。"王冰："谓肩井也，在肩上陷解中，缺盆上，大骨前，手足少阳阳维之会。"此处肩解，为肩井穴。肩井穴，位于肩上大椎与肩峰连线的中点。

《素问·气府论》："肩解各一，肩解下三寸各一。"王冰："谓秉风二穴也，在肩上小髃骨之后，举臂有空，手太阳、阳明、手足少阳四脉之会，举臂取之。"

本篇论肩解，肩解为骨缝。

37. 目锐眦　眼眶外角。滑寿："目外角为锐眦。"

38. 頄　因浊。目下，颧骨内侧之部位。《素问·至真要大论》："目瞑齿痛頄肿，恶寒发热。"

39. 目内眦　一指眼眶内角，二指睛明穴。

《素问·风论》："风气与阳明入胃，循脉而上至目内眦。"此处目内眦，为眼眶内角。

《素问·气府论》："手太阳脉气所发者三十六穴：目内眦各一。"此处目内眦，为睛明穴。

本篇论目内眦，为眼内角。

40. 巅　自然界中的山顶称为巅——山巅，人体中头顶称为巅。巅，百会穴的代名词。

41. 肩髃　指肩胛骨。

42. 膂　脊骨两旁的肌肉。《素问·疟论》："邪气客于风府，循膂而下。"注：循膂而下——沿着脊梁骨向下行走。

43. 髀枢　髀，股骨。髀枢，髀骨外侧的凹陷部分。《灵枢·骨度》："季胁以下至髀枢长六寸，髀枢以下至膝中长一尺九寸。"

44. 京骨　指足外侧小趾本节后突出的半圆骨。《灵枢·本输》："京骨，足外侧大骨之下。"

45. 尻　一指臀部，二指尾骶骨，三指督脉的支脉。

《广雅·释亲》："尻，臀也。"《素问·痹论》："肾痹者……尻以代踵，脊以代头。"此两处论尻，尻为臀部。

《素问·骨空论》："尻骨空在髀骨之后。"此处论尻，尻为尾骶骨。本篇论尻，指尾骶骨。

《素问·气穴论》："脉满起斜出尻脉，络胸胁支心贯鬲。"此处论尻，尻为督脉之支络。

46. 面如漆柴　面，脸。《说文解字》："面，颜前也。"漆，黑色。柴，柴草。漆柴，霉烂黑色的柴草。面如漆柴，显然患者的面部颜色失常，其黑色犹如霉烂的柴草一般。

47. 喝喝　喘急貌。《灵枢·杂病》："腹满……喘息喝喝然，取足少阴。"张景岳："喝喝，喘急貌。"

48. 䀮（huāng）　眼目不明，视物不清。《素问·藏气法时论》："肝病者，两胁下痛引少腹，令人善怒；虚则䀮无所见。"《素问·气交变大论》："目视䀮。"张景岳："䀮，目不明也。"

49. 历络三焦　历，有依次，周遍之义。张景岳："诸经皆无历字，独此有之，盖指上中下而言。上即膻中，中即中脘，下即脐下。"

50. 浑浑焞（tūn）焞　听觉模糊不清。《素问·至真要大论》："耳聋浑浑焞焞。"

51. 毛际　阴毛丛生处。《素问·骨空论》："任脉者，起于中极之下，以上毛际。"

52. 髀厌　指环跳穴。《素问·气穴论》："两髀厌分中二穴。"王冰："谓环跳穴也。"

53. 髀阳　大腿外侧。

54. 绝骨　一指穴位，二指外踝骨之端点。

《素问·刺疟》："以镵针针绝骨出血，立已。"此处绝骨，为穴位。

本篇论绝骨，为骨之端点。张景岳："绝骨，外踝上骨际曰绝骨。"

55. 阳厥　病名。阳气逆行而引起的暴病。《素问·病能论》："阳气者，因暴折而难决，故善怒也，病名曰阳厥。"精神突然受到挫折大怒引起的疾病。本篇论阳厥，病因在足少阳之气逆行。

56. 马刀侠瘿　一为瘰疬，一为井疽。本篇谈马刀侠瘿，为瘰疬。《灵枢·痈疽》："其痛坚而不溃者，为马刀侠瘿，急治之。发于胸，名曰井疽，其状如大豆。"此处马刀侠瘿，为井疽。

57. 股阴　大腿内侧。《灵枢·痈疽》："发于股阴，名曰赤施，不急治，六十日死；在两股之内，不治，十日而当死。"此处股阴，为大腿内侧。

58. 颃（háng）颡（sǎng）　上腭与鼻相通的孔窍。《灵枢·忧恚无言》："颃颡者，分气之所泄也。"张志聪："颃颡者，颚上窍也……上腭与鼻相通之窍是也。"

59. 飧泄　病名。食谷不化的泄泻病。《素问·四气调神大论》："此秋气之应，养收之道也，逆之则伤肺，冬为飧泄。"《素问·阴阳应象大论》："清气在下，则生飧泄。"飧泄，即完谷不化的泄泻。

60. 狐疝　病名。一种以阴囊肿胀疼痛为主要特征的疾病。狐之所以入病名，是因为阴囊时小时大，如野狐出入无常。后世称之为小肠气，病因在肝肾虚寒。《灵枢·五色》："男子色在于面工，为小腹痛，下为卵痛，其圜直为茎痛，高为本，下为首，狐疝，阴之属也。"

61. 占　一为天文观测，二为事物推测。《文心雕龙·书记》："占，觇也。星辰飞伏，伺候乃见。登观书云，故曰占也。"日月星辰时隐时现，只有守候才能看到。所以，中华先贤建观星台，用书写的方法记录日月星辰变化与正常气候、自然灾害之间的关系。《文心雕龙》告诉后人，原始之占，占的是天文。原始之占，天文观测也。《吕氏春秋·勿躬》："大挠作甲子……荣成作历，羲和占日，尚仪占月，后益作占岁。"占日之占、占月之占，与天文观测有关。占岁之占，与制历有关。《灵枢·九宫八风》："太一在冬至之日有变，占在君；太一在春分之日有变，占在相。"此处之占，为天文观测与历法推演。《灵枢·九宫八风》："朝八风，以占吉凶也。"此处之占，有推测、预测之义。

62. 分肉　一指肌肉间之分理，二指深处近骨之肌肉，三指肌肉，四指穴位。

《素问·调经论》："取分肉间，无中其经，无伤其络，卫气得复。"此处分肉，为肌肉间之分理。

《灵枢·官针》："绝皮致肌肉，未入分肉间也。"此处分肉，为近骨之肌肉。

《灵枢·本藏》："卫气者，所以温分肉，充皮肤，肥腠理。"此处分肉，为肌肉。

《素问·气穴论》："分肉二穴。"此处分肉，为穴位。张志聪："分肉穴，又名阳辅穴。"

63. 平　在《内经》之中，关于平的解释有十多种。本篇论平，平有充盛、充足之义。张景岳："平，犹潮平也。即盛满之谓。"

64. 大节　大关节。《灵枢·九针论》："淫邪流溢于身，如风水之状，而溜不能过于机关大节者也。"张景岳："大节，大关节也。"

65. 绝道　别道，另外之道。张志聪："绝道，别道也。"

66. 结上　结，凝结，凝聚也。《素问·六元正纪大论》："寒雰结为霜雪。"结上，经脉中凝结之瘀血也。

67. 别　分支，支脉。《灵枢·邪气藏府病形》："此阳脉之别入于内，属于府者也。"

68. 分间　分肉之间。腕上分间，即腕上分肉之间。

69. 手锐　手掌近臂端的锐骨。张景岳："手腕下踝为锐骨，神门穴也。"

70. 支膈　胸膈阻塞不适之病。《类经·十五别络病刺》："手少阴之络名通里，在腕后一寸陷中，别走手太阳者也。此经入心下膈，故邪实则支膈，谓膈间若有所不支而不畅也。"支膈，即膈间不畅。

71. 肬　同疣。因虚引起的皮肤赘瘤。《释名·释疾病》："肬，邱也。出皮上聚高如地之有邱也。"笔者注：邱，丘陵之丘。

72. 宗脉　众多经脉的聚集。《灵枢·口问》："目者，宗脉之所聚也。"又："耳者，宗脉之所聚也。"宗脉，集中在耳目之处。

73. 痹隔　痹，闭也。痹隔，膈间闭塞不通。

74. 鼽窒　鼻塞不通。张景岳："鼽，鼻塞也。"

75. 痿躄　病名。指下肢挛急，足不能伸，不能行走之病。《素问·痿论》："故肺热叶焦，则皮毛虚弱急薄者，则生痿躄也。"痿躄，两脚不能行走也。

76. 卒喑　卒，猝然，突然。卒喑，突然失音。

77. 尾翳　又称鸠尾。杨上善："鸠尾，一名尾翳，任脉之别。"

78. 罗络之血　罗，包罗之罗。络，络脉之络。罗络，诸络脉总汇之大络也。张景岳："罗络之血者，言此大络，包罗诸络之血。"

题　解

经，织物的纵线。

经，空间中南北两极的连线，地球地图上的子午线。

经脉，人体经络系统的总称，指经、络、孙络等。

经脉，是中华民族的瑰宝，也是人类文化中的瑰宝。

经脉，是中华民族对人类最伟大的贡献。

"经脉"一词首见于《素问》。

《素问·阴阳应象大论》："余闻上古圣人，论理人形，列别藏府，端络经脉，会通六合，各从其经，气穴所发，各有处名；溪谷属骨，皆有所起；分部逆从，各有条理；四时阴阳，尽有经纪，外内之应，皆有表里，其信然乎？"

"余闻"是黄帝之闻。这段话是黄帝向岐伯请教的问题。陈述问题时，黄帝介绍了更为远古的圣人所进行的人体研究。中华大地上的人体研究，实际上远远早于黄帝。别脏腑、分经络、认穴位，是黄帝之前远古先贤的贡献。研究人体，出现了"六合"一词，出现了"四时"一词。六合者，四方上下也。四方上下，三维坐标，表达的是空间。四时者，春夏秋冬也。春夏秋冬，无端圆环，表达的是时间。研究人体，为何会出现时间空间？这与经络的发现有关吗？这一问题，将在《灵枢·经别》中讨论。本篇这里所讨论的是"具体的经络与经络相关的具体"。但是，此处希望读者思考这样两个问题：中华先贤在几千年前所认识的经络，为什么在今天的西方仍然是个谜？这是问题一。经络之谜，今天的子孙解答了吗？这是问题二。

经脉之专论，本篇是《内经》中的第一篇。

黄帝为师，雷公为徒，这是本篇的最大特点。雷公提出问题，黄帝解答问题，如此形式，在《灵枢》之中，也是首次出现。

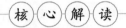

脏有脏之经脉，腑有腑之经脉。脏腑之经脉一共十二条，十二条经脉相互交通。一论脏腑之经脉，二论经脉之起止，三论经脉之循行——起于哪里？经过何方？归于何处？四论经脉之疾病，五论经脉疾病之特征，六论经脉疾病之判断，如此六论，为大六论。大六论再加上十五条络脉之论，构成了本篇的内容。本篇的内容，核心在经脉。

一、 经脉的形成

经脉，是针刺的对象。

所以，针刺者必须研究经脉。

研究经脉，首先应该知道经脉是如何形成的。

经脉是怎么形成的呢？这是雷公的问题。

最初的一男一女由天地而生，之后的一男一女由父母而生——由父精母血，媾和而成。

人体形成，其基本步骤如下：男女构精而生脑髓，此后逐渐形成人体，以骨为支柱，以经脉作为营运气血的通道，以筋膜来约束骨骼，肌肉像墙一样卫护机体，到皮肤坚韧、毛发生长，人形即成。出生以后，水谷入胃，化生精微，脉道内外贯通，血气即可在脉内运行不止。

经脉，可以用来诊断疾病，可以用来医治疾病，可以用来调理虚实。所以，医生必须通晓经脉。这是黄帝给出的答案。

《易经·系辞下》："天地氤氲，万物化醇。男女构精，万物化生。"黄帝给出的答案与《易经》的论断，原则上相似相通。

二、《禁服》：《灵枢》之前的经典

通过雷公之口，本篇出现了一部更为古老的经典——《禁服》。

《禁服》讲什么？讲针刺之理。本篇引用《禁服》之言如下："凡刺之理，经脉为始，营其所行，制其度量，内次五藏，外别六府。"

针刺之理，一应认识经脉，二应认识经脉循行之终始，三应认识经脉之长短，四应认识经脉与五脏的联系，五应认识经脉与六腑的联系。《禁服》短短的几句话，涵盖了经络基本布局。针刺之理，《禁服》言之成理。

《灵枢》第四十八篇为《禁服》，可能是对更早先贤医术的延续。

三、十二经脉的起始、循行与疾病

黄帝介绍十二经脉，有五大特点：首先介绍经脉的脏腑属性；第二介绍经脉的起点与终点，终点之处恰恰是与另一经脉的交接点，以及经脉循行经过部位的详尽说明；第三介绍与经脉相关的外因与内因之病；第四介绍疾病的针刺原则；第五介绍疾病的脉象。

（一）手太阴肺经

肺的经脉名为手太阴，相关的内容如下：

1. 起止　起于中焦，出拇指端，接于手阳明大肠经。

2. 循行　从中焦起始向下联络大肠，回绕胃口，上贯膈膜，入属肺脏，再从肺系横行出走腋下，沿上臂内侧而下，行于手少阴经和手厥阴经的前面，直下至肘中，然后沿着前臂内侧上骨的下缘，入寸口动脉处，前行至鱼部，沿手鱼边侧，出拇指尖端；它的支脉，从手腕后直走食指尖端内侧，与手阳明大肠经相接。

3. 外因之病　外邪侵入本经所引发的疾病为外因之病。外因之病可见肺部膨膨胀满，咳嗽气喘，缺盆部疼痛，严重的可见两手交叉按于胸部，视物模糊不清，这是臂厥病。

4. 内因之病　本经自身发生的疾病为内因之病。内因之病可见咳嗽，呼吸迫促，喘声粗急，心中烦乱，胸部满闷，臑臂部内侧前缘疼痛厥冷，或掌心发热。

5. 气盛（实）之病　本经气盛有余，可发生肩背疼痛、畏风寒、汗出等中风证，小便次数多而量少。

6. 气虚之病　本经气虚，可发生肩背疼痛，气短，小便颜色变得不正常。

7. 补泻　属实者用泻法，属虚者用补法，属热者用速刺法，属寒者留针法。

8. 两种脉象　本经气盛，寸口脉比人迎脉大三倍；气虚，寸口脉反小于人迎脉。

（二）手阳明大肠经

大肠的经脉名为手阳明，相关的内容如下：

1. 起止　起于食指之端，挟于鼻孔两侧，相接于足阳明胃经。

2. 循行　起于食指之端，沿食指的上缘，通过拇指、食指歧骨间的合谷穴，上入腕上两筋凹陷处，沿前臂上方至肘外侧，再沿上臂外侧前缘，上肩，出肩峰前缘，上出于背，与诸阳经会合于大椎穴上，再向前入缺盆联络肺，下膈又联属大肠；它的支脉，从缺盆上走颈部，通过颊部入下齿龈，回转过来绕至上唇，左右两脉交会于人中，自此左脉走右，右脉走左，上行挟于鼻孔两侧，与足阳明胃经相接。

3. 外因之病　外邪侵入本经所发生的疾病，为牙齿疼痛，颈部肿大。

4. 内因之病　可见眼睛发黄，口中发干，鼻流清涕或出血，喉中肿痛，肩前及上臂作痛，食指疼痛不能运动。

5. 气盛之病　气有余会引起实证，是本经脉循行的部位上发热而肿。

6. 气虚之病　气不足会引起虚证，为恶寒战栗，且难以回复温暖。

7. 补泻　属实者就用泻法，属虚者就用补法；属热者就用速刺法，属寒者就用留针法；脉虚陷者就用灸法，不实不虚者从本经取治。

8. 两种脉象　本经气盛，人迎脉比寸口脉大三倍；气虚，人迎脉反小于寸口脉。

（三）足阳明胃经

胃的经脉名为足阳明，相关的内容如下：

1. 起止　起于鼻旁，一支直出足大趾尖，相交于足太阴脾经。

2. 循行　起于鼻旁，由此上行，左右相交于鼻梁上端凹陷处，缠束旁侧的足太阳经脉，至目下睛明穴，由此下行，沿鼻外侧，入上齿龈，复出环绕口唇，相交于任脉的承浆穴，再沿腮部后方的下缘，出大迎穴，沿耳下颊车上行至耳前，过足少阳经的客主人穴，沿发际至额颅部。它的支脉，从大迎前下走人迎穴，沿喉咙入缺盆，下膈膜，会属本经胃腑，联络与本经相表里的脾脏。其直行的经脉，从缺盆下走乳内侧，再向下挟脐，入毛际两旁的气冲部；另一支脉，从胃口起始，向下至腹内，再下至气冲部与前直行的经脉会合，由此下行，经大腿前方至髀关，直抵伏兔穴，下入膝盖，沿胫骨前外侧下至足背，入中趾内侧；再一支脉，自膝下三寸处别出，向下行入中趾外侧；又一支脉，从足背斜出足厥阴的外侧，走入足大趾，直出大趾尖端，与足太阴脾经相连接。

3. 外因之病　外邪侵入本经所发生的外因之病，为发寒战抖，好呻吟，频频打呵欠，额部暗黑，病发时厌恶见人和火光，听到木的声音就会惊怕，心跳不安，喜欢关闭门窗独居室内等症状，甚至会登高唱歌，脱掉衣服乱跑，且有肠鸣腹胀，称为"骭厥"。

4. 内因之病　会出现因高热以致发狂抽搐、温病，汗自出，鼻流清涕或出血，口唇生疮疹，颈肿，喉肿闭塞，因水停而腹部肿大，膝盖部肿痛，沿胸侧、乳部、伏兔、足胫外缘、足背上均痛，足中趾不能屈伸。

5. 气盛之病　胸、腹部发热，胃热盛则消谷而容易饥饿，小便色黄。

6. 气虚之病　胸腹部感觉发冷，如胃中有寒，可发生胀满。

7. 补泻　属实者就用泻法，属虚者就用补法；属热者就用速刺法，属寒者就用留针法；脉虚陷者就用灸法，不实不虚者从本经取治。

8. 两种脉象　本经气盛，人迎脉比寸口脉大三倍；气虚，人迎脉反小于寸口脉。

（四）足太阴脾经

脾的经脉名为足太阴，相关的内容如下：

1. 起止　起于足大趾尖端，散于舌下，相交于手少阴心经。

2. 循行　起于足大趾尖端，沿大趾内侧赤白肉分界处，经过大趾本节后的圆骨，上行至足内踝的前面，再上行入小腿肚内侧，沿胫骨后方，穿过足厥阴经，复出足厥阴之前，再向上行，经过膝股内侧的前缘，直入腹内，属脾络胃，再上穿过横膈膜，挟行咽喉，连舌根，散于舌下；它的支脉，从胃腑分出，上膈膜，注于心中，与手少阴经相连接。

3. 外因之病　外邪侵入本经所发生的疾病，为舌根运动不柔和，食后就呕吐，胃脘部疼痛，腹胀，经常嗳气，如果解了大便或转矢气后，就觉得轻松如病减轻一样，但全身仍感觉沉重。

4. 内因之病　为舌根疼痛，身体不能动摇，饮食不下，心烦，心下掣引作痛，大便稀薄或下痢，或小便不通、黄疸，不能安卧，勉强站立时，则大腿、膝内侧肿痛厥冷，足大趾不能活动。

5. 补泻　属实的就用泻法，属虚的就用补法；属热的就用速刺法，属寒的就用留针法；脉虚陷的就用灸法，不实不虚的从本经取治。

6. 两种脉象　本经气盛，寸口脉比人迎脉大三倍；气虚，寸口脉反小于人迎脉。

（五）手少阴心经

心的经脉名为手少阴，相关的内容如下：

1. 起止　起于心中，至小指内侧尖，相交于手太阳小肠经。

2. 循行　起于心中，出于心脏与他脏相联系的脉络，向下通过膈膜，联络小肠；它的支脉，从心与他脏相联系的脉络上挟咽喉，而与眼球内连于脑的脉络相联系；直行的脉，从心与他脏相联系的脉络上行至肺，横出胁下，沿上臂内侧后缘，行手太阴和手厥阴经的后面，下肘内，沿臂内后侧，到掌内小指侧高骨尖端，入手掌内侧，沿小指内侧至尖端，与手太阳经相连接。

3. 外因之病　外邪侵入本经所发生的疾病，为咽喉干燥，心痛，渴欲饮水，这是臂间经气厥逆的现象。

4. 内因之病　为眼睛发黄，胁肋胀满疼痛，上臂和下臂内侧后缘疼痛、厥冷，或掌心热痛。

5. 补泻　属实者就用泻法，属虚者就用补法；属热者就用速刺法，属寒者就用留针法；脉虚陷者就用灸法，不实不虚者从本经取治。

6. 两种脉象　本经气盛，寸口脉比人迎脉大两倍；气虚，寸口脉反小于人迎脉。

（六）手太阳小肠经

小肠的经脉名为手太阳，相关的内容如下：

1. 起止　起于小指外侧的尖端，至鼻部，再至眼内角，相交于足太阳膀胱经。

2. 循行　起于小指外侧的尖端，沿手外侧至腕，过腕后小指侧高骨，直向上沿前臂后骨的下缘，出肘后内侧两骨中间，再向上沿上臂外侧后缘，出肩后骨缝，绕行肩胛，相交于两肩之上，入缺盆，联络心，沿咽喉下行穿过膈膜至胃，再向下连属于本腑小肠；它的支脉，从缺盆沿颈上颊，至眼外角，转入耳内；又一支脉，从颊部别出走入眼眶下而至鼻部，再至眼内角，与足太阳经相连接。

3.外因之病　外邪侵入本经所发生的疾病，为咽喉疼痛，颔部肿，头项难以转侧回顾，肩痛如被扯拔，臂痛如被折断。

4.内因之病　为耳聋，眼睛发黄，颊肿，颈、颔、肩、臑、肘、臂后侧疼痛。

5.补泻　属实者就用泻法，属虚者就用补法；属热者就用速刺法，属寒者就用留针法；脉虚陷者就用灸法，不实不虚者从本经取治。

6.两种脉象　本经气盛，人迎脉比寸口脉大两倍；气虚，人迎脉反小于寸口脉。

（七）足太阳膀胱经

膀胱的经脉名为足太阳，相关的内容如下：

1.起止　起于眼内角的睛明穴，至小趾外侧尖，相交于足少阴肾经。

2.循行　起于眼内角的睛明穴，上行额部交会于头顶；它的支脉，从头顶到耳上角；直行的脉则从头顶入内络脑，复出下行后项，沿着肩胛骨内侧，挟行脊柱两旁，到达腰部；入深层，沿着脊旁肌肉行走，联络与本经相表里的肾脏，连属本腑膀胱；又一支脉，从腰部下行挟脊通过臀部，直入腘窝中；还有一支脉，从左右肩胛骨内分而下行，贯穿肩胛，挟行于脊内，对髀区，沿着大腿外后侧向下行，与前一支脉会合于腘窝中，由此再向下，经过小腿肚，外出踝骨的后方，沿小趾本节后的圆骨至小趾外侧尖端，与足少阴经相连接。

3.外因之病　外邪侵入本经所发生的外因之病，为气上冲而头痛，眼球疼痛像脱出似的，项部疼痛像被扯拔，脊背疼痛，腰痛像被折断，大腿不能屈伸，腘窝部像被捆绑不能随意运动，小腿肚疼痛如裂，称为踝厥病。

4.内因之病　为痔疮、疟疾、狂病、癫病、囟部及项部疼痛，眼睛发黄、流泪，鼻流清涕或出血，项、背、腰、尻、腘、踹及脚部均痛，足小趾不能活动。

5.补泻　属实者就用泻法，属虚者就用补法；属热者就用速刺法，属寒者就用留针法；脉虚陷者就用灸法，不实不虚者从本经取治。

6.两种脉象　本经气虚，人迎脉比寸口脉大两倍；气虚，人迎脉反小于寸口脉。

（八）足少阴肾经

肾的经脉名为足少阴，相关的内容如下：

1. 起止　起于足小趾下，沿喉咙挟于舌根，相交于手厥阴经。

2. 循行　起于足小趾下，斜走足心，出内踝前大骨的然谷穴下方，沿内侧踝骨的后面转入足跟，由此上行经小腿肚内侧，出腘窝内侧，再沿股内侧后缘，贯穿脊柱，连属肾脏，联络与本脏相表里的膀胱；直行的经脉，从肾上行，穿过肝脏，通过膈膜，入肺，沿喉咙，挟于舌根；它的支脉，从肺联络心，注于胸中，与手厥阴经相连接。

3. 外因之病　外邪侵入本经所发生的外因之病，出现虽觉饥饿而不想进食，面色黑而无华，咳吐带血，喘息有声，刚坐下就想起来，两目视物模糊不清，心像悬吊半空而不安，有如饥饿之感；气虚就容易发生恐惧，心中怦怦跳动，好像有人要捕捉他一样，称为骨厥。

4. 内因之病　为口热，舌干，咽部肿，气上逆，喉咙发干而痛，心内烦扰且痛，黄疸，痢疾，脊背、大腿内侧后缘疼痛，足部痿软而厥冷，好睡，或足心发热而痛。

5. 补泻　属实者就用泻法，属虚者就用补法；属热者就用速刺法，属寒者就用留针法；脉虚陷者就用灸法，不实不虚者从本经取治。使用灸法时，应多吃些肉类，以增加营养，温肾补虚，还要宽松腰带，散披头发，扶大杖，着重履，缓步行走，使气血通畅、筋骨舒展。

6. 两种脉象　本经气盛，寸口脉比人迎脉大两倍；气虚，寸口脉反小于人迎脉。

（九）手厥阴心包经

心包的经脉名为手厥阴，相关的内容如下：

1. 起止　起于胸中，一支沿中指直达尖端，一支沿无名指直达尖端，相交于手少阳三焦经。

2. 循行　手厥阴心包经，起于胸中，出属心包络，下膈膜，依次联络上、中、下三焦；它的支脉，从胸走胁，当腋缝下三寸处上行至腋窝，向下再循上臂内侧，行于手太阴经和手少阴经中间，入肘中，向下沿着前臂两筋之间，入掌中，沿中指直达尖端；又一支脉，从掌内，沿无名指直达尖端，与手少阳经相接。

3. 外因之病　外邪侵入本经所发生的疾病，为手心发热，臂肘部拘挛，腋部肿，甚至胸胁胀满，心动过速，面赤，眼黄，喜笑不止。

4. 内因之病　为心烦，心痛，掌心发热。

5. 补泻　属实的就用泻法，属虚的就用补法；属热的就用速刺法，属寒的就用留针法；脉虚陷的就用灸法，不实不虚的从本经取治。

6. 两种脉象　本经气盛，寸口脉比人迎脉大一倍；气虚，寸口脉反小于人迎脉。

（十）手少阳三焦经

三焦的经脉名为手少阳，相关的内容如下：

1. 起止　起于无名指尖端，至眼外角，相交于足少阳胆经。

2. 循行　起于无名指尖端，上行小指与无名指中间，沿手背上行腕部，出前臂外侧两骨中间，穿过肘，沿上臂外侧上肩，交出足少阳经的后面，入缺盆，行于两乳之间的膻中，与心包联络，下膈膜，依次联属于上、中、下三焦；它的支脉，从膻中上出缺盆，再上走项，挟耳后，直上耳上角，由此环曲下行，绕颊部至眼眶下；又一支脉，从耳后进入耳中，复出耳前，过足少阳经客主人穴的前方，与前一条支脉交会于颊部，向上行至眼外角，与足少阳经相接。

3. 外因之病　外邪侵入本经所发生的疾病，为耳聋轰轰作响，喉咙肿，喉痹。

4. 内因之病　为自汗，外眼角痛，颊痛，耳后、肩、臑、肘、臂外侧都痛，无名指不能运动。

5. 补泻　属实的就用泻法，属虚的就用补法；属热的就用速刺法，属寒的就用留针法，脉虚陷的就用灸法，不实不虚的从本经取治。

6. 两种脉象　本经气盛，人迎脉比寸口脉大一倍；气虚，人迎脉反小于寸口脉。

（十一）足少阳胆经

胆的经脉名为足少阳，相关的内容如下：

1. 起止　起于眼外角，至足大趾尖，相交于足厥阴肝经。

2. 循行　起于眼外角，上行至额角，折向下转至耳后，沿颈走手少阳经前面，到肩上，又交叉到手少阳经的后面，入于缺盆；它的支脉，从耳后入耳内，复出走耳前至眼外角后方；又一支脉，从眼外角，下走大迎，会合手少阳经至眼眶下方，再下走颊车，下行颈部与本经前入缺盆之脉相合，然后下行至胸中，穿过膈膜，与本经互为表里的肝脏相联络，连属于胆腑，再沿胁内下行，经气街，绕阴毛处，横入环跳；直行的脉，从缺盆下腋，沿胸部过季胁，向下与前一支脉会合于环跳，从此沿着大腿的外侧下行到达膝外缘，向下入外辅骨之前，再直向下方到外踝上方三寸处的骨凹陷处，下出外踝前，沿足背出足小趾与第四趾尖端；又一支脉，由足背走向足大趾，沿足大趾、次趾的骨缝，至大趾尖端，又返回穿入爪甲，出爪甲后二节间的三毛与足厥阴经相接。

3. 外因之病　外邪所引起的外因之病为口苦，时常叹气，胸胁疼痛，不能转动翻身，病重的面色灰暗无光泽，全身皮肤枯槁，足外侧发热，称为阳厥。

4. 内因之病　为头痛，下颌及外眼角痛，缺盆部肿痛，腋下肿，腋下或颈旁生瘰疬——生于腋下曰马刀，生于颈部曰马瘰，自汗出而发冷，疟疾，胸、胁、肋、大腿、膝外侧直至胫骨、绝骨、外踝前以及诸关节都痛，足第四趾不能运动。

5. 补泻　属实的就用泻法，属虚的就用补法；属热的就用速刺法，属寒的就用留针法；脉虚陷的就用灸法，不实不虚的从本经取治。

6. 两种脉象　本经气盛，人迎脉比寸口脉大一倍；气虚，人迎脉反小于寸口脉。

（十二）足厥阴肝经

肝的经脉名为足厥阴，相关的内容如下：

1. 起止　起于足大趾二节间丛毛的边缘，与督脉相会于巅顶，相交于手太阴肺经。

2. 循行　起于足大趾二节间丛毛的边缘，沿足背上缘行至内踝前一寸，再至踝上八寸，交出于足太阴经的后面，上走腘内缘，沿股内侧入阴毛中，左右交叉，环绕阴器，向上抵少腹，挟行胃的两旁，连属肝脏，络于与本经相表里的胆腑，向上穿过膈膜，散布于胁肋，再沿喉咙后面，绕到面部至喉咙的上孔，连目系，出额部，与督脉相会于巅顶的百会；它的支脉，从目系下走颊内，环绕唇内；又一支脉，从肝别出穿膈膜，注于肺中，与手太阴经相接。

3. 外因之病　为腰痛不能俯仰，男子患㿗疝，妇女患少腹部肿胀，病重的可见咽喉发干，面色灰暗无光。

4. 内因之病　为胸中满闷，呕吐气逆，腹泻完谷不化，狐疝，遗尿或小便不通。

5. 补泻　属实的就用泻法，属虚的就用补法；属热的就用速刺法，属寒的就用留针法；脉虚陷的就用灸法，不实不虚的从本经取治。

6. 两种脉象　本经气盛，寸口脉比人迎脉大一倍；气虚，寸口脉反小于人迎脉。

四、 脉气衰竭与相关疾病

经脉之气会衰竭，衰竭会引起疾病。一脏经脉之气衰竭，有一类相应的疾病；五脏经脉之气衰竭，有五类相应的疾病。

（一）肺经脉气衰竭所引起的疾病

手太阴肺经脉脉气衰竭，皮毛就会焦枯。肺的功能是运行精气以温润皮毛。一旦肺经不通，皮毛就会干枯。皮毛干枯，是津液耗损的表现。津液耗损会伤害肌表，肌表受到伤害，便会使爪甲干枯，毫毛脱落。

毫毛脱落，是肺经脉气衰竭的第一特征。

肺病逢丙日病会变重，逢丁日人会死亡。所以然者何？这是由五行生克原理所决定的。肺在五行中属金，丙丁属火，火能克金，所以肺病逢丙日变重，逢丁日会死亡。

关于肺经气竭与疾病、死亡的关系，《难经·二十四难》有与本篇相似的论断："手太阴气绝，即皮毛焦。太阴者，肺也，行气温于皮毛者也。气弗营，是皮毛焦；皮毛焦，则津液去；津液去；即皮节伤；皮节伤，则皮枯毛折，毛折者，则毛先死。丙日笃（严重），丁日死。"皮毛焦、皮枯毛折，是肺经气竭的外部特征。丙日笃（重）、丁日死，是肺经气竭的严重后果。

（二）心经脉气衰竭所引起的疾病

手少阴心经脉脉气衰竭，脉道运行就会不通。心经一旦不通，血液就会流行不畅。血流不畅，面色就失去润泽。故面色暗黑无光泽，是血脉先枯竭的表现。

面色暗黑无光泽，是心经脉气衰竭的第一特征。心病逢壬日病会变重，逢癸日人会死亡。所以然者何？这是由五行生克原理所决定的。心在五行中属火，壬癸属水，水能克火，所以心病逢壬日变重，逢癸日会死亡。

关于心经气竭与疾病、死亡的关系，《难经·二十四难》有与本篇相似的论断："手少阴气绝，则脉不通；脉不通，则血不流；血不流，则色泽去；故面色黑如黧，此血先死。壬日笃，癸日死。"面色黑如黧，是心经气竭的外部特征。壬日笃（重）、癸日死，是心经气竭的严重后果。

（三）脾经脉气衰竭所引起的疾病

足太阴脾经脉气衰竭，经脉就不能输布水谷精微以营养肌肉。唇舌，是肌肉之本。脾经一旦不通，就会使肌肉松软。肌肉松软则舌体萎缩，人中部位就会肿满。人中部位肿满，口唇就会外翻。

口唇外翻，是脾经脉气衰竭的第一特征。脾病逢甲日病会变重，逢乙日人会死亡。所以然者何？这是由五行生克原理所决定的。脾在五行中属土，甲乙属木，木能克土，所以脾病逢甲日变重，逢乙日会死亡。

关于脾经气竭与疾病、死亡的关系，《难经·二十四难》有与本篇相似的论断："足太阴气绝，则脉不营其口唇。口唇者，肌肉之本也。脉不营，则肌肉不滑泽；肌肉不滑泽，则人中满；人中满，则唇反；唇反则肉先死。甲日笃，乙日死。"人中满、口唇反，是脾经气竭的外部特征。甲日笃（重）、乙日死，是脾经气竭的严重后果。

（四）肾经脉气衰竭所引起的疾病

足少阴肾经脉气衰竭，骨就会枯槁。肾应于冬，肾脉又称冬脉，其脉伏行在深部而濡养骨髓。肾经一旦不通，骨髓就得不到濡养，肌肉就不能附着于骨。骨肉不能亲和而分离，肌肉就软弱萎缩。肌肉软缩，就显得齿长而多垢，头发也失去光泽。

齿长而多垢，头发失去光泽，是肾经脉气衰竭的主要特征。

肾病逢戊日会变重，逢己日人会死亡。所以然者何？这是由五行生克原理所决定的。肾在五行中属水，戊己属土，土能克水，所以肾病逢戊日会变重，逢己日会死亡。

关于肾经气竭与疾病、死亡的关系，《难经·二十四难》有与本篇相似的论断："足少阴气绝，即骨枯。少阴者，冬脉也，伏行而濡于骨髓，故骨髓不濡，即肉不着骨；骨肉不相亲，即肉濡而却；肉濡而却，故齿长而枯，发无润泽；无润泽者，骨先死。戊日笃，己日死。"齿长而枯、发无润泽，是肾经气竭的外部特征。戊日笃（重）、己日死，是肾经气竭的严重后果。

（五）肝经脉气衰竭所引起的疾病

足厥阴肝经脉气衰竭，就会使筋脉挛急，并牵引睾丸和舌。足厥阴经是属于肝脏的脉，肝外合于筋，与各经的经筋聚合在阴器，并向上与舌根相联系。一旦肝经不通，不能营运精微以养筋，则筋脉拘急，筋脉拘急会牵引舌根与阴囊，出现口唇发青、舌体卷屈、阴囊上缩等症状。

口唇发青、舌体卷屈、阴囊上缩，是肝经脉气衰竭的三大特征。

肝病逢庚日会变重，逢辛日人会死亡。所以然者何？这是由五行生克原理所决定的。肝在五行中属木，庚辛属金，金能克木，所以肝病逢庚日会变重，逢辛日人会死亡。

关于肝经气竭与疾病、死亡的关系，《难经·二十四难》有与本篇相似的论断："足厥阴气绝，即筋缩引卵与舌卷。厥阴者，肝脉也。肝者，筋之合也。筋者，聚于阴器而络于舌本。故脉不营，则筋缩急；筋缩急，即引卵与舌，故舌卷卵缩，此筋先死。庚日笃，辛日死。"舌卷卵缩，是肝经气竭的外部特征。庚日笃（重）、辛日死，是肝经气竭的严重后果。

（六）五脏精气衰竭所引起的疾病

五脏阴经精气竭绝，可引起目系转动。目系转动则两目昏花，视物不清。两目昏花为神志丧失，神志既丧，一天半之内就会死亡。

《难经·二十四难》指出，五条阴经脉气均已竭绝，患者就会眼睛昏花，视物不清，眼球向上翻转，眼睛闭合。眼睛闭合是失去神志主宰的缘故，失去神志主宰，是神志已先死亡。人已死亡，即眼睛闭合。

（七）六腑精气衰竭所引起的疾病

六腑阳经精气衰竭，阴阳二气会两相分离。阴阳分离，则腠理开张，精气外泄，见汗出不止。所以，早晨出现危象，晚上可能死亡。夜间出现危象，凌晨可能死亡。

五、 脉深而络浅， 可见与不可见

（一）深而不可见的经脉

所谓深，是指十二经脉隐伏行于分肉之间，位置较深。所谓不可见，是指十二经脉从体表不易观察。通常能够见到的，只是内踝之上的足太阴脾经。为什么？因为此处皮薄。

（二）浅而可见络脉

所谓浅，是指络脉位置较浅。所谓可见，是指从体表容易观察。

手六经的络脉以阳明、少阳二经为最大，此络分别起于五指间，向上汇合于肘关节之中。饮酒后，酒随卫气外达皮肤，先充于络脉，使络脉先满盛。所以卫气盛满后，营气也会满盛，那么经脉就很充盛。

（三）邪气与经脉异常

任何经脉突然发生异常搏动，肯定是邪气入侵、滞留的结果。如果邪气在经脉聚而不动，即会郁而化热，此时脉形坚硬；若脉不坚硬，是由于邪气深陷，使得经气空虚，与平常脉象不同，这样就可以知道哪一经脉出现了病态。

六、 经脉与络脉病变的不同点

（一）不同点

经脉深而伏行，发生病变，不易直接看到，虚实变化，只能从寸口部位诊察得知。络脉显露在外，可以直接看到。这是经脉与络脉病变的不同点。

（二）不同的原因

络脉不能经过大的骨节之间，只在经脉所不到之处出入联络，再结合到皮肤的浮络，所以会合后都显现在外面。

七、 络脉、 寒热病的针刺与判断

（一）络脉病针刺

凡针刺各络脉时，必须刺在络脉有血液瘀结之处。若血聚甚多，虽无瘀结之络，也应急刺络脉，放出恶血，以泻其邪，否则邪气留结体内，会发为痹痛之证。

（二）络脉病的判断

观察络脉颜色变化可以判断络脉之病：

1. 络脉色青的，是寒邪凝滞而产生疼痛。

2. 络脉色赤的，是有热象。

3. 手鱼部的络脉多见青色，胃中有寒。

4. 手鱼部边缘的络脉多见赤色，胃中有热。

5. 络脉显露黑色，是邪留日久的痹证。

6. 络脉如兼有赤、黑、青三色的，是寒热错杂的病证。

7. 络脉青色而部位短小的，是气虚证。

（三）寒热病的针刺

凡是针刺治疗寒热病，都应多刺表浅的血络，必须隔日针一次，将恶血泻尽为止，然后根据病情虚实进行调治。

若络脉小而短的，是气虚的表现，对这种病应该用补法。若错用泻法，会引起昏闷烦乱，甚至突然跌倒不省人事，不能言语。如果昏闷烦乱发生，应立即扶患者坐起，施行急救。

八、 十五络脉·十五类疾病·十五种针刺

络脉，是经脉的分支。络脉，像网络一样分布于人体上下，其作用是延续经脉的作用，将气血运输到人体的各个部位。

络脉，一有其名，二有起止循行，三有治病的功能。

（一）手太阴肺经上的络脉

1. 其名　手太阴肺经别出之络脉，称为列缺。

2. 循行　起于腕后上侧分肉间，与本经经脉并行，直入手掌内侧，散于鱼际处。本络由列缺别出，联络手阳明经。

3. 相关疾病　此络脉发病，邪气盛则腕后高骨及手掌发热，正气虚的则张口呵欠，小便不禁或频数。

4. 疾病治疗　针刺取列缺穴。

（二）手少阴心经上的络脉

1. 其名　手少阴心经别出之络脉，称为通里。

2. 循行　通里起于腕后内侧一寸处，本络由此别出，循本经上行，入于心中，再上行联系舌根，属于目系。本络由通里别出联络手太阳经。

3. 相关疾病　此络脉发病，邪气盛则胸膈间有支撑不舒的感觉，正气虚的则不能言语。

4. 疾病治疗　针刺取通里穴。

（三）手厥阴心包经上的络脉

1. 其名　手厥阴心包经别出之络脉，称为内关。

2. 循行　内关起于掌后腕上二寸处，出两筋间，本络由此别走手少阳经，并循本经上行，系于心包，络于心系。

3. 相关疾病　此络脉发病，邪气盛则心痛，正气虚的则心中烦乱。

4. 疾病治疗　针刺内关穴。

（四）手太阳小肠经上的络脉

1. 其名　手太阳小肠经别出之络脉，称为支正。

2. 循行　支正起于腕上外侧五寸，向内注于手少阴心经；其别出向上过肘，络于肩髃穴。

3. 相关疾病　邪气盛则骨节弛缓，肘关节萎废不能运动，正气虚则气血不行，皮肤上生赘肉，所生赘肉之多如指间痂疥一样。

4. 疾病治疗　针刺取支正穴。

（五）手阳明大肠经上的络脉

1. 其名　手阳明大肠经别出之络脉，称为偏历。

2. 循行　偏历起于腕上外侧三寸处，别出行走入手太阴经，其别而上行的沿臂上肩髃，再上行过颈到曲颊，偏络于齿根。另一别出的络脉，上入耳中，合于该部的主脉。

3. 相关疾病　此络脉发病，邪气盛则龋齿耳聋，正气虚的则齿冷，膈间闭塞不畅。

4. 疾病治疗　针刺取偏历穴。

（六）手少阳三焦经上的络脉

1. 其名　手少阳三焦经别出之络脉，称为外关。

2. 循行　外关起于腕上二寸处，向外绕行于臂部，再上行注于胸中与手厥阴心包经相会合。

3. 相关疾病　此络脉发病，邪气盛则肘关节拘挛，正气虚的则肘部弛缓不收。

4. 疾病治疗　针刺取外关穴。

（七）足太阳膀胱经上的络脉

1. 其名　足太阳膀胱经别出之络脉，称为飞阳。

2. 循行　飞阳起于外踝上七寸处，另行走入足少阴经。

3. 相关疾病　此络脉发病，邪气盛则出现鼻塞不通，头背部疼痛；正气虚则出现鼻塞流涕或出血。

4. 疾病治疗　针刺取飞阳穴。

（八）足少阳胆经上的络脉

1. 其名　足少阳胆经别出之络脉，称为光明。

2. 循行　光明起于外踝上五寸处，别行走入足厥阴经，与本经相并向下络于足背上。

3. 相关疾病　此络脉发病，邪气盛则四肢厥冷，正气虚则下肢痿软无力不能行走，坐而不能起立。

4. 疾病治疗 针刺取光明穴。

（九）足阳明胃经上的络脉

1. 其名 足阳明经别出之络脉，称为丰隆。

2. 循行 丰隆起于外踝上八寸处，别行走入足太阴经。其别出而上行的，沿着胫骨的外侧，络于头项，与该处其他诸经经气会合，向下绕络于喉咽。

3. 相关疾病 此络脉发病，病气上逆会出现喉痹如突然失音，邪气盛则神志失常而发癫狂，正气虚则两足弛缓不收，附着于胫骨的肌肉枯萎。

4. 疾病治疗 针刺取丰隆穴。

（十）足太阴脾经上的络脉

1. 其名 足太阴脾经别出之络脉，称为公孙。

2. 循行 公孙起于足的趾本节后一寸处，别行走入足阳明经。其别出而上行的，入腹络于肠胃。

3. 相关疾病 此络脉发病，其厥气上逆会发生霍乱，邪气盛则腹中剧烈疼痛，正气虚的则腹胀如鼓。

4. 疾病治疗 针刺取公孙穴。

（十一）足少阴肾经上的络脉

1. 其名 足少阴肾经别出之络脉，称为大钟。

2. 循行 大钟起于足内踝的后面，环绕足跟别行走入足太阳经。其别出而行的络脉与本经向上的经脉相并，走入心包络，然后向下贯穿腰脊。

3. 相关疾病 此络脉发病，其病气上逆发生心烦闷乱，邪气盛则二便不通，正气虚的则腰痛。

4. 疾病治疗 针刺取大钟穴。

（十二）足厥阴肝经上的络脉

1. 其名 足厥阴肝经别出之络脉，称为蠡沟。

2. 循行 蠡沟起于内踝上五寸处，别行走入足少阳经。其别出而上行的络脉，沿本经所循行路径达于睾丸，聚结于阴茎。

3. 相关疾病 病气上逆突然发为疝病，睾丸肿痛，邪气盛则阴茎挺长，正气虚的则阴部暴痒。

4. 疾病治疗 针刺取蠡沟穴。

（十三）任脉上的络脉

1. 其名　任脉的别出络脉，称为尾翳。

2. 循行　尾翳别出下行，散布于腹部。

3. 相关疾病　此络脉发病，邪气盛的则腹部皮肤痛，正气虚的则腹部皮肤作痒。

4. 疾病治疗　针刺取尾翳穴。

（十四）督脉上的络脉

1. 其名　督脉的别出络脉，称为长强。

2. 循行　长强别出向上挟脊背两旁肌肉，沿脊膂上行到项部，散于头上，又返转回来向下行于肩胛部的左右，别行走入足太阳经，入于深部贯穿在脊柱的两旁。

3. 相关疾病　此络脉发病，邪气盛则脊柱强直，不能俯仰，正气虚则头部有沉重感。

4. 疾病治疗　针刺取长强穴。

（十五）足太阴脾脏大络

1. 其名　脾脏的大络，称为大包。

2. 循行　大包起于渊液穴下三寸处，散布于胸胁。

3. 相关疾病　此络脉像网罗般包罗各络脉之血，所以，此络脉发病时，邪气盛则会全身疼痛，正气虚则全身关节缓纵无力。

4. 疾病治疗　针刺时如遇有瘀血凝滞，可取刺大包穴。

以上十五络脉，有明显可见与不易看见之别。

什么情况下明显可见？邪气盛则壅盛于脉中而脉络明显可见。

什么情况下不易看见？正气虚则脉络陷下而不易看见。

如果在皮表看不见，可在络脉的上下寻求。人的体型不同，经脉也随之不同。经脉不同，络脉也有差异。所以，面对差异必须灵活对待。

经别第十一

黄帝问于岐伯曰：余闻人之合于天道也，内有五藏，以应五音[1]、五色[2]、五时[3]、五味[4]、五位[5]也；外有六府，以应六律[6]。六律建阴阳诸经，而合之十二月、十二辰[7]、十二节[8]、十二经水、十二时[9]、十二经脉者，此五藏六府之所以应天道。夫十二经脉者，人之所以生，病之所以成，人之所以治，病之所以起，学之所始，工之所止也。粗之所易，上之所难也。请问其离合出入奈何？

岐伯稽首再拜曰：明乎哉问也！此粗之所过，上之所息也，请卒言之。足太阳之正，别入于腘中，其一道下尻五寸，别入于肛，属于膀胱，散之肾，循膂，当心入散；直者，从膂上出于项，复属于太阳，此为一经也。足少阴之正，至腘中，别走太阳，而合，上至肾，当十四椎，出属带脉；直者，系舌本，复出于项，合于太阳此为一合。成以诸阴之别，皆为正也。足少阳之正，绕髀，入毛际，合于厥阴；别者，入季胁之间，循胸里属胆，散之，上肝，贯心以上挟咽，出颐颌中，散于面，系目系，合少阳于外眦也。足厥阴之正，别跗上，上至毛际，合于少阳，与别俱行，此为一合也。足阳明之正，上至髀，入于腹里属胃，散之脾，上通于心，上循咽出于口，上颐颡[10]，还系目系，合于阳明也。足太阴之正，上至髀，合于阳明，与别俱行，上结于咽，贯舌中，此为三合也。足太阴之正，上至髀，合于阳明，与别俱行，上结于咽，贯舌中，此为三合也。手太阳之正，指地[11]别于肩解，入腋走心，系小肠也。手少阴之正，别入于渊腋两筋之间，属于心，上走喉咙，出于面，合目内眦，此为四合也。手少阳之正，指天[12]别于巅，入缺盆，下走三焦，散于胸中也。手心主之正，别下渊腋三寸，入胸中，别属三焦，出循喉咙，出耳后，合少阳完骨之下，此为五合也。手阳明之正，从手循膺乳，别于肩髃，入柱骨，下走大肠，属于肺，上循喉咙，出缺盆，合于阳明也。手太阴之正，别入渊腋少阴之前，入走肺，散之太阳，上出缺盆，循喉咙，复合阳明，此六合也。

注 释

1. 五音　角徵宫商羽是也。

2. 五色　青赤黄白黑是也。

3. 五时　春夏秋冬四时加长夏是也。

4. 五味　酸苦甘辛咸是也。

5. 五位　东西南北中是也。

6. 六律　阴六吕阳六律是也。《周礼·春官》："阳声：黄钟、大簇、姑洗、蕤宾、夷则、无射。阴声：大吕、应钟、南吕、函钟、小吕、夹钟。"阴六吕阳六律，明朝朱载堉整理为十二平均律并传入西方，成为今天世界通行的标准音调。

7. 十二辰　中华先贤将周岁周日化为十二个时间段，用子丑寅卯辰巳午未申酉戌亥十二支来表达。夜半为子，日中为午。子午，是周天之内的阴阳两极。冬至为子，夏至为午。子午，是周岁之内的阴阳两极。子为阴极阳旦，午为阳极阴旦。阳极生阴，阴极生阳。子时一阳生，午时一阴生。

8. 十二节　一年二十四节气，一月一节一气，月初为节，月中为气。十二节为立春、惊蛰、清明，立夏、芒种、小暑，立秋、白露、寒露，立冬、大雪、小寒。

9. 十二时　即十二个时间段，分别为夜半、鸡鸣、平旦、日出、食时、隅中、日中、日昳、晡时、日入、黄昏、人定。

10. 頞（è）顀（zhuō）　頞，鼻梁。顀，目下颧骨内侧部位。

11. 指地　地在下，指地的寓意为指下。

12. 指天　天在上，指天的寓意为指上。

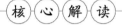

前一篇讲经脉，本篇讲经别，经脉、经别之间有什么关系呢？

大树树干会衍生出枝条，经脉会衍生出支脉。支脉与经脉的关系，犹如枝条与树干的关系。

支脉，又称别脉。经脉为正为主，支脉为支为别。经别，谈的是经脉与支脉的区别与结合。

核心解读

主干与枝条，有一定的空间结构。经脉与支脉，同样有一定的空间结构。出入离合，是支脉与经脉的空间关系。

支脉与经脉的空间关系——出于何处，经过何处，交于何经，汇于何脏，构成了本篇的核心内容。

一、十二月：经络发现的理论坐标

前一篇谈经络，谈的是"这是经络"，而没有谈"经络是如何发现的"。

本篇谈经别，谈的却是经络的发现。

经络是怎么发现的呢？会在《灵枢》第七十一篇《通天》中详细讨论。本篇谈经络，为何要在《灵枢·通天》中讨论，是因为本篇谈经络谈的是大原则，而《灵枢·通天》中谈的是具体。先请看关于经络的六个论断。

其一，本篇以十二月论经络："余闻人之合于天道也，内有五藏，以应五音、五色、五时、五味、五位也；外有六府，以应六律。六律建阴阳诸经，而合之十二月、十二辰、十二节、十二经水、十二时、十二经脉者，此五藏六府之所以应天道。"

——论证五脏六腑的坐标为何？是天道。天道为何？《尚书·大禹谟》中的答案是"时乃天道"，《周髀算经》与《管子》中的答案是日道即天道。

论证十二经脉的坐标为何？是天道。天道为何？十二月、十二辰、十二时也。十二月、十二辰、十二时，全部在时间的范畴之内。时间即天道，天道即时间。时间、天道，同样是论证经脉的坐标。

其二，《素问·生气通天论》以天体论人体，以天气论人气，得出的论断是："夫自古通天者生之本，本于阴阳。天地之间，六合之内，其气九州九窍、五藏、十二节，皆通乎天气。"

——以天体论人体，以天气论人气，是《内经》的基本思路。

以天体论人体，实际上是人类先贤的共同思路。希伯来的《圣经》，印度的《奥义书》，均是以天体为坐标论证人体的。彝族经典《土鲁窦吉》（宇宙生化）中直接有"天体与人体"的章节。

明白了这一思路，非常重要。因为只有知道了这一思路，才能真正理解《内经》。

以天体论人体，以有形论有形，这是中华先贤与世界兄弟民族的相同点。以无形论无形，例如以无形之时间论经络，这是中华先贤的优异之处。

其三，《素问·阴阳别论》以十二月论经络："十二从应十二月，十二月应十二脉。"

——在这里，时间仍然是论证经脉的坐标。

其四，《素问·离合真邪论》论经络："夫圣人之起度数，必应于天地，故天有宿度，地有经水，人有经脉。"

——"天如何，地如何，人如何"，是这里的论证方式。"天有宿度，地有经水，人有经脉"，是这一论证方式的基本成果。

其五，《素问·调经论》论经络："夫十二经脉者，皆络三百六十五节。"

——年有十二月，人有十二经脉；岁有三百六十五日，人有三百六十五节。在这里，时间是论证经脉与骨节的坐标。

其六，《素问·徵四失论》论经络："夫经脉十二，络脉三百六十五，此皆人之所明知，工之所循用也。"

——十二月对应十二经脉，三百六十五日对应三百六十五络脉。离开了时间坐标，就不可能论出经脉与络脉。

六个论断，讲述着一条原则性思路。这条原则性思路就是：天体是论证人体的坐标。

六个论断，讲述着一条具体思路。这条具体思路就是：天文历法中的十二月是论证十二经脉的坐标。

理解了这一原则性思路与具体思路，才能理解《内经》是"如何认识人体"又是"如何认识经络"的。

二、 经脉"之所以" 四论

"夫十二经脉者，人之所以生，病之所以成，人之所以治，病之所以起，学之所始，工之所止也：粗之所易，上之所难也。"

人之所以能生，人之所以能生存，因为有十二经脉运输着气血。

疾病之所以起，病之所以形成，因为十二经脉失去了正常功能。

人之所以能够由疾病恢复健康，即人之所以治，是因为十二经脉又发挥出了正常功能。

所以，学医的人一开始就应学习十二经络。

只有认识了十二经络，医术才算精通。

在经络面前，可以清楚地区分出粗工与上工：粗工认为，经络可以轻易学懂。而上工则认为，经络深奥，一定要下苦功才能学通学精。

三、 十二经脉的离合出入

先解释一个名词。下面的文章中会反复出现"正经"一词。何谓"正经"？答曰：诸阴经的经别与诸阳经的经别相互配合者，都称为"正经"。

（一）足太阳膀胱经

足太阳经脉别出而行的正经，别行一道入于腘窝中，与足少阴经脉合而上行，另一道上行至尻下五寸处，别行入于肛门，向内行于腹中属于膀胱本腑，再散行至肾脏，循膂肉上行，在心部而分散；其直行的，从膂肉上行出于项部，复属于足太阳本经经脉，内外合为一经。

这是在足太阳经脉之外别行的一经。

（二）足少阴肾经

足少阴经脉别出而行的正经，至腘窝中，别出一脉与太阳经相合并，上行至肾，当十四椎处出属带脉；其直行的，从肾上行系于舌根，复出绕行项部，与足太阳经相合。

这是阴阳表里相配的第一合。

（三）足少阳胆经

足少阳经脉别出而行的正经，上行绕于髀部而入阴毛处，与足厥阴经脉合并；其别出一脉入季胁间，循行胸内入属本经胆腑，散行于肝，向上贯穿心部，上行挟咽喉两旁，出于腮部及颔中，散于面部，连于目系，与足少阳本经会合于外眼角。

（四）足厥阴肝经

足厥阴经脉别出而行的正经，自足背别行，上行至阴毛处，与足少阳别行的正经相合，向上循行。

这是阴阳表里相配合的第二合。

（五）足阳明胃经

足阳明经脉别出而行的正经，上行髀关，行入腹里，入属本经胃腑，散行至脾脏，上通于心，上行沿咽部出于口，再上行至鼻梁及眼眶下方，连于目系，与足阳明本经相合。

（六）足太阴脾经

足太阴经脉别出而行的正经，上行至髀部，与足阳明经别行的正经相合而向上偕行，络于咽部，贯入舌本。

这是阴阳表里相配的第三合。

（七）手太阳小肠经

手太阳经脉别出而行的正经，自下而上行，从肩后骨缝别行入于腋下，走入心脏，系于小肠本腑。

（八）手少阴心经

手少阴经脉别出而行的正经，走入腋下三寸足少阳经渊液穴处两筋之间，入属于心脏，上走喉咙，出面部，与手太阳经的一条支脉会合于内眼角。

这是阴阳表里相配的第四合。

（九）手少阳三焦经

手少阳经脉别出而行的正经，从人体最高处的巅顶，别行入于缺盆，下走三焦本腑，散于胸中。

（十）手厥阴心包经

手厥阴心包经脉别出而行的正经，别行渊液下三寸处，入于胸中，别行入属于三焦，出而上行，沿喉咙出耳后，与手少阳三焦经会合于完骨的下方。

这是阴阳表里相配合的第五合。

（十一）手阳明大肠经

手阳明经脉别出而行的正经，从手上行至侧胸、乳之间，别行出于肩髃穴，入于柱骨，而后向下走入大肠本腑，向上联属于肺脏，再向上沿喉咙出缺盆，与手阳明本经相合。

（十二）手太阴肺经

手太阴经脉别出而行的正经，别出入于渊腋部手少阴经之前，入肺本脏，散行于大肠，上行于缺盆，沿喉咙，再与手阳明经相合。

这是阴阳表里相配的第六合。

四、 应该继续追问的问题

树有年轮，年轮对应于年。

人有经络，经络对应于月。

时间会在植物体内留下影子，时间同样会在动物体内留下影子，时间当然也会在人体体内留下影子。

经络，是时间的对应物。十二经络是十二月的对应物。原则上的答案好理解。

这里值得深思，值得追问的问题是：经络的路径、经络的交汇、经络的汇合与分离，这些精细到极点的问题是如何发现的。当时没有透视人体的精密仪器，中华先贤凭借着"什么方法"论证出了经脉的起止，论证出了经脉的离合出入。

如果在这一问题上求索出答案，当世之人一定会使经络学说发扬光大，后世子孙也会在《灵枢》的基础上写出新的经典。

经
水
第
十
二

原 文

黄帝问于岐伯曰：经脉十二者，外合于十二经水[1]，而内属于五藏六府。夫十二经水者，其有大小、深浅、广狭、远近各不同；五藏六府之高下、小大、受谷之多少亦不等，相应奈何？夫经水者，受水而行之；五藏者，合神气魂魄而藏之；六府者，受谷而行之，受气而扬之；经脉者，受血而营之。合而以治，奈何？刺之深浅，灸之壮数，可得闻乎？

岐伯答曰：善哉问也！天至高不可度，地至广不可量，此之谓也。且夫人生于天地之间，六合[2]之内，此天之高，地之广也，非人力之所能度量而至也。若夫八尺之士[3]，皮肉在此，外可度量切循而得之，其死可解剖而视之。其藏之坚脆，府之大小，谷之多少，脉之长短，血之清浊，气之多少，十二经之多血少气，与其少血多气，与其皆多血气，与其皆少血气，皆有大数。其治以针艾，各调其经气，固其常有合乎？黄帝曰：余闻之，快于耳，不解于心[4]，愿卒闻之。岐伯答曰：此人之所以参天地而应阴阳也，不可不察。

足太阳外合于清水，内属于膀胱，而通水道焉。

足少阳外合于渭水，内属于胆。

足阳明外合于海水，内属于胃。

足太阴外合于湖水，内属于脾。

足少阴外合于汝水，内属于肾。

足厥阴外合于渑水，内属于肝。

手太阳外合于淮水，内属于小肠，而水道出焉。

手少阳外合于漯水，内属于三焦。

手阳明外合于江水，内属于大肠。

手太阴外合于河水，内属于肺。

手少阴外合于济水，内属于心。

手心主外合于漳水，内属于心包。

凡此五藏六府十二经水者，外有源泉，而内有所禀，此皆内外相贯，如环无端，人经亦然。故天为阳，地为阴，腰以上为天，腰以下为地。故海以北者为阴，湖以北者为阴中之阴；漳以南者为阳，河以北至漳者为阳中之阴；漯以南至江者，为阳中之太阳。此一隅之阴阳也，所以人与天地相参也。

黄帝曰：夫经水之应经脉也，其远近浅深，水血之多少，各不同，合而以刺之，奈何？岐伯答曰：足阳明，五藏六府之海也，其脉大，血多气盛，热壮，刺此者，不深勿散，不留不泻也。足阳明刺深六分，留十呼[5]。足太阳深五分，留七呼。足少阳深四分，留五呼。足太阴深三分，留四呼。足少阴深二分留三呼。足厥阴深一分，留二呼。手之阴阳，其受气之道近，其气之来疾，其刺深者，皆无过二分；其留者，皆无过一呼。其少长、大小、肥瘦，以心撩之，命曰法天之常，灸之亦然。灸而过此者，得恶火则骨枯脉涩，刺而过此者，则脱气。

黄帝曰：夫经脉之小大，血之多少，肤之厚薄，肉之坚脆及䐃之大小，可为量度乎？岐伯答曰：其可为量度者，取其中度[6]也，不甚脱肉，而血气不衰也。若夫度之人，痟瘦而形肉脱者，恶可以量度刺乎。审切循扪按[7]，视其寒温盛衰而调之，是谓因适而为之真也。

注释

1. 十二经水　清水、渭水、海水、湖水、汝水、渑水、淮水、漯水、江水、河水、济水、漳水是也。

2. 六合　东西一维，两合也；南北一维，两合也；上下一维，两合也。东西南北四方加上下，六合也。六合，是中华先贤所建立的空间三维坐标。

3. 八尺之士　即八尺之人。

4. 快于耳，不解于心　耳，听也。快，清楚也。快于耳，耳朵听清楚了。不解，不清楚、糊涂。不解于心者，心里糊涂。何谓"快于耳，不解于心"? 耳朵听清楚了，但没有真正理解，心里依然糊涂。

5. 留十呼　此处之留，为留针之留。《灵枢·小针解》："有留针以致阳气……有留针以致其阴气。"留，停留也。十呼，呼吸十次也。留十呼，即留针呼吸十次的时间。

6. 中度　适中之中。

7. 切循扪按　针刺之法的四大步骤。《素问·离合真邪论》："扪而循之，切而散之，推而按之，弹而怒之，抓而下之，通而取之，外引其门，以闭其神，呼尽内针，静以久留……大气留止，故命曰补。"

切，切脉。《难经·六十一难》："切脉而知之谓之巧。"

循，顺着，沿着。《素问·离合真邪论》："秋刺皮肤，循理，上下同法，神变而止。"循理而刺，顺沿肌肉分理而刺。

扪，抚摸，触摸。《说文解字》："扪，抚持也。"《素问·举痛论》："视而可见，扪而可得。"通过目视就可以看到，通过触摸就可得到。

按，下压。《素问·针解》："徐出针而疾按之。"

水，长流之江河也，并非狭义上的饮用水。

经水之论，以水论经，这是形象的比喻。

水是动态之水，经是动态之经；以水论经，动态之动，此为第一同。

一条条江河，一条条经络；以水论经，条状状态，此为第二同。

江河会交汇，经络同样会交汇；以水论经，交汇汇合，此为第三同。

水聚集之处为湖，经络聚集之处为腑；以水论经，汇合成湖，此为第四同。

江河之水奔腾到海不回头，经络之经无限循环，原始反终，如环无端。水与经，相同之中有不同，此为不同点。

核 心 解 读

以水论经，以经论水，是本篇的核心。

一条经脉外合一条水，一条水比喻一条经脉。

足太阳膀胱经外合于清水，足少阳胆经外合于渭水，足阳明胃经外合于海水，足太阴脾经外合于湖水，足少阴肾经外合于汝水，足厥阴肝经外合于渑水，手太阳小肠经外合于淮水，手少阳三焦经外合于漯水，手阳明大肠经外合于江水，手太阴肺经外合于河水，手少阴心经外合于济水，手厥阴心胞经外合于漳水。

水流动不息，经脉之气亦流动不息。水奔腾到海不回头，经脉之气则是原始反终、循环不休。

解剖尸体，是认识经络的重要方法。几千年前的解剖之术，就是由本篇记载的。"解剖"一词，就是在本篇出现的。解剖尸体所研究的诸多对象中，有"脉之长短"一项。

本篇又一次出现了"如环无端"一词。"如环无端"是形容脏腑关系的，是解释经络状态的。"如环无端"这一词语，是中华先贤对宇宙与人体的基本把握。

一、 经脉与河流

经脉与河流有可比之处吗？

有！

河流之水是流动的，经脉之气同样是流动的，绝对之动，可比之处一也。

一条条河流，一条条经脉，条状条形，可比之处二也。

河流之水滋润着大地，经脉之精气滋润着人体，可比之处三也。

河流有交汇有分支，经脉同样有交汇有分支，可比之处四也。

河流有大小、长短之别，经脉同样有大小、长短之别，可比之处五也。

河流汇合之处为湖为海，经脉汇合之处为腑，均有汇合之处，可比之处六也。腑，就是海。如《难经·十五难》所言"胃者，水谷之海"；如《素问·五藏别论》所言"胃者，水谷之海"；如本篇所言"足阳明，五藏六府之海也"。

同样是水，河流有汹涌澎湃之貌，有平静温柔之貌；同样是人，神气、精神、魂魄各有不同。质同貌不同，可比之处七也。

河流的大小、深浅、广狭和长短，可以测量，可以定量；经脉的大小、长短，同样可以测量，可以定量。可以测量，可以定量，可比之处八也。

所以，本篇以十二条河流比十二经脉。

二、"解剖"一词的出现

解剖，是现代西医的常用技术，也是西医引以为自豪的技术。"全盘西化"者与取消中医的主张者们，常常拿西医的解剖之术来讽刺、贬低中医。因为中医里没有解剖之术。

可是，有谁会想到，"解剖"一词会出现在几千年前的《内经》之中。

有谁会想到，"解剖"一词会出现在针经《灵枢》之中。

"解剖"一词，是在本篇出现的。天高地广，难以测量，但人体是可以测量的。测量人体，办法有二：一是体外测量，二是体内测量。"解剖"一词，就出现在体内测量之中。

"天至高不可度，地至广不可量，此之谓也。

"且夫人生于天地之间，六合之内，此天之高、地之广也，非人力之所能度量而至也。

"若夫八尺之士，皮肉在此，外可度量切循而得之，其死可解剖而视之，其藏之坚脆，府之大小，谷之多少，脉之长短，血之清浊，气之多少，十二经之多血少气，与其少血多气，与其皆多血气，与其皆少血气，皆有大数。其治以针艾，各调其经气，固其常有合乎！"

活生生的八尺之人，皮肉俱在，可以从人体外部进行测量，可以用手指切按而获得各种数据。

人死之后，可以运用解剖方法在人体内部进行研究测量。研究人体五脏的坚脆，测量六腑的大小，纳谷的多少，脉道的长短，血液的清浊，气的多少，血的多少，以及十二经中多血少气、少血多气、气血皆多亦或气血皆少等诸多方面的数据。

在几千年前的中华大地上，尸体可用于解剖。解剖尸体，是为研究服务的。研究的对象是五脏六腑、经脉与气血。五脏的坚脆，六腑的大小，胃的容纳量，脉道的长短，血液的清浊，气与血的比例，都在研究、测量的范围之内。

中华大地上的解剖之术，远远领先于世界。可以查阅一下全世界的医学经典，看看有没有领先于《内经》的解剖之术。

解剖之术失传了，不知失传在何年何月，何朝何代。解剖之术的失传，是不是中华民族的一大损失？

有《黄帝内经》，有《黄帝外经》，这是《汉书·艺文志》的记载。《黄帝内经》谈医病，《黄帝外经》呢？很可能是谈手术的。《黄帝外经》也失传了。《黄帝外经》的失传，是不是中华民族的一大损失？

假如解剖之术不失传，中医会是什么样？

假如解剖之术不失传，子孙在祖先的基础上又有所进步，中医又会是什么样？

祖先在创造，子孙在失传。祖先创造经典，经典可以失传；祖先创造技术，技术可以失传。祖先领先于世界，子孙落后于世界。聪明的子孙一算账，又把责任推诿到祖先头上——"祖先留下的文化有问题。"笔者一直困惑于一个问题：祖先有祖先一本账，子孙有子孙一本账。祖先是领先于世界的祖先，子孙是落后于世界的子孙。子孙落后的账能算在祖先头上吗？落后的根源，到底是文化问题还是文化失传问题。面对本篇所出现的"解剖"一词，希望有更多人思考，思考一下中医乃至整个民族的落后原因究竟在哪里？

三、 测量天体与测量人体

"天至高不可度，地至广不可量。"

测量人体之前先谈天体测量。本篇的岐伯认为，天体难以测量，人体可以测量。实际上，天体同样可以测量。

《周髀算经》在开篇处指出，中华先贤从包牺即伏羲氏就开始了对天的观测测量。

凡日月运行四极之道，极下者，其地高人所居六万里，滂沱四隤而下。天之中央，亦高四旁六万里。故日光外所照，经八十一万里，周二百四十三万里。

北极极下，天高出地平面六万里。

天之中央，天高出四旁六万里。

日光普照，直径八十一万里，周长二百四十三万里。

这几个数据，都是在《周髀算经·盖天模型》中出现的。

天体难以度量，但并不是不可以度量的。

伏羲氏早于黄帝，伏羲氏时代的中华先贤已经开始天体测量，这是《周髀算经》的记载。

天体测量、日月运行的观测，在中华大地上，不知起于何时。但可以断言，这项活动开始得很早。

《易经·系辞上》："河出图，洛出书，圣人则之。"在《易经》之中，八卦是圣人（伏羲氏）的作品，而河图洛书是圣人"则之"的图书。在彝族文化中，洛书表达的是远古时期的十月太阳历，河图表达的是远古时期的十二月阴阳合历。河图洛书应该是早于伏羲氏的天文历法。河图洛书是测量日月运行的最早最伟大的成果。

《尸子》："伏羲始画八卦，别八节而化天下。"在《尸子》里，八卦是文字之前的天文历法。

研究天文，中华先贤远远走在了世界前面。

研究太阳，中华先贤远远走在了世界前面。

研究月亮，中华先贤远远走在了世界前面。

研究北斗星，中华先贤远远走在了世界前面。

制定太阳历，中华先贤远远走在了世界前面。

制定太阴历，中华先贤远远走在了世界前面。

制定日月星三种因素合一的阴阳合历，中华先贤远远走在了世界前面。

天文历法，是文字之前的成果。正是这一伟大成果，奠定了中华文化与中医文化的理论基础。

能够研究天体，能够测量天体，当然也能够研究人体，能够测量人体，因为在源头的文化里，天体与人体是一体而论的。《素问·气交变大论》："夫道者，上知天文，下知地理，中知人事，可以长久。"天体人体一体而论，天气人气一体而论，天时人时一体而论，天变人变一体而论，天地人三者一体而论的论证方式，体现在一部《内经》之中。这一论证方式，被抽象为"道"。道，是系统论。天文、地理、人事，必须一体而论。

以时空论养生，以时空论医道，以时空论疾病，以时空论治病，以时空论针刺，"以时空论之"的论证方式，体现在《内经》之中。

时间不同，针刺的深浅程度也不同，这是《素问》所强调的针刺之理，也是《灵枢》所强调的针刺之理。本篇继续强调，依照时空法则来进行针刺艾灸，依照时空法则来调节各经的气血。

四、 参照天地论经络

（一）黄帝的感受

"快于耳，不解于心。"——听起来很痛快，但是并不能完全理解，这是黄帝的感受，是黄帝听完岐伯以天体论人体之后的感受。

（二）参天地：《内经》论证问题的基本方式

为了让黄帝真正理解天人相参相应，岐伯以"参天地而应阴阳"的模式论证了经与水之间的关系。参者，比类也，对应也。参天地，比类于天地也。参天地，对应于天地也。

这里回顾下面三个论断。

其一，《素问·咳论》："人与天地相参，故五藏各以治时感于寒则受病。"——天时人时相参，一脏一时，时气寒会伤及应时之脏。例如春寒伤肝。

其二，《灵枢·刺节真邪》："与天地相应，与四时相副，人参天地，故可为解。"——很多疾病，必须参照自然哲理，必须参照四时之序，必须参照气候的正常与非常，才能得到解答。

其三，《灵枢·岁露论》："人与天地相参也，与日月相应也。故月满则海水西盛，人血气积……"——时间看不见，月满月缺看得见；看不见的时间与看得见的月亮对人体都有影响。

三个论断，一个基本方式，即论证问题时，必须以天地为坐标，必须以四时为坐标，必须以时空为坐标。

（三）参照天地而论经络

经水，水可以比喻经络，这是原则之论。某一水比照某一经络，这是具体之论。

1. 足太阳经的外合内属　足太阳经外合于清水，内属膀胱腑，其主要功能是通利水道。

2. 足少阳经外合内属　足少阳经外合于渭水，内属胆腑。

3. 足阳明经的外合内属　足阳明经外合于海水，内属胃腑。

4. 足太阴经的外合内属　足太阴经外合于湖水，内属脾脏。

5. 足少阴经的外合内属　足少阴经外合于汝水，内属肾脏。

6. 足厥阴经的外合内属　足厥阴经外合于渑水，内属肝脏。

7. 手太阳经的外合内属　手太阳经外合于淮水，内属小肠，水道由此而出。

8. 手少阳经的外合内属　手少阳经外合于漯水，内属三焦。

9. 手阳明经的外合内属　手阳明经外合于江水，内属大肠。

10. 手太阴经的外合内属　手太阴经外合于河水，内属肺脏。

11. 手少阴经的外合内属　手少阴经外合于济水，内属心脏。

12. 手厥阴经的外合内属　手厥阴经外合于漳水，内属心包络。

东西为经，南北为纬。江河有经纬，经络也有经纬。这里以水论经络，只是比喻，不能死死地固定在某一河流、某一大湖上。

流动为江为河，聚集为湖为海。所以以流动之江河喻经脉，以聚集湖海喻脾胃。

（四）如环无端

本篇这里又一次出现了"如环无端"一词：

"凡此五藏六府十二经水者，外有源泉而内有所禀，此皆内外相贯，如环无端，人经亦然。"

五脏六腑和十二经水，在外各有源泉，在内各有所禀，内外相互贯通，如环无端，人的经脉在体内循环，也是如此。

环者，圆环也。无端者，无头无尾也，无限循环也。

如环无端，无限循环，是中华先贤对宇宙的基本把握：

日月往来，如环无端，无限循环。

四时运转，如环无端，无限循环。

寒暑更替，如环无端，无限循环。

五运六气，如环无端，无限循环。

气血运动，如环无端，无限循环。

大到无外的大宇宙，小到无内的小宇宙。其运动状态均可以用"如环无端"一词来形容，均可以用"无限循环"一词来形容。

知道了这些常识，再看本篇用"如环无端"一词来论五脏六腑、十二经水，会有更为清晰的感受。

下面，将《内经》与《难经》中所有使用"如环无端"一词的论断集中于下，敬请读者鉴赏。

其一，《灵枢·经水》："凡此五藏六府十二经水者，外有源泉而内有所禀，此皆内外相贯，如环无端，人经亦然。"

其二，《素问·六节藏象论》："五运之始，如环无端。"

其三，《灵枢·邪气藏府病形》："阴之与阳也，异名同类，上下相会，经络之相贯，如环无端。"

其四，《灵枢·营卫生会》："营在脉中，卫在脉外，营周不休，五十而复大会，阴阳相贯，如环无端。"

其五，《灵枢·动输》："此所谓如环无端，莫知其纪，终而复始，此之谓也。"

其六，《难经·二十三难》："经脉十二，络脉十五……如环无端，转相灌溉，朝于寸口人迎，以处百病，而决死生也。"又："终始者，脉之纪也。寸口、人迎，阴阳之气通于朝使，如环无端，故曰始也。"

其七，《难经·五十三难》："假令心病传脾，脾传肺，肺传肾，肾传肝，肝传心，是子母相传，竟而复始，如环无端，故曰生也。"

五、 天地阴阳与人体阴阳

（一）天地阴阳

以阴阳论天地，天为阳，地为阴，这是《内经》的基本阴阳观。请看《素问》中的两个论断。

其一，《素问·阴阳应象大论》："清阳为天，浊阴为地。"

其二，《素问·阴阳离合论》："天为阳，地为阴。"

《灵枢》继承了《素问》中的阴阳观，本篇又一次出现了"天为阳，地为阴"的论断。

（二）人体阴阳

天体与人体对应而论，本篇论出来阴阳对应的论断："故天为阳，地为阴，腰以上为天，腰以下为地。"

天属阳，地属阴。对人体而言，腰以上像天属阳，腰以下像地属阴。

（三）空间论阴阳

本篇以空间上下南北区分阴阳，论出了以下结论：

1. 阴与阴中之阴　海水以北属阴，湖水以北属阴中之阴。北属阴，越往北阴气越重越纯。

2. 阳与阳中之阴　漳水以南属阳，河水以北至漳水之间属阳中之阴。南属阳，南北之间的过渡地带为阳中之阴。

3. 阳中之太阳　漯水以南至江水之间属阳中之太阳。南属阳，越往南阳气越重越纯。

这里，以河流在南北空间中不同位置论其阴阳属性，用来说明人与自然界相应的情况。

六、　参照自然哲理论针刺

（一）黄帝的新问题

以经水论经脉，可不可以？可以！但是，最终应该落脚在针刺上。

"夫经水之应经脉也，其远近浅深，水血之多少各不同，合而以刺之奈何？"

这是黄帝的新问题。

自然中的江河，人体中的经络，两者可以结合而论，论来论去，落脚点落在哪里呢？是不是最终应该落脚在实用层面上？"以刺之奈何"即"用于针刺治疗怎么样呢"？

谈道要落脚在器字上，这是《易经》中的哲理。

谈道要落脚在医病上，这是《素问》中的哲理。

谈道要落脚在针刺上，这是《灵枢》中的哲理。

（二）岐伯论针刺

经脉不同，留针的时间、进针的深度也不同。岐伯论针刺，先论的是足三阳足三阴。

1. 足阳明胃经　胃受纳水谷，化生精微气血，滋润五脏六腑，所以说足阳明经为五脏六腑之海，其经脉最大而多气多血，当邪气偏盛时热势必甚。所以针刺此经时，不深刺则邪不能散，不留针则邪气不能泻。

足阳明胃经。针刺六分深，留针约呼吸十次的时间。

2. 足太阳膀胱经　针刺五分深，留针约呼吸七次的时间。

3. 足少阳胆经　针刺四分深，留针约呼吸五次的时间。

4. 足太阴脾经　针刺三分深，留针约呼吸四次的时间。

5. 足少阴肾经　针刺二分深，留针约呼吸三次的时间。

6. 足厥阴肝经　针刺一分深，留针约呼吸二次的时间。

岐伯论针刺，先论的是手三阴手三阳。手三阴三阳经脉，均循行于人体上半身，接受心肺气血的距离较近，气行迅速，针刺深度一般不超过二分，留针一般不超过一次呼吸时间。

岐伯所讲的针刺深度，是岐伯之前或岐伯时代的经验数据。针刺讲究深浅，这是医道。深浅到几寸几分，这是医术。医道具有永恒性，医术具有灵活性。讲究深浅，是永恒不变的原则。深浅到几寸几分，是可以灵活改变的医术。关于医道与医术的区别，希望针刺之工明白这一点。

（三）"法天之常"与"恶火"

针刺，有正确与过度两种。针刺正确，为"法天之常"。"法天之常"，即顺从自然。针刺过度，为"恶火"。灸法同于针刺之法。

人有老少之分，体有长短、胖瘦之别，针刺之工对此应该心中有数，根据具体情况，适当地进行针刺，这叫作"法天之常"。

如果施灸过度，即是"恶火"。"恶火"会使骨髓枯槁，血脉凝涩。针刺过度，会发生正气虚脱的不良后果。

（四）"适而为之""因人而异"的针刺原则

同样是人，个头有高有低，皮肤有厚有薄，肌肉有坚有脆，经脉有长有短，腘肉有大有小，针刺之时怎么度量这些差别呢？

这是黄帝的问题。

岐伯的回答是：差异应该重视，差异可以度量。选择中等身材，肌肉不甚消瘦，血气不甚衰弱的人为标准。若是形体消瘦、肌肉脱陷的人，就不能用同一个标准度量针刺。所以必须通过切、循、扪、按等方法检查，根据证候的寒热虚实之实际，进行调治。这就是"适而为之""因人而异"的针刺原则。

经
筋
第
十
三

足太阳之筋，起于足小指，上结于踝，邪上结于膝。其下循足外侧，结于踵，上循跟，结于腘；其别者，结于踹外，上腘中内廉，与腘中并上结于臀，上挟脊上项；其支者，别入结于舌本；其直者，结于枕骨，上头，下颜，结于鼻；其支者，为目上网[1]，下结于頄；其支者，从腋后外廉结于肩髃；其支者，入腋下，上出缺盆，上结于完骨；其支者，出缺盆，邪上出于頄。其病小指支跟肿痛，腘挛，脊反折，项筋急，肩不举，腋支缺盆中纽痛[2]，不可左右摇，治在燔针劫刺[3]，以知为数[4]，以痛为输[5]，名曰仲[6]春痹。

足少阳之筋，起于小指次指，上结外踝，上循胫外廉，结于膝外廉；其支者，别起外辅骨，上走髀，前者结于伏兔之上，后者结于尻；其直者，上乘䏚[7]季肋，上走腋前廉，系于膺乳，结于缺盆；直者，上出腋，贯缺盆，出太阳之前，循耳后，上额角，交巅上，下走颔，上结于頄；支者，结于目眦为外维。其病小指次指支转筋，引膝外转筋，膝不可屈伸，腘筋急，前引髀，后引尻，即上乘䏚季胁痛，上引缺盆、膺乳、颈维筋[8]急。从左之右，右目不开，上过右角，并跷脉而行，左络于右，故伤左角，右足不用，命曰维筋相交。治在燔针劫刺，以知为数，以痛为输，名曰孟春痹也。

足阳明之筋，起于中三指，结于跗上，邪外上加于辅骨，上结于膝外廉，直上结于髀枢，上循胁，属脊；其直者，上循骭，结于膝；其支者，结于外辅骨，合少阳；其直者，上循伏兔，上结于髀，聚于阴器，上腹而布，至缺盆而结，上颈，上挟口，合于頄，下结于鼻，上合于太阳。太阳为目上网，阳明为目下网；其支者，从颊结于耳前。其病足中指支胫转筋，脚跳坚，伏兔转筋，髀前踵，癀疝，腹筋急，引缺盆及颊，卒口僻[9]；急者，目不合，热则筋纵，目不开，颊筋有寒，则急引颊移口，有热则筋弛纵，缓不胜收，故僻。治之以马膏，膏其急者，以白酒和桂，以涂其缓者，以桑钩钩之，即以生桑炭置之坎中，高下以坐等。以膏熨急颊，且饮美酒，啖美炙肉，不饮酒者，自强也，为之三拊[10]而已。治在燔针劫刺，以知为数，以痛为输，名曰季春痹也。

足太阴之筋，起于大指之端内侧，上结于内踝；其直者，络于膝内辅骨，上循阴股，结于髀，聚于阴器，上腹，结于脐，循腹里，结于肋，散于胸中；其内者，着于脊。其病足大指支内踝痛，转筋痛，膝内辅骨痛，阴股引髀而痛，阴器纽痛，下引脐两胁痛，引膺中脊内痛。治在燔针劫刺，以知为数，以痛为输，命曰孟秋痹也。

足少阴之筋，起于小指之下，并足太阴之筋，邪走内踝之下，结于踵，与太阳之筋合而上结于内辅之下，并太阴之筋而上，循阴股，结于阴器，循脊内，挟膂，上至项，结于枕骨，与足太阳之筋合。其病足下转筋，及所过而结者，皆痛及转筋。病在此者，主痫瘛及痉，在外者不能俯，在内者不能仰。故阳病者，腰反折不能俯，阴病者不能仰。治在燔针劫刺，以知为数，以痛为输。在内者熨引饮药。此筋折纽，纽发数甚者，死不治，命曰仲秋痹也。

足厥阴之筋，起于大指之上，上结于内踝之前，上循胫，上结内辅之下，上循阴股，结于阴器，络诸筋。其病足大指支内踝之前痛，内辅痛，阴股痛转筋，阴器不用，伤于内则不起，伤于寒则阴缩入，伤于热则纵挺不收。治在行水清阴气[11]；其病转筋者，治在燔针劫刺，以知为数，以痛为输，命曰季秋痹也。

手太阳之筋，起于小指之上，结于腕，上循臂内廉，结于肘内锐骨之后，弹之应小指之上，入结于腋下；其支者，后走腋后廉，上绕肩胛，循颈，出走太阳之前，结于耳后完骨；其支者，入耳中；直者，出耳上，下结于颔，上属目外眦。其病小指支肘内锐骨后廉痛，循臂阴，入腋下，腋下痛，腋后廉痛，绕肩胛引颈而痛，应耳中鸣痛引颔，目瞑良久，乃得视，颈筋急，则为筋瘘颈肿[12]。寒热在颈者，治在燔针劫刺之，以知为数，以痛为输。其为肿者，复而锐之[13]。本支者，上曲牙[14]，循耳前，属目外眦，上颔，结于角，其痛当所过者支转筋。治在燔针劫刺，以知为数，以痛为输，名曰仲夏痹也。

手少阳之筋，起于小指次指之端，结于腕，中循臂，结于肘，上绕臑外廉，上肩，走颈，合手太阳；其支者，当曲颊入系舌本；其支者，上曲牙，循耳前，属目外眦，上乘颔，结于角。其病当所过者即支转筋，舌卷。治在燔针劫刺，以知为数，以痛为输，名曰季夏痹也。

手阳明之筋，起于大指次指之端，结于腕，上循臂，上结于肘外，上臑，结于髃；其支者，绕肩胛，挟脊；直者，从肩髃上颈；其支者，上颊，结于颛；直者，上出手太阳之前，上左角，络头下右颔，其病当所过者支痛及转筋，肩不举，颈不可左右视。治在燔针劫刺，以知为数，以痛为输。名曰孟夏痹也。

手太阴之筋，起于大指之上，循指上行，结于鱼后，行寸口外侧，上循臂，结肘中，上臑内廉，入腋下，出缺盆，结肩前髃，上结缺盆，下结胸里，散贯贲，合贲下，抵季肋。其病当所过者支转筋，痛甚成息贲，胁急吐血。治在燔针劫刺，以知为数，以痛为输。名曰仲冬痹也。

手心主之筋，起于中指，与太阴之筋并行，结于肘内廉，上臂阴，结腋下，下散前后挟胁；其支者，入腋，散胸中，结于贲。其病当所过者支转筋，前及胸痛息贲。治在燔针劫刺，以知为数，以痛为输，名曰孟冬痹也。

手少阴之筋，起于小指之内侧，结于锐骨，上结肘内廉，上入腋，交太阴，挟乳里，结于胸中，循臂下系于脐。其病内急，心承伏梁，下为肘网。其病当所过者支转筋，筋痛。治在燔针劫刺，以知为数，以痛为输。其成伏梁唾血脓者，死不治。经筋之病，寒则反折筋急，热则筋弛纵不收，阴痿不用。阳急则反折，阴急则俯不伸[15]。焯刺者，刺寒急也，热则筋纵不收，无用燔针，名曰季冬痹也。

足之阳明，手之太阳，筋急则口目为僻，眦急不能卒视，治皆如右方也。

注 释

1. 目上网　目上，上眼睑。网，经筋网络。目上网，约束上眼睑开合的经筋网。

2. 纽痛　病名，泛指牵涉痛。"阴器纽痛，下引脐两胁痛。"本篇又指阴器纽结而痛。笔者注："下引脐两胁痛"中的"下引"，实际上是"上引"，因为肚脐、两胁都在阴器之上。

3. 燔针劫刺　刺法。燔针，火针；劫刺，疾入疾出、刺之即去的一种刺法。《素问·调经论》："燔针劫刺其下及与急者。"张志聪："劫刺者，如劫夺之势，刺之即去，无迎随出入之法。"张景岳："劫刺，因火气而却散寒邪也。"

4. 以知为数　以知，以医病效果或病愈为标准；为数，针刺次数。以知为数，以病情减轻或病愈为标准来确定针刺次数。

5. 以痛为输　以疼痛点为输穴，哪里疼痛哪里就为输穴。

6. 仲　第二也。一二三，孟仲季。春夏秋冬四时，一时三个月，顺序以孟仲季记之。春一月为孟春，春二月为仲春，春三月为季春。夏秋冬三季以此类推。《尚书·尧典》中已经有了四仲——仲春、仲夏、仲秋、仲冬——之分。《礼记·月令》与《吕氏春秋·十二纪》有详细的四时的孟仲季之分。

7. 䏚（miǎo）　胁肋下虚软之处。《素问·玉机真藏论》："䏚中清，脊中痛，少腹满，小便变。"《素问·骨空论》："䏚络季胁引少腹而痛胀。"王冰注："䏚者，季肋之下，侠脊两旁空软处也。"

8. 维筋　维，东北、东南、西南、西北称四维。四肢又称四维。维筋，指人体之内上下左右交互联系的经筋。张志聪："维，筋在左右之交维也……维者，为一身之纲维。"

9. 卒口僻　病名。因足阳明经中邪而引起的一种突然发作的疾病，特征为口㖞斜。卒，猝然。口僻，口㖞斜。

10. 拊　抚摸。"为之三拊而已。"杨上善："拊，摩也。"

11. 清阴气　清，理清之清。清阴气，用针刺之法理清阴气。

12. 筋瘘颈肿　瘘，鼠瘰。筋瘘颈肿，即颈项瘰疬。

13. 复而锐之　复，重复，再次；锐，锐针。复而锐之，再用锐针刺之。

14. 曲牙　穴位名，又称颊车。《素问·气穴论》："曲牙二穴。"王冰注："颊车穴也，在耳下曲颊端陷中者，开口有空，足阳明脉气所发。"

15. 阳急则反折，阴急则俯不伸　腹背可以论阴阳，《素问·金匮真言论》："背为阳，腹为阴。"此论中的阴阳为腹背。急，挛急，挛缩。阳急则脊背反折，阴急则腹部弯曲。

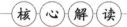

经，经脉也。

筋，《说文解字》解："肉之力也。从力，从肉，从竹。竹，物之多筋者。"

经筋，附属于经脉的筋膜，起于爪甲，结于关节，主司一身运动。

"经筋，寒则反折筋急，热则筋弛纵不收。"论经筋之病，本篇有如此之论。"经筋"一词，既出于题目，亦出于此处。

本篇论经筋，先论经筋之循行起止，其次论经筋所生之病及其病候，第三论经筋之病的医治。

经筋之专论，本篇是《内经》第一篇。

核心解读

一经一筋，十二经十二筋；经筋相附，筋经相连；十二经筋的起止循行、所生疾病以及如何治疗，如此三大内容，本篇之核心内容也。

一、 经筋之概论

经筋，在人体之内，一是有起有止，二是规律性分布，三是会生病——一条经筋一类病，不同经筋不同的病，四是针刺医治经筋之病，一类病有一类的治法。

起于四肢末端，结于关节，终于头面，这是经筋起止之基本。知道了这一点，就把握了经筋的概况。

二、 经筋之细论

（一）足太阳膀胱经之筋

一论循行起止，二论本筋之疾病，三论疾病之医治，这就是本篇的足太阳膀胱经筋之论。

1. 循行起止　足太阳经之筋，分支较多，这里分而论之：

起于足小趾爪甲的外侧，向上结聚于外踝，再斜行向上结聚于膝部，在下面的沿足外侧，结聚于足踵部，由踵部沿足跟上行结聚于腘窝内。

从外踝别出的一支，结聚于腿肚的外侧，上行至腘窝内缘，与从足跟上行结于腘窝的筋并行，结聚于臀部，上挟脊柱到项部。

由此分出的一条筋，另行入内结于舌根。

从项部直行的一支，向上结聚于枕骨，上行头顶，由头的前方下行到颜面，结聚于鼻。

由此分出的一条支筋，像网络一样围绕上眼胞，然后向下结聚于颧骨处。

其下行的支筋，从腋后外侧，结聚于肩髃。

另一条支筋，入腋窝下方，然后绕行到缺盆，向上结聚于耳后完骨部。

再有一条支筋，从缺盆分出，斜行向上入于颧骨部，与前下行结于颧的支筋相合。

2. 疾病　本筋发生的疾病有：足小趾掣引足跟部肿痛，膝腘拘挛，脊柱反张，项部拘急，肩臂不能上举，腋部引及缺盆部纠结作痛，不能左右摇动。——这种病证叫仲春痹。

3. 疾病的医治　采用火针疗法，具体方法为：以速刺疾出法，针刺的次数以病愈为度，以病处的痛点为腧穴。

（二）足少阳胆经之筋

一论循行起止，二论本筋之疾病，三论疾病之医治，这就是本篇的足少阳经筋之论。

1. 循行起止　足少阳经之筋，起于足第四趾端，向上行结聚于外踝，上沿胫骨外侧，向上结聚于膝部外缘。

其支筋，别起于外辅骨，上走髀部，分为两支，行于前面的结聚于伏兔之上，行于后面的结聚于尻部。

其直行的，上行至胁下空软处与软胁部，再向上走腋部的前缘，横过胸旁，结聚于缺盆。

其直行的上出于腋部，穿过缺盆，出行于足太阳经筋的前面，沿耳后绕上额角，交于巅顶上，从头顶侧面向下走至额部，又向上结聚于颧部，分出的支筋，结聚于眼外角为眼的外维。

2. 疾病　本筋发生的疾病有：足第四趾抽筋，引及膝外侧抽筋，膝关节屈伸不利，膝腘的筋拘急，前面牵引髀部，后面牵引尻部，向上牵及胁下空软处及软胁部作痛，再向上牵引缺盆、胸侧、颈部所维系的筋发生拘急，如果从左侧向右侧维络的筋拘急时，则右眼不能张开，因此筋上过右额角与跷脉并行，阴阳跷脉在此互相交叉，左右之筋也是交叉的，左侧的筋维络右侧，所以左侧的额角筋伤，会引起右足不能活动，这叫作"维筋相交"。——这种病称为孟春痹。

3. 疾病的医治 采用火针疗法，具体方法为：以速刺疾出法，针刺的次数以病愈为度，以病处的痛点为腧穴。

（三）足阳明胃经之筋

一论循行起止，二论本筋之疾病，三论疾病之医治，这就是本篇的足阳明经筋之论。

1. 循行起止 足阳明经之筋，起于足次趾与中趾，结聚于足背上，斜行的，从足背的外侧上行至辅骨，结聚于膝的外侧，再直行向上结聚于髀枢，又向上沿胁部联属于脊。

其直行的，从足背向上沿胫骨，结聚于膝部。由此所分出的支筋，结聚于外辅骨，与足少阳经的筋相合。

其直行的，沿伏兔上行，结于髀部而聚会于阴器，再向上散布于腹部，上行结聚于缺盆部，再上颈挟口合于頄部，继而下结于鼻，从鼻旁上行与太阳经筋相合，太阳经的经筋网维于上眼胞，阳明经的经筋网维于下眼胞。

另一从頄部发出的支筋，通过颊部结聚于耳前。

2. 疾病 此经筋发生的病证，为足中趾牵引到胫部抽筋，足部有跳动及坚硬不适感，大腿前方伏兔部抽筋，髀前部肿，溃疝，腹筋拘急，向上牵及缺盆与颊部，突然口角喝斜，筋拘急的一侧眼不能闭合，如有热则筋弛纵，而眼不能开；颊部的筋有寒则拘急，牵引颊部使口角移动，有热则筋弛纵而不能收束，所以口角就会歪斜。

3. 疾病的医治 治疗方法：用马油膏贴在拘急的一侧，以润养其筋；用白酒调肉桂末，涂在弛缓一侧的面颊，以温通脉络；再用桑钩钩其口角，以调整其歪斜。另用桑木炭火放在小壶中，壶的高度以患者坐着可得到暖气为宜。一面用马油膏熨于拘急一侧的面颊，同时喝一些酒，多吃一些熏肉之类的美味，不能喝酒的人，也要勉强喝一些，并在患处再三按摩，这样病就能治好。——这种病称为季春痹。

其他疾病的治疗，可采用火针速刺疾出，针刺的次数以病愈为度，以病处的痛点为腧穴。

（四）足太阴脾经之筋

一论循行起止，二论本筋之疾病，三论疾病之医治，这就是本篇的足太阴经筋之论。

1. 循行起止　足太阴经之筋，起于足大趾尖端的内侧，上行结聚于内踝。

其直行的筋，向上结聚于膝内辅骨，沿股内侧上行，结于髀部，聚于前阴，再上行至腹部，结聚于脐，沿腹内上行，结于两胁，然后同上散布于胸中。

其行于内里的，附着于脊旁。

2. 疾病　本筋发生的疾病有：足大趾牵引内踝作痛，抽筋而痛，膝内辅骨疼痛，大腿内侧引髀部作痛，前阴有扭转作痛感，在上方牵引脐腹与两胁肋部作痛，并牵引到胸部与脊内疼痛。——这种病称为仲秋痹。

3. 疾病的医治　采用火针疗法，具体方法为：火针速刺疾出，针刺的次数以病愈为度，以病部的痛点为腧穴。

（五）足少阴肾经之筋

一论循行起止，二论本筋之疾病，三论疾病之医治，这就是本篇的足少阴经筋之论。

1. 循行起止　足少阴经之筋，起于足小趾的下方，入足心，行内侧，与足太阴经筋并行，再斜行向上，至内踝下，结聚于足跟，下与足太阳经筋相合，向上结于内辅骨之下，在此与足太阴经筋并行，向上沿着股内侧结于阴器，又沿着脊的深部挟脊旁肌肉上行至项，结于头后部的枕骨，与足太阳经筋相合。此经筋发生的病证，为足下转筋，以及其经过的部位与结聚处，都疼痛抽筋。

2. 疾病　本筋发生的疾病主要有痛证、拘挛证、痉证等，病在背侧的不能前俯，病在胸腹侧的不能后仰，所以阳分有病的腰向后反折不能前俯，阴分有病的不能后仰。——这种病称为孟秋痹。

3. 疾病的医治　采用火针疗法，具体方法为：火针速刺疾出，针刺的次数以病愈为度，以病部的痛点为腧穴。

病在胸腹内不宜针刺的，可熨贴患处，按摩导引以舒筋，并饮服汤药以养血。

若本经的筋反折纠扭，且发作次数频繁，症状很重的，往往是不治的死证。

（六）足厥阴肝经之筋

一论循行起止，二论本筋之疾病，三论疾病之医治，这就是本篇的足厥阴经筋之论。

1. 循行起止　足厥阴经之筋，起于足大趾之上，上行结聚于内踝之前，再上行沿着胫骨而结于膝内辅骨之下，向上沿着大腿内侧上行结于前阴，并联络足三阴及足阳明诸经之筋。

2. 疾病　本筋发生的疾病：足大趾牵引内踝骨前疼痛，膝内辅骨痛，大腿内侧疼痛而抽筋，前阴萎弱不用，如伤于房事过度，则阴痿不举，如伤于寒则阴器缩入，如伤于热则阴器弛纵挺长而不收。——这种病称为季秋痹。

3. 疾病的医治

（1）火针疗法：若是转筋疼痛之类的病证，应采用火针速刺疾出，针刺的次数以病愈为度，以病部的痛点为腧穴。

（2）药物医治：医治本筋疾病，篇中还有"治在行水清阴气"之论。行，温行也。水，肾脏也。清者，清除也，清理也。阴气者，厥阴之气也。五行相生，水生木。水为木之母。子病母来救，所以温肾以行水，行水可以理清厥阴之气。

（七）手太阳小肠经之筋

一论循行起止，二论本筋之疾病，三论疾病之医治，这就是本篇的手太阳经筋之论。

1. 循行起止　手太阳经之筋，起于手小指上，结聚于手腕，沿着臂内侧上行，结聚于肘内高骨之后，如用手指弹拨此处的筋，则酸麻之感能反应到小指上，再上行入结于腋下。

其支筋，向后走腋窝后缘，上绕肩胛，沿颈部出走足太阳经筋之前，结聚于耳后完骨；由此分出的支筋，入于耳中。

其直行的筋，出耳上、下行结于颔部，又上行联属于眼外角。

2. 疾病　本筋发生的疾病：小指掣引肘内高骨后缘部疼痛，沿上臂内侧入腋下而见腋下疼痛，腋后缘痛，绕肩胛牵引颈部疼痛，并感到耳中鸣响作痛，更牵及颔部疼痛，眼睛必须闭合很久才能睁目看清东西，如果颈部的筋拘急，可发生瘰疬、颈肿等证。——这种病称为仲夏痹。

3. 疾病的医治　寒热发生在颈部的，可采用火针疗法。具体方法为：火针速刺疾出，针刺的次数以病愈为度，以病部的痛点为腧穴。假如肿大的，再用锐利的针刺治。

（八）手少阳三焦经之筋

一论循行起止，二论本筋之疾病，三论疾病之医治，这就是本篇的手少阳经筋之论。

1. 循行起止　手少阳经之筋，起于无名指靠近小指的侧端，上行结聚于腕部，再沿臂上行结于肘部，向上绕臑的外侧，过肩走至颈部，与手太阳经的筋相合。

从颈分出的支筋，当曲颊部深入，系于舌根。

又有一条支筋，上行曲牙部，沿耳前联属外眼角，向上过额部结于额角。

2. 疾病　本筋发生的疾病有掣引、抽筋和舌卷。——这种病称为季夏痹。

3. 疾病的医治　应采取火针疗法。具体方法为：火针速刺疾出，针刺的次数以病愈为度，以病部的痛点为腧穴。

（九）手阳明大肠经之筋

一论循行起止，二论本筋之疾病，三论疾病之医治，这就是本篇的手阳明经筋之论。

1. 循行起止　手阳明经之筋，起于食指靠近大指的侧端，结聚于手腕部，沿臂上行结于肘的外侧，上行臑部而结于肩髃。

由肩髃分出的支筋，绕过肩胛，挟脊两侧，其直行的筋，从肩髃上行至颈。

由颈分出的支筋，上行至颊，结聚于颧部。

直行的筋向上出于手太阳经筋的前方，上至左额角，络于头部而下行入右颔。

2. 疾病　本筋发生的疾病有：经筋所循行、结聚的部位掣引、转筋和疼痛，肩不能抬举，颈部不能左右转动顾视。——这种病称为孟夏痹。

3. 疾病的医治　应采取火针疗法。具体方法为：火针速刺疾出，针刺的次数以病愈为度，以病位的痛点为腧穴。

（十）手太阴肺经之筋

一论循行起止，二论本筋之疾病，三论疾病之医治，这就是本篇的手太阴经筋之论。

1. 循行起止　手太阴经之筋，起于手大指之端，沿指上行，结聚于手鱼之后，行于寸口的外侧，沿臂上行结于肘中，上行臑内侧，入腋下，出缺盆，结于肩髃前，再向上结于缺盆，自腋下行的筋入胸，结于胸内，散贯于胃之上口贲门部，再集合于贲门而下抵软肋部。

2. 疾病　本筋发生的疾病有：筋所循行和结聚的部位掣引、抽筋、疼痛，重者可成息贲病，胁肋拘急而吐血。——这种病称为仲冬痹。

3. 疾病的医治　应采取火针疗法。具体方法为：火针速刺疾出，针刺的次数以病愈为度，以病部的痛点为腧穴。

（十一）手厥阴心包经之筋

一论循行起止，二论本筋之疾病，三论疾病之医治，这就是本篇的手厥阴经筋之论。

1. 循行起止　手厥阴心包经之筋，起于手中指之端，沿指上行，通过掌后与手太阴经筋相并行，结聚于肘的内侧，上行臂的内侧而结于腋下，从腋下前后布散挟于胁肋；其支筋，入于腋下，散布胸中，结于贲门。

2. 疾病　此经筋发生的病证，可见本经筋所循行和结聚的部位掣引、抽筋，以及胸痛或成息贲病。——这种病称为孟冬痹。

3. 疾病的医治　应采取火针疗法。具体方法为：火针速刺疾出，针刺的次数以病愈为度，以病部的痛点为腧穴。

（十二）手少阴心经之筋

一论循行起止，二论本筋之疾病，三论疾病之医治，这就是本篇的手少阴经筋之论。

1. 循行起止　手少阴经之筋，起于手小指的内侧，循指上行结于掌后小指侧高骨，再上行结于肘的内侧，上行入腋下，与手太阴经筋相交叉，挟行于乳内，结于胸中，沿贲部下行系于脐部。

2. 疾病　本筋发生的疾病有：胸内拘急，心下有积块坚伏名为伏梁；上肢的筋有病，肘部牵急屈伸不利；手少阴经筋发病，可见本经筋所循行或结聚的部位掣引、抽筋和疼痛。——这种病称为季冬痹。

3. 疾病的医治　应采取火针疗法。具体方法为：火针速刺疾出，针刺的次数以病愈为度，以病部的痛点为腧穴。

（十三）小结

大凡经筋之病，病因集中在寒热两种因上——非寒即热，非热即寒。经筋遇寒，则筋拘急而反折；经筋遇热，则筋弛缓不收，阴痿而不举，背部的筋拘急脊背就会向后反张；腹部的筋拘急，身体就会向前弯曲而不能伸直。焠刺的方法是用于因寒而筋急的病证，如因热而筋弛缓不收的，就不能用火针。

如果已成伏梁证，见吐脓血的，是不治的死证。

足阳明、手太阳经筋拘急，则发生口眼㖞斜，眼角拘急时猝然不能视物。此类病均因寒而生，治疗这类疾病均应采用火针疗法。

骨
度
第
十
四

　　黄帝问于伯高曰：脉度[1]言经脉之长短，何以立之？伯高曰：先度其骨节之大小，广狭，长短而脉度定矣。黄帝曰：愿闻众人[2]之度。人长七尺五寸者，其骨节之大小长短各几何？

　　伯高曰：头之大骨[3]，围二尺六寸，胸围[4]四尺五寸，腰围四尺二寸。发所覆者，颅至项尺二寸。发以下至颐，长一尺，君子终折。结喉以下至缺盆中，长四寸。缺盆以下至䯒骭[5]，长九寸，过则肺大，不满则肺小。䯒骭以下至天枢[6]，长八寸，过则胃大，不及则胃小。天枢以下至横骨，长六寸半，过则回肠广长，不满则狭短。横骨[7]，长六寸半，横骨上廉以下至内辅之上廉，长一尺八寸。内辅[8]之上廉以下至下廉，长三寸半。内辅下廉，下至内踝，长一尺三寸。内踝以下至地，长三寸。膝腘以下至跗属[9]，长一尺六寸。跗属以下至地，长三寸。故骨围大则大过，小则不及。角[10]以下至柱骨[11]，长一尺。行腋中不见者，长四寸。腋以下至季肋，长一尺二寸。季肋以下至髀枢，长六寸，髀枢以下至膝中，长一尺九寸。膝以下至外踝，长一尺六寸。外踝以下至京骨，长三寸。京骨以下至地，长一寸。耳后当完骨者，广九寸。耳前当耳门[12]者，广一尺三寸。两颧之间，相去七寸。两乳之间，广九寸半。两髀之间广六寸半。足长一尺二寸，广四寸半。肩至肘，长一尺七寸；肘至腕，长一尺二寸半。腕至中指本节，长四寸。本节至其末，长四寸半。项发以下至背骨[13]，长二寸半，膂骨[14]以下至尾骶[15]，二十一节，长三尺，上节长一寸四分分之一，奇分[16]在下，故上七节至于膂骨，九寸八分分之七。此众人骨之度也，所以立经脉之长短也。是故视其经脉之于身也，其见浮而坚，其见明而大者，多血。细而沉者，多气也。

注　释

1. 脉度　一指脉之度数，二指脉度之专论。脉有经络大小之分，有长短之别，有宽狭之辨，分别之定数，即为脉之度数。脉之名称、脉之度数、脉之作用的专题研究，为脉度之专论。

2. 众人　天下大众。

3. 头之大骨　指头颅。

4. 胸围　与乳头平行的胸部周长。

5. 髑（hé）骬（yú）　胸骨剑突，即胸下蔽骨，又称蔽心骨。《集韵》："髑，髑骬胸前骨。"

6. 天枢　穴位名。位于肚脐旁二寸，属足阳明胃经。《素问·六微旨大论》："天枢之上，天气主之；天枢之下，地气主之。"《素问·至真要大论》："身半以上，其气三矣，天之分也，天气主之。身半以下，其气三矣，地之分也，地气主之。以名命气，以气命处，而言其病。半，所谓天枢也。"以肚脐旁的天枢穴为界，人体的上一半通于天气，人体的下一半通于地气。

7. 横骨　有多重意义：一为横着的骨骼，二为耻骨，三为附于舌根部的软骨。

《素问·骨空论》："失枕在肩上横骨间。"此处横骨，为横着的骨骼。

《灵枢·忧患无言》："横骨者，神气所使，主发舌者也。"张景岳："横骨，即喉上之软骨也。"此处横骨，为舌根部的软骨。

本篇论横骨——"天枢以下至横骨长六寸半"，为阴毛中的曲骨。曲骨，又称耻骨。

8. 内辅　膝部内侧辅骨，股骨下端内侧隆起处。张景岳："内辅，膝骨内侧大骨也，亦称辅骨。"

9. 跗属　足面、足背曰跗。《灵枢·邪气藏府病形》："取之三里者，低跗。"张景岳："足面曰跗。"

属曰关节。《灵枢·动输》："冲脉者，十二经之海也……其别者，邪入踝，出属跗上，入大指之间。"杨上善："胫骨与跗骨相连处曰属也。"《灵枢·卫气失常》："皮有部，肉有柱，血气有输，骨有属。"丹波元简："属者，跗属之属，两骨交接之处，十二关节皆是。"

跗属，本篇指踝关节。

10. 角　本篇指额角。额，眉上发下为额。额两侧为额角。

角，在《内经》中有多重意义：一为五音之中代表东方，代表春天的角音，"东方生风……在色为苍，在音为角。"二为二十八星宿东方苍龙七宿中的第一宿。《素问·五运行大论》："所谓戊己分者，奎壁角轸，则天地之门户也。"角宿有星两颗，今室女座。三指头部、耳部的局部部位。《素问·气府论》："足少阳脉气所发者六十二穴：两角上各二。"此角为头上角。高士宗："角，头角也。从耳之曲鬓至大冲，两角上左右各二。"

11. 柱骨　第七颈椎棘突。张志聪："肩胛之上颈骨为柱骨。"

12. 耳门　指耳屏。《灵枢·五色》："蔽者，耳门也。"

13. 背骨　指背部颈椎骨开端第一节。

14. 膂骨　脊椎骨。张志聪："膂骨，脊骨也。"

15. 尾骶　同尾底。《素问·气府论》："大椎以下至尻尾及傍十五穴，至骶下凡二十一节，脊椎法也。"从大椎穴至尾骶骨旁共十五穴，从大椎到尾骶骨共二十一个骨节，这是脊椎骨的计算方法。骶，尾骶也，尾底也。

16. 奇分　有余未尽之部分。奇分言未尽，有骨节之未尽，有气之未尽。本篇论奇分，论的是骨节之未尽。《灵枢·卫气行》："是故人之所以卧起之时有早晏者，奇分不尽故也。"此处论奇分，论的是气之未尽。张景岳："所谓奇分者，言气有过度不尽也。"

题 解

骨度，以骨度之也。

以骨骼、骨节为标准，来推测脏腑的大小、经脉的长短，称为骨度。

以骨骼、骨节为标准，以测量人体各部位的长度与高度，称为骨度。

《素问·通评虚实论》："形度骨度脉度筋度，何以知其度也？""骨度"作为篇名，是在本篇出现的。"骨度"作为带有动词性质的名词，是在《素问》中出现的。

人体有高有低，骨骼有大有小。骨骼的大小，可以推测体内的脏腑大小、经脉的长短。

例如，利用胸的长宽，可以推测肺的大小。

例如，利用上腹的长宽，可以推测胃的大小。

例如，利用下腹的长宽，可以推测大肠的长短。

这种方法可靠吗？可靠！

因为人体表里相通，内外相连，形质一致，利用外部世界的数据，可以推测内部世界的情况。

将骨骼量化，将脏腑量化，将经脉量化，将气血量化，将人体中的一切量化；量化，中华先贤开了一个非常优秀的头。非常遗憾的是，祖先开其头，子孙没有续其尾，以至于中医沦落为不可捉摸的玄学。

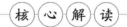

核 心 解 读

从正面可以测量人体骨骼，从侧面可以测量人体骨骼，从背面可以测量人体骨骼，从三个不同侧面所取得的骨骼数据，构成了本篇之核心。

一、 类比： 测量经脉长短的方法

经脉的长短，从人体外部可以确定吗？

这是黄帝的问题。

黄帝时代亦或黄帝之前，有一部称为《脉度》的经典，其中谈的是人体经脉的长短。

黄帝的疑问是：人体经脉的长短，究竟是依照什么标准确定的？

本篇为黄帝解答难题的帝师，不再是岐伯，而是伯高。

伯高与岐伯一样，是远古时期的贤哲。《管子》中有伯高的事迹。《管子·地数》中记载了黄帝与伯高的一段对话，伯高告诉黄帝这样一条经验：如何利用地表的特殊之物识别地下的矿产。伯高说：“上有丹砂者，下有黄金；上有磁石者，下有铜金；上有陵石者，下有锡、赤铜；上有赭者，下有铁……”

物有伴生性，植物是这样，矿物也是这样。矿物的伴生性……认识了矿物的伴生性，在地表发现了 A 矿，就可以确定地下有 B 矿或 C 矿。伯高就是用矿物的伴生性，向黄帝解释找矿原理的。

《管子》里有伯高，《内经》里也有伯高。《管子》里的伯高，向黄帝讲述的是找矿之理。《内经》里的伯高，向黄帝讲述的是识病治病之理。因物之类，可以找矿；因物之类，也可以识病。

中华文化、中医文化就是由一大批贤哲创造出来的。《管子》里的伯高，可以以地表的矿物为标准找出地下宝藏；《灵枢》里的伯高，可以以骨骼大小为标准推测出经脉的长度。

以地表特征为基准来推测地下，以体外特征为基准来推测脏腑，以看得见的实物为基准来推测看不见的实物，这应该是中华先贤所掌握的一种奇妙方法。

伯高告诉黄帝：经脉在体内，但是经脉的长度可以以骨骼、骨节的大小、宽窄、长短为标准进行确定。

二、　骨骼、　骨节的标准如何确定

确定骨骼、骨节标准，分两种类型：一种是普通型，一种是特殊型。

本篇伯高所讲的是普通型。普通型即一般人。

一般人的身高七尺五寸。七尺五寸，这是个标准。以此为标准，测出了下面几个基本数据。

其一，头：七尺五寸之人，头盖周围长二尺六寸。

其二，胸：七尺五寸之人，胸围四尺五寸。

其三，颅前至后项，发际至颊：七尺五寸之人，腰围四尺二寸。

其四，腰：七尺五寸的一般人，从头颅前的发际到颈项后的发际长一尺二寸，从前发际下至颊端长一尺。

其五，骨骼与肺脏：从喉头隆起处到缺盆中央长四寸，缺盆以下至剑骨突长九寸，如果超过九寸的是肺脏大，不满九寸的是肺脏小。

其六，骨骼与胃腑：剑骨突以下至天枢穴长八寸，超过八寸的是胃大，不满八寸的是胃小。

其七，骨骼与肠：天枢穴向下至耻骨长六寸半，超过六寸半的，回肠宽而长；不满六寸半的，回肠狭而短。

其八，骨骼的基本数据：一般人的骨骼，其数据大致相同。其基本数据如下：耻骨横长六寸半；耻骨的上缘向下至膝内辅骨的上缘长一尺八寸；内辅骨上缘向下至内辅骨下缘长三寸半；内辅骨下缘向下至内踝骨尖长一尺三寸；内踝骨尖至足底长三寸；膝腘窝向下至足跗两踝之周围所属长一尺六寸；跗属向下至足底长三寸。

其九，一般与特殊：以上这些骨骼数据，是一般人即七尺五寸者的数据。

一般之外还有特殊，这是常识。实际生活中，有高于或低于七尺五寸者，这是两种特殊情况。

伯高特地向黄帝解释了两种特殊情况：高于七尺五寸者，其骨骼数据会超过这一数据；低于七尺五寸者，其骨骼数据会小于这一数据。

一般中有特殊。讲一般又讲特殊，这是《内经》中的常识。从《素问》到《灵枢》，一直在强调一般中有特殊。

《素问》开篇开在《上古天真论》上。《素问·上古天真论》论人生基本规律，论出了"女七七，男八八"的一般规律。即女子七岁一个变化，男子八岁一个变化，女子七七四十九绝经不能生子，男子八八六十四不能生子。但是一般之外有特殊，得道之人百岁也能生子——"夫道者能却老而全形，身年虽寿，能生子也。"

本篇以七尺五寸者为一般，以高于或低于此数者论特殊。一般人有一般的骨骼，特殊人有特殊的骨骼。认识宇宙，认识人体，认识一切问题，中华先贤是那样的理性。在中华先贤的认识里，没有极端，没有绝对，真诚地希望读者记住这一点。

三、 侧面看骨骼

骨骼可以从正面测量，也可以从侧面测量。

下面是侧面得出的数据：从额角到颈项的根部长一尺；从颈根向下到腋窝横纹隐伏处长四寸；从腋窝到季胁长一尺二寸；从季胁到髀枢长六寸；从髀枢到膝中长一尺九寸；从膝到外踝长一尺六寸；从外踝到京骨长三寸；从京骨到足底长一寸；耳后两高骨间的宽度是九寸；耳前两听宫部位的宽度是一尺三寸；两颧之间的宽度是七寸；两乳之间的宽度是九寸半；两髀之间的宽度是六寸半；足的长度是一尺二寸，宽四寸半；肩端至肘长一尺七寸，肘至腕长一尺二寸半。

四、 背部看骨骼

骨骼可以从正面测量，可以从侧面测量，还可以从后面背部测量。

　　下面是背面得出的数据：从项后发际向下到膂骨大椎长三寸半；从大椎到尾骶骨共二十一节，长三尺；上七椎每节长一寸四分一厘，共长九寸八分七厘。

<h2 style="text-align:center">五、 一般与普遍</h2>

　　总之，正面的骨骼，侧面的骨骼，后面的骨骼，这些数据适用于一般人。凡体格匀称，五官端正的人，其骨骼都可以参照"七尺五寸"这一标准计算。

<h2 style="text-align:center">六、 经脉与气血</h2>

　　根据经脉在人体之中的深浅程度，可以判断人体气血之概况：

　　经脉，在体表呈现浮浅坚实或明显粗大的，为多血之经。

　　经脉，在体表呈现细而深伏的，为多气之经。

<h2 style="text-align:center">七、 本篇没有回答的问题</h2>

　　骨度的研究，成果斐然。

　　问题是经脉数据呢？

　　"黄帝问于伯高曰：脉度言经脉之长短，何以立之？伯高曰：先度其骨节之大小，广狭，长短而脉度定矣。"本篇开篇开在"以骨度论经脉之长短"上；"此众人骨之度也，所以立经脉之长短也。"本篇结尾结在"以骨度论经脉之长短"上。

　　开头与结尾，都在论经脉之长短，问题是：从始到终，始终没有出现经脉长短与经脉短长。

　　伯高告诉黄帝，根据一般人周身骨度的标准，可以确定经脉的长短，问题是：论证出的数据在哪里呢？

　　以骨度论经脉，为什么没有出现经脉之长度？例如阴脉长几许？阳脉长几许？任脉、督脉又长几许？

　　阴脉的长度，阳脉的长度，任脉、督脉的长度，这些数据一直到《灵枢·脉度》才出现。

　　本篇似有文题不符之嫌疑，有可能是流传过程中的传抄之误。

五
十
营
第
十
五

黄帝曰：余愿闻五十营，奈何？岐伯答曰：天周[1]二十八宿[2]，宿三十六分；人气行一周，千八分，日行二十八宿。人经脉上下左右前后二十八脉[3]，周身十六丈二尺，以应二十八宿，漏水下百刻[4]，以分昼夜。故人一呼脉再动，气行三寸，一吸脉亦再动，气行三寸，呼吸定息[5]，气行六寸；十息气行六尺，日行二分。二百七十息，气行十六丈二尺。气行交通于中，一周于身，下水二刻，日行二十五分。五百四十息，气行再周于身，下水四刻，日行四十分。二千七百息，气行十周于身，下水二十刻，日行五宿二十分。一万三千五百息，气行五十营于身，水下百刻，日行二十八宿，漏水皆尽，脉终[6]矣。所谓交通者，并行一数[7]也。故五十营备[8]，得尽天地之寿矣，凡行八百一十丈也。

注　释

1. 天周　周天。指天球之圆周。天球为圆，这是中华先贤对天体的基本认识。在天球大圆的圆周上分布着二十八宿，二十八宿本身也连接为一个大椭圆。《灵枢·卫气行》："岁有十二月，日有十二辰，子午为经，卯酉为纬，天周二十八宿，而一面七星，四七二十八星。"

2. 二十八宿　远古时期，把黄道、赤道附近的恒星划为天文四象——东苍龙、西白虎、南朱雀、北玄武。用形象的天文四象表达二十八宿，具体关系如下：

  东七宿（苍龙）：角、亢、氐、房、心、尾、箕。

  西七宿（白虎）：奎、娄、胃、昴、毕、觜、参。

  南七宿（朱雀）：井、鬼、柳、星、张、翼、轸。

  北七宿（玄武）：斗、牛、女、虚、危、室、壁。

  3. 二十八脉　十二经脉，手足左右相同有二十四脉，加阴跷脉、阳跷脉、督脉、任脉一共二十八脉。

  4. 百刻　百，数词。刻，时间单位。百刻，古人用铜壶滴漏计时，漏水下百刻即为一昼夜。

  5. 息　呼吸单位。《素问·平人气象论》："人一呼脉再动，一吸脉亦再动，呼吸定息脉五动，闰以太息，命曰平人。"张景岳："出气为呼，入气为吸，一呼一吸，总名为息。"

  6. 脉终　脉，脉气。终，终点。脉终，指脉气行遍二十八脉。

  7. 并行一数　并，一起，一同也；行，运行也；一，一周也。数，一周之数也。并行一数，指营气运行二十八脉的一周之数。

  8. 备　完备，具备，周到。《广雅·释诂》："备，具也。"

题 解

  五十，数量也。

  营，运也，营运也。

  《灵枢·根结》："一日一夜五十营，以营五藏之精，不应数者，名曰狂生。"

  在这一论断中，一个"营"字先后两次出现：第一次是以名词身份出现，"五十营"之"营"为名词，意为圆周之周；第二次是以动词身份出现，"以营五藏之精"之"营"为动词，意为营运之营。

  《灵枢·本藏》："经脉者，所以行血气而营阴阳。"

  这一论断中的"营"字，也是以动词身份出现的。营阴阳，实际是营运气血。

核 心 解 读

以天文论气血，是本篇论证问题的依据。

以二十八宿之椭圆论太阳回归年，以太阳回归年论气血运动之椭圆，是本篇的基础。

以漏水定百刻，以百刻量化经脉之气的运行，一直量化到五十营。

经脉之气运行的量化，本篇之核心内容也。

一、 动态的天文与动态的经脉之气

经脉之气是动态的。

动态的经脉之气，在体内一直在做着无限循环的圆周运动。

经脉之气的圆周运动，昼夜之内会营运多少周？

这是本篇黄帝所提出的问题。

动态的经脉之气其背后的决定因素在哪里？在天文！动态的天文，动态的经脉之气，两者之间有着严密的对应关系。具体与太阳的圆周运动有着严格的对应关系。

以天文论人文，以天文论人体，这是《易经》所创建的基本公式。

以天文论人体，以天文论气血，以天文论病因，这是《内经》所延续、所创建的基本公式。

以天文论经脉之气，这是本篇所出现的基本公式。

二、 二十八宿大圆·太阳视运动·气血五十营

本篇中的岐伯，对黄帝讲解了以下几项天文基本常识：

1. 椭圆　天空有恒星二十八宿，二十八宿在天空中组成了一个椭圆。

2. 间距　二十八宿每宿的距离为三十六分（笔者注：每宿的距离不是平均数，每宿的距离也不是三十六分，下面会有专题讨论）。

3. 圆周运动　一昼夜中，太阳运行一周（实际上是地球自转一周），周历了二十八宿，即昼夜之中太阳沿着椭圆运行了一周。

本篇中的岐伯，对黄帝讲解了以下气血运行的基本常识：

1. 人体的经脉分布在上下、左右、前后，共二十八脉，脉气在全身运转

一周共十六丈二尺，与二十八宿相应。

2. 人体的经脉之气在一昼夜中运行一千零八分，这一数据源于二十八宿与三十六分其中两数的乘积：

$$36 \times 28 = 1008$$

本篇中的岐伯，对黄帝讲解了气血定量的几个基本数据：

1. 以铜壶漏水下注百刻为标准来划分昼夜。所以人呼气一次，脉跳动二次，气行三寸；吸气一次，脉也跳动二次，气也行三寸。

2. 一呼一吸为一息，脉气共行六寸。

3. 呼吸十息，脉气共行六尺，日行二分。

4. 以二十七息，气行一丈二尺六寸计算，则日行为三分有零。

5. 二百七十息，脉气运行十六丈二尺，在此时间内，气行上下交流，内外贯通于经脉之中，在全身运行一周，漏水下注二刻，日行二十分有零。

6. 五百四十息，脉气在全身运行两周，这时漏水下注四刻，日行四十分有零。

7. 二千七百息，脉气在全身运行十周，此时漏水下注二十刻，日行五宿二十分有零。

8. 一万三千五百息，脉气在全身运行五十周，漏水下注正好为一百刻，日行二十八宿。

当漏水滴尽时，脉气正好运行了五十周。前面所说上下交流，内外贯通的意思，就是二十八脉在全身运行一周的总数。

9. 人的脉气如果能够经常保持一昼夜运行五十周的话，身体就健康无病，寿尽而终。脉气在人体运行五十周的总长度是八百一十丈。

三、 一个值得讨论的问题： 二十八宿的间距

（一）何谓二十八宿

繁星点点，密布在整个天空之中，能否在杂乱中找出有序？能否在杂乱中分出简易？能否找出一些标准星将天空量化？答案是肯定的。

聪明的中华先贤选择了二十八个恒星星座，将天空连成了一个椭圆，这就是二十八宿。

聪明的中华先贤又按东西南北四个方向，把二十八宿分东七宿、西七宿、南七宿、北七宿，这就是天文四象。为了记忆方便，中华先贤又用动物

名称命名了天文四象——东方苍龙，西方白虎，南方朱雀，北方玄武。

二十八宿与东西南北四方的具体关系如下。

东七宿（苍龙）：角、亢、氐、房、心、尾、箕。

西七宿（白虎）：奎、娄、胃、昴、毕、觜、参。

南七宿（朱雀）：井、鬼、柳、星、张、翼、轸。

北七宿（玄武）：斗、牛、女、虚、危、室、壁。

以上就是中华先贤所认识的二十八宿。二十八宿是外来物，这是百年来文化批判中的一个结论。1978年战国时期的曾侯乙墓中，出土了一个上有二十八宿的漆箱。该箱一出土，二十八星宿外来之结论顷刻瓦解。该箱证明，起码在公元前5世纪，中华大地上已经有了二十八宿的记载。实际上，二十八宿是中华先贤所认识的标志星。关于这一点，还可以在彝族历法、苗族古历中得以验证。彝苗两族的文化中，同样有二十八宿。

在马王堆出土的《鹖冠子》一书中有苍龙、朱雀、白虎、玄武天文四象的记载。《鹖冠子·天权》："取法于天，四时求象。春用苍龙，夏用朱鸟，秋用白虎，冬用玄武。天地已得，何物不可宰？"四象为天文，天文主宰四时，四时主宰万物。明白了这些道理，才能明白万物生长收藏的变化规律。

据《礼记·曲礼上》记载，君王出行，仪仗队中有前朱雀、后玄武、左青龙、右白虎的旌旗。1987年考古，发现濮阳西水坡史前古墓（推测墓主人为颛顼），墓主人头南脚北。墓主人的东西两侧有蚌壳组成的龙、虎——龙东虎西。龙，被称为"中华第一龙"。这里的"龙虎图"，被考古、天文两界的学者解释为天象图——龙为春龙，虎为秋虎。与二十八宿中的青龙、白虎相关。二十八宿是中华先贤量化日月运行的坐标，同时，二十八宿本身也是制定历法的坐标。二十八宿在中华文化与中医文化中占有基础性地位。二十八宿的圆环之圆，是论证宇宙形态与气血运行的坐标。

（二）宿与宿之间的间距

宿与宿、星与星之间是有距离的。每宿之间的距离是不等的。

《汉书·律历志》记载了二十八宿之间的距离，摘录如下，敬请读者鉴赏：

角十二。亢九。氐十五。房五。心五。尾十八。箕十一。

东七十五度。

斗二十六。牛八。女十二。虚十。危十七。营室十六。壁九（又四分之一）。

北九十八度又四分之一。

奎十六。娄十二。胃十四。昴十一。毕十六。觜二。参九。

西八十度。

井三十三。鬼四。柳十五。星七。张十八。翼十八。轸十七。

南百一十二度。

距离的单位为度，宿与宿的距离相加，总共为 365.25 度。

太阳沿二十八宿组成的椭圆旋转一周，即一个回归年。回归年的时间长度为 365.25 天。

空间 365.25 度，时间 365.25 天。在太阳与二十八宿的关系里，时间与空间又统一在了一起。

（三）本篇译文所延续的错误

"天周二十八宿，宿三十六分。"这是本篇的原文。"周天有二十八宿，每宿的距离为三十六分。"这是现代版《灵枢》的译文。所有的版本无一例外，均沿着同一错误——将三十六分译为宿与宿之间的距离。

《汉书·律历志》告诉后人，宿与宿之间的距离，不是三十六分这一平均数，而是不等数。

360，是圆周之数。二十八宿首尾相连 365.25 度，文中的三十六分，有可能与 360 度的椭圆相关。这是笔者的管窥之见。

四、 不变之道与可变之术

阅读本篇文章，需要明白这样一条哲理：不变之道与可变之术。

何谓不变之道？日月之道也。日月之道是不变之道。

万物生长靠太阳，万物生长也靠月亮。人在万物之中，人的生长同样要靠太阳靠月亮。气血的运行，经脉之气的运行与太阳与月亮之间有着严密的对应关系，如昼动夜静，如阳生阴藏，这同样是不变之道。

时乃天道。日往月来决定的昼夜，太阳在南北回归线之间往来决定的回归年，这是不变不易之道。

一昼夜是划分为百刻，还是划分为十二时辰，这是术。术是可变可易之术。

以漏水定百刻，以百刻定脉气运行的长度，这是术。

刻，是时间单位。辰，亦是时间单位。百刻不方便，可以改变为十二时辰。时间单位的改变，是术的改变。昼夜之道不可改变，太阳回归年不可改变，但时间单位可以改变。是以刻为单位、以辰为单位，还是以分秒为单位，可以与时俱进。

笔者这里谈不变之道与可变之术，目的有二：

其一，百刻已经不方便使用了，完全可以换一种方式来计算时间。

其二，经脉之气运行的定量，中华先贤早已开了头，作为子孙应该好好续其尾。我们应该在先贤的基础上继续对经脉运行进行定量，写出经脉运行的新篇章。

五、《难经》 论五十度

本篇谈五十营，《难经》开篇谈五十周。同样是谈经脉之气，《难经》谈的更为清晰，下面将《难经·一难》中的原文与译文摘录如下，供读者鉴赏：

【原文】

十二经皆有动脉，独取寸口，以决五藏六府死生吉凶之法，何谓也？

然。寸口者，脉之大会，手太阴之脉动也。人一呼，脉行三寸，一吸脉行三寸；呼吸定息（定息：人一呼一吸为一息，一息终了称为定息），脉行六寸。人一日一夜，凡一万三千五百息，脉行五十度，周于身，漏水下百刻（漏水下百刻：古人使用铜壶滴漏的计时仪器，漏水下百刻即为一昼夜），荣卫行阳二十五度，行阴亦二十五度，为一周也。故五十度复会于手太阴寸口者，五藏六府之所终始。故法取于寸口也。

【译文】

问：手足三阴三阳十二经脉皆有其经脉循行上的搏动应手之处，然单独取按寸关尺三部的脉象，来诊断五脏六腑疾病的轻重缓急和预后良恶，这是为什么呢？

答：寸口的部位，是人体十二经脉之气总会合聚集之处，是手太阴肺经经脉之气搏动之处。正常的人其呼吸定数是一呼气脉气行于三寸，一吸气脉气行于三寸，一呼吸脉气共行六寸。人在一天一夜之中，其呼吸共是一万三千五百次，脉气共行五十周次，环绕于人体全身。在漏水下百刻的一昼夜时间里，荣卫在白天运行二十五周次，在黑夜运行也是二十五周次，即在一昼夜之中循环运行五十周次，所以五十周次后再重复会合于手太阴肺经的寸口部位。寸口部位，是五脏六腑气血循环运行的起止点，所以诊脉方法当是独取于寸口处。

六、 椭圆与圆运动

二十八宿首尾相连，365.25 度，空间中一个椭圆。

太阳视运动原始反终，365.25 度，空间中一个椭圆。

月亮运动为圆周运动，354 度，空间中一个椭圆。

气血运动，由上而下，由下而上，圆周运动，空间中一个椭圆。

椭圆，宇宙与气血的基本状态。

圆周运动，宇宙运动与气血运动的基本特征。

认识了椭圆，就认识了宇宙运动与气血的基本状态。

认识了圆周运动，就认识了宇宙运动与气血运动的基本特征。

需要说明的一点是：昼夜之中，日行大圆一周，实际上是地球自转的一周。

五十，是数量；营，是营运，是圆周营运。五十营，是人体经脉之气圆周营运五十圈的次数。人体经脉之气圆周营运有其参照坐标，这一参照坐标就是天文中的二十八宿。二十八宿，形状为圆。二十八宿，动态轨迹为圆。圆与圆运动，是《灵枢》论证经脉之气的基本坐标，是《灵枢》论一切问题的基本坐标。

把人放在天文背景下来认识，是中华先贤的基本思路。天文中有太阳，有月亮，有北斗，有二十八宿，知道了这一点，就明白了中华文化与中医文化的基本立场。

七、 必须说明的一个问题

天体大圆的度数 365.25，是一个平均值，而不是一个绝对值。

《周髀算经·日月历法》："于是三百六十五日南极影长，明日反短。以岁终日影反长，故知之，三百六十五日者三，三百六十六日者一。故知一岁三百六十五日四分日之一，岁终也。"

立竿测影的中华先贤发现，太阳回归的周期并不是一个数据，而是两个数据：四个太阳回归年之中，365 天者有三，366 天者有一；大周期为 1461 天，平均数据为 365.25 天。计算公式如下：

$$（365×3+366）÷4＝365.25（天）$$

日行一度，历中一天，度与天之间是等量代换关系。由太阳回归年的平均数 365.25 天到天体大圆 365.25 度，这就是天体椭圆度数的来源。

应该清楚的是，365.25 不是一个绝对值，而是一个平均值。那么，天体椭圆的度数就不应该是 365.25 度。

到底是多少度？

是不是应该在先贤的基础上重新研究?!

营气第十六

黄帝曰：营气之道，内谷[1]为宝，谷入于胃，乃传之肺，流溢于中，布散于外，精专[2]者，行于经隧，常营无已，终而复始，是谓天地之纪[3]。故气从太阴出，注[4]手阳明。上行注足阳明，下行至跗上，注大指间，与太阴合[5]，上行抵髀，从髀注心中。循手少阴，出腋，下臂，注小指，合手太阳。上行乘腋，出頔内，注目内眦，上巅，下项，合足太阳。循脊，下尻，下行注小指之端，循足心，注足少阴。上行注肾。从肾注心，外散于胸中，循心主脉，出腋下臂，出两筋之间，入掌中，出中指之端。还注小指次指之端，合手少阳。上行注膻中，散于三焦。从三焦，注胆，出胁，注足少阳。下行至跗上，复从跗注大指间，合足厥阴。上行至肝，从肝上注肺，上循喉咙，入[6]颃颡之窍，究于畜门[7]。其支别者，上额循巅，下项中，循脊入骶，是督脉也。络阴器，上过毛中，入脐中，上循腹里，入缺盆。下注肺中，复出太阴。此营气之所行也，逆顺之常也。

1. 内谷　内，同纳；内谷，即纳谷。纳谷，日常生活中的进食。

2. 精专　精专、专精，意义相通相同，言精粹纯正之气。《素问·至真要大论》："帝曰：先岁物何也？岐伯曰：天地之专精也。"张景岳："岁物者，得天地之专精之化，气全力厚，故备所当先也。"

3. 天地之纪　见本卷第九篇注释1。

4. 注　灌注。《素问·皮部论》："络脉满则注于经脉。"张景岳："注，灌注也。""所注为输"——经气灌注之处为输穴，这是《灵枢》与《难经》的共同结论。输主体重节痛，季夏刺输穴。本篇论注——"故气从太阴出，注手阳明，上行注足阳明"，注为灌注之注。

5. 合　闭合、会合、符合、配合、调和、参合、结合……在《内经》中，一个"合"字有十多重含义。本篇论合，合为会合之合。

6. 入　进入、房事、达到、内传、针刺。在《内经》中，一个"入"字有多重含义。本篇论入，入为进入之入。

7. 畜门　鼻孔。杨上善："畜门，鼻孔也。"

营气，水谷之精气也。《灵枢·营卫生会》："中焦亦并胃中，出上焦之后，此所受气者，泌糟粕，蒸津液，化其精微，上注于肺脉，乃化而为血，以奉生身，莫贵于此，故独得行于经隧，命曰营气。"营气之营，运行之行，两者相似相通，营气即经脉中的运行之气。这里还需要解释一下"泌糟粕"之"泌"。泌，动词，表达的是一种分离形式。这种分离形式，是通过渗透的形式将清浊两种糟粕分离开来。这个动词，在现代汉语中已不常用，但在《灵枢》中多次出现，所以需要解释一下。

饮食入胃，经脾脏化生之后，转化为两种气：一种营气，一种卫气。卫气行于体表，营气行于体内。营气卫气之行，均为圆周循环运动。

本篇讲营气，讲的是营气的运行，讲的是营气在经脉中的运行。

营气之专论，本篇为《内经》第一篇。

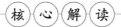

营气的发源地在脾，营气的出发点在肺，营气运行之道是十二经脉再加上任、督二脉，营气的回归点还是在肺，这几点，本篇之核心内容也。

记住了这几点，就记住了本篇之核心。

一、黄帝的单独议论

黄帝请教，岐伯回答，这是整部《内经》的基本特点。

黄帝请教，岐伯回答；黄帝请教，伯高回答；黄帝请教，少师回答；黄帝请教，鬼区臾回答；这是《内经》的次要特点。黄帝的单独议论，是本篇第一特点。

本篇最为特殊，是黄帝单独论述问题的。

黄帝单独之论，论的是营气起源以及对人体周身的滋润作用。

（一）营气的起源

饮食入胃后，经脾化生为水谷精气，水谷精气即营气，故营气起源于脾，脾是营气的发源地。

（二）营气的运行

营气运行的概况与具体路线如下：

1. 营气运行之概况　起源于脾的水谷之精气，上输于肺，由此而流溢于内，营养脏腑，布散于外，滋养形体，这是营气运行的概况。

《灵枢·卫气》："其浮气之不循经者，为卫气；其精气之行于经者，为营气。阴阳相随，外内相贯，如环之无端。"运行循经与不循经，是营卫二气的区别标志之一。营，除了名词意义之外，还有动词意义；营气之营，是名词。营运之营，是动词。营卫二气，虽然名字两分，但仍然是相通相贯，其状态为圆环状。"如环无端"一词，是对营卫二气的最好形容。

水谷之精气行于脉道之中，营运不息，终而复始，这与天地运转的道理相同。人体同于天体，同在运行状态上。

2. 营气运行之具体路线　起点从手太阴经脉（起点第一条经脉）出发，流注于手阳明经脉（第二条经脉），上行于面部，注入足阳明经脉（第三条经脉），再下行到足背，流注于足的大踇趾间，与足太阴经（第四条经脉）相合，然后上行抵达脾脏。又从脾脏注入心中，并由此沿手少阴经脉（第五条经脉），出腋窝，向下沿臂的内侧后缘，流注到手小指，会合于手太阳经脉（第六条经脉）。再由此上行，经过腋部，出眼下眶内，注于眼内角，再上行头顶中央，下走项后，与足太阳经脉（第七条经脉）会合。接着沿脊柱下行至尾骶部，再下行注于足小趾尖，斜入足心，注于足少阴经脉（第八条经脉），循经上行注入肾脏。又由肾脏注入心包络，向外散布于胸中，然后沿手厥阴经脉（第九条经脉），出腋窝，向下经过前臂，出于两筋间，进入手掌中，直出于中指的尖端，再转回流注到无名指的尖端，与手少阳经脉（第十条经脉）相合。并由此上行注入膻中，散布于上、中、下三焦，再从三焦注入胆腑，出于胁部，注入足少阳经脉（第十一条经脉）。向下行至足背，再由足背注入足的大踇趾间，与足厥阴经脉（第十二条经脉）相合。然后循经上行至肝脏，由肝脏上注入肺脏，再上沿喉咙后面，注入鼻的内窍，终止于鼻的外孔。

其分支另行的，上行于额部，再沿着头顶正中向下进入项中，然后沿脊柱下注于尾骶部，这是督脉循行的道路。

督脉又入任脉，环绕阴器，从阴毛中部上行，过脐中，向上沿腹内注入缺盆，然后下行注入肺中，再从手太阴经脉出发，开始新的循行周流。

这就是营气运行之道。

道者，常道也，千古不易之道也。气血的运行，沿此常道，千古不易，万古不变。

3. 营气运行简图　运行简图还可以细分，细分为"经脉简图"与"脏腑经脉简图"（图 2 - 16 - 1）。

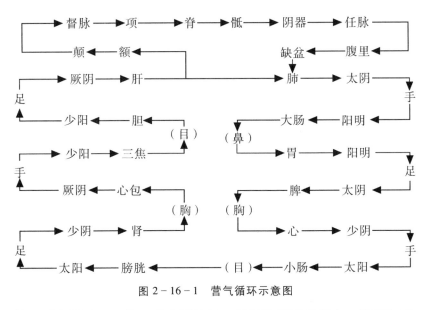

图 2 - 16 - 1　营气循环示意图

始于手太阴肺经，终于手太阴肺经，是经脉简图的特点。简图如下：

手太阴经脉（出发第一条经脉）—手阳明经脉（第二条经脉）—足阳

明经脉（第三条经脉）—足太阴经脉（第四条经脉）—手少阴经脉（第五条经脉—手太阳经脉（第六条经脉）—足太阳经脉（第七条经脉）—足少阴经脉（第八条经脉）—手厥阴经脉（第九条经脉）—手少阳经脉（第十条经脉）—足少阳经脉（第十一条经脉）—足厥阴经脉（第十二条经脉）—回归手太阴肺经（出发第一条经脉）。

有经脉，有脏腑，是脏腑经脉简图的特点。简图如下：

肺—大肠—面部（鼻）—胃—足背—足大踇趾间—脾—心—腋窝—手小指—小肠—腋部—眼—头顶中央—项后—膀胱。

尾骶—足小趾尖—足心—肾—心包——腋窝—前臂—手掌心—中指尖—无名指尖—三焦—胆—胁—足背—足大踇趾—肝—肺—喉咙—鼻。

督脉：额—头顶—项中—脊柱—尾骶。

任脉：环绕阴器—阴毛中部—脐中—缺盆—肺。

二、 奥秘之秘

气，无形之气也。

营气，无形之气也。

精密仪器可以发现有形之物，发现不了无形之气。可是，几千年前，中华先贤的手里，肯定没有精密仪器。

在没有精密仪器的前提下，优秀的中华先贤凭借什么发现了营气？又凭借什么发现了营气运行之道？

没有"这个"，肯定有"那个"；没有仪器，肯定有方法。如果什么都没有，一认识不了营气，二认识不了营气运行之道。

这里的问题是：智慧的先贤到底掌握了什么方法？为什么这种方法既可以认识有形之物，又可以认识无形之气？

如果破解了这一奥秘，如果掌握了先贤认识问题的方法，那么中医的振兴、中医的创新、中医的重新辉煌均在"正常"的范围之内。

脉
度
第
十
七

原　文

黄帝曰：愿闻脉度。岐伯答曰：手之六阳，从手至头，长五尺，五六三丈。手之六阴，从手至胸中，三尺五寸，三六一丈八尺，五六三尺，合二丈一尺。足之六阳，从足上至头，八尺六八四丈八尺。足之六阴，从足至胸中，六尺五寸，六六三丈六尺，五六三尺，合三丈九尺。跷脉从足至目，七尺五寸，二七一丈四尺，二五一尺，合一丈五尺。督脉、任脉各四尺五寸，二四八尺，二五一尺，合九尺。凡都合一十六丈二尺，此气之大经隧也。经脉为里，支而横者为络，络之别者为孙，盛而血者疾诛之。盛者泻之，虚者饮药以补之。

五藏常内阅[1]于上七窍也。故肺气通于鼻，肺和则鼻能知臭香矣；心气通于舌，心和则舌能知五味矣；肝气通于目，肝和则目能辨五色矣；脾气通于口，脾和则口能知五谷矣；肾气通于耳，肾和则耳能闻五音矣。五藏不和，则七窍不通；六府不合则留为痈。故邪在府则阳脉不和，阳脉不和则气留之，气留之则阳气盛矣。阳气太盛，则阴脉不利，阴脉不利则血留之，血留之则阴气盛矣。阴气太盛，则阳气不能荣[2]也，故曰关。阳气太盛，则阴气弗能荣也，故曰格。阴阳俱盛，不得相荣，故曰关格。关格者，不得尽期而死也。

黄帝曰：跷脉[3]安起安止，何气荣水？岐伯答曰：跷脉者，少阴之别，起于然骨之后。上内踝之上，直上循阴股，入阴，上循胸里，入缺盆，上出人迎之前，入頄，属目内眦，合于太阳阳跷而上行，气并相还则为濡[4]目，气不荣则目不合。

黄帝曰：气独行五藏，不荣六府，何也？岐伯答曰：气之不得无行也，如水之流，如日月之行不休，故阴脉荣其藏，阳脉荣其府，如环之无端，莫知其纪，终而复始，其流溢之气，内溉藏府，外濡腠理。

黄帝曰：跷脉有阴阳，何脉当其数？岐伯答曰：男子数其阳，女子数其阴，当数者为经，其不当数者为络也。

1. 阅　在《灵枢》中，一个"阅"字有观察、外候、连通三重含义。

《灵枢·师传》："五藏之气，阅于面者，余已知之矣，以肢节知而阅之奈何？"此处之阅，有观察之义。

《灵枢·五阅五使》"余闻刺有五官五阅，以观五气。"此处之阅，有外候之义。

本篇论阅，阅有连通、经过之义。

2. 荣　荣与荥相通，荥有流行之义。本篇论荣，荣有营运、流通、流行之义。

3. 跷脉　属奇经八脉，有阴跷、阳跷之别。

4. 濡　有湿润、滋润、柔润光泽、多汗等多重含义。本篇论濡，濡有滋润之义。

脉，经脉也。

度，度数也。

脉度者，经脉之度数也。

《灵枢·骨度》："先度其骨节之大小，广狭，长短，而脉度定矣。"

本篇谈脉度，谈的是二十八脉的长度。

─核│心│解│读─

一谈脉之长度，二谈五脏之通和，三谈阴阳偏颇所引起的关格之病，这就是本篇的三大基本内容。

一、 脉的长度

（一）手足六阴六阳、督脉任脉与跷脉的长度

1. 手中六条阳经的长度　手的左右六条阳经，由手到头，每条经脉长五尺，五六合三丈。

2. 手中六条阴经的长度　手的左右六条阴经，从手到胸中，每条经脉长三尺五寸，三六是一丈八尺，五六是三尺，共合二丈一尺。

3. 足中六条阳经的长度　足的左右六条阳经，从足上至头，每条经脉长八尺，六八是四丈八尺。

4. 足中六条阴经的长度　足的左右六条阴经，从足到胸中，每条经脉长六尺五寸，六六是三丈六尺，五六是三尺，共合三丈九尺。

5. 左右跷脉的长度　左右跷脉，从足至目，每条长七尺五寸，二七是一丈四尺，二五是一尺，共合一丈五尺。

6. 督任二脉的长度　督脉、任脉，每条长四尺五寸，二四是八尺，二五是一尺，共合九尺。

7. 经脉总长度　以上二十八条经脉的总长度是一十六丈二尺，这是营气循行的大的经脉通道。

（二）络脉疾病的医治

经脉隐伏循行人体深部，从经脉分出支脉横行的是络脉，络脉别出的分支为孙络，孙络盛满而有瘀血的，应当立即用放血法去除瘀血，邪气盛的用泻法，正气虚的应服药进行调补。

二、 五脏通和解

（一）五通·五和·五辨

一脏一气，五脏五气，五脏之气通达为"五通"。

一脏一气，气有逆顺，气顺为"和"，五脏之气和顺为"五和"。

五脏之气，由内而上通达于面部七窍，脏气通和则七窍可辨色香味。

肺：肺气通于鼻，肺气调和，则鼻能辨别香臭。

心：心气通于舌，心气调和，则舌能辨别五味。

肝：肝气通于目，肝气调和，则目能辨别五色。

脾：脾气通于口，脾气调和，则口能知道五谷的滋味。

肾：肾气通于耳，肾气调和，则耳能听到五音。

如果五脏之气不通不和，则七窍功能就会失常。

如果六腑之气不通不和，气血就会郁滞而生痈疡。

（二）关·格·关格

邪气在腑，则阳脉不和利，阳脉不和则气行留滞，气行留滞则阳气偏盛。

邪在五脏，则阴脉不和利，阴脉不和则血行留滞，血行留滞则阴气偏盛。

若阴气太盛，影响到阳气不能营运入内与阴气相交，称为"关"。

若阳气太盛，影响到阴气不能营运外出与阳气相交，称为"格"。

若阴阳之气俱盛，表里相隔，彼此不能营运相交，称为"关格"。

人患"关格"，就不能尽享其天年而早亡。

关格之病名，最早出于《素问》。《素问·六节藏象论》："人迎与寸口俱盛四倍已上为关格。"俱盛之俱，指的是阴阳二气。俱盛之盛，指的是盛衰之盛。阴阳二气俱盛，病为关格。

阴气盛曰关，阳气盛曰格，二气俱盛曰关格。《灵枢·脉度》："阴气太盛，则阳气不能荣也，故曰关。阳气太盛，则阴气弗能荣也，故曰格。阴阳俱盛，不得相荣，故曰关格。"

关格之病症，主要表现在脉象上，人迎与太阴脉比平日俱盛四倍以上。

三、 跷脉的起止及其计算

（一）跷脉的起止

阴跷脉是足少阴肾经的别脉，起于然谷之后的照海穴，上行于内踝的上面，直向上沿大腿内侧入于前阴，而后沿着腹部上入胸内，入于缺盆，向上出人迎的前面，入頄部，连属于眼内角，与足太阳经、阳跷脉会合上行。阴跷与阳跷的脉气并行回还而濡润两目，若脉气不荣则眼睛不能闭合。

（二）跷脉的独特性

跷脉具有独特性，独特性体现在何处？阴跷润五脏，阳跷润六腑，这就是跷脉的独特性。

黄帝提出的新问题是：阴跷之脉气，独行于五脏，为什么没有营运到六腑？

脏气的流行，像水的流行，日月的运转，永无休止，脏腑分阴阳，气分阴阳，阴归阴，阳归阳，所以阴跷脉荣于五脏，阳跷脉荣于六腑。

脏气的流行为如环无端的圆周运动，终而复始地循环，无法计算它的周次（笔者按：脏气的流行，从根本上论，其循环是有规律可循的，即脏气的流行，对应于太阳月亮，夜入阴昼入阳）。跷脉流溢的精气，在内灌溉五脏六腑，在外濡润肌腠皮肤。阴跷阳跷各有分工，各有所属。阴跷滋润五脏，阳跷滋润六腑。这是岐伯的回答。

（三）阴跷脉、阳跷脉的计算方法

跷脉分阴分阳，阴阳之跷，依据哪一条脉来计算？男属阳，女属阴。男子以阳跷脉计算，女子以阴跷脉计算。男子是以阳跷脉为经，阴跷脉为络的；女子则是以阴跷脉为经，阳跷脉为络的。

之前所说跷脉共长一丈五尺，是从称为经的角度计算的，而络是不计算在总长度之内的。

营
卫
生
会
第
十
八

原 文

　　黄帝问于岐伯曰：人焉[1]受气？阴阳焉会？何气为营？何气为卫？营安从生？卫于焉会？老壮[2]不同气，阴阳异位，愿闻其会。岐伯答曰：人受气于谷，谷入于胃，以传与肺，五藏六府皆以受气，其清者为营，浊者为卫[3]，营在脉中，卫在脉外，营周不休，五十而复大会。阴阳相贯，如环无端。卫气行于阴二十五度，行于阳二十五度，分为昼夜，故气至阳而起，至阴而止。故曰：日中而阳陇[4]则重阳，夜半而阴陇为重阴。故太阴主内，太阳主外，各行二十五度，分为昼夜。夜半为阴陇，夜半后而为阴衰，平旦阴尽而阳受气矣。日中为阳陇，日西而阳衰，日入阳尽而阴受气矣。夜半而大会[5]，万民皆卧，命日合阴，平旦[6]阴尽而阳受气，如是无已，与天地同纪。

　　黄帝曰：老人之不夜瞑者，何气使然？少壮之人不昼瞑者，何气使然？岐伯答曰：壮者之气血盛，其肌肉滑，气道通，营卫之行，不失其常，故昼精[7]而夜瞑。老者之气血衰，其肌肉枯，气道涩，五藏之气相搏[8]，其营气衰少而卫气内伐[9]，故昼不精，夜不瞑。

　　黄帝曰：愿闻营卫之所行，皆何道从来？岐伯答曰：营出于中焦，卫出于下焦。

　　黄帝曰：愿闻三焦之所出。岐伯答曰：上焦出于胃上口，并咽以上，贯膈而布胸中，走腋，循太阴之分而行，还至阳明，上至舌，下足阳明，常与营俱行于阳二十五度，行于阴亦二十五度，一周也。故五十度而复大会于手太阴矣。

黄帝曰：人有热饮食下胃，其气未定，汗则出，或出于面，或出于背，或出于身半，其不循卫气之道而出，何也？岐伯曰：此外伤于风，内开腠理，毛蒸理泄，卫气走之，固不得循其道。此气慓悍滑疾，见开而出，故不得从其道，故命曰漏泄。

黄帝曰：愿问中焦之所出。岐伯答曰：中焦亦并胃中，出上焦之后，此所受气者，泌糟粕，蒸津液，化其精微，上注于肺脉，乃化而为血，以奉生身。莫贵于此，故独得行于经隧，命曰营气。

黄帝曰：夫血之与气，异名同类，何谓也？岐伯答曰：营卫也，精气也；血者，神气也。故血之与气，异名同类焉。故夺血者无汗，夺汗者无血。故人生有两死，而无两生。

黄帝曰：愿闻下焦之所出。岐伯答曰：下焦者，别回肠，注于膀胱而渗入焉。故水谷者，常并居于胃中，成糟粕而俱下于大肠，而成下焦，渗而俱下，济泌别汁，循下焦而渗入膀胱焉。

黄帝曰：人饮酒，酒亦入胃，谷未熟而小便独先下，何也？岐伯答曰：酒者熟谷之液也，其气悍以清，故后谷而入，先谷而液出焉。

黄帝曰：善。余闻上焦如雾，中焦如沤，下焦如渎，此之谓也。

注 释

1. 焉　疑问代词。有怎么、怎样、如何之意。

2. 老壮　不同年龄阶段的命名。人生十年曰幼，二十曰弱冠，三十曰壮，四十曰强，五十曰艾，六十曰耆，七十曰老，八十九十曰耄，百年曰期颐。这是《礼记·曲礼》对人生不同阶段的命名。七十曰老，三十曰壮。

3. 清者为营，浊者为卫　水谷入胃，化为气血。气一分为二，化为营卫二气。营卫二气，各行各道；营行脉里，卫行脉外。《难经·三十难》："清者为荣，浊者为卫，荣行脉中，卫行脉外，营周不息，五十而复大会，阴阳相贯，如环之无端，故知荣卫相随也。"荣与营相通，荣气即营气。

4. 陇　一有隆起、高起之义；二有隆盛之义。《素问·离合真邪论》："卒风暴起，则经水波涌而陇起。"张志聪："陇隆同，涌起貌。"陇，隆起、涌起也。本篇论陇，陇有隆盛之义。

5. 大会　大者，大也。会，会合也。大会，言经脉与经脉之气会合也。

《难经·一难》："寸口者，脉之大会。"《难经·三十难》："荣行脉中，卫行脉外，营周不息，五十而复大会，阴阳相贯，如环之无端。"两处大会，均为会合之会。

6. 平旦　早晨。阴阳二气交接之时，阴尽阳来之时。

7. 精　见本卷第八篇注释 4。

8. 相搏　搏与薄相通。薄言虚。本篇言"五藏之气相搏"，搏有不协调之义。

9. 伐　《说文解字》："伐，击也。"《尚书·牧誓》："不愆于四伐、五伐、六伐、七伐，乃止齐焉。"注：伐，击刺也。本篇论伐，伐有内侵错行之义。

营卫者，营卫二气也。

生者，生成也。

会者，相会也。

营卫生会，营卫二气的生成，营卫二气的相会也。

生成、相会之间还有一个运行问题。

本篇的营卫生会之论，论的是营卫二气的生成、运行与会合。

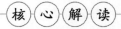

一连串的问题，一连串的解答，本篇之核心也。

面对善于提出问题的黄帝，面对善于解答问题的岐伯，优秀的子孙有所觉悟，有所警醒，有所收获，有所提高，有所进步，书外之核心也。

一、 一连串的问题

本篇的黄帝提出了七个问题，这七个问题分别是：

人体的精气受自何处？

阴阳之气是怎样交会的？

什么气叫"营"？

什么气叫"卫"？

营气是怎样生成的？

卫是怎样和营相会的？

老年人与壮年人气的盛衰不同，日夜气行的部位各异，为什么？

二、 岐伯的解答

对于黄帝一连串的问题，岐伯依次做出了解答。解答的顺序如下：

人体的精气来源于饮食物，饮食入胃，经过脾的消化吸收，然后将其精微向上传注到肺，肺朝百脉，故五脏六腑都能得到营养。

这是第一、第二个问题的解答。

水谷化生的精微有清浊之分，清的称为营，浊的称为卫。

这是第三、第四个问题的解答。

营气行于脉中，卫气走在脉外，两者周流全身，无有休止，一昼夜各循行五十周，而后会合一次，按照阴阳表里的经脉依次承接，相互贯通，如圆环之无有端始。

卫气夜行于阴二十五周次，昼行于阳二十五周次，划分为昼夜各半，行至阳则人起，行至阴则人卧。所以说，卫气白昼行于阳经，中午时阳气最盛，称为"重阳"。夜晚行于阴经，夜半时阴气最盛，称为"重阴"。

营气的循行起于手太阴经而复会于手太阴经，所以太阴主内；卫气的循行，起于足太阳经而复会于足太阳经，所以太阳主外。

营气周流十二经，昼夜各二十五周次，卫气昼行于阳，夜行于阴，亦各二十五周次，营卫各行五十周次，划分昼夜各半。夜半阴气最盛称为"阴陇"，夜半过后则阴气渐衰，待到黎明时阴气已衰尽，而阳气渐盛。中午阳气最盛称为"阳陇"。

夕阳西下时阳气渐衰，黄昏之时阳气已衰尽，而阴气渐盛。夜半时，营气、卫气都在阴分，是相互会合的时候，此时人们均已入睡，营卫在半夜会合，称为"合阴"。次日黎明，阴气衰尽，阳气又逐渐转盛，如此循环不息，就像天地日月运转不停一样。

这是第四、第五、第六个问题的解答。

少年人和壮年人气血旺盛，肌肉滑利，气道通畅，营气、卫气的运行都很正常，所以在白天精神饱满，在夜间就熟睡难醒。老年人的气血已经衰少，他们的肌肉枯萎，气道涩滞，五脏的功能不能相互协调，营气衰少，卫气内扰，营卫失调，不能按正常规律运行，所以白天精力不充沛，夜晚也就不能熟睡。

这是第七个问题的解答。

三、 营卫之气的出发地

"愿闻营卫之所行，皆何道从来？"——营卫之气的运行，是从什么部位发出的？

这是本篇黄帝的第八个问题。

"营出于中焦，卫出于下焦。"——营气是从中焦发出的，卫气是由下焦发出的。

这是岐伯对第八个问题的解答。

本篇的"卫出下焦"之论，在《黄帝内经太素·营卫气》中则是"卫出于上焦"，孰是孰非？笔者认为，《黄帝内经太素》的论述是正确的。依据何在？笔者的依据是：以清浊论营卫，营清卫浊；以阴阳论营卫，营阳卫阴，这在《内经》与《黄帝内经太素》中是一致的，没有任何争论。论阴阳二气，论天地二气，论出的阳升阴降，即阳气由下而升，阴气由上而降，这是《易经》与《内经》的基本认识，没有任何争论。地天泰，地气在上天气在下，才有《泰卦》之泰。天气在下者，阳气在下也。地气在上者，阴气在上也。阳气属性轻而上扬，阴气属性重而下降。所以，只有阳气由下而升，阴气由上而降，阴阳二气即天地二气才能相交相感，最终才有"天地交而万物通"的结果。如果阳气出于上，阴气出于下，上者上升，下者下降，二气无法相感，最终的结果则是"天地不交而万物不通"。以此而论，阴气即卫气出于上焦之论才是符合自然哲理的。再者，太阳历论阴阳二气的升降，阳气冬至黄泉而升，阴气夏至从天而降。阳气源于下，阴气源于上，是太阳历对阴阳二气的解释。由此而论，《黄帝内经太素》"卫出上焦"的论述是正确的。

四、 三焦之气的运行

三焦之气是如何运行的？

这是本篇黄帝的第九个问题。

上焦之气由胃中水谷精微化生，出于胃的上口，沿食道穿过膈膜，布散于胸中，再横走于腋下，沿手太阴经的路径下行至手，回复至手阳明经，向上到舌，向下注于足阳明经，卫气与营气都同样运行于阳分二十五周次，运行于阴分二十五周次，这就是昼夜一周，所以卫气五十周次行遍全身，再与营气重新汇合于手太阴经。

这是岐伯对第九个问题的解答。

五、　吃饭与出汗

人吃了热食入胃，尚未化成精微之气之时，就已出汗，有的出于面部，有的出于背部，有的出于半身，不循卫气通常的运行道路而出，这是什么原因？

这是本篇黄帝的第十个问题。

外表受了风邪的侵袭，腠理开张，毛窍疏泄，卫气趋向体表，就不能循常道而行，这是原因之一。

卫气的本性是慓悍滑疾的，遇到何处疏张开来，就由此道而出行，不一定循行于常道，这是原因之二。

出汗过多，称为"漏泄"。

这是岐伯对第十个问题的解答。

六、　再谈中焦、　下焦之气

中焦之气到底是从什么部位发出的？下焦之气是从什么部位发出的？

这是本篇黄帝的两个问题。

中焦之气也出于胃中，并出于上焦之后，胃所受纳的水谷之气，通过泌去糟粕，蒸腾津液，而化成精微，然后向上传注于肺脉，再化为血液，奉养周身，这是人体内最宝贵的物质，所以能够独行于经脉之内，称为"营气"。

水谷入胃，经过胃的腐熟消化，通过小肠的分别清浊，形成的糟粕部分，向下被输送到大肠，其清者即水液部分输入下焦的膀胱。

这是岐伯对这两个问题的解答。

营卫二气出于何处？营气出中焦，卫气出上焦，这是本篇的论断。

《灵枢》中还有气出上焦的论断。《灵枢·决气》："上焦开发，宣五谷味，熏肤、充身、泽毛，若雾露之溉，是谓气。"这一论断告诉世人，凡是气皆出于上焦。气出上焦，这里的"出"，为出生之出。人体体内之气，都是在上焦形成的。

气有宗气、营气、卫气之分，宗、营、卫三气各行其道。《灵枢·邪客》中有"气行三道"的详细之论："五谷入于胃也，其糟粕、津液、宗气分为三隧。故宗气积于胸中，出于喉咙，以贯心脉，而行呼吸焉。营气者，泌其津液，注之于脉，化以为血，以荣四末，内注五藏六府，以应刻数焉。卫气者，出其悍气之慓疾，而先行于四末、分肉、皮肤之间而不休者也。"宗气存于胸，营气注于脉，卫气行于四肢、分肉、皮肤之间。

至此，关于气的形成、气的运行出发点可以得出这样一个结论：人体体内之气，形成于上焦。这里的"出"为出生之出。上焦所形成的气，可以细分为宗、营、卫三气。宗、营、卫三气各有其道，各行其道。本篇言"营出于中焦，卫出于下焦"，这里的"出"，为出发之出，而非出生之出。

七、 异名同类的血与气

"夫血之与气，异名同类，何谓也？"——血与气，名称虽不同而实是同类的物质，如何来理解呢？

这是本篇黄帝的又一问题。

营和卫，都由水谷的精气所化生，血液同样由水谷精微变化而成，所以血和气名称虽然不同，但来源是相同的。

营卫二气由水谷之精气化生，血由水谷之精气化生，气与血，血与气，同一母源的两兄弟。

这是岐伯对这个问题的解答。

血与气，分则为二，合则为一，这是《内经》的基本立场。明白了这一立场，才能真正明白"血有病补于气，气有病治养于血"的所以然。

凡失血过多的人，其汗也少；出汗过多的人，其血也少。所以，人体夺血或夺汗，均可造成亡阴亡阳，亡阳会死，亡阴亦会死，有阳无阴不能生存，有阴无阳也不能生存。

这是岐伯的继续解答。继续解答中，解答出了汗多汗少与血液的关系，解答出了亡阴亡阳的危险性与有阳无阴、有阴无阳的危险性。

八、 谷未化为何酒先下

人吃饭喝酒，酒饭一起入胃，但谷物尚未熟化，为何酒却先从小便排出？

这是本篇黄帝最后一个问题。

酒是谷物发酵而酿成的液体，酒气慓悍清纯，所以即使它在谷物之后入胃，也会在食物消化之前排出。

这是岐伯对最后一个问题的解答。

九、 三焦功能的总结

上焦的作用是升化蒸腾，像雾露一样弥漫，灌溉全身。

中焦的作用是腐熟运化水谷，像"沤"渍食物一样使之变化。

下焦的作用是泌别清浊，排泄糟粕，像沟渠排水一样。

这是黄帝对三焦功能的总结。

四时气第十九

---原 文---

黄帝问于岐伯曰：夫四时之气，各不同形，百病之起，皆有所生，灸刺之道，何者为定？岐伯曰：四时之气，各有所在，灸刺之道，得气穴为定。故春取经血脉分肉之间。甚者深刺之，间者浅刺之；夏取盛经[1]孙络，取分间绝皮肤；秋取经腧。邪在府，取之合；冬取井荥，必深以留之。温虐汗不出，为五十九痏[2]，风㾫肤胀，为五十七痏[3]。取皮肤之血者，尽取之。飧泄，补三阴之上，补阴陵泉，皆久留之，热行乃止。转筋于阳，治其阳；转筋于阴，治其阴。皆卒刺之。徒㾫先取环谷[4]下三寸，以铍针针之，已刺而筩之，而内之，入而复之，以尽其㾫，必坚。来缓则烦悗，来急则安静，间日一刺之，㾫尽乃止。饮闭药[5]，方刺之时，徒饮之，方饮无食，方食无饮，无食他食，百三十五日。

着痹不去，久寒不已，卒取其三里。骨为干，肠中不便，取三里，盛泻之，虚补之。疠风[6]者，素刺其肿上。已刺，以锐针针其处，按出其恶气，肿尽乃止，常食方食，无食他食。腹中常鸣，气上冲胸，喘不能久立。邪在大肠，刺肓之原[7]，巨虚上廉，三里。小腹控睾，引腰脊，上冲心。邪在小肠者，连睾系，属于脊，贯肝肺，络心系。气盛则厥逆，上冲肠胃，熏肝，散于肓，结于脐，故取之肓原以散之，刺太阴以予之，取厥阴以下之，取巨虚下廉以去之，按其所过之经以调之。

善呕，呕有苦，长太息，心中憺憺恐人将捕之，邪在胆，逆在胃，胆液泄，则口苦，胃气逆，则呕苦，故曰呕胆。取三里以下胃气逆，则刺少阳血络，以闭胆逆，却调其虚实，以去其邪。饮食不下，膈塞不通，邪在胃脘[8]。在上脘，则刺抑而下之，在下脘，则散而去之。小腹痛肿，不得小便，邪在三焦约，取之太阳大络[9]，视其络脉与厥阴小络，结而血者，肿上及胃脘，取三里。

睹其色，察其以，知其散复者，视其目色，以知病之存亡也。一其形，听其动静者，持气口人迎以视其脉，坚且盛且滑者，病日进；脉软者，病将下，诸经实者，病三日已。气口候阴，人迎候阳也。

注　释

1. 盛经　一指血气充盛之经脉；二指血海之冲脉。《素问·刺疟》："刺郄中盛经出血。"此处盛经，为血气充盛之经脉。《素问·调经论》："血有余，则泻其盛经出其血。"此处盛经，言血海之冲脉。本篇论盛经，论的是手足六阳经。

2. 五十九痏　痏，见本卷第四注释31。五十九痏，又称五十九俞、五十九刺，是指医治温疟之病的59个穴位。《素问·气穴论》："热俞五十九穴。"治热病，有五十九穴。

3. 五十七痏　医治水胀病的五十七个穴位。《素问·气穴论》："水俞五十七穴。"治水胀病，有五十七穴。

4. 环谷　足少阳胆经上的环跳穴。张景岳："环谷，义无所考，或即足少阳之环跳穴。"马元台："各经无环谷穴，止足少阳胆经有环跳穴。"

5. 闭药　医治小便不利的利尿逐水药。张志聪："饮闭药者，谓水乃尽。"

6. 疠风　今之麻风病，病因在风邪。《素问·脉要精微论》："脉风成为疠。"《素问·风论》："疠者，有荣气热胕，其气不清，故使其鼻柱坏而色败，皮肤疡溃，风寒客于脉而不去，名曰疠风，或名曰寒热。"以上两处论疠，均指麻风病。

7. 肓之原　即气海穴。

8. 脘　胃腑。《灵枢·邪气藏府病形》："肾脉急甚为骨癫疾……微大为石水，起脐已下至小腹䐜䐜然，上至胃脘，死不治。"脘与胃，此处是并列而论的。《素问·阴阳别论》："所谓阳者，胃脘之阳也。"张景岳注："胃中阳和之气，即胃气也"。胃脘之阳气即胃气。脘与胃，此处并列而论。脘，有上下之分。上脘，指胃脘上口贲门部。上脘，还为穴位名，脐上五寸。下脘，指胃脘下口幽门部；下脘，也为穴位名，脐上二寸。

9. 太阳大络　一指委阳穴，二指飞阳穴。《灵枢·邪气藏府病形》："三焦病者……候在足太阳之外大络，大络在太阳少阳之间，亦见于脉，取委阳。"此太阳大络，指委阳穴。本篇论太阳大络，指飞阳穴。

四时者，春夏秋冬也。

四时气者，春夏秋冬四时之气也。

四时不同，气也不同，春暖、夏热、秋凉、冬寒，此之为四时之气也。

四时不同，脉象不同，疾病不同，用药与针刺也应该不同。

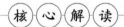

一时有一时之气，四时有四时之气；一时有一时之病，四时有四时之病。时不同，病不同，治疗方法也不同，把握住了这三个基本点，就把握住了本篇的核心内容。

一、 四时变化·人体疾病·针刺治疗

四时变化，变化出不同的气候，不同的气候会引起不同的疾病。

"四时皆有疠疾：春时有痟首疾，夏时有痒疥疾，秋时有疟寒疾，冬时有嗽上气疾。"这是《周礼·天官》中以时论病的论述。

"春脉弦，夏脉钩，秋脉毛，冬脉石。"这是《难经·十五难》中以时论脉的论述。

"四时之气，各有所在，灸刺之道，得气穴为定。故春取经血脉分肉之间。甚者深刺之，间者浅刺之；夏取盛经孙络，取分间绝皮肤；秋取经输。邪在府，取之合；冬取井荥，必深以留之。"这是本篇以时论刺的论述。

四时之气不同，引起的疾病不同，发病部位也不同，所以灸刺取经、取穴，深浅程度也不同。

春季针刺可取大经、血脉、分肉之间的穴位，病重的可用深刺的方法，病轻的可以浅刺。

夏季针刺可取气盛的六阳经皮腠间的支络，或刺分肉之间，以及透过皮肤的浅刺法。

秋季针刺可取各经的腧穴，邪气在六腑的，可取阳经的合穴。

冬季针刺可取各经的井穴和荥穴，一定要深刺留针。

二、 四时杂病之针刺

四时杂病者，四时之内所产生的多种疾病也。

（一）温疟病针刺

《素问·疟论》："先伤于风而后伤于寒，故先热而后寒也，亦以时作，名曰温疟。"本篇指出，患温疟不出汗的，可以取五十九个治疗热病的腧穴。

（二）风水病针刺

《素问·疟论》："至必少气时热，时热从胸背上至头，汗出手热，口干若渴，小便黄，目下肿，腹中鸣，身重难以行，月事不来，烦而不能食，不能正偃，病名曰风水。"本篇指出，患风水皮肤浮肿，可以取五十七个治疗水病的腧穴，如果皮肤有血络瘀血的，都应针刺放血。

（三）飧泄病针刺

《素问·四气调神大论》："秋三月，此谓容平……逆之则伤肺，冬为飧泄。"《素问·阴阳应象大论》："清气在下，则生飧泄。"《素问·脉要精微论》："久风为飧泄。"本篇指出，脾气虚寒引起的飧泄，可针刺脾经的三阴交，用补法，同时补脾经的合穴阴陵泉，都要长时间的留针，待针下有热感为止。

（四）转筋病针刺

《素问·本病论》："厥阴不迁正，即风暄不时，花卉萎瘁，民病淋溲，目系转，转筋，喜怒，小便赤。"《素问·疏五过论》："粗工治之，亟刺阴阳，身体解散，四肢转筋……"本篇指出，若转筋的部位在外侧的，应取刺三阳经的腧穴；若转筋部位在内侧的，应取刺三阴经的腧穴，且都用火针刺入。

（五）水肿病针刺

《素问·阴阳别论》："阴阳结斜，多阴少阳曰石水，少腹肿……三阴结谓之水。"本篇指出，患水肿而不兼风邪的，首先在环谷下三寸的部位，用铍针刺之，然后再用竹筒样中空的针，刺入该处放水，反复进行，将水放尽，使原来水肿时松软的肌肉恢复坚实。

若放水放得缓慢，患者会感觉烦闷不舒；若放水放得较快，患者会觉得舒适安静。

用此法可隔天刺一次，直到水尽为止。还需要饮服通闭的药物，利其小便，以防再肿。

一般在针刺之初，配饮通闭药。服药时不要吃东西，吃东西时不要服药，且要禁止吃其他伤脾助湿的食物一百三十五天。

（六）著痹针刺

《素问·痹论》："湿气胜者多著痹也。（著痹：以痛位固定不移，肢体沉重或麻木不仁为特点的痹证。）"湿邪偏重的著痹长久不愈，是寒湿久留在内，可用火针刺足三里。

（七）肠不适针刺

肠中感觉不适，可针刺足三里，邪气盛的用泻法，正气虚的用补法。

（八）疠风（麻风）针刺

《素问·脉要精微论》："脉风成为疠。"疠风者，麻风也。麻风病一般当刺其肿起的部位。刺过之后，再用锐利的针刺患处，然后用手按压排出毒气恶血，直至肿消为止。饮食方面要吃平时经常吃的食物，不要吃其他动风发毒的食物。

（九）腹鸣针刺

《素问·刺疟》："脾疟者，令人寒，腹中痛，热则肠中鸣，鸣已汗出，刺足太阴。"本篇指出，腹中时常鸣响，气上逆而冲向胸部，喘促不能长久站立，这是邪在大肠所致，治疗当刺气海（肓之原即气海穴）、上巨虚、足三里穴。

（十）睾丸痛针刺

《素问·至真要大论》："岁太阳在泉，寒淫所胜，则凝肃惨慄。民病少腹控睾……"小腹控引睾丸作痛，并牵及腰脊，上冲于心，这是邪在小肠，小肠连于睾系，向后连属于脊，其经脉贯穿肝肺，绕络心系，当小肠邪气盛，就会厥气上逆，上冲肠胃，熏扰肝脏，布散于肓膜，结聚在脐部。所以气海穴以消散脐部之结，针刺手太阴经以补肺虚，再刺足厥阴经以泻肝实，并刺下巨虚以去小肠的邪气，同时按其出现症状的经脉进行调治。

此处需要说明这样一个问题——同穴而异名。巨虚与廉是一个穴位，上下巨虚也可以称为上下廉。

（十一）呕吐针刺

《素问·刺热》："心热病者，先不乐，数日乃热，热争则卒心痛，烦闷善呕。"《素问·刺疟》："足太阴之疟，令人不乐，好大息，不嗜食，多寒热汗出，病至则善呕……"又："足少阴之疟，令人呕吐甚……"《素问·咳论》："脾咳不已，则胃受之，胃咳之状，咳而呕，呕甚则长虫出。"又："肝咳不已，则胆受之，胆咳之状，咳呕胆汁。"本篇指出，患者经常呕吐，呕吐物夹有苦水，并经常叹气，心中恐惧不宁，像有人要抓捕他一样，这是病邪在胆，而气逆于胃，胆汁外泄则口苦，胃气上逆就会呕出苦水，所以叫呕胆。治疗可取胃经的足三里穴，降胃气以止呕吐，并针刺足少阳胆经的血络，以抑制胆气上逆，还要根据虚实情况进行调治，以祛除病邪。

（十二）食噎针刺

饮食不能咽下或觉胸膈阻塞不通的，这是病邪留在胃脘所致。病在上脘，则针刺上脘，以抑降上逆的胃气，病在下脘，则针刺下脘，以温散停积的寒滞。

（十三）腹痛、小便不通针刺

《素问·长刺节论》："病在少腹，腹痛不得大小便，病名曰疝，得之寒……"本篇指出，小腹部肿痛，小便不通，这是邪在膀胱，下焦阻塞的缘故，治疗应取足太阳经的大络委阳穴，观察足太阳经的络脉和足厥阴经的小络，有瘀血结聚的，针刺以去其瘀血，如果小腹肿胀上至胃脘部，并取足三里穴。

三、 观色与察神

本篇再一次强调，针刺之工在针刺之时必须善于"睹其色，察其目"。

观色与察神，对于针刺来说，如车之两轮，鸟之两翼。

针刺之时，观察患者的气色和眼神，可以知道正气的散失或恢复。

观看眼睛颜色之变化，可以了解邪气的存在或消失。

察看患者的形态、动静，可以知道病情的或轻或重的演变。

再结合气口、人迎脉的诊断，病情则可以了然于瞬间。例如脉象坚实且洪大滑利的，为疾病日渐加重的表现。如果脉象软弱缓和，是病邪将退的表现。

各经脉实有力，是正气旺盛，病在三天左右就会痊愈。

气口脉属手太阴肺脉，五脏之主，故以候手足各脉之阴；人迎脉属足阳明胃脉，胃为六腑之源，故以候手足各脉之阳。

五
邪
第
二
十

邪在肺，则病皮肤痛，寒热，上气喘，汗出，咳动肩背。取之膺中外腧[1]，背三节五藏之傍，以手疾按之，快然[2]乃刺之。取之缺盆中以越之[3]。

邪在肝，则两胁中痛，寒中，恶血在内，行善掣[4]节，时脚肿。取之行间，以引胁下，补三里以温胃中，取血脉以散恶血；取耳间青脉[5]，以去其掣。

邪在脾胃，则病肌肉痛。阳气有余，阴气不足，则热中善饥；阳气不足，阴气有余，则寒中肠鸣、腹痛；阴阳俱有余，若俱不足，则有寒有热，皆调于三里。

邪在肾，则病骨痛，阴痹。阴痹者，按之而不得，腹胀，腰痛，大便难，肩背颈项痛，时眩。取之涌泉、昆仑。视有血者，尽取之。

邪在心，则病心痛，喜悲，时眩仆；视有余不足而调之其输也。

注　释

1. 膺（yīng）中外腧　膺中，指胸外侧肋骨。《素问·气府论》："膺中骨间各一。"外腧，马元台注："云门、中府等穴。"

2. 快然　愉快、舒畅。《灵枢·本输》："痿厥者，张而刺之，可令立快也。"

3. 越之　越，指发散、消散。越之，指针刺使病邪发散、消散之。《春秋左传·昭公四年》："风不越而杀。"注："越，散之。"《素问·举痛论》："劳则喘息汗出，外内皆越，故气耗矣。"劳累过度则常喘息且汗液外出，里外之气均散发于外，所以说是气耗。外内皆越，越为散发、发散之越。《灵枢·刺节真邪》："凡刺热邪，越而苍，出游不归，乃无病，为开通辟门户，使邪得出，病乃已。"刺热邪，关键在除热发散。越而苍之越，指发散；苍，指苍凉，指的是身体由发热恢复正常。不能外散的邪气重返体内，否则身体就会再发热，病也就消除了。此处论越，同样是指发散。

4. 掣　指牵引、牵掣。张景岳："行善牵掣其关节。"

5. 青脉　色呈青色的络脉。《灵枢·官能》："鱼上白肉有青血脉者，胃中有寒。"手鱼际白肉上出现有青色络脉，表明胃中有寒。青脉，无论是出现在耳间还是手鱼际白肉上，其病因是一样的，均为寒因所致。

五者，五脏也。

邪者，邪风、虚风也。

邪入五脏，故曰五邪。

脏有五，而邪风有八。八邪亦或八虚，会在《灵枢·九宫八风》中讨论。

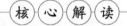

邪入肝，病！邪入心，病！邪入脾，病！邪入肺，病！邪入肾，病！

一脏一病，五脏五病。一病一种刺法，五病五种刺法。不同的病，有不同的刺法。五脏之病与五种针刺之法，本篇之核心内容也。

一、邪入肺

（一）病与病症

邪气入肺，症状为皮肤疼痛，恶寒发热，气上逆而喘，出汗，咳嗽牵引肩背作痛。

（二）针刺治疗

治疗可取胸部外侧的中府、云门二穴，以及背部第三胸椎旁开一寸半的肺腧穴。

（三）刺前准备

针刺前先用手快速地按压，患者有舒畅的感觉，即在该处进行针刺，然后再取任脉的天突穴，以散越肺中邪气。

二、 邪入肝

（一）病与病症

邪气入肝，症状为两胁疼痛，中焦虚寒，瘀血留积体内，行走时小腿经常抽筋，关节时有肿痛。

（二）针刺治疗

治疗可取足厥阴肝经的荥穴行间，以引气下行缓解胁痛，补足阳明胃经的足三里穴，以温胃暖中，同时对有瘀血的络脉，可用针刺以散其恶血，再取耳轮后青络上的瘛脉穴，以除去其牵引痛的感觉。

三、 邪入脾胃

（一）病与病症

邪气入脾胃，症状为肌肉疼痛。如果阳气有余，阴气不足，则中焦热盛而消谷善饥；如果阳气不足，阴气有余，则中焦寒盛而肠鸣腹痛；如果阴阳都有余，或阴阳都不足，则疾病有寒有热。

（二）针刺治疗

不论是寒还是热，都可取足阳明胃经的足三里穴进行调治。

四、 邪入肾

（一）病与病症

邪气入肾，症状为骨痛、阴痹。所谓阴痹，是指在形体表面按摸不到，而出现腹胀，腰痛，大便困难，肩、背、颈、项等处疼痛，以及经常目眩诸症。

（二）针刺治疗

治疗可取足少阴肾经的涌泉穴和足太阳膀胱经的昆仑穴，凡出现瘀血现象的，都刺出其血。

五、 邪入心

（一）病与病症

邪气入心，症状为心痛，经常容易悲伤，时常眩晕扑倒。

（二）针刺治疗

应根据病情的有余或不足，取本经的腧穴，用补虚泻实的方法进行调治。

寒热病第二十一

原　文

皮寒热者，不可附席[1]，毛发焦鼻槁腊[2]，不得汗，取三阳之络[3]，以补手太阴。肌寒热者，肌痛，毛发焦而唇槁腊，不得汗，取三阳于下，以去其血者，补足太阴以出其汗。骨寒热者，病无所安，汗注不休。齿未槁，取其少阴于阴股之络[4]；齿已槁，死不治。骨厥亦然。骨痹，举节[5]不用而痛，汗注烦心，取三阴之经补之。

身有所伤，血出多及中风寒，若有所堕坠，四肢懈惰不收，名曰体惰，取其小腹脐下三结交[6]。三结交者，阳明、太阴也，脐下三寸关元也。厥痹[7]者，厥气上及腹，取阴阳之络，视主病也，泻阳补阴经也。

颈侧之动脉人迎。人迎，足阳明也，在婴筋[8]之前。婴筋之后，手阳明也，名曰扶突。次脉，足少阳脉也，名曰天牖。次脉，足太阳也，名曰天柱。腋下动脉，臂太阴[9]也，名曰天府。阳迎头痛[10]，胸满不得息，取之人迎。暴喑气硬[11]，取扶突与舌本出血。暴聋气蒙[12]，耳目不明，取天牖。暴挛痫眩，足不任身，取天柱。暴瘅[13]内逆，肝肺相搏，血溢鼻口，取天府。此为天牖五部。

臂阳明[14]有入頄遍齿者，名曰大迎，下齿龋取之。臂恶寒补之，不恶寒泻之。足太阳有入頄遍齿者，名曰角孙[15]，上齿龋取之，在鼻与頄前，方病之时其脉盛，盛则泻之，虚则补。一曰取之出鼻外。

足阳明有挟鼻入于面者，名曰悬颅[16]，属口，对入系目本，视有过者取之，损有余，益不足，反者益其。足太阳有通项入于脑者，正属目本，名曰眼系，头目苦痛，取之在项中两筋间。入脑乃别，阴跷阳跷，阴阳相交，阳入阴，阴出阳，交于目锐眦。阳气盛则瞋目[17]，阴气盛则瞑目。

热厥取足太阴、少阳，皆留之；寒厥取足阳明、少阴于足，皆留之。舌纵涎下，烦悗，取足少阴。振寒洒洒，鼓颌[18]，不得汗出，腹胀烦悗，取手太阴。刺虚者，刺其去也；刺实者，刺其来也。

春取络脉，夏取分腠，秋取气口，冬取经输，凡此四时，各以时为齐[19]。络脉治皮肤，分腠治肌肉，气口治筋脉，经输治骨髓。

五藏身有五部：伏兔一；腓二，腓者，腨也；背三；五藏之腧四；项五。此五部有痈疽者，死。病始手臂者，先取手阳明、太阴而汗出；病始头首者，先取项太阳而汗出；病始足胫者，先取足阳明而汗出；臂太阴可汗出，足阳明可汗出。故取阴而汗出甚者，止之于阳；取阳而汗出甚者，止之于阴。凡刺之害，中而不去则精泄，不中而去则致气；精泄则病甚而恇，致气则生为痈疽也。

注　释

1. 不可附席　附，贴，紧贴着。席，床上卧席。不可附席，身中邪，皮痛而不能躺贴在床席上。

2. 槁腊　槁，干枯。腊，本义指风干的腊肉，本文指干枯的肌肉与肌肉的干枯。马莳："鼻孔槁腊，腊者干也。"

3. 三阳之络　三阳有太阳、少阳、阳明与足太阳膀胱经等两重意思。本篇指的是足太阳膀胱经上的络脉，具体应指络穴飞扬。《素问·诊要经终论》："夏刺络俞，见血而止，尽气闭环，痛病必下。"夏，针刺各经络脉的腧穴，见血即止，邪气尽出而后出针，以手按压针孔，经气循环一周，疼痛必然停止。阳经病，夏刺络俞。

4. 少阴于阴股之络　骨寒热病，牙齿尚未枯槁的，针刺时取足少阴经的络穴大钟。

5. 举节　即关节，指所有关节。

6. 三结交　指足阳明、足太阴与任脉三经交结之处，在脐下三寸，称为关元穴。马莳："盖本经为任脉，而足阳明胃，足太阴脾之脉，亦结于此，故谓之三结交也，即脐下三寸关元穴耳。"

7. 厥痹　指痹病兼气机上逆的综合病。

8. 婴筋　婴，颈饰也。婴筋，颈侧之筋也。

9. 臂太阴　臂，手臂也。臂太阴，即手太阴肺经。

10. 阳迎头痛　阳，阳气也。迎，阳气逆行也。阳迎头痛，阳气逆行而引起的头痛。

11. 气硬　硬，硬塞也。气硬，气逆病。主要特征为发病于瞬间，喉硬塞舌强硬，不能发出声音。张景岳："气硬，喉舌强硬也。"杨上善："气在咽中，如鱼鲠之状，故曰气硬。"

12. 暴聋气蒙　暴，突然也。暴聋，耳朵突然失聪。气蒙，眼睛失明。耳失聪、目失明，病因在经气蒙蔽不通。

13. 暴瘅　暴，突然。瘅，热病。暴瘅，病因在热，病症为口鼻出血，医治针刺时取天府穴。

14. 臂阳明　臂，手臂也。臂阳明，即手阳明大肠经。

15. 角孙　穴位名。属手少阳三焦经，与足太阳膀胱经相通，位于耳尖上发际处，折曲耳郭取穴。张志聪："角孙乃手少阳之经穴。"

16. 悬颅　穴位名。属足少阳胆经，位于发际中，当头维穴与曲鬓穴沿鬓发弧形连线的中点处。

17. 瞋目　眼睛睁大而不能闭合状。杨上善："阳跷脉盛，目瞋不合。"

18. 鼓颔　寒因病。鼓，鼓动。颔，下颔。鼓颔，因中寒而下颔鼓动。

19. 齐　本篇论齐，齐有标准、等同之义；以时为齐，即以四时之时为标准。《吕氏春秋·观世》："与我齐者。"注："齐，等也。"《素问·五常政大论》："夫经络以通，血气以从，复其不足，与众齐同，养之和之，静以待时，谨守其气。"四时之时序，是养生医病的准则。齐，齐在四时标准中。

题 解

寒热病，寒热交替之病也，发寒又发热之病也。

"冷来时，冷得冰凌上卧；热来时，热得蒸笼上坐"是寒热病的显著特征。

谈寒热病，必须从《素问》开始。

《素问·生气通天论》："因于露风，乃生寒热。"

这一论断告诉后人，邪风是寒热病的病因。《素问·阴阳别论》："三阳为病发寒热。"

这一论断告诉后人，太阳经受邪，会引发寒热病。

《素问·异法方宜论》："中央者，其地平以湿，天地所以生万物也众，其民食杂而不劳，故其病多痿厥寒热。"

这一论断告诉后人，中原一带，寒热病为地方病。

《素问·脉要精微论》："风成为寒热。"

《素问·刺疟》："足少阴之疟，令人呕吐甚，多寒热。"

这一论断告诉后人，足少阴肾经受邪，会引发寒热病。

《素问·风论》："风之伤人也，或为寒热，或为热中，或为寒中，或为疠风，或为偏枯，或为风也……"

邪风伤人，会引发多种疾病，其中一种为寒热。

一部《素问》，寒热一病，反复出现，足见中华先贤对寒热病的高度重视。

寒热病之病因，主要在风，邪风是寒热病的重要外因。风中经脉，会引起疾病。风中太阳经、少阴经，均会引起寒热病。

寒热病之病因，次要在空间，东西南北中之中，是寒热病的空间因。天下九州，中原地区是寒热病的多发地。

《难经·五十八难》："寒热之病，候之如何也？然。皮寒热者，皮不可近席，毛发焦，鼻藁不得汗。肌寒热者，皮肤痛，唇舌藁无汗。骨寒热者，病无所安，汗注不休，齿本藁痛。"

问：身体寒热的疾病，如何来诊候它呢？

答：皮毛寒热的，患者皮肤灼热不能贴近席子，毛发焦枯，鼻子枯槁干燥，不能出汗；肌肉寒热的，患者肌肉疼痛，唇舌枯燥焦槁，没有汗出；骨骼寒热的，患者没有安静的时候，汗泄如注不能休止，牙齿根本枯槁疼痛。

《灵枢·五变》："百疾之始期也，必生于风雨寒暑，循毫毛而入腠理，或复还，或留止，或为风肿汗出，或为消瘅，或为寒热，或为留痹，或为积聚。"

——这一论断告诉后人，风雨寒暑之邪，会引起百病之害。百病之中，有寒热一病。

本篇论寒热，其特点是：论病不论因。

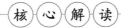

核心解读

寒热，从外至内，分为三种：一是皮寒热，二是肌寒热，三是骨寒热。三种寒热，即本篇核心内容。

一、寒热三病

皮寒热，肌寒热，骨寒热，为本篇重点论述的寒热三病。分述如下。

（一）皮寒热

此病有四大特征，治疗时主取飞扬穴。

1. 病之特征　邪入皮肤而发生的寒热病，其特征有四：①皮肤不能着席；②毛发焦枯；③鼻内干燥；④汗不得出。

2. 针刺治疗　取足太阳膀胱经的络穴飞扬，并补手太阴肺经的穴位。

这里需要解释一下飞扬与飞阳：飞扬是一个穴位，飞阳是一条经络。

《灵枢·根结》："足太阳根于至阴，溜于京骨，注于昆仑，入于天柱，飞扬也。"这一论断告诉后人，飞扬是足太阳膀胱经脉的一个穴位。

《灵枢·经脉》："足太阳之别，名曰飞阳，去踝七寸，别走少阴。实则鼽窒，头背痛；虚则鼽衄。"这一论断告诉后人，飞阳是足太阳膀胱经脉的一条络脉。

《素问·刺腰痛》："飞阳之脉令人腰痛，痛上怫怫然，甚则悲以恐，刺飞阳之脉，在内踝上五寸，少阴之前，与阴维之会。"这一论断告诉后人，飞阳是足太阳膀胱经脉上通于足少阴肾经的一条络脉。邪气伤飞阳之脉，即累及足少阴肾经，肾经伤则腰痛。

（二）肌寒热

此病有四大特征，治疗时主取飞扬穴。

1. 病之特征　邪入肌肉而发生的寒热病，其特征有四：①肌肉疼痛；②毛发焦枯；③口唇干枯；④汗不得出。

2. 针刺治疗　取足太阳膀胱经下部的络穴飞扬，放出其瘀血，并补足太阴脾经的穴位，以出其汗。

（三）骨寒热

此病有三大特征，治疗时主取大钟穴。

1. 病之特征　邪入骨而发生的寒热病，其特征有三：①患者烦躁不安；②汗出如注不止；③牙齿枯槁。

2. 针刺治疗　如牙齿尚未枯槁的，可取足少阴经的络穴大钟。

骨厥的医治，可采用相同的方法。

若牙齿已经枯槁的，则是不治的死证。

二、 题外三病

骨厥、厥痹、高空坠落，此三病为寒热病之外的三种病。

《素问·痹论》："风寒湿三气杂至，合而为痹也。"又："其风气胜者为行痹，寒气胜者为痛痹，湿气胜者多著痹也。"痹病，发寒不发热。所以，骨厥、厥痹这两种病在寒热病之外。

高空坠落的跌打损伤，与寒热病毫无关系，所以，这种病也在寒热病之外。

题外三病，分述如下：

（一）骨痹

患骨痹病者，一是全身关节不能自如活动；二是全身关节疼痛；三是汗出如注，心中烦躁。治疗可取三阴经的穴位，用补法。

（二）厥痹

患厥痹病，是厥逆之气，由下肢向上，传及腹部，治疗可取阴经或阳经的络穴，但必须察明主病之所在，在阳经用泻法，在阴经用补法。

（三）破伤与高空坠落

若身体有破伤，出血过多，又感受了风寒，或从高处坠落跌伤，致使肢体懈怠无力，称为体解病；治疗可取脐下小腹部的三结交，所谓"三结交"，是足阳明、足太阴与任脉三经交结之处，在脐下三寸，称为关元穴。

三、 经穴与疾病

五经穴治五种病，五种病是指五种突然发作的疾病。

（一）人迎穴与头痛胸闷

颈间结喉两侧的动脉处，有穴称为人迎穴，属足阳明经脉，在颈筋的前方。

如阳邪上逆而头痛，胸中满闷，呼吸不利，可取人迎穴。

（二）扶突穴与突然音哑

在颈筋后方的是手阳明经脉，有穴称为扶突穴。

如突然音哑，舌强，可取扶突穴，并刺舌根出血。

（三）天牖穴与突然耳聋

手阳明经脉后次一行的经脉是足少阳，穴名称为天牖穴。

如突然耳聋，经气蒙蔽不通，耳失聪，目不明，可取天牖穴。

（四）天柱穴与拘挛癫痫

手阳明经脉之后再次一行的经脉是足太阳，有穴称为天柱穴。

如突然发生拘挛，癫痫，头目眩晕，两足软弱无力，不能支撑身体，可取天柱穴。

（五）天府穴与口鼻出血

腋下动脉处，是手太阴经脉，有穴称为天府穴。

如果突然患消瘅，内脏气机逆乱，肝肺两经邪火相争，以致血向上溢，口鼻出血，可取天府穴。

一穴治一病，五穴治五病。这五种病全部在"突然"的范围之内。

这里的方法，可以以病取穴，可以以穴治病。是"这种病"就取"这个穴"，是"这种病"就刺"这个穴"。不需要再化验，不需要再检查。直截了当，方便快捷。针经的优秀，针刺的奥妙，中医的永恒，此处可见一斑。

（六）四阳经与牙痛、眼痛病

"牙痛不是病，痛起来要了命。"大江南北，黄河两岸，长城内外，都流传有这句话。针刺可以瞬间治牙痛，笔者亲身经历过，也亲眼看见过。

牙痛，是可以瞬间控制的。牙齿分上下，上齿痛与下齿痛，针刺的经脉与穴位是不同的。

1. 手阳明大肠经与下齿痛　手阳明大肠经入于颧部而遍络于齿龈的，有穴称为大迎穴，所以下齿龋痛，可取手阳明经的某些穴位治疗。如果臂部恶寒的就用补法，不恶寒的就用泻法。

牙齿分上下，下面牙齿疼痛取手阳明大肠经上的大迎穴。

2. 足太阳膀胱经与上齿痛　足太阳膀胱经入于颧部而遍络于齿龈的，有穴称为角孙穴，上齿龋痛，可取鼻及颧前的穴位治疗。在刚发病的时候，其脉气充盛，要用泻法，脉虚弱的则用补法。

牙齿分上下，上齿疼痛取足太阳膀胱经上的角孙穴。

另一治法是，针刺鼻外侧的禾髎、迎香穴。

3. 足阳明经脉与眼病　足阳明经脉有挟于鼻旁而入于面部的，有穴称为悬颅穴，该脉下行联属于口，上行的由口入系目本，诊视该部如有病变，即可取悬颅穴。泻其有余，补其不足，反之就会加重病情。

4. 足太阳膀胱经与头痛目痛　足太阳膀胱经有通过项后而入于脑部的，直接连属于目本，称为眼系穴。如见头痛目痛，可取项中两筋之间的玉枕穴。此脉入脑后才别道而行。

5. 阳跷阴跷与寒厥热厥　阳跷脉和阴跷脉，是阴阳相交的，阳入于阴，阴出于阳，相交于眼内角，如果阳气偏盛眼睛就睁开，阴气偏盛眼睛就闭合。

热厥病，可取足太阴经与足少阳经的腧穴，并皆留针。

寒厥病，可取足阳明经与足少阴经的腧穴，并皆留针。舌纵缓不收，流涎，心中烦闷，可取足少阴经的腧穴。

6. 手太阴经与腹胀、烦闷　洒洒恶寒，两颔鼓动，不出汗，腹胀，烦闷，可取手太阴经的腧穴。针刺正气虚的病证，应顺着脉气去的方向转针；针刺邪气盛的病证，应迎着脉气来的方向转针。

四、　针刺原则

四时针刺与四时取穴，这是针刺的根本原则。四时不同，取穴也不同，《难经·七十四难》的解释是："春刺井，夏刺荥，季夏刺输，秋刺经，冬刺合者，何谓也？然。春刺井者，邪在肝；夏刺荥者，邪在心；季夏刺输者，邪在脾；秋刺经者，邪在肺；冬刺合者，邪在肾。"春季针刺井穴，是邪气在肝；夏季针刺荥穴，是邪气在心；季夏针刺腧穴，是邪气在脾；秋季针刺经穴，是邪气在肺；冬季针刺合穴，是邪气在肾。

四时不同，取穴也不同，本篇的解释如下：春季针刺时，可取络脉间的穴位；夏季针刺时，可取分肉腠理间的穴位；秋季针刺时，可取气口部的穴位；冬季针刺时，可取经穴。

凡此四时的刺法，是以时令为针刺之标准，取络脉能治皮肤间病，取分肉腠理能治肌肉间病，取气口能治筋脉间病，取经穴能治骨髓、五脏间病。

五、 五部位与痈疽

痈疽，泛指化脓性疮疡。身体有五个重要部位，最容易发生痈疽：①大腿前方的伏兔部；②小腿肚部；③背部中行的督脉部；④背部的五脏腧部；⑤项部。

这五个部位如果发生痈疽，往往难以治疗。

六、 不同起点的疾病， 不同经脉的医治

（一）病起手臂

疾病开始发生在手臂部的，可先取手阳明和手太阴经的穴位治疗，使其出汗。

（二）病起头部

疾病开始发生在头部的，可先取项间足太阳经的穴位治疗，使其出汗。

（三）病起足胫

疾病开始发生在足胫部的，可先取足阳明经的穴位治疗，使其出汗。

（四）用补法止汗

手太阴经的病可以发汗，足阳明经的病也可发汗。

如果取阴经的穴位用泻法而汗出过多时，可取阳经的穴位用补法来止汗。

取阳经的穴位用泻法而汗出过多时，可取阴经的穴位用补法来止汗。

七、 误刺的危害

误用刺法会产生危害，其危害主要有两种：

（一）耗泄精气

当已刺中病而不去针，则使人精气耗泄。精气耗泄会使病情加重，形体羸瘦。

（二）邪留不散

未刺中病而立即出针的，则会导致邪留不散。邪留不散的，则会发生痈疽。

癫狂第二十二

（原）（文）

目眦外决于面者，为锐眦[1]，在内近鼻者，为内眦[2]，上为外眦[3]，下为内眦。

癫疾始生，先不乐，头重痛，视举目赤，甚作极已，而烦心，候之于颜。取手太阳、阳明、太阴，血变而止。癫疾始作而引口啼呼喘悸者，候之手阳明、太阳，左强者攻其右，右强者攻其左，血变而止。癫疾始作，先反僵，因而脊痛，候之足太阳、阳明、太阴、手太阳，血变而止。治癫疾者，常与之居，察其所当取之处。病至，视之有过者泻之，置其血于瓠壶[4]之中，至其发时，血独动矣。不动，灸穷骨二十壮。穷骨者，骶骨[5]也。

骨癫疾者，顑齿诸腧分肉皆满，而骨居，汗出烦悗。呕多沃沫，气下泄，不治。筋癫疾者，身倦挛急，大刺项大经之大杼脉。呕多沃沫，气下泄，不治。脉癫疾者，暴仆，四肢之脉皆胀而纵。脉满，尽刺之出血；不满，灸之挟项太阳，灸带脉于腰相去三寸，诸分肉本输。呕多沃沫，气下泄，不治。癫疾者，疾发如狂者，死不治。

狂始生，先自悲也，喜忘、苦怒、善恐者，得之忧饥，治之取手太阴、阳明，血变而止，及取足太阴、阳明。狂始发，少卧不饥，自高贤也，自辨智也，自尊贵也，善骂詈，日夜不休，治之取手阳明、太阳、太阴、舌下少阴。视之盛者，皆取之，不盛，释之也。狂言，惊，善笑，好歌乐，妄行不休者，得之大恐，治之取手阳明、太阳、太阴。狂，目妄见，耳妄闻，善呼者，少气之所生也。治之取手太阳、太阴、阳明、足太阴、头、两顑。狂者多食，善见鬼神，善笑而不发于外者，得之有所大喜，治之取足太阴、太阳、阳明，后取手太阴、太阳、阳明。狂而新发，未应如此者，先取曲泉左右动脉，及盛者见血，有顷已。不已，以法取之，灸骨骶二十壮。

风逆[6]，暴四肢肿，身漯漯，唏然时寒，饥则烦，饱则善变。取手太阴表里、足少阴、阳明之经。肉清[7]取荥，骨清取井、经也。

厥逆为病也，足暴清，胸若将裂，肠若将以刀切之，烦而不能食，脉大小皆涩，暖取足少阴，清取足阳明，清则补之，温则泻之。

厥逆腹胀满，肠鸣，胸满不得息，取之下胸二胁，咳而动手者，与背输，以手按之立快者是也。

内闭不得溲，刺足少阴、太阳，与骶上以长针。气逆，则取其太阴、阳明、厥阴，甚取少阴，阳明动者之经也。

少气，身漯漯[8]也，言吸吸[9]也，骨酸体重，懈惰不能动，补足少阴。

短气，息短不属，动作气索[10]，补足少阴，去血络也。

注 释

1. 锐眦　眼角向外凹陷于面颊一侧的，称为锐眦。

2. 内眦　眼角向内凹陷于近鼻一侧的，称为内眦。下眼胞属内眦。

3. 外眦　上眼胞。

4. 瓟（páo）壶　瓟，葫芦的一种。壶、瓟、匏三者可以统称。本篇指器皿葫芦。

5. 骶骨　本篇指尾骶骨末端的长强穴。

6. 风逆　病名。风逆之为病，外因在风邪，内因在气逆；病症见四肢浮肿、畏寒，饥饿时心中烦乱。

7. 清　本篇指清冷、寒冷。

8. 漯漯　有虚乏无力、肿胀沉重、出汗聚集而多等三重意思。《素问·刺腰痛》："会阴之脉令人腰痛，痛上漯漯然汗出。"注：漯，同累。漯漯然汗出，汗出如串珠，形容汗出不断。《灵枢·杂病》："厥，胸满面肿，唇漯漯然，暴难言，甚则不能言，取足阳明。"口唇漯漯，即口唇肿胀。本篇指虚乏无力。高士宗："漯音沓。"杨上善："漯漯吸吸皆虚乏状也。"

9. 吸吸　虚乏少气之状。杨上善："吸吸，虚乏状也。"

10. 气索　这是《内经》中第一次出现的病名。索，在《内经》中有绳索之绳、取穴之取、散离之散、失去之失等多重含义。本篇论索，指散离之义。气索，即正气离散，气虚衰弱之状。

癫狂，癫与狂，是两种病而非一种病。

本篇先论癫，后论狂。只论病症，不论病因。癫狂之病因，《素问》中有记载。

《素问》论癫，有病因，有病症，有脉象。

《素问·奇病论》："帝曰：人生而有病巅疾者，病名曰何？安所得之？岐伯曰：病名为胎病，此得之在母腹中时，其母有所大惊，气上而不下，精气并居，故令子发为巅疾也。"——这里论的是发病之因。癫疾是一种先天性疾病，即未生之前，在胎中因母亲受惊所得的疾病。

《素问·长刺节论》："病初发，岁一发，不治月一发，不治月四五发，名曰癫病。"——这里论的是病发之症。开始一岁一发作，不治一月一发作，再不治一月发作四五次。

《素问·通评虚实论》："帝曰：癫疾之脉，虚实何如？岐伯曰：虚则可治，实则死。"又："黄疸暴痛，癫疾厥狂，久逆之所生也。"

《素问·厥论》："阳明之厥，则癫疾欲走呼，腹满不得卧，面赤而热，妄见而妄言。"

再论狂。《素问》论狂，有病因，有病症，有针刺之法。

《素问·生气通天论》："阴不胜其阳，则脉流薄疾，并乃狂。"

《素问·宣明五气》："邪入于阳则狂。"

《素问·病能论》："帝曰：有病怒狂者，此病安生？岐伯曰：生于阳也。帝曰：阳何以使人狂？岐伯曰：阳气者，因暴折而难决，故善怒也，病名曰阳厥。"

《素问·脉解》："所谓甚则狂巅疾者，阳尽在上而阴气从下，下虚上实，故狂巅疾也。"

《素问·长刺节论》："病在诸阳脉，且寒且热，诸分且寒且热，名曰狂，刺之虚脉，视分尽热病已止。"

《素问·调经论》："血并于阴，气并于阳，故为惊狂。"

《素问·至真要大论》："诸躁狂越，皆属于火。"

笔者论癫狂，癫为外因之癫，狂为内因之狂。风癫而阳狂。简而言之，风邪致癫，阳盛致狂。

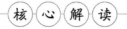

核 心 解 读

同样是癫病，症状有不同。从症状上分，癫有三种癫。从部位上分，癫分骨癫、筋癫和脉癫。

同样是狂病，症状有不同。从症状上分，狂有五种狂。五种狂的医治方法，各有不同。

癫狂二病的症状与医治构成了本篇之核心。

一、 锐眦·外眦·内眦

眼角向外凹陷于面颊一侧的，称为锐眦。

眼角向内凹陷于近鼻一侧的，称为内眦。

上眼胞属外眦，下眼胞属内眦。

二、 三种症状的癫病与医治

同样是癫病，症状却不一样。本文介绍了三种不同症状的癫病，也介绍了相应的判断方法与不同医治方法。

（一）第一种癫病

1. 病症　癫病开始发生的时候，患者先感到闷闷不乐，头部沉重疼痛，两目上视，眼睛发红，病严重时，会出现心中烦乱不宁。

2. 诊断　医生可通过患者颜面部的色泽、表情来推断其病将要发作。

3. 治疗　可取手太阳、手阳明、手太阴三经的穴位，针刺泻去邪血，直至血色转为正常而后止针。

（二）第二种癫病

1. 病症　癫病开始发作的时候，口角牵引而歪斜，发出啼叫的声音，出现喘促、心悸等症状。

2. 治疗　应取手阳明、手太阳两经的穴位，采用缪刺法，向左侧牵引的，刺其右侧；向右侧牵引的，刺其左侧，直到血色转为正常而后止针。

（三）第三种癫病

1. 病症　癫病开始发作的时候，先见腰脊反张而僵硬，因而出现脊柱作痛等症状。

2. 治疗　候察病之所在，可取足太阳、足阳明、足太阴、手太阳经的穴位，针刺泻去邪血，直到血色转为正常而后止针。

治疗癫病时，医生应当常与患者住在一起，观察所应当取治的部位，当病发作时，根据其有病的经脉，用泻法出血。将泻出的血放在葫芦内，等到再次发作时，葫芦内的血会独自动荡。如果不动，可灸穷骨二十壮。所谓"穷骨"，就是骶骨。

癫病患者的血，在葫芦内独自会动，这可能是一种独特的现象。《内经》讲时间，讲空间，讲阴阳寒暑，讲风霜雨雪，讲四时八节，一句话，只讲自然哲理而不讲神秘现象，不知为何此处会出现一种超自然现象。

三、骨、筋、脉三癫的症状与医治

本篇将癫病分为骨癫、筋癫、脉癫三种。三种癫，症状各有差别，针刺取穴也不一样。

（一）骨癫

1. 症状　凡邪气壅滞而胀满的骨癫，症状为骨骼强直，出汗，心中烦闷。

2. 医治　针刺取腮、齿部位的腧穴和分肉之间。

若呕吐很多涎沫，而气又泄于下的，是不治之症。

（二）筋癫

1. 症状　①身体蜷缩；②筋脉拘急；③脉大。

2. 医治　针刺宜刺项后足太阳经的大杼穴。若呕吐很多涎沫，气又下泄的，是不治之症。

（三）脉癫

1. 症状　①突然跌倒；②四肢的脉都胀满而弛纵（松弛）不收。

2. 医治　①凡脉满之处，都可用针刺，刺出血为止。②凡脉不满而陷下者，宜灸挟行于项后两侧足太阳经的穴位，并可灸距腰三寸许的带脉穴，也可灸各经的分肉之间与四肢的腧穴。

若呕吐很多涎沫，而气又泄于下的，是不治之症。

骨癫、筋癫、脉癫，如发作时像狂病一样，都是不治之症。

四、狂病之症与医治

本篇论狂病，介绍了几种不同症状的狂病。

（一）第一种狂病

1. 症状　狂病开始发作时，患者先有悲伤之情，健忘，容易发怒，经常恐惧，病因多由过度的忧愁与饥饿所致。

2. 医治　可取手太阴经、手阳明经的穴位，针刺泻去邪血，直到血色转为正常而后止针，并取足太阴经、足阳明经的穴位，配合治疗。

（二）第二种狂病

1. 症状　狂病开始发作时，患者常有睡眠少，不知饥饿，自以为了不起，自以为最聪明、最尊贵等理智失常的狂妄表现，并且经常骂人，日夜吵闹不休。

2. 医治　医治这种狂病，可取手阳明经、手太阳经、手太阴经的穴位、舌下廉泉穴，以及手少阴经上的穴位。

凡是血脉充盛的可以针刺出血，血脉不充盛的就放弃不用。

（三）第三种狂病

1. 症状　言语狂妄，善惊，好笑，喜欢歌唱，乱跑乱动无有休止。这种狂病，病因是由于大恐所致。

2. 医治　医治这种狂病，可取手阳明经、手太阳经、手太阴经的穴位。

（四）第四种狂病

1. 症状　两目妄见异物，两耳妄闻异声，时常喊叫。这种狂病，病因是由于气虚所致。

2. 医治　医治这种狂病，可取手太阳经、手太阴经、手阳明经、足太阴经及头部、两腮的穴位。

（五）第五种狂病

1. 症状　多食而不知饱，经常好似见到鬼神，喜欢笑但不显露于外。这种狂病，病因是喜乐过度所致。

2. 医治　医治这种狂病，可先取足太阴经、足太阳经、足阳明经的穴位，后取手太阴经、手太阳经、手阳明经的穴位。

（六）第六种狂病

狂病新发，在上述五种狂病之外，属于第六种狂病。第六种狂病，不会看到上述严重症状。医治时可先取足厥阴经的左右曲泉穴。如果经脉盛满，可以针刺出血。针刺出血，病可很快痊愈。如果不愈的，可依照上述治狂病的方法取穴刺治，并灸尾骶骨长强穴二十壮。

五、 风逆病与风厥病

（一）风逆

首见于本篇的病名。风逆之因，外感于风邪，所引起少阴之气上逆。逆，为少阴之气上逆。

1. 症状　①突然四肢肿胀；②身体像被水淋一样寒栗颤抖，时常因寒栗而发出唏嘘声；③饥则烦，饱则不安。

2. 医治　可取手太阴与手阳明表里两经，以及足少阴、足阳明经的穴位。如果肌肉清冷的，可取荥穴；骨骼清冷的，可取井穴与经穴。

（二）风厥

由外邪引起的气逆之病，此病分两种：一是逆气逆于足少阴所引起的疾病，二是逆气逆于足太阴、足阳明所引起的疾病。

1. 风厥一病

（1）症状：①两足突然爆冷；②胸中痛得像要裂开一样，肠中痛得像刀切一样，心中烦乱而不能进食；③脉搏无论大小都兼涩象。

（2）医治：如身体温暖的，可取足少阴经的穴位，针刺用泻法。如身体清冷的，可取足阳明经的穴位，针刺用补法。

2. 风厥二病

（1）症状：①腹胀；②肠鸣；③胸中满闷而呼吸不利。

（2）医治：取胸下两胁肋间中府、云门穴；如咳嗽则取脉动应手的穴位，再取背部穴位，用手按之有舒快感的部位即是。

六、 小便不通等四种疾病的针刺

1. 小便不通　内闭而小便不通的，可取足少阴经、足太阳经以及骶骨上的穴位，以长针刺之以泻逆气。

2. 气上逆者　气上逆病情不重者，取脾胃两经，取足太阴经、足阳明经的穴位。气逆严重者，可取足少阴经、足阳明经发生变动的穴位。

3. 气衰者　气衰而身体颤抖，言语不相连续，骨节发酸而身体沉重，四肢乏力，懒于动作，治疗可取足少阴经的穴位用补法。气衰之病，针刺一定要用补法。

4. 气短促者　如果气息短促，呼吸不能连续，活动就感到气虚而疲乏，治疗可取足少阴经的穴位用补法，其血络有瘀血时，应刺之出血。气短之病，针刺一定要用补法。

热病第二十三

原 文

偏枯[1]，身偏不用而痛，言不变，志不乱，病在分腠之间，巨针取之，益其不足，损其有余，乃可复也。痱[2]之为病也，身无痛者，四肢不收；智乱不甚，其言微，知可治；甚则不能言，不可治也。病先起于阳，后入于阴者，先取其阳，后取其阴，浮而取之。

热病三日，而气口静、人迎躁者，取之诸阳，五十九刺，以泻其热，而出其汗，实[3]其阴，以补其不足者。身热甚，阴阳皆静者，勿刺也；其可刺者，急取之，不汗出则泄。所谓勿刺者，有死证也。热病七日八日，脉口动，喘而短[4]（一本作弦）者，急刺之，汗且自出，浅刺手大指间。热病七日八日，脉微小，病者溲血，口中干，一日半而死。脉代者，一日死。热病已得汗出，而脉尚躁，喘且复热，勿刺肤，喘甚者死。热病七日八日，脉不躁，躁不散数，后三日中有汗；三日不汗，四日死。未曾汗者，勿腠刺之。

热病先肤痛，窒鼻充面，取之皮，以第一针，五十九，苛轸鼻[5]，索皮于肺[6]，不得，索之火，火者，心也。热病先身涩倚而热，烦悗，干唇口嗌，取之皮，以第一针，五十九；肤胀口干，寒汗出，索脉于心，不得，索之水，水者，肾也。热病嗌干多饮，善惊，卧不能起，取之肤肉，以第六针，五十九，目眦青，索肉于脾，不得，索之木，木者，肝也。热病面青脑痛，手足躁，取之筋间，以第四针于四逆[7]；筋躄目浸，索筋于肝，不得，索之金，金者，肺也。热病数惊，瘛疭而狂，取之脉，以第四针，急泻有余者，癫疾毛发去，索血于心，不得，索之水，水者，肾也。热病身重骨痛，耳聋而好暝,取之骨,以第四针,五十九刺。骨病不食,啮齿耳青,索骨于肾,不得,索之土,土者,脾也。

热病不知所痛,耳聋,不能自收,口干,阳热甚,阴颇有寒者,热在髓,死不可治。热病头痛,颞颥目瘲脉痛,善衄,厥热病也,取之以第三针,视有余不足,寒热痔。热病,体重,肠中热,取之以第四针,于其俞,及下诸指间,索气于胃络,得气也。热病挟脐急痛,胸胁满,取之涌泉与阴陵泉,取以第四针,针嗌里。热病,而汗且出,及脉顺可汗者,取之鱼际、太渊、大都、太白。泻之则热去,补之则汗出,汗出太甚,取内踝上横脉以止之。热病,已得汗而脉尚盛躁盛,此阴脉之极也,死;其得汗而脉静者,生。热病者,脉尚盛躁而不得汗者,此阳脉之极也,死。脉盛躁,得汗静者,生。

热病不可刺者有九:一曰汗不出,大颧发赤哕者死;二曰泄而腹满甚者死;三曰目不明,热不已者死;四曰老人婴儿热而腹满者死;五曰汗不出,呕下血者死;六曰舌本烂,热不已者死;七曰咳而衄,汗不出,出不至足者死;八曰髓热者死;九曰热而痉者死。腰折,瘛疭,齿噤齘也。凡此九者,不可刺也。

所谓五十九刺者,两手外内侧各三,凡十二痏。五指间各一,凡八痏,足亦如是。头入发一寸旁三分各三,凡六痏。更入发三寸边五,凡十痏。耳前后口下者各一,项中一,凡六痏。巅上一,囟会一,发际一,廉泉一,风池二,天柱二。

气满胸中喘息,取足太阴大指之端,去爪甲如薤叶[8],寒则留之,热则疾之,气下乃止。心疝暴痛,取足太阴、厥阴,尽刺去其血络。

喉痹舌卷,口中干,烦心,心痛,臂内廉痛,不可及头,取手小指次指爪甲下,去端如韭叶[9]。目中赤痛,从内眦始,取之阴蹻。风痉身反折,先取足太阳及腘中及血络出血,中有寒,取三里。癃取之阴蹻及三毛上及血络,出血。男子如蛊[10],女子如怚,身体腰脊如解,不欲饮食,先取涌泉见血,视跗上盛者,尽见血也。

注 释

1. 偏枯 病名。外部风邪与内虚结合而形成的一种半身不遂的疾病。

《素问·生气通天论》："阳气者，大怒则形气绝……使人偏枯。"张景岳："偏枯者，半身不遂，风之类也。"

2. 痱（féi） 病名。其病特征有三：一是四肢软瘫；二是神智稍乱；三是病轻能言，病重不能言。《素问·脉解》："内夺而厥，则为喑俳，此肾虚也。"

3. 实 补法。实其阴，即以针刺之法补三阴经。

4. 喘而短 喘，急促呼吸。短，频率快，节奏短。《素问·疟论》："阴虚则内热，外内皆热则喘而渴，故欲冷饮也。"阴虚病，喘。《灵枢·经脉》："肾足少阴之脉……是动则病饥不欲食，面如漆柴……喝喝而喘，坐而歌起。"肾经外因病，喘。

5. 苛轸鼻 病名。小鼻疹，鼻生小红疹，犹今之酒渣鼻。轸，通疹。轸者，疹也。

6. 索皮于肺 索，取也。《素问·阴阳应象大论》："肺生皮毛。"《素问·金匮真言论》："西方白色，入通于肺，开窍于鼻。"鼻疹，内因在肺。肺主皮毛，所以医治鼻疹，当取皮部肺经。索皮于肺，即取皮部肺经。

7. 四逆 四肢厥冷。《素问·阴阳别论》："阴争于内，阳扰于外，魄汗未藏，四逆而起，起则熏肺，使人喘鸣。"张景岳："四逆，厥冷也。"

8. 薤（xiè）叶 薤，植物名，俗名藠头。《说文解字》："薤，菜也，叶似韭。"薤叶，宽一分左右，本篇指足大趾之端与隐白穴的距离。

9. 韭叶 韭菜叶，宽一分左右。本篇指手无名指小指侧与关冲穴的距离。

10. 蛊 病名。《素问·玉机真藏论》："是故风者百病之长也，今风寒客于人……脾传之肾，病名曰疝瘕，少腹冤热而痛，出白，一名曰蛊。"出白，即小便混浊。蛊，病因在风，病位在肾，病之特征为小腹热痛，小便白浊。

题 解

本篇热病之论，相同于前一篇的癫狂之论，只论病症、诊断与医治，而没有热病之因。

热病有两个病因：一是因于热，二是因于寒。

热，在自然界中，有两个来源，一是源于空间，一是源于时间。《素问·阴阳应象大论》：“南方生热。”东西南北属于空间，南方属于四方之一，所以南方之热为空间之热。在中华文化的时空观里，四方中的南方对应四时之中的夏季，夏季生热。夏季属于时间，所以夏季之热为时间热。

南方热、夏天热属于外因之热，体内热属于内因之热。《素问·阴阳应象大论》：“阳胜则身热。”身体发热，属于内热。

热，可以引起肿胀。《素问·阴阳应象大论》：“热胜则肿。”

疾病之中，有“热病”一类。《素问·热论》：“今夫热病者，皆伤寒之类也。”

体内有热，会引起热中、热痹等疾病。

热对应寒，寒热之间是会自动转换的。《素问·阴阳应象大论》：“寒极生热，热极生寒。”

热病的医治，《素问·至真要大论》中有“热者寒之”的原则，即用寒凉之药治热病。

值得注意的是，邪气引起的以发热为特征的疫病，医治原则适用于“反者反治”的“热者热之”，即用甘温之药除疫病之大热。“反者反治”的“热者热之”，这是至关重要的、西方文化中所没有的哲理。同样的邪气，为何有人中邪，有人无碍？正气存内与虚气存内之别。“正气存内，邪不可干”，这是《素问·刺法论》所记载的哲理。这条哲理说明，身存正气，邪气不能相干。反之，身存虚气，邪气必然相干。邪与虚引起的发热，如果此时再用寒凉之药，无异于雪上加霜。甘温除大热，适用于疫病引起的热病。

甘温除大热之实例，请看金元四大家之一的李东垣先生的《东垣医集·内伤辨惑论》。

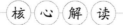

核 心 解 读

热病之前谈偏枯，此一大内容也。

偏枯之后谈热病——热病之症，热病之诊，热病之治，热病三谈，此核心内容也。

热病之治，有五十九穴，此主要内容也。

热病之外，还有喉痹、小便不通等几种杂病的针刺医治，此后缀内容也。

一、偏枯

本篇的主题是"热病"，不知为什么开篇不谈热病，而先谈主题之外的、并非全为热因的"偏枯"与"痱"这两种病。按照书内的顺序，先谈偏枯。

（一）《素问》论偏枯

谈偏枯，必须从《素问》开始。

《素问·生气通天论》："湿热不攘，有伤于筋，纵，其若不容，汗出偏沮，使人偏枯。"

湿热长期未能清除，大、小筋脉或者收缩变短，或者松弛变长，收缩变短就形成拘挛的病证，松弛变长就形成痿证。这一论断指出，湿热是偏枯之病的外因，筋中湿热是偏枯之病的内因。

《素问·阴阳别论》："三阳三阴发病，为偏枯痿易，四肢不举。"

三阳者，阳极也，太阳也。三阴，阴极也，太阴也。太阳经与太阴经同时中邪，便会出现半身不遂，肢体痿废不用，四肢失去正常功能活动等疾病。这一论断指出，太阳经、太阴经同时发病，会引发偏枯之病。

《素问·风论》："风之伤人也，或为寒热，或为热中，或为寒中，或为疠风，或为偏枯，或为风也……"

风邪伤害人体，有时成为寒热病，有时成为热中病，有时成为寒中病，有时成为疠风病，有时成为偏枯病。这一论断指出，偏枯之病因于外因之风。

《素问·大奇病》："肾雍，脚下至少腹满，胫有大小，髀胻大跛，易偏枯。"

肾壅塞表现为从胁肋至小腹部胀满，而下肢大小不一样，患侧大腿、小腿活动不方便，而且容易发展成为偏枯。这一论断指出，偏枯之病因于肾脏壅塞。

《素问·大奇病》："胃脉沉鼓涩，胃外鼓大，心脉小坚急，皆鬲偏枯，男子发左，女子发右。"

这一论断指出，同样是偏枯之病，男女发病部位却不同，男子病在左，女子病在右。

综上所述，偏枯之为病，病因有内外两种因：外因之风、外因之湿热都是偏枯之病的外因；肾经壅塞、胃脉塞涩，都是偏枯之病的内因。

偏枯之为病，病位有左右两种：男子偏枯多发生在身体的左侧，女子偏枯多发生在身体的右侧。

（二）《灵枢》论偏枯

偏枯之病，同样是针经研究的主要对象。

《灵枢·刺节真邪》："卫气不行，则为不仁。虚邪偏客于身半，其入深，内居荣卫，荣卫稍衰，则真气去，邪气独留，发为偏枯。"

偏枯之病因，这一论断归纳出了两点：一是"卫气不行"，二是"邪气独留"。

《灵枢·九宫八风》："故圣人避风，如避矢石焉。其有三虚而偏中于邪风，则为击仆偏枯矣。"

邪风、虚风为偏枯之病因，所以古之圣人避风，犹如打仗时躲避弓箭、礌石一样小心。

风是偏枯之病的外因，在这一点上，《灵枢》的论述与《素问》完全一致。而"卫气不行"与"邪气独留"两点论述，则是《灵枢》的特殊之处。

（三）本篇论偏枯

"偏枯，身偏不用而痛，言不变，志不乱，病在分腠之间，巨针取之，益其不足，损其有余，乃可复也。"这是本篇的偏枯之论。

本篇论偏枯，首先论的是偏枯之病症，其次论的是偏枯之治疗。偏枯之病因，本篇没有涉及。

偏枯之病症，是身体的一侧不能随意运动而且还伴随疼痛。

偏枯之治疗，针刺是首选之法。如患者言语正常，神志清楚，这是病在分肉腠理之间。治疗用大针刺之，补益不足的正气，祛除有余的邪气，才能恢复正常。

患者言语不正常，神志不清楚时怎么办？本篇没有解答。

（四）笔者谈偏枯

偏枯之病因，《素问》《灵枢》中的内外因之论，笔者完全赞同。

偏枯的医治，《素问》中有用药的原则，《灵枢》中有针刺的方法。

笔者认为：除了用药与针刺两种方法之外，偏枯的医治应该还有新的途径。

人过中年之后，男女皆应该重视偏枯病的预防。这里，笔者提出三种防止偏枯病的三种方法，供读者批评、参考。

以小机械、小器具为工具，经常震荡、按摩经络，预防偏枯病，这是方法之一。

以小机械、小器具为工具，经常震荡、按摩涌泉、合谷、足三里、三阴交诸穴位，预防偏枯病，这是方法之二。

在身体突然受湿、受风之时，用吹头发的吹风机吹吹四肢与任督二脉，预防偏枯病，这是方法之三。

"寒者热之，热者寒之；温者清之，清者温之；散者收之，抑者散之；燥者润之，急者缓之；坚者软之，脆者坚之；衰者补之，强者泻之。"（《素问·至真要大论》）

这里的"十二之"属于医道，至于"如何之"则属于医术。例如"寒者热之，热者寒之"中的"两之"是医道，而"如何热，如何寒"则属于医术。道是不变之道，术是可变之术。用药可以致热，针刺可以致热，热水袋是不是可以致热呢？用吹风机吹热风是不是同样可以致热呢？用手摩擦呢？是不是也可以致热？总之，记住了"术是可变之术"这一原则，就可以找出新方法。

二、 痱

痱，病名。其病症有三：四肢软瘫，不能活动；神智稍乱；轻者能言，重者不能言。

（一）《素问》论痱

《素问·脉解》："内夺而厥，则为喑俳，此肾虚也。"

俳通痱。痱，指声音嘶哑，下肢痿废之病。

肾虚，属于内因之病。《素问》论痱，论出的是内因之病。

（二）《灵枢》论痱

"痱之为病也，身无痛者，四肢不收；智乱不甚，其言微，知可治；甚则不能言，不可治也。"

全身无疼痛，但四肢弛缓而不收，神志虽乱而不甚，这是本篇论痱病论出的四大症状。

说话还清楚可辨，病势较轻，尚可治疗；不能言语的，属病情严重，就不能医治了。本篇论痱病之医治，论出了"可"与"不可"两种情况。

痱病之因与痱病针刺，本篇中的论述是："病先起于阳，后入于阴者，先取其阳，后取其阴，浮而取之。"——病先起于阳分，而后深入阴分的，应先刺其阳经，后刺其阴经，用浅刺的方法。

三、　热病

（一）分类

以发热天数为第一标准，以脉象为第二标准，本篇划分出了两种热病。

1. 热病三天之热病　这种热病，病因为外因之热。

（1）热病三天，气口脉象平静而人迎的脉象躁动者，这是邪尚在表，治疗可取各阳经治热病的五十九穴，以泻其在表之热，使邪气随汗而出，同时，也应配用充实阴经的针法，以补益其不足。

（2）如果患者身发高热，气口、人迎脉象都显平静，这是脉证不符的异常，不可以针刺。所谓"不可针刺"，是因脉证不符，有死亡之征象。

但对于可刺之病，应当急刺之，虽不得汗出，但仍可以泄其邪热。

2. 热病七八天之热病　这种热病，病因为外因之热，但热邪已传入阴。

（1）热病七八天且气口脉象躁动者：并有气喘目眩的，当速刺之，使其汗出热散。应取手太阴经大指间的少商穴，宜浅刺。

（2）热病七八天且脉象微小者：会出现以下两种情况。①如果患者出现尿血，口中干燥，是热盛阴竭，一天半就会死亡。若见代脉，是脏气衰绝，一天内可死亡。②热病出汗以后，脉见躁动、气喘，又复发热，不宜再浅刺肤表，以免重伤其正气。

气喘加剧，是死亡之征兆。

（3）热病七八天且脉象并不躁动者：即或躁动但无"散"象或"数"象，三天之内可能有汗出，如果三天未出汗，这是阴液已竭，到第四天就会死亡。未曾得汗的患者，也不可再浅刺其腠理以求发汗解表。

（二）医治热病的五十九穴

患温疟不出汗的，可以取五十九个治疗热病的腧穴，这是《灵枢·四时气》中的针刺之术。这里，第一次出现了五十九穴，但只介绍了五十九穴"在何处"，并未介绍五十九穴"姓甚名谁"。

本篇谈热病，又一次出现了五十九穴。

本篇详细介绍了五十九穴"在何处"的详细位置。

五十九穴在人体上下的分布如下：①两手指端外侧与内侧各有三穴，左右共有十二穴。②手五指间各一穴，左右共有八穴。③足五趾间也是这样，共八穴。④头部入前发际一寸督脉上星穴的两旁各有三穴，左右共六穴。⑤再从入发际的中行向后三寸的两边各有五穴，左右共十穴。⑥耳前后各一穴，口下一穴，项中一穴，共六穴。⑦巅顶一穴，囟会一穴，前发际一穴，后发际一穴，廉泉一穴，左右风池共二穴，左右天柱共二穴，共九穴。

一共五十九穴。

穴位各有其位，这是优秀之处。

穴位并没有各有其名，这是遗憾之处。

热病先见皮肤痛、鼻塞、面部浮肿的，这是热伤皮毛，治疗当浅刺皮肤，用九针中的第一针即镵针，在治疗热病的五十九个穴位里，选取与皮表有关的穴位进行针刺。

若鼻生小疹，也是邪在皮毛，属肺经患病，因肺合皮毛，浅刺皮毛亦即治疗肺经，但不能针刺属火的心经穴位，因为心五行属火，肺五行属金，火能克金，所以针刺不能刺心经上的穴位。

（三）热病症状种种

按照皮肤、情绪、口咽等特征，本篇将热病分出了以下十五种：

1. 皮肤痛之热　热病先见皮肤痛、鼻塞、面部浮肿的，这是热伤皮毛。治疗当浅刺皮肤，用九针中的第一针即镵针，在治疗热病的五十九个穴位里，选取与皮表有关的穴位进行针刺，若鼻生小疹，也是邪在皮毛，属肺经患病，因肺合皮毛，浅刺皮毛亦即治疗肺经，但不能针刺属火的心经穴位，因心火能克制肺金。

2. 烦躁不安之热　热病初始，出现皮肤粗涩、烦躁不安而发热、咽干唇燥等症状，当取治血脉，用九针中的镵针，在五十九个穴位里，选取与脉有关的穴位进行针刺。若腹胀、口干、出冷汗，也是邪在血脉，属心经患病，因心主血脉，所以刺血脉亦治心经。

热病针刺，不能违反五行相克的哲理。针刺心经，就不能取肾经上的穴位。为什么？因为心五行属火，肾五行属水，水能克火，所以不能取治属于水的肾经穴位。

3. 咽干、惊悸之热　热病，出现咽干、饮水多、经常惊悸不宁、难以安卧等症状，是邪在肌肉，当取刺肉分，用九针中的圆利针，在五十九个穴位里，选取与肌肉有关的穴位进行针刺。若眼角色青，属脾经患病，因脾主肌肉，取刺肌肉，亦即治脾经，但不能取刺属木的肝经穴位，因肝木能克制脾土。

4. 面青、头痛之热　热病，见面色青、头脑作痛、手足躁动等症状，是邪客于筋，当取刺筋结之间，用九针中的锋针刺入四肢，以治其厥逆。

若足不能行，泪出不收，属肝经患病，因肝主筋，刺筋亦即治疗肝经，但不能取刺属金的肺经穴位，因肺金能克制肝木。

5. 惊悸、抽搐之热　热病，见屡发惊悸、手足搐搦、精神狂乱等症状，是邪热入心，当取刺血络，用九针中的锋针，迅速泻去有余的邪热。

如癫病而毛发脱落，属心经患病，当针刺血脉，因心主血脉，刺血脉亦即治疗心经，但不能取刺属水的肾经穴位，因肾水能克制心火。

6. 耳聋、骨节疼痛之热　热病，见身体沉重、骨节疼痛、耳聋、欲闭目等症状，是邪热入肾，当取刺于骨，用九针中的锋针，在五十九个穴位里，选择与骨有关的穴位进行针刺。

若骨病而不能进食，咬牙，耳呈青色，属肾经患病，当取刺骨分，因肾主骨，刺骨分亦即治疗肾经，但不能取刺属土的脾经穴位，用脾土能克制肾水。

7. 有痛但不知痛处之热　热病，有痛但不知痛处，耳聋，四肢弛缓不收，口干，时有阳气偏盛则发热，时有阴气偏盛而畏冷，是邪热深入骨髓，为不治的死证。

8. 鼻出血之热　热病，见头痛，鬓骨部位及眼区筋脉抽掣作痛，经常鼻出血，是热邪逆于上，当用九针中的锃针刺治，根据病情的虚实，泻其有余的实邪，补其正气的不足。

9. 身体沉重之热　热病，见身体沉重，胃肠中热，用九针中的锋针，取刺脾胃两经的腧穴，以及在下部的各足趾间的穴位，同时还可针刺胃经的络穴，以调治脾胃之气。

10. 肚脐疼痛之热　热病，见脐周拘急疼痛，胸胁胀满，可取刺足少阴经的涌泉穴和足太阴经的阴陵泉穴，并用九针中的锋针，刺廉泉穴。

11. 汗出之热　热病，有汗出，脉象尚顺，可以用针发汗时，当取手太阴经的鱼际、太渊穴、足太阴经的大都、太白穴刺之，用泻法可以退热，用补法可使汗出，如果汗出过多，可针刺内踝上足太阴经的三阴交穴，以止汗。

12. 汗已出而脉仍躁动之热　汗已出，而脉仍躁动的，这是阴脉虚弱已极的症状，为死证。

13. 汗出而脉象平静之热　如果汗出后脉象平静的，预后良好。

14. 脉象躁动而不出汗之热　热病脉象躁动盛大，但又不出汗的热病，是阳脉偏亢已极的征象，为死证。

15. 脉象躁动而出汗之热　若脉象虽盛大躁动，汗出之后脉象平静的热病，预后良好。

四、　不可针刺的九种热病

热病，有可治之病，有不可治之病。

不可治之病，死症也。本篇分出了九种不可针刺的热病，详细介绍如下：①汗不得出者；②两颧发赤，呃逆呕吐，泄泻而腹部胀满极为严重者；③两目视物不清，发热不退者；④老年人和婴儿发热而腹部胀满者；⑤汗不得出、呕吐而兼有下血者；⑥舌根溃烂，发热不退者；⑦咳嗽，鼻出血，汗不得出，或虽汗出而达不到足部者；⑧热邪已深入骨髓者；⑨热甚而发痉者。痉指腰脊反张，手足搐搦，口噤咬牙等。凡遇上述九种征兆，都不宜再用针刺治疗。

五、　几种杂病的医治

热病之外，本篇又介绍了几种杂病的医治。

（一）气满而喘者

胸中气满胀闷而喘者，治疗可取足太阴经的隐白穴，该穴在足大趾内侧端，距爪甲角如韭叶宽，属寒的则用留针法，属热的则用疾刺法，待上逆之气下降不喘为止。

（二）心疝而痛者

心疝病突然发疼痛，可取足太阴经与足厥阴经，在这两经的血络上，针刺放血。

（三）喉痹舌卷者

喉痹，舌体卷缩，口干，心烦，心痛，手臂内侧作痛，不能上举到头部，治疗可取刺手少阳的关冲穴，其穴在手无名指的小指侧，距爪甲角约韭叶宽。

（四）眼睛红痛者

眼睛发红疼痛，从眼内角开始，治疗可取刺阴跷脉的照海穴。

（五）风痉颈项强直者

风痉直出现颈项强直、角弓反张等症状，治疗当先取足太阳经在腘窝中央的委中穴，并在表浅的血络上针刺出血。如内有寒的，可取刺足阳明经的足三里穴。

（六）小便不通者

小便不通，治疗可取刺阴跷脉始发部的照海穴和足厥阴经位于足大趾外侧三毛上的大敦穴，并在肝肾二经的血络上针刺出血。

（七）男子腹胀，女子月经阻隔者

男子腹胀如鼓，女子患月经阻隔，身体腰脊松懈无力，不思饮食，治疗当先取足少阴经的涌泉穴刺之出血，再观察足背上血络盛满的部位，都针刺出血。

厥病第二十四

原 文

厥头痛[1]，面若肿起而烦心，取之足阳明太阴。厥头痛，头脉痛[2]，心悲，善泣，视头动脉反盛者，刺尽去血，后调足厥阴。厥头痛，贞贞[3]头重而痛，泻头上五行，行五，先取手少阴，后取足少阴。厥头痛，意善忘，按之不得，取头面左右动脉，后取足太阴。厥头痛，项先痛，腰脊为应，先取天柱，后取足太阳。厥头痛，头痛甚，耳前后脉涌有热（一本云有动脉），泻出其血，后取足少阳。真头痛[4]，头痛甚，脑尽痛，手足寒至节，死不治。头痛不可取于腧者，有所击堕，恶血在于内，若肉伤，痛未已，可则刺，不可远取也。头痛不可刺者，大痹为恶，日作者，可令少愈，不可已。头半寒痛，先取手少阳阳明，后取足少阳阳明。

厥心痛[5]，与背相控，善瘛，如从后触其心，伛偻者，肾心痛也，先取京骨、昆仑，发狂不已，取然谷。厥心痛，腹胀胸满，心尤痛甚，胃心痛也，取之大都、大白。厥心痛，痛如以锥针刺其心，心痛甚者，脾心痛也，取之然谷、太溪。厥心痛，色苍苍如死状，终日不得太息，肝心痛也，取之行间、太冲。厥心痛，卧若徒居，心痛间；动作，痛益甚，色不变，肺心痛也，取之鱼际、太渊。真心痛[6]，手足清至节，心痛甚，旦发夕死，夕发旦死。心痛不可刺者，中有盛聚，不可取于腧。

肠中有虫瘕[7]及蛟蛕[8]也，皆不可取以小针。心肠痛[9]，憹作痛[10]肿聚，往来上下行，痛有休止，腹热喜渴，涎出者，是蛟蛕也，以手聚按而坚持之，无令得移，以大针刺之，久持之，虫不动，乃出针也。悲[11]腹脓痛，形中上者。耳聋无闻，取耳中[12]；耳鸣，取耳前动脉；耳痛不可刺者，耳中有脓，若有干耵聍[13]，耳无闻也；耳聋取手小指次指爪甲上与肉交者，先取手，后取足；耳鸣取手中指爪甲上，左取右，右取左，先取手，后取足。足髀不可举，侧而取之在枢合中，以员利针，大针不可刺。病注下血，取曲泉。风痹淫泺，病不可已者，足如履冰，时如入汤中，股胫淫泺，烦心头痛，时呕时悗，眩已汗出，久则目眩，悲以喜恐，短气，不乐，不出三年，死矣。

1. 厥头痛　病名。经气逆乱而引起的头痛。经气循环，昼入阳夜入阴，升降有序，是谓顺行。经气循环，夜不入阴昼不入阳，升降无序，是谓逆乱。经气逆乱而冲于头，引起的头痛为厥头痛。

2. 头脉痛　痛游走于头部经脉，为头脉痛。

3. 贞贞　贞，坚贞不易（移）之意。贞贞，坚定、固定、不易、不移之状。张景岳："贞贞，坚固貌，其痛不移也。"

4. 真头痛　一种不治之症。以整个头部剧痛为第一特征，以手足寒冷至于肘膝为第二特征。

5. 厥心痛　病名。经气逆乱而冲于心引起的心痛。

6. 真心痛　一种不治之症。以心痛剧烈为第一特征，以手足冷至肘膝为第二特征。

7. 虫瘕（jiǎ）　瘕，病名，为腹内积块，寒因之病。瘕，分瘀血、虫瘕与水瘕三种。虫瘕，指蛔虫阻塞肠道。《素问·大奇论》："肾脉小急，肝脉小急，心脉小急，不鼓皆为瘕……肾脉大急沉，肝脉大急沉，皆为疝。"王冰注："太阳受寒，血聚为瘕；太阴受寒，气聚为疝。"

8. 蛟蛕（huí）　蛕，蛔之异体字。蛟蛕，指蛔虫之类的肠道寄生虫。

9. 心肠痛　《脉经》《甲乙经》为心腹痛。

10. 憹（nāo）作痛　《脉经》《甲乙经》为发作痛。

11. 菶（pēng）　胀满之意。

12. 耳中　一指耳内，一指穴位。

《灵枢·经脉》："三焦手少阳之脉，起于小指次指之端……其支者，从耳后入耳中，出走耳前。"此处耳中，指耳朵之内。

《素问·气穴论》："耳中多所闻二穴。"《灵枢·根结》："少阳根于窍阴，结于窗笼，窗笼者耳中也。"此两处耳中，指穴位。具体指听宫穴，又称窗笼。

13. 耵聍　指耳垢。丹波元简："耳中垢也。"

厥，气逆血逆也。

气逆为厥，血逆亦为厥。气属阳，血属阴。阳盛热则成厥，阴盛过寒亦成厥。

厥病，气血逆乱之病也，阴阳逆乱之病也。

《素问·生气通天论》："阳气者，大怒则形气绝，而血菀于上，使人薄厥。"

《素问·阴阳应象大论》："寒则厥，厥则腹满死，能夏不能冬。"

《素问·调经论》："血之与气并走于上，则为大厥，厥则暴死，气复反则生，不反则死。"

《素问·气厥论》是讲气之逆行的。

《素问·厥论》是讲寒厥二厥即寒厥与热厥的。

本篇讲厥病，讲的是经气逆乱上冲而引起的厥头痛、厥心痛。

经气逆乱上冲，冲于头为厥头痛。

经气逆乱上冲，冲于心为厥心痛。

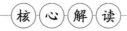

厥病之论，论出了两大厥病：厥头痛与厥心痛。

两大厥病的症状，两大厥病的针刺之法，构成了本篇的核心内容。

一、厥头痛

经气逆乱上冲而致的头痛，称为厥头痛。

同样的厥头痛，病症却大不一样。不一样的病症，就有不一样的医治之法。何谓不一样的医治之法？取穴不同，取经不同也。

（一）分类与医治

1. 面部浮肿、心烦的厥头痛　若兼见面部浮肿、心烦等症状的，治疗可取足阳明经、足太阴经的穴位进行针刺。

2. 心情悲伤、经常哭泣的厥头痛　头部脉络跳痛，患者心情悲伤，经常哭泣，诊视其头部脉络有搏动明显而充血之处，先用针刺泻出恶血，然后调治足厥阴经。

3. 头部沉重、痛而不移的厥头痛　头部沉重，痛而不移，应取头顶上的五行经脉，每行五穴，用针刺泻法，使诸经阳热散越。同时泻手少阴心经，然后调补足少阴肾经。

4. 嗳气、健忘、痛无定位的厥头痛　嗳气，健忘，痛无固定部位，可取头面部左右的动脉进行针刺，然后再刺足太阴脾经加以调理。

5. 项痛、后腰脊也痛的厥头痛　项部先痛，而后腰脊也痛，可先取刺足太阳经的天柱穴，然后再取刺该经的其他相关穴位。

6. 头痛剧烈、耳前后脉络有热的厥头痛　头痛剧烈，耳前后脉络充盛而有热感，先刺脉络出血，再取足少阳胆经有关穴位针刺调治。

7. 真头痛　头剧痛，整个头都痛的头痛，称为真头痛。真头痛发作时手足寒冷达于肘膝关节，是不可治的死症。

（二）医治厥头痛的禁忌

1. 有外伤头痛者，不能取腧穴。撞击跌仆之类外伤的头痛者，有瘀血停留于体内，如此头痛者针刺不能取腧穴。

2. 肌肉损伤且疼痛不止者，不可远距离取穴。若肌肉损伤，疼痛不止，可于局部针刺止痛，针刺之时，不可取远距离的腧穴。

3. 天天头痛者，头痛时不宜针刺。严重痹病所致的头痛，假若天天发作，头痛之时不宜针刺。只能等病情稍有好转时才能针刺，但不能根治。

4. 头半侧冷痛者，先取手阳经后取足阳经。头半侧有冷痛感觉的，可先取刺手少阳经、手阳明经的穴位，再取刺足少阳经、足阳明经的穴位。

二、厥心痛

人体之内的经气逆乱，上冲于所引起的心痛，称为厥心痛。这里的厥心痛，为内因之病。

外因之寒，也会引起厥心痛。《素问·至真要大论》："太阳司天，寒淫所胜，则寒气反至，水且冰，血变于中，发为痈疡，民病厥心痛，呕血血泄鼽衄，善悲时眩仆。"

厥心痛，与五脏六腑有着紧密联系。一样的厥心痛，可以细分为肾心痛、脾心痛、胃心痛……

与不同脏腑相联系的心痛，有不一样的医治之法。何谓不一样的医治之法？取穴不同，取经不同也。

（一）分类与医治

1. 肾心痛　牵引背部疼痛，时常筋脉拘急，有如从背后触动其心，其人弯腰曲背的厥心痛，这是肾经邪气上犯于心所致，故称为肾心痛。针刺之时先取足太阳经的京骨穴和昆仑穴，若针后痛仍不止，可取足少阴经的然谷穴。

2. 胃心痛　胸腹胀满，心痛尤甚的厥心痛，这是胃经之邪犯心所致，故称为胃心痛。针刺之时取足太阴经的大都、太白二穴。

3. 脾心痛　痛得像锥刺一样难受的厥心痛，这是脾气犯心所致，故称为脾心痛。针刺之时取足少阴经的然谷、太溪二穴。

4. 肝心痛　面色苍青如死灰，整天不能作深呼吸的厥心痛，这是肝气厥逆犯心所致，故称为肝心痛。

针刺之时取足厥阴经的行间、太冲二穴。

5. 肺心痛　卧床休息或闲居静养时，心痛稍有缓解；活动时疼痛就加剧，面色不变的厥心痛，这是肺气逆乱犯心所致。故称为肺心痛。针刺之时取手太阴经的鱼际、太渊二穴。

6. 真心痛　邪气犯心而致的真心痛，发作时手足冷至肘膝关节，心痛剧烈，这种病往往早晨发作晚上就会死亡，晚上发作到第二天早晨就会死亡。

（二）医治厥心痛的禁忌

有积聚、瘀血者，不可刺腧穴。

三、厥心痛、厥头痛与真心痛的基本区别

厥心痛与真心痛、厥头痛与真头痛，《难经》有详细区别。

《难经·六十难》："手三阳之脉，受风寒，伏留而不去者，则名厥头痛。入连在脑者，名真头痛。其五藏气相干，名厥心痛。其痛甚，但在心。手足青者，即名真心痛。"风寒之邪中手三阳经，经脉作痛且留而不去的，则叫厥头痛；若病邪深入，留连于脑而作痛的，则名叫真头痛。五脏之气相

互干扰而致心痛的，为厥心痛。其疼痛厉害且手足清冷者，为真心痛。

四、 几种杂病的针刺

（一）肠中有虫者之针刺

肠中寄生虫病，或虫聚成瘕推之可移的，都不宜用小针治疗。若心腹疼痛而烦闷难忍，腹部形成肿块，上下移动，时痛时止，腹内发热，口渴流涎的，是有蛔虫，治疗时，将手指并拢用力按住肿物或疼痛处，不让它移动，再用大针刺入，这样一直坚持到虫已不动的时候，然后出针。

凡是腹中满闷，烦乱而痛，有肿物上下移动的虫病，都可用此法治疗。

（二）耳病之针刺

耳聋、耳鸣、耳内痛，不同的耳病，有不同的针刺：

1. 耳聋听不到声音，可取刺耳中的听宫穴。

2. 耳鸣，可取刺耳前动脉旁的耳门穴；还可取刺手中指指端爪甲角的中冲穴和足大趾外侧爪甲角的大敦穴。

3. 耳内作痛有不宜针刺的，如耳中有脓，或有耳垢壅塞而听不到声音。

4. 一般的耳聋，可取刺无名指端外侧爪甲角与肉相交处的关冲穴和足窍阴穴，次序是先针关冲后针窍阴。

左耳鸣的，取右边的穴位。

右耳鸣的，取左边的穴位。

次序是先取中冲穴，后取大敦穴。

（三）大腿病之针刺

大腿抬不起来的，让患者侧卧，取大转子部位的环跳穴，用圆利针刺之，不可用大针刺。

（四）便血病之针刺。

大便下血，可取足厥阴经的曲泉穴。

（五）风痹病的针刺

《素问·痹论》：“其风气胜者为行痹。”行痹，以疼痛部位游走不定为特点的痹病。风痹即行痹病，发展到不可治愈的程度时，则两足冷得像踏着冰块，有时又像浸泡在滚热的汤水中，下肢病变可向体内发展，出现心烦、头痛、经常呕吐、烦闷，或眩晕以后继之汗出，日久两眼发花，时悲，时喜，时恐，呼吸气短，闷闷不乐，这样发展下去，不出三年人就会死亡。

病本第二十五

（原）（文）

先病而后逆者，治其本[1]；先逆而后病者，治其本；先寒而后生病者，治其本；先病而后生寒者，治其本；先热而后生病者治其本。先泄而后生他病者，治其本，必且调之，乃治其他病。先病而后生中满者，治其标[1]；先病而后泄者，治其本；先中满而后烦心者，治其本。有客气，有同气。大小便不利，治其标；大小便利，治其本。病发而有余，本而标之，先治其本，后治其标；病发而不足，标而本之，先治其标，后治其本。谨详察间甚[2]，以意调之，间者并行[3]，甚者独行[4]；先小大便不利而后生他病者，治其本也。

（注）（释）

1. 本、标　本，树之根本也，水之源头也。标，树枝、树梢也，水之中游下游也。《内经》论病，离不开标本二字。标本，表示的是事物的起因与现状。对疾病而言，标本描述的是病因与病症。《素问》中有《标本病传论》之专篇。

以先后论标本，《素问·标本病传论》留下了"先病为本，后病为标"这句至理名言。

以标本论刺法，《素问·标本病传论》留下了"在本求本，在标求标，为从刺；在标求本，在本求标为逆刺"这句至理名言。

为医者必须知标知本，《素问·标本病传论》留下了"知标本者，万举万当，不知标本，是谓妄行"这句至理名言。

2. 间甚　间，一指较轻之病，二指有所好转之病情。甚，一指较重之病，二指转重之病情。《灵枢·卫气失常》："夫病变化，浮沉深浅，不可胜穷，各在其处；病间者浅之，甚者深之，间者小之，甚者众之，随变而调节，故曰上工。"病有浮沉，刺讲浅深；病轻者浅刺，病重者深刺；病轻者用针宜少，病重者用针宜多。能够随病情变化而采用不同的医病方法，如此者即是"上工"。在这一论断中，间甚论的是病情轻重。

3. 间者并行　即标本兼治。

4. 甚者独行　即标本分治。

病本者，病之本源也。《素问·痹论》："此亦其食饮居处，为其病本也。"

一个"本"字，是《内经》最为关注的基点。请看以下论断。

《素问·四气调神大论》："夫四时阴阳者，万物之根本也。"——这里关注的是万物之本。

《素问·四气调神大论》："故阴阳四时者，万物之终始也，死生之本也。"——这里关注的是死之本、生之本。

《素问·生气通天论》："夫自古通天者生之本，本于阴阳。"——这里关注的是生命之本。

《素问·金匮真言论》："夫精者，身之本也。"——这里关注的是身体之本。

《素问·阴阳应象大论》："治病必求于本。"——这里关注的是疾病之本。

《灵枢·终始》："所谓平人者不病，不病者，脉口人迎应四时也，上下相应而俱往来也，六经之脉不结动也，本末之寒温之相守司也。形肉血气必相称也，是谓平人。"——平人即健康之人，这里关注的是健康之本。

《灵枢·禁服》："必审察其本末之寒温，以验其藏府之病，通其营输，乃可传于大数。"——这里关注的是脏腑疾病之本。

《灵枢·官能》："故知起时，审于本末，察其寒热，得邪所在，万刺不殆，知官九针，刺道毕矣。"——这里关注的是刺道之本。

实际上，一个"本"字，也是《易经》与《礼记》最为关注的基点。请看以下三个论断。

《易经·系辞上》："刚柔者，立本者也。"——刚柔即阴阳，阴阳即刚柔。阴阳，是宇宙演化之本源。以阴阳论立本，立的是宇宙与人生之本。

《易经·系辞下》："其初难知，其上易知，本末也。"——其初即本，其上即末。事物的本源之处总是朦胧如谜，事物的末尾之处总是清晰如水。所以有"其初难知，其上易知"之论。本末，一切事物的开端与终结也。研究某一事物，研究几项事物，研究一切事物。弄清本末，是基本问题。

《礼记·大学》："物有本末，事有终始，知所先后，则近道矣。"——万事万物均有终有始，始在先而终在后，知其先后顺序，则为知道近道了。道，至高无上。将事物的本末终始解释为道，可见儒家文化对本末终始的重视。

治病必须知道病之本，针刺必须知道病之本。根本不明，一切难明。本篇论病本，本有三重意思：病之本源；医病顺序上的主次先后；治病一定去掉疾病之因（本），从根本上消除患者之疾苦。

需要说明的是，标本相对，谈本一定不能忘记标。

治本是治病，治标也是治病。A病需要先治本后治标，B病则需要先治标后治本，C病需标本兼治，D病则需标本分治。

方法，在先贤这里，是那样的灵活。

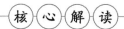

核 心 解 读

先治"本"的几种病，这是内容之一；先治"标"的几种病，这是内容之二；标本兼治的几种病，这是内容之三；标本分治的几种病，这是内容之四。四大内容，构成了本篇之核心。

先治"本"，文中称之为"本而标之"，意思是：先治其本，后治其标。

先治"标"，文中称之为"标而本之"，意思是：先治其标，后治其本。

标本兼治，文中称之为"间者并行"。

标本分治，文中称之为"甚者独行"。

文章内容中有方法，方法体现在文章的内容之中。学习文章，最为关键的学习方法，是学习灵活的方法。

一、 先治"本" 的几种病

第一种：先患某种疾病，而后出现厥逆的，应先治其原来的本病。

第二种：先有厥逆之病，而后发生某种病变的，应先治厥逆这个本病。

第三种：先患寒病，而后引起其他病变的，应先治属寒的本病。

第四种：先患某种疾病而后发生寒病的，应先治原来的本病。

第五种：先患热病，而后发生其他病变的，应先治其属热的本病。

第六种：先患某种疾病，而后发生热证的，应先治原来的本病。

第七种：先患某种疾病而后发生泄泻的，应先治其原发的本病。

第八种：先有泄泻而后转生其他疾病的，应先调治泄泻这个本病，再治疗继发的病变。

第九种：先有中满而后继发心中烦闷的，应先治中满这个本病。

第十种：大小便通利的，有他病者先治其本病。

二、 先治"标" 的两种病

第一种：先患某种疾病，而后发生中满的，应先治中满这个标病。

第二种：邪气引发的疾病，四时正常气候引发的疾病，不论哪种情况，凡出现大小便不利的，都应先治大小便不利这个标病。

三、 先本后标、 先标后本的标本兼治

第一种：凡发病后出现邪气有余的实证，应采取"本而标之"的方法，先治其邪盛之本，然后治疗其他标病。——先本后标，是这里的治法。

第二种：若发病后出现正气不足的虚证，应采取"标而本之"的方法，先治其正气不足之标，然后治疗由邪气所引发疾病之本。——先标后本，是这里的治法。

同样是标本兼治，有先本后标与先标后本之分。这一点是为工者应该谨记的。

四、 小结

其一，标本同治。治病必须审慎而详细地观察病情的轻重浅深，用心加

以调治，病情轻浅的，可标本同治。

标本同治，本文称之为"间者并行"。

其二，标本分治。病情深重的，可标本分治。所谓标本分治，即集中力量治本或治标。

标本分治，本文称之为"甚为独行"。独行者，单独也。单独治其标，或单独治其本。

其三，通便为本。"先小大便不利而后生他病者，治其本也。"如先有大小便不利，而后出现其他疾病的，应先治大小便不利这个本病。

在《灵枢》里，高度重视小大便之利。通便，在先贤眼中是一件大事。在笔者的实际经历中，通便的确是一件大事。尤其是小孩子大便不通，会衍生出很多疾病。中药火麻仁、玄参、生地黄组成的"润肠增液汤"，可以顺利解除便秘之苦，但对脾胃虚寒者稍有不宜，泻后应注意温补。

这里，笔者公布一个通便最佳良方：白萝卜＋海带。在南方，这两者可以与排骨一起煲汤；在北方，这两者可以凉拌，可以小炒。白萝卜＋海带，通便的效果，可以说是立竿见影，基本上是当天解决问题。没有海带，单吃白萝卜，当天解决不了问题，第二天大便肯定畅通。

古人有"通者不痛，痛者不通"之说，笔者有"通者不病，病者不通"之说。笔者认为，人到中年，如果能够保持"三通"——气通、血通、水谷（大小便）通，健康就取得了基本保证。气通、血通，是以经络通为基础的。气通、血通，实际上也是经络通。

保证气血通畅，笔者的经验有二：一是经常用热水、温水沐浴；二是经常用吹头发的吹风机吹一吹四肢与任督二脉。

保证水谷通畅，笔者的经验有二：保证小便通畅，多吃冬瓜；保证大便通畅，白萝卜＋海带。

这是笔者几十年痛苦换来的经验，公布于此，希望能为便秘的读者解除病痛之苦。

这里有一个不情之请，如果简单到不能再简单的"白萝卜＋海带"或白萝卜本身解除了您多年的便秘之苦，千万不要感谢我，一定要感谢我们先贤留下的中医文化。因为只有在伟大的中医文化中，五谷、五果、五菜、五畜是可以医病的——既可以养生，又可以医病。

杂病第二十六

原　文

厥挟脊而痛者，至顶，头沉沉[1]然，目眩眩[2]然，腰脊强。取足太阳腘中血络。厥胸满面肿，唇漯漯[3]然，暴言难，甚则不能言，取足阳明。厥气走喉而不能言，手足清，大便不利，取足少阴。厥而腹响响[4]然，多寒气，腹中榖榖[5]，便溲难，取足太阴。嗌干，口中热如胶，取足少阴。膝中痛，取犊鼻[6]，以员利针，发而间之。针大如氂，刺膝无疑。

喉痹[7]不能言，取足阳明；能言，取手阳明。疟不渴，间日而作，取足阳明；渴而日作，取手阳明。齿痛不恶清饮，取足阳明；恶清饮，取手阳明。聋而不痛者，取足少阳；聋而痛者，取手阳明。衄而不止，衃血[8]流，取足太阳。衃血取手太阳，不已，刺宛骨[9]下，不已，刺腘中出血。

腰痛，痛上寒，取足太阳阳明；痛上热，取足厥阴；不可以俯仰，取足少阳。中热而喘，取足少阴、腘中血络。喜怒而不欲食，言益小，刺足太阴，怒而多言，刺足少阳。颔痛，刺手阳明与颔之盛脉，出血。项痛不可俯仰，刺足太阳，不可以顾，刺手太阳也。

小腹满大，上走胃，至心，淅淅[10]身时寒热，小便不利，取足厥阴。腹满，大便不利，腹大，亦上走胸嗌，喘息喝喝[11]然，取足少阴。腹满，食不化，腹向向然，不能大便，取足太阴。

心痛引腰脊，欲呕，取足少阴。心痛，腹胀，啬啬[12]然，大便不利，取足太阴。心痛，引背不得息，刺足少阴，不已，取手少阳。心痛引小腹满，上下无常处，便溲难，刺足厥阴。心痛，但短气不足以息，刺手太阴。心痛，当九节刺之，按已刺，按之，立已；不已，上下求之，得之立已。

颇痛，刺足阳明曲周动脉[13]，见血，立已；不已，按人迎于经，立已。气逆上，刺膺中陷者，与下胸动脉。腹痛，刺脐左右动脉，已刺按之，立已；不已，刺气街，已刺按之，立已。痿厥为四末束悗[14]，乃疾解之，日二；不仁者，十日而知，无休，病已止。哕，以草刺鼻，嚏，嚏而已；无息而疾迎引之，立已；大惊之，亦可已。

注 释

1. 沉沉　头昏沉重，举头困难。

2. 眮眮　双目昏昏，视物不清。

3. 潦（tà）潦　本篇指口唇肿胀。

4. 响响　说文解字　"响，声也。"《灵枢·五音五味》："圣人之通万物也，若日月之光影，音声鼓响，闻其声而知其形。"本篇指寒因引起的腹部鸣响。

5. 縠（hú）縠　流水声。寒因引起的肠鸣作响，响如流水。

6. 犊鼻　穴位名。属足阳明胃经，在外膝眼凹陷中。《素问·气穴论》："犊鼻二穴。"《灵枢·本输》："刺犊鼻者，屈不能伸。"

7. 喉痹　病名。以咽喉肿痛，吞咽困难为特征的咽喉病。《素问·阴阳别论》："一阴一阳结谓之喉痹。"厥阴与少阳之邪纠结，便出现咽喉疼痛闭塞不通的喉痹。

8. 衃（pēi）血　寒因凝血病。《说文解字》："衃，凝血也。"《灵枢·水胀》："寒气客于子门，子门闭塞，气不得通，恶血当泻不泻，衃以留止，日以益大，状如怀子。"寒气引起血凝于腹。

9. 宛骨　宛，通腕。宛骨即腕骨。见本卷第二篇注释21。

10. 淅淅　寒凉之貌。张景岳："淅淅，寒肃貌。"

11. 喝喝　见本卷第十篇注释47。

12. 啬啬　闭塞不通状。《广雅·释诂》："啬，积也。"张景岳："啬啬，涩滞貌。"张志聪："啬啬，畏寒貌。"

13. 曲周动脉　颊车穴周围的动脉。张景岳："曲周，即颊车也。以其周绕曲颊，故曰曲周。"

14. 四末束悗　四末，指四肢与四肢末端。《灵枢·邪客》："营气者，

泌其津液，注之于脉，化以为血，以荣四末。"又："卫气者，出其悍气之源
疾，而先行于四末、分肉、皮肤之间而不休者也。"马莳："四末者，手足指
也。"此处，四末即手指头与脚趾头。《素问·疟论》："疟之且发也，阴阳
之且移也，必从四末始也。"此处，四末即四肢。

四末束悗，用绳索束缚手指与足趾，先贤医治疟疾的一种方法。《素
问·疟论》："故先其时坚束其处，令邪气不得入，阴气不得出，审候见之在
孙络盛坚而血者皆取之，此真往而未得并者也。"坚束其处，即紧紧束缚四
肢末端。

杂，纷乱也，多样也。

杂，《说文解字》的解释为"五彩相会"。

《易经·系辞下》："物相杂，故曰文。"五彩相会为杂，交错之画曰文；
有交错之笔画，才有人文之"爻"。杂，在源头的文化中占有非常重要的位
置。可以说，没有五彩相会的万物之杂，没有五彩相会的天文之杂，就没有
美丽的自然之文。没有美丽的自然之文，就没有优秀的中华元文化。以天
文、自然之文为坐标，演化出了中华元文化。

杂，多也，多种也，多样也。本篇论杂病，论的是多种疾病，如厥气上
逆、心痛、喉痹、疟疾、齿痛、耳聋、腹胀、大小便不利等多种疾病的诊断
与医治方法。

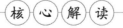

经气厥逆所引起的种种疾病（杂病）与医治，这是第一大内容。

不同症状，不同部位的种种疾病（杂病）与医治，这是第二大内容。

如此两大内容，构成了本篇的核心内容。

一、 经气厥逆、 杂病种种与针刺

（一）经气厥逆与头部疾病

经气厥逆，会引起脊椎两旁的腰背部连及头顶部疼痛，头部沉重，眼睛

看不清东西，腰脊强直等疾病。

针刺医治，可取足太阳经在腘中的委中穴处的络脉，针刺出血。

（二）经气厥逆与胸部、面部疾病

经气厥逆，会引起胸满，面唇肿起，流涎，突然言语困难等疾病。

针刺医治，甚则不能说话，可取足阳明经的穴位进行针刺。

（三）经气厥逆与失语、便秘之病

经气厥逆上冲于喉，会引起口不能言，手足清冷，大便不通等疾病。

针刺医治，可取足少阴经的穴位进行针刺。

（四）经气厥逆与腹部疾病

经气厥逆，会引起腹部胀满，寒气内盛，肠鸣，大小便不利等疾病。

针刺医治，可取足太阴经的穴位进行针刺。

二、 不同病症、 不同部位的杂病与针刺

（一）口腔病

咽中干燥，口中觉热，唾液黏稠如胶，可取足少阴经的穴位进行针刺。

（二）关节病

膝关节疼痛，可取足阳明经的犊鼻穴，用圆利针刺之，出针后，间隔一定时间可再刺。

圆利针针身大如牛尾的长毛，用来针刺膝部是没有问题的。

（三）喉痹病

不能说话的喉痹病，可取刺足阳明经的穴位。

若还能说话，可取刺手阳明经的穴位。

疟疾，口不渴而隔天一发的，可取刺足阳明经的穴位。

疟疾，口渴而每天一发的，可取刺手阳明经的穴位。

（四）牙痛病

牙齿疼痛，不怕冷饮的，可取刺足阳明经的穴位。

牙齿疼痛，怕冷饮的，可取刺手阳明经的穴位。

（五）耳聋病

耳聋而不感疼痛的，可取刺足少阳经的穴位。

耳聋而感疼痛的，可取刺手阳明经的穴位。

（六）流鼻血

鼻出血不止，并有黑色血虾血流出的，可取足阳明经的穴位治疗。

如瘀血结滞，可取手太阳经的穴位治疗。

若病未愈，可刺腕骨下的腕骨穴。

若再不愈，可刺委中出血。

（七）腰痛病

若腰痛且痛处发凉，可取刺足太阳经、足阳明经穴位。

若痛处发热，可取刺足厥阴经穴位。

若腰痛而不能俯仰的，可取刺足少阳经的穴位；若有内热而见气喘的，可取刺足少阴经的穴位，并于腘窝中的血络针刺放血。

（八）情志病

经常发怒而不思饮食，说话很少，可取刺足太阴经的穴位。

发怒而说话多的，可取刺足少阳经的穴位。

（九）腮痛病

腮部疼痛，可取手阳明经的穴位，并于腮部充盛的血络，针刺出血。

腮痛，还可以针刺足阳明经颊车穴周围的动脉，使其出血，痛可立止。

若痛不止，按摩人迎旁的动脉，可马上止痛。

（十）项痛病

项部疼痛，不能俯仰，当取足太阳经的穴位治疗。

若项痛不能回顾的，当取手太阳经的穴位治疗。

（十一）腹部病

腹部病分下列几种情况：

1. 小腹胀满膨大，向上波及胃脘以至心胸部，恶寒瑟缩，时常发寒热，小便不利，可取刺足厥阴经的穴位。

2. 腹部胀满，大便不通，腹膨大向上影响到胸部以至咽部，气喘有声，可取刺足少阴经的穴位。

3. 腹部胀满，食物不消化，腹中鸣响，大便不通，可取刺足太阴经的穴位。

4. 腹痛，针刺脐两旁的天枢穴，刺后用手按压，可立即止痛。若痛不止，再刺足阳明经的气冲穴，刺后也用手按压，可立即止痛。

（十二）心痛病

心痛病分下列几种情况：

1. 心痛牵引腰脊作痛，想呕，可取刺足少阴经的穴位。

2. 心痛，腹胀满，大便涩滞不畅的，可取刺足太阴经的穴位。

3. 心痛牵引背部疼痛，呼吸不利，可取刺足少阴经的穴位。病若不愈，可取手少阳经的穴位针治。

4. 心痛牵引小腹疼痛胀满，上下作痛而没有固定的位置，大小便困难的，可取刺足厥阴经的穴位。

5. 心痛，见气短呼吸困难的，可取刺手太阴经的穴位。

6. 心痛，可针刺第九椎下的筋缩穴，若痛不止，可在刺后进行按压，一般能够立即止痛。若压后仍痛不止，可在筋缩穴上下的部位用此法寻求治疗，找到适当的穴位，可立即止痛。

（十三）四肢痿软无力的痿厥病

四肢痿软无力而寒冷的痿厥病，治疗可将患者四肢束缚起来，待他感到闭闷，难以忍受时，迅速解开，每天两次。

有的患者四肢不知痛痒，经此法治疗十天就可恢复知觉，但不可中止，需继续治疗至病愈为止。

（十四）呃逆病

呃逆，用草刺激鼻道，使其打喷嚏，打喷嚏后可止。

屏住呼吸，等到呃逆上冲时，迅速提气，然后呼气，使气下行，同样可很快止住。

另外，当其发作时突然受到惊吓——"大惊之"，也能治愈。

这里要介绍一种行之有效的秘方：笔者小时候，犯过呃逆之疾。正当呃逆之时，爷爷突然正色问："什么东西你看见了吗？"一下子给惊住了，自问："我看见了吗？"仔细回想之时，呃逆已经停止，爷爷大笑："看！好了吧。"

以"大惊之"瞬间治愈呃逆，大江南北、黄河两岸似乎都用这种方法。我在汪曾祺先生的散文中，也看到过这种方法。汪曾祺先生的家乡在长江之南，我的家乡在黄河之南，可见这种方法流传之广。

三、气逆之刺

"气逆上，刺膺中陷者与下胸动脉。"杂病之中，本篇又出现了气逆之病。气逆，在《素问》与《灵枢》之中属于常见病、多发病，不属于杂病。

气逆之病，病因有多种因。饮酒过度，会引发气逆，如《素问·生气通天论》所言："因而大饮，则气逆。"大怒亦会引发气逆，如《素问·举痛论》所言："怒则气逆。"

气逆之病，症状之一是脉象沉细，如《素问·病能论》所言："沉细者气逆。"症状之二是足寒，如《素问·生气通天论》所言："气逆者，足寒也。"

本篇论气逆，没有论及病因，只谈了"如何针刺"——凡气逆上冲，可针刺胸前足阳明经的膺窗或屋翳穴，以及胸下的动脉处。

周痹第二十七

———— 原 文 ————

黄帝问于岐伯曰：周痹[1]之在身也，上下移徙[2]随脉，其上下左右相应，间不容空，愿闻此痛，在血脉之中邪？将在分肉之间乎？何以致是？其痛之移也，间不及下针，其慉痛[3]之时，不及定治，而痛已止矣。何道使然？愿闻其故。岐伯答曰：此众痹也，非周痹也。

黄帝曰：愿闻众痹[4]。岐伯对曰：此各在其处，更发更止，更居更起，以右应左，以左应右，非能周也。更发更休也。

帝曰：善。刺之奈何？岐伯对曰：刺此者，痛虽已止，必刺其处，勿令复起。

帝曰：善。愿闻周痹何如？岐伯对曰：周痹者，在于血脉之中，随脉以上，随脉以下，不能左右，各当其所。黄帝曰：刺之奈何？岐伯对曰：痛从上下者，先刺其下以过（一作遍，下同）之[5]，后刺其上以脱之[6]。痛从下上者，先刺其上以过之，后刺其下以脱之。

黄帝曰：善。此痛安生？何因而有名？岐伯对曰：风寒湿气，客于外分肉之间，迫切而为沫，沫得寒则聚，聚则排分肉而分裂也，分裂则痛，痛则神归之，神归之[7]则热，热则痛解，痛解则厥，厥则他痹发，发则如是。帝曰：善。余已得其意矣。此内不在藏，而外未发于皮，独居分肉之间，真气不能周，故命曰周痹。故刺痹者，必先切循其下之六经，视其虚实，及大络之血结而不通，及虚而脉陷空者而调之，熨而通之。其瘈坚，转引而行之。

黄帝曰：善。余已得其意矣，亦得其事也。九者，经巽[8]之理，十二经脉阴阳之病也。

注 释

1. 周痹 病名。外因风、寒、湿引起的具有移动性的疼痛病。

周者，圆周也，周行也。《易经·系辞下》："周流六虚。"《道德经·第二十五章》："周行而不殆。"周，有圆周、周行两层含义。

痹者，闭也，闭塞也。《素问·痹论》："黄帝问曰：痹之安生？岐伯对曰：风寒湿三气杂至，合而为痹也。"痹，以疼痛剧烈为特点的外因病。周痹，随经脉上下做圆周循环之痹病也。

2. 移徙 移动迁徙。指周痹的移动性。

3. 愊痛 愊，积蓄，聚集。痛，疼痛。愊痛，聚集在一起的疼痛。

4. 众痹 病名。风、寒、湿三邪所引起的疼痛病。特征有三：一是病位广泛；二是时发时止，此伏彼起；三是左边疼痛会影响到右边，右边疼痛也会影响到左边。

5. 过之 竭，阻竭。本篇论过之，指的是对疼痛的抑制。

6. 脱之 脱，脱离，离散。《广雅·释诂》："脱，离也。"《素问·离合真邪论》："泻之则真气脱，脱则不复。"《灵枢·血络论》："由阴阳俱脱，表里相离，故脱色而苍苍然。"两处论脱，脱为离散之脱。本篇论脱之，指的是对疼痛的抑制。

7. 归之 回归，返回，返还。《素问·五藏生成》："故人卧血归于肝，肝受血而能视。"《灵枢·刺节真邪》："凡刺热邪，越而苍，出游不归，乃无病。"两处论归，均为返回、返还。本篇论归之，指的是神气即正气的回归。

8. 巽 八卦中的一卦，巽指风。风有顺行、顺从之义。张志聪："九针者，乃经常巽顺之理。"张景岳："巽者，具也。言其义其法，在乎九针。"笔者认为，巽应为顺从之顺，"九者，经巽之理"应注释为九针针刺之法应顺从、遵循经脉之理。

题 解

周者，有两重意思：一是圆周之周；二是圆周循环之周的周，与圆周相关，与圆周循环相关。周行、周游、周流，这些动词均相关于圆周循环运动。

《易经·系辞下》："易之为书也不可远，为道也屡迁，变动不居，周流六虚，上下无常，刚柔相易，不可为典要，唯变所适。"这一论断中出现了"周流六虚"一词。六虚者，东西南北四方加上下也。六虚、六合，实际上是一个圆球体。球体之圆、鸡卵之圆，是中华先贤对宇宙的整体把握。宇宙是圆的，宇宙间日月星的运动轨迹也是圆的。与圆相关的运动，称之为周流、周游或周行。"周流六虚"，一是指圆周循环的流动；二是指运动在空间之中，四方上下无一遗漏。周，与圆周相关，与圆周循环的流动相关。再，《易经》之周，本身就有圆周之义。

物极必反、终者有始、原始反终、否极泰来、阴极生阳、阳极生阴、寒往暑来、日往月来，这些万古长青的成语，均与圆周相关。

痹者，痹病也。

周痹者，随经脉上下做圆周运动之痹病也。

《素问》有痹论，《灵枢》有周痹之论，足见中华先贤对痹病的高度重视。

《素问》谈痹，有固定部位之痹，有流动游走之痹，《灵枢》本篇谈痹，专门谈流动游走之痹。周痹之周，有两重意思：一是指痹病本身的圆周运动，二是指痹病阻碍了经脉之气的圆周运动。

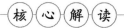

核 心 解 读

众痹，本篇所论的第一痹。周痹，本篇所论的第二痹。众痹的特征与医治，周痹的特征与医治，构成了本篇的核心内容。

痹，有众痹与周痹之分。这种分法，在《内经》中第一次出现。

一、 黄帝的失误

本篇中的黄帝，出现了一个失误：误把众痹当成了周痹。

黄帝请教于岐伯：人体患周痹病，病邪随血脉上下移动，其疼痛的部位上下左右相应，并且遍身无处不到，几乎没有一点空隙，我想知道这种疼痛是发生在血脉呢，还是在分肉之间呢？怎样导致这种病的呢？这种疼痛移动很快，以致来不及在痛处下针，当疼痛集中于某个部位时，还没有决定如何去治，而疼痛已停止了，这是什么道理呢？想听您讲讲其中的缘故。

岐伯告诉黄帝说：这个病是众痹，而不是周痹。

二、 众痹

（一）众痹的特征

众痹的特征有三：①众痹病邪分布在人体的各个部位；②时发时止，此伏彼起；③左侧会影响到右侧，右侧也会影响到左侧，但不是周身都痛，而是交互发作和停止的。

（二）众痹的医治

众痹应该怎样针刺治疗？岐伯给出的答案是：针刺医治众痹，即使疼痛已经停止，但仍然应该在这个部位进行针刺。只有这样，疼痛才不会复发。

三、 周痹

（一）周痹的特征

在岐伯的解释中，周痹的特征有二：①邪气在血脉之中，随着血脉或上或下；②发病不是左右相互影响，而是邪气流窜到哪里，哪里就发生疼痛。

（二）周痹的医治

周痹应该怎样针刺？岐伯给出的答案是：疼痛从上部发展到下部的，先刺其下部，以阻遏病邪的进一步发展，后刺其上部以除去病根。

疼痛从下部发展到上部的，先刺其上部，以阻遏病邪的发展，后刺其下部以除去病根。

（三）周痹疼痛的原因

疼痛是怎样产生的呢？岐伯的答案是："风寒湿气，客于外分肉之间，迫切而为殊，沫得寒则聚，聚则排分肉而分裂也，分裂则痛。"

风、寒、湿三气侵入人体，进入分肉之间，将分肉间的津液压迫为汁沫，汁沫因寒而凝聚，凝聚的汁沫会将分肉分裂。分肉分裂是疼痛的根本原因。

热会使疼痛缓解，疼痛缓解后，邪气又向他处逆行发展，于是邪气所到之处，又会发生痹痛。

肉分裂而痛，这是本篇第一次出现的新观点。

为什么称为周痹？此痹病，在内没有深入脏腑，在外没有散发到皮肤，而只是留滞在分肉之间，使得真气不能周流全身，所以称为"周痹"。

四、 痹病医治大论

医治痹病，前期之诊断非常重要。

前期之诊断，首先是要辨经脉，即辨明发病的部位究竟在哪一条经脉上？在哪一条络脉上？

第二是辨虚实，即观察其属虚属实，大络上的血液是否瘀结不通？经脉是否陷下空虚？

第三才能确定医治。医治，针刺第一；熨法温通经络第二；第三，若有筋脉拘急坚紧的，可转用按摩导引以行其气血。

五、 黄帝的结论

讲得好！这是黄帝的总体结论。

懂得了众痹与周痹两种痹病的区别，明白了两种痹病的治疗方法，这是黄帝的具体结论。

九针可使经气顺达，因而能治疗十二经脉虚实阴阳的各种病证，这是黄帝对针刺治疗疾病的结论。

口
问
第
二
十
八

（原）（文）

黄帝闲居，辟[1]左右而问于岐伯曰：余已闻九针之经，论阴阳逆顺，六经已毕，愿得口问。岐伯避席再拜曰：善乎哉问也！此先师之所口传也。黄帝曰：愿闻口传。岐伯答曰：夫百病之始生也，皆生于风雨寒暑，阴阳喜怒，饮食居处，大惊卒恐，则血气分离，阴阳破败，经络厥[2]绝，脉道不通，阴阳相逆，卫气稽留，经脉虚空，血气不次，乃失其常。论不在经者，请道其方。

黄帝曰：人之欠者，何气使然？岐伯答曰：卫气昼日行于阳，夜半则行于阴。阴者主夜，夜者卧；阳者主上，阴者主下。故阴气积于下，阳气未尽，阳引而上，阴引而下，阴阳相引，故数欠。阳气尽，阴气盛，则目瞑；阴气尽而阳气盛，则寤矣。泻足少阴，补足太阳。

黄帝曰：人之哕者，何气使然？岐伯曰：谷入于胃，胃气上注于肺。今有故寒气与新谷气，俱还入于胃，新故相乱，真邪相攻，气并相逆，复出于胃，故为哕。补手太阴，泻足少阴。

黄帝曰：人之唏[3]者，何气使然？岐伯曰：此阴气盛而阳气虚，阴气疾而阳气徐，阴气盛而阳气绝，故为唏。补足太阳，泻足少阴[4]。

黄帝曰：人之振寒者，何气使然？岐伯曰：寒气客于皮肤，阴气盛，阳气虚，故为振寒寒栗，补诸阳。

黄帝曰：人之噫[5]者，何气使然？岐伯曰：寒气客于胃。厥逆从下上散，复出于胃，故为噫。补足太阳、阳明。一曰补眉本也。

黄帝曰：人之嚏[6]者，何气使然？岐伯曰：阳气和利，满于心，出于鼻，故为嚏。补足太阳荣眉本，一曰眉上也。

黄帝曰：人之亸[7]者，何气使然？岐伯曰：胃不实则诸脉虚，诸脉虚则筋脉懈惰，筋脉懈惰则行阴用力，气不能复，故为亸。因其所在，补分肉间。

黄帝曰：人之哀而泣涕出者，何气使然？岐伯曰：心者，五藏六府之主也。目者，宗脉之所聚也，上液之道也。口鼻者，气之门户也。故悲哀愁忧则心动，心动则五藏六府皆摇，摇则宗脉感，宗脉感则液道开，液道开故泣涕出焉。液者，所以灌精濡空窍者也。故上液之道开则泣，泣不止则液竭，液竭则精不灌，精不灌则目无所见矣，故命曰夺精。补天柱经侠颈。

黄帝曰：人之太息[8]者，何气使然？岐伯曰：忧思则心系急，心系急则气道约，约则不利，故太息以伸出之。补手少阴、心主、足少阳，留之也。

黄帝曰：人之涎下者，何气使然？岐伯曰：饮食者，皆入于胃，胃中有热则虫动，虫动则胃缓，胃缓则廉泉[9]开，故涎下。补足少阴。

黄帝曰：人之耳中鸣者，何气使然？岐伯曰：耳者，宗脉之所聚也，故胃中空则宗脉虚，虚则下，溜脉[10]有所竭者，故耳鸣。补客主人，手大指爪甲上与肉交者也。

黄帝曰：人之自啮舌者，何气使然？岐伯曰：此厥逆走上，脉气辈至也。少阴气至则啮舌，少阳气至则啮颊，阳明气至则啮唇矣。视主病者，则补之。

凡此十二邪者，皆奇邪[11]之走空窍者也。故邪之所在，皆为不足。故上气不足，脑为之不满，耳为之苦鸣，头为之苦倾，目为之眩；中气不足，溲便为之变，肠为之苦鸣。下气不足，则乃为痿厥心悗。补足外踝下留之。

黄帝曰：治之奈何？岐伯曰：肾主为欠，取足少阴。肺主为哕，取手太阴、足少阴。唏者，阴与阳绝，故补足太阳，写足少阴。振寒者，补诸阳。噫者，补足太阴、阳明。嚏者，补足太阳眉本。亸，因其所在，补分肉间。泣出，补天柱经侠颈，侠颈者，头中分也。太息，补手少阴、心主、足少阳留之。涎下，补足少阴。耳鸣，补客主人[12]，手大指爪甲上与肉交者。自啮舌，视主病者，则补之。目眩头倾，补足外踝下留之。痿厥心悗，刺足大指间上二寸留之，一曰足外踝下留之。

注　释

1. 辟　通避。本篇论避，有避开、屏除之义。

2. 厥　通决。本篇论经络厥绝，实为经脉绝决。

3. 唏　有哀叹、发冷两重意思。《方言》："哀而不泣曰唏。"本篇之唏，唏有哀叹之义。《灵枢·癫狂》："风逆暴四肢肿，身漯漯，唏然时寒，饥则烦，饱则善变。"此处论唏，唏有发冷战栗之义。

4. 补足太阳，泻足少阴　天平称重，要想取得平衡，需要此处加或彼处减。补泻之法，犹如天平称重，要想取得平衡，需要此处补或彼处泻。《难经·七十五难》中有"西方虚，泻南方，补北方"之论，这里讲的泻南方、补北方就是一头减一头加的天平平衡理论。本篇论补泻，从根本上讲，讲究的就是平衡。

5. 噫　通嗳。噫即今日所讲的嗳气。嗳气，寒邪客于胃所引起的厥逆之气。张景岳："噫，嗳气也。"

6. 嚏（tì）　喷嚏。

7. 𢮃（duǒ）　指脉虚筋懈，四肢乏困，全身无力之病态。

8. 太息　一指深呼吸，二指叹气。《素问·平人气象论》："人一呼脉再动，一吸脉亦再动，呼吸定息脉五动，闰以太息，命曰平人。"张志聪："太息者，呼吸定息之时，有余不尽而脉又一动，如岁余之有闰也。"此太息为深长呼吸。本篇论太息，论的是叹气。

9. 廉泉　穴位名。廉泉穴位于舌根处。《素问·刺疟》："舌下两脉者，廉泉也。"《灵枢·胀论》："廉泉、玉英者，津液之道也。"杨上善："廉泉，乃涎唾之道。"

10. 溜脉　溜者，流也。溜脉，有两重意思：一指与眼睛相通的脉，一指流经耳部的脉。《素问·刺禁论》："刺面中溜脉，不幸为盲。"此溜脉，为相通于眼的脉。"故胃中空则宗脉虚，虚则下，溜脉有所竭者，故耳鸣。"本篇所论溜脉，为流经耳部的脉。王冰："刺面中溜脉者，手太阳、任脉之交会。"张志聪："溜脉者，脉之别支，浮见于皮肤之间也。"

11. 奇邪　四时之邪气。邪气，与正常气候相反的气候。《素问·气穴论》："孙络三百六十五穴会，亦以应一岁，以溢奇邪，以通荣（营）卫。"

孙络与三百六十五穴相会，应一岁，它的作用是排泻邪气，通行营气卫气。此处奇邪，指的是邪气。

12. 客主人　穴位名，今之上关穴。手少阳三焦经、足阳明之会也。《素问·刺禁论》："刺客主人内陷中脉，为内漏，为聋。"王冰："客主人，穴名也，今名上关。"《甲乙经》："上关，一名客主人，在耳前上廉起骨端……手少阳、足阳明之会也。"

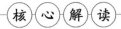

题解

口者，口口相传之口也。

问者，问答之问也，学问之问也。

口问者，以口相问也。《素问》以"问"字名书名，《灵枢》以"问"字名篇名；离开了一个"问"字，不可能产生伟大的中医经典。

有眼用以观，《易经》讲仰观俯察；有口用以问，《内经》讲平素之问。眼观口问，是形成中华文化、中医文化的根本途径，是传承中华文化、中医文化的根本方法。不知平素之问，不知时时事事之问，一难以成为医圣，二难以成为上工。

本篇的岐伯告诉黄帝，他所知道的、他所向黄帝传授的医道医理医术，都是由先师口口相传留下来的，所以本篇命名为"口问"。

核心解读

"风雨寒暑，阴阳喜怒，饮食居处，大惊卒恐"这十六个字，是引发百病的病因。前四个字为外因，后十二个字为内因。百病之因，是本篇追溯的根本问题。

欠、哕、唏、振寒、嚏、泣涕、叹息等十二种疾病的病因与医治，为本篇之具体问题也。

百病之因这个根本问题加上十二种疾病的病因与医治这十二个具体问题，构成了本篇之核心内容。

一、　已知与继续求知

关于九针，关于阴阳经脉的逆顺走向，关于针经，这些是黄帝的"已知"。

如果满足于"已知"，停顿在"已知"这里，忘记了继续求知，一旦如此，继续进步的可能性就消失了。一个人是这样，一家人是这样，一个民族也是这样。

本篇的黄帝，并没有满足于"已知"，并没有停顿在"已知"这里，而是在"已知"的基础上继续求知，继续提出新问题，希望继续得到岐伯的教诲。

本篇的岐伯告诉黄帝，他所知道的医道医理医术，都是由先师口口相传留下来的。

黄帝对岐伯说，他十分希望得到先师口口相传的东西。

二、 引发疾病的基本原因

人为什么会生疾病？引发疾病的基本原因是什么？能否用最简洁、最精炼的语言对引发疾病的基本原因进行概括？

岐伯用最简洁、最精炼的语言对以上问题做出了解答：

"夫百病之始生也，皆生于风雨寒暑，阴阳喜怒，饮食居处，大惊卒恐，则血气分离，阴阳破败，经络厥绝，脉道不通，阴阳相逆，卫气稽留，经脉虚空，血气不次，乃失其常。"

各种疾病的发生，其基本原因有二：一是外因，二是内因。外因为风雨寒暑，内因有房事过度、喜怒不节、饮食不调，居处不适，大惊猝恐等。

内外两种原因，导致了血气分离，阴阳衰败，经络闭塞，脉道不通，阴阳逆乱，卫气滞留，经脉空虚，气血循行紊乱，于是人就失去了正常状态，进入了异常即疾病状态。

三、 十二种疾病的病因

清楚了引发疾病的基本原因，黄帝又开始请教十二种疾病的具体原因，对此，岐伯一一进行了解答。

（一）人为什么会打呵欠

原因何在，何气使然？

简要答案：阴阳二气上下相引相争之时，阴气渐渐胜于阳气，是连连呵欠的根本原因。

详细的解答是：卫气白天行于阳分，夜晚行于阴分。阴气主夜主静，入夜则多睡眠；阳气主升发向上，阴气主沉降向下。当阳气开始入于阴分，但尚未尽入时，阳引阴气向上，阴引阳气向下，阴阳二气上下相引相争之时，阴气渐渐胜于阳气，就会连连打呵欠。等到阳气都入于阴分，阴气盛时，就能闭目安眠；若阴气尽而阳气盛，人就清醒了。

治疗这样的病，可泻足少阴经，补足太阳经。

（二）人为什么会呃逆

简要答案：新进的饮食与原有的寒邪相互扰乱，是呃逆的根本原因。

详细的解答是：饮食入胃，经过胃的腐熟，脾的运化，将水谷精气上注到肺。患者原已感受寒邪，又新进饮食，寒邪与饮食都留滞在胃中，新进的饮食与原有的寒邪相互扰乱，正气和邪气相互斗争，邪气与胃气同时上逆，又从胃中而出，所以发生呃逆。

治疗可补手太阴经，泻足少阴经。

（三）人为什么会哀叹

简要答案：阴气盛阳气虚，是哀叹的根本原因。

详细的解答是：由于阴气盛而阳气虚，阴气运行急速而阳气运行缓慢，阴气太盛而阳气衰微，所以造成哀叹。

治疗可补足太阳经，泻足少阴经。

（四）人为什么会发冷战

简要答案：寒邪侵犯皮肤，是人发冷战的根本原因。

详细的解答是：由于寒邪侵犯皮肤，阴寒之邪偏盛，体表阳气偏虚，所以出现发冷、战抖的症状。治疗可温补各阳经。

（五）人为什么会嗳气

简要答案：寒邪入胃。

详细的解答是：寒邪侵入胃，扰乱胃气，胃气上逆，逆气从下向上扩散，又从胃中发出，所以出现嗳气。

治疗可补足太阴经和足阳明经。

（六）人为什么会打喷嚏

简要答案：阳气上出于鼻。

详细的解答是：阳气和利，布满心胸而上出于鼻，所以打喷嚏。治疗可补足太阳经的荥穴通谷，以及眉根部的攒竹穴。

（七）人为什么会全身无力，疲困懒惰

简要答案：胃气虚，经脉虚。

详细的解答是：胃气虚，则各经脉都虚，各经脉虚就导致筋脉懈惰无力；筋脉懈惰，若再强力入房，则元气不能恢复，就出现全身无力，疲困懈惰，病名为嘬。

治疗时，应根据病变发生的所在部位，在分肉间施以补法。

（八）人在悲哀时为什么会涕泪交流

简要答案：心神不安所致。

详细的解答是：心是五脏六腑的主宰，眼睛是经脉聚集的地方，也是津液由上而外泄的道路，口鼻是气出入的门户。人的悲哀愁忧等情志变化，首先激动了心神。心神不安则影响其他脏腑和波及各个经脉，从而使眼及口鼻的液道开张，涕泪就由此而出。人体的液，有渗灌精微物质以濡养孔窍的作用，所以上液道开张就流泪，而哭泣不止则可耗竭精液，不能渗灌精微以濡养孔窍，所以两目看不见东西，称为"夺精"。

治疗可补足太阳经在项部的天柱穴。

（九）人为什么有时会叹气

简要答案：忧愁思虑所致。

详细的解答是：忧愁思虑则心系急迫，心系急迫就约束气道，气道约束则呼吸不利，所以作深长呼吸以伸展其气。

治疗时，可补手少阴经、手厥阴经、足少阳经，采用留针的方法。

（十）人为什么有时流涎

简要答案：胃中有热，胃中有虫蠕动。

详细的解答是：饮食入胃，若胃中有热，寄生虫因热而蠕动，虫动会使胃气弛缓，胃缓则舌下廉泉开张而流涎。

治疗可补足少阴经。

（十一）人为什么有时会耳鸣

简要答案：胃中空虚，耳部的经脉气血不足。

详细的解答是：耳部是许多经脉聚集的地方，若胃中空虚，水谷精微供养不足，则宗脉必虚，宗脉虚则阳气不升而下降，入于耳部的经脉气血不足而有耗竭的趋势，耳部失养，所以出现耳鸣。

治疗时，可取足少阳经的客主人穴（即足少阳经之上关穴，是手少阳三焦经、足少阳胆经及足阳明胃经三经的交汇之穴，位于耳前）及位于手大指爪甲角的手太阴经少商穴，施以补法。

（十二）人有时为什么会自咬其舌

简要答案：厥气上逆所致。

详细的解答是：厥气上逆，影响各经脉之气分别上逆而造成。如少阴脉气上逆，就会咬舌；少阳脉气上逆，就会咬颊部；阳明脉气上逆，就会咬唇。

治疗时，应诊视发病部位，确定属于何经，而后施以补法。

四、 病因简述

一种病一种因，十二种病十二种因，这是具体。

但总体来说，上述十二种疾病，都是奇邪侵入孔窍所造成的。

《素问·刺法论》："正气存内，邪不可干。"凡是正气不足的地方，正是邪气容易侵入的部位。

上气不足，则脑髓不充，症见耳鸣、头倾、目眩。

中气不足，症见二便失常、肠中鸣响。

下气不足，症见两足痿软无力，厥冷、心胸窒闷。

治疗时，补足太阳经位于足外踝后的昆仑穴，并用留针法。

五、 治法简述

肾主呵欠，呵欠应取足少阴经。

肺主呃逆，呃逆应取手太阴经和足少阴经。

哀叹是由于阴盛阳衰，所以要补足太阳经，泻足少阴经。

发冷战抖，应补各阳经。

嗳气，应补足太阴经和足阳明经。

喷嚏，应补足太阳经的攒竹穴。

肢体懈惰无力的亸证，根据发病部位，补分肉间。

哭泣时涕泪交流，应补位于项后中行两旁的足太阳经的天柱穴。

叹气，应补手少阴经、手厥阴心包经和足少阳经，用留针法。

流涎，应补足少阴经。

耳鸣，应补足少阳经的客主人穴，以及位于手大指爪甲角的手太阴经的少商穴。

自咬舌颊等部位，应根据发病部位所属经脉，分别施用补法。目眩、头倾，补足外踝后的昆仑穴，用留针法。

肢痿无力而厥冷，心胸窒闷的，刺足大趾本节后二寸处，用留针法，一说可针刺足外踝后的昆仑穴，用留针法。

六、 持果求因、 持病求因的典范

因果相连，有一果必有一因。

因病相连，有其病必有其因。

呵欠、寒战、打喷嚏、流口水、哭啼时鼻涕与眼泪交流，所有这些都是病，都是果，但是因在何处，因为何因呢？

——追溯，逐一追溯，凡是发现的问题，一定要追溯出其因其果。持果求因，持病求因，黄帝实属伟大的典范，实属优秀的典范。

我赞美黄帝，我的孩子反对，问： "黄帝会开汽车吗？黄帝会玩电脑吗？"

我回答孩子，一代人有一代人的责任，一代人有一代人的任务，不能错乱了时代。我问孩子，在当代，会开汽车的人成千上万，但有几人能像黄帝那样会提出问题？在今天，会玩电脑的人成千上万，但有几人能像黄帝那样善于持果求因？会开汽车的有几人提出了别人没有提出的问题？会玩电脑的有几人提出了领先于世界的问题？

早期的中华民族之所以远远领先于世界，与这种善于提出问题，善于持果求因的方式有着紧密的关系。

一个只会享受成果而不会创造成果的人，是没出息的人。同样的道理，一个只会享受成果而不会创造成果的民族，是没出息的民族。

一个面对结果而不会提出 "为什么"的人，是愚蠢的人。同样的道理，一个面对结果而不会提出 "为什么"的民族，是愚蠢的民族。

黄帝，是中华先贤的代表，是中华民族的代表。

从善于提出问题，善于创造成果，善于追问 "为什么"这三个角度上看，黄帝对于后人的榜样意义，永远也不会过时。亲爱的读者，你说呢？

师传第二十九

○原○文

黄帝曰：余闻先师，有所心藏，弗著于方[1]。余愿闻而藏之，则而行之，上以治民，下以治身，使百姓无病，上下和亲，德泽下流，子孙无忧，传于后世，无有终时，可得闻乎？岐伯曰：远乎哉问也。夫治民与自治，治彼与治此，治小与治大，治国与治家，未有逆而能治之也，夫惟顺而已矣。顺者，非独阴阳脉论气之逆顺也，百姓人民皆欲顺其志也。

黄帝曰：顺之奈何？岐伯曰：入国问俗[2]，入家问讳[3]，上堂问礼[4]，临病人问所便[5]。

黄帝曰：便病人奈何？岐伯曰：夫中热消瘅则便寒，寒中之属则便热。胃中热则消谷，令人县心善饥，脐以上皮热；肠中热则出黄如糜[6]，脐以下皮寒。胃中寒，则腹胀；肠中寒，则肠鸣飧泄。胃中寒肠中热，则胀而且泄；胃中热肠中寒，则疾饥，小腹痛胀。

黄帝曰：胃欲寒饮，肠欲热饮，两者相逆，便之奈何？且夫王公大人，血食之君，骄恣从欲轻人，而无能禁之，禁之则逆其志，顺之则加其病，便之奈何？治之何先？岐伯曰：人之情，莫不恶死而乐生，告之以其败，语之以其善，导之以其所便，开之以其所苦，虽有无道[7]之人，恶有不听者乎？

黄帝曰：治之奈何？岐伯曰：春夏先治其标，后治其本；秋冬先治其本，后治其标。

黄帝曰：便其相逆[8]者奈何？岐伯曰：便此者，食饮衣服，亦欲适寒温，寒无凄怆[9]，暑无出汗。食饮者，热无灼灼[10]，寒无沧沧[11]。寒温中适，故气将持，乃不致邪僻也。

黄帝曰：《本藏》以身形肢节腘肉，候五藏六府之小大焉。今夫王公大人，临朝即位之君，而问焉，谁可扪循之而后答乎？岐伯曰：身形肢节者，藏府之盖[12]也，非面部之阅也。

黄帝曰：五藏之气，阅于面者，余已知之矣，以肢节知而阅之奈何？岐伯曰：五藏六府者，肺为之盖，巨肩陷咽，候见其外。黄帝曰：善。岐伯曰：五藏六府，心为之主，缺盆为之道，骺骨有余，以候髑骬。黄帝曰：善。岐伯曰：肝者主为将，使之候外，欲知坚固，视目小大。黄帝曰：善。岐伯曰：脾者主为卫，使之迎粮[13]，视唇舌好恶，以知吉凶。黄帝曰：善。岐伯曰：肾者主为外，使之远听，视耳好恶，以知其性。

黄帝曰：善。愿闻六府之候。岐伯曰：六府者，胃为之海，广骸[14]、大颈、张胸，五谷乃容；鼻隧以长，以候大肠；唇厚人中长，以候小肠；目下果[15]大，其胆乃横；鼻孔在外，膀胱漏泄；鼻柱中央起，三焦乃约。此所以候六府者也。上下三等[16]，藏安且良矣。

注　释

1. 方　在《素问》与《灵枢》之中，一个"方"字有十多重含义：四方之方、方形之方、方法之方、方剂之方、规矩原则之方，还包括古代刻字的方木板。本篇论方，指的是古代刻字的木板。《素问·玉版论要》中的"玉版"与本篇所论之方，都是保存医道医理的器具。

2. 问俗　问，询问也。俗，风俗习惯也。本篇讲问俗，强调的是到一个新地方，要了解此地的风俗习惯。

3. 问讳　问，询问也。讳，忌讳也。问讳，强调的是入一家，要了解这一家有何忌讳。张景岳："讳者，忌也。人情有好恶之偏，词色有嫌疑之避，犯之者取憎，取憎则不相合，故入家当问讳。"

4. 问礼　礼，生活中的礼节礼仪，广义上的为人准则。《礼记·曲礼》："夫礼者，所以定亲疏，决嫌疑，别异同，明是非也。"这一论断告诉后人，礼是用来分清亲疏，决断疑惑，分辨人禽，明白是非的。《春秋左传·隐公十一年》："礼，经国家，定社稷，序民人，利后嗣也。"这一论断告诉后人，礼是经纬国家，安定社稷，秩序人民，利于子孙的纲纪。问礼，指的是医生进入患者之家，进退要有度，举止要合礼。

5. 问所便　便，有轻捷、灵活、适宜与大小便等多重含义。本篇论便，指的是适宜：寒热是否适宜？居所是否适宜？气味是否适宜？医治方法是否适宜？所有这些都在"问所便"的范畴之内。张景岳："便者，相宜也。有居处之宜否，有动静之宜否，有阴阳之宜否，有寒热之宜否，有性情之宜否，有味气之宜否。临病人而失其宜，施治必相左矣。故必问病人之所便，是皆取顺之道也。"

6. 糜　粥状。《说文解字》："糜，糁也。"比喻大便呈粥状不成形。《灵枢·禁服》："虚则热中出糜，少气，溺色变。"本篇论糜，同样是指大便不成形。

7. 无道　违背道理、违背规矩者，称之为无道。

8. 相逆　逆与顺相对。相逆，与顺相对也。张景岳："谓于不可顺之中，而复有不得不委曲，以便其情者也。"

9. 凄怆　身体寒冷。《汉书·王褒传》："不忧至寒之凄怆。"注："凄怆，寒冷也。"本篇论凄怆，同样是指寒冷。

10. 灼灼　本义为炎热，本篇形容饮食物过烫。张景岳："饮食欲热者，亦不宜灼灼之过。"

11. 沧沧　本义为寒冷，本篇形容饮食物过冷。

12. 藏府之盖　盖者，外候也，外卫也。脏腑之盖，有内外之分：外为躯壳，内为肺脏。

13. 迎粮　迎，迎接，收纳。迎粮，纳五谷，接受饮食物也。

14. 广骸（hái）　广，大、宽阔也。骸，骨骼也。广骸，骨骼宽大粗壮也。

15. 目下果　目下即眼下，果即眼胞；目下果，眼下即眼胞也。

16. 上下三等　指上、中、下三部。本篇论"上下三等"，论的是外形上、中、下三部相称。外形上、中、下三部相称，内脏一定安定良好。

题 解

师者，先师也，传道、授业、解惑者也。岐伯所言的师，是岐伯之前的贤哲也。

传者，传承也，传授也。

本篇谈师传，是指先师口口相传的，但没有文字记载的宝贵遗产。

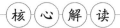

核 心 解 读

顺应病情，可以医病；顺应民情，可以医国。一个"顺"字，是先师所传之秘典。这一秘典，没有记入板简。没有记载的先师之秘典，内容一也。

"胃欲寒饮，肠欲热饮"，复杂之病情，内容二也。

四时标本、本标之论，内容三也。

王公大人、血食之君的骄横跋扈与无理取闹，内容四也。

以外测内，以外形测五脏，内容五也。

如此五大内容，构成了本篇之核心。

一、 一个"顺"字： 没有记载的秘典

灿烂的中华文明，并不是始于黄帝，而是始于黄帝之前。黄帝之前的先贤，认识并创造出了一系列伟大的成果，有些成果传了下来也有所记载，有些成果传了下来但没有记载。

有没有记载于板简的秘典？这是本篇黄帝像岐伯请教的新问题。

黄帝问：我听说先师有许多心藏之秘典，但没有记载于板简上，希望听听这些心得并牢牢记住，用来作为准则实行，从大的方面讲可以用来治疗民众的疾病，从小的方面讲可以用来保养自己的身体，使百姓无疾病之苦，上下亲善，造福后人，让子子孙孙不为疾病所扰，并让这些经验永远流传下去，先生可以讲讲这些心得吗？

先师们到底有没有的心藏秘典？有！

心藏秘典复杂吗？不复杂！可以说简易到了极点。

岐伯告诉黄帝，先师们的心藏秘典，用一个字就可以表达。明白了这一个字，就可以"治民与自治，治彼与治此，治小与治大，治国与治家"。

这个字是什么呢？答案：顺。

岐伯说，不论治民与治身，治彼与治此，处理大事与小事，以及治国与治家，没有能用"逆"法治好的，只有用"顺"的方法才行得通。

所谓顺，治病要明白阴阳、经脉、气血的逆顺，治国要明白顺应人民的

意志。

逆，倒行逆施之逆。顺，顺从之顺，顺应之顺。

倒行逆施，无法医病。倒行逆施，无法治国。

顺应病情，可以医病。顺应民情，可以医国。

二、 如何"顺"

医国，如何顺应民情？

医病，如何顺应病情？

这是黄帝进一步的追问。

"入国问俗，入家问讳，上堂问礼"，这是顺应民情。——入其国，要了解风俗习惯；入一家，要询问他家的忌讳；登堂时，要懂得人家的礼节。《礼记》中有与此相似的"三问"。《礼记·曲礼上》："入境而问禁，入国而问俗，入门而问讳。""三问"的目的为何？看看风俗习惯与忌讳里面有无致病的因素，同时也看看风俗习惯与忌讳里面有无医病的妙方。

"临病人问所便"，这是顺应病情。——面对患者，医生要询问患者怎样才觉得适宜。"便病人奈何？"怎样使患者觉得适宜？这是黄帝的再进一步的追问。岐伯分八种情况做出了解答，详细的解答如下。

第一种情况：内热而致多食易饥的消瘅患者，适宜于寒凉。

第二种情况：体内有寒的患者，适宜于温热。

第三种情况：胃中有热，则食物容易消化，使人心悬易饥，脐以上的皮肤发热，适宜于寒凉。

第四种情况：肠中积热，则排出黄色稀粥样的粪便，脐以下的皮肤发热，适宜于寒凉。

第五种情况：胃中有寒，则出现腹胀，适宜于温热。

第六种情况：肠中有寒，则肠鸣、泄泻、完谷不化，适宜于温热。

第七种情况：胃中有寒，肠中有热的寒热错杂证，则见腹胀而且便泄。面对热寒杂证，一要看引起疾病的根本原因在寒还是在热？二要看外部天气寒不寒？三要看人体虚不虚？如果外部天寒、内部人虚，引起疾病的原因在寒，就应该温热治之。

第八种情况：胃中有热，肠中有寒的错杂证，则见易饥而又有小腹胀痛。医治胃热易饥之病，宜于寒凉。医治肠中有寒之病，宜于温热。

三、 遇见无理取闹的患者怎么办

胃热宜寒饮，肠寒宜热饮，寒热两者性质相反，复杂的情况下，怎样做才能说服患者？那些王公大人，肉食之君，有权有势之人，大都性情骄傲，恣意妄行，看不起别人又不听医生的忠告，遇见这些无理取闹的患者，劝阻则违背他们的意志，顺从则会加重病情，此时又该怎么办？怎样顺适其宜？

这是黄帝的进二步、进三步的问题。

岐伯用"人之常情"做出了有情有理的解答。

恶死而乐生——怕死而乐于活着，是人之常情。骄横跋扈之人、无理取闹之人，都不会超越常情，都害怕死而喜欢生。

遇见骄横跋扈、无理取闹之人，要"告之以其败，语之以其善，导之以其所便，开之以其所苦"——告诉他们哪些对身体有害，哪些对身体有益？指导他如何做才相适宜，开导他不这样做将会有更大的痛苦，如此，即使是无理取闹之人也会听劝告。

四、 时序之理

（一）顺从时序的标本、本标疗法

西医医病，不论春夏秋冬四时之序。中医医病，强调春夏秋冬四时之序。重视时序与不顾时序，中医西医在时间时序这里产生了一大差别。

养生养在四时之序中，这是《素问·四气调神大论》所强调的养生哲理。

"春夏先治其标，后治其本；秋冬先治其本，后治其标"，这是本篇所强调的医病之理。

春夏秋冬，时间顺序不同，医病的方法也不同。春夏季节，应先治在外的标病，后治在内的本病；秋冬季节，应先治在内的本病，后治在外的标病。

春夏先治标后治本，秋冬先治本后治标，一部《内经》，只有本篇有如此标本之论。

本篇以时序论标本的特殊之论，希望为工者能够牢牢记住并灵活运用。

（二）遇见"逆者"怎么办

本篇论逆，一论病情之逆，二论人情之逆。

寒热为逆，为病情之逆。

悲喜为逆，为情绪之逆。

有病为寒，而患者偏偏又喜欢凉饮。

有病为热，而患者偏偏又喜欢热食。

如此"逆者"怎么办？

遇见这样的患者，在饮食衣服方面，教之两方面寒温适中的道理：一是衣服的寒温适中，二是饮食的寒热适中。

天冷时，要多加衣服，不要冻得发抖；天热时，要减少衣服，不要过度出汗。饮食方面，不要吃过冷过热的食物。这样寒温适中，正气就能保持正常，邪气就不能进一步侵害了。

五、 以外测内： 外形可以测五脏测六腑

黄帝之外的先贤，创造了一部中医经典《本脏》，《本脏》是讲以外测内的，即以人体外形来推测人的五脏。

内外相连，内外一体，这就是中医文化中的系统论。

内可以反映于外，外可以反映其内，这就是中华先贤所掌握的系统论。

大到无外，是宏观世界。小到无内，是微观世界。宏观世界与微观世界之间，在结构与成分上有着一致性和相似性。一阴一阳组成的太极，既可以解释大到无外的宏观世界，也可以解释小到无内的微观世界。

这一认识，是中华先贤认识世界的基本认识。

这一立场，是中华先贤认识世界的基本立场。

知道了这一认识与这一基本立场，再看本篇以人体外形测五脏的论述，就不会感到突然了。

如何根据人体的形体、四肢、关节、肌肉等情况来推测五脏六腑的大小呢？

尤其是遇到王公大人和临朝即位的君主，又不能随便接近，随便抚摸，如何以外测内呢？

以外测内，以外形测五脏，岐伯讲述了以下五种方法。

第一种推测方法：以咽喉的高下测肺脏。

五脏六腑，以肺的部位最高而称为"盖"，可从肩骨及咽喉的高突与下陷来推测肺脏的大小。

第二种推测方法：以肩端骨距远近和胸骨的长短测心脏。

五脏六腑以心为主宰，缺盆是气血升降的道路，观察缺盆两旁的肩端骨距离远近和胸骨剑突的长短，可以测知心脏的大小坚脆。

第三种推测方法：以眼睛的大小测肝脏。

肝为将军之官，有防御外侮的能力，要知道肝的坚固情况，可从眼睛的大小来推测。

第四种推测方法：以唇舌的色泽测脾脏。

脾主运化水谷，以充实全身的卫外能力，在饮食时视其唇舌色泽的好坏，可以知道脾脏的健康与否。

第五种推测方法：以听觉的好坏测肾脏。

肾气通于耳而主外，能听到远处的声音，所以从听觉的好坏，来测候肾的虚实。

这是推测五脏的方法。

同样的道理，以外形可以测六腑。

以外形测六腑的第一种方法：以胸部宽阔推测胃。六腑以胃为水谷之海，颊部肌肉丰满，颈部粗壮，胸部宽阔的人，容纳五谷就多。

以外形测六腑的第二种方法：以鼻窍长短推测大肠。鼻窍的隧道长短，可以推测大肠的长短。

以外形测六腑的第三种方法：以唇部、人中测小肠。唇部的厚度，人中的长短，可以推测小肠的情况。

以外形测六腑的第四种方法：以下眼胞测胆。下眼胞肥大，其胆就刚强。

以外形测六腑的第五种方法：以鼻孔测膀胱。鼻孔偏向外翻，是膀胱不固而小便漏泄。

以外形测六腑的第六种方法：以鼻柱测三焦。鼻柱中央隆起，可知三焦是固密的。

这是推测六腑的方法。

总之，外形端正则有脏腑正常，外形非常一定有脏腑非常。外形的上、中、下三部对称相称，则内脏一定良好安定。

决
气
第
三
十

黄帝曰：余闻人有精[1]、气[2]、津[3]、液[4]、血[5]、脉[6]，余意以为一气耳，今乃辨为六名，余不知其所以然。岐伯曰：两神相搏[7]，合而成形，常先身生，是谓精。何谓气？岐伯曰：上焦开发，宣五谷味[8]，熏肤，充身，泽毛，若雾露之溉，是谓气。何谓津？岐伯曰：腠理发泄，汗出溱溱[9]，是谓津。何谓液？岐伯曰：谷入气满，淖泽[10]注于骨，骨属屈伸，泄泽[11]，补益脑髓，皮肤润泽，是谓液。何谓血？岐伯曰：中焦受气取汁，变化而赤，是谓血。何谓脉？岐伯曰：壅遏[12]营气，令无所避，是谓脉。

黄帝曰：六气者，有余不足，气之多少，脑髓之虚实，血脉之清浊，何以知之？岐伯曰：精脱[13]者，耳聋；气脱[14]者，目不明；津脱[15]者，腠理开，汗大泄；液脱者，骨属屈伸不利，色夭，脑髓消，胫酸，耳数鸣；血脱者，色白，夭然不泽，其脉空虚，此其候也。黄帝曰：六气者，贵贱何如？岐伯曰：六气者，各有部主[16]也，其贵贱善恶，可为常主，然五谷与胃为大海也。

1. 精　本篇论精，论的是先于形体而生的物质。
2. 气　本篇论气，论的是上焦所化生的五谷饮食之精微。
3. 津　本篇论津，论的是汗液。
4. 液　本篇论液，论的是渗润骨髓、渗润于脑、渗润皮肤的液体。

5. 血　本篇论血，论的是中焦部位经气化而变成红色的液体，称之为血。

6. 脉　本篇论脉，论的是人体气血隧道。

7. 两神相搏　两神，男女也。两神相搏，本篇指的是男女交合。张景岳："两神，阴阳也。搏，交也。"意指男女交媾。

8. 宣五谷味　宣，布散也。宣五谷味，就是将五谷所化生的精微物质布散至全身。

9. 溱（zhēn）溱　溱，津液滋润状。本篇形容汗出。

10. 淖泽　动词意思为满而外溢、滋润；名词意思为稠浊精微物质。本篇论淖泽，论的是后者。

11. 泄泽　渗出而滋润的意思。

12. 壅遏　限制。张景岳："壅遏者，堤防之谓，犹道路之有封疆，江河之有涯岸。俾气无所迴避，而必行其中者，是谓之脉。"

13. 精脱　脱，脱失。精脱者，精之脱失也。

14. 气脱　气之脱失也。张志聪："目之精明五色，气之华也，故气脱者目不明。"

15. 津脱　津之脱失也。

16. 各有部主　各部所主也。张景岳："部主，谓各部所主也。如肾主精，肺主气，脾主津液，肝主血，心主脉也。"

―――― ⊙题⊙解 ――――

决，《说文解字》的解释是："行流也。从水，从夬。庐江有决水，出于大别山。古穴切。"

决，在《内经》有四重含义：①疏通；②崩溃，衰败；③决断，分辨；④决渎，疏通水渠。

《素问·阴阳应象大论》："血实宜决之，气虚宜掣引之。"《灵枢·九针十二原》："闭虽久，犹可决也。"又："解结也，犹决闭也。"——决，在这几个论断里义为疏通。

《素问·示从容论》："真藏坏决，经脉旁绝，五藏漏泄，不衄则呕。"——决，在这个论断里义为崩溃，衰败。

《素问·灵兰秘典论》："胆者，中正之官，决断出焉。"《素问·移精变气论》："余欲临病人，观死生，决嫌疑，欲知其要，如日月之光。"《素问·玉机真藏论》："余闻虚实以决死生。"——决，在这几个论断里义为决断。

《素问·灵兰秘典论》："三焦者，决渎之官，水道出焉。"——决，在这个论断里义为决渎。决渎者，开通水道也。三焦通而水道利，故三焦为决渎之官。

本篇谈决，有分辨、判断、决断之义。

气，在本篇，有一气之源，有六气之分。本篇谈气，谈的是体内之气。在本篇，决气之气一气化六气，化为精、气、津、液、血、脉。

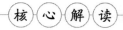

精、气、津、液、血、脉之六大概念，内容一也。

气不足引起的几种疾病，内容二也。

胃为六气之源，内容三也。

如此三大内容，构成了本篇之核心内容。

一、 六大概念

有其然，必定有其所以然。

很多人往往只知道其然，而不知道其所以然。本篇的黄帝正是后者。

黄帝知道了精、气、津、液、血、脉六气的名称，并不知道六气从何而来，如何形成？知其然而不知其所以然，问题由此产生。

岐伯解答所以然，解答出了六大概念。六大概念，细分如下：

（一）何谓精

两神相搏，合而成形，常先身生，是谓精。——男女交合而生，一阴一阳交合而生，先于形体而生的物质，称为精。

《易经·系辞下》："天地氤氲，万物化醇。男女构精，万物化生。"男女构精之精，与两神相搏之精，相同相通。

（二）何谓气

上焦开发，宣五谷味，熏肤、充身、泽毛，若雾露之溉，是谓气。——

上焦将五谷饮食之精微宣发布散到全身，熏于皮肤，充养周身，润泽毛发，像雾露灌溉万物一样，称为气。

（三）何谓津

腠理发泄，汗珠溱溱，是谓津。——肌腠疏泄，流出大量的汗液，称为津。

（四）何谓液

谷人气满，淖泽注于骨，骨属屈伸，泄泽，补益脑髓，皮肤润泽，是谓液。——水谷入胃后，全身精气充满，渗润骨髓，使骨髓关节屈伸自如；渗润于脑，能补益脑髓；渗润皮肤，使皮肤滑润，称为液。

（五）何谓血

中焦受气取汁，变化而赤，是谓血。中焦部位先吸收水谷之精气，再取其无色之汁，经气化而变成红色的液体，称为血。

（六）何谓脉

塞遏营气，令无所避，是谓脉。——像隧道一样约束并疏通着营气与血液的运行，使气血不向外流溢，称为脉。

二、　一气化六气

一气者，精也。

精，有先天后天之分。

先天之精，来源于父母。《易经·系辞下》："男女构精，万物化生。"《易经·系辞下》所说的"男女构精"之精，《灵枢·本神》所说的"故生之来谓之精"，为先天之精。

后天之精，来源于水谷。《素问·平人气象论》："人以水谷为本。"水谷之精，为后天之精。

先天之精与后天之精合二为一，构成了人身之本。如《素问·金匮真言论》所言："夫精者，身之本也。"

如"道生一，一生二，二生三"那样，精气也会有一分为二，一分为四，一分为六的变化。人体中的后天之气均由精气这里化生而来。精、气、津、液、血、脉六气，以精为根本。

《素问·上古天真论》："肾者主水，受五藏六府之精而藏之。"

《素问·六节藏象论》："肾者，主蛰封藏之本，精之处也。"

在这两个论断中，肾脏为精之储存地。

所以说，呵护肾脏，呵护的是人之精气。

三、 气与疾病

气关乎疾病。气有余，病！气不足，病！

气的有余与不足，都会产生疾病。

气的有余与不足即气的多少，脑髓的虚实，血脉的清浊，如何判断呢？可以从人体疾病中去判断。本篇谈了气不足引起的五种疾病：

（一）失精会耳聋

精的大量脱失，则会出现耳聋。

（二）失气目不明

气的大量脱失，则会使人视觉不明。

（三）失津则大汗

津的大量脱失，则腠理开，出现汗大泄。

（四）失液病关节，面憔悴，耳常鸣

液的大量脱失，则出现关节屈伸不利，面色憔悴，脑髓消减，小腿酸软，经常耳鸣。

（五）失血面无华

血的大量脱失，则出现面色苍白，枯槁无华，脉道空虚。

以上是气不足引起的五种疾病。

四、 六气

六气：有贵有贱，各有其主。

"六气者，贵贱何如？"

气分贵贱吗？这是本篇出现的新问题。

这里的贵贱，实际上是空间位置上的高低远近与时间属性中的"当令不当令"。

以贵贱论空间中的高低，始于《易经》。《易经·系辞上》："天尊地卑，乾坤定矣。卑高以陈，贵贱位矣。"天体模式中，有高低上下之分。尊者，高也，上也。《礼记·中庸》："登高必自卑。"卑者，低者，下也。天高地低，天尊地卑，高贵低贱，这里以空间中的上下，分出了尊卑贵贱。天体模式中的尊卑贵贱，实际上是空间中的上下远近。

高者为贵，低者为贱。空间中的位置，不涉及价值判断。

空间中的贵贱，与器物中的贵贱不是一回事。

空间中的贵贱，与价值判断的贵贱不是一回事。

空间中的贵贱，上下远近是也。

"六气者，各有部主也，其贵贱善恶，可为常主，然五谷与胃为大海也。"

岐伯以六气在人体各有其主，各有其位，回答了黄帝的新问题。

六气论贵贱，当令者贵，不当令者贱。"当令不当令"为时间属性。当令者，当下之气也；不当令者，当下之气所克对象也。例如，四时之春，五行之木当令；木行当令，木行为贵也。四时之末属土，木克土，被克之土，贱也。

六气论善恶，合时的正风正气者为善，非时之邪风邪气者为恶。人有恶人，色有恶色，食有恶食，血有恶血，风有恶风……总之，正常之外的非常，恶也。就风气而言，春季应该刮东风，如此之风为合时之风；合于时令之风，善也。如果春季刮西风，如此之风反于时令；反时令之风，恶也。

四时对应脏腑，五行对应脏腑，六气当然也对应脏腑，脏腑有时间属性，按照时间属性的"当令不当令"论贵贱，按照时间属性的"合时不合时"论善恶。

气由脏腑所主，脏腑的位置不同，气的位置也不同。本篇的岐伯，并没有说明"何脏与何气"的关系。

笔者从《素问》与《难经》中整理了六气与五脏的关系，摘录如下，供读者鉴赏：

1. 津液藏膀胱　《素问·灵兰秘典论》："膀胱者，州都之官，津液藏焉。"

2. 心生血　《素问·五运行大论》："心生血。"

3. 肺藏气，肝藏血　《素问·调经论》："肺藏气，肝藏血。"

4. 心主脉　《素问·宣明五气》："心主脉。"

5. 心藏神　《素问·宣明五气》："心藏神。"

6. 五脏与津液的具体关系　《难经·三十四难》："肝色青，其液泣；心色赤，其液汗；脾色黄，其液涎；肺色白，其液涕；肾色黑，其液唾。"

《难经》解释说，这一论断是在古书《十变》中出现的。五脏与津液的关系，《十变》解释是：肝主青色，所化生的液体为眼泪；心脏主赤色，所化生的液体为汗水；脾主黄色，所化生的液体为涎沫；肺主白色，所化生的液体为鼻涕；肾主黑色，所化生的液体为唾液。

六气在人体的部位不同，所发挥的作用也不同，这是六气的不同点。

六气均由五谷精微所化生，五谷精微又化生于胃，胃为五谷之海，为六气化生之源。六气均源于胃，这是六气的相同点。

五、血的形成与白血病的医治

血之形成，本篇的解释是：血之源，源于水谷之汁；血之成，成于中焦——"中焦受气取汁，变化而赤，是谓血。"

简短的一句话，讲述了三方面的道理：一是讲清了血的发源地。中焦，是血的发源地。二是讲清了血之形成的物质基础。无色之汁，是形成血的物质基础。三是讲清了血之形成的外因。气，是形成血的重要外因。

血有形，气无形，无形之气恰恰是有形之血形成的重要外因。有气汁则赤，无气汁则白。血为阴，气为阳。阳气之气在造血过程中是必需的、不可缺少的因素。

紧紧抓住"血如何形成"的这一根本，是不是有助于攻克白血病？

汁不着色，是为汁。汁一着色，是为血。汁着色不着色，唯一关键是有没有气。

气在人体之中，是唯一一个可以与血并列并重的元素。请看下列三个论断。

其一，《素问·调经论》："人之所有者，血与气耳。"

其二，《难经·六难》："故气者，人之根本也。"

其三，《难经·六十六难》："脐下肾间动气者，人之生命也，十二经之根本也，故名曰原。"

气，人之根本也。气与血，人之根本也。有气有血，气血平衡，则有健康之人。少气少血，气血失衡，则有多愁多病之身。

如何使人有足够之气？换句话说，气有病或气不足又如何医治？请看下面两个论断。

其一，《素问·至真要大论》："调气之方，必别阴阳，定其中外，各守其乡，内者内治，外者外治……谨道如法，万举万全，气血正平，长有天命。"

其二，《难经·七十二难》："调气之方，必在阴阳，何谓也？然。所谓迎随者，知荣卫之流行，经脉之往来也，随其逆顺而取之，故曰迎随。"

气有病，用药物可以调。这是第一个论断的基点。药物调气如何调？首先是分辨阴阳，其次是认清内外。辨别阴阳的目的，是平衡阴阳。平衡阴阳的方法是：寒则热之，虚则补之。气之为病，相关于寒，相关于虚。认清内外的目的，是辨别病的位置。病在内从内治，病在外从外治。"谨道如法，万举万全。"这里所出现的方法，是医疗所有疾病的方法。

气有病，用针刺可以调。调气之方，必别阴阳。这是第二个论断的两个基点。这里的阴阳，引出两个专用词——迎、随。针刺的关键是分清流行之气的迎与随。逆着经气运行的方向称为迎，顺着经气运行的方向称为随。明白了迎随，然后取穴针刺。

重温经典，可以明白两条基本道理：一是气在人体之中具有根本性，二是气有病可以治。治气之病，既可以用药物，又可以用针灸。总而言之，气有病是可以医治的。

气是形成血的唯一前提，气有病可以治，在这里是不是看到了医治白血病的希望？！

白血病，以中医医道论之，可以得出以下认识：

以阴阳哲理论之，为阴阳失衡，阴盛阳衰。

以五行哲理论之，为水火失衡，火弱于水。

以脏腑哲理论之，为心火不足，中焦失温。

以气血之理论之，为正气不足，气不化血。

以疾病症状论之，为汁不着色，红少白多。

简言之，白血病之病因在于心火不足，气温不足，温不及中焦，温不及汁水着色的温度。病症在于气不化血，汁不着色，红少白多。

白血病如何医治？治水先治源，治病先治本，医治白血病能否在血之形成的源头、根本处着手呢？笔者以"温阳补气"为纲，对医治白血病提出三点建议：

第一，关注中焦。血化于中焦，医治血之病，在脏腑中焦为血之发源地，所以应该将中焦纳入关注的重点。

第二，关注气。血化于气，在哲理中气为血之源，所以医治血之病，应该将气纳入关注的重点。

第三，以补阳为重。血化于气，气属阳，所以医治血之病，应该将补阳纳入关注的重点。

温阳补气，用热能恢复中焦的气化功能，可以作为医治白血病的一条路。

治血先补气，符合阴有病治于阳的哲理。

补气先补心，补心火以温三焦之阳，增强化汁的功能，以此法医治白血病，完全可以作为一种方法进行尝试。

温三焦之阳，中药可以发挥作用，艾灸可以发挥作用，针灸与电的结合可以发挥作用，针灸与超声波的结合同样可以发挥作用。

六、 本篇的缺憾

气有余会引起疾病，气不足同样会引起疾病，这是本篇的原则之论。

在具体上，本篇只是谈了气不足所引起的疾病，并没有谈气有余所引起的疾病。

下面将《内经》中关于"有余"与疾病的论断加以集中，以补本篇之缺。

1.《素问·脉要精微论》： "阳气有余为身热无汗，阴气有余为多汗身寒。"

2.《素问·通评虚实论》："经气有余者，脉口热而尺寒也，秋冬为逆，春夏为从，治主病者。"

3.《素问·调经论》："神有余有不足，气有余有不足，血有余有不足，形有余有不足，志有余有不足，凡此十者，其气不等也。"

4.《素问·调经论》："神有余则笑不休，神不足则悲。"

5.《素问·调经论》："血有余则怒，不足则恐。"

6.《灵枢·五邪》："阳气有余，阴气不足，则热中善饥；阳气不足，阴气有余，则寒中肠鸣腹痛。"

肠胃第三十一

　　黄帝问于伯高曰：余愿闻六府传谷者，肠胃之小大、长短、受谷之多少，奈何？伯高曰：请尽言之，谷所从出入浅深、远近、长短之度。唇至齿，长九分，口广二寸半；齿以后至会厌[1]，深三寸半，大容五合；舌重十两，长七寸，广二寸半；咽门[2]重十两，广一寸半；至胃长一尺六寸；胃纡屈曲，伸之长二尺六寸，大一尺五寸，径五寸，大容三斗五升；小肠，后附脊，左环回周迭积，其注于回肠[3]者，外附于脐，上回运环十六曲，大二寸半，径八分分之少半[4]，长三丈二尺。回肠，当脐左环，回周叶积[5]而下，回运环反十六曲，大四寸，径一寸寸之少半，长二丈一尺；广肠傅脊[6]，以受回肠，左环叶脊[7]上下辟，大八寸，径二寸寸之大半，长二尺八寸。肠胃所入至所出，长六丈四寸四分，回曲环反三十二曲也。

　　1. 会厌　《灵枢·忧患无言》："会厌者，音声之户也。"气管和食管交会处，掩盖气管的一个器官。

　　2. 咽门　喉咙。张景岳："咽门，即食喉也。"

　　3. 回肠　小肠的下端，上接空肠，下连大肠，位于脐部。

　　4. 少半　少，量词。小于二分之一的量，称为少半。《素问·至真要大论》："大则数少，小则数多；多则九之，少则二之。"杨玄操"三分有二为大半，有一为小半。"

5. 叶积　叶，叶子；积，叠积。叶积，像叶子一样叠积。张景岳："叶积，如叶之积，亦叠积之义。"

6. 广肠傅脊　广肠，直肠也，起于结肠至肛门的乙状结肠和直肠部分。傅脊，附丽于脊柱。广肠傅脊，广肠附丽于脊柱的意思。

7. 叶脊　据《甲乙经》《黄帝内经太素》与本篇上文，叶脊应为"叶积"。

肠者，大肠、小肠也。

《素问·金匮真言论》："胆、胃、大肠、小肠、膀胱、三焦六府皆为阳。"大肠、小肠，为六腑之二。

《素问·灵兰秘典论》："大肠者，传道之官，变化出焉。小肠者，受盛之官，化物出焉。"心脏为君主，大肠为辅佐君主的传道之官，小肠者为辅佐君主的受盛之官。一官有一官的职能，小肠主管盛饮食物，改变食物，大肠主管变化水谷，传导糟粕。

胃者，胃也。胃，六腑之一。《素问·灵兰秘典论》："脾胃者，仓廪之官，五味出焉。"脾胃相当于管理粮仓的官员，主管将饮食物化生为五味。

《素问·五藏别论》："胃者，水谷之海，六府之大源也。"《灵枢·决气》："五谷与胃为大海也。"胃是人身水谷汇合之海，是六腑的最大源泉。

本篇记载了先贤对肠胃解剖而来的数据——大小、长短、容量、形状等，记载了先贤对肠胃功能的认识，胃主消化，肠主传导。

肠胃之专论，本篇为《灵枢》第一篇。

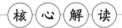

从口唇到直肠，这是整个消化道的起点与终点。整个消化道包括唇、齿、咽门、胃、小肠、直肠、大肠等诸多器官。对各个器官的长度、宽度、直径、重量、容量进行定量，构成了本篇之核心内容。

一、　消化道的整体功能与分工合作

六腑是如何传化水谷的？肠胃的大小、长短和受纳水谷的多少是怎样的？

这是本篇黄帝所提出的问题。

从饮食入口一直到废物排出，这一问题，涉及的是整个消化系统。

本篇解答问题的不再是岐伯，而是另一位帝师伯高。

对黄帝提出的问题，伯高详细地做出了解答。

完整的消化道由多个具体器官所组成，饮食从入口到出口，一一经过这些器官。这些器官的大小、深浅、远近、长短不同。在几千年前的中华大地上，中华先贤凭着解剖定量的方法，取得了这些器官的具体数据。本篇通过伯高之口，公布了这些数据：

1. 口唇　口唇到牙齿长九分，口的宽度是二寸半。

2. 牙齿　从牙齿之后到会厌，深三寸半。

3. 口腔　口腔可容纳五合的食物。

4. 舌　舌重十两，长七寸，宽二寸半。

5. 咽门　咽门重十两，宽一寸半；自咽门到胃长一尺六寸。

6. 胃　胃呈弯曲状，伸直了长二尺六寸，周长一尺五寸，直径五寸，能容纳食物三斗五升。

7. 小肠　小肠的后部附于脊部，从左向右环绕，层层堆叠，下接回肠，外附于脐的上方，再回运环绕十六弯曲。周长二寸半，直径不到八分半，长三丈二尺。

8. 回肠　回肠在脐部向右环绕而重叠，也有十六个弯曲，周长四寸，直径不到一寸半，长二丈一尺。

9. 广肠　广肠（直肠）附着于脊部，接受回肠的内容物，向左环绕盘叠脊部上、下，周长八寸，直径二寸半有余，长二尺八寸。

从食物入口到糟粕排出，经过整个消化道。消化道总长六丈四尺四分，有弯曲的地方共三十二处。

二、 定量： 源头文化的优秀传统

定量，是中华文化与中医文化的优秀传统。

天体可以定量，人体同样可以定量。

定量，是从文化的源头开始的。

定量，是从天文历法开始的。

（一）天文的定量

"古者包牺立周天历度。"《周髀算经》在开篇处说，天文的定量是从包牺即伏羲氏开始的。

"古者包羲氏之王天下也，仰则观象于天，俯则观法于地。"《周易·系辞下》说，包羲氏即伏羲氏时代天文观测水平就达到了相当高的水准。

八卦定八节。"伏羲始画八卦，别八节而化天下。"《尸子》说八卦就是对八节（春分，秋分；夏至，冬至；立春，立夏，立秋，立冬）的定量。

太阳回归年的测定。366 天，这是《尚书·尧典》对太阳回归年时间长度的定量。365.25 天，这是《周髀算经·日月历法》对太阳回归年时间长度的定量。

阴阳的测定。冬至为阳旦，夏至为阴旦。从冬至到夏至，182 天左右，前半年为阳。从夏至到冬至，183 天左右，后半年为阴。这是苗族古历对一年之中的阴阳分界与阴阳的时间长度所做出的定量。

五行的测定。木行御七十二天，火行御七十二天，土行御七十二天，金行御七十二天，水行御七十二天。这是《管子·五行》对五行历的金木水火土五季所做出的定量。

八节的测定。"太一常以冬至之日居叶蛰之宫四十六日，明日居天留四十六日，明日居仓门四十六日，明日居阴洛四十五日，明日居天宫四十六日，明日居玄委四十六日，明日居仓果四十六日，明日居新洛四十五日，明日复居叶蛰之宫，曰冬至矣。"这是《灵枢·九宫八风》对八节（冬至、立春、春分、立夏、夏至、立秋、秋分、立冬）所做出的定量。

对太阳视运动的定量，中华先贤制定出了太阳历；对月亮运动的定量，中华先贤制定出了太阴历；对北斗星旋转的定量，中华先贤制定出了北斗历。以日月星三大坐标为基础产生的天文历法，构成了中华文化与中医文化的理论基础。

（二）人体的定量

本篇对小肠、回肠、广肠（结肠、直肠）、胃、口腔、牙齿、咽门等九个器官做出了长度或容积的定量，是对定量这一优良传统的继续，是从天体定量到人体定量的转化。

人体的定量，必须以解剖为基础，必须以解剖为前提。

解剖之术，在《汉书》中还有理论记载与实例记载。刮骨疗毒之实例，在《三国演义》中还有故事。非常遗憾，解剖之术失传了。

《灵枢·经水》告诉世人与后人，解剖之术是用来观察人体内部结构与器官定量的。内容包括五脏的坚脆，六腑的大小，纳谷的多少，脉道的长短，血液的清浊，气的多少，十二经中哪一条经脉多血少气，哪一条经脉少血多气，哪一条经脉气血皆多还是气血皆少。

失传了解剖之术，人体定量就失去了前提。人体不能定量，中医与西医对比，那就不是稍逊一筹，而是稍逊了几筹。

（三）开头与结尾

中华民族为何落后于西方，同样的思考，答案却有多种。胡适先生、陈独秀先生的答案是："文化不如人，事事不如人。"

为何落后于西方？严复先生的看法不同于胡适先生与陈独秀先生。严复先生认为，落后于西方的根本原因在于优秀文化的失传，在于优秀传统没有得到正常的延续，即"祖先开其端，子孙没有续其尾；祖先拟其大，子孙没有专其精"。

胡适先生、陈独秀先生的答案已被大家所熟知所牢记，但是严复先生的答案却被人们忽略了。

"祖先开其端，子孙没有续其尾"，在人体解剖与人体器官定量这里，是不是一个活生生的实例？

阅读本篇的肠胃定量，笔者又一次想起了严复先生，又一次想起了严复先生对中华民族落后给出的答案。笔者认为，严复先生的"祖先开其端，子孙没有续其尾；祖先拟其大，子孙没有专其精"的结论，是符合实际的结论。

严先生的结论，写在了《天演论·译序》里。有心的读者，可以去查一查，看一看。

平人绝谷第三十二

黄帝曰：愿闻人之不食七日而死，何也？伯高曰：臣请言其故。胃大一尺五寸，径五寸，长二尺六寸，横屈受水谷三斗五升，其中之谷常留二斗，水一斗五升而满。上焦泄气，出其精微，慓悍滑疾，下焦下溉诸肠；小肠大二寸半，径八分分之少半，长三丈二尺，受谷二斗四升，水六升三合合之大半，回肠大四寸，径一寸寸之少半，长二丈一尺，受谷一斗，水七升半；广肠大八寸，径二寸寸之大半，长二尺八寸，受谷九升三合八分合之一；肠胃之长，凡五丈八尺四寸，受水谷九斗二升一合合之大半，此肠胃所受水谷之数也。平人则不然，胃满则肠虚，肠满则胃虚，更虚更满，故气得上下，五藏安定，血脉和利，精神乃居，故神者水谷之精气也。故肠胃之中，当[1]留谷二斗，水一斗五升，故平人日再后[2]，后二升半，一日中五升，七日五七三斗五升，而留水谷尽矣。故平人不食饮七日而死者，水谷精气津液皆尽故也。

注 释

1. 当　《甲乙经》《黄帝内经太素》均作"常"。

2. 日再后　一天两次大便的意思。《难经·四十三难》："故平人日再至圊，一行二升半。"一般健康的人每天两次到厕所大便，一次行便量是二升半。

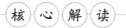

题 解

平人者，平常人也，正常人也，健康的平常人、正常人也。

《素问·平人气象论》："平人者，不病也。"在这个论断里，平人即不病无病之人。

绝谷者，摒绝五谷也，摒绝饮食也。

本篇论平人绝谷，论的是无病无灾的正常人，在摒绝食物之后，到底能存活多少天？以及为什么能够存活这么多天？

本篇论平人绝谷，论出了七天为期。即正常人，七天不饮不食，生命就会因绝谷而结束。

核 心 解 读

为何正常人绝谷七日会死？因为七天之中，人体之内的水谷精气津液会消耗殆尽。解答绝谷七日而死的原因，是本篇的核心内容。

一、"绝谷七日而死" 的问题与原因

（一）问题

人不进饮食，到第七天就会死亡，是什么道理？

这是本篇黄帝的问题。

（二）解答

本篇的问题解答者仍然是伯高。伯高从肠胃的容积、消化功能、食物在肠胃之中的贮存量等多个角度回答了这一问题。

1. 关于胃　胃的周长是一尺五寸，直径五寸，长二尺六寸，它横于上腹，形状弯曲，可容纳水谷三斗五升，其中食物二斗，水一斗五升，胃就被全部装满。

2. 关于饮食消化　饮食消化之后一分为二，分为布于全身的精微之气与需要排出的糟粕。精微之气，经上焦之气的宣泄而布散全身，其中一部分为慓悍滑疾的阳气，所余之物便由下焦渗灌到诸肠中。大肠排出的即为糟粕。

3. 关于小肠　小肠的周长是二寸半，直径略小于八分，长三丈二尺，能

容纳食物二斗四升，水六升三合半稍多一点。回肠周长是四寸，直径略小于一寸半，长二丈一尺，能容纳食物一斗，水七升半。

4. 关于广肠　广肠周长是八寸，直径二寸半稍多点，长二尺八寸，能容纳食物九升三合又八分之一合。

5. 肠胃之综合　肠胃的总长度，计五丈八尺四寸，容纳饮食物九斗二升一合半稍多，这是肠胃受纳水谷的总量。

6. 饮食在肠胃中　当胃中充满饮食时，肠是空虚的；当饮食由胃下到肠，肠满时则胃是空虚的。

7. 饮食与神气　肠胃虚满交替出现，人的气机才能上下通畅，五脏才能安和，血脉才能通利，精神才能健旺、内守，所以说人的神气，是由水谷精气化生而来。

8. 绝谷与死亡　肠胃里面，通常留有食物二斗，水液一斗五升。正常人每天排大便二次，每次排出二升半，一天就排出五升，七天排出三斗五升，这样，肠胃留存的水谷都全部排尽了。所以，正常人若七天不进饮食，就会死亡。

"故平人不食饮七日而死者，水谷精气津液皆尽故也。"这是本篇的结论。

"故平人不食饮七日而死者，水谷津液俱尽，即死矣。"这是《难经·四十三难》中的结论。

这里还需要解释一个问题：今天的人每天排大便一次即为正常，远古与中古时期是何原因每天排大便二次？这应该与饮食的具体内容差异有关。当时没有城市，人们生活于原野之中；原野之中野果遍地，随时都可以摘取；野果中纤维成分多，当时的粮食也不可能加工为精米精粉，再加上水质纯净没有污染，可以帮助人们消化；古今诸多因素的差异，造成了排便次数上两次与一次之差。

绝谷七日，水谷精气津液都已消耗殆尽。这就是平人绝谷七日而死亡的根本原因。

二、绝谷之外的辟谷

绝谷涉及的是死亡，是死亡之期的研究。

绝谷之外还有辟谷，辟谷却是一种养生术，是一种气功加饮食规律改变的养生术。

"有病不治，常得中医。"这是《汉书·艺文志》对中医的评价。《汉书》告诉人们，中医的根本目的是养生，而非治病，治病也是为了养生。

《内经》从开篇第一篇就开始强调如何养生，辟谷之术是养生之术，所以这里介绍一下绝谷之外的辟谷。

马王堆出土的古医书中，有《却谷食气》一书。辟谷之术，就出于此书。

辟，有回避、避开之义。谷，指五谷。辟谷，避开的是五谷，但仍然食用其他食物与中药药物，如松子、大枣、芝麻、核桃、桑椹、天冬、麦冬、白术、黄精、蜂蜜。

辟谷，不是被动地挨饿，而是一种主动的养生之术。

辟谷之术，历史上不知起于何时。

最早记载不食五谷的是《庄子》。《庄子·逍遥游》："藐姑射之山，有神人焉，肌肤若冰雪，淖约若处子。不食五谷，吹风饮露。"

不食五谷，《列子》中也有记载。《列子·黄帝》："列姑射山在海河洲中，山上有神人焉，吸风饮露，不食五谷；心如渊泉，形如处女。"

《史记》记载的辟谷之人是张良。《史记·留侯世家》记载，在辅佐刘邦夺取天下后，张良亲口对刘邦说："愿弃人间事，欲从赤松子游耳……乃学辟谷，道（导）引轻身。"这里出现的赤松子，从名字上看，与道教相关。赤松子应该是早于张良的辟谷者。

关于却谷，《却谷食气》在开篇处说："却谷者食石韦，朔日食质，日加一节，旬五而止，旬六始匡，日去一节，至晦而复，质（周代的计量单位，四寸曰质），与月进退。为首重、足轻、体疹，则呴吹之，视利止。"

却谷之术是与食气配合进行的。却谷即辟谷，食气即呼吸，呼吸有益于人体的气，用一定的方法去呼吸有益于人体的气。

这段话的意思是：却谷的人，可以吃石韦。从月初一这一天开始吃四平方寸的石韦。之后每天增加一个单位的石韦数量，到中旬十五而止，出十六开始，一天减少一个单位的石韦数量，到月底恢复月初的数量。以月亮的圆缺即以朔望月为标准，增加或减少石韦的食量。石韦，一种中药药材。《本经》："味苦平。主劳热邪气，五癃闭不通，利小便水道。"《别录》："甘，无毒，止烦，下气，通膀胱满，补五劳，安五脏，去恶风，益精气。"

吃石韦当出现头重脚轻、身体上有皮疹症状时，可以采取"呴吹"的方式练习呼吸。呴吹，是用鼻子吸气，用嘴呼气的养生方法。用呴吹这种呼吸的方法，直到身体痊愈为止。却谷之术必须与吹呴之法相结合。

呴吹之法，最早记载的是《庄子》。《庄子·刻意》："吹呴呼吸，吐故纳新。"《淮南子·精神训》："是故真人所游。若吹呴呼吸，吐故纳新。"《道德经·第三十章》中也有"或呴或吹"之说，但没有与吐故纳新相联系。

如何吹呴？《却谷食气》在第二段是这样介绍的："食气者为呴吹，则以始卧始兴。凡呴中息而吹。年二十者朝二十，暮二十，二日之暮二百。年三十者朝三十，暮三十，三日之暮三百。凡此数推之。"

这段话翻译成现代汉语的意思是：食气之人练习呴吹，在晚上临睡之前与早晨起床之后进行。其具体方法是呴气到一半的时候开始吹气，即在每次张口呼出暖气的中途，将张口改为闭口吹出所应呼出的余气。年满二十者早晨二十次，晚上二十次，每隔两天改为晚上二百次。年满三十者早晨三十次，晚上三十次，每隔三天改为晚上三百次。其他年龄的人，以此比例类推。

呴，音虚。吹呴之别，一在口形，二在急缓。呴，口形扁；吹，口形圆。呴，缓；吹，急。唐·慧琳《一切经音义·卷五十四》："出气急为吹，缓曰嘘。"

关于食气（服气）之功效，正史中亦有记载，此处摘录两例，以飨读者。

其一，《宋史·陈抟传》："抟，因服气辟谷，史二十余年，每寝处，多百日不起。"就是说，陈抟因服气辟谷，一睡可以连续睡一百多天。

其二，《旧唐书》记载了一位名字叫王远知的辟谷者，服用灵芝、白术，结合导引吐纳，百岁之时，头发乌黑，步履轻捷。

用吹呴的方法吐故纳新，这就是气功。气功不是迷信，而是一种养生长寿的行之有效的方法。

吹呴之法，能否长寿长生？笔者不知道。但是，用吹呴之法，调整呼吸，上楼下楼，上坡下坡，却是十分有用的一种方法。吸气上楼，楼梯转弯的平台处吹呴，知天命之年者，上楼下楼，可以步伐轻盈地完成整个过程，起码不会发生气喘吁吁的现象。

　　此处需要说明的一点是，气功是一种行之有效的养生方法，构不成什么价值观。气功只是"练不练"的问题，而不是"信不信"的问题。

　　此处还需要说明的一点是，辟谷不是迷信。《中国大百科全书·中国传统医学》有"辟谷"一条，最后的结论是："现代对辟谷的研究刚刚开始。有的研究提示练气功辟谷对人体有好处，尤其对减肥、降脂和提高免疫功能有一定作用；对某些疾病也有一定的治疗作用。"

海论第三十三

原 文

黄帝问于岐伯曰：余闻刺法于夫子，夫子之所言，不离于营卫血气。夫十二经脉者，内属于府藏，外络于肢节，夫子乃合之于四海[1]乎？岐伯答曰：人亦有四海、十二经水。经水者，皆注于海；海有东西南北，命曰四海。黄帝曰：以人应之奈何？岐伯曰：人有髓海，有血海[2]，有气海[3]，有水谷之海[4]，凡此四者，以应四海也。

黄帝曰：远乎哉！夫子之合人天地四海也，愿闻应之奈何？岐伯答曰：必先明知阴阳表里荥输所在，四海定矣！黄帝曰：定之奈何？岐伯曰：胃者，水谷之海，其输上在气街，下至三里。冲脉者，为十二经之海，其输上在于大杼，下出于巨虚之上下廉。膻中者，为气之海，其输上在于柱骨之上下，前在于人迎。脑为髓之海，其输上在于其盖，下在风府。

黄帝曰：凡此四海者，何利何害？何生何败？岐伯曰：得顺者生，得逆者败，知调者利，不知调者害。

黄帝曰：四海之逆顺[5]奈何？岐伯曰：气海有余者，气满胸中，悗息面赤。气海不足，则气少不足以言。血海有余，则常想其身大，怫然[6]不知其所病；血海不足，亦常想身小，狭然[7]不知其所病。水谷之海有余，则腹满；水谷之海不足，则饥不受谷食。髓海有余，则轻劲多力，自过其度[8]；髓海不足，则脑转耳鸣，胫酸眩冒，目无所见，懈怠安卧。

黄帝曰：余已闻逆顺，调之奈何？岐伯曰：审守其输[9]，而调其虚实，无犯其害[10]。顺者得复，逆者必败。黄帝曰：善！

注　释

1. 四海　海，百川汇聚处。四海，一是指东海、西海、南海、北海；二是指人体中的水谷之海、经脉之海、气海、髓海。

2. 血海　指冲脉。血海又称十二经之海。

3. 气海　指膻中。膻中，位于胸中部位。张景岳："膻中，胸中也，肺之所居。诸气者，皆属于肺，是为真气，亦曰宗气。宗气积于胸中，出于喉咙，以贯心脉，而行呼吸，故膻中为之气海。"

4. 水谷之海　指胃。胃能容纳饮食物，故称水谷之海。水谷之海又称五脏六腑之海，如《素问·太阴阳明论》所言："阳明者也，五藏六府之海也。"

5. 逆顺　在一部《内经》中，逆顺有多重含义：第一指天地之气即阴阳二气的升降——阳气左升，阴气右降；第二指五星运行中的两种状态；第三指人体经脉的循行方向；第四指人体气血循行的不同方向；第五指正、反两种治法。本篇论逆顺，论的是人之气血的虚实——有余为顺，不足为逆。

6. 佛然　郁闷不舒，郁肿之貌。张景岳："佛，佛郁也。重滞不舒之貌。"

7. 狭然　狭，狭窄也，狭小也。狭然，不宽不广之貌。张景岳："狭，隘狭也。索然不广之貌。"

8. 自过其度　度，基本标准、一般标准也。自过其度，超过了基本标准，超过了一般标准。

9. 审守其输　审，本篇作谨慎、慎重讲。审守其输，谨慎地审察各腧穴。

10. 无犯其害　无犯，避免。其害，虚虚实实之危害也。无犯其害，避免虚虚实实，以免造成危害。

题　解

海，《说文解字》的解释是："天池也。以纳百川者。"本篇："海有东西南北，命曰四海。"四海，是自然之海。

天体之中有海，人体对应天体，人体之中也有海。

本篇"人亦有四海"。髓海、气海、血海、水谷之海，是人体中的四海。

《素问·阴阳应象大论》："六经为川，肠胃为海，九窍为水注之气。"——肠胃，为人体之海。

《素问·阴阳应象大论》："胃者，水谷之海。"——胃，为水谷之海。

《素问·太阴阳明论》："阳明者也，五藏六府之海也。"——手阳明大肠经，足阳明胃经。肠胃，为五脏六腑之海。

海论论海，论的是自然之海与人体之海的对应。

以水入大海之自然哲理，比喻气血入海之人体之理，这是取象比类方法在本篇的具体运用。

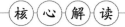

核 心 解 读

一讲何谓四海，二讲四海之功能，三讲四海非常所引起的疾病，四讲四海非常之治理；如此四讲，构成了本篇之核心内容。

一、 人体四海及其功能

江河之水入大海，这是自然界中的自然之理。

营卫血气入大海，这是人体中的经脉之理。

自然界中的四海，为东海，西海，南海，北海。

人体中的四海为何？答案：髓海、血（经）海、气海和水谷之海也。

人体之中的营卫血气、十二经脉、内部的五脏六腑、外部的四肢百节，都与四海有联系。

（一）水谷之海

"胃者，水谷之海，其输上在气街，下至三里。"胃能受纳水谷，故胃为水谷之海。

水谷之海的气血输注上下两个重要穴位，在上为气冲穴，在下为足三里穴。

（二）十二经脉之海

"冲脉者，为十二经之海。"十二经脉集于冲脉，故冲脉为十二经之海。

十二经脉的气血输注上下三个重要穴位，在上为大杼穴，在下为上巨虚、下巨虚两穴。

（三）气海

"膻中者，为气之海。"膻中为宗气聚积之处，故膻中为气海。

气海的气血输注上下三个重要穴位，上边的有天柱骨上的哑门穴和天柱骨下的大椎穴，前边的有人迎穴。

（四）髓海

"脑为髓之海。"髓充满于脑，故脑为髓之海。

髓海的气血输注上下两个重要穴位，上边的为脑盖中央的百会穴，下边为风府穴。

二、 四海功能的正常与反常

（一）四海功能

四海的功能正常，就会促进人的生命活动；四海功能失常，生命就容易败亡。知道调养四海的，就有利于健康；不知道调养四海的，就有害于健康。这是四海的功能正常与否的原则。

（二）四海有余与不足的症状

有余与不足，是四海的两种非常状态。状态非常，就产生了疾病。

1. 气海反常　气海有余，会出现胸中满闷，呼吸喘促，面色红赤；气海不足，则出现气少，说话无力。

2. 血海反常　血海有余，则常自觉身体有胀大感，郁闷，说不出自己有什么病；血海不足，就会自觉身体狭小，意志消沉，也说不出自己有什么病。

3. 水谷之海反常　水谷之海有余，则表现腹中胀满；水谷之海不足，就会出现虽觉饥饿而不欲饮食。

4. 髓海反常　髓海有余，就会感到身体轻健有力，超过一般常人力度；髓海不足，则出现头晕、耳鸣，腿酸无力，两眼昏花，倦怠嗜眠。

（三）非常之调治

非常，应调治为正常。有余与不足，这两种状态都属于非常，都应该进行调治，调治为平衡状态。调治非常的步骤有三：①谨慎仔细地审察四海上下相关的重要穴位；②根据"虚则实之，实则虚之"的原则进行针刺；③避免犯虚虚实实的错误，以免造成危害。

顺从此三步法则，就可以使患者恢复健康；如果违背此三步法则，就会有患者死亡的危险。

五乱第三十四

○原　文○

黄帝曰：经脉十二者，别为五行，分为四时，何失而乱，何得而治[1]？岐伯曰：五行有序，四时有分[2]，相顺则治，相逆则乱。

黄帝曰：何谓相顺？岐伯曰：经脉十二者，以应十二月。十二月者，分为四时。四时者，春夏秋冬，其气各异，营卫相随，阴阳已和，清浊不相干，如是则顺之而治。

黄帝曰：何谓逆而乱？岐伯曰：清气在阴，浊气在阳，营气顺脉，卫气逆行，清浊相干，乱于胸中，是谓大悗。故气乱于心，则烦心密嘿[3]，俯首静伏；乱于肺，则俯仰喘喝，接手以呼[4]。乱于肠胃，则为霍乱。乱于臂胫，则为四厥。乱于头，则为厥逆，头重眩仆。

黄帝曰：五乱者，刺之有道乎？岐伯曰：有道以来，有道以去，审知其道，是谓身宝[5]。

黄帝曰：善。愿闻其道。岐伯曰：气在于心者，取之手少阴，心主之输。气在于肺者，取之手太阴荥，足少阴输。气在于肠胃者，取之足太阴阳明，不下者，取之三里。气在于头者，取之天柱大杼。不知，取足太阳荥输。气在于臂足，取之先去血脉，后取其阳明少阳之荥输。

黄帝曰：补泻奈何？岐伯曰：徐入徐出，谓之导气[6]。补泻无形，谓之同精[7]，是非有余不足也，乱之气相逆也。黄帝曰：允[8]乎哉道！明乎哉论！请著之玉版[9]，命曰治乱也。

注 释

1. 治 在一部《内经》之中，一个"治"字有治理、治疗、调养、生化、制造与炮制等多重含义。本篇论治，有治疗、安定、调平之含义。《素问·四气调神大论》："从之则治，逆之则乱。"《灵枢·本神》："盛怒者，迷惑而不治。"此两处论治，均有安定、调平、治疗之意。

2. 分 划分、界限。《灵枢·顺气一日分为四时》："以一日分为四时，朝则为春，日中为夏，日入为秋，夜半为冬。"《灵枢·营卫生会》："分为昼夜。"

3. 密嘿 嘿，同默。密嘿，也作密默。《素问·至真要大论》："呕而密默。"密嘿、密默，有沉默、静寂之意。

4. 接手以呼 接手，意为两手相交。接手以呼，两手相交按于胸前而呼吸。接，《甲乙经》作"按"。

5. 身宝 马元台释为"养生之宝"。身宝，养生、卫生要典。

6. 徐入徐出，谓之导气 慢慢地进针出针，以疏通经气。这种手法，又称"平补平泻"。张景岳："凡行针补泻，皆贵和缓，故当徐入徐出，在导气复元而已。"

7. 同精 指补泻精妙之针法。张景岳："然补者导其正气，泻者导其邪气，总在保其精气耳。故曰'补泻无形，谓之同精'。"

8. 允 《说文解字》："允，信也。"

9. 玉版 刻写经典经文的玉石板。《素问·玉版论要》："著之玉版，命曰合玉机。"

题 解

五，五脏也，五脏之气也。

五，五行也，五行之序也。

五脏之气顺应五行之序为顺，五脏之气逆于五行之序为乱。

十二经脉之气顺应五行之序为顺，五脏之气逆于五行之序为乱。

五乱者，五脏之气失于时序也。

本篇第一次将五行与四时相联系。五行与四时，是怎样一个相互关系呢？

五行者，金木水火土也。四时者，春夏秋冬也。五行与四时，本质上是一回事，即均以太阳回归年时间长度为基础。具体的差别在于，同一时间长度是分为五份还是分为四份。

太阳回归年时间长度一分为五即金木水火土五行，一分为四即春夏秋冬四时。史前最早出现的是十月太阳历，十月太阳历分五行，五行即五季，五季即五行。五行，金木水火土。之后，中华先贤将太阳历、太阴历合二为一改为阴阳合历，阴阳合历分四季，四季春夏秋冬。分四时之后，仍然保留了五行的基本框架，在四时中的夏季一分为二分为夏与季夏，即夏季的最后 18 天为季夏。以四时之春对应五行之木，四时之夏对应五行之火，四时之秋对应五行之金，四时之冬对应五行之水，季夏对应五行之土。春夏秋冬四季的最后 18 天，均归于五行之土。

《灵枢·阴阳系日月》："五行以东方为甲乙木王春。"按照这一论断中的格式类推，再结合《素问·金匮真言论》的时空对应理论，可以得出以下结论：

五行以东方为甲乙木王春；

五行以西方为庚辛金王秋；

五行以南方为丙丁火王夏；

五行以北方为壬癸水王冬；

五行以中央为戊己土王季夏。

王者，旺也。

时空同一于五行学说之中，这里是四时与五行相提并论的理论基础。

一时有一时之气，四时有四时之气，人气通于四时之气，十二经脉分属五行，五行又与四时相对应，这里就是人应四时五行的道理所在。

人与四时的关系，只能界定在一个"顺"字上，不能界定在一个"逆"字上。《尚书·大禹谟》："时乃天道。"《素问·天元纪大论》："无道行私，必得夭殃。"《灵枢·终始》："无道行私，必得夭殃。"

无道行私即为乱，乱是疾病的代名词，夭殃同样是疾病的代名词。

五乱即五脏之疾病，五乱即五种疾病的代名词。本篇论五乱，论的就是五脏之疾病，论的就是五脏之祸殃。

医治五乱，本篇第一次出现了导气之术。

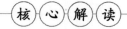

核·心·解·读

四时有序，五行有序，脉气有序，脏腑之气有序，记住了一个"序"字，就记住了本篇核心的一半。

无序则乱，乱则为病。一乱有一治之法，五乱有五治之法。治法一分为五，刺不同部位也。治法合五为一，导气之术也。记住了针刺五乱的导气之术，就记住了本篇核心的另一半。

一、 五乱之因与五乱之病

（一）原则性的问题与原则性的解答

十二经脉之气，为何会紊乱？

五脏之气，为何会紊乱？

紊乱之后怎样恢复正常？

这是本篇黄帝所提的问题。

春夏秋冬四时之气，有着严格的规律性。

木、火、土、金、水五行之气，同样有着严格的规律性。

人的经脉之气、五脏之气与四时五行之气的变化规律相顺应，人体就会正常。如果违背四时五行之气，经脉之气、五脏之气就会紊乱。正常即健康，紊乱即疾病，紊乱即夭殃。

乱的根源，在于违背了时序。

这是本篇岐伯对问题的原则性解答。

这里有必要回顾一下有关时序重要性的论断。

《素问·四气调神大论》："夫四时阴阳者，万物之根本也，所以圣人春夏养阳，秋冬养阴。"又："从阴阳则生，逆之则死，从之则治，逆之则乱。"乱之产生，根源在逆于阴阳。《管子·四时》："阴阳者，天地之大理也。四时者，阴阳之大经也。"管子告诉后人，天地、四时、阴阳，三者一理。一理即道理，道理只能从之顺之，不能悖之逆之。从之顺之则治，逆之则乱。

春夏养阳，秋冬养阴，这就是从与顺。

如果春夏养阴，秋冬养阳，这就是逆。乱，就产生于这个"逆"字里。

（二）具体之乱与具体解答

具体之乱又进一步细分为清浊二气之乱与脏腑之气之乱，详细论述如下：

1. 清浊二气之乱　《素问·阴阳应象大论》："清阳出上窍，浊阴出下窍。"以道论之，清气属阳，浊气属阴。阳气上升，阴气下降。如果清气不上升却反而下降，浊气不下降却反而上升，就会出现本篇所讲的局面：清气下降必然下扰于阴，浊气上升必然上扰于阳。清浊之气错乱的运行方向，就会相互干扰，乱于胸中，令人十分烦闷的疾病就产生了。这种病，称为"大悗"。清浊可以论营卫——清营浊卫，如果营卫气逆行，"大悗"之病即刻产生。

2. 脏腑之气之乱　五脏有五脏之气，六腑有六腑之气；脏气紊乱有脏之病，腑气紊乱有腑之病。总之，气乱在哪里，哪里就会产生疾病。

气乱于心，则出现心神烦躁，沉默少言，低头静伏。

气乱于肺，则出现俯仰不安，喘喝有声，两手交叉于胸部以呼气。

气乱于肠胃，则出现上吐下泻的霍乱。

气乱于臂胫，则出现四肢厥冷。

气乱于头，则出现气逆上冲，头重脚轻，眩晕仆倒等症状。

二、 五乱之医治

五乱的产生，有一定的规律。

五乱的医治，同样有一定的规律。

认识与掌握五乱产生与医治规律，对保证人体安康十分宝贵。五乱的医治有多种办法，可以针刺，可以导气。

（一）针刺治五乱

乱在某脏，就在某脏经脉上取穴针刺，这是针刺治五乱。

1. 乱于心　气乱于心的，针刺可取手少阴经的腧穴神门和手厥阴心包经的腧穴大陵。

2. 乱于肺　气乱于肺的，针刺可取手太阴经的荥穴鱼际和足少阴经的腧穴太溪。

3. 乱于肠胃　气乱于肠胃的，针刺可取足太阴经和足阳明经的穴位，如不愈，可再刺足三里穴。

4. 乱于头 气乱于头的，针刺可取足太阳经的天柱与大杼两穴，如不愈，可再刺足太阳经的荥穴通谷和腧穴束骨。

5. 乱于臂足 气乱于臂足的，先针刺局部瘀结的血脉，泻去瘀血，然后再针刺手阳明经的荥穴二间、腧穴三间，以及手少阳经的荥穴液门、腧穴中渚，以治气乱在臂，针刺足阳明经的荥穴内庭、腧穴陷谷，以及足少阳经的荥穴侠溪、腧穴临泣以治气乱在足。

（二）导气治五乱

用慢进针，慢出针的方法将气调治为正常，这就是导气治五乱。

补，治虚病；泻，治实病。

补，治不足；泻，治有余。

五乱之病，既非有余之实病，又不是不足之虚病，而是属于气机逆乱之病。

特殊的五乱，应该如何医治？

本篇第一次出现了导气之术。导气之术可以医治五乱。

导气如何导？慢进针，慢出针，如此手法即为导气。

导气中，引导经气使之归顺也。

引导之术，致补泻于无形。如此轻巧奇妙之术，又称为"同精"。

五乱之病，既非有余之实，又非不足之虚，只是气机逆乱，所以只能采用这样的手法。

岐伯的解答，黄帝非常满意，说："允乎能道，明乎哉论，请著之五版，命曰治乱也。"——这些道理讲得很恰当，论述得也十分清楚，让我把它记在玉版上，命名为"治乱"！

导气之术，在《灵枢》中这是第一次出现。

导气治五乱，在《灵枢》中这是第一次出现。

阅读本篇时，敬请读者一定要记住本篇第一次出现的导气之术。

三、 相顺而治

有其乱，必定有治其乱的方法。

如何治其乱？答案是：相顺而治。

十二经脉与十二个月相对应，五脏与五行相对应，脉象与四时相对应，周日中的气血运行与昼夜相对应，周岁中的气血运行与寒暑阴阳相对应，冬至阳气升、夏至阴气降，这些都是相顺而治的基本常识。

人之养生，随四时变化；医治五乱，随四时变化；体内阴阳与体外阴阳相互协调而互不干扰，称为相顺而治。

相顺而治，是本文开篇所讲的哲理。相顺而治，顺自然之序，治体内之病也。

医治疾病，一要问"今时何时"，二要问"今气何气"，这是上工的基本素质。《灵枢·卫气行》中有"失时反候者，百病不治"的论断，《素问》与《灵枢》中均有"不知年之所加，气之盛衰"不可以为工的论断，这与本篇所强调的"相顺而治"的立场与精神完全是一致的。

胀论第三十五

原 文

黄帝曰：脉之应于寸口，如何而胀？岐伯曰：其脉大坚以涩者，胀也。黄帝曰：何以知藏府之胀也？岐伯曰：阴为藏，阳为府。黄帝曰：夫气之令人胀也，在于血脉之中邪，藏府之内乎？岐伯曰：三（一云二字）者皆存焉，然非胀之舍[1]也。黄帝曰：愿闻胀之舍？

岐伯曰：夫胀者，皆在于藏府之外，排藏府而郭[2]胸胁，胀皮肤，故命曰胀。

黄帝曰：藏府之在胸胁腹里之内也，若匣匮之藏禁器[3]也，各有次舍，异名而同处一域之中，其气各异，愿闻其故？黄帝曰：未解其意。再问。[4]岐伯曰：夫胸腹，藏府之郭也。膻中者，心主之宫城也。胃者，太仓也。咽喉小肠者，传送也。胃之五窍[5]者，闾[6]里门户也。廉泉玉英者，津液之道也；故五藏六府者，各有畔界[7]，其病各有形状。营气循脉，卫气逆为脉胀。卫气并脉循分为肤胀。三里而泻，近者一下，远者三下[8]，无问虚实，工在疾泻。

黄帝曰：愿闻胀形。岐伯曰：夫心胀者，烦心短气，卧不安。肺胀者，气满而喘咳。肝胀者，胁下满而痛引小腹，脾胀者，善哕，四肢烦悗，体重不能胜衣[9]，卧不安。肾胀者，腹满引背，央央然[10]腰髀痛。六府胀，胃胀者，腹满，胃脘痛，鼻闻焦臭妨于食，大便难。大肠胀者，肠鸣而痛濯濯，冬日重感于寒，则飧泄不化。小肠胀者，少腹䐜胀、引腰而痛。膀胱胀者，少腹满而气癃。三焦胀者，气满于皮肤中，轻轻然[11]而不坚。胆胀者，胁下痛胀，口中苦，善太息。

凡此诸胀者，其道在一。明知逆顺，针数不失。泻虚补实，神去其室，致邪失正，真不可定，粗之所败，谓之天命。补虚泻实，神归其室，久塞其空[12]，谓之良工。

黄帝曰：胀者焉生？何因而有？岐伯曰：卫气之在身也，常然并脉，循分肉，行有逆顺，阴阳相随，乃得天和，五藏更始，四时循序，五谷乃化，然后厥气在下，营卫留止，寒气逆上，真邪相攻，两气相搏，乃合为胀也。黄帝曰：善！何以解惑？岐伯曰：合之于真，三合而得[13]。帝曰：善！

黄帝问于岐伯曰：《胀论》言无问虚实，工在疾泻，近者一下，远者三下。今有其三而不下[14]者，其过焉在？岐伯对曰：此言陷于肉肓而中气穴者也，不中气穴，则气内闭，针不陷肓[15]，则气不行。上越中肉，则卫气相乱，阴阳相逐。其于胀也，当泻不泻，气故不下，三而不下，必更其道，气下乃止，不下复始，可以万全，乌有殆者乎？其于胀也，必审其胗[16]，当泻则泻，当补则补，如鼓应桴，恶有不下者乎？

注 释

1. 舍　有居处、处所、留止等多重含义。《灵枢·本藏》："五藏六府，邪之舍也。"《灵枢·大惑论》："心者，神之舍也。"此两处论舍，舍为处所之舍。本篇论舍，病之舍也，胀之舍也。

2. 郭　在本篇有两重意思：一指城郭之郭，言四周外卫；一指扩大、扩充、扩张之扩。"夫胀者，皆在于藏府之外，排藏府而郭胸胁，胀皮肤，故命曰胀。"此郭为扩大、扩充、扩张之扩。"夫胸腹，藏府之郭也。"此郭为四周城郭之郭。"郭胸胁"，《甲乙经》作"廓胸胁"。

3. 禁器　禁秘之重器。禁器，本篇比喻的是脏腑。

4. 黄帝……再问　《甲乙经》无此九字，且与上下文不相衔接，当是衍文。

5. 胃之五窍　咽门、贲门、幽门、阑门、魄门五个孔窍。胃之五窍，胃之门户也。

6. 闾（lú）　古代民之管理单位，二十五家为一闾。《周礼·地官》："令五家为比，使之相保；五比为闾。"闾，本篇比喻胃肠中饮食之物。

7. 畔（pàn）界　畔，田界。界，空间边界。畔界，五脏六腑之界限也。

8. 近者一下，远者三下　本篇论远近，有两重意思：一指病程之长短；二指空间距离之远近。马莳："病近者，一次泻之；病久者，三次泻之。"此论中的远近，指病程之长短。张志聪："在于肤脉而近者泻一次，在于城郭而远者泻三次。"此论中的远近，指空间距离之远近。

9. 体重不能胜衣　胜，胜任之胜。体重，形容肌胀身重也。不能胜衣者，着衣困难，嫌衣沉重也。

10. 央央然　困苦之貌。张景岳："央央然，困苦貌。"

11. 轻轻然　轻浮空虚貌。

12. 久塞其空　逐步充实其不足。

13. 三合而得　三，血脉、五脏、六腑三个部位也。合，寒邪与卫气搏击之后合于脏腑血脉也。三合者，外邪合于脏、合于腑、合于血脉也。张景岳："不得其真，所以生惑，胀虽由于卫气，然有合于血脉之中者，在经脉也。有合地藏者，在阴分也。有合于府者，在阳分也。三合即明，得其真矣。"

14. 三而不下　三次针治之后，胀病仍未消除。

15. 肓　腹腔肉理上下之间的空隙，谓之肓。张景岳："凡腔腹肉理之间，上下空隙之处，皆谓之肓。"

16. 胗（zhěn）《甲乙经》《黄帝内经太素》均作"诊"。胗，有症状之义。

题解

胀论论胀，专题论胀，本篇是《灵枢》第一篇，也是《内经》第一篇。

胀，从病因上论，有气胀、水胀之分。

胀，从病位上论，有脏胀、腑胀之分。

《素问·阴阳别论》："二阴一阳发病，善胀心满善气。"这一论断论的是气胀。厥阴经与少阳经同时发生疾病，便会出现心腹胀满，叹息不止。

《灵枢·邪气藏府病形》："三焦病者，腹气满，小腹尤坚，不得小便，窘急，溢则水，留即为胀。"这一论断论的是水胀。三焦有病，腹气胀满，小腹胀满尤甚，小便不通而甚感急迫，水溢于皮下为水肿，或水停留在腹部为水胀病。水胀，《灵枢》有专题之论。关于水胀之胀，详细的讨论会在《灵枢·水胀》中进行。

《素问·脉要精微论》："胃脉实则胀，虚则泄。"这一论断指出，胃脉实是胀之病因。

胀之医治，本篇的方法是："无问虚实，工在疾泻。"

胀之医治，《灵枢·水胀》中的方法是："先泻其胀之血络，后调其经，刺去其血络也。"

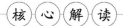

胀之病因，胀之病位与种类，胀之医治，把握住了这三点，就把握住了本篇内容之核心。

"无问虚实，工在疾泻"，这是医治胀病的根本方法。这一方法与"虚者补之，实者泻之"之原则完全不同。一般之中有特殊，医治胀病的方法就属于特殊。希望读者记住这一点。

一、　胀论三论

（一）脉象论胀

胀病在脉象上有反映吗？有！

如何利用寸口脉象判断胀病？答案：如果寸口脉的脉象脉洪盛坚实而滞涩的，就说明胀病已经发生。

（二）胀之判断

脏胀、腑胀如何判断？答案：阴脉洪盛坚实而滞涩的，胀在脏。阳脉洪盛坚实而滞涩的，胀在腑。简而言之，阴脉病胀在脏，阳脉病胀在腑。

阴脉、阳脉如何判断？《素问》中有答案。《素问·阴阳别论》："脉有阴阳……所谓阴阳者，去者为阴，至者为阳；静者为阴，动者为阳；迟者为阴，数者为阳。"

阴脉、阳脉的区分，《难经》中也有答案。《难经·四难》："脉有阴阳之法，何谓也？然。呼出心与肺，吸入肾与肝。呼吸之间，脾受谷味也，其脉在中。浮者，阳也。沉者，阴也。故曰，阴阳也。心肺俱浮，何以别之？然。浮而大散者心也；浮而短涩者肺也。肾肝俱沉，何以别之？然，牢而长者肝也。按之濡，举指来实者肾也。脾者中州，故其脉在中，是阴阳之法也。"

　　阴阳之脉的判断，有一定之规。《难经·四难》给出了从原则到具体的规则。

　　浮脉是阳，沉脉是阴。这是区分阴阳之脉的基本原则。

　　心脉和肺脉都是浮脉，如何区分？脉象浮大散漫的是心脉，脉象浮短滞涩的是肺脉。这是浮脉中的心肺之辨。

　　肾脉和肝脉都是沉脉，如何区分？脉象坚牢而长的是肝脉，重按濡弱，举指轻按又实而较有力的是肾脉。这是沉脉中的肝肾之辨。

　　脾脏居于中焦，所以它的脉象也在中间。

　　详细区别脉象之阴阳，有心的读者可以进一步阅读《素问》与《难经》的原文。

　　（三）胀之部位

　　气之失常可以引起胀病，其发病部位为何？是在血脉之中，还是在脏腑之中？答：血脉、脏、腑三者都存在不正常的气，但都不是胀病发生的部位。胀病的部位在何处？答：胀病都发生在脏腑之外，皮肤之内。

二、 胀之界定

　　"夫胀者，皆在于藏府之外，排藏府而郭胸胁，胀皮肤，故命曰胀。"胀，本篇作出了如此界定。胀病发生在脏腑之外，向内排斥挤压脏腑，向外扩张胸胁，使人皮肤发胀，所以才称之为"胀"。胀之特征，胀之病位，本篇作出了以上描述。

三、 脏腑之胀

　　（一）脏腑之位

　　珍贵的珠宝藏于匮匣，五脏六腑藏于胸腹。珠宝在匮匣之内会有一定的位置，同样的道理，五脏六腑在胸腹之内也是各有其位、各有其序，而且还各有其职、各有其能。

　　（二）脏腑之能

　　五脏六腑其位置不同，功能也不同。胸腹是脏腑的外廓；膻中是心脏的宫城；胃受纳水谷像大的仓库一样；咽喉至小肠是传送水谷的通道；消化道的咽门、贲门、幽门、阑门、魄门五个窍门，就像闾巷邻里的门户一样；廉泉、玉英，是津液运行的通路。

（三）脏腑之胀

五脏六腑位置不同，发病后胀的症状也不同。

1. 五脏胀之症状　一脏病有其独特的症状，五脏病各有其独特的症状。同理，一脏胀有其独特的症状，五脏胀也各有其独特的症状。

（1）心胀：①心烦；②短气；③睡卧不安。

（2）肺胀：①胸中虚满；②喘息咳嗽；

（3）肝胀：①胁下胀满疼痛；②牵引小腹亦痛。

（4）脾胀：①呃逆；②四肢烦扰闷胀；③身体沉重而不能胜衣；④睡卧不安。不能胜衣者，着衣困难，嫌衣沉重也。

（5）肾胀：①腹胀满；②牵引背脊不舒；③腰髀部疼痛。

2. 六腑胀之症状　一腑胀有其独特的症状，腑不同，引起的症状也不同。

（1）胃胀：①腹部胀满；②胃脘疼痛；③鼻中常常闻到焦臭的气味；④妨碍饮食；⑤大便困难。

（2）大肠胀：①肠中濯濯鸣响而作痛；②若冬季又感受寒邪，就会出现完谷不化的飧泄。

（3）小肠胀：①小腹胀满；②牵引腰部疼痛。

（4）膀胱胀：①小腹胀满；②小便不通。

（5）三焦胀：气充满于皮肤之中，用手按时浮而不实。

（6）胆胀：①胁下胀痛；②口中发苦；③经常叹息。

（四）不同的发病部位与相同的发病机理

脏腑之胀，部位不同，但其发病机理和治疗的规律是相同的。只要明白了气血运行逆顺的道理，针治就不会出现过失。如果用泻法治疗虚证，用补法治疗实证，神气就会耗散，导致邪气内入，正气散失，气不能安定，这是粗工所造成的恶果。粗工医病，折人寿命。如能正确做到补虚泻实，就可达到正气内守，逐步地充实其不足，这样的医生是谓良工。良工医病，祛病救命。

四、胀病之因

有一果必有一因，有一病必有一因或必有几因。胀病之因为何？胀病之因有二：一为气乱，二为遇寒。

　　饮食入胃，一分为二化为气血。气又一分为二化为营卫二气。营气有其运行之道，卫气有其运行之道，营卫二气有不同的运行道路。气在运行道路的逆行会引发胀病，气在运行道路的错行同样会引发胀病。

　　卫气运行之道为何？本篇的解释是：卫气，随血脉行于分肉之间，白天行于阳，夜晚行于阴。卫气随脉中营气而行，这样才能保持正常规律。

　　营气运行之道为何？本篇的解释是：营气通过经脉行于脏腑，周而复始，与四时的次第变化相应，使水谷得以正常地化生精微。

　　营卫二气在其运行之道上稽留，是会引发胀病。稽留者，运行不畅也；稽留者，运行时行时停也。

　　卫气逆行于道，会引发胀病。本篇的解释是：若营气在脉内正常循行，而卫气在脉外逆行，就会发生脉胀。

　　卫气错行于道，是引发胀病的根本原因。本篇的解释是："卫气之在身也，常然并脉，循分肉，行有逆顺，阴阳相随，乃得天和，五藏更始，四时循序，五谷乃化，然后厥气在下，营卫留止，寒气逆上，真邪相攻，两气相搏，乃合为胀也。"——这一论断之中，前半部分讲的是"顺"，卫气与体外的阴阳寒暑相合相顺；后半部分讲的是"逆"，先有体外寒气之逆，后有体内卫气之逆，寒气侵入人体致使卫气错行于道，如此两逆合而为胀也。简而言之，胀病之因在于外因之寒与体内卫气的逆行。

　　并者，合也，合并也，并行也。卫气本来应该行于脉外，现在与营气一起并行于脉中。并，是一种错乱状态。以"并"论错乱，始于《素问》。《素问·调经论》："血之与气并走于上，则为大厥。"这里的"并走"，就是逆行，就是错乱。

五、　泻法治胀病

（一）特殊原则

　　胀病初起之时，不论虚实，一律急用泻法。

　　不论虚实，泻法治胀病，这是特殊之原则。

　　"虚者补之，实者泻之"，这是《素问》所奠定的医病原则。

　　本篇出现的"胀论言无问虚实，工在疾泻"的治胀之法与"虚者补之，实者泻之"的原则不符，所以称之为特殊。

　　有普遍之原则，有原则之外的特殊方法。在中医文化这里，中华先贤的才智是那样的灵活。

（二）具体针刺

离病位较近的针泻一次，离病位较远的针泻三次，这是一般泻胀之法。

一般泻胀之法，如果不能使胀病减轻，针刺时就要深入肌肉的空隙。如果刺中了气血输注的穴位，针刺一次或三次胀病即愈。

医治胀病的关键，是刺中目的之穴位。下面三种情况的针刺，不会治愈胀病。

第一种情况：如果刺不中气血输注的穴位，则病邪依然闭于内，胀病不会被治愈。

第二种情况：如果针刺不到肌肉空隙，则经气仍然不行，胀病不会被治愈。

第三种情况：如果针刺太浅，仅仅刺到皮肉，使病邪上越，扰乱了卫气的正常循行，阴阳之气互相争逐而不能相随，胀病仍然不会被治愈。

胀病之胀，因在当泻不泻，病邪因不能下泄，所以才会引发胀病。

如果已刺三次而病邪仍不能下泄，必须更换针刺的部位，直到病邪下泄为止。

如果病邪再不下泄，可再从头开始进行针刺，这样胀病就可完全被治愈，不会有什么害处。

营卫之气的错乱，针刺时应取足阳明经的足三里穴，采用泻法：若胀的部位离足三里穴较近，就针刺一次；若较远，就针刺三次。不论是虚证或实证，胀病初起都应迅速施用泻法，以治其标。

六、 一个形象的比喻

"如鼓应桴"，这是本篇出现的一个比喻。桴，鼓槌也。这个比喻意思是：胀病，当泻则泻，当补则补，其效果就像鼓槌敲鼓一样，立竿见影。

鼓槌击鼓，响声即起；补泻得当，胀病立消。这就是中华先贤对针刺胀病的自信。

"无问虚实，工在疾泻。"医治胀病，急用泻法，这一方法在本篇出现了两次，为何结尾之处又出现了"当泻则泻，当补则补"之论？

笔者认为，急用泻法是治标，泻后补之是治本。针刺医治胀病，正确的方法应该是先泻后补。

本篇的黄帝，还提出了一个在复杂病症中怎样进行准确判断的问题——"何以解惑？"

"合之于真，三合而得。"——参照体外之寒气与体内之真气，从血脉、脏、腑三者所反映的症状，互相对照便可以对"胀之为病"作出正确判断。何以解惑？岐伯做出了如此回答。

七、 题外话： 中医的名誉与鲁迅先生《父亲的病》

"中医不过是有意或无意的骗子"，这是鲁迅先生对中医的评价。

这一评价是在《〈呐喊〉自序》中出现的。鲁迅先生在《〈呐喊〉自序》中说："我还记得先前的医生的议论和方药，和现在所知道的比较起来，便渐渐悟得中医不过是有意或无意的骗子。"

鲁迅先生为何会对中医做出如此极端的评价？

事出有因！

鲁迅先生父亲得了鼓胀病，请当地的名医医治。出诊费没少出，药没少吃，可是父亲的病还是病。最后，这位名医不得不求助于鬼神，说："请人看一看，可有什么冤愆。"这位医生所说的"人"，实际上就是那些会驱神弄鬼的巫婆神汉。自己医术不精，把患者推给巫婆神汉，此医实乃庸医。而恰恰就是这个庸医，引起了鲁迅先生对中医的误解与愤恨。因此做出了"中医不过是有意或无意的骗子"的极端评价。

毫无疑问，这一评价是错误的。

为什么？

第一，鲁迅先生算错了两本账：一本是庸医的账，一本是中医的账。一两个医术不精的中医医生，怎么能等同于博大精深的中医文化？这两者之间是不能画等号的，而鲁迅先生偏偏在这两者之间画了一个大等号。

第二，鲁迅先生"一竿子打翻了一船人"。这个中医医术不精看不好病，这是绍兴的中医。绍兴的两个中医医术不精，并不等于浙江的中医医术都不精，更不等于所有中医的医术都不精。绍兴的这两个中医能代表浙江的中医，能代表全国整个中医界吗？

第三，鲁迅先生犯了用眼前一事否定悠久历史的错误。庸医，只是眼前的一个人；医不好病，只是眼前的一件事。中华民族从有文明史算起，上下已经有了五千年，试想一下，没有中医的呵护，中华民族如何延续几千年？

用一个人所遇到的一件事来否定具有几千年历史的中医，对吗？用眼前一件事抛弃几千年历史的中医，可以吗？

但是，鲁迅先生对中医的极端评价，影响是巨大的，笔者对这一评价的体会尤为深刻。

因为热爱鲁迅先生，当然接受鲁迅先生的判断。鲁迅先生说"中医不过是有意或无意的骗子"，我就跟着瞧不起中医。

盲从权威，是要付出代价的。

十多年的胃痛，是我盲从权威所付出的沉痛代价（详见上卷）。

教训，狠狠地讽刺并惩罚了我对中医的轻薄态度。

食疗，在中医文化范畴之内。食疗治愈了我十几年的胃痛，从此我开始了对中医中药的研究。

笔者遗憾的是，鲁迅先生没有接触过《内经》，《灵枢》中有《胀论》专论一篇，有《水胀》专论一篇，这两篇文章是论胀之专论。

这里有胀之定义："夫胀者，皆在于藏府之外，排藏府而郭胸胁，胀皮肤，故命曰胀。"

这里有胀的分类：心胀，肺胀，肝胀，脾胀，肾胀；胃胀，大肠胀，小肠胀，膀胱胀，三焦胀，胆胀。

胀，有不同的症状。胀，有不同的医疗方法。

关于"腹大，身尽肿"的病因，《灵枢·水胀》给出的结论是"寒气客于皮肤之间"。治疗水胀，除了用药之外，还可以用针灸。《灵枢·水胀》："黄帝曰：肤胀鼓胀可刺邪？岐伯曰：先泻其胀之血络，后调其经，刺去其血络也。"

鲁迅先生如果阅读过《内经》，也许会治好他父亲的病。鲁迅先生父亲的病是水肿。鲁迅先生专门写了一篇《父亲的病》，文章中，先生记述了病的主要症状："父亲的水肿是逐日利害，将要不能起床。"

给鲁迅先生父亲看病的两位医生，根本没有谈及《内经》，根本没有谈及《灵枢·胀论》与《灵枢·水胀》两论。言不及《内经》，是中医界的致命弱点。你说你是高僧，可是不懂《金刚经》，高僧还高吗？

言不离《圣经》，是牧师的基本标志。

言不离《古兰经》，是阿訇的基本标志。

言不离佛经，是和尚的基本标志。

　　鲁迅时代至今，有几个中医医生能够用《内经》中的医道医理来解释病情病理？

　　看不好病，又说"请人看一看，可有什么冤愆"。这算什么中医？

　　真正的中医医生，是不会说"有什么冤愆"这类迷信话的，因为《内经》是反对迷信的。《素问·五藏别论》明确指出："拘于鬼神者，不可与言至德。"意思是：患者如果迷信鬼神，医生就无须再向他讲述高明之医理了。连患者迷信都不允许，《内经》会允许中医医生妄谈什么"冤愆"吗？

　　在世界民族之林中，每一种文化，都有一部具有根本意义的经典，如《圣经》对于基督文化，如《古兰经》对于伊斯兰文化。失去这部经典，这种文化就失去了根本，就失去了灵魂。同样的道理，中医文化的根本在《内经》，失去《内经》中医文化就失去了根本，就失去了灵魂。

　　鲁迅先生对中医的评价，肯定是错误的。

　　但是，维护中医的名誉，最要紧的不是如何反驳鲁迅，而是如何继承中医文化的经典，如何继承中医文化的思路与方法。只有这样，才能防止再次出现鲁迅式的错误评价。

五癃津液别第三十六

原文

　　黄帝问于岐伯曰：水谷入于口，输于肠胃，其液别为五：天寒衣薄则为溺与气，天热衣厚，则为汗。悲哀气并[1]，则为泣[2]，中热胃缓，则为唾[3]，邪气内逆，则气为之闭塞而不行，不行则为水胀，余知其然也，不知其何由生？愿闻其道。

　　岐伯曰：水谷皆入于口，其味有五，各注其海[4]，津液各走其道，故三焦出气，以温肌肉，充皮肤，为其津，其流而不行者，为液；天暑衣厚，则腠理开，故汗出。寒留于分肉之间，聚沫则为痛。天寒则腠理闭，气湿不行，水下留于膀胱，则为溺与气。五藏六府，心为之主[5]，耳为之听，目为之候[6]，肺为之相[7]，肝为之将[8]，脾为之卫[9]，肾为之主外[10]。故五藏六府之津液，尽上渗于目，心悲气并则心系急，心系急则肺举，肺举则液上溢。夫心系与肺不能常举，乍上乍下，故咳而泣出矣。中热则胃中消谷，消谷则虫上下作，肠胃充郭，故胃缓，胃缓则气逆，故唾出。

　　五谷之津液和合而为膏者，内渗入于骨空[11]，补益脑髓，而下流于阴股[12]。阴阳不和则使液溢而下流于阴[13]，髓液皆减而下，下过度则虚，虚故腰背痛而胫酸。阴阳气道不通，四海塞闭，三焦不泻，津液不化，水谷并行肠胃之中，别于回肠，留于下焦，不得渗膀胱，则下焦胀。水溢，则为水胀。此津液五别之逆顺也。

注　释
---

1. 并　合并。

2. 泣　无声之哭泣，低声之哭泣。《说文解字》："泣，无声出涕曰泣。"本篇指眼泪。

3. 唾　唾液，为肾所主。《说文解字》："唾，口液。"《素问·宣明五气》："肾为唾。"

4. 各注其海　注，入也。一味入一海，指五味入五脏。张志聪释为"五味各归其所喜"。

5. 主　论心脏在五脏中的统帅地位。《素问·灵兰秘典论》："心者，君主之官。"

6. 候　外候也，五脏之外候也。《灵枢·大惑论》："五藏六府之精气，皆上注于目而为之精。"五脏六腑之精集于目，所以本篇以眼睛论五脏之外候。

7. 相　论肺脏在五脏中的地位。《素问·灵兰秘典论》："肺者，相傅之官。"

8. 将　论肝脏在五脏中的地位。《素问·灵兰秘典论》："肝者，将军之官。"

9. 卫　本篇专指脾脏的护卫作用。《素问·宣明五气》："脾主肉。"本篇："脾为之卫。"卫，护卫之卫也。脾主肌肉，肌肉护卫内部之脏腑。所以本篇以脾为护卫之卫。

10. 主外　本篇专指论肾脏支撑外形之功能。《素问·宣明五气》："肾主骨。"本篇："肾为之主外。"有骨才有体形，所以本篇以肾脏论"主外"。外，外形之外也。

11. 骨空　指骨间空隙或骨中藏髓之处。

12. 阴股　指股间之阴器。

13. 阴　指前阴窍。

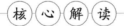

癃，闭也，封闭也。

《素问·宣明五气》："膀胱不利为癃。"癃，小便不通也，不通为癃。

五，为五种津液。

五种津液，汗、涕、泪、涎、唾也。五种津液为五脏所主。《素问·宣明五气》："五藏化液：心为汗，肺为涕，肝为泪，脾为涎，肾为唾，是谓五液。"

五种津液，同根同源，均源于水谷。

人体正常，源于水谷的五种津液，顺利分布于人体全身。

人体非常，五种津液阻塞不通，不能顺利地输送到人体的各个部位。

五癃，就是讲五种津液的形成与闭塞不通。小便不通，形成水胀，是典型之癃。

核心解读

五液源于水谷，生成于脾胃，分布于全身，此内容为本篇之骨干。

外部条件不同，内部生成部位不同，所以，一样的液体，不一样的名称，此内容为本篇之主干。

五脏有五，津液有五，一脏主一液，五脏主五液，此内容为本篇之根本。

认识了这三点，本篇内容之核心就掌握在手掌之中。

一、 五脏与五液

（一）何谓五液

水谷入口，传输肠胃，其中的液体一分为五分为五液。何谓五液？细分如下：

天气寒冷，衣服单薄时，就变为尿与气。

天气炎热，衣服穿得过厚时，就变为汗。

心情悲哀，气并于上，就变为泪。

中焦有热而胃弛缓时，就变为唾与涎。

津液凝聚，邪气逆行，气化不通，就变为水胀。

（二）五液的形成

五液是怎样形成的？有原则与具体两种解释：

1. 原则的解释　津液的形成：由三焦输出其气，来温养肌肉，充实皮肤，此之为津；其中留而不行的，此之为液。人食水谷，水谷中有酸苦甘辛咸五味，它们分别注入相应的脏腑及人体四海。饮食所化生的津液，分别沿一定的道路布散。津液的形成，其基本思路如此。

2. 具体的解释　五液的形成，由其内部因素与外部条件两种因素所决定。其具体路径，详细的解释如下：

（1）津液的形成：由三焦输出其气，来温养肌肉，充实皮肤，称为津；其中留而不行的，称为液。

（2）尿与气的形成：天气寒冷，腠理闭密，气湿不能从汗孔外泄，向下流于膀胱，因此形成了尿与气。

（3）汗的形成：暑热天气，衣服穿得过厚，腠理就会开张，因此形成了汗。

（4）沫的形成：沫是津液的凝聚体。如果寒邪留滞在分肉之间，津液凝聚形成为沫。沫分裂肌肉，就会引起疼痛。西方科学家发现，凡关节疼痛处，血液中有晶体的存在。（这一资料，是在电视节目中看到的。）笔者认为，西方所说的晶体，实际上应该是津液凝聚之沫——泡沫之沫。

源于水谷，这是五液的共同点。

路径一分为五，这是五液的不同点。

五液走五道：汗走皮肤毛孔，泪走眼，涕走鼻，唾、涎走口。

（三）五脏六腑与五液的关系

脏腑是有分工的，在这个整体之中，心为主宰，耳主听觉，目司视觉，肺像宰相一样辅助心主，肝像将军一样主谋虑，脾主护卫，肾主骨而构成形体。

五脏六腑的津液，都向上渗灌于眼睛，心情悲哀时，五脏六腑之气都上并于心，心系就会紧急，心系急，则肺叶上举，水液就随气上溢。如果心系急，肺叶不是经常上举，而是忽上忽下，所以出现咳嗽而涕泪交流的症状。

中焦有热，则胃中的食物消化快，肠中的寄生虫就会上下扰动，使得肠胃扩张，胃部弛缓，胃弛缓则气上逆，所以唾液流出。

由五谷的津液化合而成膏状的，向内渗入于骨腔，向上补益脑髓，向下流于阴中。如阴阳失调，就会使液下溢于阴窍，髓液也随之向下而减少，下泄过度则使真阴亏虚，因而出现腰背疼痛和足胫酸软的症状。

二、　津液不通与水胀

内外两种原因都会引起水胀：一是邪气内犯，引起水气潴留而为水胀；二是阴阳气道不通引起的水胀。

阴阳气道不通，则四海闭塞；四海闭塞，则三焦不能疏泻，津液不能化生，水液不能渗入膀胱，"三不能"会引水液泛溢于外。水液泛溢于外，水胀之病成矣。

津液顺行，这是正常的情况。津液逆行，这是反常的情况。水胀，形成于津液逆行反常的情况下。例如水谷积于回肠，溺积于下焦，水出无路，这三种情况都会引起水肿。

五
阅
五
使
第
三
十
七

原 文

黄帝问于岐伯曰：余闻刺有五官[1]五阅，以观五气[2]。五气者，五藏之使[3]也，五时之副[4]也。愿闻其五使当安出？岐伯曰：五官者，五藏之阅也。黄帝曰：愿闻其所出，令可为常[5]。岐伯曰：脉出于气口，色出于明堂，五色更出，以应五时，各如其常，经气入藏，必当治里。

帝曰：善！五色独决于明堂[6]乎？岐伯曰：五官以辨，阙庭[7]必张，乃立明堂，明堂广大，蕃蔽[8]见外，方壁高基[9]，引垂居外，五色乃治，平博广大，寿中百岁。见此者，刺之必已。如是之人者，血气有余，肌肉坚致，故可苦[10]以针。

黄帝曰：愿闻五官。岐伯曰：鼻者，肺之官也。目者，肝之官也。口唇者，脾之官也。舌者，心之官也。耳者，肾之官也。

黄帝曰：以官何候[11]？岐伯曰：以候五藏。故肺病者，喘息鼻张。肝病者，眦青[12]。脾病者，唇黄。心病者，舌卷短，颧赤。肾病者，颧与颜黑。

黄帝曰：五脉安出，五色安见，其常色殆者如何？岐伯曰：五官不辨，阙庭[13]不张，小其明堂，蕃蔽不见，又埤[14]其墙，墙下无基，垂角去外，如是者，虽平常殆，况加疾哉！

黄帝曰：五色之见于明堂，以观五藏之气，左右高下，各有形乎？岐伯曰：府藏之在中也，各以次舍，左右上下，各如其度也。

──（注　释）──

1. 五官　五脏之官也。鼻，肺之官。目，肝之官；口唇，脾之官；舌，心之官；耳，肾之官。张景岳："官者，职守之谓，所以司呼吸、辨颜色、纳水谷、别滋味、听声音也。"有职守之责者谓之官。

2. 五气　指面部青、赤、黄、白、黑五种气色。五脏在内，五脏正常与异常，均会反映于外表，俗称气色。五脏之气存于内，五脏之色形于外。一脏一气，五脏有五气。

3. 五藏之使　古之使者，今之大使，奉命外出者为使。五脏之使，五脏之外使也，五官之气色也。

4. 副　本篇指的是五脏与五时相应。五时，太阳历中的五季也。

5. 令可为常　令，命令、规定、使之；常，常规、常法。令可为常，使之成为论证问题的常法。

6. 明堂　古代教化之殿堂，《内经》《周礼》《礼记》《吕氏春秋》均有明堂之说。明堂为建筑之中央，鼻居面部中央，本篇借明堂以喻鼻。

7. 阙庭　眉间颜色。《灵枢·五色》："阙者眉间也，庭者颜也。"

8. 蕃蔽　颊侧与耳门。《灵枢·五色》："蕃者，颊侧也。蔽者，耳门也。"

9. 方壁高基　方壁，耳朵四周之壁也。高基，耳下之谓也。方壁高基，耳壁四周之壁方正，耳下地基高厚也。

10. 苦　针刺。《吕氏春秋·遇合》："自苦而居海上。"注："苦，伤。"自苦即自伤。苦，针刺之引申也。

11. 候　外候也。五脏在内，五官在外；五脏通于五官，五官即五脏之外候也。

12. 眦青　眦指眼睛四周肌肉。眦青，肝有病眼睛四周会出现青色。

13. 阙（què）庭　阙，指眉间。庭，指天庭额部。阙庭，指眉间与天庭额部。

14. 埤　同卑，低矮之意。《灵枢·寿夭刚柔》："墙基卑，高不及其地者，不满三十而死。"

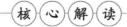

题 解

阅，在《内经》中有三重意思：一曰察看；二曰表现，外候——五官为五脏之外候；三曰连通、经历。

《灵枢·师传》："五藏之气，阅于面者，余已知之矣，以肢节知而阅之奈何？"此处之阅，为察看之阅。

《灵枢·脉度》："五藏常内阅于上七窍也，故肺气通于鼻，肺和则易能知臭香矣；心气通于舌，心和则舌能知五味矣；肝气通于目，肝和则目能辨五色矣；脾气通于口，脾和则口能知五谷矣；肾气通于耳，肾和则耳能闻五音矣。"此处之阅，为连通、经历之阅。

本篇："五官者，五藏之阅也。"此处之阅，为表现、外候之阅。

本篇讲五阅，讲的是通过五官气色的观察了解五脏的变化。五脏在内，五官在外，内外相连，通过五官的观察，可以了解五脏。五阅阅的是五官，落脚点是五脏——五脏的正常与非常。

五使，五脏之气也。如本篇所言："五气者，五藏之使也，五时之副也。"时分四时五行，脏分五脏六腑。时间与脏腑之间有对应性，一时一脏，四时加长夏为五时，五时对应五脏。一时一气，五时五气。五脏之气存于内，五脏之色形于外。形于外者，现于五官也。五官之色，为五脏之使。阅览五官之色，可以了解五脏之情。五阅五使的意义，应该就在这里。

核 心 解 读

五脏在内，五官在外，在内的五脏之气会反映在在外的五官上，这是一。

五脏在内，五官在外，在内的五脏一旦发病肯定会反映在在外的五官上，这是二。

所以，从五官的正常与非常两种情况可以观察五脏之气与五脏之病。

一、 内外相连的系统论

内外相连的系统论。显微镜与手术刀下，肝脏与眼睛之间没有组织联系，五脏与五官之间没有组织联系，但是在《内经》中内部的五脏与外部的五官却是表里关系。

表里相通，内外相连，关于五脏与五官之间的关系，本篇做出了详细的对应性解释：

"鼻者，肺之官也。目者，肝之官也。口唇者，脾之官也。舌者，心之官也。耳者，肾之官也。"

这里，敬请读者记住下列内外表里的对应关系：

肺在内，鼻在外，肺开窍于鼻，鼻为肺之官。

肝在内，目在外，肝开窍于目，肝为目之官。

心在内，舌在外，心开窍于舌，心为舌之官。

肾在内，耳在外，肾开窍于耳，肾为耳之官。

脾在内，唇在外，脾开窍于唇，脾为唇之官。

五官建立了五个窗口，鼻为肺之窗，望鼻可以知肺，鼻之异常即肺之异常；目为肝之窗，望目可以知肝，目之异常即肝之异常；舌为心之窗，望舌可以知心，舌之异常即心之异常；耳为肾之窗，望耳可以知肾，耳之异常即肾之异常；唇为脾之窗，望唇可以知脾，唇之异常即脾之异常。

表里相通，内外相连，五脏与五官之间息息相关，这就是《内经》认识宇宙，认识人体的系统论。

二、 五官·五脏·五色

（一）五脏之外候

本篇指出，五官是五脏的外候。外候的异常变化，证明五脏出现了异常变化。请看下面五种外候与五脏疾病的对应关系：

1. 肺脏外候　肺脏有病，出现呼吸喘急，鼻翼扇动。

2. 肝脏外候　肝脏有病，眼角发青。

3. 脾脏外候　脾脏有病，口唇发黄。

4. 心脏外候　心脏有病，舌卷而短缩，两颧红赤。

5. 肾脏外候　肾脏有病，两颧及额部发黑。

一脏一色，五脏五色，五脏之色会反映在五官之上。

（二）五脏之色

关于五脏的颜色，《素问·五藏生成》中有详细的介绍："白当肺，赤当心，青当肝，黄当脾，黑当肾。"

这一论断指出，肺色为白；心色为赤；肝色为青；脾色为黄；肾色为黑。

五脏之色，与春夏秋冬加长夏五时之间有对应关系，《素问·金匮真言论》指出，春色青，夏色赤，秋色白，冬色黑，长夏色黄。

五脏之色，与东西南北中五方之间有对应关系，《素问·金匮真言论》指出，东方色青，南方色赤，西方色白，北方色黑，中央色黄。

（三）五脏之色与五官之色

五脏之色会反映到五官上。

《素问·痿论》："肺热者色白而毛败，心热者色赤而络脉溢，肝热者色苍而爪枯，脾热者色黄而肉蠕动，肾热者色黑而齿槁。"——肺脏有热，面色白，皮毛焦枯；心脏有热，面色红，络脉充满；肝脏有热，面色青，爪甲枯槁；脾脏有热，面色黄，肌肉跳动；肾脏有热，面色黑，牙齿枯槁。

《难经·十六难》认为：肝病患者，外部症状为面色青，容易发怒。心病患者，外部症状为面色红，口中干，好发笑。脾病患者，外部症状为面色黄，常嗳气，好思虑，喜择食。肺病患者，外部症状为面色白，常喷嚏，悲若忧愁而不快乐，常欲哭泣。肾病患者，外部症状为面色黑，好恐惧，常呵欠。

树根出了问题，肯定会反映到树叶上，这是自然而然的草木之理。果园中的果农一发现树叶颜色异常，马上就会下出结论：果树病了。

牛羊内脏有了疾病，肯定会反映到皮毛上，这是自然而然的动物之理。牧羊牧牛的牧民一发现牛羊皮毛颜色异常，马上就会下出结论：这只牛（羊）病了。

人的内脏疾病，会不会反映到外部呢？答案是肯定的！上工医病，不但会从五官上发现问题，还会从指甲、皮肤、毛发、大小便的颜色上发现问题。人体有病，会反映到方方面面。

（四）一般与特殊，正常与突然

有的人五脏的脉象是正常的，五色的表现也是正常的，其气色与正常人一样，而一旦患病就很严重，这是什么道理？

一般中有特殊。

一般中的特殊，是什么道理？

这是黄帝的新问题。

基础不牢，先天不固，是"一般中为何有特殊"的正确答案。

详细解答这一问题，岐伯选择了六个角度：如果一个人的五官之色不明，天庭眉宇不开阔，鼻部狭小，颊部和耳门部狭窄不显，肌肉瘦削，耳垂和耳上角向外翻出，具有这六种现象者，先天禀赋不足，体质基础虚弱。这种人平时色脉正常，一旦患病就十分严重。

如果患者基础不牢，先天不固，平时的正常，不过是一种假象。犹如纸里包火，尚未燃及外层之时，一切似乎正常，一旦燃及外层，即刻熊熊烈火。如果正常是假象，突然即是必然。

三、　鼻测五色

（一）鼻子与五脏之气

从五官之色可以测五脏之气，从鼻子上下左右的位置同样可以测五脏之气。

鼻子即明堂，明堂测五色，这是本篇出现的哲理。

色见于明堂，这是本篇开篇处的论断。

"黄帝曰：五色之见于明堂，以观五藏之气，左右高下，各有形乎？岐伯曰：藏府之在中也，各以次舍，左右上下，各如其度也。"这是本篇结尾处的论断。

开篇与结尾之处均论到了明堂。何谓明堂？《内经》中的明堂，有两重意思：一是建筑中的明堂，二是人体中的明堂。

建筑中的明堂，是远古与中古时期的教化圣殿，是圣人之君发布政令与人文教化的殿堂。《易经·说卦》："圣人南面而听天下，向明而治。"向明而治，即用太阳、月亮为坐标制定出的历法治理天下，并向人民实施教化。今天的根本大法是宪法，当初的根本大法是历法。向明而治的殿堂，即为明堂。《素问·五运行大论》："黄帝坐明堂，始正天纲，临观八极，考建五常。"这里的明堂，是建筑中的明堂。

人体中的明堂，是五官中的鼻子。《灵枢·五色》："明堂者，鼻也。"

鼻子，人体中的明堂，可以反映五脏之气。所以，观察鼻子，可以审视五脏之气的变化。

鼻子的部位分左右上下，五脏之气按顺序各有一定的位置，所以在鼻部左右上下的位置上可以观察五脏之气。

鼻子测五脏之气，有一个前提。这个前提是：五官之色已经分明，天庭眉宇必须开阔，才可由鼻来测五色。

（二）鼻子测寿命

若鼻部宽阔，颊部和耳门部都显露于外，肌肉高厚隆满，连接着长大的耳垂在面部外侧凸露，五色正常，五官的位置平正匀称而开阔，这种人的寿命可以达到百岁。

有如此特征者，血气充足，肌肉坚实，腠理致密。一旦患病，必须用针刺才能治愈。

逆
顺
肥
瘦
第
三
十
八

原 文

黄帝问于岐伯曰：余闻针道于夫子，众多毕悉矣。夫子之道，应若失，而据未有坚然[1]者也。夫子之问学熟乎，将审察于物而心生之乎？岐伯对曰：圣人之为道者，上合于天，下合于地，中合于人事，必有明法，以起度数，法式检押[2]，乃后可传焉！故匠人不能释尺寸而意[3]短长，废绳墨[4]而起平水[5]也。工人不能置规而为圆，去矩而为方，知用此者，固自然之物，易用之教，逆顺之常也。

黄帝曰：愿闻自然奈何？岐伯曰：临深决水[6]，不用功力，而水可竭也。循掘决冲[7]，而经[8]可通也。此言气之滑涩，血之清浊，行之逆顺也。

黄帝曰：愿闻人之黑白肥瘦小长各有数乎？岐伯曰：年质壮大，血气充盈，肤革坚固，因加以邪，刺此者，深而留之，此肥人也；广肩，腋项肉薄，厚皮而黑色，唇临临然[9]，其血黑以浊，其气涩以迟，其为人也，贪于取与。刺此者，深而留之，多益之数也。

黄帝曰：刺瘦人奈何？岐伯曰：瘦人者，皮薄色少，肉廉廉然[10]，薄唇轻言，其血清气滑，易脱于气，易损于血。刺此者，浅而疾之。

黄帝曰：刺常人奈何？岐伯曰：视其白黑，各为调之，其端正敦厚者，其血气和调。刺此者，无失常数也。

黄帝曰：刺壮士真骨者，奈何？岐伯曰：刺壮士真骨，坚肉[11]缓节[12]监监然[13]，此人重则气涩血浊，刺此者，深而留之，多益其数。劲则气滑血清，刺此者，浅而疾之。

　　黄帝曰：刺婴儿奈何？岐伯曰：婴儿者，其肉脆血少气弱。刺此者，以毫针浅刺而疾发针，日再可也。

　　黄帝曰：临深决水，奈何？岐伯曰：血清气浊，疾写之，则气竭焉。

　　黄帝曰：循掘决冲，奈何？岐伯曰：血浊气涩，疾写之，则经可通也。

　　黄帝曰：脉行之逆顺，奈何？岐伯曰：手之三阴，从藏走手。手之三阳，从手走头。足之三阳，从头走足。足之三阴，从足走腹。

　　黄帝曰：少阴之脉独下行何也？岐伯曰：不然。夫冲脉者，五藏六府之海也，五藏六府皆禀焉。其上者，出于颃颡，渗诸阳，灌诸精。其下者，注少阴之大络，出于气街，循阴股内廉，入腘中，伏行骭骨内，下至内踝之后属而别。其下者，并于少阴之经，渗三阴。其前者，伏行出跗属，下循跗，入大指间，渗诸络而温肌肉。故别络结则跗上不动，不动则厥，厥则寒矣。

　　黄帝曰：何以明之？岐伯曰：以言导之，切而验之，其非必动，然后乃可明逆顺之行也。黄帝曰：窘乎哉！圣人之为道也，明于日月，微于毫厘。其非夫子，孰能道之也。

注　释

　　1. 坚然　坚，坚固也。坚然，病之顽固也。

　　2. 法式检押　法式，法度、法规也；检押，规范问题之方法也。法式检押，按照法度和标准去规范医术与针刺之术。

　　3. 意　通臆。臆，猜测、臆想。

　　4. 绳墨　本匠用的墨线，《内经》引申为规矩、法度。《素问·至真要大论》："论言治寒以热，治热以寒，而方士不能废绳墨而更其道也。"

　　5. 平水　指水平线。马元台："万物之平，莫过于水，故曰平水。"

　　6. 临深决水　深，大堤之深处也。临深，从大堤深处也。决水，决堤放水也。临深决水，从大堤深处决堤放水也。显然，在大堤深处决堤放水，不需用大的功夫和劳力，水就可以放尽。临深决水，本篇比喻的是如何除尽经脉中的邪气。

　　7. 循掘决冲　掘通窟。循掘，沿循地下空穴也。冲，指要塞。循掘决冲，字面意思是沿着地下的空穴开挖地道也；隐喻的意思是面对血浊、气涩之疾病，要像挖沟掘渠以决泄洪水那样，迅速用泻法，畅通经脉之血气。

8. 经　东西为经，南北为纬。《周礼·冬官考工记》："国中九经九纬。"本篇论经，经为直行之大道。

9. 唇临临然　唇，指口唇。临临然，肥大状。唇临临然，形容口唇肥厚。

10. 肉廉廉然　肉，指肌肉。廉廉然，消瘦容貌。张志聪："廉廉，瘦洁貌。"肉廉廉然，形容消瘦。

11. 坚肉　坚，坚实。肉，肌肉。坚肉，坚实、结实之肌肉。

12. 缓节　关节舒缓。

13. 监监然　坚强有力貌。张景岳："监监，坚固貌。"

（题）（解）

"逆顺"一词，在《内经》中有极其丰富的含义：

一是指四时之气周期性循环有逆有顺的自然法则。《素问·六元正纪大论》："帝曰：四时之气，至有早晏高下左右，其候何如？岐伯曰：行有逆顺，至有迟速，故太过者化先天，不及者化后天。……春气西行，夏气北行，秋气东行，冬气南行。故春气始于下，秋气始于上，夏气始于中，冬气始于标。春气始于左，秋气始于右，冬气始于后，夏气始于前。此四时正化之常。故至高之地，冬气常在，至下之地，春气常在，必谨察之。"

二是指金木水火土五星运行中的特殊状态。《素问·气交变大论》："帝曰：其行之徐疾逆顺何如？岐伯曰：以道留久，逆守而小，是谓省下。以道而去，去而速来，曲而过之，是谓省遗过也。"

三是指人体气血的虚实。《灵枢·小针解》："知其往来者，知气之逆顺盛虚也。"《灵枢·根结》："黄帝曰：形气之逆顺奈何？岐伯曰：形气不足，病气有余，是邪胜也，急泻之。形气有余，病气不足，急补之。"

四指疾病后果的好坏态势。《素问·五运行大论》："先立其年，以知其气，左右应见，然后乃可以言死生之逆顺。"

五指反常、非常的状态。《素问·痿论》："各补其荥而通其输，调其虚实，和其逆顺，筋脉骨肉，各以其时受月，则病已矣。"

六指正反两种医病的方法。《素问·至真要大论》："知标与本，用之不殆，明知逆顺，正行无问。"

逆顺，还可以指五行运行失常，还可以指经脉循行的不同方向……

本篇论逆顺，所论的是十二经脉的走向与气血运行逆顺的规律。

本篇论肥瘦，所论的是针刺深浅、快慢、次数的四大依据——人体胖瘦，年龄大小，皮肤黑白，体质强弱。

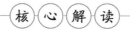
核 心 解 读

不同的体魄，不同的针刺深度；不同的体魄，不同的针刺次数。此，一大内容也。

十二经脉的走向与气血运行的逆顺，又一大内容也。

奇经八脉中的冲脉的循行上下之概况，内容三也。

三大内容，构成了本篇的核心。

一、 源于天文地理的学问

黄帝为帝，岐伯为师。帝并不是"无所不知，无所不晓"者，帝不懂的问题，必须求教于师。

本篇的黄帝，离开具体疾病，离开具体问题，向岐伯提出了一个根本性问题：老师的学问从何而来？

黄帝说，你讲针刺的道理，很多我都明白了——"众多毕悉矣"，按照你讲的道理去应用，常常可以手到病除，病邪从未有顽固滞留而不去的。我所困惑的是：老师如此精湛的学问，到底从何而来？是从观察事物的实际中得来的呢？还是自己用心思考得来的呢？

学问从何而来？这是本篇黄帝提出的新问题。学问从何而来？这是一个根本性的大问题。

（一）书中的道理在书外，中医的道理在天文

学问从何而来？与现代教育相比，岐伯的回答非常奇特：涉及大道的学问不是来自书中，而是来自书外，来自天文地理，首先来自天文。

"圣人之为道者，上合于天，下合于地，中合于人事，必有明法，以起度数，法式检押，乃后可传焉！"——岐伯说，圣人所作所传承的大道，来自书外的天文地理，首先来自天文。按照天文地理，圣人制定出了明确而准确的法度、规则和标准，首先按照法度和标准去规范当时之人事，然后传承

于后世。

为了说明问题，岐伯用了两个形象比喻：无尺子不知长短，无规矩不成方圆。岐伯说："匠人不能释尺寸而意短长，废绳墨而起平木也，工人不能置规而为圆，去矩而为方。"——匠人不能丢开尺子而去猜测长短，不能离开绳墨去求得平直；工人不能离开圆规而随意画圆，不能抛弃矩尺而随意画方。以道为法的意义，就在这里。从天文地理中归纳出道理，道理即画圆之规，道理即画方之矩。

源于天文地理的道理，一可以解释人理；二可以解释医术医理；三可以解释针刺之理，可以解释经脉逆顺之理。

（二）"三合"之论

本篇所出现的"三合"之论，是中华先贤认识宇宙、认识人生、认识疾病、认识一切事物的根本方法，也是解答一切问题的根本方法。这里，非常有必要解释一下"三合"合什么？

1. "上合于天"　"三合"之中第一合是"上合于天"。天道广大，有具体内容吗？有！

首先是合于太阳。还记得《灵枢》开篇处所讲的"始于一，终于九"的针刺之纲纪吗？"始于一，终于九"之说，始于十月太阳历。十月太阳历，是以太阳为坐标制定出来的。五行金木水火土，五气风暑燥湿寒，五动升浮中降沉，冬至夏至两点的阴阳转换，原始反终、终者有始的气候变化规律，均源于十月太阳历。总之，五行学说，阴阳学说，阴阳五行合一而论的学说，《内经》的第一理论基础，均源于十月太阳历。"上合于天"，首先是合于太阳。

其次是合于月亮。《素问·阴阳别论》："经脉十二者，以应十二月。"《灵枢·五乱》："经脉十二者，以应十二月。"十二经脉是以十二月论出来的，十二月是以月亮圆十二次论出来的。按照 a＝b，b＝c，所以 a＝c 的等量代换关系得知，十二经脉的坐标在月亮。月亮是补泻之法的坐标，《素问·八正神明论》："月生无泻，月满无补。"中华元文化与中医文化中的十二律、十二经络、十二纪、十二辰、黄道与地平大圆的十二等份、九州大地上的十二州，均与十二月这一基础相关。"上合于天"，其次是合于月亮。

第三是要合于北斗。养生要合于四时，这是《素问·四气调神大论》所讲的道理。诊脉要察于四时（春脉弦，夏脉钩，秋脉毛，冬脉石），这是

《素问·阴阳别论》与《难经·十五难》所讲的道理。针刺合于四时——"取以四时"，这是《灵枢·官针》所讲的道理。春夏秋冬四时划分的坐标为何？答曰：北斗星。《鹖冠子·环流》："斗柄东指，天下皆春。斗柄南指，天下皆夏。斗柄西指，天下皆秋。斗柄北指，天下皆冬。"四时一分为二即是八节（春分，秋分，夏至，冬至，立春，立夏，立秋，立冬），八节有八风，八风分正邪。正风养人养万物，邪风伤人伤万物，一部《内经》反复强调要避开邪风。风的正邪之分，在《灵枢·九宫八风》中讨论，此处不赘述。如是而论，"上合于天"，第三是合于北斗星。

从根本上说，中医可以说是天文中医，可以说是时间中医，可以说是气候中医。不谈天文，就无法理解中医。不谈历法，就无法理解中医。

从具体上说，中医可以说是太阳中医，可以说是月亮中医，可以说是北斗中医。不谈太阳，不谈月亮，不谈北斗，就无法理解中医。不谈日月星，就无法理解中医。

2. "下合于地" 在《内经》中，天文地理是合一而论的。谈天文不能离开地理，谈地理必先谈天文。

天文观测，首先产生的是十月太阳历。阴阳五行十月太阳历划分出了木火土金水五行（五季），五行属于天文。

五行对应于五方，五方东西南北中，五方属于地理。五季属于时间，五方属于空间。天文讲时间，地理讲空间。"上合于天"，合于时间；"下合于地"，合于空间。

五方之中产生了五谷麦黍稷稻豆，产生了五果李杏枣桃粟，产生了五畜鸡羊牛马彘（猪），产生了五味酸苦甘辛咸，还有五虫毛羽倮介鳞……这些都在地理范畴之内。五谷、五果、五畜、五虫与人，分则为二，合则为一。五谷、五果、五畜、五虫正常，人也正常。五谷、五果、五畜、五虫异常，人就会发生疾病。"天地与我并生，而万物与我为一。"（《庄子·养生主》）以天文论气候，以气候论物候，以物候异常论人之疾病，这里既是"上合于天"，又是"下合于地"。

3. "中合于人" 以天理为坐标论人理，以天道为坐标论医道，这是中华先贤的基本思路与基本方法。"中合于人"，人文必须合于天文，人文必须合于地理。

天有阴阳即日月，地有阴阳即刚柔，人有阴阳即气血，天人合一而论，首先合于阴阳。气血可以论阴阳，脏腑可以论阴阳，经络可以论阴阳，表里寒热虚实同样可以论阴阳……阴阳，是天地人合一而论的第一基本点。

天有五行金木水火土，五行东西南北中，人有五行肝心脾肺肾，天人合一而论，其次合于五行。五脏可以论五行，怒喜思忧恐五志可以论五行，筋脉肉皮骨五体可以论五行，角徵宫商羽五音可以论五行，泪汗涎涕唾五液可以论五行，爪面唇毛发五华同样可以论五行……五行，是天地人合一而论的第二基本点。

有独立之人，但独立之人并不能单独存在。

人与天地之间是"一分为三，合三为一"的关系。

人与日月之间是"一分为三，合三为一"的关系。

人与时空之间是"一分为三，合三为一"的关系。

人与山水之间是"一分为三，合三为一"的关系。

人与万物之间是"一分为三，合三为一"的关系。

"三合"之论，是中医之大道，是中医之真谛，是中医精美之术，是中医最为关键的认识论与方法论。上不论天文，下不论地理，进门就诊脉的中医，并不是真正意义上的中医。

中医之衰败，根本原因在于医道的失传，具体的原因在于"三合"之论的失传。

二、 以自然哲理论逆顺

（一）形象的比喻

岐伯用了两个比喻——"临深决水"与"循掘决冲"，解答了本篇顺应天道之道的问题。

"深"者，大堤之深处也。"临深"者，从大堤深处也。"决水"者，决堤放水也。"临深决水"者，从大堤深处决堤放水也。显然，在大堤深处决堤放水，不需用大的功夫和劳力，水就可以放尽。

"循掘"者，沿循地下空穴也。"决冲"者，开挖地道也。"循掘决冲"者，沿着地下的空穴开挖地道也。显然，循着地下的空穴开挖，地道很快就容易被挖通。

"循掘决冲"这个比喻在针刺中是什么意思呢？那就是：面对血浊、气涩之疾病，就要像挖沟掘渠以决泄洪水那样，迅速用泻法，畅通经脉之血气。

两个体外的比喻，说明的是体内同一个问题，即论气、论血、论病、论血气之运行，必须明白自然哲理。自然哲理者，本来如此、应该如此之道理也。

凡读过《庄子·养生主》的人，一定不会忘记那个在极短的时间内能把牛分解为一堆骨肉的庖丁。

精湛的解牛之术，有奥秘吗？有！从根本上讲，是"道进乎技"，即精湛的解牛之术源于道。懂得道理，才有精湛的解牛之术。从具体上讲，是"依乎天理"与"因其固然"。这就是庖丁解牛精湛之术的全部奥秘。天理与固然，本来如此也。依乎与因其，必须如此也。本来如此，为人文之外的天然哲理、自然哲理。道、天理、固然，均有"本来如此"之义。讲道理、讲天理、讲因其固然之理，均有"本来如此，应该如此"之义。

本来如此，为自然哲理，在人文之外。

应该如此，为人文哲理，在人文之中。

本来如此，应该如此，以自然哲理为坐标演化出人文哲理，在庖丁这里演化的是解牛之术。

本来如此，应该如此，以自然哲理为坐标演化出人文哲理，在文惠君演化的是养生之术。

本来如此，应该如此，在《内经》中演化出了医道、医术、医技。

真正明白了自然哲理，可以演化出千千万万种技与术，包括解牛之术，养生之术，医病之术，烹调之术。

由道理而通达一切，庄子的表达是"通于一而万事毕"，《周髀算经》的表达是"问一类而万事达"，《内经》的表达是"言一而知百病之害"，荀子的表达是"以道论尽"，"以一论万"。

中医之术，源于自然哲理，不是源于小白鼠，不是源于小白兔，这一点必须清楚。

三、 特殊的针刺之法

（一）人体胖瘦与针刺标准

同样是人，有年龄上的差别。

同样是人，有皮肤黑白、形体胖瘦的差别。

所以，针刺的深浅程度和针刺的次数，也要根据差别而改变。

本篇根据人的具体情况，制定出了几种针刺标准：

1. 体格魁梧者的针刺标准　壮年人，体格魁梧，气血充盛；皮肤坚固，感受邪气而发病，可以深刺而且可以留针。

若肩腋宽阔，项部的肌肉瘦薄，皮肤粗厚而色黑，口唇肥厚下垂，其血色黑而浓浊，气行涩而迟滞，性格好胜而勇于进取，慷慨乐施，针刺这种患者，可以深刺留针，并应增加针刺的次数。

2. 肌肉消瘦者的针刺标准　瘦人的皮肤薄，颜色淡，肌肉消瘦，口唇薄，说话声音轻弱，血清稀而气滑利，既容易脱气也容易损血，针刺这种患者，应浅刺而快速出针。

3. 正常人的针刺标准　首先要辨别皮肤颜色的黑白，然后分而治之。

（1）肤色黑而壮实者，深刺且可以留针。

（2）肤色白而瘦弱者，浅刺而快速出针。

（3）对那些端正敦厚的人，因其血气和调，所以针刺时，不要违反常规刺法。

4. 壮年骨骼坚固者的针刺标准　遇到这种情况，针刺之法是有分别的。

（1）如果患者壮年骨骼坚实，肌肉缓纵，骨节外露明显，但是动作重缓，这种病人气涩血浊，故针刺时应深刺留针，并增加针刺的次数。

（2）如果活泼好动，这种患者气滑血清，针刺时应浅刺而快速出针。

5. 婴儿的针刺标准　婴儿肌肉脆嫩，血少气弱，针刺时，应用毫针浅刺而快出针，一天可以针刺二次。

6. 两种病情，两种刺法　这里出现了"血清气浊"与"血浊气涩"两种病情。"血清气浊"即血淡气浊，"血浊气涩"即血浓气滞。两种病情，两种刺法。血清气浊，用"临深决水"法。血浊气涩，用"循掘决冲"。"临深决水"法，目的是以水通气即以血通气，用此法可治血清气浊之病。"循掘决冲"法，目的是通血通气，用此法可治气涩血浊之病。"循掘决冲"与"临深决水"，两种刺法均为泻法。

（二）认识经脉循行之逆顺

1. 经脉的正常循行　正常循行的经脉，其"应该如此"的基本情况如下：

手三阴经是从内脏走向手指，手三阳经是从手指走向头部，足三阳经是从头部走向足趾，足三阴经是从足趾走向腹部。

2. 足少阴经是下行之经吗　此处黄帝提出的新问题是：唯独足少阴经向下行，为什么呢？

岐伯解答：不是这样！不是这样，到底是怎么样？

岐伯的继续解答是：冲脉是五脏六腑之海，五脏六腑都禀受它的气而得以濡养，冲脉上行的一支，出喉咙上口上腭骨旁的鼻道，向诸阳经渗灌精气。

冲脉下行的一支，输注于足少阴经的大络，由气街部出行，沿大腿内侧，下人膝腘窝中，伏行于胫骨之内，再下至内踝后跟骨上缘而别行。下行的另一支，与足少阴经相并行，将精气渗灌于三阴经。

行于前面的一支，从内踝后的深部出于跟骨结节上缘，下沿足背走入足大趾内，渗入该部的诸络脉而温养肌肉。

所以冲脉在下肢分出的络脉发生瘀结不通时，足背部的脉跳动就要减弱，气血因而厥逆，足部就会出现发凉。

3. 查明经脉气血逆顺　经脉气血之逆顺可以查明吗？可以！只要掌握一个要领，就可以查明经脉气血之逆顺。

要领为何？这个要领的原则与具体如下：检查时，先用言语开导患者，然后用手切按他的跗阳脉，若不是厥逆，该处必有脉跳动；反之，若是厥逆，该处则无脉跳动。掌握这个要领，就可弄清楚经脉气血循行之逆顺。

（三）"明于日月，微于毫厘"的针刺之道

本篇的黄帝，在对话结束之时，对针刺之道与岐伯医道的精湛做出了高度评价。评价的内容如下："窘乎哉！圣人之为道也，明于日月，微于毫厘，其非夫子孰能道之也。"——深奥啊！圣人所行的针道，比日月还光明，比毫厘还细微，若不是先生，谁又能讲得出来呢！

针刺之道，是光明之道；针刺之道，是精细之道。光明到什么程度？如日月一样光明。精细到什么程度？精细至毫厘。

光明与精细针刺之道，只有岐伯夫子才能讲清楚。黄帝既赞扬了针刺之道，又赞扬了传承针刺之道的岐伯。

四、　中医文化产生的基本前提

这里有必要追溯这样两个问题：

其一，在远古时期的中华大地上，为何会诞生伟大的中医文化与光明而精细的针刺之道？

其二，秦汉之后的中华大地上，伟大的中医文化与光明而精细的针刺之道为何会一步步衰败与失传？

远古时期的中华大地上，之所以会产生出伟大的中医文化与光明而精细的针刺之道，是因为此时的中华大地上敬畏的是文化，崇敬的是贤者。此时的黄帝也是文化的敬畏者，也是贤哲的崇敬者。

秦汉之后的中华大地上，为何伟大的中医文化与针刺之术，以及解剖之术没有得到继承与发展？这是此时与此后的中华大地上敬畏的是皇帝，崇敬的是权势与金钱。

黄帝时代的岐伯，会得到黄帝的敬重。有黄帝有岐伯，中医文化诞生了，针刺之道诞生了。

皇帝时代，即使有岐伯，也得不到皇帝的敬重。中医文化衰败了，针刺之道失传了。

有岐伯而无黄帝，一是不可能产生伟大的中医文化，二是即使产生了伟大的中医文化也得不到继承与发展。两千年来的历史，证明了这一点。

黄帝，是文化的建设者；皇帝，是文化的破坏者，毁灭者。两千年来的历史，证明了这一点。

这里有必要回顾一下《黄帝四经》中的五种君臣关系。马王堆出土的帛书，其中部分内容被编辑为《黄帝四经》。在《黄帝四经·称》中，按照君王的优劣，划分了五种君臣关系。

第一种君臣关系为帝者之臣：帝者臣，名臣，其实师也。

第二种君臣关系为王者之臣：王者臣，名臣，其实友也。

第三种君臣关系为霸者之臣：霸者臣，名臣，其实宾也。

第四种君臣关系为危者之臣：危者臣，名臣，其实庸也。

第五种君臣关系为亡者之臣：亡者臣，名臣，其实虏也。"

君分五类：帝、王、霸、危、亡；臣分五种：师、友、宾、庸、虏。师、友、宾为正常的君臣关系，家奴与俘虏为非常的君臣关系。

黄帝为帝，岐伯为臣。如此君臣关系，名为君臣，实为师徒——岐伯为师，黄帝为徒。中华文化与中医文化奠定在如此君臣关系之中。

秦始皇与李斯、韩非子之间的君臣关系，名为君臣，实为主仆或胜者与俘虏。中华文化与中医文化败坏在如此君臣关系之中。

什么样的人可以称帝？谁是逐鹿中原、楚汉相争的胜利者，谁就是当然的帝王。"胜者为王"的观念，确立在秦始皇统一六国之后，凝固在楚汉相争之中。

实际上，在早期的中华大地上，在中华文化的源头，在中华文明创建初期，仅仅是胜者而不是贤者，是没有称帝资格的。

《逸周书·谥法》："德象天地曰帝。"

这一谥号告诉后人，帝之称谓，并不是胜利者头上的王冠。帝之称谓，要求相当水准的德性。生前德如天地者，盖棺定论时方可以谥之以"帝"。

天地之德为何？大公无私也，生生不息也。

《礼记·孔子闲居》："天无私覆，地无私载。"——大公无私，为天地之德。

《易经·系辞下》："天地之大德曰生。"——生生不息，为天地之德。

大公无私者，可以称帝。新器具、新文化、新风俗的创造者，可以称帝。

由此观之，称帝者，并非意味着至高无上的权力与至高无上的权威，而是意味着此位领袖生前一具有大公无私的品德，二具有超乎常人的巨大贡献。早期之帝王，是圣者为王。秦汉之后，是胜者为王。圣者为王，才有岐伯。胜者为王，岐伯消亡。有黄帝有岐伯，才有《内经》，才有一部部经典。有秦始皇有李斯，一部部经典会被焚烧。有汉武帝有董仲舒，会禁锢儒家之外的经典。

文化的创建与文化衰败，就在"圣者为王"与"胜者为王"这两本账簿之中。

五、"上中下、 天地人" 一体而论的至理名言

上中下、天地人一体而论，是中华先贤开创的永远也不会过时的系统论。关于这个系统论的至理名言，《内经》中有，《内经》之外的经典中也有，诸子典籍中同样也有，摘录几段，供读者鉴赏：

1. 《易经·说卦》："昔者圣人之作易也，将以顺性命之理，是以立天之道曰阴与阳，立地之道曰柔与刚，立人之道曰仁与义。"

2. 《逸周书·大武解》："四攻者，一攻天时，二攻地宜，三攻人德，四攻行利。"

3. 《礼记·中庸》："上律天时，下袭水土。"

4.《孝经·庶人章》："用天之道，分地之利，谨身节用。"

5.《素问·气交变大论》："夫道者，上知天文，下知地理，中知人事，可以长久。"

6.《素问·著至教论》："道上知天文，下知地理，中知人事，可以长久，以教众庶，亦不疑殆。"

割裂上中下之间的联系，割裂天地人之间的联系，仅仅依靠仪器，无论研究什么问题，也不可能得出正确的答案。

这里只举一例说明问题：几千年前，中华先贤手里并没有气象卫星这样的仪器，但论出了"一用几千年，还要几千年用下去"的二十四节气，气象卫星能够认识一周之内的天气，能论出几千年的规律吗？

这里的举例，说明方法论比仪器更重要，千万不要误会，笔者这里批判的不是仪器，批判的是对仪器的迷信。一要有优秀的方法论，二要有先进的仪器，这是笔者的主张。

血
络
论
第
三
十
九

原 文

黄帝曰：愿闻其奇邪[1]而不在经者？岐伯曰：血络[2]是也。

黄帝曰：刺血络而仆者，何也？血出而射者，何也？血少黑而浊者[3]，何也？血出清而半为汁者，何也？发针而肿者，何也？血出若多若少，而面色苍苍者，何也？发针而面色不变，而烦悗者，何也？多出血而不动摇者，何也？愿闻其故？

岐伯曰：脉气甚而血虚者，刺之则脱气，脱气则仆。血气俱盛，而阴气多者，其血滑，刺之则射。阳气蓄积，久留而不泻者，其血黑以浊，故不能射。新饮而液渗于络，而未合和于血也，故血出而汁别焉。其不新饮者，身中有水，久则为肿，阴气积于阳，其气因于络，故刺之血未出而气先行，故肿。阴阳之气，其新相得而未和合，因而泻之，则阴阳俱脱，表里相离，故脱色而苍苍然。刺之血出多，色不变而烦悗者，刺络而虚经，虚经之属于阴者，阴脱，故烦悗。阴阳相得而合为痹者，此为内溢于经，外注于络，如是者，阴阳俱有余，虽多出血而弗能虚也。

黄帝曰：相[4]之奈何？岐伯曰：血脉者，盛坚横以赤，上下无常处，小者如针，大者如筋，则而写之，万全也。故无失数矣，失数而反，各如其度。黄帝曰：针入而肉著者，何也？岐伯曰：热气因于针，则针热，热则[5]肉著于针，故坚焉。

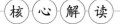

1. 奇邪　非常曰奇。奇，奇怪、非常、异常也。本篇论奇邪，意思有两重：一论外部之奇邪，二论内部之奇邪，外部之奇邪，为四时异常之气；内部之奇邪，即邪中血络。邪在络不在经，即为奇邪。《灵枢·根结》："奇邪离经，不可胜数。"《灵枢·五变》："奇邪淫溢，不可胜数。"凡奇邪之论，皆外邪与内邪统一之论也。

2. 血络　指皮肤表层可见之络脉、孙脉也。张志聪："血络者，外之络脉、孙脉，见于皮肤之间，血气所留积，则失其外内出入之肌。"

3. 血少黑而浊者　《甲乙经》作"血出黑而浊者。"

4. 相　观察、审视。《国语·齐语》："相，视也。"《素问·五藏生成》："凡相五色之奇脉。"《灵枢·小针解》："上工知相五色于目。"两处论相，均为仔细观察、仔细审视之意。

5. 则　《甲乙经》作"刺"。"热则肉著于针，故坚焉"：体内之热气使针身发热，针热则致肌肉粘针，故使针不易转动。张景岳："肉著者，吸著于针也。针入而热，肉必附之，故紧涩难转，而坚不可拔也。"

题解

血络，指的是皮肤浅表清晰可见的络脉。《素问·调经论》："视其血络，刺出其血。"

血络论，一论针刺血络所出现的八种不良反应，二论血络观察的方法，三论针刺滞针的原因。针刺血络之论，本篇为《内经》第一篇。

核心解读

血络中邪，血络中邪后针刺所出现的八种不良情况，构成了本篇的核心内容。

一、 血络与针刺

（一）奇邪中血络

有一种奇邪，中人不在经脉中，在何处？答案：在血络。

血络者，体表之络脉也。络脉是经脉的分支，像网络联系人体全身，起着运送气血的作用。

奇邪中血络，是本篇专题讨论的新问题。

（二）针刺血络与不良反应

针刺血络，会出现异常情况，异常的原因何在？本篇介绍了八种：

1. 晕倒　针刺血络放血致使患者昏倒，是什么原因？

答案：脉气盛但血虚的患者，针刺放血后就会脱气，气脱就会出现昏倒。

2. 喷血　针刺后血液喷射而出，是什么原因？

答案：血气都充盛而经脉中阴气较多的患者，因其血行滑利，在针刺络脉放血时，血就会喷射出来。

3. 血黑稠浊　有的放出的血色黑而稠浊，是什么原因？

书中的答案：若阳气蓄积于血络之中，长时间不能外泄，所以血色黑而浓浊，不能喷射而出。

笔者的疑问：阴黑而阳白，这是常识。如果阳气盛，血色不会黑，血质不会稠；血色黑、血质稠应该是阴气盛所致。

4. 血清而稀　有的放出的血清稀而一半像水汁，是什么原因呢？

答案：若刚饮过水，水液渗入血络中，尚未与血相混合时，针刺血络，放出的血就清稀，一半像水汁。

5. 出针皮肤肿　有的出针后局部皮肤肿起，是什么原因呢？

答案：阴气积蓄于阳分，困滞于络脉，故针刺时血未出而气先行，阴气闭于肌肉腠理而使皮肤发肿。

如果不是刚饮过水，而是患者体内积有水气，日久便会形成水肿。

6. 面色苍白　放出的血或多或少而面色苍白，是什么原因？

答案：阴阳二气刚刚相遇而尚未调和，此时针刺用泻法，就会使阴阳耗失，表里相离，因而出现面色苍白。

7. 心胸烦闷　有的出针后面色无变化而心胸烦闷，是什么原因？

答案：针刺络脉出血较多，面色不变而心胸烦闷，这时因为泻络时经脉亦随之而虚，如果虚的经脉是阴经，五脏的阴精就会随之虚脱，从而出现心胸烦闷的症状。

8. 多出血而不虚　有的虽出血很多，但未能动摇其阴阳而致虚的，是什么原因？

答案：阴阳之邪相合壅闭于体内，而形成痹证，使邪气内溢于经，外注于络，这样阴分阳分的邪气都有余，针刺时虽出血较多，而所泻多为邪气，所以不会导致虚弱。

二、　血络的观察与滞针

（一）血络的界定

血络中邪有四大特征：一是血络坚硬胀满；二是颜色发红；三是部位不固定，或在上或在下；四是形状不固定，小的像针一样细，大的像筷子一样粗。

这四大特征是观察与界定血络的方法。凡是符合这四大特征者，即可界定为血络。

准确界定为血络之后，即在血络处针刺出血即可。如此针刺血络，可保万无一失。但施治时，不可违反针刺的原则，不然的话，就会出现不良后果。

（二）滞针

针刺入后，会出现异常情况：肌肉紧紧地裹住针身，这就是滞针。之所以引起滞针，是由于人体的热气使针身发热，针热则致肌肉与针胶粘在一起，故使针坚紧而不易转动。

阴阳清浊第四十

原 文

黄帝曰：余闻十二经脉以应十二水者，其五色各异，清浊不同，人之血气若一，应之奈何？岐伯曰：人之血气，苟能为一，则天下为一矣。恶有乱者乎？黄帝曰：余问一人，非问天下之众。岐伯曰：夫一人者，亦有乱气。天下之众，亦有乱人，其合为一耳。

黄帝曰：愿闻人气之清浊。岐伯曰：受谷者浊，受气者清[1]，清者注阴，浊者注阳，浊而清者上出于咽，清而浊者则下行[2]，清浊相干，命曰乱气。

黄帝曰：夫阴清而阳浊，浊者有清，清者有浊[3]，清浊别之，奈何？岐伯曰：气之大别，清者上注于肺，浊者下走于胃。胃之清气，上出于口；肺之浊气，下注于经，内积于海[4]。

黄帝曰：诸阳皆浊，何阳浊甚乎？岐伯曰：手太阳独受阳之浊，手太阴独受阴之清，其清者，上走空窍；其浊者，独下行诸经。诸阴皆清，足太阴独受其浊。

黄帝曰：治之奈何？岐伯曰：清者其气滑，浊者其气涩，此气之常也。故刺阴者深而留之，刺阳者浅而疾之，清浊相干者，以数调之也。

注 释

1. 受谷者浊，受气者清　有形之地为浊，无形之天为清；有形之物为浊，无形之气为清；谷有形为浊，精微之气无形为清。人体之内，阴浊而清阳，清阳出上窍，阴浊出下窍，如《素问·阴阳应象大论》所言："故清阳出上窍，浊阴出下窍。"

2. 则下行　《甲乙经》作"下行于胃"。

3. 浊者有清，清者有浊　《甲乙经》两"者"字作"中"字。

4. 海　指胸中气海。

题 解

阴阳清浊，是元文化中最为重要的观念。

阴阳与清浊，异名而同类，异名而同族，异名而同性，只是名字上的不同表达而已。

关于阴阳，已有详细的讨论，这里集中力量讨论清浊。

清浊之观念，应用领域十分广泛，可以解答"大到无外，小到无内"领域内的一切问题。

清浊，可以解释天地的形成。《列子·天瑞》："一者，形变之始也。清轻者上为天，浊重者下为地，冲和气者为人；故天地含精，万物化生。"天地之前没有上帝，只有清浊二气，清气上升为天，浊气下降为地。《列子》里的清浊，是解释天地是如何形成的。

清浊，可以解释四时的流行。《庄子·天运》："四时迭起，万物循生；一盛一衰，文武伦经；一清一浊，阴阳调和，流光其声；蛰虫始作，吾惊之以雷霆。"太阳回归年时间长度一分为四即春夏秋冬四季，一分为二即一寒一暑、一清一浊、一阴一阳，寒暑、清浊、阴阳时时刻刻都处于流动变化之中。流动变化之中，有万物的形成，有风雨雷霆，当然还有蛰虫入土与苏醒。《庄子》里的清浊，是解释四时是流动变化的。

清浊，可以解释音乐的两个基本音调。《周礼·冬官》："薄厚之所震动，清浊之所由出。"制造乐器，材质有薄厚之分；材质薄者音质清，材质厚者音质浊。《周礼》讲清浊，讲的是乐器制造。《礼记·乐记》："五色成文而不乱，八风从律而不奸，百度得数而有常，大小相成，终始相生，倡和清浊，迭相为经。"一行（时）有一音，五行有五音，一方有一风，八方有八风，八风有八音。人文之音源于天籁之音，《礼记》讲清浊，讲的是清浊二音的形成。

《素问·阴阳应象大论》："阳化气，阴成形。寒极生热，热极生寒。寒气生浊，热气生清。清气在下，则生飧泄；浊气在上，则生胀满。"《素问》论寒热清浊，从天体论入了人体。在这一论断中，前面的阴阳寒热论的是天体与天气，后面的寒热清浊论的是人体与疾病。

《素问·阴阳应象大论》："善诊者，察色按脉，先别阴阳；审清浊，而知部分；视喘息，听声音，而知所苦。"这里论清浊，论的是诊病的方法。诊病的方法之一就是"审清浊"。

《素问·经脉别论》："食气入胃，浊气归心。"这里谈的是气，气分清浊，浊气归心。

《灵枢·根结》："皮之厚薄，血之清浊。"这里谈的是血，血分清浊。血之清浊，可以在皮肤的厚薄上分别——皮厚者血浊，皮薄者血清。

《灵枢·根结》："若夫八尺之士，皮肉在此……其死可解剖而视之，其藏之坚脆，府之大小，谷之多少，脉之长短，血之清浊，气之多劣。"血分清浊，血之清浊，可以从尸体解剖中辨别。

《难经·三十一难》："五藏六府皆受于气，其清者为荣，浊者为卫，荣行脉中，卫行脉外，营周不息。"饮食入胃，化为气血。气一分为二又分为清浊二气。清气行脉中，浊气行脉外。

《难经·三十一难》："下焦者，当膀胱上口，主分别清浊，主出而不内，以传道也，其治在脐下一寸。"下焦，位于膀胱的上口，任务是分清别浊，主持排出而不纳入来传导水谷。

本篇："清者注阴，浊者注阳。"以清浊论阴阳，以阴阳论清浊。凡是阴阳对应的领域，清浊均能对应，反之亦然。凡是阴阳能解答的问题，清浊均能解答，反之亦然。阴阳清浊，异名而同类；阴阳清浊，同类而异名。

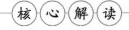

核 心 解 读

天体之中有清浊两种气，人体之中有清浊两种气，两种气的归属问题，此一大内容也。

清浊之气，各有其源，两种气的来源问题，此一大内容也。

阴经中精气多清，阳经中精气多浊，清浊之气与阴阳之经脉之间的关系，此一大内容也。

清浊之气，各行其道，乱则产生病变，针刺医病，必须分清气之清浊，此一大内容也。

认识这四大内容，就掌握了本篇内容之核心。

一、人体与天体的同与异

（一）相似相通点与不同点

人体与天体有相似相通点，但人体绝对不等于天体，所以肯定有不同点。大地上有江河，人体中有经脉，十二经脉与十二经水相应，这是人体与天体的相似相同点。但经脉是经脉，经水是经水，这是不同点。

十二经水的颜色、清浊各不相同，这是自我的不同。同样是水，这是相同点。水的颜色、清浊却不相同，这是大同中的不同。

同样是人体，同样是人体中的血气，这是相同点。血气颜色、清浊却不相同，这也是大同中的不同。

相同中有不同，为什么？这是本篇黄帝的问题。

天下没有整齐划一的理，如果"天下为一"，怎么还有"乱"的产生呢？这是岐伯的回答。天下没有整齐划一的理，岐伯的回答可以在庄子那里找到回声。

庄子作《齐物论》，讲万物的相同与不同：鸭子有腿，仙鹤有腿，这是相同点。仙鹤腿长，鸭子腿短，这是不同点。相同中有不同，物以不齐而齐之，这就是生气勃勃的万物。

有相同，有差异，这才是正常的世界。强求一致，强求整齐划一，世界就会毁灭。例如，把仙鹤的腿锯短，把鸭子的腿接长，使两者整齐划一，如果是这样，鸭子会死亡，仙鹤也会死亡。毁坏鸭子仙鹤的道理，同样也会毁坏万物。

（二）一人与天下人，不同之中有相同

黄帝说：我问的是一个人之血气，并不是问的天下人。

岐伯回答：一人血气会发生气乱，两人体内会发生气乱，一人如此，两人如此，三人如此，天下人也会如此。

都是人，这是相同点。一人与天下人，这是数量上的不同。——相同中有不同。

发生气乱，一人可以如此，天下人可以如此，这是道理上的相同。——

不同中有相同。

相同中有不同，不同中有相同，无论是治一人之病还是治天下人之病，都应该注意到这个问题。

二、 清浊二气之论

（一）清浊之气与乱气的产生

人所受纳饮食物化生之气是浊气，所吸入自然界的空气是清气。清气注入阴分，浊气注入阳分。然水谷浊气之中的清气，可上出于咽部；空气中的浊气，又可下行。清浊之气产生在上述过程之中。

清气上升，浊气下降，这是正常之顺序。浊气上升，清气下降，这是反常之顺序。失去正常，出现反常，清气和浊气相互干扰，升降失常，乱气就产生在反常之中。

（二）清浊之气的分辨

清浊之气如何分辨，在何处分辨？本篇的岐伯给出了两个分辨标志：

1. 标志之一　清气上行注于肺脏，浊气下行而走入胃腑。

清气注于肺，浊气走入胃，肺脏与胃腑这里是区别清浊之气的标志之一。

2. 标志之二　由胃中化生的清气，上升而出于口；由肺中化生的浊气，下行注于经脉，并积聚于气海之中。胃化清气上升，肺化浊气下行，这里是区别清浊之气的标志之二。

（三）清浊二气的偏颇分布

浊气归于阳经，是平均于诸阳经吗？清气归于阴经，是平均于诸阴经吗？不是！

诸阳经禀受浊气，但浊气并不是平均分配于诸经，浊气在诸经的实际情况是有多少之别。

哪一经的浊气最甚最多？

答案是：手太阳经所禀受的浊气最甚最多。

为什么？

因为手太阳经独受诸阳经浊气的渗注。

同样的道理，手太阴经所禀受的清气最甚最多。

清浊二气在归经问题上为何有阴阳之分？

这是因为清气上走于空窍，浊气下行于诸经。

一般中有特殊。所有的阴经禀受的都是清气，唯有足太阴经独受浊气。

（四）清气浊气的治疗

清气滑利，浊气涩滞，这是基本规律。所以，治疗清气浊气的针刺是有差别的。具体差别如下：

1. 针刺阴经的病，应深刺而留针。

2. 针刺阳经的病，应浅刺而快速出针。

3. 如果清浊之气相互干扰，升降失常，就应根据具体情况，按常规方法加以调治。

阴阳系日月第四十一

原　文

黄帝曰：余闻天为阳，地为阴。日为阳，月为阴。其合之于人奈何？岐伯曰：腰以上为天，腰以下为地，故天为阳，地为阴。故足之十二经脉，以应十二月[1]，月生于水，故在下者为阴。手之十指以应十日，日主火，故在上者为阳。

黄帝曰：合之于脉奈何？岐伯曰：寅者，正月之生阳也[2]，主左足之少阳。未者，六月，主右足之少阳。卯者，二月，主左足之太阳。午者，五月，主右足之太阳。辰者，三月，主左足之阳明。巳者，四月，主右足之阳明，此两阳合于前，故曰阳明。申者，七月之生阴也，主右足之少阴。丑者，十二月，主左足之少阴。酉者，八月，主右足之太阴。子者，十一月，主左足之太阴。戌者，九月，主右足之厥阴。亥者，十月，主左足之厥阴。此两阴交尽，故曰厥阴。甲主左手之少阳，己主右手之少阳。乙主左手之太阳，戊主右手之太阳。丙主左手之阳明，丁主右手之阳明，此两火并合，故为阳明。庚主右手之少阴，癸主左手之少阴。辛主右手之太阴，壬主左手之太阴。故足之阳者，阴中之少阳。足之阴者，阴中之太阴也。手之阳者，阳中之太阳也。手之阴者，阳中之少阴也。腰以上者为阳，腰以下者为阴。其于五藏也，心为阳中之太阳，肺为阳中之少阴，肝为阴中之少阳，脾为阴中之至阴，肾为阴中之太阴。

黄帝曰：以治奈何？岐伯曰：正月、二月、三月，人气[3]在左，无刺左足之阳[4]。四月、五月、六月，人气在右，无刺右足之阳。七月、八月、九月，人气在右，无刺右足之阴。十月、十一月、十二月，人气在左，无刺左足之阴。

黄帝曰：五行以东方甲乙木王春。春者，苍色，主肝。肝者，足厥阴也，今乃以甲为左手之少阳，不合于数，何也？岐伯曰：此天地之阴阳也，非四时五行之以次行也。且夫阴阳者，有名而无形，故数之可十，离之可百，散之可千，推之可万，此之谓也。

注　释

1. 足之十二经脉，以应十二月　时间会在树木中留下自己的影子，这就是年轮。一年一轮，一轮一年，这就是时间在树木中留下的影子。时间也会在人体中留下自己的影子，这就是经络。一月一经络，十二个月十二条经脉，这就是时间在人体中留下的影子。《素问·阴阳别论》："十二月应十二脉。"

2. 寅者，正月之生阳也　以寅月为正月，这在历法运算中称之为"建寅为正"。确定哪一月为正月，为建正。《史记·历书》："夏正以正月，殷正以十二月，周正以十一月。"正，正月也。以某月为一年之首为正。夏历（夏朝的历）以一月为正月，殷历以十二月为正月，周历以十一月为正月。今天沿用的是夏历，所以以一月为正月。十二月与十二地支对应，十一月为子，十二月为丑，一月为寅。生阳生在冬至，冬至在十一月。冬至一阳生，十二月二阳生，正月三阳生，由此产生春联横批中的"三阳开泰"。

3. 人气　人身之气的总称，具体分为脏腑之气、经脉之气、营气卫气及清气浊气。

4. 无刺左足之阳　指正月不宜刺左足的少阳经，二月不宜刺左足的太阳经，三月不宜刺右足的阳明经。总的是不刺与月建相配合的经脉，其目的是避免损正气。其余类推。

题　解

阴阳系日月，讲的是阴阳与日月的对应关系。
阴阳无穷无尽的含义，第一重含义就是相配相对于日月。

从《易经》开始，部部重要经典，都是以阴阳论日月的。

《易经·系辞上》："一阴一阳之谓道。"又："阴阳之义配日月。"

道中的阴阳位于形而上，无形无体，但是日月位于形而下，有形有体。道玄日月不玄，所以阴阳学说"玄"而不玄。

站在地球上看太阳，太阳是动态的。太阳之动有严格的规律性，严格的规律性可以规定在严肃的数字之中。动态的太阳数字化，这就是从天文到人文的太阳历。历中的太阳，一天的运动可以严格的定量，一月的运动可以严格的定量，一年的运动可以严格的定量。太阳即阳，阳即太阳。阴阳中的阳，与玄虚之玄毫不相干。

站在地球上看月亮，月亮是动态的。月亮之动有严格的规律性，严格的规律性可以规定在严肃的数字之中。动态的月亮数字化，这就是从天文到人文的月亮历。历中的月亮，一天的运动可以严格的定量，一月的运动可以严格的定量，十二月的运动可以严格的定量。月亮即阴，阴即月亮。阴阳中的阴，与玄虚之玄毫不相干。

阴阳系日月，这是中华元文化的根本问题，也是中医文化的根本问题。这个问题，是被混乱了的问题。这个问题，找不出正确答案。中华元文化与中医文化就得不到正确的认识。中华元文化与中医文化头上"玄学"的帽子就永远摘不下来。所以，敬请热爱中医文化的读者认真对待本篇的讨论。

阴阳日月是如何定量的？会在文中讨论，敬请留意。

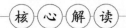
核 心 解 读

体外日月变化，体内阴阳（气血经络）变化，体外体内变化具有一致性，这是其一。

历中十二月的变化，体内经脉气血变化，经脉气血变化与体外时间变化具有一致性，这是其二。

明白其一与其二，就认识了本篇内容之核心。

一、 天体中的阴阳与人体中的阴阳

阴阳，是中华元文化与中医文化的理论基础。阴阳，可以解释天体，可以解释人体，可以解释一切。在本篇，阴阳学说既解释了天体，又解释了人体。

（一）天体中的阴阳

天地日月，是天体中的阴阳。本篇的具体划分是天为阳，地为阴；日为阳，月为阴。

与本篇相同的论断，早在《素问·阴阳离合论》就出现过。在那里同样是"天为阳，地为阴；日为阳，月为阴"。

日，太阳也。太阳，对中医文化根本的贡献是天道。中午的日影即天道，《周髀算经·陈子模型》中有"日中立竿测影，此一者，天道之数"的结论。太阳就是天道的代表，《管子·枢言》有"道之在天，日也"的结论。《内经》在第一篇第一论的第一段强调的就是要"知道"。知道，是为医者、养生者的基本功。医理从道，医术从道，所以一部《素问》反复出现"言一而知百病之害"。一者，道也。道无双，故曰一。望闻问切，论的是具体之病；言一，论的是百病。

太阳，对中医文化纲领性的贡献是阴阳。阴阳出于中午的日影长短两极。日影长极，冬至；日影短极，夏至。《苗族古历》："冬至阳旦，夏至阴旦。"一阴一阳，是中华文化的纲领，是中医文化的纲领。"阴阳者，天地之道也，万物之纲纪，变化之父母，生杀之本始，神明之府也，治病必求于本。"相似相同的论断，在一部《素问》中出现两次。人体之外的阴阳，可以论寒暑，可以论昼夜，可以论动静，可以论生死，可以论刚柔，可以论盛衰；人体之内的阴阳，可以论脏腑，可以论气血，可以论寒热，可以论经络，可以论虚实；根植于太阳的阴阳，可以论证一切问题。

冬至夏至另一个具体贡献是寒热虚实理论。冬至论寒，夏至论暑。《素问·宝命全形论》："天有寒暑，人有虚实。"寒暑演化出了寒热理论，有百病无百因，归根结底是寒热两种因。"寒者热之，热者寒之。"寒热两种因，演化出医治寒热的两种方法。有百病无百症，归根结底是虚实两种症。"虚则补之，实则泻之。"虚实两种症，演化出医治虚实的方法，

月，月亮也。月亮，对中医文化原则性贡献是阴阳之阴，具体性贡献是一圆一缺。日为阳，月为阴。昼为阳，夜为阴。阴阳之阴的贡献，已有讨论。月亮圆缺，对人的贡献是"月信"周期的界定。月亮圆缺一次，女同胞月信一次。多一次是错，少一次也是错。

月亮圆缺另一个贡献，是"月满不补，月缺不泻"的医病原则。用针用药，一是要因天之序、因四时之序，二是要因月亮圆缺之序。前者效法的是

太阳，后者效法的是月亮。

（二）人体中的阴阳

本篇以腰为基准，划分出了人体之阴阳。人体的腰以上相当于天，为阳；腰以下相当于地，为阴。

腰上腰下，是外部特征。人体内部还可以继续论阴阳。《素问》指出，气血分阴阳，血为阴，气为阳；脏腑分阴阳，脏为阴，腑为阳；经络分阴阳，有手三阴手三阳，有足三阴足三阳。

人体腰以上部位为阳，人体腰以下部位为阴，这是本篇的要点之一，敬请记住。

（三）按上下之部位划分五脏的阴阳属性

上为阳，下为阴，这是始于《素问》的基本立场，《灵枢》延续了这一立场，本篇阐述了这一立场。

1. 在上者属阳　心肺居于膈上，属阳部，心属火，肺属金，所以心为阳中之太阳，肺为阳中之少阴。

敬请谨记：在上者属阳，五脏之中心肺在上，所以心肺属阳。

本篇有"肺为阳中之少阴"之说，《素问·六节藏象论》有"肺属阳中之太阴"之说，孰是孰非？本篇的少阴之说应该是正确的。笔者下如此肯定的结论，其依据有三：

依据一，《黄帝内经太素·阴阳合》中有"心为阳中之太阳，肺为阳中之少阴"之论。——肺，属少阴。

依据二，《汉书·律历志》中有"大阴者，北方。北，伏也。阳气伏于下，于时为冬，"之论。大与太相通，大阴即太阴。太阴对应的是北方，对应的是冬季。——肺，属少阴。

依据三，《博物志·五方人民》中有"东方少阳，西方少阴，南方太阳，北方太阴"之论。——肺，属少阴。

2. 在下者属阴　肝脾肾居于膈下，属阴部，肝属木，脾属土，肾属水，所以肝为阴中之少阳，脾为阴中之至阴，肾为阴中之太阴。

敬请谨记：在下者属阴，五脏之中肝脾肾在下，所以肝脾肾属阴。

二、十二月： 论阴论阳的坚实坐标

月论阴阳，始于十月太阳历。十月太阳历分十个月，一二三四五六七八九十；十个数分奇分偶，奇数月为阳，偶数月为阴；一三五七九，这五个月为阳，二四六八十，这五个月为阴。——这里是月论阴阳的起点。

月论阴阳，延续于十二月阴阳合历。十二月阴阳合历分十二个月，一二三四五六七八九十十一十二；奇数月为阳，偶数月为阴；一三五七九十一，这六个月为阳，二四六八十十二，这六个月为阴。——这里是月论阴阳的延续。

这里需要说明一下十月太阳历与十二月阴阳合历的两个差别。

差别之一：月的数量不同。十月太阳历分十个月，十二月阴阳合历分十二个月。

差别之二：正月的起点不同。十月太阳历的正月以子月为起点，史称建子。十二月阴阳合历的正月以寅月为起点，史称建寅。

子月，北斗星指向了子位即正北方。寅月，北斗星指向了寅位即东北方。

在节令上，子月严格地始于冬至。寅月则灵活地始于立春前或立春后。

三、 手足与阴阳的对应关系

足之经脉论阴，手之十指论阳。足论阴，手论阳，本篇出现了如是之论。

手与足一共有阴阳十二经脉。阴阳十二经脉，对应一年中的十二个月。

经脉起于足，足在下。月生于水，属北方，北方水属阴，所以足之经脉属阴。

手有十个指头，对应于十日。日生于火，属南方，南方火属阳，所以手之经脉为阳。

《素问·天元纪大论》"阳中有阴，阴中有阳"，阴阳两分而一体，这是中华元文化、中医文化对阴阳二气的基本把握。阳盛于午，阳极生阴，阴生于午；阴盛于子，阴极生阳，阳生于子，这是一日之中的阳中阴，阴中阳。阳盛于夏至，阳极生阴，阴生于夏至；阴盛于冬至，阴极生阳，阳生于冬至，这是一岁之中的阳中阴，阴中阳。本篇延续了"阳中有阴，阴中有阳"的基本观点，并对阳中阴、阴中阳的具体划分如下：

1. 阴中之阳，阴中之阴　足在下，属阴，所以足的阳经，为阴中的少阳，阳气微弱；足的阴经，为阴中的太阴，阴气隆盛。

2. 阳中至阳，阳中之阴　手在上，属阳，所以手的阳经，为阳中的太阳，阳气隆盛；手的阴经，为阳中的少阴，阴气微弱。

阳中有阴，阴中有阳，这是本篇的要点，也是一部《内经》的要点，身为中医医生的读者一定要记住这一点。

四、 关于阴阳干支的几组对应关系

（一）干支常识回顾

干支，首先是在十月太阳历中出现的，延续于十二月阴阳合历。在历中，干支的基本功能是记日记月，这是永远不变的基点。但是，具体功能发生了变化。十天干本来的功能是记月，后来改为记日；十二地支本来的功能是记日，后来改为记月。

（二）十月太阳历的干支

在十月太阳历中，十天干记的是十个月的顺序，十二地支记的是日序。

十月太阳历，一岁十个月，用十天干记之。

月序：一二三四五六七八九十。

代号：甲乙丙丁戊己庚辛壬癸。

十天干从甲到癸，对应的是从一到十的十个月。

十月太阳历每月三十六天，分三旬，每旬十二天，用十二地支记之。

旬序：一二三四五六七八九十十一十二。

代号：子丑寅卯辰巳午未申酉戌亥。

十二地支从子到亥，对应的是十二天的一旬。

十二地支重复（旋转）三次，即是一月。

十二地支重复（旋转）三十次，即是一岁。

（三）十二月阴阳合历中的干支

在十二月的阴阳合历中，干支的功能发生了颠覆性的变化，十二地支记的是十二个月的顺序，十天干记的是日序。

阴阳合历一年分十二个月，用十二地支记之。

月序：一二三四五六七八九十十一十二。

代号：子丑寅卯辰巳午未申酉戌亥。

阴阳合历每月三十天，分三旬，一旬十天，用十天干记之。

旬序：一二三四五六七八九十。

代号：甲乙丙丁戊己庚辛壬癸。

（四）表达时空：干支的基本功能

具体的干，具体的支，表达的是精确、精准的时间单位；干支配合形成的甲子，表达的是无限循环、永不过时的时间系统。何谓时间系统？看看《辞海》与《大辞典》后面附录的"干支纪年表"，理解就在顷刻之间。

表达时间，是干支的第一重含义；表达空间，是干支的第二重含义。十天干分五组，可以表达东西南北中五方：甲乙表东方，丙丁表南方；庚辛表西方，壬癸表北方；戊己表中央。十二地支，还可以表达空间十二方位。

干支的基本功能，表达的是时空。

五、 干支在本篇中的作用

（一）十二地支的作用

十二地支在本篇所起的作用有三：一是对应于经脉，二是对应于十二月，三是对应于阴阳属性。具体的对应关系如下：

子，与十一月所配，主左足的太阴经。

丑，与十二月所配；主左足的少阴经。

寅，与正月所配，此时为阳气初生，主左足的少阳经。

卯，与二月所配，主左足的太阳经。

辰，与三月所配，主左足的阳明经。

巳，与四月所配，主右足的阳明经，此三四月间，是一年之中阳气最旺盛之时，其配属经脉为两足阳明经，阳明是阳盛之经，故而为两阳合明，称为阳明。

午，与五月所配，主右足的太阳经。

未，与六月所配，主右足的少阳经。

申，与七月所配，此时为阴气渐生，主右足的少阴经。

酉，与八月所配，主右足的太阴经。

戌，与九月所配，主右足的厥阴经。

亥，与十月所配，主左足的厥阴经，此九十两个月与一年之中阴气最盛之时，其配属经脉为两足厥阴经，为两阴交尽，所以称为厥阴。（图2-41-1）

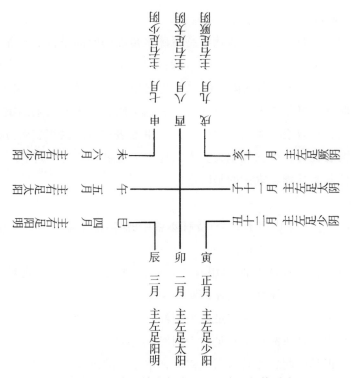

图 2 - 41 - 1　十二地支与十二月、十二经络对应图

（二）十天干所起的作用

在本篇所起的作用有三：一是对应经脉；二是对应于十日；三是对应于阴阳属性。具体的对应关系如下：

甲日，对应于左手的少阳经。

乙日，对应于左手的太阳经。

丙日，对应于左手的阳明经。

丁日，对应于右手的阳明经，十天干按五行归类，丙、丁都属火，分别对应于左、右手之阳明，所以两火合并，称为阳明。

戊日，对应于右手的太阳经。

己日，对应于右手的少阳经。

庚日，对应于右手的少阴经。

辛日，对应于右手的太阴经。

壬日，对应于左手的太阴经。

癸日，对应于左手的少阴经。

六、 针刺之工必须把握气的流动性

（一）天地之间阴阳二气的流动规律

天地之间阴阳二气，一可以由太阳本身所决定，二可以由日月两者所决定。无论是哪种因素所决定的阴阳二气，其流动都有着严格的规律性。

由太阳所决定的阴阳（寒暑）之气是流动的。流动的阴阳（寒暑）之气，有着严格的规定性。阳气生于子，阴气生于午。子，在冬至；午，在夏至。冬至一阳生，之后阳气一步步上升，到夏至升至极点。极处生变，阳极生阴。夏至一阴生，之后阴气一步步上升，到冬至升至极点。极处生变，阴极生阳。这是一岁之中阴阳的变化规律，这个规律决定着万物的生死。

由日月所决定的阴阳二气是流动的。流动的阴阳之气，有着严格的规定性。阳气生于子，阴气生于午。子，在夜半；午，在中午。夜半一阳生，之后阳气一步步上升，到中午升至极点。极处生变，阳极生阴。从中午开始，阴气一步步上升，到夜半升至极点。极处生变，阴极生阳。这是一天之中阴阳变化规律，这个规律决定着万物的动静。

一岁之中与一天之中，阴阳二气的变化有着严格的规律性。这个规律性决定着万物的生死，决定着万物的动静。万物如此，人在万物之中，所以人体之气也必须遵循阴阳二气的变化规律。

明白了这一点，才能真正明白本篇所讲到的人气变化。

（二）气在人体之中的流动规律

天地之间，阴阳二气的流动有规律性。人体之内，气的流动同样有规律性。本篇一按时间，二按左右，分出了气的流动规律，同时，按照气的流动规律，指出了针刺的禁忌。

正月、二月、三月，人的正气偏盛于左部。这一时段的针刺禁忌是：忌刺左足之三阳经。

四月、五月、六月，人的正气偏盛于右部。这一时段的针刺禁忌是：忌刺右足之三阳经。

七月、八月、九月，人的正气偏盛于右部。这一时段的针刺禁忌是：忌刺右足之三阴经。

十月、十一月、十二月，人之正气偏盛于左部。这一时段的针刺禁忌是：忌刺左足之三阴经。

七、 一个至关重要的大问题

本篇的黄帝在篇尾提出了一个至关重要的大问题：按五行归类，肝对应于空间中的东方，时间中的春季，五行中的木，五色中的青色，配甲乙，这是理论中的正确归属。可是，甲乙在人体之中配属左手的少阳与太阳，而肝经则被归于厥阴。少阳太阳与厥阴，一个属阳，一个属阴，这与五行配天干的规律不符合，为什么？

本篇岐伯，没有正面回答问题，只说是这里的划分依据是天地阴阳消长变化的规律——"此天地之阴阳也，非四时五行之以次行也。"

"且夫阴阳者，有名而无形，政数之可十，离之可百，散之可千，推之可万，此之谓也。"这是岐伯对问题的补充解答。这一补充解答，原则上是正确的，但具体上有文不对题之虞。

一部《内经》之中，四时五行正是按照太阳在南北回归线之间的往来划分出来的。太阳在南北回归线之间往来的时间长度，一分为二为寒暑即一阴一阳，一分为四即春夏秋冬四时，一分为五即金木水火土五行。阴阳，对应人体气血，对应经络属性；四时，对应人体四肢，对应寸口脉象；五行，对应人体五脏……天地阴阳、四时五行、人体气血脏腑本来应该一体而论，怎么能分别而论、对立而论呢？

黄帝的问题，是一个非常明白的问题。岐伯的答案，却是一个似是而非的答案。

本篇岐伯把"天地之阴阳"与"四时五行之次序"对立而论，这是不应该的。有天地之阴阳，才有四时五行之次序，这是源流关系，不是对立关系。十月太阳历以太阳为依据，分出了五行之序；阴阳合历以太阳、月亮、北斗星为依据，分出了四时之序；两者合一而论，论出了四时五行之序。所以，"天地之阴阳"与"四时五行之以次行"不是对立关系，而是一致关系。

就肝而论，其对应于四时之春，五行之木，十干中的甲乙，春、木、甲乙理应属阳。冬至一阳生，冬至在十一月。春节三阳开泰，春节在正月。春三月，正月、二月、三月，以历而论，已经进入三阳、四阳、五阳了，若以天地之阴阳而论，肝脏肝经理应属阳，为何肝经划为厥阴？

利用阴阳模式可以推理，这没有错，问题是应该推理出一致的答案，而不应该是"一会儿这样，一会儿那样"的答案。

本篇此处岐伯的答案，不知黄帝明白没有，笔者是完全没有明白。实际上，《内经》中有相当多的错乱。

例如，《素问》将西方归于太阴问题，在《太素》《汉书》之中，西方属少阴，北方才属太阴。

又如，"甲己配土"问题，按天地之数而论，甲一己六，一六在河图之中，空间属北，时间属冬，五行属水。以河图原理而论，只有"甲己之年，水运统之"的道理，没有"甲己之年，土运统之"的道理。五行之土，在河图之中数为五十，干配戊癸，空间位中央，时间属长夏。

这些都是问题。当然，问题之错，错不在岐伯，错在岐伯后来的继任者。在传承中的遗失，在战火中的损毁，后人有心为之，但无力为之，所以出现了错乱解释。这些错乱解释，之后一直无力纠正，乃至于一错再错。

笔者真诚地建议，利用源头的十月太阳历、太阴历、北斗九宫历，以及后来综合而成的阴阳合历，对《内经》中前后矛盾的问题，认真梳理一下。在前后不一的问题上，找出一个统一的答案。这是整个中华民族的大事，不是笔者一人之私事。

八、 关于"阴阳可以定量" 的两个论断

日月对应于阴阳，阴阳是可以定量的。除了《易经》与《内经》这两部经典之外，还有没有经典持同样的立场呢？有！请看以下两个论断。

其一，《黄帝阴符经》："日月有数，大小有定。"

日月之数在何处？数之大小定在何处？答曰：日行一年一周天，月行一月一周天。日行一周天，历中 365～366 天。月行一周天，历中 29～30 天。这里的日月有数，数有大小之分——日数大，月数小，亦即阳数大，阴数小。以日月论阴阳，阴阳是可以量化的。因此，《黄帝阴符经》中的阴阳是可以定量的。

"刚柔相推，而生变化。"这是《易经·系辞传》中的话；"阴阳相推，而变化顺矣。"这是《黄帝阴符经》中的话；经典是两部经典，语言却是一样的语言。

《易经》之中，刚柔即阴阳，阴阳即刚柔；阴阳相推，而生变化。日月相推，同样而生变化。阴阳配日月，阴阳变化亦即日月变化，日月变化是可

以定量的。"有数"即是定量，定量可以分出数的大小，"大小"就是定量之时区分出来的。

其二，《周髀算经·日月历法》："阴阳之数，日月之法。十九岁为一章，四章为一蔀，七十六岁。二十蔀为一遂，遂千五百二十岁。三遂为一首，首四千五百六十岁。七首为一极，极三万一千九百二十岁，生数皆终，万物复始，天以更元作纪历。"

《周髀算经》之中，阴阳同样是可以定量的。这里出现的几组数字，均为阴阳之数。阴阳之数，还被界定为日月之法。

阴阳之数为何被界定为日月之法？这是个大问题。澄清这个问题的来龙去脉，有助于加深对本篇"阴阳系日月"的理解，有助于加深阴阳学说的理解，所以有必要讨论之。

阴阳之数之所以被界定为日月之法，因为这些数字界定的是日月汇合的小周期与大周期。

历法有太阳历，有太阴（月亮）历，太阴历与太阳历合二而一即阴阳合历。太阳历与太阴历，在时间长度上并不一致，有相当的差距。太阳历一岁365.25天，太阴历十二月一年354天，两者相差11.25天。历中的时间差，即空间中的距离差。

要想找出太阳月亮在时间上的一致性（某年某月某日某时某分共同出发）与空间中的一致性（以某一恒星为标志的共同出发点与汇合点），必须通过精确的计算才能求出，这几组数字就是计算后得出的精确数字。

将时间长度有差距的两种历融合在一起，必须消除两者之间的时间差距。阴阳合历年的时间长度，采用的是太阳回归年的时间长度365.25天，太阴历的354天如何取齐于365.25天呢？中华先贤采取了"闰月"之方法。

$$365.25-354=11.25（天）$$

每年多出了11.25天。3年多出来多少？

$$11.25×3=33.75（天）$$

5年多出来多少？

$$11.25×5=56.25（天）$$

阴阳合历采用三年一闰，五年再闰，十九年七闰的方法，计算出了日月汇合在"月"的时间点。

"十九岁为一章"，"一章"讲的是日月需要多少个月才能在原出发点处汇合。一年 12 个月，19 年多少个月？

$$12×19+7（7 个闰月）= 235（月）$$

通过计算知道，19 年共有 235 个月。日与月出发点与汇合点，以月为单位计算，需要 235 个月。

月，还可以继续精确到天。于是出现了蔀。"四章为一蔀，七十六岁。" 76 是 19 的四倍，76 年一共有多少天？

$$365.25×76 = 27759（天）$$

通过计算知道，76 年共有 27759 天。日与月出发点与汇合点，以天为单位计算，需要 27759 天。

这里需要说明一下月的定量问题。月的天数定量，就是以 76 年为基础的。76 年一共 940 个月，即

$$12×76+（76÷4×7）= 912+28 = 940$$

$$27759÷940 = 29\frac{499}{940}（天）$$

月的数据是由 76 年一蔀精确而来。《周髀算经》中月的数据其精确程度与今天的数据相差无几，只差在小数点后的第四位小数上。

历必须与干支记日相配合，才算完美。十天干十二地支的最小公倍数是 60。

27759÷60 = 462 余 39 天。27759 天不能被干支整除，即不能与干支记日相配合。怎么办？中华先贤将 27759 天扩大了二十倍，满足了干支整除的条件。

$$27759×20÷60 = 9253（无余数）$$

这就是"一遂"（76 年×20 = 1520 年）的由来。

一遂 1520 年，其天数可以满足干支的整除，其年数仍然不能满足干支的整除，中华先贤又将一蔀扩大了三倍：

$$1520×3 = 4560（年）$$

$$4560÷60 = 76$$

这就是三遂一首 4560 岁的由来。

一首 4560 岁，七首为一极，极有 31920 岁。

首后为何有极？笔者在海峡两岸所出的《辞海》与《大辞典》中均没有找出"所以然"的解释。《周髀算经》在 31920 岁这里的解释是："生数

皆终，万物复始，天以更元作纪历。"意思是：阴阳之数到了 31920 岁结束，万物重新开始，天道从头开始设置历法。

请看，《周髀算经》中的阴阳是可以定量的。不但可以定量，而且定的那样的精确。

若以日月论阴阳，阴阳均可以定量，而且可以严格的定量。若以日月论阴阳，阴阳头上的"玄学"帽子就应该抛入太平洋。

敢于骂阴阳为玄学者，有谁看过《周髀算经》与《黄帝阴符经》，有谁知道"阴阳有数，大小有定"这一论断，有谁知道"阴阳之数，日月之法"这一论断

笔者写完这一节时，又发现了两段关于"道可以论数"与"日月可以论数"的论断，摘录如下，供读者鉴赏。

其一，《鹖冠子·天则》："人有分于处，处有分于地，地有分于天，天有分于时，时有分于度，度有分于一。"

其二，《鬻子》："有道然后有理，有理然后有数。日有冥有旦，有昼有夜，然后以为数。月一盈一亏，月合月离以纪纪。四者皆陈，以为数治。"

鬻子，楚人，文王之师，苗族之先贤，苗族人今天仍然敬仰鬻子。鬻子以善为标准区分开了人和兽："人化而为善，兽化而为恶。人而不善者谓之兽。"在鬻子这里，道理可以量化，日月可以量化，四时可以量化，道理、日月、四时都可以量化于数字之中。

鹖冠子，先秦之楚人。《汉书·艺文志》说其"以鹖为冠"。《鹖冠子》一书与阴阳五行的遭遇一样，被斥之为汉代之后的伪造之书。马王堆帛书一出土，伪书之结论，即可销声匿迹。"以人为本"一词出于《鹖冠子》，"物极则反"也是出于《鹖冠子》。《鹖冠子》一书以天文论人文，论出了"天人同文，地人同理"这一格言。《鹖冠子》记载有北斗历，记载有阴阳五行，这些都是非常重要的基础性资料。

病
传
第
四
十
二

○原○文○

黄帝曰：余受九针于夫子，而私览于诸方，或有导引行气[1]、乔摩[2]、灸、熨、刺、焫[3]、饮药之一者，可独守耶？将尽行之乎？岐伯曰：诸方者，众人之方也，非一人之所尽行也。

黄帝曰：此乃所谓守一勿失，万物毕者也[4]。今余已闻阴阳之要，虚实之理，倾移之过，可治之属[5]，愿闻病之变化，淫传绝败而不可治者，可得闻乎？岐伯曰：要乎哉问！道，昭乎其如日醒[6]，窘乎其如夜瞑[7]，能被而服之，神与俱成[8]，毕将服之，神自得之，生神之理，可著于竹帛，不可传于子孙。

黄帝曰：何谓日醒？岐伯曰：明于阴阳，如惑之解，如醉之醒。黄帝曰：何谓夜瞑？岐伯曰：喑乎其无声，漠乎其无形，折毛发理，正气横倾，淫邪泮衍[9]，血脉传溜，大气入藏[10]，腹痛下淫[11]，可以致死，不可以致生。

黄帝曰：大气入藏，奈何？岐伯曰：病先发于心，一日而之肺，三日而之肝，五日而之脾，三日不已，死。冬夜半，夏日中。病先发于肺，三日而之肝，一日而之脾，五日而之胃，十日不已，死。冬日入，夏日出。病先发于肝，三日而之脾，五日而之胃，三日而之肾，三日不已，死。冬日入，夏蚤食[12]。病先发于脾，一日而之胃，二日而之肾，三日而之膂膀胱[13]，十日不已，死。冬人定[14]，夏晏食[15]。病先发于胃，五日而之肾，三日而之膂膀胱，五日而上之心，二日不已，死。冬夜半，夏日昳。病先发于肾，三日而之膂膀胱，三日而上之心，三日而之小肠，三日不已，死。

冬大晨[16]，夏晏晡[17]。病先发于膀胱，五日而之肾，一日而之小肠，一日而之心，二日不已，死。冬鸡鸣，夏下晡。诸病以次相传，如是者皆有死期，不可刺也。间一藏及二三四藏[18]者，乃可刺也。

注　释

1. 导引行气　导引，养生治病的方法。以肢体运动、呼吸运动和自我按摩相结合为特点。《一切经音义》："凡人自摩自捏，伸缩手足，除劳去烦，名为导引。"通过导引，达到行气活血，养筋壮骨之目的，谓之导引行气。

2. 乔摩　《甲乙经》作"按摩"。乔摩，即按摩疗法。

3. 焫（ruò，又读 rè）　烧灼的意思。《灵枢·痈疽》："痈发四五日，逞焫之。"焫，本篇指艾灸。

4. 守一勿失，万物毕者也　严格遵循医道，可以面对万物万事，可以面对百病百害。以一论万，是中华文化论证问题的根本方法，是中医文化论证养生与诊病的根本方法。以道论之，是中华先贤论证问题的根本方法。"道无双，故曰一。"（《韩非子·扬权》）一与道，是等量代换的关系。明白了何谓道、何谓一，可以论证一切问题。《周髀算经·陈子模型》："问一类而以万事达者，谓之知道。"《素问·标本病传论》："言一而知百病之害。"《荀子·非相》："以一知万……以道论尽。"《文子·九守》："知一即无一不知也。"《庄子·天地》："通于一而万事毕。"《鹖冠子·度万》："欲近知而远见，以一度万也。"所有这些论断，与本篇的立场完全一致。

5. 可治之属　属，指针刺之方法。《灵枢·终始》："凡刺之属，三刺至谷气。"可治之属，指针刺医治疾病的各种方法。

6. 日醒　字面意思为白日清醒，隐喻的意思是明白了阴阳之道，如同从酒后清醒可以认识与解答各种难题，这就是"日醒"。

7. 夜瞑　字面意思为黑夜昏暗，隐喻的意思是不懂医道，无法认识邪气与疾病。

8. 被而服之，神与俱成　被，被教化、被教育。服，信服。接受了医道教育，按照医道医病，良好效果就会出神入化、得心应手。

9. 淫邪泮衍　淫，过度。张景岳："淫，久雨也。"邪，邪风。淫邪，偏胜的病邪。《素问·八正神明论》："外虚内乱，淫邪乃起。"泮衍，扩散、蔓延。淫邪泮衍，指的是淫邪过度且又扩散、蔓延。

10. 大气入藏　大气，在《内经》之中有四重含义：太虚之中举托大地的大气，人体经络中的精气，集于胸中的宗气，人体之外的亢盛邪气。《灵枢·五色》："大气入于藏府者，不病而卒死矣。"此论中的大气，为大邪气。本篇论大气入脏，言亢盛邪气侵入脏腑也。张景岳："大气，大邪之气也。"

11. 腹痛下淫　本篇论淫，有侵入、侵犯之意。《素问·诊要经终论》："春刺夏分，脉乱气微，入淫骨髓，病不能愈。"腹痛下淫，指腹痛向下蔓延。

12. 蚤食　蚤，通早。早，指 5~7 时；食，指吃早饭时。

13. 膂膀胱　膂，背脊两旁的肌肉。膂膀胱是指膀胱的经脉与经筋循行于背脊两旁。

14. 冬人定　冬，春夏秋冬四时之末，金木水火土五行之水。一日分四时，一日之冬在戌、亥、子三辰。

15. 夏晏食　夏，春夏秋冬四时之第二，金木水火土五行之火。晏食即晚饭。夏晏食即夏天晚饭之时。

16. 大晨　早晨天大亮之时，相当于寅末卯初。马元台："冬之大晨在寅末。"

17. 晏晡　晡，申时，即 15~17 时，泛指傍晚。宋玉《神女赋序》："晡夕之后，精神恍惚。"

18. 间一藏及二三四藏　间，间隔也。脏，五脏也。间一脏，即间隔一脏；间二脏，即间隔两脏。以此类推。病是流动的，流动即相传。流动有顺序性，这就出现间脏之间。间传顺序，是按照五行相克的顺序排列出来的。间、传哲理，出现在《素问·标本病传论》中，详细论述在《难经·五十三难》。

题 解

病，疾病也；传，转移变化也。

病传，疾病的转移变化也。

病传，有两种方式：一是从外到内的转移，二是内部的脏腑间的转移。

本篇讲病传，讲的是疾病由外到内、逐步侵入脏腑的基本方式，以及疾病的针刺治疗。

病传之专论，本篇是第一篇。

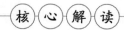

核心解读

病在体内，因在体外。体外之因，会引起体内之病。

病是动态之病，可以在五脏之间流转，可以在脏腑之间流转。流转有规律可循，这个规律就是五行相克的哲理。

本篇之核心，就在这两大内容之中。

一、 一种病适用多种方法吗

（一） 治病可以适当地采用多种方法

医病的方法有多种，导引行气、按摩、灸、熨、针刺、火针、汤药这 7 种方法，都是医病的方法。医治疾病，是遵守一种治疗方法，还是采用多种方法，亦或采用全部方法呢？

这是本篇黄帝所提出的问题。

多种方法，医治多种疾病。一个患者、一种疾病，可以适用于一种方法或多种方法，但是医治一个患者一种病时，没有必要采用全部方法。

"诸方者，众人之方也，非一人之所尽行也。" 这是岐伯的原话。这句话告诉后人，上工医病会从多种方法中，选出适当的方法去医治疾病，绝不会在一个病人身上 "尽行" 所有的方法。

"守一勿失，万物毕者也。" 这是黄帝在岐伯教诲之后的深刻体会。这句话的意思是：严格遵循医道，可以面对万种疾病。

"寒者热之，热者寒之；虚者补之，实者泻之"，这是医道。如何热，如何寒，如何补，如何泻？这是医术。懂得了医道，可以灵活地运用医术，这是笔者的体会与感悟。

（二） 明医道而通医术

本篇黄帝提出了一系列的问题，而岐伯只是给出了一个原则性的解答。

"阴阳之要"，即阴阳的要点为何？

"虚实之理"，即虚实的哲理为何？

"倾移之过"，即疾病传变的过程为何？

"可治之属"，即如何选择医治疾病的适当方法？

"淫传绝败而不可治者"，即淫乱邪气所引起的脏气败绝为何不易救治？

这是本篇黄帝所追问的一系列问题。

一系列的问题，岐伯并没有逐一回答，而是给出了一个原则性的答案。原则性的答案如下："道，昭乎其如日醒，窘乎其如夜瞑，能被而服之，神与俱成，毕将服之，神自得之，生神之理，可著于竹帛，不可传于子孙。"

对于医生来说，最为关键的是医道。懂得了医道，医生如同白天一样清醒；不懂医道，医生如同晚上昏睡一样糊涂。

懂得了医道，医生的智慧如源头活水一样用之不竭。按照医道医病，就会取得出神入化、得心应手的良好效果。

岐伯说，医道神妙的理论，应该著录在竹简帛书上传给可传的贤能之人，不可以私下传给自己的子孙。在中华先贤这里，天下属于公不属于私，医道同样属于公而不属于私。尧舜传天下传贤不传子，岐伯传医道同样是传贤不传子。天地大公无私，有"天无私覆、地无私载"；日月大公无私，有"日月无私照"；圣人大公无私，有天下、医道不私传。

这里，笔者有几句话要说。中医的延续，中医的振兴，关键在于阐明医道，其次在于精通医术。不明医道，就无法精通医术。汤头歌与方剂，必须记住。但是必须明白的是，汤头歌与方剂是医术而非医道。如果不能以医道说明"中医的所以然"，仅仅记住了汤头歌与几个方剂，中医既无法延续，也无法振兴。

（三）"日醒"与"夜瞑"

"何谓日醒"，即何谓白昼清醒？

"何谓夜瞑"，即何谓黑夜昏昏？

这是黄帝提出的两个具体问题。

岐伯对这两个问题，做出了非常明白的具体解答。

何谓白昼清醒？明白阴阳之道，多么迷惑的难题都可以得到清晰的解答，就好像从酒醉之中清醒过来一样。这就是"日醒"。日醒，指的是懂得医道者可以明白无误地认识与解答难题。

何谓黑夜昏昏？邪气入侵人体之后引起内部变化，这种变化有这样几个特征：①没有声音；②没有形象；③既不可以听见，又不可以见到；④毛发枯折；⑤腠理发泄，淫邪扩散蔓延，血脉留连传变。如果邪气侵入内脏，则会引起腹部疼痛，精气遗泄，重则可以导致死亡，而不可以使生命复苏。这就是"夜瞑"。夜瞑，指的是不懂医道者对邪气与疾病则难以认识。

（四）"守一勿失，万物毕者"

这八个字，是本篇黄帝对医道医理医术的精辟归纳。"守一勿失，万物毕者"，所表达的是一个基本方法——道可以论万物，道可以论万事，道可以论一切。"道无双，故曰一。"一即是道，道即是一。遵循道理即是守一，守一可以论十，可以论百千，可以论万，可以论一切问题。

这句话出于黄帝之口，实际上是中华元文化与中医文化所信守的基本方法。

下面摘录关于"守一"与"得一"的至理名言，供读者鉴赏。

《道德经·三十九章》："昔之得一者：天得一，以清；地得一，以宁；神得一，以灵；谷得一，以盈；侯得一，以为天下正。"

《庄子·庚桑楚》："老子曰：'卫生之经，能抱一乎？能勿失乎？'"

《黄帝四经·成法》："一之解，察于天地；一之理，施于四海。"

《黄帝四经·成法》："凡守一，与天地同极，乃可知天地之祸福。"

《管子·形势》："一言之解，上察于天，下极于地，蟠满九州。"

《庄子·知北游》："通天下一气耳。"

二、 病传的基本规律

（一）邪气：人体之外的病因

邪气，在人体之外；疾病，在人体之内。人体之外的邪气，会引起人体之内的疾病。

（二）病传的基本规律

邪气侵入内脏，会引发动态的疾病。动态的疾病，依次传送，本篇总结出了病传的基本规律。

1. 始于心脏的病传规律　疾病先发生于心脏，过了一天就会传到肺脏，过了三天就会传到肝脏，过了五天就会传到脾脏，如果再过三天疾病不好转，人就会死亡。冬天死在半夜时分，夏天死在中午时分。

心—肺—肝—脾，这是始于心脏的病传路线。这个路线符合五行相克的原则，具体符合火克金、金克木、木克土的哲理。

2. 始于肺脏的病传规律　若疾病先发生于肺脏，过了三天就会传到肝脏，过了一天就会传到脾脏，过了五天就会传到胃腑，如果再过了十天疾病不好转，人就会死亡。冬天死在日没的时候，夏天死在日出的时候。

肺—肝—脾—胃，这是始于肺脏的病传路线。这个路线符合五行相克的原则，具体符合金克木、木克土的哲理。

3. 始于肝脏的病传规律　若疾病先发生于肝脏，过了三天就会传到脾脏，过了五天就会传到胃腑，过了三天就会传到肾脏，如果再过了三天疾病不好转，人就会死亡。冬天死在日落的时候，夏天死在吃早饭的时候。

肝—脾—胃—肾，这是始于肝脏的病传路线。这个路线符合五行相克的原则，具体符合木克土的哲理。

4. 始于脾脏的病传规律　若疾病先发生于脾脏，过了一天就会传到胃腑，过了二天就会传到肾脏，过了三天就会传到脊背和膀胱。如果再过了十天疾病不好转，病人就会死亡。冬天死在人们刚入睡的黄昏时候，夏天死在吃晚饭的时候。

脾—胃—肾，这是始于脾脏的病传路线。这个路线符合五行相克的原则，具体符合土克水的哲理。脾胃为表里，五行属土。

5. 始于胃腑的病传规律　若疾病先发生于胃腑，过了五天就会传到肾脏，过了三天就会传到脊背和膀胱，过了五天就会向上传给心脏，如果再过了二天疾病不好转，病人就会死亡。冬天死在夜半时分，夏天死在午后时分。

胃—肾—膀胱—心，这是始于胃腑的病传路线。这个路线符合五行相克的原则，具体符合土克水、水克火的哲理。肾与膀胱为表里，五行属水。

6. 始于肾脏的病传规律　若疾病先发生于肾脏，过了三天就传到脊背和膀胱，又过了三天就会向上传给心脏，再过了三天就会传到小肠，如果再过了三天疾病不好转，病人就会死亡。冬天死在天亮的时候，夏天死在黄昏的时候。

肾—膀胱—心—小肠，这是始于肾脏的病传路线。这个路线符合五行相克的原则，具体符合水克火的哲理。心与小肠为表里，五行属火。

7. 始于膀胱的病传规律　若疾病先发生于膀胱，过了五天就会传到肾脏，过了一天就会传到小肠，又过了一天就会传到心脏，如果再过了二天疾病不好转，病人就会死亡。冬天死在鸡鸣的时候，夏天死在午后的时候。

膀胱—肾—小肠—心，这是始于膀胱的病传路线。这个路线符合五行相克的原则，具体符合水克火的哲理。

以上各脏疾病都是按照五行相克的次序相互传变，像这样的都有一定的死期，不可以针刺治疗，如果疾病传变次序是间隔一脏或间隔二、三、四脏的，这才可以针刺治疗。

淫邪发梦第四十三

　　黄帝曰：愿闻淫邪泮衍奈何？岐伯曰：正邪[1]从外袭内，而未有定舍，反淫于藏，不得定处，与营卫俱行，而与魂魄飞扬，使人卧不得安而喜梦。气淫于府，则有余于外，不足于内；气淫于藏，则有余于内，不足于外。

　　黄帝曰：有余不足，有形乎？岐伯曰：阴气盛，则梦涉大水而恐惧；阳气盛，则梦大火而燔焫，阴阳俱盛，则梦相杀。上盛则梦飞，下盛则梦堕，甚饥则梦取，甚饱则梦予。肝气盛则梦怒，肺气盛则梦恐惧、哭泣、飞扬，心气盛则梦善笑、恐畏，脾气盛则梦歌乐、身体重不举，肾气盛则梦腰脊两解不属。凡此十二盛者，至而写之，立已。

　　厥气客于心，则梦见丘山烟火；客于肺，则梦飞扬，见金铁之奇物；客于肝，则梦山林树木；客于脾，则梦见丘陵大泽，坏屋风雨。客于肾，则梦临渊，没居水中；客于膀胱，则梦游行；客于胃，则梦饮食；客于大肠，则梦田野；客于小肠，则梦聚邑冲衢[2]；客于胆，则梦斗讼自刳[3]；客于阴器，则梦接内；客于项，则梦斩首。客于胫，则梦行走而不能前，及居深地窌苑[4]中。客于股肱，则梦礼节拜起；客于胞膉[5]，则梦溲便。凡此十五不足者，至而补之，立已也。

　　1. 正邪　本篇论正邪，与外部正风邪风无关，指的是源于自身产生的、能够干扰身心健康的各种因素，如情绪的正常与反常、饮食的饥饱、劳逸的适度与过度。张景岳："凡阴阳劳逸之感于外，声色嗜欲之动于内，但有干于身心者，皆谓之正邪。"

2. 聚邑冲衢　聚邑，指人烟聚集的村镇与城邑。比喻人体中的䐃肉。《灵枢·邪客》："地有聚邑，人有䐃肉。"冲衢，指交通要道。马莳："邪气客于小肠，则梦聚之邑居，或冲要之道衢。"

3. 自刳（kū）　自，自己。刳，剖割。自刳，指剖腹式自杀。

4. 宆（jiào）苑　宆，地窖。张志聪："宆，地藏也。"宆苑，古代养禽兽、植树木供帝王打猎游玩的野外园林。

5. 胞胆（chēn）　胞，指膀胱。胆，即直肠。张景岳："胞，溲脬也。胆，大肠也。"

题 解

淫，过度也。《说文解字》："久雨为淫。"《素问·五常政大论》："沉阴淫雨。"《灵枢·五变》："久阴淫雨。"《岳阳楼记》："若夫霪雨霏霏，连月不开。"

淫，乱也。"淫气"一词，是《内经》的常用词，指的是乱气。《素问·经脉别论》："淫气病肺……淫气害脾……淫气伤心。"《素问·痹论》："淫气喘息，痹聚在肺；淫气忧思，痹聚在心；淫气遗溺，痹聚在肾；淫气乏竭，痹聚在肝；淫气肌绝，痹聚在脾。"风寒湿三气，过者为乱，过者为淫。

淫邪，在《内经》中有两重含义：一是指邪恶的说教，二是指致病的各种邪气。《素问·上古天真论》："淫邪不能惑其心。"这一论断谈淫邪，指的是邪恶的说教。《素问·八正神明论》："外虚内乱，淫邪乃起。"《灵枢·病传》："淫邪泮衍。"这两个论断谈淫邪，指的是致病的各种邪气。

发者，做也。梦者，梦也。各种淫邪之气会引起各种奇奇怪怪的梦，淫邪发梦也。

淫邪之气与梦境之间的联系，显微镜一无法发现，二无法认识，三无法解释。但是，淫邪之气会引起各式各样的梦，的确是事实。所以，论医论病一要重视形而下的物，例如各种病菌；二要重视形而上的神，例如精神之神。

　　梦之专论，本篇是《内经》的第一篇。

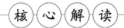

　　邪气入内，引人发梦。梦有千百，因有两种：一种是邪气盛，一种是正气虚。

　　邪气盛，针刺泻之；正气虚，针刺补之。

　　两种病因，两种针刺之法。把握了这前前后后的两点，就把握住了本篇的核心内容。

一、梦与阴阳二气

（一）阴阳二气有余与不足的原因

　　人体之外有气，气有正邪之分。正气养人养万物，邪气伤人伤万物。所以，《内经》在第一篇《素问·上古天真论》中就强调养生治病要避邪风避邪气。

　　体外之邪气，一旦侵入人体，会游走不定，或入脏或入腑。邪气入脏腑，会引起阴阳二气的"有余有不足"。具体如何区分"谁有余，谁不足"或"何时谁有余，何时谁不足"的标准如下：

　　邪气入腑，则阳气在外有余，阴气在内不足。

　　邪气入脏，则阴气在内有余，阳气在外不足。

　　无论哪一种情况，都会使人的精神涣散。而精神涣散，又会引起夜间频频发梦。

（二）梦的成因：阴阳二气的偏颇

　　梦，有千奇百怪的梦；因，却没有千奇百怪的因。致梦的因，原则上只有一种，即阴阳偏颇。

　　致梦的原因：阴气偏盛一种，阳气偏盛一种，阴阳俱盛一种，上部偏盛一种，下部偏盛一种，过度饥饿一种，过度饱食一种，邪气入心一种，邪气入肝一种……邪入每一脏，都会引起一种梦。

　　一种邪气一种梦，细论如下：

　　1. 阴气偏盛，会梦见涉大水而感到恐惧不安。

2. 阳气偏盛，会梦见遇大火而感到灼热难忍。

3. 阴阳俱盛，会梦见相互之间杀戮砍伐。

4. 上部邪盛，会梦见向上飞腾。

5. 下部邪盛，会梦见向下坠落。

6. 过度饥饿，会梦见向别人乞取东西。

7. 过度饱食，会梦见给东西于别人。

8. 肝气偏盛，会有发怒的梦境。

9. 肺气偏盛，会有恐惧、哭泣的梦境。

10. 心气偏盛，会有嬉笑、恐惧和畏怯的梦境。

11. 脾气偏盛，会有歌唱、娱乐或身体沉重难举的梦境。

12. 肾气偏盛，会梦见腰脊分离而不相连接。

一种气邪一种梦，十二种气邪十二种梦。

梦境不同，病邪部位不同。可以根据梦境的部位分别察出病邪的部位，然后察其"阴阳偏颇之所在"，恰当地使用针刺之泻法，疾病立刻会痊愈。这十二种梦因，全部为邪盛而致，所以统以泻法而治之。

（三）邪气入内与梦

邪气客于一脏会引起一种梦，邪气客于一腑同样也会引起一种梦；邪气客于五脏六腑，形成了杂乱无章而又有规律可循的千奇百怪的梦。细论如下：

1. 邪气客于心脏，会梦见山丘烟火弥漫。

2. 邪气客于肺脏，会梦见飞扬腾越，或看到金属奇异之物。

3. 邪气客于肝脏，会梦见山林树木。

4. 邪气客于脾脏，会梦见连绵丘陵巨大湖沼，以及风雨之中的破漏房屋。

5. 邪气客于肾脏，会梦见身临深渊或浸没水中。

6. 邪气客于膀胱，会梦见到处游荡不定。

7. 邪气客于胃中，会梦见饮食之物。

8. 邪气客于大肠，会梦见田间野外。

9. 邪气客于小肠，会梦见人口聚集的都市的交通要冲。

10. 邪气客于胆腑，会梦见与人斗殴、剖割自己。

11. 邪气客于阴器，会梦见性交。

12. 邪气客于项部，会梦见斩首示头。

13. 邪气客于足胫，会梦见行走却不能向前，或梦见被困于地窖或圈苑之中。

14. 邪气客于股肱，会梦见正行跪拜而起的礼节。

15. 邪气客于尿道直肠，会梦见小便和大便。

梦境不同，邪气所客所住的部位也不同。可以根据梦境的不同分别察出邪气所客的脏腑，然后恰当地使用针刺之补法，疾病立刻会痊愈。

这十五种梦因，全部为正虚而致，所以统以补法而治之。

（四）其果与其因

梦是果，因呢？有其果必有其因，这是自然哲理。见其果必求其因，这是先贤精神。持其果而求其因，追溯梦中因，这是本篇的主题，也是本篇的成果。

千奇百怪的梦，并无千奇百怪的因。梦的背后，可以归结为这样简单的几种因：邪气客于脏腑，是致梦的原因；阴阳偏颇，是致梦的原因。

千奇百怪的病，其病因最终可以归结为外邪与内虚两种因。千奇百怪的梦，其因最终可以归结为阴阳偏颇与体外邪气。外邪主要指异常气候之邪风，四时八节，气有正邪之分。春邪入肝，夏邪入心，秋邪入肺，冬邪入肾，四时之邪均会引起发梦。邪风邪气的区分，详细的讨论在《灵枢·九宫八风》中进行，此处不赘述。

见其果必求其因，这是中华先贤之美德，这是中华先贤之精神。千奇百怪的病因与梦因，均可以简易在阴阳这里，均可以简化在一邪气这里。以阴阳论之，以一气论之，这是中华先贤研究问题之思路，这是中华先贤研究问题之方法。

如果这一思路与方法得以延续，如果这一精神得以延续，伟大的民族会创造出多少伟大的成果啊！

如果这一思路得以延续，如果这一方法得以延续，伟大的民族会创造出多少伟大的成果啊！

顺气一日分为四时 第四十四

（原）（文）

黄帝曰：夫百病之所以生者，必起于燥湿、寒暑、风雨、阴阳、喜怒、饮食、居处，气合而有形，得藏而有名[1]，余知其然也。夫百病者，多以旦慧[2]、昼安[3]、夕加、夜甚，何也？岐伯曰：四时之气使然。

黄帝曰：愿闻四时之气。岐伯曰：春生，夏长，秋收，冬藏，是气之常也，人亦应之，以一日分为四时，朝则为春，日中为夏，日入为秋，夜半为冬。朝则人气始生，病气衰，故旦慧；日中人气长，长则胜邪，故安；夕则人气始衰，邪气始生，故加；夜半人气入藏，邪气独居于身，故甚也。

黄帝曰：其时有反者[4]，何也？岐伯曰：是不应四时之气，藏独主其病者，是必以藏气之所不胜时者甚[5]；以其所胜时者起[6]也。

黄帝曰：治之奈何？岐伯曰：顺天之时[7]而病可与期，顺者为工，逆者为粗。

黄帝曰：善，余闻刺有五变，以主五输[8]。愿闻其数。岐伯曰：人有五藏，五藏有五变。五变有五输，故五五二十五输，以应五时[9]。

黄帝曰：愿闻五变。岐伯曰：肝为牡藏[10]，其色青，其时春，其音角，其味酸，其日甲乙；心为牡藏，其色赤，其时夏，其日丙丁，其音徵，其味苦；脾为牝藏[10]，其色黄，其时长夏，其日戊己，其音宫，其味甘；肺为牝藏，其色白，其音商，其时秋，其日庚辛，其味辛；肾为牝藏，其色黑，其时冬，其日壬癸，其音羽，其味咸。是为五变。

黄帝曰：以主五输奈何？藏主冬，冬刺井；色主春，春刺荥；时主夏，夏刺输；音主长夏，长夏刺经；味主秋，秋刺合。是谓五变以主五输[11]。

黄帝曰：诸原安和，以致六输。岐伯曰：原独不应五时，以经合之[12]，以应其数，故六六三十六输。

黄帝曰：何谓藏主冬，时主夏，音主长夏，味主秋，色主春。愿闻其故。岐伯曰：病在藏者，取之井；病变于色者，取之荥；病时间时甚者，取之输；病变于音者，取之经，经满而血者；病在胃及以饮食不节得病者，取之于合，故命曰味主合。是谓五变也。

注　释

1. 气合而有形，得藏而有名　邪气与正气相遇相搏谓之气合。有形，指病症。得脏，邪气入脏。有名，指疾病之名称。

2. 旦慧　旦，平旦也，早晨也，往往与暮并列。《素问·生气通天论》："故阳气者，一日而主外，平旦人气生，日中而阳气隆，日西而阳气已虚，气门乃闭。"《灵枢·禁服》："细子得受业，通于《九针》六十篇，旦暮勤服之。"慧，病小愈。《广雅·释诂》："慧，愈也。"旦慧，指早晨时光患者病情减轻。

3. 昼安　昼，广义上的白天，狭义上的中午，本篇指中午。《广韵》："昼，日中也。"安，平静、安静、平安。《素问·上古天真论》："心安而不惧。"此处论安，安为平静、安静之安。本篇论安，安有安静、平安之意。昼安，指中午病情安静、平稳。

4. 其时有反者　旦慧、昼安、夕加、夜甚，是病有其时的一般规律。为何会出现"其时有反"？根本原因是"脏独主其病"。脏气盛而盛于时序，就会出现"其时有反"的奇异现象。

5. 以藏气之所不胜时者甚　脏气者，患病之脏也。所不胜时者，受克于时日五行属性也。五脏有五行属性，时日亦有五行属性。内外五行顺序对应，有人体安康；内外五行顺序逆反——脏之五行属性被时日之五行属性所克，则有人体疾病。如肝属木，庚辛日属金，肝病偏逢庚辛日，金克木亦即脏不胜时的现象就出现了，此时病情就会加重。

6. 以其所胜时者起　其所胜时者，患病之脏的五行属性恰恰相逢可以克之的时日五行属性，亦或相生时日的五行属性，疾病就会轻减。如肾病逢丙丁日，肾属水，丙丁属火，五行相克顺序中水克火，此日此辰病情就会减轻。

7. 顺天之时　顺，顺应也。天之时，天时之五行属性也。治病顺天之时，补泻遵循时日之五行循环规律。例如，医治脾病，在天干顺序中的甲乙日与地支顺序中的寅卯时，针刺时应补土泻木；医治肺病，在天干顺序中的丙丁日与地支顺序中的巳午时，针刺时应补金泻火。

8. 五输　又称五腧。指井、荥、输、经、合五类腧穴。

9. 五时　十月太阳历所划分的五行——木行、火行、土行、金行、水行。十二月阴阳合历取代十月太阳历后，指春、夏、长夏、秋、冬五季。

10. 牡（mǔ）藏、牝（pìn）藏　牡，本义指雄性禽兽，引申指阳性。牝，本义指雌性禽兽，引申指阴性。雌性称牝。《素问·脉要精微论》："心为牡藏。"《素问·水热穴论》："肾者牝藏也。"本篇指出，肝为牡脏，心为牡脏，脾为牝脏，肺为牝脏，肾为牝脏。五脏之中，两脏为牡，三脏为牝。张志聪："肝属木，心属火，故为牡脏；脾属土，肺属金，肾属水，故为牝脏。"

11. 五变以主五输　前人解释这一论断，多有牵强。本篇有岐伯的解释，笔者以岐伯之解释为准，诠释如下："病在脏者，取之井；病变于色者，取之荥；病时间时甚（时轻时重）者，取之输；病变于音者，取之经；经满而血者，病在胃及以饮食不节得病者，取之于合，故命曰味主合，是谓五变也。"现代汉语的意思是：疾病在脏，取用井穴治疗；疾病体现在面色上，取用荥穴治疗；疾病病情时轻时重，取用输穴治疗；疾病体现在声音上，取用经穴治疗；经脉满盛而血瘀的，病变在胃以及饮食不节而得病的，取用合穴治疗，所以称为味主合，这就是五变与五输相应的针刺治疗法则。

12. 以经合之　将原穴合于经穴。原穴，脏腑经气所留止的穴位。《难经·六十二难》指出，六腑经脉属阳，三焦之经气运行于各阳经之间，所以又添置了一个腧穴，称为原穴。六腑的阳络各有六穴，也就和三焦贯通共成一气了。

题 解

顺气，顺的是天地之气，顺的是四时五行之气。

一年分五行，这是十月太阳历的分法。

一年分四时，这是阴阳合历的分法。

一天分四时，这是本篇的分法。

一天分四时，是一个新分法。这一新分法用处有三：一用于研究疾病发病规律，二用于五脏之病在一天之内的动态规律，三用于研究疾病在经络中的动态规律。

以时间论病，这是中医文化的精髓。

以四时论病，这是中医文化的方法。

"失时反候者，百病不治。"这是《灵枢·卫气行》中的一句结论性的话。时者，四时也。气者，气候也。时间与气候，在百病的医治之中，起的是基础性作用。

论病不论四时之时，不论气候之气，非中医也。

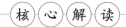

核心解读

春夏秋冬，这是一年中的四时。晨午夕夜，这是一天中的四时。一年可以分四时，一天同样可以分四时。知道了一天可以分四时，本篇的核心就掌握了一半。

病是变化之病，一天之中随四时变化会有晨轻、日静、夕重、夜甚之变。原因是病情会随太阳的变化而变化，亦即随四时五行的生克顺序而变化。知道了病情变化的根源，本篇的核心就掌握了另一半。

病在时间中，病有时间性，病情会随时间变化而变化，知道了这一原则，就抓住了本篇核心的全部。

春夏秋冬，各有所刺，是为五变。五变之刺，春刺荥，夏刺输，长夏刺经，秋刺合，冬刺井是也。

一、 病与因

（一）百病之因

本篇开篇又一次谈到百病之因——"夫百病之所始生者，必起于燥湿、寒暑、风雨、阴阳、喜怒、饮食、居处"。

百病之因在何处？在"燥湿、寒暑、风雨、阴阳、喜怒、饮食、居处"

这里。

这里的十四个字的百病之因，原则上可以归为"两部三因"："两部"为外部因与内部因；"三因"为气候因，情绪因，环境因。气候因为外部因，情绪与居处因为内部因。气候由天文所决定，情绪、饮食与居处由人为所决定。

简而言之，百病之因可以因于邪气，可以因于情绪上的喜怒不节，可以因于饮食不节与起居失常。

百病之因，是一部《内经》反复讨论、高度重视的内容，下面把《素问》与《灵枢》论百病之因论断集中于此，供读者鉴赏。

《素问·生气通天论》："故风者，百病之始也。"——风，邪风也。外因之邪风，可以致百病。

《素问·举痛论》："百病生于气也。"——气，喜怒之气也。内因之气，可以致百病。

《素问·调经论》："血气不和，百病乃变化而生。"——血气，体内之血气也。血气不和，可以致百病。

《素问·至真要大论》："夫百病之生也，皆生于风寒暑湿燥火，以之化之变也。"——风寒暑湿燥火，为外因之气。外因之气，可以致百病。

《灵枢·口问》："夫百病之始生也，皆生于风雨寒暑，阴阳喜怒，饮食居处，大惊卒恐。"外因之气与内因之喜怒惊恐，可以致百病。

《灵枢·百病始生》："夫百病之始生也，皆生于风雨寒暑，清湿喜怒。"百病之生，生于内外两种因。

百病的医治，一用汤液醪醴，二用汤熨，三用火灸针刺。后两种方法，皆离不开经脉。《灵枢·经脉》："经脉者，所以能决死生，处百病，调虚实，不可不通。"经脉可以治百病，为工者不可不知，不可不通。

研究百病之因，一定要分清内外两种因。外因，一定要重视外因之风，一定要重视外因之邪气；内因，一定要重视情绪之喜怒，饮食之不节，起居之无常。

（二）晨轻夜重之因

"夫百病者，多以旦慧、昼安、夕加、夜甚，何也？"这是本篇黄帝的问题。

很多种疾病，病情会在一天之内发生四种规律性的变化——晨轻、日静、夕重、夜甚，原因何在？

岐伯的答案是："四时之气使然。"一天之中有四时变化。四时变化，阳气变化。阳气变化为晨生、日盛、夕衰、夜藏，这就是疾病晨轻、日静、夕重、夜甚的原因。

二、　阳气变化与四时变化

一年之中有四时变化，一天之中也有四时变化。春生夏长，秋收冬藏，这是一年之中的四时变化。一年之中，为何有春夏秋冬四时之变，为何有万物生长收藏四种状态？这与阴阳二气的升降出入相关。阳气升，天下皆春；阳气盛，天下皆夏；阴气升，天下皆秋；阴气盛，天下皆冬。阳气升则万物生，阳气盛则万物长；阴气升则万物收，阴气盛则万物藏。阴阳二气的变化一决定着春夏秋冬四时的形成，二决定着万物生长收藏的变化规律。

若以阳气一气而论，一年之中阳气有升盛降潜四种状态，阳气升天下回春，阳气盛夏日炎炎，阳气降秋风送爽，阳气潜皑皑冬雪。阳气一气的四种状态，也可以反映四时变化，也可以反映万物的生长收藏。

一年分四时，春夏秋冬。一天分四时，朝午夕夜。朝为春，午为夏，夕为秋，夜为冬。一年与一天，四时如此相对相应。看得见的春夏秋冬，看得见的朝午夕夜，看不见的阳气升盛降潜，而正是阳气四种状态的变化，才有一年之中的春夏秋冬，才有一天之中的朝午夕夜。

天气通于人气，人气通于天气，《素问》有专题之论《素问·生气通天论》。《素问·生气通天论》告诉世人，天气变化，人气也随之变化。早晨阳气升，阳气升而病气衰减，所以早晨的神情清爽。中午阳气盛，阳气盛而正气胜邪，所以病情安静。傍晚阳气降，阳气降而阴气升，所以病情加重。半夜阳气潜，阳气潜而阴气盛，所以病情重甚。

三、　病不应时

（一）四时五脏的五行属性

一般情况下，病情有晨轻、日静、夕重、夜甚四种状态。特殊情况下，病情不符合一天之中的四时之序，这是什么原因呢？"其时有反者，何也？"

岐伯给出的答案是："是不应四时之气，藏独主其病者，是必以藏气之所不胜时者甚；以其所胜时者起也。"这是脏气本身决定着疾病的变化，因此疾病变化不与四时变化相应之故。因脏气本身决定着疾病的变化，时气的影响就表现不出来；受病的内脏遇到五行相克的时日，病情就会加重；遇到五行相生的时日，疾病的病情就会减轻。

"藏气之所不胜时者甚；以其所胜时者起。"这涉及一个极其重要的基础性问题——时日的五行属性。年有五行属性，月有五行属性，日同样有五行属性，时照样有五行属性。生克哲理，源于五行。年月日时有五行属性，年月日时之间也存在着生克问题。对于这一基础性问题，有必要加以回顾，否则就有失传的危险。

1. 气与候的划分　《素问·六节藏象论》："五日谓之候，三候谓之气，六气谓之时，四时谓之岁，而各从其主治焉。五运相袭，而皆治之，终期之日，周而复始，时立气布，如环无端，候亦同法。"

这一论断告诉后人，候以五日为基础，气以三候为基础，时以六气为基础，岁以四时为基础。基础者，基本单位也。气候气候，五天变一候，三五变一气，六气变一时，四时成一岁。气候变化的规律性，就体现在五、三、六、四这几个数字之中。《易经·系辞上》："参伍以变，错综其数，通其变，遂成天下之文；极其数，遂定天下之象。"参者，三也。伍者，五也。参伍以变即三五变化。三五变化的两大重大成果是"成天下之文"与"定天下之象"。知道了"五日谓之候，三候谓之气"中的"三五变化"，再看《易经》中的"成文定象"之说，才会明白其中的"所以然"。远古、中古时期，历法是第一法，历法是根本大法，历法事关天下。所以以"三五一变"为基础的历法，称之为"天下之文"与"天下之象"。

2. 年月日的五行属性　年有五行属性，月有五行属性，日有五行属性。分述如下：

（1）日的五行属性：候以五日为基本单位，"五日之五"从何而来？这是笔者长期困惑的问题。苗族同胞吴心源先生在《苗族古历》一书中揭示了候何以以五日为基础的奥秘："五日之五"的确定是以五行为基础的。一候五日，以金木水火土依次排列。

（2）月的五行属性：在彝族十月太阳历中，月有五行属性。十个月分木火土金水五行，每行两个月，所以每个月都有五行属性。一二月属木，三四月属火，五六月属土，七八月属金，九十月属水。奇数月为阳，偶数月为阴。木分阴木阳木，火分阴火阳火，土分阴土阳土，金分阴金阳金，水分阴水阳水。十个月的月序用甲乙丙丁戊己庚辛壬癸十天干来表达，十天干一分为五也有五行属性——甲乙木，丙丁火，戊己土，庚辛金，壬癸水。知道了这些才能明白《内经》中的脏腑属五行又分阴阳的"所以然"。

（3）年的五行属性：在《辞海》《大辞典》的后面都附有纪年表。这里采用的是干支纪年。公元1年是辛酉年。庚辛金，庚阳辛阴，辛五行属金——阴金。酉十二属相为鸡。以辛酉金鸡为界，上可以推算公元前，下可以推算公元后。干支纪年上下五千年、上下五万年，永不错乱。

（二）五脏与五行

阴阳五行哲理，是从十月太阳历出发的。阴阳五行哲理，是《内经》的理论基础，当然也是针经的理论基础。阴阳五行，为工者无论如何都应该弄懂弄通。

五脏的五行属性。《素问·藏气法时论》："肝主春……其日甲乙。心主夏……其日丙丁。脾主长夏……其日戊己。肺主秋……其日庚辛。肾主冬……其日壬癸。"为何五脏对应于十天干？明白了五脏与五行、十天干的对应关系，这一问题便迎刃而解。肝五行属木，十天干中甲乙属木，所以肝应甲乙；心五行属火，十天干中丙丁属火，所以心应丙丁；脾五行属土，十天干中戊己属土，所以脾应戊己；肺五行属金，十天干中庚辛属金，所以肺应庚辛；肾五行属水，十天干中壬癸属水，所以肾应壬癸。

1. 五行相克　五行相克哲理可以预测五脏生死。《素问·平人气象论》："肝见庚辛死，心见壬癸死，脾见甲乙死，肺见丙丁死，肾见戊己死。"肝为何见庚辛即死？因为肝属木，庚辛属金，金能克木，所以肝见庚辛死。心为何见壬癸即死？因为心属火，壬癸属水，水能克火，所以心见壬癸死。同样的道理，可以论证脾见甲乙死，肺见丙丁死，肾见戊己死。

2. 五行相生　五行相生哲理可以预测疾病痊愈之期。《素问·藏气法时论》："肝病者，愈在丙丁。心病者，愈在戊己。脾病者，愈在庚辛。肺病者，愈在壬癸，肾病者，愈在甲乙。"肝病为何愈在丙丁？因为肝属木，木生火，丙丁属火，所以肝有病愈在丙丁之日。以此类推，心有病愈在戊己，脾有病愈在庚辛，肺有病愈在壬癸，肾有病愈在甲乙。这里体现的是五行相生哲理。五行相生哲理，可以预测疾病痊愈之期。

五行相生，胜时者也。五行相克，不胜时者也。胜时者疾病痊愈，不胜时者疾病加重。五行生克哲理，可以解释这里的"所以然"。离开了五行生克，无法解释疾病在一天之内时轻时重的变化，无法解释疾病在四时之内时轻时重的变化。

（三）病不应时的治疗

治疗时应根据日、时的五行属性与受病内脏的五行的对应关系，施以补泻，以避免时日克脏，疾病的治愈就大有希望。

按照五行相生哲理，将五脏疾病的痊愈之日解释如下：肝属木，木生火，心属火，火属丙丁，所以肝有病，痊愈在丙丁日；心属火，火生土，脾属土，土属戊己，所以心有病，痊愈在戊己日；脾属土，土生金，肺属金，金属庚辛，所以脾有病痊愈在庚辛日；肺属金，金生水，肾属水，水属壬癸，所以肺有病痊愈在壬癸日；肾属水，水生木，肝属木，木属甲乙，所以肾有病痊愈在甲乙日。

按照五行相克哲理，将五脏疾病的危重之日解释如下：肝属木，金克木，庚辛属金，肝有病，危重于庚辛日；肺属金，火克金，丙丁属火，肺有病，危重于丙丁日；心属火，水克火，壬癸属水，心有病，危重于壬癸日；肾属水，土克水，戊己属土，肾有病，危重于戊己日。脾属土，木克土，甲乙属木，脾有病，危重于甲乙日。

一要懂顺应时气，二要懂脏腑虚实，三要懂四时五脏的五行属性，以此三者对应医治疾病者，即是高明的医生。否则，就是粗劣的庸医。

四、刺法五变

（一）整体之五变

时分五时，五时春夏秋冬加长夏，脏分五脏，五脏肝、心、脾、肺、肾，五脏五时之间是对应关系。这是人体与天体的内外对应。

五脏对应于井、荥、输、经、合五腧穴，一种腧穴有五，五五二十五个腧穴，五腧与五脏相对相应。这是人体的内部对应。

五时为金木水火土五行，五行一行生一行，一行连一行，生生不息，无限循环。五行五时，时时刻刻都在动，时时刻刻都在变。五脏五腧相应于五时，所以，五脏五腧时时刻刻也在动，也在变。这里的变化为全局性的整体变化。

（二）具体之变

一行有一行之色，五行有五行之色；一行有一行之音，五行有五行之音；一行有一行之味，五行有五行之味；一行合于一脏，五行合于五脏；一行合于两天干，五行合于十天干；一行发生变化，色、音、味、脏、天干之数随之也发生变化。这里的变化为全局中的具体变化。

全局中的具体变化，称之为"五变"。五变之具体内容如下：

肝为牡脏，五色为青，五音属角，五味为酸，五时在春，日次为甲乙。

心为牡脏，五色为赤，五音属徵，五味为苦，五时在夏，日次为丙丁。

脾为牝脏，五色为黄，五音属宫，五味为甘，五时在长夏，日次为戊己。

肺为牝脏，五色为白，五音属商，五味为辛，五时在秋，日次为庚辛。

肾为牝脏，五色为黑，五音属羽，五味为咸，五时在冬，日次为壬癸。

（三）五变与五腧的对应关系

五变与五腧之间的对应关系如何？本篇给出的答案是："藏主冬，冬刺井；色主春，春刺荥；时主夏，夏刺输；音主长夏，长夏刺经；味主秋，秋刺合。是谓五变以主五输。"现代汉语的意思是：五脏主冬季，冬季针刺井穴；五色主春季，春季刺荥穴；五时主夏季，夏季针刺输穴；五音主长夏季，长夏季针刺经穴；五味主秋季，秋季针刺合穴。这就是五变与五腧。

这里出现的"藏主冬，色主春，时主夏，音主长夏，味主秋"，是本篇第一次出现的特殊之论。

一脏主一时，五脏主五时，五时主五色，五时主五音，五时主五味，这是《素问·金匮真言论》与《素问·五运行大论》中所反复宣讲的哲理，不知为什么会出现"藏主冬"的特殊之论？脏者，五脏也。肝主春，心主夏，肺主秋，肾主冬，脾主长夏，五脏主的是春夏秋冬加长夏五季，怎么会主一个冬季呢？

春青，夏赤，秋白，冬黑，长夏黄。一时一色，五时五色，怎么会有"色主春"的特殊之论？

东方音角，南方音徵，西方音商，北方音羽，中央音宫，一方一音，五方五音，怎么会有"音主长夏"的特殊之论？

春酸，夏苦，秋辛，冬咸，长夏甘，一时一味，五时五味，怎么会有"味主秋"的特殊之论？

岐伯对此的解答是："病在藏者，取之井；病变于色者，取之荥；病时间时甚（时轻时重）者，取之输；病变于音者，取之经；经满而血者，病在胃及以饮食不节得病者，取之于合，故命曰味主合，是谓五变也。"现代汉语的意思是：疾病在脏，取用井穴治疗；疾病体现在面色上，取用荥穴治疗；疾病病情时轻时重，取用输穴治疗；疾病体现在声音上，取用经穴治疗；经脉满盛而血瘀的，病变在胃以及饮食不节而得病的，取用合穴治疗，所以叫作味主合，这就是五变与五腧相应的针刺治疗法则。

五变与五腧的关系，岐伯作出了如此解释。

（四）五腧与六腧

人体五脏经脉上各有井、荥、输、经、合五穴，这是五腧。

六腑经脉上为何各有六穴？

本篇岐伯给出的答案是：六腑的原穴，独与五时不相配合，以经穴来包括原穴，把它归在经穴之中来配应五时，用来应其数目，即六腑各有井、荥、输、经（原）、合六穴，六六就成为三十六个腧穴。岐伯的原话是："原独不应五时，以经合之，以应其数，故六六三十六输。""以经合之"，指的就是将原穴合于经穴。

此处应该谨记的是：原穴不应五时，但其合于经穴之中，应六六之数。

关于原穴，《难经》也有解释。《难经·六十二难》中的解释是："腑者阳也，三焦行于诸阳，故置一腧名曰原，腑有六者，亦与三焦共一气也。"六腑的经脉属阳，三焦的经气，运行在各阳经之间，所以又添置了一个输穴，称为原穴。六腑的阳络各有六穴，也就和三焦贯通共成一气了。

外揣第四十五

―― 原　文 ――

余闻九针九篇，余亲受其调[1]，颇得其意。夫九针者，始于一而终于九[2]，然未得其要道也。夫九针者，小之则无内，大之则无外，深不可为下，高不可为盖，恍惚无穷，流溢无极，余知其合于天道人事四时之变也，然余愿杂之毫毛，浑束为一[3]，可乎？岐伯曰：明乎哉问也，非独针道焉，夫治国亦然。

黄帝曰：余愿闻针道，非国事也。岐伯曰：夫治国者，夫惟道焉，非道，何可小大深浅，杂合而为一乎。

黄帝曰：愿卒闻之。岐伯曰：日与月焉，水与镜焉，鼓与响焉，夫日月之明，不失其影，水镜之察，不失其形，鼓响之应，不后其声，动摇则应和，尽得其情。

黄帝曰：窘乎哉！昭昭之明不可蔽，其不可蔽，不失阴阳也。合而察之，切而验之，见而得之，若清水明镜之不失其形也。五音不彰，五色不明，五藏波荡，若是则内外相袭[4]，若鼓之应桴，响之应声，影之似形。故远者，司外揣内[5]，近者，司内揣外，是谓阴阳之极，天地之盖，请藏之灵兰之室[6]，弗敢使泄也。

―― 注　释 ――

1. 亲受其调　调，和气也。《说文解字》："调，和也。"《素问·至真要大论》："调气之方，必别阴阳，定其中外，各守其乡，内者内治，外者外治，微者调之，其次平之，盛者夺之，汗之下之，寒热温凉，衰之以属，随其攸利。谨道如法，万举万全，气血正平，长有天命。"《灵枢·终始》："凡刺之道，气调而止。"调，调气也，气调也，医病之根本方法也，针刺之目标也。亲受其调，黄帝的谦虚之词，言亲身受到岐伯医道医术的教育。

2. 始于一而终于九　详见本卷第一篇注释 6。

3. 浑束为一　万理归一。使大小、深浅、复杂之事物事理归纳为一个完整而简约的系统。

4. 相袭　袭，有承袭、侵犯、因袭等多重含义。《素问·六节藏象论》："五运相袭。"此袭为承袭。《灵枢·淫邪发梦》："正邪从外袭内。"此袭为侵犯。本篇谈相袭，有因袭、相互影响之意。

5. 司外揣内　司，主事、依据。揣，推测、触摸。司外揣内，就是依据外表异常，推测内脏病变。

6. 灵兰之室　黄帝藏书的地方，此名出于《素问·灵兰秘典论》。王冰："灵兰室，黄帝之书府。"

题解

外，外部也，体外也；揣，推测也，度量也。

外揣，是一种推测方法，是一种度量方法，可以由外部推测内部、由已知度量未知。换言之，这种方法可以由看得见的现象推测看不见的根本，可以由看得见的病象推测看不见的病因。

这种方法可靠吗？完全可靠！请看以下几个事例：

例一，有经验的牧民，从牛羊的毛色异常上就可以判断牛羊的内脏出了问题。——这是由外及内的推测。

有经验的牧民，见到春雨充沛马上可以推测出今年的牧草会茂盛。——这是由因及果的推测。

例二，有经验的果农，从果树树叶的异常上就可以判断出果树树根出了问题。——这是由地上及地下的推测。

例三，自家窗台上的一瓶水结冰了，哲学家马上就可以做出判断：天下的寒冷季节来临了。——这是由近及远的推测。

例四，《诗经》的农夫一看到心星（七月流火）西移，马上就知道寒暑开始转换，天气开始由热变寒了。——这是由上而下、由天上到人间的推测。

例五，中华先贤一看到日影长到了极点，马上就可以做出判断：太阳到达了外衡（即南回归线），阴阳二气开始转换，阴气终结，阳气萌发。——日影在地上，太阳在天上。由日影长极推测到太阳到达外衡，这是由地面到天上的推测。日影长极，阳气在黄泉发动，这是由地面到黄泉的推测。由日影长极为依据，上可以推测太阳到达外衡，下可以推测黄泉阳气发动。推测，以人为中心。这种推测，实际上是由中及上又及下的推测。

例六，一看到患者眼睛发红，高明的医生马上就会做出判断：患者肝脏有热了。一看到患者面色发暗，高明的医生马上做出判断：患者肾脏有寒了。——这是由五官到五脏的推测，实际上也是由外及内的推测。

外揣之法，第一次出现在本篇。

"故远者，司外揣内，近者，司内揣外，是谓阴阳之极，天地之盖。"方法之外还有方法。如同正治方法之外还有反治方法一样，外揣之法之外还有揣内外法。外揣，由外及内；揣内，由内及外。方法，中华先贤留在《内经》中的方法是那样的灵活。

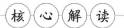

核 心 解 读

人体内外，是一个整体。人体内部出现了问题，必然反映到外部，最主要反映到面部。颜色、声音出现了异常，就说明人体内部出现了异常。由外部异常判断内部异常，这就是外揣之法。掌握了这一方法，就抓住了本篇的核心。

一、道理：分而为万，合万为一

一物一理，万物万理；万理归一，即是道理。

分而为万，合万为一；如此之理，即是道理。

小到无内，大到无外；大小相通，即是道理。

治国之理，治病之理；相通之理，即是道理。

道理，是黄帝力图弄懂弄通的理。

针经，起于"始于一而终于九"的天文历法——十月太阳历。日道即天道。针经，上合天道，下合地理，天地之间合于四时之序。

针经，是黄帝力图弄懂弄通的经。

本篇的黄帝，高度赞扬九针的九篇文章之后，提出了"万理归一"的问题。

"夫九针者，小之则无内，大之则无外，深不可为下，高不可为盖，恍惚无穷，流溢无极，余知其合于天道人事四时之变也。"翻译成现代汉语的意思是：九针之理，精小到不能再分割，广大到不能再扩展，深不能见底，高不能见顶，玄妙至于无穷，分散至于无极，与天道、人事、四时变化密切关连。这是黄帝对九针的九篇文章的赞扬。

赞扬，并不等于问题的终结，新问题往往提出在赞扬与肯定之后，这是《内经》中的一个模式。

本篇的黄帝，在高度评价九针哲理之后，又问：精美精妙的针经哲理多如毫毛，能否使之"浑束为一"，即能否万理归一呢？

可以！岐伯毫不犹豫地给出了肯定的答案。

针刺之道与治国之道，两者都可以浑束为一，何况针刺之道？

黄帝说：我问的是针刺之道，不是治国之道。

岐伯说：治国也好，针刺也好，都必须有道。无道既不能治国又不能针刺，更不能使大小、深浅、易简复杂的事物融于一体。

针刺之道与治国之道能联系在一起吗？能！为什么？因为道为生生之源，生生之源之中含有"本来如此，应该如此"的自然哲理。"本来如此，应该如此"，既通于一事一物，又通于万事万物；既通于解牛，又通于养生；既通于治国，又通于针刺。

"知其要者，一言而终，不知其要，流散无穷。"明白了道理，没有不可论的问题。明白了道理，一言就可以抓住根本。不明道理，什么问题也无法论。不明道理，话有千言，也不及问题的根本。

需要说明的一点是，日月所论的道是后天之道，后天之道之前还有先天之道；先天之道创造了天地，后天之道创造了万物；先天之道与后天之道，是根本之道。根本之道演化出了无数具体之道，医道、兵道、茶道、剑道、棋道，乃至鸟之道、草之道、鱼之道、虾之道……都是根本之道的衍生物。所以，明白了根本之道，就可以明白某一具体之道亦或所有的具体之道。

岐伯之所以将治国之道与针刺之道并列而论，是因为两种道在根本上是完全一致的。

二、 简析 "小之则无内， 大之则无外"

谈针刺之道，出现了"小之则无内，大之则无外"之说。此说涉及中华文化中的宇宙观与认识论，所以有必要对此说进行简要的分析与回顾。

无外之大，大宇宙也。无内之小，微粒也，小宇宙也。大宇宙可以以阴阳论之，微粒小宇宙也可以以阴阳论之。一阴一阳，既可以统领无外之大，又可以统领无内之小。换言之，道，大可以统领宇宙，小可以制约小微粒。大小两个宇宙均可以归结在一阴一阳这里。"大之无外，小之无内"这一格言，之所以出现在针刺哲理之中，其奥秘就在这里。

类似于"大之无外，小之无内"的论断，在先秦典籍中处处都有，一直延续于汉代《淮南子》。摘录几条如下，供读者鉴赏。

《管子·宙合》："大之无外，小之无内。"

《管子·心术》："其大无外，其小无内。"

《管子·内业》："其细无内，其大无外。"

《庄子·天下》："大之无外，谓之大一；小之无内，谓之小一。"

《吕氏春秋·下贤》："其大无外，其小无内，此之谓至贵。"

《淮南子·精神训》："无外之外，至大也；无内之内，至贵也。"

相似的论断，相同的认识，阐明的是大宇宙与小宇宙之间的相似相通性。

三、 三个形象比喻， 一种外揣方法

为了解释外揣之法，岐伯在此举出了三个形象的比喻：日月与影，水镜与形，鼓与响声。

日月之下，肯定有影。看到影子，无论是人影、树影还是动物影，肯定会追溯到日月。——这是由下及上的追溯法。

水中镜中，会照出人形、物形、草形、花形，看到水中镜中之形，肯定会追溯到水镜之外的真实物体。——这是由内及外的追溯法。

鼓槌下落，响声即起。鼓槌在眼前，响声在遥远。遥远的人，按照鼓的响声，肯定会追溯到鼓与擂鼓的人。——这是由远及近的追溯法。

一物一理，千真万确，毫无问题。但物物之间，具有相似相通之理，同样是千真万确的，同样是毫无问题的。知道了这一点，就会真正弄懂外揣之法。外揣之法的对面就是揣内之法。真正弄懂了外揣之法，自然而然就弄懂了揣内之法。

三个形象的比喻，完整地出现在下面这一论断中，希望读者会记住这一论断：

"日与月焉，水与镜焉，鼓与响焉。夫日月之明，不失其影，水镜之察，不失其形，鼓响之应，不后其声，动摇则应和，尽得其情。"

任何事物都不会单独存在，事物与事物之间肯定会有"这样或那样"的联系。抓住了这一基本点，可以认识宇宙，可以认识疾病，可以认识一切事物，当然也可以认识针刺理论。外揣之法之外，还有各种各样的方法。先贤总结出了外揣之法，后人也应该总结出自己的方法。

四、 灵兰秘室： 秘藏妙理妙法的地方

一听到妙理真言，马上就想到如何保存起来，这是黄帝的一大特点。

《素问》中记载了黄帝保存妙理真言的两个地方：一个是金匮之柜，一个是灵兰秘室。

《素问》第四篇为《金匮真言论》，篇中的岐伯，以天人合一的系统论与认识论来论证疾病。论出了病在人体之内，病因可能在人体之外的重要结论。五脏之疾病，其病因与四时有因果关系，与八风之间有因果关系。四时者，春夏秋冬也。八风者，八方来风也。

春夏秋冬为时间也。八方为空间，八风为四时八节中的邪风；时间会成为病因，空间中的邪风会成为病因。以体外之因论体内之病，黄帝认为岐伯之论是真人真言，要把岐伯之论录下来，放在保密的金匮里加以保存。金匮，金子制成的匣子、柜子也，是古代帝王藏书的器物。金匮，是黄帝保存真言妙理的第一个地方。"病在人体之内，病因在人体之外；病在人体之内，病因在时间空间中，病因在八面邪风中"的哲理，这是黄帝首先保存的哲理与方法。

黄帝保存真言妙理的第二个地方是灵兰秘室。《素问》第八篇为《灵兰秘典论》，篇中的岐伯，以一国朝廷中的君臣关系比喻人体之中的心脏与其他脏腑的关系。一人犹如一国，十二脏腑犹如一国之首脑机关。心脏为一国

之君主，其他脏腑犹如一个个各负其责的官员。君有君的作用，官有官的作用。两种的作用相互协同，才有"主明则下安"的安康。反之，则有"主暗则十二官危"的疾病。黄帝认为岐伯此论是妙理真言，要将其放在灵兰密室中加以保存。灵兰密室，是黄帝保存真言妙理的第二个地方。人体是一个系统，五脏六腑是一个整体，万万不可分割而论，这是黄帝第二次保存的哲理与方法。

本篇的黄帝，认为岐伯把针刺之理与生生之源之理即道理相联系，是抓住了根本，抓住了总纲。

本篇的黄帝高度赞美道理。赞美道理像日月的光辉一样，光芒四射，无法遮蔽。赞美道理能够说明万事万物的规律。

精通了道理，望诊可以以五官晦暗变化论疾病；闻诊可以以声音变化论疾病；问诊可以以人事变化论疾病；切诊可以以脉象变化论疾病。

精通了道理，可以以外揣之法论疾病，还可以以内揣之法论疾病。内脏有病必形于外，这与鼓槌击鼓，响声随之发出的原理一样。内脏有病必形于五官，这与影子和形体相应相随的原理一样。

从五官的外部变化上判断内脏疾病的外揣之法，是源于自然之道的方法。

天地之大，病之繁杂，都离不开"事事有联系，物物有关联"的规律和范围。所以，本篇的黄帝要把外揣之法珍藏于灵兰秘室，而且说不能泄露——"弗敢使泄也"。

"万理归一"与外揣之法，是黄帝第三次保存的哲理与方法。

五
变
第
四
十
六

原　文

黄帝问于少俞曰：余闻百疾之始期[1]也，必生于风雨寒暑，循毫毛而入腠理，或复还，或留止，或为风肿汗出，或为消瘅，或为寒热，或为留痹，或为积聚，奇邪淫溢，不可胜数，愿闻其故。夫同时得病，或病此，或病彼，意者天之为人生风乎，何其异也？少俞曰：夫天之生风者，非以私百姓也，其行公平正直，犯者得之，避者得无殆，非求人而人自犯之。

黄帝曰：一时遇风，同时得病，其病各异，愿闻其故。少俞曰：善乎哉问！请论以比匠人。匠人磨斧斤[2]砺刀，削斫[3]材木。木之阴阳[4]，尚有坚脆，坚者不入，脆者皮弛，至其交节，而缺斤斧焉。夫一木之中，坚脆不同，坚者则刚，脆者易伤，况其材木之不同，皮之厚薄，汁之多少，而各异耶。夫木之早花先生叶者，遇春霜烈风，则花落而叶萎；久曝大旱，则脆木薄皮者，枝条汁少而叶萎；久阴淫雨，则薄皮多汁者，皮溃而漉；卒风暴起，则刚脆之木，枝折杌[5]伤；秋霜疾风，则刚脆之木，根摇而叶落。凡此五者，各有所伤，况于人乎。

黄帝曰：以人应木奈何？少俞答曰：木之所伤也，皆伤其枝，枝之刚脆而坚，未成伤也。人之有常病也，亦因其骨节皮肤腠理之不坚固者，邪之所舍也，故常为病也。

黄帝曰：人之善病风厥漉汗者，何以候之？少俞答曰：肉不坚，腠理疏，则善病风。黄帝曰：何以候肉之不坚也？少俞答曰：䐃肉不坚，而无分理，理者粗理，粗理而皮不致者，腠理疏。此言其浑然者[6]。

黄帝曰：人之善病消瘅者，何以候之？少俞答曰：五藏皆柔弱者，善病消瘅。黄帝曰：何以知五藏之柔弱也？少俞答曰：夫柔弱者，必有刚强，刚强多怒，柔者易伤也。黄帝曰：何以候柔弱之与刚强？少俞答曰：此人薄皮肤而目坚固以深者，长衡直扬[7]，其心刚，刚则多怒，怒则气上逆，胸中蓄积，血气逆留，䐃[8]皮充肌，血脉不行，转而为热，热则消肌肤，故为消瘅，此言其人暴刚而肌肉弱者也。

黄帝曰：人之善病寒热者，何以候之？少俞答曰：小骨弱肉者，善病寒热。黄帝曰：何以候骨之小大，肉之坚脆，色之不一也。少俞答曰：颧骨者，骨之本也。颧大则骨大，颧小则骨小。皮肤薄而其肉无䐃，其臂懦懦然[9]，其地色[10]殆然，不与其天同色，污然[11]独异，此其候也。然后臂薄[12]者，其髓不满，故善病寒热也。

黄帝曰：何以候人之善病痹者？少俞答曰：粗理而肉不坚者，善病痹。黄帝曰：痹之高下有处乎？少俞答曰：欲知其高下者，各视其部。

黄帝曰：人之善病肠中积聚者，何以候之？少俞答曰：皮肤薄而不泽，肉不坚而淖泽，如此则肠胃恶，恶则邪气留止，积聚乃伤。脾胃之间，寒温不次，邪气稍至；蓄积留止，大聚乃起。

黄帝曰：余闻病形，已知之矣，愿闻其时。少俞答曰：先立其年，以知其时，时高则起，时下则殆[13]，虽不陷下，当年有冲通[14]，其病必起，是谓因形而生病，五变之纪也。

注　释

1. 始期　始，即开始；期，即时期。始期，开始之时期也。

2. 斤　砍削木头的小斧。《孟子·梁惠王上》："斧斤以时入山林，材木不可胜用也。"斧为砍削木头的大斧。

3. 斫（zhuó）　砍伐。《易经·系辞下》："神农氏作，斫木为耜，揉木为耒。"

4. 木之阴阳　树木向日一面为阳，背日一面为阴。

5. 杌（wù）　没有树枝的树干。张景岳："木之无枝者也。"

6. 此言其浑然者　《甲乙经》无此六字。丹波元简说："浑然即无分理之谓"。

7. 长衡直扬　眉毛竖立，目光直视。长衡直扬，举目扬眉之貌。衡，原作"冲"，据《甲乙经》改。

8. 膗（kuān）　通宽。此处指皮胀。

9. 懦懦然　柔弱无力之貌。张景岳："懦懦然，柔弱貌。"

10. 地色　地，人体中指面部下颌。地色，指下巴的气色。张景岳："地，面之下部也。"

11. 污然　污，污垢也，污染也。污然，污垢不洁也。

12. 后臂薄　指臂膀瘦薄。

13. 时高则起，时下则殆　时高则起，气候正常病情容易好转；时下则殆，气候异常病情容易加重。

14. 冲通　冲，即冲突，通，即入侵。指年运之气的五行属性与人体的五行属性相克，冲突而引发疾病。张景岳："虽非衰克陷下之时，而年有所冲，则所气有所通，其病亦因而起。"

题 解

五，五种疾病也。五种疾病为何？风厥、消瘅、寒热、留痹、积聚也。变，变化也。外因到内因的变化也。

风雨寒暑，在人体之外；五种疾病，在人体之内。体外之因转化为体内五种疾病，从外到内，变化如此。

佛教讲因缘。因缘是佛教的核心哲理。因，内因也；缘，外因也，外部条件也。释迦牟尼认为，因缘和合，才能产生万事万物。疾病的产生，亦是如此。

外因无处不在，无时不在，机会均等，但是为何有病有不病？这是因为内因上的差别，即身体素质的不同。用同一把斧头砍柴，有些树木应声而断，有些树木却难以砍断，所以然则何？质地差异也。

外因可以促使变化，内因可以决定变化，五变之变，就变化在这内外两种因素上。

本篇谈五变，《灵枢·顺气一日分为四时》同样谈五变，两篇所谈的五变有相同点有不同点。把体内五脏与体外时空相对应，具体与春夏秋冬、天干、五音、五味相对应，这是相同点。论出五种具体疾病，这是本篇的特殊点。

这里，有必要温习一下《灵枢·顺气一日分为四时》中关于"五变"的两段论述。

"黄帝曰：愿闻五变。岐伯曰：肝为牡藏，其色青，其时春，其音角，其味酸，其日甲乙；心为牡藏，其色赤，其时夏，其日丙丁，其音徵，其味苦；脾为牝藏，其色黄，其时长夏，其日戊己，其音宫，其味甘；肺为牝藏，其色白，其音商其时秋，其日庚辛，其味辛；肾为牝藏，其色黑，其时冬，其日壬癸，其音羽，其味咸。是为五变。"

"病在藏者，取之井；病变于色者，取之荥；病时间时甚者，取之输；病变于音者，取之经，经满而血者；病在胃及以饮食不节得病者，取之于合，故命曰味主合。是谓五变也。"

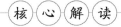

核心解读

认识了风厥、消瘅、寒热、留痹、积聚这五种疾病的病因，就认识了本篇的核心。

风，无论正邪，都会公平地吹在万物与人身上，决不会偏于一人一物。为何有病有不病，原因何在？内虚所致也。外邪见内虚，二者合二而一，才有疾病的产生。

同样的外因，为何有病与不病之别，为何有轻重之别，本篇解释这一问题时使用了一个非常形象的比喻：斧头砍树，有应声而断者，有应声不断者，所以然则何？质地不同也。

一、　黄帝十问与少俞十答

围绕五种疾病，黄帝提出了十四个问题，少俞一一进行了解答。问不止十问，答不止十答，为了增强记忆，这里采用"十问与十答"为题。

黄帝第一问：一样的因，为何会引起多种病？

同样的风雨寒暑，同样的由外到内的侵入人体——沿着毫毛而侵入腠理，为何会引起多种病？有的病会发生传变，而有的病停留在一定的部位？

一样的外邪，为何会形成五种疾病风肿汗出、消渴、寒热、留痹、积聚？这些差异是怎样产生的？

少俞一答：天之生风，其行公平。对天下而不针对某个人，对谁都没有偏向。谁遇见了它，它就侵犯谁。侵犯了谁，谁就得病。谁避开了它，就避开了危害。病与不病，首先在于能否避开天之邪风。

《素问》第一篇是《上古天真论》。篇中讲上古圣人之教下，所教的第一条哲理就是"虚邪贼风，避之有时"。

邪风如箭，邪风如石——礌石之石，这是《灵枢·九宫八风》中的哲理。何风为邪？如何判断邪风？将在《灵枢·九宫八风》中讨论。

黄帝第二问：一时遇风，同时得病，为何其病各异？同一时间同一风，为何会引起不同的病？

少俞二答：少俞用两个形象比喻回答了问题。一是匠人伐树，二是树遇风雨。

第一个比喻：匠人伐树。匠人用同一把斧头伐树，而伐树的效果却不一样，为什么？因为树有差别。

同一棵树，有阴阳两面之别。不同的树，有坚脆之别。阴面阳面的木质不一样，坚硬、脆薄的木质更不一样。一把斧头砍树的阴阳两面，会产生不同的效果。一把斧头砍不同材质的树，更会产生不同的效果。

脆薄的易砍易削，坚硬的难砍难削，还有更特殊的情况是：坚硬树质的枝叉关节处，木质更加坚硬，刀斧更加难入，甚至还会造成刀刃缺损。

第二个比喻：树遇风雨。同一棵树，树干树枝有坚硬、脆薄之分；不同材质的树，外皮有厚薄、内部有含水多少之别。遇见同样的风雨下，就同一棵树而言，树枝会折而树干不会折；就不同材质的树而言，含水多的树会折而材质坚硬的树就不会折。——同样的风雨，树因材质不同会有不同的表现。

下面五种情况说明，不同的树木，在不同气候下，其损伤也有差别。

第一种情况：早花遇春寒。同样的发芽开花，不同树种有早晚之分；发芽开花较早的，一旦遇见早春的大风和寒霜，就会发生花落叶萎。

第二种情况：含水树种遇大旱。如果遇到烈日的长期暴晒或大旱，外皮薄含水多的树，因为水分蒸发过多，树叶会因此而萎黄，枝条会因此而干枯。

第三种情况：含水树种遇淫雨。如果长期阴雨连绵，皮薄而含水量多的树，就会树皮溃烂，水湿漉漉。

第四种情况：刚脆的树木遇狂风。如果狂风骤起，刚脆的树木就会折断枝干，树叶就会掉光。

第五种情况：刚脆的树木遇严霜。刚脆的树木，如果遇到秋之严霜、秋之大风，树根就会动摇，树叶就会零落。

在这五种气候中，不同树木的损伤，是有很大差别的。树木尚且如此，何况是不同的人呢？

黄帝第三问：人和树木，有可比之处吗？

少俞三答：有可比之处。

风雨侵袭树木，受损伤的地方往往是树枝，如果树枝坚硬刚强，未必会受损伤。

外因致病，人受损伤的往往是骨节、皮肤、腠理等不够坚固的地方，外邪侵入往往还会停留在一定的部位，发病的地方也往往有固定之处。

黄帝第四问：人受风邪会导致洒洒汗出，如何可以预先知道？

少俞四答：肌肉不坚实，腠理疏松者，容易外受风邪。

黄帝第五问：怎样才能判断肌肉不坚实？

少俞五答：判断有这样三个标准。①肌肉结聚而无肌理，且皮肤无纹理；②皮肤粗糙不致密；③腠理疏松。

黄帝第六问：人经患消渴病，用什么方法可以预先知道？

少俞六答：五脏柔弱者，容易患消渴病。

黄帝第七问：如何判断五脏柔弱？

少俞七答：五脏柔弱者，性情刚强。性情刚强者容易发怒，发怒又容易使五脏受到损伤。

黄帝第八问：怎样判断五脏的柔弱与情性的刚强呢？

少俞八答：这一类人特征如下。①皮肤薄弱，②眼睛转动不灵活且深陷于眶窝之中，③两眉上长而直且常常带有怒气。

性情刚强，容易发怒；发怒会引起气机上逆，并伴随血气随上而积留胸中，血气随上会导致皮肤肌肉充胀、血脉不畅；血脉不畅又会转化为热象，热则消灼津液最终导致肌肤瘦薄，消渴病就形成在如此过程之中。性情刚暴而肌肉脆弱者，之所以患消渴病的原因，大体如此。

黄帝第九问：常患寒热病者，用什么方法预先知道呢？

少俞九答：骨骼小肌肉痿弱的人，容易经常患寒热病。

黄帝第十问：如何判断骨骼的大小，肌肉的坚固脆弱，气色的不一致呢？

少俞十答：颧骨是人身骨骼的根本标志。颧骨大的，则全身骨骼大；颧骨小的，则全身骨骼小。

皮肤瘦薄、肌肉没有隆起者，臂弱而无力，下巴的神色昏暗无神，与天庭的色泽不一致，像蒙了一层污物，这是判断骨、肉、色的标志与方法。

臂膀瘦薄无力者，骨髓亦不盛满，所以经常患寒热病。

黄帝第十一问：怎样预知痹病呢？

少俞十一答：皮肤纹理粗疏而肌肉不坚实者，容易患痹病。

黄帝第十二问：痹病部位的上下有固定之处吗？

少俞十二答：要想知道它发病部位的上下，就要明察各个部位的情况。

黄帝第十三问：肠中积聚病，如何预知呢？

少俞十三答：有两个标志可以作为判断的标准：一是皮肤瘦薄而不润泽，二是肌肉不坚实而略带潮润。如此者，肠胃弱，肠胃弱就会使邪气留止其中，而形成积聚。

再者，如果饮食寒热不节，邪气稍微侵犯脾胃，则寒邪就会蓄积停留，这也是形成积聚之病的原因。

黄帝第十四问：五种疾病的特征我清楚了，但时间因素对疾病影响如何呢？

少俞十四答：先要确定"今年何年"，其次确定"今时何时"。今年何年，确定的是干支。今时何时，确定的是四时。确定干支，确定的是年之五运。确定四时，确定的是时之六气。气候之气，有正邪之分。邪气是致病的外因，人体差异是致病的内因。时令正常之时，病情会好转；时令非常之时，病情会恶化。有些年份，时令异常并不剧烈，也会引起人体不适。知道了这些，就知道了五变之纲纪。

"先立其年，以知其时，时高则起，时下则殆。"少俞强调，医治疾病一定要认识"今年何年，今时何时，今气何气，气是否正常？如果异常，异常程度又如何？"时高则起"，气候正常病情容易好转，"时下则殆"，气候异常病情则容易加重。本篇的少俞，又一次强调了"年之所加，四时演化，气之盛衰"的重要性。

二、 少俞： 黄帝的又一位老师

岐伯，是黄帝的第一位老师。鬼臾区，是黄帝的第二位老师。这两位老师是在《素问》中出现的。

少师、伯高，是黄帝的第三、第四位老师。少俞，是黄帝的第五位老师。这三位老师是在《灵枢》中出现的。

从《素问》到《灵枢》，至今为止，黄帝面前一共出现过五位老师，依次是岐伯、鬼臾区、少师、伯高和少俞。

少俞，出身如何？《灵枢》中没有记述。没有记述，就是没有必要记述。

少俞，师从何人？《灵枢》中没有记述。没有记述，就是没有必要记述。

少俞，年龄如何，是老是少？《灵枢》中没有记述。没有记述，就是没有必要记述。

谁是得道者，就虚心请教谁，这是黄帝的作风。

谁能解答问题，就虚心请教谁，这是黄帝的经历。

黄帝需要的是"为什么"的答案，需要的不是出身门第，需要的不是名人名牌。"为什么"的答案，与门户无关，与名牌无关，与年龄无关。

第一请教于岐伯，第二请教于鬼臾区，第三请教于少师，第四请教于伯高，第五请教于少俞，这就是黄帝求学的经历，也是《内经》形成的过程。

本篇的少俞，一出场就解答了黄帝十多个问题。这些问题，在一部《内经》中，均属于空前性质的新问题。

以树比人，少俞形象又合理地解答了两个大问题：一是在同一风雨条件下，人群之中为何有病有不病？二是在同一风雨条件下，同一人体之中，为何病此不病彼？以树比人，是取象比类的方法。这一方法，少俞运用得是那样的灵活。

以外揣之法，少俞解答了一系列问题。性格刚强者五脏柔弱，五脏柔弱者易患消瘅。消瘅即今天的糖尿病。外揣之法，实在是化验之外的方法。

少俞所解答的问题，这里不再一一回顾。笔者关注的是，中华先贤为什么那么善于提出问题，中华先贤为什么那么善于解答问题？

岐伯、鬼臾区、少师、伯高、少俞，若问早期的中华大地上为何会出现这么多的贤哲？答案非常简单：因为有本身就是贤哲的黄帝。贤哲的黄帝会发现一系列贤哲。贤哲发现贤哲，贤哲请教贤哲，贤哲之间相互切磋，提出了问题，也解答了问题。

黄帝的虚心好学，岐伯一系列贤哲的指导，产生了一部传世经典《内经》。《内经》集中医文化之大成。中医文化，与黄帝的虚心好学息息相关，与一系列贤哲的指导息息相关。

中华文化的起源与形成，与这种方式是否相关？

中华文明的起源与形成，与这种方式是否相关？

中华民族遥遥领先于世界，与这种方式是否相关？

楚汉相争的西汉以后，为何中华大地上出现不了岐伯、鬼臾区、少师、伯高和少俞这样的贤哲？答案同样非常简单：因为有刘邦这样无赖出身的皇帝。无赖没有慧眼，不能认识贤哲。无赖出身的皇帝喜欢的还是无赖，有贤哲也难以发现。

由于无赖主宰天下，西汉以后的中华大地上，再也形不成《内经》这样的经典，再也无法使伟大的中医文化发扬光大。

这里，还有一个深思的问题：中华先贤创造了经典，聪明的子孙为何既创造不了经典又阅读不了经典？行为方式是不是背离了善于创造的先贤？思维方式是不是背离了善于创造的先贤？

本
藏
第
四
十
七

原　文

黄帝问于岐伯曰：人之血气精神者，所以奉生而周于性命者也。经脉者，所以行血气而营阴阳，濡筋骨，利关节者也。卫气者，所以温分肉，充皮肤，肥腠理，司开合者也。志意者，所以御[1]精神，收魂魄，适寒温，和喜怒者也。是故血和则经脉流行，营复阴阳[2]，筋骨劲强，关节清利矣。卫气和则分肉解利，皮肤调柔，腠理致密矣。志意和则精神专直[3]，魂魄不散，悔怒不起，五藏不受邪矣。寒温和则六府化谷，风痹不作，经脉通利，肢节得安矣，此人之常平也。五藏者，所以藏精神血气魂魄者也。六府者，所以化水谷而行津液者也。此人之所以具受于天也，无愚智贤不肖，无以相倚也。然有其独尽天寿，而无邪僻[4]之病，百年不衰，虽犯风雨卒寒大暑，犹有弗能害也；有其不离屏蔽室内，无怵惕之恐，然犹不免于病，可也？愿闻其故。

岐伯对曰：窘乎哉问也！五藏者，所以参天地，副[5]阴阳，而连四时，化五节[6]者也。五藏者，固有小大高下坚脆端正偏倾者；六府亦有小大长短厚薄结直缓急。凡此二十五者[7]，各不同，或善或恶，或吉或凶，请言其方。

心小则安，邪弗能伤，易伤以忧；心大则忧不能伤，易伤于邪。心高则满于肺中，悗而善忘，难开以言；心下则藏外易伤于寒，易恐以言。心坚则藏安守固；心脆则善病消瘅热中。心端正则和利难伤；心偏倾则操持不一，无守司也。

肺小则少饮，不病喘喝；肺大则多饮，善病胸痹喉痹逆气。肺高则上气肩息咳；肺下则居贲迫肺，善胁下痛。肺坚则不病咳上气；肺脆则苦病消瘅易伤。肺端正则和利难伤；肺偏倾则胸偏痛也。

肝小则藏安，无胁下之病；肝大则逼胃迫咽，迫咽则苦隔中，且胁下痛。肝高则上支贲切[8]胁悗，为息贲；肝下则逼胃，胁下空，胁下空则易受邪。肝坚则藏安难伤；肝脆则善病消瘅易伤。肝端正则和利难伤；肝偏倾则胁下痛也。

脾小则藏安，难伤于邪也；脾大则苦凑䏚[9]而痛，不能疾行。脾高则䏚引季胁[10]而痛；脾下则下加于大肠；下加于大肠则藏苦受邪。脾坚则藏安难伤；脾脆则善病消瘅易伤。脾端正则和利难伤；脾偏倾则善满善胀也。

肾小则藏安难伤；肾大则善病腰痛，不可以俯仰，易伤以邪。肾高则苦背脊痛，不可以俯仰；肾下则腰尻[11]痛，不可以俯仰，为狐疝。肾坚则不病腰背痛；肾脆则善病消瘅易伤。肾端正则和利难伤；肾偏倾则苦腰尻痛也。凡此二十五变者，人之所苦常病。

黄帝曰：何以知其然也？岐伯曰：赤色小理者，心小；粗理者，心大。无𩨹骭[12]者，心高；𩨹骭小短举者，心下。长者，心下坚；𩨹骭弱小以薄者，心脆。𩨹骭直下不举者，心端正；𩨹骭倚一方者，心偏倾也。

白色小理者，肺小；粗理者，肺大。巨肩反膺陷喉[13]者，肺高，合腋张胁[14]者，肺下。好肩背厚者，肺坚；肩背薄者，肺脆。背膺厚者，肺端正；胁偏疏者，肺偏倾也。

青色小理者，肝小；粗理者，肝大。广胸反骹[15]者，肝高；合胁兔骹[16]者，肝下。胸胁好者，肝坚；胁骨弱者，肝脆。膺腹好相得者，肝端正；胁骨偏举者，肝偏倾也。

黄色小理者，脾小；粗理者，脾大。揭唇者，脾高；唇下纵者，脾下。唇坚者，脾坚；唇大而不坚者，脾脆。唇上下好者，脾端正，唇偏举者，脾偏倾也。

黑色小理者，肾小；粗理者，肾大。高耳者，肾高；耳后陷者，肾下。耳坚者，肾坚，耳薄不坚者，肾脆。耳好前居牙车[17]者，肾端正；耳偏高者，肾偏倾也。凡此诸变者，持则安，减则病也。

帝曰：善！然非余之所问也。愿闻人之有不可病者，至尽天寿，虽有深忧大恐，怵惕之志，犹不能感[18]也，甚寒大热，不能伤也；其有不离屏蔽室内，又无怵惕之恐，然不免于病者，何也？愿闻其故。岐伯曰：五藏六府，邪之舍也，请言其故。五藏皆小者，少病，苦燋心，大愁忧；五藏皆大者，缓于事，难使以忧。五藏皆高者，好高举措；五藏皆下者，好出人下。五藏皆坚者，无病；五藏皆脆者，不离于病。五藏皆端正者，和利得人心；五藏皆偏倾者，邪心而善盗，不可以为人平[19]，反复言语也。

黄帝曰：愿闻六府之应。岐伯答曰：肺合大肠，大肠者，皮其应。心合小肠，小肠者，脉其应。肝合胆，胆者，筋其应。脾合胃，胃者，肉其应。肾合三焦、膀胱，三焦、膀胱者，腠理毫毛其应。

黄帝曰：应之奈何？岐伯曰：肺应皮。皮厚者，大肠厚；皮薄者，大肠薄；皮缓，腹里大者，大肠大而长；皮急者，大肠急而短；皮滑者，大肠直[20]，皮肉不相离[21]者，大肠结。

心应脉，皮厚者脉厚，脉厚者小肠厚；皮薄者脉薄，脉薄者小肠薄。皮缓者脉缓，脉缓者小肠大而长；皮薄而脉冲小[22]者，小肠小而短。诸阳经脉皆多纡屈者，小肠结。

脾应肉，肉䐃坚大者胃厚，肉䐃麽[23]者胃薄。肉䐃小而麽者胃不坚；肉䐃不称身者，胃下，胃下者，下管约不利。肉䐃不坚者，胃缓；肉䐃无小里累[24]者胃急。肉䐃多少里累者胃结，胃结者上管约不利也。

肝应爪。爪厚色黄者，胆厚；爪薄色红者，胆薄；爪坚色青者，胆急；爪濡色赤者，胆缓；爪直色白无纹者，胆直；爪恶色黑多纹者，胆结也。

肾应骨。密里厚皮者，三焦、膀胱厚[25]；粗理薄皮者，三焦、膀胱薄；疏腠理者，三焦、膀胱缓；皮急而无毫毛者，三焦、膀胱急；毫毛美而粗者，三焦、膀胱直；稀毫毛者，三焦、膀胱结也。黄帝曰：厚薄美恶皆有形，愿闻其所病。岐伯答曰：视其外应，以知其内藏，则知所病矣。

注　释

1. 御　驾驭、统率之意。

2. 营复阴阳　复，循环往复也。阴阳，此处指脏腑、内外、上下。血脉流行，循环往复于全身。

3. 精神专直　思维活动，指精神集中。

4. 邪僻　指不良嗜好。

5. 副　配合，遵循。

6. 化五节　五脏相应于春、夏、长夏、秋、冬的变化，谓之化五节。张景岳：“化五节者，应五行之节序而为之变化也。”

7. 二十五者　五脏分别有大小、坚脆、高下、端正、偏倾等五种状态，五脏为五，状态有五，五五二十五，合为二十五种。

8. 上支贲切　上支，肝经之气上行于支脉也；贲切，肝气上奔，壅塞迫切也。上支贲切，息贲喘息之病因也。

9. 湊（còu）䏚（miǎo）　湊，凑之异体字，有充聚之意。䏚，胁下虚软处。《素问·骨空论》：“䏚络季胁引少腹而痛胀。”王冰：“䏚者，季胁之下，侠脊两旁空软处也。”湊䏚，胁下虚软处胀满作痛。

10. 季胁　即季肋，相当于胸第十一、第十二肋处。《灵枢·骨度》：“腋以下至季胁长一尺二寸，季胁以下至髀枢长六寸。”

11. 尻　一曰臀部，一曰尾骶骨。《广雅·释亲》：“尻，臀部也。”《灵枢·经筋》：“足少阳之筋，起于小指次指……后者结于尻。”张景岳：“尾骶骨曰尻。”

12. 骭（hé）骺（yú）　胸前骨。胸骨下端蔽心之骨，又称鸠尾、蔽骨。《灵枢·骨度》：“缺盆以下至骭骺长九寸。”马莳：“骭骺，骨名，一名尾翳，一名鸠尾。”

13. 反膺陷喉　膺，胸也。《灵枢·论疾诊尺》：“肘前独热者，膺前热。”张景岳：“膺者，胸旁之高肉处也。”反膺陷喉，张景岳：“胸前两旁为膺，胸突而向外者是为反膺。肩高胸突，其喉必缩，是为陷喉。”

14. 合腋张胁　合，合拢也，闭合也，狭窄也。张，开张也，扩张也，开阔也。合腋，两腋狭窄、紧窄也；张胁，胸胁开张、开阔也腋张胁，两腋处敛缩，窄紧，胸廓下部开阔也。张景岳：“合腋张胁者，腋敛胁开也。”

15. 反骹（qiāo）　骹，肋骨之下部谓之骹。反骹，偏下肋骨突起谓之反骹。张景岳：“胁下之骨为骹也。反骹者，胁骨高而张也。”

16. 兔骹　张景岳：“兔骹者，胁骨低合如兔也。”

17. 牙车　即下颌骨，俗称下牙床。《释名》：“牙车，颌车，牙下骨名也。”《素问·刺热》：“颊下逆颧为大瘕，下牙车为腹满。”《灵枢·五色》：“循牙车以下者，股也。”张景岳：“牙车，牙床也。”

18. 犹不能感　感，有感应、感受、影响等多重含义。本篇论感，相对于伤感。《广雅·积诂》："感，惕也。"惕，为伤之本字。犹不能感，为不能伤害之意。

19．平　评之通假字。

20．大肠直　直，伸而不屈也。大肠的功能畅通，故曰大肠直。

21．不相离　离，有近靠、附丽、依附之意。《诗经·渐渐之石》："月离于毕，俾滂沱矣。"月，月球靠近毕星时，地球上的观测区内就会出现大雨滂沱的天气。不相离，即不相附丽，如皮皱脱屑之类。

22．冲小　脉来搏动细微。

23．麽　细小。《说文新附》："麽，细也。"《列子·汤问》："江浦之间，生麽虫。"注："麽，细也。"

24．小里累　里累，果实累累。小果累，如小颗粒果实累累状。里，《甲乙经》作"裹"。

25．密里厚皮者，三焦、膀胱厚　三焦，少阳也；膀胱，太阳也。《素问·评热病论》："巨阳主气。"巨阳者，太阳也。足太阳膀胱经统领人体一身之阳气。阳气在外在表，皮毛在外在表，太阳与皮毛在此联系到了一起。上焦化气，中焦化血，气血营养皮毛，三焦与皮毛在此联系到了一起。所以，视皮之厚薄、毛之疏密可以判断三焦、膀胱正常与非常。

本，根本也，根基也。

脏，五脏也。

本脏意义为何？《灵枢·师传》的解释是："本藏以身形支节䐃肉，候五藏六府之小大焉。"这一论断告诉后人，本脏的意义，在于以身体外部的形状特征论五脏六腑之小大。

本篇所论的是血气精神与性命的关系，论的是五脏与天地、四时的对应关系，论的是五脏大小与体格、肌肉的关系。

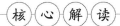

经脉、血液、卫气、意志，与生俱来，人人皆有。此，第一大内容也。

同样的风雨寒暑，有病有不病，所以然则何？五脏异也。五脏之异，异在大小、高下、坚脆、端正、偏斜五大方面。此，第二大内容也。

人体一整体，脏腑相合，内外相应，外部受邪必影响于内，内部有病必有形于外。此，第三大内容也。

三大内容，构成了本篇之核心。

一、 黄帝的心得与新问题的提出

本篇的黄帝，先回顾心得，而后提出了新问题。

（一）心得回顾之一

生命四大要素。血气精神、经脉、卫气、志意是生命四大要素。四大要素的存在，才有活生生的生命。

人的血气精神，是生命第一要素。血气精神有两大基本功能：①奉养生命；②周全性命。

经脉，是生命第二要素。经脉，有三大基本功能：①通行人体气血，将营养物质营运到人体的内外各个部位；②濡润筋骨；③通利关节。

卫气，是生命第三要素。卫气，有四大基本功能：①温养肌肉；②充润皮肤；③充实腠理；④司令汗孔开合。

志意，是生命第四要素。志意，有三大基本功能：①统御精神；②收摄魂魄；③调适寒温和喜怒情志变化。

四大要素本身必须保持一个良好的状态，良好的状态有一个基本的标志——"和"。

血气和则经脉通行流利，身体各部在血气循环中得到营养，从而筋骨强劲有力，关节滑利自如。

卫气和则肌肉舒缓滑利，皮肤调顺柔润，腠理致密。

志意和则精神集中思维敏捷，魂魄不会散乱，情志不会发生变异，五脏不会受到邪气的侵犯。

四大要素之和，会引起人体温度的变化——寒温之和。寒温和则六腑能腐熟水谷，风痹病则不会发作，经脉运行通畅流利，肢体关节能够保持正常。这些就是常人的正常状态。

（二）心得回顾之二

脏腑的基本功能。脏有脏的基本功能，腑有腑的基本功能。

五脏，是用来贮藏精神血气魂魄的。

六腑，是用来腐化水谷之物而使津液运行的。

脏腑功能，是由先天决定的，即与生俱来的。

脏腑功能，不论是愚笨还是聪明，也不论是好人还是坏人，都没有两样。

二、 脏腑差异与疾病

同样的四大因素，同样的脏腑功能，为何会出现病与不病的差异？有人享尽天寿之年，百岁而不衰老，虽然有风雨之邪，虽然有大寒大暑，却不能使身体受到伤害，这是为什么？有人不离居室，也没有惊恐情志刺激，却还是不免于生病，这是为什么？这是黄帝追溯的新问题。

这是道难题！岐伯解答问题时，先承认了这个问题的难度，然后解答了这道难题。

（一）五脏差异与"病与不病"的关系

1. 相参相合的人天关系　人有五脏，天有五行；五脏肝心脾肺肾，五行木火土金水。肝应木，心应火，脾应土，肺应金，肾应水，人与天地相参相合，合在了五脏与五行的相互对应上。

前面已经谈过，十月太阳历，一年分五行十个月，一行分两个月，两个月又分阴分阳——奇数月为阳，偶数月为阴。五行每一行都有阴阳之分，例如木分阴木阳木，火分阴火阳火，土分阴土阳土，金分阴金阳金，水分阴水阳水。五行分阴阳，是五脏分阴分阳的理论发源地。人与天地相参相合，合在了阴阳上。

先有太阳历的五行，五行合于人天五脏。后有阴阳合历的四时，四时春夏秋冬之中又分出了一个长夏，继续保留五行的模式，也继续保留着五脏与四时相应相合的模式——春应肝，夏应心，秋应肺，冬应肾，长夏应脾。

相对相应的人天关系，男女如此，老幼如此，人人如此。

2. 五脏：人人相同与人人不同　人人有五脏，这是相同点。人的五脏，有大小、高下、坚脆、端正、偏斜的区别，这是不同点。

人人都有六腑，这是相同点。六腑同样有小大、长短、厚薄、曲直、缓急的不同，这是不同点。

相同和不同，有好坏之分，有吉凶之别，病与不病的根本原因就在于此。一脏有五种不同，五脏二十五种不同。认识了二十五种不同点，就认识了"病与不病"的所以然。

3. 五脏的差别与种种疾病　差别即不同。要想认识"病与不病"的所以然，必须认识种种不同。为什么？因为病因就在不同之差别中。

五脏的差别有四：①形之大小；②位置高低；③坚实与脆弱；④端正与偏斜。

（1）心脏的差别与疾病：心脏的四大差别与疾病的关系如下。

其一，心脏小者则神气安定，外邪不能伤害它，但容易伤于忧患；心脏大者则不会伤其忧患，却容易伤于外邪。

其二，心位偏高，则肺中胀满，郁闷而易于忘事，并且难以用言语开导；心位偏下则神气涣散于外，容易伤于寒邪，容易受言语恐吓。

其三，心脏坚实则神气安定；心脏脆弱则易于患消渴热中之疾。

其四，心脏端正则血脉和利，邪气难入；心脏偏倾则神志不定，操守不坚，遇事没有定见。

（2）肺脏的差别与疾病：肺脏的四大差别与疾病的关系如下。

其一，肺脏小者则少有饮邪停留，不易患喘喝之病；肺脏大者则多有饮邪停留，易患胸痹、喉痹、逆气之病。

其二，肺位偏高则气机上逆，易患喘息、抬肩、咳嗽之病；肺位偏下则逼于贲门，迫于肝肺，经常胁下作痛。

其三，肺脏坚实则不易患咳逆上气之病；肺脏脆弱则易患消渴并且容易伤于热邪。

其四，肺脏端正则肺气和利通畅，邪气难以侵入；肺脏偏倾则胸中易于偏痛。

（3）肝脏的差别与疾病：肝脏的四大差别与疾病的关系如下。

其一，肝脏小者则脏气安定，没有胁下病痛证；肝脏大者则逼迫胃部与咽部，咽部被迫则咽膈不通饮食，从而形成膈中病证，并伴有胁下作痛。

其二，肝位偏高则向上支撑膈部，易于胁部闷胀，成为息贲病；肝位偏下则逼迫胃脘，胁下空虚，胁下空虚则易于遭受邪气。

其三，肝脏坚实则脏气安定，难以受外邪伤害；肝脏脆弱则经常受伤而患消瘅疾病。

其四，肝脏端正则脏气调和通利，邪气难以伤害；肝脏偏倾则易于受到外邪伤害，且易于胁下疼痛。

（4）脾脏的差别与疾病：脾脏的四大差别与疾病的关系如下。

其一，脾脏小者则脏气安定，不容易被邪气所伤；脾脏大者则胁下空软处易于充塞作痛，不能快步行走。

其二，脾位偏高则胁下空软处牵连季胁疼痛；脾位偏低则向下加临于大肠，加临于大肠则脏器经常容易遭受邪气。

其三，脾脏坚实则脏气安定难以受伤害；脾脏脆弱则经常受伤而患消瘅疾病。

其四，脾脏端正则脏气调和通利不容易受邪伤害；脾脏偏倾则经常易生胀满病证。

（5）肾脏的差别与疾病：肾脏的四大差别与疾病的关系如下。

其一，肾脏小者则脏气安定难以受伤；肾脏大者则经常患腰痛病，且不可以前俯后仰，容易被邪气所伤。

其二，肾脏偏高则易于背膂发生疼痛，不可以俯或仰；肾脏偏下则易于腰部尻部发生疼痛，同样不可以前俯后仰，且成为狐疝疾病。

其三，肾脏坚实则不易患腰背疼痛；肾脏脆弱则经常易于受伤害而患消瘅之病。

其四，肾脏端正则脏气调和通利，难以受外邪伤害；肾脏偏倾则易于腰尻部位疼痛。

五脏差别与二十五种病变的关系，基本如此。

（二）判断五脏差别的基本标准

五脏在内，如何从外部知道内部五脏的差别呢？可以从下列几个外部特征去判断：

1. 判断心脏差别的两大标准　①肤色纹理；②胸骨剑突。

皮肤色红纹理致密者，心脏小；纹理粗疏者，心脏大。

胸骨剑突不明显者，心位偏高；胸骨剑突短小而高，突如鸡胸者，心位偏低。

胸骨剑突稍长者，是心脏坚实；胸骨剑突薄弱而小者，心脏脆弱。

胸骨剑突直向下方而没有突起者，是心位端正；胸骨剑突歪斜者，是心位偏倾不正。

2. 判断肺脏差别的三大标准　①肤色纹理；②肩部胸部特征；③胸背肌

肉特征。

皮肤色白纹理致密者，肺脏小；纹理粗疏者，肺脏大。

两肩高起，胸膺部位突出而咽喉下陷者，肺位偏高；两腋之间窄紧，胸廓上部敛缩，胁部开张者，肺位偏低。

肩部发育匀称，背部肌肉厚实者，肺脏坚实；肩背部瘦薄者，肺脏脆弱。

胸背肌肉厚实匀称者，肺位端正；肋骨歪斜而现疏密不匀者，肺位偏倾不正。

3. 判断肝脏差别的三大标准　①肤色纹理；②胸部特征；③肋骨特征。

皮肤色青纹理致密者，肝脏小；纹理粗疏者，肝脏大。

胸部宽阔，胁骨高张突起者，肝位偏高；胁骨低合内收者，肝位偏低。

胸胁发育匀称健壮者，是肝脏坚实；胁骨软弱者，是肝脏脆弱。胸腹部位发育良好高而匀称者，是肝脏端正；胁骨偏斜突起者，是肝脏偏斜。

4. 判断脾脏差别的两大标准　①肤色纹理；②口唇特征。

皮肤色黄纹理致密者，脾脏小；纹理粗疏者，脾脏大。

口唇翘起而外翻者，脾位偏高；口唇低垂弛缓者，脾位偏低。

口唇坚实者，脾脏坚实；口唇大而松弛不坚者，脾脏脆弱。

口唇上下端正匀称而发育完好者，脾脏位置端正；口唇不正而一侧偏高者，脾脏倾斜。

5. 判断肾脏差别的三大标准　①肤色纹理；②胸部的特征；③耳朵特征。

皮肤色黑纹理致密者，肾脏小；纹理粗疏者，肾脏大。

耳朵偏高者，肾位偏高；耳朵向后方陷下者，肾位偏低。

耳朵坚挺厚实者，肾脏实坚；耳朵瘦薄不坚实者，肾脏脆弱。

耳朵发育完好，前方位置贴近牙床者，肾脏端正；耳朵高低不一，肾脏偏斜。

以外部特征为标准判断五脏之差异，情况基本如此。

"凡此诸变者，持则安，减则病也。"岐伯讲述完五脏功能之后，作出了如此总结。这一总结的意思是：五脏，如果能够注意调摄，功能就能保持正常，反之，功能就会受到损伤而发生疾病。

（三）五脏差异与人之差异

本篇黄帝第一次直率地对老师说："问题，老师解答得很好，但并不是我想要得到的答案。——"善。然非余之所问也。"

问非所答，是学习过程中的一个大问题。

师生之间，应该开诚布公。黄帝与岐伯这对师生，为后世树立起了光辉而永恒的榜样。

同样的条件，为何会产生差异？同样的风雨寒暑，同样的忧伤恐惧，为何有人不病而享尽了天年，有人却不免于病，原因何在？这是黄帝的继续追问。

下面是岐伯的回答："五藏六府，邪之舍也，请言其故。"体内五脏六腑，是外邪入侵之地，也是病发之地。请让我详细解释五脏大小、位置与疾病的关系：

五脏都小者，少于患病，却苦于经常焦心思虑，多愁善感；五脏都大者，做事从容和缓，精神开阔，难于使他忧愁。

五脏位置偏高，举止好高骛远，空想自大，不切实际。五脏位置偏低，意志卑弱，甘居人下，不求进取。

五脏都坚实，内外邪气不能侵犯，所以不生疾病；五脏都脆弱，易受外邪侵袭，所以病不离身。

五脏位置都端正，脏气调匀，性情和顺，为人平正，办事易得人心；五脏位置都偏斜，心地淫邪而经常偷盗，私心评定是非，这种人言语反复无常，说话不算数。

（四）脏腑关系及其判断

1. 脏腑关系与内外关系　五脏与六腑的相互关系为何？如何从外部特征判断六腑？这是本篇黄帝的最后两个问题。岐伯的回答是：

肺脏与大肠相合，大肠与皮毛相应。

心脏与小肠相和，小肠与脉相应。

肝脏与胆腑相合，胆腑与筋相应。

脾脏与胃腑相合，胃腑与肌肉相应。

肾脏与三焦膀胱相合，三焦膀胱与腠理毫毛相应。

2. 从外部特征判断六腑　外部特征能判断六腑吗？完全可以。

（1）皮肤特征论大肠：肺脏与皮毛相应，又与大肠相合。皮肤厚者，大肠就厚；皮肤薄者，大肠就薄；皮肤弛缓，腹围胀大者，大肠松弛而且长；皮肤绷急者，大肠也紧而短；皮肤滑润者大肠就通顺；皮肤干燥脱屑，与肌肉不相附丽者，大肠就结涩。

（2）皮肤、脉特征论小肠：心脏与脉相应，又与小肠相合。皮肤厚者，脉厚；脉厚者，小肠就厚。皮肤薄者，脉薄；脉薄者，小肠就薄。皮肤弛缓者，脉弛缓；脉弛缓者，小肠粗大而长。皮肤薄而脉虚小弱者，小肠短小。三阳经脉多弯曲血络者，小肠结涩。

（3）肌肉特征论胃腑：脾脏与肌肉相应，又与胃腑相合，肌肉聚处坚实而大者，则胃腑厚实；肌肉聚处细薄者，则胃腑瘦薄。肌肉聚处细小薄弱，则胃腑不坚实；肌肉聚处不与身体相称者，则胃体下垂，胃体下垂，则胃下脘不舒畅不通利。肌肉聚处不坚实者，则胃体迟缓；肌肉聚处没有细小的颗粒状物累累相连者，则胃气急迫。肌肉聚处多有小颗粒状物累累相连者，则胃气结涩，胃气结涩，则胃上脘不舒畅不通利。

（4）指爪特征论胆腑：肝脏与指爪相应，又与胆腑相合。指爪厚实而色泽黄者，则胆腑厚实；指爪削薄而色泽红者，则胆腑薄弱。指爪坚实而色泽青者，则胆气急迫；指爪濡软而色泽红赤者，则胆气弛缓。指爪直正而色白无纹者，则胆气舒畅和顺；指爪畸形而色黑多纹者，则胆气郁结不舒畅。

（5）纹理、毫毛特征论膀胱与三焦：肾脏与骨骼相应，又与膀胱三焦相合。纹理致密而皮肤厚实者，则三焦、膀胱也厚实；纹理粗疏而皮肤瘦薄者，则三焦、膀胱亦瘦薄。腠理疏松者，则三焦、膀胱弛缓；皮肤紧急而没有毫毛者，则三焦、膀胱也紧急；毫毛美润而粗者，三焦、膀胱之气则通畅；毫毛稀疏者，则三焦、膀胱之气郁结不畅。

三、 视其外应， 以知内脏

本篇最后，又一次讨论了"视外知内"的方法。

黄帝问："厚薄美恶皆有形，愿闻其所病。"——脏腑的厚薄与好坏，都有一定的形状，它们引发疾病时如何知道？

岐伯的回答是："视其外应，以知其内藏，则知所病矣。"——观察它们各自外应的皮肉筋骨变化，就可以知道它们内部脏腑的变化，这样也就可以知道它们所引发的病变了。

五脏在内，五官在外，与五脏相关的筋骨皮肉在外。在内的五脏有病必然反映到五官上，必然反映到外部相对应的筋骨皮肉上。观测外部相应部位的变化，就会知道内脏的变化。这就是"视外知内"之法。

四、 小议人体系统论

人体是一个完整的系统，内外一体，内外一致，内外相连。

外部变化一定会影响内部变化，内部变化也一定会反映到外部上。善于观察者肯定会从外部变化中发现内部变化——即疾病的有无与疾病的轻重。

内外一体，内外一致变化的系统论，在几千年前，被中华先贤所认识、所掌握，并运用到了医学领域之中。优秀的系统论，昨天有用，今天有用，明天还有用。

禁服第四十八

───────────── 原 文 ─────────────

雷公问于黄帝曰：细子[1]得受业，通于《九针》六十篇[2]，旦暮勤服[3]之，近者编绝[4]，久者简垢[5]，然尚讽诵弗置，未尽解于意矣。《外揣》言浑束为一，未知所谓也。夫大则无外，小则无内，大小无极，高下无度，束之奈何？士之才力，或有厚薄，智虑褊浅[6]，不能博大深奥[7]，自强于学若细子，细子恐其散于后世，绝于子孙，敢问约之奈何？黄帝曰：善乎哉问也！此先师之所禁，坐私传[8]之也，割臂歃血之盟[9]也，子若欲得之，何不斋乎？雷公再拜而起曰：请闻命于是也，乃斋宿[10]三日而请曰：敢问今日正阳[11]，细子愿以受盟。黄帝乃与俱入斋室，割臂歃血。黄帝亲祝曰：今日正阳，歃血传方，有敢背此言者，反受其殃。雷公再拜曰：细子受之。黄帝乃左握其手，右授之书，曰：慎之慎之，吾为子言之。

凡刺之理，经脉为始，营其所行，知其度量；内刺五藏，外刺六府，审察卫气，为百病母[12]；调其虚实，虚实乃止，泻其血络，血尽不殆矣。雷公曰：此皆细子之所以通，未知其所约也。黄帝曰：夫约方[13]者，犹约囊[14]也，囊满而弗约，则输泄；方成弗约，则神与弗俱[15]。雷公曰：愿为下材者，勿满而约之。黄帝曰：未满而知约之，以为工，不可以为天下师。

雷公曰：愿闻为工。黄帝曰：寸口主中，人迎主外，两者相应，俱往俱来，若引绳大小齐等[16]。春夏人迎微大，秋冬寸口微大，如是者名曰平人。

人迎大一倍于寸口，病在足少阳，一倍而躁，在手少阳；人迎二倍，病在足太阳，二倍而躁，病在手太阳；人迎三倍，病在足阳明，三倍而躁，病在手阳明。盛则为热，虚则为寒，紧则为痛痹，代则乍甚乍间。盛则泻之，虚则补之，紧痛则取之分肉，代则取血络且饮药，陷下则灸之，不盛不虚，以经取之，名曰经刺。人迎四倍者，且大且数，名曰溢阳，溢阳为外格，死不治。必审按其本末，察其寒热，以验其藏府之病。

　　寸口大于人迎一倍，病在足厥阴，一倍而躁，在手心主；寸口二倍，病在足少阴，二倍而躁，在手少阴；寸口三倍，病在足太阴，三倍而躁，在手太阴。盛则胀满、寒中、食不化，虚则热中、出糜[17]、少气、溺色变；紧则痛痹，代则乍痛乍止。盛则泻之，虚则补之，紧则先刺而后灸之，代则取血络而后调之，陷下则徒灸之，陷下者，脉血结于中，中有著血[18]，血寒，故宜灸之。不盛不虚，以经取之。寸口四倍者，名曰内关，内关者，且大且数，死不治。必审察其本末之寒温，以验其藏府之病。通其营输[19]，乃可传于大数[20]。《大数》曰：盛则徒[21]泻之，虚则徒补之，紧则灸刺且饮药，陷下则徒灸之，不盛不虚，以经取之。所谓经治者，饮药，亦用灸刺。脉急则引[22]，脉大以弱，则欲安静，用力无劳也。

注　释

　　1. 细子　小子之别称，自谦之辞。

　　2.《九针》六十篇　指远古时期针刺之典籍。张景岳："六十篇，古经数也，今失其传。"

　　3. 勤服　勤，尽心尽力。《春秋左传·僖公二十八年》："今尹其不勤民。"注："尽心尽力无所爱惜为勤。"服，有衣服、服从、用药等多重含义，亦有学习之意。本篇论服，服为学习。勤服，孜孜不倦勤奋学习。

　　4. 编绝　编，古时用皮条连贯的书简。绝，指用以连贯竹简的皮条断了。孔子读《易》，留下了成语"韦编三绝"。编绝，书简的皮条磨断了。这里比喻的是读书的勤奋。

　　5. 简垢　竹简上的污垢。竹简的污垢，是反复阅读的结果，这里比喻的是读书的勤奋。

　　6. 褊（biǎn）浅　褊，狭隘。《史记·礼书》："褊陋之说。"注："褊，狭也。"浅，肤浅。褊浅，言狭隘肤浅。

　　7. 博大深奥　博，有众多、丰富之意。博，博学多闻，通古博今。《论语·子罕》："君子博学於文，约之以礼。"大，广大也，无外也。博大，指空间平面上的宽阔丰富。深奥，指空间深度上的深度。博大深奥，指学问的渊博。

8. 坐私传　坐，处也，落座也。《素问·五运行大论》："黄帝坐明堂，始正天纲。"私，私心，私下，偏私。本篇论私，私为私下。传，传授也。坐私传，强调的是医道的传授对象必须慎重选择。对于那种专谋私利的人是不能传授的。故上有先师之所禁。

9. 割臂歃（shà）血之盟　割臂，在臂膊上用刀割出血。歃血，是盟者以血涂口旁或口含禽畜之血。割臂歃血，血涂口旁也。割臂歃血之盟，古时最郑重的一种宣誓仪式，以示决不背信弃约。《素问·三部九候论》："歃血而受，不敢妄泄，令合天道。"

10. 斋宿　斋，先贤在祭祀或典礼前清洁身心的一种仪式，如沐浴更衣，素食独宿。斋宿，即素食独宿。表示心志专一，以示至诚。

11. 正阳　正午时刻。《素问·五常政大论》："升明之纪，正阳而治，德施周普，五化均衡。"张景岳："火主南方，故曰正阳。"

12. 百病母　母，根本也，本源也。百病母，百病之因，百病之根也。

13. 约方　术，成千上万；道，无双为一。将医术、针刺之术归纳为医道、针刺之道，谓之约方。

14. 约囊　囊，口袋也。约，扎口绳。约囊，将口袋口扎起来。

15. 神与弗俱　神，神奇之医道也。弗，否定之不。俱，得道也，明白也。神与弗俱，习医术而不明医道，不能成为高明的医生。不明医道即无神，无神即神与弗俱。

16. 若引绳大小齐等　若，犹如；引绳，两人牵绳也。大小齐等，方向相同、力量相等，绳子来去整齐一致也。引绳，比喻人迎、寸口两处脉搏搏动节奏相同。杨上善："二人共引一绳，彼牵而去；其绳并去；此引而来，其绳并来。寸口人迎，因呼吸牵脉往来，其动是同，故曰齐等也。"

17. 出糜　糜，本义指粥。《说文解字》："糜，糁也。"《灵枢·师传》："肠中热，则出黄如糜。"出糜，指大便如粥。

18. 著血　瘀血。脉管之中有瘀血附着。张景岳："脉陷下者，以寒著于血，而血结为滞，故宜灸之也。"

19. 通其营输　通，有交通、通行、畅通、通晓等多重含义也。本篇言通，通为通晓。通其营输，指通晓经脉之气运行之原则与输注出入之精细。

20. 大数　古代典籍，记载医病之大法，故称之为大数。

21. 徒　但、只、仅仅。《灵枢·通天》："天地之间，六合之内，不离于五，人亦应之，非徒一阴一阳而已也。"

22. 引　导引之法。

禁止，禁令，禁忌、禁锢，这是与"禁"字相关的动词。

服从、服务、服侍，这是与"服"字相关的动词。

禁服，不能理解为"禁止服从""禁令服从"。禁与谨同音，禁服应该理解为谨服、谨慎服从。

《说文解字》："服，用也。"

《内经》中的"服"字有多重含义，如衣服之服、饮药服用之服，降服邪气之服，但与针灸相关的意思有两重含义：一是"服"相当于使用之"用"，二是服从之义。

《灵枢·病传》："道，昭乎其如日醒，窘乎其如夜瞑，能被而服之，神与俱成，毕将服之。"这一论断意思是：懂得了医道，医生如同白天一样清醒；不懂医道，医生如同晚上昏睡一样糊涂。懂得了医道，医生的智慧如源头活水一样用之不竭。按照医道医病，就会取得出神入化、得心应手的良好效果。此处之"服"，含义在"使用"上。

《素问·生气通天论》："故圣人抟精神，服天气，而通神明。"此处之"服"，含义在"服从"上。

禁服、谨服，讲的是针刺之时的"是这样，应该这样"。

经脉循行的道理，卫气循行的道理，虚补实泻的原则，都在谨服范围之内。

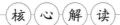

一要认识经络的循行路径、终始长短、气血差异；二是要内知五脏的次序——与四时五行合其序的春肝夏心秋肺冬肾长夏脾，外别六腑的功能；三

是要会审察卫气的变化，要知道营在脉中，卫在脉外。这是针刺之工的"三大应知应会"，也是本篇的核心内容。

一、 黄帝为师

在本篇，黄帝为师，雷公为徒；雷公提出问题，黄帝解答问题。

（一） 读书为何读不懂，书中道理能否简易化

这是雷公的问题。一直到今天，这个问题还是问题。

雷公向黄帝说，他通读了《九针》的六十篇文章，每天早晚都孜孜不倦地钻研之、诵读之，读得皮条断绝，竹简尘污，还继续在读，但并没有真正明白书中的道理。例如，《外揣》所讲的"浑束为一"，含义到底为何，为何说"大则无外，小则无内，大小无极，高下无度"？如此广博精深的内容，到底是怎样归纳总结出来的？习医之士，聪明才智有厚薄之分，智慧思虑有高低之别，如果不讲清楚这些道理，又不能刻苦学习，时间一长，博大精深的医道医术可能会失于后世，绝于子孙。为了将医道医术千秋万代地传下去，能否将其简易后传给我？

（二） 传承医道的割臂歃血之誓

黄帝告诉雷公，医道医理不能轻易地传人，先师们所留下的规矩是，传承医道必须经过割臂歃血的盟誓，才可以传授。《素问·气交变大论》有"得其人不教，是谓失道，传非其人，慢泄天宝"之论，强调的也是传承医道必须慎之又慎，非其人不教，非其人勿传。

雷公按照黄帝的教导，认真斋宿三天后，与黄帝一起进入斋室，举行割臂歃血仪式。黄帝亲自祝告："今日正阳，献血传方，有敢背此言者，反受其殃。"意思是：今天正午，通过歃血仪式传授医道，有违背誓言者，必遭受祸殃。雷公再次行礼道："细子受之。"意思是：我谨守誓言。

明誓仪式后，黄帝于是用左手握着雷公的手，右手将书传授给雷公，并说道："慎之慎之，吾为子言之。"嘱咐雷公：一定要谨慎而又谨慎啊！我为你讲讲它的道理。

今时今日，割臂歃血的形式可以改进，但是慎重敬慎的态度是应该继承与保存的。

（三） 博大的医道医理与简约的方法

医道医理博大精深，丰富而繁杂，能不能将其归纳成易于掌握的简约的

纲领性方法，让人提纲挈领地清楚明白呢？这是本篇此处雷公与黄帝讨论的问题。

雷公对黄帝说，你所讲的道理我都知道，我的缺陷是：不能将博大精深的医道医理归纳成易于掌握的简约的纲领性方法，让人一目了然，清清楚楚。

黄帝举了形象的例子，回答了雷公的问题：用袋子里装东西，比如珍珠，袋子满了而没有扎住袋口，珍珠就会漏掉。扎住袋口，珍珠就不会漏掉了。纲领性方法就像扎袋口的绳子。有了这条扎口的绳子，所学的医道医理医术医方就不会遗忘。

书，读了一本又一本；文，读了一篇又一篇。如果没有统领书与文的方法，所学的东西还会还给书本，还会还给文章。这与珍珠口袋没有扎口，珍珠就会漏掉道理一样。

雷公问，下等人材的人，学医未满师者能否对医道医理进行总结归纳，归纳简约的纲领性方法？

这显然是不可能的。上等人才的满师者，未必都能总结归纳出纲领性方法，何况下材之人？

黄帝告诉雷公，不明医道医理，不可能归纳总结出简约的纲领性方法。这样的人只能做一个一般的医生，而不可以成为天下的师表。黄帝的原话是："未满而知约之，以为工，不可以为天下师。"

读书重要，方法更重要。从书中读出方法，尤其是读出纲领性的方法，方能算是善于读书的读书人。能从医道医理医术医方读出纲领性的方法，才算是上工或医圣。

二、 黄帝论针刺之理的三大奥妙

针刺之理，奥妙有三：

第一是认识经脉。认识经脉，具体体现在"三知道"之中。所谓"三知道"，就是一要知道经脉的循行路径，二要知道经脉的长短，三要知道每条络脉上的气血多少的差异。

第二是"内知外别"。内知五脏的次序，春肝夏心秋肺冬肾长夏脾。外别六腑的功能，胃功能为仓廪，大肠功能为传道为变化，小肠功能为受盛为化物，肾功能为主管聪明才智，三焦功能为决渎之为水道，膀胱功能为储藏津液。

第三是审察卫气的变化。营在脉中，卫在脉外。人一呼脉行三寸，一吸脉行三寸；呼吸定息（定息：人一呼一吸为一息，一息终了称为定息），脉行六寸，人一天一夜凡一万三千五百息，脉行五十度，周于身，漏水下百刻，荣卫行阳二十五度，行阴亦二十五度，为一周。

弄通弄懂了这三条奥妙的针刺之理，将其作为研究百病之因的依据，以"虚者补之，实者泻之"的方法调治虚实之病，若判断正确，方法得当，则虚实之病就可以得到医治。如果病在血络，用刺络法医治，泻其邪血；邪血尽去，则病情就会好转。

三、 黄帝论"工"

工者，医生也。工，有上工、中工、下工之分。本篇这里，黄帝论的是中工。

雷公问黄帝：中工该如何？即一般的医生应该知道什么？

（一） 善察卫气

"审察卫气，为百病母。"本篇第一次出现"百病母"之说。卫气为百病母，何意也？卫气发生问题，百病生焉。卫气在人体中的重要性，被"百病母"一说揭示得淋漓尽致。

质与力，是现代物理学基础两要素。气与血，是《内经》基础两要素。无力，质不能运动。无气呢，是不是血不能流通？气血出现了问题，疾病即刻而起。气血问题小则疾病小，气血问题大则疾病大；气血问题少则疾病少，气血问题多则疾病多。卫气为百病母，不知气焉能为工乎？

（二） 善诊两脉

黄帝告诉雷公，中工最为关键的是应该掌握寸口脉与人迎脉的功能与区别：

主脏主腑的区别。寸口脉主在内的五脏，颈部的人迎脉主在外的六腑。

搏力大小的区别。寸口、人迎二脉表里相应，往来不息，其搏动力量应该是大小相等，但春夏之季阳气偏盛，人迎脉应略大一些；秋冬之季阴气偏盛，寸口脉应略大一些，这就是无病之人的表现。

搏力大小与不同部位的疾病。以脉之搏力大小分辨不同部位的疾病。

人迎脉比寸口脉搏力大，分以下六种情况。

第一种：人迎脉比寸口脉大一倍，病在足少阳经；大一倍且躁疾者病在手少阳经。

第二种：人迎脉比寸口脉大两倍，病在足太阳经；大两倍且躁疾者病在手太阳经。

第三种：人迎脉比寸口脉大三倍，病在足阳明经；大三倍且躁疾者病在手阳明经。

第四种：人迎脉盛大，阳气内盛则为热；脉虚小，阳气内虚则为寒。

第五种：脉紧者为痛痹，出现代脉时，有忽痛忽止，时轻时重的病证。

治疗时，脉盛的用泻法，脉虚的用补法，脉紧而酸痛的，则针刺分肉之间的穴位，脉代的取血络放血，并配合服药。脉陷下不起者，为寒滞，用灸法治疗。不盛不虚，正经自病的，则取治于有病的本经，称为经刺。

第六种：人迎脉比寸口脉大四倍，大而且数，阳脉甚盛，称为溢阳。溢阳是阴气格阳于外的现象，为阴阳离决，属不治之死证。必须审察疾病的全过程，察视它的寒热属性，以验明其脏腑的病变而进行治疗。

寸口脉比人迎脉搏力大，分以下四种情况。

第一种：寸口脉比人迎脉大一倍，病在足厥阴经；大一倍而躁疾者，病在手厥阴经。

第二种：寸口脉比人迎脉大两倍，病在足少阴经；大两倍而躁疾者，病在手少阴经。

第三种：寸口脉比人迎脉大三倍，病在足太阴经，大三倍而躁疾者，病在手太阴经。

寸口脉主阴，寸口脉现盛大，为阴气过盛；阴气过盛，可出现胀满、寒滞中焦、食不消化等症。

寸口脉现虚弱的，为阴虚。阴虚则阳气来乘，会出现肠胃中热、排便如糜粥，少气、尿色变黄等症。

脉紧者属寒，出现痛痹，脉代为血脉不调，时痛时止。

治疗时，脉盛者用泻法，脉虚者用补法，脉紧者先针刺而后用灸法，脉代者刺血络泄去邪血，而后用药物调治。

脉虚陷下不起者，用灸法治疗。脉虚陷下不起为脉中血行凝结，并附着瘀血在其中，此因寒气入内，血因寒而滞，故适宜用灸法治疗。不盛不虚本经自病的，可以从本经取穴治疗。

第四种：寸口脉比人迎脉大四倍，称为内关；内关是阴气过盛，使阳气不能与阴气相交而外越，内关的脉象是大而且数，为阴阳隔绝，属不治之死证。

以上这些，是中工应知应会的基本内容。

（三）黄帝论"大数"的传授

黄帝之前或黄帝时代的中华先贤，创造了一本《大数》的医学典籍。《大数》记载的是医治疾病的大原则、大纲领。原则与纲领，并不是随便传承的。传承必须有一个基本前提：那就是受教育者必须具有相当的理论基础，而不是一个初学者。

致病之因，是寒因还是热因，是受教育者应知应会的第一点；判断病在何处，在脏还是在腑？是受教育者应知应会的第二点；经脉的运行与终始，是受教育者应知应会的第三点。明白了这些，方可传授《大数》之法。

《大数》之法讲了三条医病的基本原则，详情如下：

第一，脉盛者用泻法，脉虚者用补法，脉紧者可灸、刺、服药三法并行。

第二，脉虚陷下不起者用灸法，脉不盛不虚本经自病的，取自本经穴位治疗。所谓经治，就是或服药，或灸刺，随其经脉所宜而选用施治方法。

第三，脉急为邪盛，针刺之外还可兼用导引法以去其病。脉大而弱者为阴不足，宜安静以养阴。用力时不要劳累过度。

黄帝这里所讲的《大数》之法，在本篇之前的篇章中，相同相似的内容已出现过多次。本篇之所以以《大数》之法再次出现，所强调的是这一方法的重要性与根本性。

四、 青出于蓝， 师出于徒

在其他篇章中，岐伯为师，黄帝为徒；而在本篇，黄帝为师，雷公为徒。

《礼记·学记》："玉不琢，不成器；人不学，不知道。"不知道者为徒，知道者为师。求学求的是道，求学的终极目的在于得道，在于知道。求道者为徒，得道、知道者为师。

《内经》中的黄帝，所求的是医道。医道从何而来？医道源于天道。天道从何而来？天道源于根本大道。

何为根本大道？生生之道也。根本大道就是衍生天地万物的生生之源。

何为生生之源？是人格神吗？不是！是始终呈变化状态的两种自然元素一阴与一阳。正是这无始无终无穷变化的一阴一阳，演化出了天地，然后由天地演化出了万物与男女。这里阴阳二气是万物演化的根本，也是男女演化的根本。万物演化的根本可以论万物，男女演化的根本可以论男女。衍生天地的根本大道为先天之道。

有先天之道，还有后天之道。有天地之后的后天之道，一阴一阳对应的是日月。《素问·阴阳离合论》："日为阳，月为阴。"《易经·系辞上》："阴阳之义配日月。"《周髀算经·日月历法》："阴阳之数，日月之法。"这三个论断告诉后人，日月可以论阴阳，日月可以论后天之道。《管子·枢言》："道之在天者，日也。"管子告诉后人，太阳本身也可以论后天之道。

日为阳，月为阴。日阳可以论寒暑，月阴可以论盈亏。万物生长靠太阳，万物生长也靠月亮。

日月的往来决定着昼夜，昼夜决定着万物的动静。太阳南北回归线之间的往来决定着寒暑，寒暑决定着万物的生死。这里是阴阳论万物之纲纪的理论发源地，这里是阴阳论变化之父母的理论发源地。

昼夜同样决定着人的动静，寒暑对应着人体的寒热，月亮的盈亏对应人体气血的虚实。道之阴阳一步步地进入人体之中。这里是阴阳论病因的理论发源地，这里是医道的理论发源地。

阴阳在人体，气血也，脏腑也，经脉也。阴阳在疾病，虚实也，寒热也。阴阳在医治，损益也，补泻也。万症不离虚实，万因不离寒热，万法不离补泻，归根结底，万病不离阴阳，以道论病即平衡阴阳。《素问·三部九候论》："无问其病，以平为期。"平什么？平衡阴阳。如何平？用补泻之法，实则泻之，虚则补之。

"阴阳者，天地之道也，万物之纲纪，变化之父母，生杀之本始，神明之府也，治病必求于本。"《内经》中的阴阳，可以统领一切，可以论述一切。

黄帝求道，求的就是阴阳之道。黄帝知道，知的就是阴阳之道。黄帝论病，依据就是阴阳之道。为了弄懂弄通一个"道"字，黄帝先后师从多人——岐伯、鬼臾区、少师、伯高和少俞。《素问》中的黄帝，开篇处开始拜师，一直到第七十五篇，黄帝开始授徒。黄帝由徒到师的转换，首次是在《素问·著至教论》中出现的，第二次是在本篇出现的。黄帝为徒，师从多人。黄帝为师，教授一人，这人就是雷公。《素问·著至教论》与本篇出现的黄帝之徒，都是雷公。

师，是明道者。徒，是求道者。道，在师在徒，至关重要。道，在《素问》在《灵枢》，至关重要。道，是中医文化的根本。有根本，才有参天大树；有根本，才有中医文化。方技方术，是根本演化出的枝叶，是根本演化出的花朵。一条根，可以繁衍出千条枝、万片叶。一条根，可以繁衍出千朵花、万朵花。中医，抓住根本之道方能为师。中医，认准根本之道方能为徒。

黄帝先为徒后为师，为徒则虚心求道，为师则认真传道。虚心求道，黄帝为后人树立了榜样。认真传道，黄帝同样为后人树立了榜样。

本篇这里还要强调的一点是，在中华文化中，在中华大地上，学生可以超越老师，徒弟可以超越师傅。"冰生于水而寒于水，青出于蓝而胜于蓝。"这一格言，讲的就是学生可以超越老师，徒弟可以超越师傅。

五
色
第
四
十
九

（原）（文）

雷公问于黄帝曰：五色独决于明堂乎？小子¹未知其所谓也。黄帝曰：明堂者，鼻也。阙者，眉间也。庭者，颜也。蕃者，颊侧也。蔽者，耳门也。其间欲方大²，去之十步，皆见于外，如是者寿必中百岁。

雷公曰：五官之辨奈何？黄帝曰：明堂骨高以起，平以直，五藏次于中央³，六府挟其两侧⁴，首面上于阙庭，王宫⁵在于下极，五藏安于胸中，真色以致，病色不见，明堂润泽以清，五官恶得无辨乎？雷公曰：其不辨者，可得闻乎？黄帝曰：五色之见也，各出其色部。部骨陷者，必不免于病矣。其色部乘袭⁶者，虽病甚，不死矣。雷公曰：官五色奈何？黄帝曰：青黑为痛，黄赤为热，白为寒，是谓五官。

雷公曰：病之益甚⁷，与其方衰⁸如何？黄帝曰：外内皆在焉。切其脉口⁹滑小紧以沉者，病益甚，在中；人迎气大紧以浮者，其病益甚，在外。其脉口浮滑者，病日进；人迎沉而滑者，病日损。其脉口滑以沉者，病日进，在内；其人迎脉滑盛以浮者，其病日进，在外。脉之浮沉及人迎与寸口气小大等者，病难已¹⁰。病之在藏，沉而大者易已，小为逆；病在府，浮而大者，其病易已。人迎盛坚¹¹者，伤于寒；气口盛坚者，伤于食。

雷公曰：以色言病之间甚奈何？黄帝曰：其色粗以明¹²，沉夭¹³者为甚；其色上行者病益甚；其色下行如云彻散者病方已。五色各有藏部¹⁴，有外部，有内部也。色从外部走内部者，其病从外走内；其色从内走外者，其病从内走外。病生于内者，先治其阴，后治其阳，反者益甚；其病生于阳者，先治其外，后治其内，反者益甚。其脉滑大以代而长者，病从外来，目有所见，志有所恶，此阳气之并也，可变而已。雷公曰：小子闻风者，百病之始也；厥逆者，寒湿之起也，别之奈何？黄帝曰：常候阙中，薄泽[15]为风，冲浊[16]为痹，在地[17]为厥，此其常也，各以其色言其病。

雷公曰：人不病卒死[18]，何以知之？黄帝曰：大气[19]入于藏府者，不病而卒死矣。雷公曰：病小愈而卒死者，何以知之？黄帝曰：赤色出两颧，大如母指[20]者，病虽小愈，必卒死。黑色出于庭，大如母指，必不病而卒死。雷公再拜曰：善哉！其死有期乎？黄帝曰：察色以言其时。

雷公曰：善乎！愿卒闻之。黄帝曰：庭者，首面也；阙上者，咽喉也；阙中者，肺也；下极者，心也；直下[21]者，肝也；肝左者，胆也；下者，脾也；方上[22]者，胃也；中央[23]者，大肠也；挟大肠者，肾也；当肾者，脐也；面王以上者，小肠也；面王[24]以下者，膀胱子处也；颧者，肩也；颧后者，臂也；臂下者，手也；目内眦上者，膺乳也；挟绳而上[25]者，背也；循牙车以下者，股也；中央者，膝也；膝以下者，胫也；当胫以下者，足也；巨分[26]，股里也；巨屈[27]者，膝膑也。此五藏六府肢节之部也，各有部分。有部分，用阴和阳，用阳和阴，当明部分，万举万当。能别左右，是谓大道；男女异位，故曰阴阳；审察泽天，谓之良工。

沉浊为内，浮泽为外。黄赤为风，青黑为痛，白为寒，黄而膏润为脓，赤甚者为血，痛甚为挛，寒甚为皮不仁。五色各见其部，察其浮沉，以知浅深；察其泽天，以观成败；察其散抟，以知远近；视色上下，以知病处；积神于心，以知往今。故相气不微，不知是非，属意勿去，乃知新故。色明不粗，沉天为甚，不明不泽，其病不甚。其色散，驹驹然未有聚；其病散而气痛，聚未成也。

肾乘心，心先病，肾为应，色皆如是。男子色在于面王，为小腹痛，下为卵痛，其圜直为茎痛，高为本，下为首，狐疝阴之属也。女子在于面王，为膀胱子处之病，散为痛，抟为聚，方员左右，各如其色形。其随而下至胝为淫，有润如膏状，为暴食不洁。左为左，右为右，其色有邪，聚散而不端，面色所指者也。色者，青黑赤白黄，皆端满有别乡。别乡赤者，其色亦大如榆荚，在面王为不日。其色上锐，首空上向，下锐下向，在左右如法。以五色命藏，青为肝，赤为心，白为肺，黄为脾，黑为肾。肝合筋，心合脉，肺合皮，脾合肉，肾合骨也。

注 释

1. 小子　有谦逊之自称与年少无知者双重含义。《尚书》记载的商汤、周武王在革命誓师大会上均自称小子。本篇雷公自称小子，意义偏重于后者。张景岳："诸臣之中，惟雷公独少，故称小子。"

2. 方大　端正宽大。

3. 五藏次于中央　次，舍，居，居住。《春秋公羊传·庄公三年》："公次于郎。"注："次者，兵舍止之名。"本篇论"五藏次于中央"，论的是内部五脏对应部居于面部中央。

4. 六府挟其两侧　挟，附近，靠近。本篇论"六府挟其两侧"，即六腑靠近五脏对应部的两侧。马莳："挟，近也。"

5. 王宫　帝王所居之宫室，本篇指心在面部的望色分部。张景岳："下极居两目之中，心之部也，心为君主，故曰王宫。"

6. 乘袭　乘虚侵袭。本篇谈乘袭，谈的是按照五行顺序的子继母位。张志聪："承（乘）袭者，谓子袭母气也。如心部见黄，肝部见赤，肺部见黑，此子之气色，承（乘）袭于母部。"

7. 益甚　病情日益加重。

8. 方衰　病情日益减退，指病渐好转。张景岳："益甚，言进；方衰、言退也。"

9. 脉口　又称寸口、气口，手腕桡侧的切脉部位。

10. 病难已　应作"病易已"。人迎寸口脉动次数不等，即阴阳不平衡，病；人迎寸口脉动次数相等，即阴阳平衡，病向好的方面发展，所以此处应为病易已。

11. 坚　应为紧。《黄帝内经太素》《甲乙经》均作"紧"。《伤寒论》："太阳之为病，脉浮而紧者，名曰伤寒。"坚与紧，形近之误也。下文"气口盛坚者"，应同为紧。

12. 色粗以明　张景岳：释"粗"为"显"。色显以明，指面色明亮。

13. 沉夭　面色晦滞。

14. 藏部　内部五脏，面部五色。脏部，指五色所主的脏腑部位。张志聪："脏部，脏腑之分部也。"

15. 薄泽　色浮浅而润泽，风病之特征。马莳："其色泽而润薄，乃为感风之病。"《灵枢·卫气失常》："色起两眉薄泽者，病在皮。"与浮泽同。

16. 冲浊　冲，盛。浊，浑浊。冲浊，色浊而盛。

17. 地　下颌部，又称地阁。《灵枢·五变》："其地色殆然，不与其天同色。"张景岳："地者，面之下部也。"李中梓："地者，相家民谓地阁，即巨分、巨屈之处也。"

18. 卒死　卒，同猝。卒死，突然死亡。

19. 大气　本篇论大气，危害极大之邪气也。张景岳："大气，大邪之气也。大邪之入者，未有不由正气大虚而后邪得袭之，故致卒死。"

20. 大如拇指　拇指即大指。大如拇指，比喻病色的面积大小如拇指样。

21. 直下　鼻柱下方肝之对应部。张景岳："肝在心之下，故直下应肝。"

22. 方上　鼻准头两旁，即迎香穴略上方。张景岳："准头两旁为方上，即迎香之上，鼻遂是也。"

23. 中央　面部中央。张景岳："中央者，面之中央，谓迎香之外，颧骨之下，大肠之应也。"

24. 面王　鼻尖。张景岳："面王，鼻准也。"

25. 挟绳而上　绳，耳边也。蒋示吉："绳，耳边也。耳边如绳突起，故曰绳。"马元台："挟，近也。近耳边直上之部分曰挟绳。"张景岳："绳，颊之外曰绳。"

26. 巨分　巨，大也。巨分，上下牙床大分处。张景岳："巨分，口旁大纹处。"

27. 巨屈　面颊下部的曲骨部。张景岳："巨屈，颊下曲骨也。"

（题）（解）

五色者，青赤黄白黑五种颜色也。《素问·六节藏象论》："草生五色，五色之变，不可胜视。"

五色者，五脏之色也。《素问·阴阳应象大论》："在藏为肝，在色为苍；在藏为心，在色为赤；在藏为脾，在色为黄；在藏为肺，在色为白；在藏为肾，在色为黑。"

面部是五脏的外候镜，五脏稍有变化，五脏之色就会反映到面部这一外候镜上。根据面部五色的变化可以判断人之疾病，可以判断人之生死。《素问·五藏生成》："五藏之气，故色见青如草兹者死，黄如枳实者死，黑如炲者死，赤如衃血者死，白如枯骨者死，此五色之见死也。青如翠羽者生，赤如鸡冠者生，黄如蟹腹者生，白如豕膏者生，黑如乌羽者生，此五色之见生也。"一种颜色，一种生死；五种颜色，五种生死。面部颜色一可以判断五脏疾病，二可以判断人之生死。

《素问》讲五色，讲的是原则；本篇讲五色，讲的是具体对应部位，具体判断标准。面部是一个整体，一个整体可以以鼻子为基准上下左右再划分出若个分区。一个分区对应一脏，一个分区对应一腑，脏腑的盛衰，全部可以反映到面部的具体分区上。

五色一有正常与异常之分，二有异常程度的轻重之分，明白了这两点再加上脉诊、问诊，就可以对疾病的轻重、人之生死做出判断了。

《难经·六十一难》："望而知之谓之神，闻而知之谓之圣，问而知之谓之工，切脉而知之谓之巧。"望而知之者，望见其五色以知其病也。望而知之者为神，如此之高的评价，可见《难经》对望诊的重视。

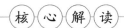

核　心　解　读

望诊，是诊病的四大方法之一。

望诊，望的是色。色，有常色与病色之分。如何区分病色，本篇一大内容也。

望诊，望在面部一定的部位上。部位有整体与具体之分，一部位一脏或一腑。脏与腑的变化，会反映在面部固定的部位中。明堂、阙、庭、蕃、蔽，五大部位的划分，本篇又一内容也。

内外一致、表里如一，内部变化会完完整整地反映到外部的脸上，这就是本篇的两大核心内容。

一、　面部望诊

（一）明堂、阙、庭、蕃、蔽的界定

面部分五大部位，五大部位有专用之名词：鼻为明堂，两眉中间为阙，额部即天庭，两颊的外侧即蕃，耳门前为蔽。专用之名词出于黄帝之口，出于《灵枢》，具体出在本篇。

问：分界五大部位有何用？界定五大名词有何用？

答：利用五大部位的颜色可以判断人体的健康与否，利用五大部位的颜色可以判断寿命的长短。

本篇黄帝说，五大部位端正、丰满、宽大者，十步以外能看清五大部位的，这种人必定是长寿之人。

（二）五官可以显示内部五脏

五官是五脏之官，外部五官可以显示内之五脏。

鼻骨高而隆起、平正而端直，鼻的中部即是五脏的部位，鼻的两旁即是六腑的部位。

鼻子两侧为外部，外部属六腑；鼻子中央为内部，内部属五脏。详细的对应关系如下：心，外候部位是两目之间的下极；肝，外候部位是鼻梁；脾，外候部位是鼻头；肺，外候部位是阙中；肾，外候部位是两颊。

五脏和平安居胸中，面部有正常的五色，鼻部色泽也滋润、光泽、清明。但五脏有病，面部同样会呈现病色。

病色会变化，变化有两种形式：病色从外部逐步走向内部者，为病邪从表入里，如此者病因在外。病色从内部逐步走向外部者，为病邪从里及表，如此者病因在里。

（三）五色与疾病

青赤黄白黑五色，色不同病不同，五色各主什么病？答案是：青和黑主痛，黄和红主热，白主寒。

面部五色，内部五脏；面部五色变化，内部五脏变化。五色，在面部各有一定的部位。如果在一定的部位上有变化，就是要发病的征象。

（四）色泽变化与疾病的轻重

病势的进退与五色变化，分以下几种情况：

1. 色之轻重　色的表现含蓄而明润者为病轻；晦滞昏暗者为病重。

2. 色之上行　色上行者，是浊气方升病气较盛；色日益加重，是疾病向严重方面发展的现象。

3. 色之下行　色下行者，是浊气渐退之象；病气渐衰如乌云消散，天空晴朗，为病将愈的现象。

4. 五色见于面部　五色见于面部，脏色见于脏属部位，腑色见于腑属部位。鼻两侧为外部，外部属六腑；鼻中央为内部，内部属五脏。病色会从外到内发生变化，也会从里到外发生变化。从外到内的变化，为病邪从表入里；从里到外的变化，为病邪从里出表。

脏为阴，腑为阳。病生于五脏的，当先治其脏，后治其腑；先后顺序颠倒，是舍本治末，诛伐无过，病情必然加重。病生于六腑的，应该先治其表，后治其里；内外表里颠倒而误治，也会引邪深入，加重病情。

如果脉象滑大或更易以长脉，这是阳脉，是阳邪太盛，侵犯人体，使人目有妄见，神志反常，这是因为邪入于阳，则阳邪盛，阴不胜其阳会出现的病变。通过恰当的治疗，如泻阳补阴，使阴阳协调，病变就会转好。

（五）风生百病，寒湿生痹

风生百病，这是一；寒湿生痹，这是二。从面色上应该如何鉴定？从面色上应该如何区别？这是本篇雷公的问题。

"薄泽为风，冲浊为痹，在地为厥。"——色现浮薄而光泽者，为风病；沉浊而晦暗者，为痹病；若地阁部位颜色沉浊晦暗者，为厥逆病。

两眉之间，是观察这几种颜色的部位。

在通常情况下，这是根据面色的不同判断疾病的一般准则。这是黄帝的答案。

（六）人突然死亡的特征与预知死亡的基本功

1. 人突然死亡的几个基本特征　人无病象会突然死亡，这样的病因为何，有没有可以提前预知的特征？

人突然死亡的病因有二：一是人的元气大虚，二是又遇大邪之气侵入脏腑。衰败元气遇外邪，会毫无病象而突然死亡。

病稍愈之后为何会突然死亡，有可以预知的基本特征吗？有！

第一种特征：如两颧发现赤色，大如拇指，病虽暂时好转，仍会突然死亡。

第二种特征：黑色出现在天庭的部位，大如拇指，为肾绝；虽外无显著病象，也会突然死亡。

2. 死期预知的基本功　死亡之期，是可以判断的。只要掌握以下几项扎实的基本功，就完全可以对死亡之期做出判断。

（1）基本功之一：认识脏腑肢节在面部的对应关系。对应关系分二十四种，详情如下。

第一种对应关系：天庭应头面。天庭—头面。

第二种对应关系：阙上应咽喉。眉心之上—咽喉。

第三种对应关系：阙中应肺。眉心—肺。

第四种对应关系：两眉之间应心。下极—心。

第五种对应关系：鼻梁部位应肝。鼻梁—肝。

第六种对应关系：鼻梁左边应胆。鼻梁左—胆。

第七种对应关系：鼻头应脾。鼻头—脾。

第八种对应关系：鼻头两旁应胃。鼻头两旁—胃。

第九种对应关系：面中央，鼻两旁，颧骨下应大肠。

第十种对应关系：面中央两旁的颊部应肾。颊—肾。

第十一种对应关系：肾与脐相对，故肾所属颊部的下方应脐。颊下—脐。

第十二种对应关系：鼻尖的上方两侧，两颧以内的部位应小肠。两颧—小肠。

第十三种对应关系：鼻尖以下的人中穴处应膀胱和子宫。人中—膀胱、子宫。

第十四种对应关系：颧骨处应肩。颧骨—肩。

第十五种对应关系：颧骨的后方应臂。颧骨后—臂。

第十六种对应关系：颧骨应肩，颧骨外侧应臂。臂下—手。

第十七种对应关系：内眼角以上的部位应胸与乳房。内眼角上—胸、乳。

第十八种对应关系：颊的外部上方应背。颊外上—背。

第十九种对应关系：沿颊车以下应股。颊车以下—股。

第二十种对应关系：两牙床的中央应膝。牙床中央—膝。

第二十一种对应关系：膝以下的部位应胫。膝以下—胫。

第二十二种对应关系：胫部以下应足。胫部下—胫—足。

第二十三种对应关系：口角大纹处应股的两侧。口角大纹—股两侧。

第二十四种对应关系：颊下曲骨的部位应膝盖。颊下曲骨—膝盖。

以上是五脏六腑肢体在面部的对应分区。

病在五脏，五脏在面部的对应分区会有反映；病在六腑，六腑在面部的对应分区会有反映；病在肢体，肢体在面部的对应分区会有反映。

（2）基本功之二：善于识阴别阳。脏腑分阴阳，脏为阴，腑为阳。背腹四肢分阴阳，背为阳，腹为阴，四肢为阳。

脏腑肢节在面部的分区既已决定，病的阴阳属性就可以明确判断了。

医治时，阴衰而致病，应该滋阴；阳衰致病，应该补阳。无论是滋阴还是补阳，目的只有一个，这就是平衡阴阳。

《素问·天元纪大论》："左右者，阴阳之道路也。"左右者，阴阳之道路，阴气右行，阳气左行。能别左右，就能知道阴阳运动的路径。男女病色的转移，其位置是不同的：男子属阳，病色变化的规律是从左而右；女子属阴，病色变化的规律是从右而左。这里有必要简要解释一下"阴阳之道路为何阳左阴右？"冬至阴极生阳，春分三阳，阳气止于夏至；夏至阳极生阴，秋分三阴，阴气至于冬至。在平面图上，冬至夏至贯通南北两极，春分秋分横连东西两维。阳气由下而上，从左升起；阴气由下而上，从右而降。左升右降，升降分出了左右。阴气右行，阳气左行，阴阳之道路由此区分也。

能根据面部分区辨别脏腑，能根据面色的润泽和晦暗辨别疾病的阴阳属性，从而诊察出疾病的轻重逆从，如此者，方能算是一个高明的医生。

（3）基本功之三：能够判断病位与病因。病位分脏腑，病因分寒热。

面色晦暗，病在里在脏；面色浮露而鲜明，病在表在腑。

黄赤之色主风，青黑之色主痛，白色主寒证。

色黄而局部软如膏，皮肤润泽者，为痈脓已成。赤色深者为有留血，痛甚者多因筋脉发生挛急。寒伤皮肤，寒邪较甚则使皮肤麻木不仁，不知痛痒。

脏有五色，病有五色，五色会表现在面部。可以面部五色的浮沉，以察知病邪的浅深：

色浮的病浅，色深的病深。

散浮的病新，抟聚的病久。

色现上部疾病在上，色现下部疾病在下。

色润泽者病无伤，色枯夭者病衰败。

色轻者病轻，色重者病重。

色散者病散，色聚者病聚。

色润泽预后好，色晦暗预后差。

掌握了扎实的基本功，就可以准确地判断疾病了：一可以判断疾病的部位，二可以判断疾病的轻重，三可以判断疾病的阴阳属性，四可以判断疾病的变化，五可以预料疾病痊愈的时间，六可以判断疾病后果的吉与凶。

上工望色辨病，能知往知今，能知轻知重，能知变知化，能知是知非，能知新知旧，能知吉知凶。

还有两种复杂的病色应该重视：面色应有的明亮不显现，却见于沉滞晦暗，这种病色主病重。面色既不明亮亦不润泽，如此者只要没有晦暗的现象，其病不会趋向严重；即使有痛证，也仅是气滞不通所致，而不是积聚之病。

二、 病势的进退与脉象变化

五色判断疾病，还应该与脉象相结合。望闻问切四诊，在这里是望诊与切诊的结合。

脉象变化与病之进退。病势的进退与脉象变化，分以下几种情况：

（一） 病进之脉象

寸口脉滑、小、紧而沉者，是阴分邪盛，主病进，病在五脏。

（二） 病进之脉象

人迎脉大、紧而浮者，是阳分邪盛，主病进，病情日益严重，病在六腑。

（三） 病进之脉象

寸口脉浮滑，主病进，病情日益严重。

（四） 病退之脉象

若人迎脉沉而滑的，主阳邪渐退，病情日益减轻。

（五） 病进之脉象

寸口脉滑而沉的，是阴邪渐盛，主病进，病情日益严重，其病在脏。

（六） 病进之脉象

若人迎脉滑盛而浮的，是阳邪逐渐旺盛，主病势渐进，其病在腑。

（七） 病易治、难治之脉象

若寸口脉象与人迎脉象浮沉大小相同，病易于治愈；若寸口脉象与人迎脉象浮沉大小相悖，病难于治愈。

（八） 病难以治愈之脉象

病在五脏，若脉见沉而大的，为阴气充足，病容易治愈；如见小脉，为阴气不足，病难以治愈。

病在六腑，若脉见浮而大，是正气充足，病易治；若见小脉，为正气虚，病难治。——病易治、难治之脉象。

（九）外感、内伤之脉象

人迎主表，脉盛而紧者，主伤于寒邪，为外感病；寸口主里，脉盛而紧者，主伤于饮食不节，为内伤病。

三、 病色与男女疾病的判断

正常情况下，五脏之间的状态属于平衡。平衡状态一旦被打破，就会出现相克的病态病色。请看以下几种情况下的病态病色：

（一）五行相克与病色

心虚肾邪乘虚而入。肾邪侵犯心脏，是因为心先病；心虚，则肾邪乘虚而入。

心色赤，肾色黑。肾邪入心，肾之黑色就会出现在心所属的部位上。

水克火，火克金，金克木，木克土，土克水，这是五行相克的顺序。按五脏而论，是肾克心，心克肺，肺克肝，肝克脾，脾克肾。五脏之间一旦失衡，就会出现这样的后果：心虚，肾邪会乘虚而入；肾虚，脾邪会乘虚而入；脾虚，肝邪会乘虚而入；肝虚，肺邪会乘虚而入；肺虚，心邪会乘虚而入。

一脏一色，五脏五色。肝青、心赤、脾黄、肺白、肾黑。五脏五色在面部五官中，尤其是在眼睛中，各有各的位置。一旦出现五行相克的病态，胜利者的脏色就会出现在被克一方的位置上。

本色不见而见病色，就预示着体内存在五行相克之病了。

（二）男子病与女子病的判断

病在内，病色在外。下面的几种疾病与病色的关系：

男子狐疝和阴癫之类的疾病，会反映到面部上。

小腹痛、睾丸也痛，病色会出现在鼻准上。

阴茎痛，病色出现在人中沟上；茎根痛，病色出现在人中沟上半部；茎头痛，病色出现在人中沟下半部。

女子膀胱和胞宫病，病色出现在鼻准上。色散而不聚者，为无形之气；色聚而不散者，为有形之血凝，为积聚病；其积聚或方或圆，或左或右，都和它的病色的形态相似。

白淫带浊病，病色一直下行到唇部。

暴饮暴食，内伤饮食不洁，饮食停滞之病，其色润泽如膏状。

色的表现和病的部位是一致的：色现于左的病在左；色现于右的病在右。

其色有邪，或聚或散而不端正的，一如其面色所指，即可以知道其病变所在。

人体健康，青、黑、赤、白、黄五种颜色，都应该端正盈满地表现在应该出现的部位上。反之，则是病色。如赤色不出现在心的部位，而出现在鼻准的部位且大如榆荚，则为女子经闭的征象。如病色的尖端向上的，就是头面部的正气空虚，病邪有乘机向上发展之势；病色尖端向下的，病邪有向下的趋势；病色在左在右，都和这个辨认方法相同。

四、　两项基本常识的回顾

（一）　五色与五脏的相应关系

青为肝色，赤为心色，白为肺色，黄为脾色，黑为肾色。

（二）　五脏与人体的相应关系

肝合于筋，心合于脉，肺合于皮，脾合于肉，肾合于骨。

依据这种内外相应的关系，就可以诊察疾病所在的内脏和组织。

论勇第五十

原　文

黄帝问于少俞曰：有人于此，并行并立，其年之长少等也，衣之厚薄均也，卒然遇烈风暴雨，或病或不病，或皆病，或皆不病，其故何也？少俞曰：帝问何急[1]？黄帝曰：愿尽闻之。少俞曰：春青风，夏阳风[2]，秋凉风，冬寒风。凡此四时之风者，其所病各不同形。黄帝曰：四时之风，病人如何？少俞曰：黄色薄皮弱肉者，不胜春之虚风[3]；白色薄皮弱肉者，不胜夏之虚风；青色薄皮弱肉，不胜秋之虚风；赤色薄皮弱肉，不胜冬之虚风也。黄帝曰：黑色不病乎？少俞曰：黑色而皮厚肉坚，固不伤于四时之风。其皮薄而肉不坚，色不一者，长夏至而有虚风者，病矣；其皮厚而肌肉坚者，长夏至而有虚风，不病矣。其皮厚而肌肉坚者，必重感于寒，外内皆然，乃病。黄帝曰：善。

黄帝曰：夫人之忍痛与不忍痛者，非勇怯之分也。夫勇士之不忍痛者，见难则前，见痛则止；夫怯士之忍痛者，闻难则恐，遇痛不动。夫勇士之忍痛者，见难不恐，遇痛不动；夫怯士之不忍痛者，见难与痛，目转面盼[4]，恐不能言，失气惊，颜色变化，乍死乍生[5]。余见其然也，不知其何由，愿闻其故。少俞曰：夫忍痛与不忍痛者，皮肤之薄厚，肌肉之坚脆，缓急之分也，非勇怯之谓也。

黄帝曰：愿闻勇怯之所由然。少俞曰：勇士者，目深以固[6]，长衡直扬，三焦理横，其心端直，其肝大以坚，其胆满以傍[7]，怒则气盛而胸张，肝举而胆横，眦裂而目扬，毛起而面苍，此勇士之由然者也。黄帝曰：愿闻怯士之所由然。少俞曰：怯士者，目大而不减，阴阳相失[8]，其焦理纵，䯂骬短而小，肝系缓，其胆不满而纵，肠胃挺[9]，胁下空[10]，虽方大怒，气不能满其胸，肝肺虽举，气衰复下，故不能久怒，此怯士之所由然者也。

黄帝曰：怯士之得酒，怒不避勇士[11]者，何藏使然？少俞曰：酒者，水谷之精，熟谷之液也，其气慓悍，其入于胃中，则胃胀，气上逆，满于胸中，肝浮胆横。当是之时，固比于勇士，气衰则悔。与勇士同类，不知避之，名曰酒悖[12]也。

注 释

1. 急　在一部《内经》中，急有紧急、急躁、挛缩、急速、首先等多重含义。本篇言急，急有首先之意。张景岳："急，先也。"

2. 夏阳风　四方中的南方、四时中的夏季、五行属火、阴阳属阳。夏阳风，指的是夏季的热风。

3. 虚风　与北斗星斗柄指向相反的虚邪贼风。例如，斗柄东指时的西风，斗柄西指时的东风，斗柄南指时的北风，斗柄北指时的南风。

4. 目转面盻（xì）　盻，侧斜。目转，惊恐时头眩眼花、视物旋转。面盻，惊恐状，面部偏向一侧而不敢正视。

5. 乍死乍生　乍，有突然之意。《素问·平人气象论》："乍疏乍数曰死。"又："少阳脉至，乍数乍疏，乍短乍长。"乍死乍生，形容怯士死去活来的窝囊样。

6. 目深以固　目深，目光深邃；以固，凝视不动。目深以固，形容勇士之貌。

7. 傍　有旁边、附近、周围、四周扩张等多重含义。本篇论傍，为四周扩张之意。张景岳："满以傍者，傍即傍开之谓，过于人之常度也。"

8. 阴阳相失　相失，失度、失常。阴阳相失，言气血运行失常。

9. 肠胃挺　挺，本篇有弛纵之意。《广雅·释诂》："挺，缓也。"肠胃挺，形容肠胃纵缓松弛。

10. 胁下空　胁下，胁肋下部，属肝区。胁下空，肝气不充实也。《灵枢·邪气藏府病形》："若有所大怒，气上而不下，积于胁下，则伤肝。"

11. 怒不避勇士　言怯士得酒，酒以壮胆，与勇士相似状。

12. 酒悖　悖，狂背。酒悖，醉酒后的狂背行为。

勇，在《内经》中有两重意思：一曰勇猛，二曰勇士。

《素问·水热穴论》："勇而劳甚则肾汗出。"这一论断论勇，论的是勇猛之勇。

《素问·经脉别论》："勇者气行则已，怯者则着而为病也。故曰：诊病之道，观人勇怯骨肉皮肤，能知其情，以为诊法也。"这一论断论勇者，论的是勇敢之勇士。

本篇论勇，论的是也是勇士："夫勇士之不忍痛者，见难则前，见痛则止；夫怯士之忍痛者，闻难则恐，遇痛不动。"

本篇论勇也论怯。论勇论怯一论皮肤肌肉特征，二论性格特征，三论对痛的耐受力。

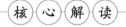

能否忍受疼痛，是辨别勇士与怯懦者的标志吗？

勇士为何勇，怯懦者为何怯，决定因素为何？

本篇用相当的篇幅解答了这两大问题，明白了这两大问题就认识了本篇之核心。

一、 生病的基本条件

本篇的对话，是在黄帝与少俞之间进行的。少俞为师，黄帝为徒。

开篇处，黄帝向少俞提出的问题是："三个相同"的条件，为何会产生"不同"的后果？

起居行止相同、年龄大小相同、衣服厚薄相同，这是三个相同条件。相同的条件下，突然遭遇狂风暴雨，却产生了不同的后果，即有的生病，有的不病；或都生病，或都不病。这是什么缘故？

听完黄帝的问题后，少俞反问黄帝："到底需要先解答哪一个问题？"

黄帝说："每个问题的道理我都想明白。"

"春青风，夏阳风，秋凉风，冬寒风。凡此四时之风者，其所病各不同形。"——春天当令的是暖风，夏天当令的是热风，秋天当令的是凉风，冬天当令的是寒风。四时皆有风，但风向不同，寒热性质不同，所以对人体的影响也不同。这是少俞的第一步解答。

黄帝继续追问："四季的风，如何使人致病？"

少俞答："黄色薄皮弱肉者，不胜春之虚风；白色薄皮弱肉者，不胜夏之虚风；青色薄皮弱肉，不胜秋之虚风；赤色薄皮弱肉，不胜冬之虚风也。"色黄皮薄而肌肉柔弱者，脾气不足，不能抗拒春天虚邪贼风；色白皮薄肌肉柔弱的人，是肺气不足，不能抗拒夏天虚邪贼风；色青皮薄而肌肉柔弱者，肝气不足，不能抗拒春天虚邪贼风；色赤皮薄肌肉柔弱的人，是心气不足，不能抗拒冬天虚邪贼风。

春属木，脾属土，春邪伤脾，病理是木克土。

夏属火，肺属金，夏邪伤肺，病理是火克金。

冬属水，心属火，冬邪伤心，病理是水克火。

少俞的解答中，唯独缺少色黑之人。黄帝紧抓这一点又继续追问：色黑之人为什么不受病？

少俞答："黑色而皮厚肉坚，固不伤于四时之风。"——色黑而皮肤宽厚，肌肉致密坚固，就不会被四季虚邪贼风所伤。

在回答这一问题之后，少俞又追加补充了一些问题：如果其人皮肤薄弱，肉不坚实，又不是始终黑色如一，到了长夏的季节，遇到了虚邪贼风就会生病；如果其人色黑皮肤宽厚，肌肉坚实，虽遇到长夏季节的虚邪之风，因抵抗力强，也不会发病。

因此，人之生病必须有两个基本条件：一是外伤于虚风；二是内伤于饮食生冷。内外俱伤，才会生病。

二、 辨别勇敢和怯懦的标准

能忍痛者，是勇士吗？不能忍痛，是怯懦者吗？能否以忍痛为标准辨别勇士与怯懦者？不能！

黄帝的经历中，遇到这样两种情况。

第一种情况：勇敢的勇士，遇到危难时可以勇往直前，而当遇到疼痛时，就退缩不前。怯懦之人，听到危难就恐慌不安，但是遇到疼痛，却能忍耐。

第二种情况：勇士勇猛且又能忍受疼痛，见到危难不恐惧，遇到疼痛也能忍耐。

怯懦之人，既怯懦而又不能耐受疼痛，见到危难，遇到疼痛，就会吓得头眩眼花，颜面变色，两眼不敢正视，话也不敢说，心惊气乱，死去活来。

黄帝的新问题是：人的忍痛与不忍痛，能以性格的勇敢和怯懦来分别吗？到底是什么原因？

少俞答："忍痛与不忍痛，主要取决于皮肤的厚与薄，肌肉的坚实、脆弱及松紧的不同，不是取决于性格的勇敢与怯弱。"

三、 性格形成的判别

勇敢与怯懦，是两种不同的性格，其形成与辨别具体的标准如下：

（一）判别勇士的标准

内外标准有五：一是目光深邃而坚定；二是眉毛宽大长直；三是皮肤肌腠的纹理是横的；四是心脏端正，肝脏坚厚，胆汁盛满；五是发怒时，气壮盛而胸廓张大，肝气上举，胆气横溢，眼睛瞪大，目光逼射，毛发竖起，面色铁青。

（二）判别怯懦之人的标准

内外标准有四：一是目虽大而不深固，神气散乱，气血不协调；二是皮肤肌腠的纹理纵而不横，肌肉松弛，胸骨剑突短而小；三是肝脏薄而软，胆汁也不充满，胆囊松弛，肠胃纵缓，胁下空虚而肝气不能充满；四是大怒之时，怒气也不能充满胸中，肝肺虽因怒而上举，但坚持不久，气衰即复下落，所以不能长时期发怒。

但是，怯懦之人饮酒后，为何勇敢似勇士，是哪一脏的功能起的作用？

这是黄帝的进一步追问。

少俞的解释是：这是酒在肝胆中起的作用。

酒由谷类酿成，是水谷的精华，其气迅猛，当酒液进入胃中以后，促使胃部胀满，气机上逆，而充满于胸中，同时也影响到肝胆，使肝气冲动，胆气横逆。怯懦之人酒醉之时，言谈举止，与勇士相似，但酒气一过，其怯态如故，懊悔不及。

酒醉以后，言谈举止悖逆冲动，像勇士那样行为不知避忌的表现，称为酒悖。

背腧第五十一

黄帝问于岐伯曰：愿闻五藏之腧出于背者。岐伯曰：胸中大腧在杼骨之端[1]，肺腧在三焦之间，心腧在五焦之间，膈腧在七焦之间，肝腧在九焦之间，脾腧在十一焦之间，肾腧在十四焦之间，皆挟脊相去三寸所，则欲得而验之，按其处，应在中而痛解[2]，乃其腧也。灸之则可，刺之则不可。气盛则泻之，虚则补之。以火补者，毋吹其火，须自灭也；以火泻者，疾吹其火，传其艾，须其火灭也。

注 释

1. 胸中大腧在杼骨之端　大腧，指大杼穴。属足太阳膀胱经，位于背部。王冰："大杼，在项第一椎下两旁相去各同身寸在一寸半陷者中。"杼骨之端，项后第一椎棘突下两旁，距督脉的大椎穴左右各旁开一寸半。

2. 应在中而痛解　正确选中穴位，手按指压之后，患者或有酸胀痛感，或有疼痛缓解、舒畅痛快感。

题 解

背，背部也；腧，腧穴也。

背腧，背部腧穴也，背部五脏之腧穴也。

五脏腧穴之专论，本篇为第一篇。

核 心 解 读

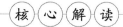

五脏之腧穴，对称性地、成双成对地分布在脊柱两侧，明白了这一点，就明白了本篇内容之核心。

一、　五脏腧穴在背部的具体位置

本篇的对话，是在黄帝与岐伯之间进行的。

本篇是背部腧穴的专题讨论，所以仅讨论了"五脏腧穴在何处"这一问题。

五脏腧穴在背部，具体位置在何处？这是本篇黄帝的问题。

岐伯以脊柱为坐标，回答了这一问题。五脏的腧穴成双成对地、对称性地分布在脊柱两侧，具体位置如下：①胸中大俞在项后第一椎骨下两旁；②肺俞在第三椎下两旁；③心俞在第五椎下两旁；④膈俞在第七椎下两旁；⑤肝俞在第九椎下两旁；⑥脾俞在第十一椎下两旁；⑦肾俞在第十四椎下两旁。

五脏腧穴位分布在脊骨的两旁，左右两穴相距约三寸。若想确定这些穴位，验证的方法是：用手按压腧穴部位，有酸痛感觉而且酸痛感可以缓解的，即为腧穴之所在。

二、　艾灸补泻之法

背腧穴，以灸法为好，不可妄用刺法。

为什么不可用刺法？岐伯没有解释。"应该这样，只能这样"，或许不需要解释。

背腧穴施灸法时，邪气盛的用泻法，正气虚的用补法。

艾灸如何补，如何泻？

艾火点燃后，不要吹其火，让它慢慢燃烧以待自灭，如此为补。

艾火点燃后，迅速吹旺其火，灸时又迅速使火速灭，如此为泻。

背腧不可刺，这是一个大原则！其他部位的腧穴，完全可以用刺法。

有外伤头痛者不能取输穴，这是一个具体原则！除外伤头痛之外的疾病，还是可以取输穴的。

卫
气
第
五
十
二

原 文

黄帝曰：五藏者，所以藏精神魂魄者也；六府者，所以受水谷而行化物者也。其气内干五藏，而外络肢节。其浮气¹之不循经者，为卫气；其精气之行于经者，为营气。阴阳相随，外内相贯，如环之无端。亭亭淳淳²乎，孰能穷之。然其分别阴阳，皆有标本虚实所离之处。能别阴阳十二经者，知病之所生；候虚实之所在者，能得病之高下；知六府之气街³者，能知解结契绍于门户⁴；能知虚石之坚软⁵者，知补泻之所在；能知六经之标本者，可以无惑于天下。

岐伯曰：博哉圣帝之论！臣请尽意悉言之⁶。足太阳之本，在跟以上五寸中，标在两络命门⁷。命门者，目也。足少阳之本，在窍阴之间，标在窗笼之前。窗笼者，耳也。足少阴之本，在内踝下上三寸中，标在背腧与舌下两脉也。足厥阴之本，在行间上五寸所，标在背腧也。足阳明之本，在厉兑，标在人迎颊挟颃颡也。足太阴之本，在中封前上四寸之中，标在背腧与舌本也。手太阳之本，在外踝之后，标在命门之上一寸也。手少阳之本，在小指次指之间上二寸，标在耳后上角下外眦也。手阳明之本，在肘骨中，上至别阳，标在颜下合钳上⁸也。手太阴之本，在寸口之中，标在腋内动也。手少阴之本，在锐骨之端，标在背腧也。手心主之本，在掌后两筋之间二寸中，标在腋下下三寸也。

凡候此者，下虚则厥，下盛则热；上虚则眩，上盛则热痛。故石者绝而止之；虚者引而起之。

请言气街：胸气有街，腹气有街，头气有街，胫气有街。故气在头者，止之于脑；气在胸者，止之膺[9]与背腧；气在腹者，止之背腧，与冲脉于脐左右之动脉者；气在胫者，止之于气街，与承山踝上以下。取此者用毫针，必先按而在久应于手，乃刺而予之[10]。所治者，头痛眩仆，腹痛中满暴胀，及有新积。痛可移者，易已也；积不痛，难已也。

注 释

1. 浮气　一指浮行于头部的经气，一指行于脉外的卫气。《素问·气府论》："足太阳脉气……其浮气在皮中者，凡五行。"此间浮气，为浮行于头部的经气。本篇论浮气，论的是行于脉外的卫气。

2. 亭亭淳淳　亭亭，遥远。淳淳，流行。亭亭淳淳，形容营卫二气行如流水，源远流长，无穷无尽。

3. 气街　气之循环往来之街道也。张景岳："街，犹道也。"

4. 解结契绍于门户　解结，解开绳结。《灵枢·九针十二原》："夫善用针者，取其疾也……犹解结也。"契，合。绍，相继。张景岳："契，合。绍，继也。门户，出入之要地也。"解结契绍于门户，明白六腑之气之气街，诊病与医病，犹如解开绳结，开闭门户一样方便自如。

5. 虚石之坚软　石，通实。虚石，空虚与充实。虚则软，实则坚。虚石之坚软，虚、实在脉象上表现的软硬。

6. 尽意悉言之　尽意，尽数。悉，详尽。《素问·灵兰秘典论》："悉乎哉问也。"《素问·天元纪大论》："夫子之言，上终天气，下毕地纪，可谓悉矣。"悉言，详尽之言。尽意悉言之，把所知道的全部讲出来。杨上善："尽意，欲穷知也。悉言，欲极其理也。"

7. 两络命门　两络，指两目睛明，左右各一，故称两络。本篇："命门者，目也。"命门，本篇指眼睛。《素问·阴阳离合论》："太阳根起于至阴，结于命门，名曰阴中之阳。"王冰："命门者，藏精光照之所，则两目也。"

8. 钳上　钳，夹持。古代之刑，以铁束颈。张景岳："钳上，即《根结》篇钳耳之义。谓脉由足阳明大迎之次，夹耳之两旁也。"杨上善："钳，颈铁也，当此铁处，名为钳上。"钳，位于人迎后，扶突上。

9. 膹　见本卷第四十七篇注释 13。

10. 刺而予之　予，同与。刺而予之，刺而与之补泻也。

卫气，即营卫二气中的一气。

饮食入胃，经消化吸收后，一分为二，形成气血。气，又一分为二，形成营卫二气。营为精气，卫为浮气。营行于经内，卫行于经外。

卫气的功能为何？《灵枢·本藏》有详细的介绍："卫气者，所以温分肉，充皮肤，肥腠理，司关合者也。"

营气之专论，在《灵枢》第十六篇。

本篇虽然为卫气之专论，可并没有专门论卫气。

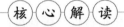

营卫之气生于脏腑，脏腑生营卫之气，内容一也。

十二经脉之标本，下本上标，内容二也。

气街之说，内容三也。

三大内容，构成了本篇内容之核心。

一、气的产生与分工

（一）气生于脏腑

脏腑有不同的分工，分工又合作，形成了营卫二气。脏腑分工，本篇第一次作出了区分："五藏者，所以藏精神魂魄者也；六府者，所以受水谷而行化物者也。"五脏，是用来藏精神魂魄的，六腑是用来接受和运化水谷之物的。饮食入胃之后，经过脏腑所化，生出水谷精微之气，滋润着人的内部五脏与外部肢体。水谷精微之气，是气的总称。

（二）气的分工

气一分为二，分为营气和卫气。卫气为浮气，浮气浮于经脉之外不循行于经脉之中；营气为精气，精气循行于经脉之中。

（三）气的状态

本篇以优秀的言辞，对气的状态进行了精辟的归纳："阴阳相随，外内相贯，如环之无端。亭亭淳淳乎，孰能穷之。"

营气为阴，卫气为阳，"阴阳相随"，指的是营卫二气不分不离的亲密状态。

"外内相贯"，指的是营卫二气的相互连接。营气在内，卫气在外，但内外是相互联系的。

"如环之无端"，描述的是营卫二气的连接状态，犹如一个圆圆的圆环；圆环无首无尾，无始无终，无穷无尽，没有端点。

"亭亭淳淳乎，孰能穷之"，形容的是营卫二气运行如流水，源远流长，无穷无尽。

二、 认识经脉

营卫二气，营行经脉之里，卫行经脉之外。无论是里还是外，都离不开经脉。所以，认识经脉是必需与必要的。

认识经脉，一要认识经脉的阴阳属性，是阴经还是阳经？二要认识经脉的标本、虚实。三要认识经脉的离合之处。

（一）认识经脉之目的

认识经脉落脚于几个"知道"：知道病发生在"哪里"，知道病因之虚实，知道疾病上下的具体部位。

认识阴阳十二经脉，再知道六腑之气的循环往来之气街。那么，诊病和医病，就像解开绳结，开启门户一样方便自如了。

这里出现了一个新说法：病虚为软，病实为坚。以软坚论虚实，补软而泻坚。补软泻坚，与补虚泻实的道理一样，只不过换了个说法而已。

（二）认识经脉之本与经脉之标

岐伯告诉黄帝，每一条经脉都有其本，都有其标。认识了六经之标本，辨病与治病，无惑于天下。惑，困惑也。无惑者，没有困惑也。

十二条经脉的本标之论，具体如下：

1. 足太阳膀胱经　本，在下，在足跟以上五寸中的附阳穴；标，在上，在两目的睛明穴。命门，是指眼睛。

2. 足少阳胆经　本，在下，在足第四趾外侧端的窍阴穴之间；标，在上，在窗笼之前，即在耳珠前陷中的听宫穴。

3. 足少阴肾经　本，在内踝上三寸的复溜，交信穴；标，在背部的肾俞穴，与舌下两脉的廉泉穴。

4. 足厥阴肝经　本，在行间穴上五寸的中封穴；标，在背部的肝俞穴。

5. 足阳明胃经　本，在下，在足次趾端的厉兑穴；标，在上，在颊下结喉两旁的人迎穴。

6. 足太阴脾经　本，在中封穴前上四寸中的三阴交穴；标，在背部的脾俞与舌根部。

7. 手太阳小肠经　本，在手外踝之后的养老穴；标，在命门上一寸处。

8. 手少阳三焦经　本，在手无名指之间的液门穴；标，在耳后上角的角孙穴与下外眦的丝竹空穴。

9. 手阳明大肠经　本，在肘骨中的曲池穴，上至臂臑处；标，在额两侧颊下一寸，人迎之后，扶突之上。

10. 手太阴肺经　本，在寸口中的太渊穴；标，在腋内动脉，就是腋下三寸的天府穴处。

11. 手少阴心经　本，在掌后锐骨之端的神门穴；标，在背部的心俞穴。

12. 手厥阴心包络经　本，在掌后两筋之间二寸内关穴；标，在腋下三寸的天池穴处。

十二经标本上下所主的疾病，一般在下的为本，在上者为标。下虚则元阳衰于下而为厥逆，下盛则阳气盛于下而为热；上虚则清阳不升而为眩晕，上盛则阳盛于上而为热痛。属实证的当泻，以绝其根而使病不再复发；属虚证的当补，以助其气而益其不足。（表 2 - 52 - 1）

表 2 - 52 - 1　　　　　　　十二经脉标本表

经　别	本		标	
	部　位	穴　位	部　位	穴　位
足太阳经	跟以上五寸所	附阳	命门	睛明
足少阳经	窍阴之间	足窍阴	窗笼之前	听宫
足少阴经	内踝上三寸所	复溜、交信	背俞、舌下两脉	肾俞、廉泉
足厥阴经	行间上五寸所	中封	背俞	肝俞

续表

经　别	本　标			
	部　位	穴　位	部　位	穴　位
足阳明经	足次趾端	厉兑	颊下、挟颃颡	人迎
足太阴经	中封前上四寸中	三阴交	背俞与舌本	脾俞、廉泉
手太阳经	外踝之后	养老	命门之上一寸	命门
手少阳经	小指次指之间上二寸	液门	耳后上角下外眦	角孙、丝竹空
手阳明经	肘骨中，上至别阳	曲池、臂臑	额两侧两耳旁	夹耳两傍
手太阴经	寸口之中	太渊	腋内动脉	天府
手少阴经	锐骨之端	神门	背俞	心俞
手厥阴经	掌后两筋之间二寸中	内关	腋下三寸	天池

（摘自：南京中医学院编《黄帝内经灵枢译释》。上海：上海科学技术出版社，1991）

三、气街

气街，是第一次出现在本篇的新名词。

本篇之前，《灵枢》中有"气海"与"气道"之说，本篇出现了"气街"之说。

《灵枢·海论》："人有髓海，有血海，有气海，有水谷之海，凡此四者，以应四海也。"又："膻中者，为气之海。"——人有四海，气海居其一。

《灵枢·营卫生会》："壮者之气血盛，其肌肉滑，气道通，营卫之行，不失其常，故昼精而夜瞑。老者之气血衰，其肌肉枯，气道涩，五藏之气相搏，其营气衰少而卫气内伐，故昼不精，夜不瞑。"——气有气道，血有血道；气血皆有道，无道气血难行；气也难行，血也难行。同样的气血之道，青壮者则畅通无阻，老年人则障碍层出不穷。为何青壮者可以呼呼大睡，为何老年人辗转难眠？为何青壮者生龙活虎，为何老年人七灾八难？若追溯根本原因，原因就在这气血不通上。

街，街道也。气街，气之街道也。气街，在本篇的意思是：气聚集运行的街道。

胸、腹、头、胫各部之气，各有所聚，各有所行。气之所聚之处，所行之道，就是气街。气街与气道，其差异在于：气道只行不聚，气街有行有聚。

人之气街，不止一条，细论如下：

其一，气在头部的，聚之于脑。

其二，气在胸之前部的，聚之于胸之两旁的膺部。

其三，气在胸之后部的，聚之于背腧，即自十五椎膈膜以上，足太阳经诸脏之腧。

其四，气在腹部的，聚之于背腧，即自十一椎膈膜以下，足太阳经诸脏之腧穴，并聚于腹前冲脉及在脐左右动脉处的穴位（肓腧、天枢等穴）。

其五，气在胫部的，聚之于足阳明经的气街穴与承山穴、足踝部上下等处。

为何要讨论气街？因为气街在医病中会发挥出独特的功能。

凡头痛、眩晕、中风眩仆，腹痛、中满、腹部突然胀满，以及新得积聚之病，均可以以针刺气街治之。

针刺之时，取各部之气往来行聚的部位，均用毫针刺之，操作时一定用手先在穴位上作较长时间的按压，等待气至应手时，用针刺予以补泻。

积聚之病，疼痛而按之可移动的，容易治愈；不疼痛的，则难以痊愈。

四、 阅读本篇的一点疑惑

卫气之专论，理应专论卫气。

卫气如何产生？

卫气如何运行？

卫气如何为正常，如何为非常？

卫气正常又如何，非常又如何？

卫气正常人体状况怎样，非常人体状况怎样？

与卫气相关的疾病是什么病，有多少病？

卫气相关的疾病如何针刺，用何种针刺？

卫气之专论，并没有专论卫气，并没有解答与卫气相关的种种问题。这是笔者的困惑之处。

文章有主题，有内容，内容是阐明主题的，所以内容应该紧扣主题。创造中医文化的中华先贤难道不懂这一基本常识吗？肯定懂得。

为什么会出现文不扣题的现象？

笔者认为，错不在先贤而在后贤。先贤创造的文章是完美的。但完美的文章并没有完美地传承，而是因种种原因而有所遗失。后贤补充遗失之文时，因功力不够而补不到位，所以出现了文不扣题的现象。

论痛第五十三

　　黄帝问于少俞曰：筋骨之强弱，肌肉之坚脆，皮肤之厚薄，腠理之疏密，各不同，其于针石火焫[1]之痛何如？肠胃之厚薄坚脆亦不等，其于毒药何如？愿尽闻之。少俞曰：人之骨强筋弱肉缓皮肤厚者耐痛，其于针石之痛，火焫亦然。黄帝曰：其耐火焫者，何以知之？少俞答曰：加以黑色而美骨者，耐火焫。黄帝曰：其不耐针石之痛者，何以知之？少俞曰：坚肉薄皮者，不耐针石之痛，于火焫亦然。

　　黄帝曰：人之病，或同时而伤，或易已，或难已，其故何如？少俞曰：同时而伤，其身多热者，易已；多寒者，难已。黄帝曰：人之胜毒[2]，何以知之？少俞曰：胃厚、色黑、大骨及肥者，皆胜毒；故其瘦而薄胃者，皆不胜毒也。

注　释

1. 火焫　艾火灸灼。马莳："火焫者，艾火也。"
2. 胜毒　胜，耐受。毒，毒药。胜毒，耐受毒药也。

题　解

痛，是病症而不是病因。

本篇论痛，论的是病因。

痛之因为何？热可以致痛，寒可以致痛，寒热两种因都会致痛。换言之，痛有寒热两种因。

《素问·阴阳应象大论》："寒伤形，热伤气；气伤痛，形伤肿。"——在这一论断中，痛之因为热。

《素问·腹中论》："帝曰：病热而有所痛者何也？岐伯曰：病热者阳脉也，以三阳之动也。人迎一盛少阳，二盛太阳，三盛阳明，入阴也。夫阳入于阴，故病在头与腹，乃䐜胀而头痛也。"——在这论断中，痛之因为阳盛，为阳盛入阴。

《素问·痹论》："痛者，寒气多也，有寒故痛也。"——在这一论断中，痛之因为寒。

《灵枢·周痹》："风寒湿气，客于外分肉之间，迫切而为沫，沫得寒则聚，聚则排分肉而分裂也，分裂则痛。"——在这一论断中，痛之因为寒。

本篇论痛，论的是外因之痛，论的是医病时的针刺之痛，艾灸之时的火灼之痛；论的是人对疼痛的忍受能力与忍受程度，包括对药物的忍受能力与忍受程度。

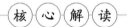

核 心 解 读

人体有差异，内部有差异，外部也有差异。人体差异，耐受力也有差异。

人体外部差异，差在肌肉强弱坚脆上，差在皮肤腠理厚薄疏密上。人体内部差异，差在肠胃的厚薄肥瘦上。

明白内外部的差异之所在，就明白了痛的忍受能力"为什么"有差异。

明白人体差异与忍痛能力的差异，也就明白了本篇的核心内容。

一、 人体差异与痛的忍受能力

人体外部有四大差异：筋骨之强弱，肌肉之坚脆，皮肤之厚薄，腠理之疏密。人体外部的差异，反映到医病之时对痛的忍受程度上有差异吗？

人体内部有两大差异：肠之厚薄坚脆不等，胃之厚薄坚脆不等。人体内部的差异，反映到医病之时对痛的忍受程度上有差异吗？

医病之法，有针刺有艾灸有汤药；针刺有针刺之痛，艾灸有火灼之痛，汤药有难咽之苦与强烈的刺激作用，差异的人体对医病过程中产生的疼痛，其忍受能力与忍受程度是一样的吗？

这是本篇黄帝的问题。

本篇的问题解答者是少俞。

少俞告诉黄帝：人体上的差异，会反映到对疼痛的忍受能力与程度上。换句话说，有的人能够忍受疼痛，有的不能够忍受疼痛。为什么？原因在人体内外部的差异上。

哪种人耐痛，哪种人不耐痛？

骨骼强壮，筋柔软，肌肉舒缓，皮肤厚实者，能忍受疼痛，也能忍受针刺之痛与艾火烧灼之痛。皮肤黑色、骨骼发育完美者，忍受疼痛的耐力更强。

肌肉坚脆、皮肤薄弱者，不能忍受针刺引起的疼痛，也不能忍受艾灸之火引起的灼痛。

二、 耐药性的差异

同时患同样的病，有的容易治好，有的却难以治好，原因何在？

同时患同样的病，如果体多热者容易治好，如果体多寒则难以治好。

在笔者看来，同时患同样的病，之所以有易治与难治之分，根本原因在于气之差别。阳气盛者患病，容易治好；阴气盛者患病，则不易治好。

人耐受毒性药物的程度当如何知道？

肤色黑、骨骼粗大、肥胖之人，其胃厚实，这种人耐药性好，能够耐受较强烈的毒性药物。

肤色白、骨骼细小、瘦弱之人，其胃薄脆，这种人耐药性差，不能够耐受较强烈的毒性药物。

天年第五十四

原文

黄帝问于岐伯曰：愿闻人之始生，何气筑为基，何立而为楯，何失而死，何得而生？岐伯曰：以母为基，以父为楯[1]，失神者死；得神者生也。黄帝曰：何者为神？岐伯曰：血气已和，荣卫已通，五藏已成，神气舍心[2]，魂魄毕具，乃成为人。

黄帝曰：人之寿夭各不同，或夭寿，或卒死，或病久，愿闻其道。岐伯曰：五藏坚固，血脉和调，肌肉解利[3]，皮肤致密，营卫之行，不失其常，呼吸微徐[4]，气以度行，六府化谷，津液布扬，各如其常，故能长久。

黄帝曰：人之寿百岁而死，何以致之？岐伯曰：使道隧以长[5]，基墙高以方[6]，通调营卫，三部三里起[7]，骨高肉满，百岁乃得终。

黄帝曰：其气之盛衰，以至其死，可得闻乎？岐伯曰：人生十岁，五藏始定，血气已通，其气在下，故好走[8]；二十岁，血气始盛，肌肉方长，故好趋[9]；三十岁，五藏大定，肌肉坚固，血脉盛满，故好步[10]；四十岁，五藏六府十二经脉，皆大盛以平定，腠理始疏，荣华颓落，发颇斑白，平盛不摇，故好坐；五十岁，肝气始衰，肝叶始薄，胆汁始灭[11]，目始不明；六十岁，心气始衰，苦忧悲，血气懈惰，故好卧；七十岁，脾气虚，皮肤枯；八十岁，肺气衰，魄离，故言善误；九十岁，肾气焦，四藏经脉空虚；百岁，五藏皆虚，神气皆去，形骸独居而终矣。

黄帝曰：其不能终寿而死者，何如？岐伯曰：其五藏皆不坚，使道不长，空外以张，喘息暴疾；又卑基墙薄，脉少血，其肉不石，数中风寒，血气虚，脉不通，真邪相攻，乱而相引，故中寿而尽也。

1. 以母为基，以父为楯（shǔn）　基，基础、基质也，喻生命之本源也。楯，栏杆，喻捍卫的功能。以母为基，以父为楯，说明的是胚胎形成时，由父精母血结合而成。按照阴主内，阳主外之原理，阴血在内为基质，阳气在外为外卫；阴阳互根，才有胚胎的生长发育，故曰以母为基，以父为楯。

2. 神气舍心　神气，血气也。《灵枢·营卫生会》："营卫者精气也，血者神气也，故血之与气，异名同类焉。"舍，宿舍之舍也。《灵枢·大惑论》："心者，神之舍也。"神气舍心，神气以心为舍也，神气舍藏于心也。

3. 肌肉解利　解利，滑利、舒利。《灵枢·本藏》："卫气和则分肉解利，皮肤调柔。"肌肉解利，《黄帝内经太素》作"分解滑利"。肌肉解利，肌肉之间，气行滑顺通利而没无涩滞也。张景岳："解利者无可留滞。"

4. 呼吸微徐　微者，细微也。徐者，缓慢也。呼吸微徐，即呼吸细微而缓慢。杨上善："谓吐纳气，微微不粗，徐徐不疾。"

5. 道隧以长　道，鼻下之人中也。隧，深深之隧道也。道隧以长，人中沟深而长。

6. 基墙高以方　基，墙、房之基础，面之下部也。马莳："面之地部为基。"基墙，指面部。高以方，高厚而方正。基墙高以方，面部骨骼高厚而方正。

7. 三部三里起　《素问·三部九候论》指出，人分上、中、下三部。本篇指出面部亦分三部，三部本篇称之为三里。马莳："面之三里，即三部。"起，高起而不平陷，言长寿之貌。

三部三里，还有另一种解释，张志聪："三部者，形身之上中下；三里者，手阳明之脉，皆起发而平等也。"

8. 走　《释名》："疾趋曰走。"本篇言走，说的是幼年时期喜欢跑动的天性。

9. 趋　《释名》："疾行曰趋。"本篇言趋，说的是青少年时期喜欢跑动的天性。

10. 步 《说文解字》："步，行也。"本篇言步，说的是青年时期喜欢运动的天性。

11. 胆汁始灭 灭，《黄帝内经太素》《甲乙经》均作"减"。人年五十肝气始衰，故胆汁始减。肝胆为一表一里，故肝衰而胆汁减。

天，自然也。年，寿命也。

天年者，天赋之年也。天赋之年者，自然寿命也。

天年之论，论的是人之所以生，之所以长，之所以老，之所以死的自然过程。

天年之论，论出了长命百岁之因，论出了夭寿、卒死、久病之谜。

天年之论，论出了少年人为何好动，老年人为何好静。

天年之论，以十进制为依据，论出了人生的一步步变化。

天年之论，是《灵枢》中最为精彩的论述。

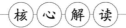

人之神，分先天之神与后天之神，先天之神来自父母，后天之神来自水谷。

生命是一个过程，这个过程会以"十岁为单位"发生阶段性的变化，从第一个十岁开始，变化到第十个十岁结束。

百岁而终与半百而衰，与五脏坚不坚、人中长不长相关。

认识了这三点，就认识了本篇的核心内容。

一、 生命初始的一连串秘密

（一）人之初的奥秘

"人之始生，何气筑为基，何立而为楯，何失而死，何得而生？"——人在生命开始之时，以何气构筑基础，以何气立为外卫？失去什么会死，得到什么会生？

这是本篇黄帝的问题。黄帝问的是生命之始的一连串秘密。

本篇解密的是岐伯。岐伯给出的答案是：人之生命，以母血为基础，以父精为外卫，失去神气会死，得到神气会生。

（二）精神之神缘何而来？

这是黄帝的继续追问。神，在《内经》中有自然神、人之神两种神。本篇谈的是人之神。人之神，指的是生命起源。这里黄帝所追问"何者为神"，问的就是生命从何而来？人之生命，最初起源于天地，然后起源于父母。天地合气，生出了最初的男女。父母和合，繁衍出了之后的儿女。如《易经·系辞下》所言："天地氤氲，万物化醇。男女构精，万物化生"。

生命的产生，产生于两精相搏。《灵枢·本神》："两精相搏谓之神。"两即父母，两精即父精母血。父精母血的和合，产生了新的生命。

（三）人之初的形成过程

人之初是如何形成的？本篇岐伯的解释是："血气已和，荣卫已通，五藏已成，神气舍心，魂魄毕具，乃成为人。"这一论断告诉后人，"血气已和，荣卫已通，五藏已成"，这"三已"是人之形成的第一步；人之形成的第二步是"神气舍心，魂魄毕具"。第一步的"三已"集中在有形的层面上，第二步神气与魂魄集中在无形的层面上。有形之体与无形之神的结合，方能成其为人——一个健全的人。

除了《内经》之外，先秦道家典籍《文子》与西汉《淮南子》也谈到了胎儿的形成过程。胎儿从无形到有形，从有形到出生，前后需要十个月的时间。摘录如下，供读者鉴赏。

《文子·九守》："老子曰：'人受天地变化而生，一月而膏，二月血脉，三月而胚，四月而胎，五月而筋，六月而骨，七月而成形，八月而动，九月而躁，十月而生。'"

《淮南子·精神训》："一月而膏，二月而胈，三月而胎，四月而肌，五月而筋，六月而骨，七月而成，八月而动，九月而躁，十月而生。形骸已成，五藏乃分，肝主目，肾主耳，脾主舌，肺主鼻，胆主口。"

两部典籍大同小异，异在每月的变化上，同在十月而生上。

二、寿命长短的秘密

（一）生命历程为何不同？

"人之寿夭各不同，或夭寿，或卒死，或病久，愿闻其道。"——同样的生命为何有种种不同：为何有人长寿，有人早年夭折？有人会突然死亡，有人则病程长久？

这是本篇黄帝的问题。这一问题，曾以不同形式多次出现过。本篇的岐伯只是回答了"为何长寿"的秘密。

人为何长寿？关键在于这样几个前提条件：

第一前提是五脏坚固，血脉和调。这是内部条件。

第二前提是肌肉解利，皮肤致密。这是外部条件。

第三前提是营卫之行，不失其常。这是中部条件。

第四前提是呼吸微徐，气以度行。这是呼吸条件。

第五前提是六腑化谷，津液布扬。这是消化条件。

只要这五大前提全部正常，就一定能够长寿长久。

（二）长命百岁的秘密

人活百岁的秘密何在？一有外部特殊之特征，二有内部气血之秘密。

外部特殊特征有四：一是鼻孔与人中深邃而长；二是面部骨骼高厚而方正；三是面之上中下三部高起而不平陷；四是骨骼高耸，肌肉丰满。

内部气血之秘密，就是营卫之气畅通。

符合这内外部两大条件者，能够活至百岁而寿终正寝。

（三）人半百而衰的秘密

为何有人半百而衰，原因何在？

人半百而衰，有外部原因，也有内部原因。内部原因有三：五脏不坚固，脉管单薄而少气血，脉络不通畅。

外部原因有三：鼻道人中不深长，鼻孔外张；面部两腮无肉而有塌陷；身体肌肉不充实。

符合这三种特征者，正气肯定内虚，内虚而又易于受外邪。内虚加外邪，两方夹击，所以人到中年寿命即终。

半百而衰，还有呼吸上的原因。呼吸急促而快速者，半百而衰。呼吸的作用，是吐故纳新。庄子是吐故纳新的研究者。《庄子·大宗师》："真人之息以踵，众人之息以喉。"这一论断讲的就是呼吸。以呼吸的深浅为标准，庄子区分开了真人与众人。真人是高于圣人的得道之人，在《素问·上古天真论》中，真人的地位高于圣人。真人的呼吸是深呼吸。众人即凡人，凡人的呼吸是浅呼吸。深呼吸到脚跟才换气，浅呼吸到喉咙就换气。急促的浅呼吸，也是半百而衰的原因。

三、 无形之气与生命演化

人生百岁的过程，前后会有两大变化：一是外部形体变化，二是内部气血变化。外部形体变化可以看得见，摸得着；内部气血变化看不见又摸不着，但是这两种变化有着高度的一致性，而且恰恰是看不见又摸不着的变化决定着看得见、摸得着的变化。

本篇以十进制为依据谈人体变化，每十岁会有一个大变化，一般变化至于百岁。详细的变化之论如下：

（一）人生第一个十岁

人长到十岁，五脏发育健全，血气已经流通，生气在下，所以喜好走动。

（二）人生第二个十岁

人到二十，血气开始强盛，肌肉开始发达，所以喜好急趋行走。

（三）人生第三个十岁

人到三十，五脏已经发育强健，肌肉坚固，血脉充满盈盛，所以喜好稳步健履，从容不迫行走。

（四）人生第四个十岁

人到四十，是人生的转折点，从高峰向下坡的转化从这里开始。五脏六腑十二经脉，都发育健全至极点而开始衰退，腠理开始疏松，颜面荣华开始衰败，鬓发开始花白，精气平定盛满不再有发展，精力开始衰退，所以喜好静坐。

（五）人生第五个十岁

人到五十，最明显的变化在眼睛上。肝开窍于目。眼睛的变化是由肝气变化所决定的。此时，肝气开始衰退，肝叶开始薄弱，胆汁也开始减少，目为肝之外窍，所以两眼目也开始昏花。

（六）人生第六个十岁

人到六十，最明显的变化在情绪上，情绪变化是由心气所决定的。此时心气开始衰弱，心气不足，经常苦于忧愁、悲伤的情绪，血气营运不畅，形体懈惰无力，所以喜好躺卧。

（七）人生第七个十岁

人到七十，最明显的变化在皮肤上。皮肤是由脾气所决定的。脾气衰弱，皮肤枯槁。

（八）人生第八个十岁

人到八十，最明显的变化在言语上。言语是由肺气所决定的。肺气衰弱，魄散而不藏舍，所以经常言语发生错误。

（九）人生第九个十岁

人到九十，五脏皆虚。肾气焦燥枯竭，肝心脾肺四脏经脉气血也空虚不足。

（十）人生第十个十岁

人到了百岁的时候，五脏全部虚衰，神气皆已离去，只有形骸空存。

这是一般规律。

有没有超越一般而成为特殊的呢？有！理论上与实际中均有一般之外的特殊。

以道养生，人生可以超越百岁。《素问》在开篇处的《上古天真论》中就从哲理上做出了这样的界定："是以嗜欲不能劳其目，淫邪不能惑其心，愚智贤不肖不惧于物，故合于道，所以能年皆度百岁而动作不衰者，以其德全不危也。"这一论断指出，以道养生，能年度百岁而动作不衰。

以道养生，百岁之人还能生子。在《素问·上古天真论》中，黄帝问岐伯，懂得养生之道的，百岁之人，还有生育能力吗？岐伯回答说，懂得养生之道的，能够延缓衰老，保持身形健康，虽然年岁很高，仍具有生育能力。请看原文："帝曰：夫道者年皆百数，能有子乎？岐伯曰：夫道者能却老而全形，身年虽寿，能生子也。"

四、"女七七，男八八"的基本规律

男女生长的基本历程，在《素问·上古天真论》中就有专题研究。与本篇相同的是，《素问·上古天真论》同样认为生命历程是"一阶段"一个变化。与本篇不同的是，变化阶段不是以十岁为单位划分的，而是以"女七七，男八八"划分的，即女子七岁一个变化，男子八岁一个变化。

现将《素问·上古天真论》中"女七七，男八八"的基本规律摘录如下，供读者鉴赏。

女七七：

女子七岁肾气盛，齿更发长；

二七而天癸至，太冲脉盛，月事以时下，故有子；

三七肾气平均，故真牙生而长极；

四七筋骨坚，发长极，身体盛壮；

五七阳明脉衰，面始焦，发始坠；

六七三阳脉衰于上，面皆焦，发始白；

七七任脉虚，太冲脉衰少，天癸竭，地道不通，故形坏而无子也。

男八八：

丈夫八岁肾气实，发长齿更；

二八肾气盛，天癸至，精气溢泻，阴阳和，故能有子；

三八肾气平均，筋骨劲强，故真牙生而长极；

四八筋骨隆盛，肌肉满壮；

五八肾气衰，发坠齿槁；

六八阳气衰于上，面焦，发鬓颁白；

七八肝气衰于上，筋不能动，天癸竭，精少，肾脏衰，形体皆极；

八八则齿发去。

逆
顺
第
五
十
五

　　黄帝问于伯高曰：余闻气有逆顺，脉有盛衰，刺有大约[1]，可得闻乎？伯高曰：气之逆顺者，所以应天地阴阳四时五行也；脉之盛衰者，所以候血气之虚实有余不足；刺之大约者，必明知病之可刺，与其未可刺，与其已不可刺也。

　　黄帝曰：候之奈何？伯高曰：《兵法》曰，无迎逢逢之气[2]，无击堂堂之阵[3]。《刺法》曰：无刺熇熇之热[4]，无刺漉漉之汗[5]，无刺浑浑之脉[6]，无刺病与脉相逆者。

　　黄帝曰：候其可刺奈何？伯高曰：上工，刺其未生者也；其次，刺其未盛者也；其次，刺其已衰者也。下工，刺其方袭者也；与其形之盛者也；与其病之与脉相逆者也。故曰：方其盛也，勿敢毁伤，刺其已衰，事必大昌。故曰：上工治未病，不治已病，此之谓也。

注　释

　　1. 刺有大约　约，有规则、法则之意。《素问·五常政大论》："有毒无毒，服有约乎？"高士宗："约，规则也。"大约，杨上善："约，法也。"刺有大约，针刺之法则也。

　　2. 逢（péng）逢之气　逢，有两种意思，一是形容鼓声，如《诗经·大雅·灵台》所言："鼍（tuó）鼓逢逢。"二是形容盛大，如《毛诗·小雅·采菽》所言："逢逢，盛貌。"逢逢之气，形容军队的来势急疾，气势甚盛。马莳："逢逢之气，势来迫而甚盛也。"

3. 堂堂之阵　《孙子·军争》："勿击堂堂之阵。"杜佑曰："堂堂者，盛大之貌也。"堂堂之阵，形容军队打仗时的阵势盛大整齐。

4. 熇（hè）熇之热　熇熇，热势炽盛貌。《素问·疟论》："经言无刺熇熇之热。"王冰："熇，盛热也。"

5. 漉（lù）漉之汗　漉，水渗出貌。《素问·疟论》："经言无刺漉漉之汗。"漉漉之汗，汗出不止貌。

6. 浑浑之脉　水流不绝貌。《素问·脉要精微论》："浑浑革至如涌泉。"浑浑之脉，脉象混乱而无端绪。《素问·疟论》："经言无刺浑浑之脉。"杨上善："浑浑，浊乱也。凡候脉浊乱者，莫知所病，故不可刺也。"

题 解

"逆顺"一词，从天文而来。

《素问·气交变大论》："帝曰：其行之徐疾逆顺何如？岐伯曰：以道留久，逆守而小，是谓省下。以道而去，去而速来，曲而过之，是谓省遗过也。"——黄帝问道："五星运行的快慢逆顺怎么样？"岐伯回答说："五星在其轨道上运行，如久延而不进，或逆行留守，其光芒变小，称为"省下"；若在其轨道上去又速回，或屈曲而行的，称为"省遗过"。

金木水火土五大行星，也是围着太阳转，其运行方向与地球是一致的，均由西向东。站在地球上观测行星运动，行星在天空中有时会顺行，由西向东，有时会逆行，由东向西。实际上，行星一直在顺行，逆顺之逆，原因有二：一是地球的不匀速运动，其运动速度超过了行星；二是人的视觉误解。

由天文变人文，"逆顺"一词进入了中医经典。在《内经》中，"逆顺"一词有相当丰富的含义：

一指自然法则。《灵枢·逆顺肥瘦》："知用此者，固自然之物，易用之教，逆顺之常也。"

二指四时之气的运行状态。《素问·六元正纪大论》："帝曰：四时之气，至有早晏高下左右，其候何如？岐伯曰：行有逆顺，至有迟速，故太过者化先天，不及者化后天。"

三指经络循行的不同方向。《灵枢·逆顺肥瘦》："黄帝曰：脉行之逆顺，奈何？岐伯曰：手之三阴，从藏走手。手之三阳，从手走头。足之三阳，从头走足。足之三阴，从足走腹。"

四指营气运行的不同方向。《灵枢·营气》："此营气之所行也，逆顺之常也。"

五指年之天气与疾病态势的关系。《素问·五运行大论》："先立其年，以知其气，左右应见，然后乃可以言死生之逆顺。"

六指人体形气精血之虚实。《灵枢·根结》："黄帝曰：形气之逆顺奈何？岐伯曰：形气不足，病气有余，是邪胜也，急泻之。形气有余，病气不足，急补之。"

七指反常现象。《素问·痿论》："帝曰：治之奈何？岐伯曰：各补其荥而通其腧，调其虚实，和其逆顺，筋脉骨肉，各以其时受月，则病已矣。"

八指医病中的正反两种方法。《素问·至真要大论》："是故百病之起，有生于本者，有生于标者，有生于中气者，有取本而得者，有取标而得者，有取中气而得者，有取标本而得者，有逆取而得者，有从取而得者。逆，正顺也。若顺，逆也。故曰：知标与本，用之不殆，明知逆顺，正行无问。"

本篇谈逆顺，谈的是人体之气，谈的是人体之脉，谈的是人体之病。

气有逆顺，脉有盛衰，病邪亦有盛衰，针刺之工面对疾病进行针刺，应该认识气之逆顺，脉之盛衰，病邪初起之时与衰退之时，如此认识的落脚点，落在针刺之良机上。

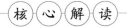

核心解读

天气有异常，人气有逆顺，脉象有盛衰，针刺之上工必须一知天气之异常，二知人气之逆顺，三知脉象之盛衰。知天气，知人气，知脉象，如此三知，即为知神守神。

出兵讲究时机，出兵时机错误，会有全军覆没的危险；出针同样讲究时机，出针时机错误，会危及生命。大热、大汗之时不可出针，脉象混乱、脉象模糊时不可出针，出针"四不可"第一次出现在本篇。

一、逆顺：上工守神之神

气有逆顺，脉有盛衰，针刺有大法，这三者之间的关系如何统一？

这是本篇黄帝提出的问题。本篇的问题解答者为伯高。

（一）人体之气通于天气

伯高首先从天体与人体的结合上回答了"气"的运行问题。伯高的原话是："气之逆顺者，所以应天地、阴阳、四时、五行也。"

人体之气通于天气，这是中医文化的基本立场。所以认识人体之气必须先认识人体之外的天气。

人气如何通于天气，人气如何应于天气？细论如下：

先谈天气。天气有昼夜之分，寒暑之分，四时之分，五行之分。日分昼夜，昼夜分阴阳——夜为阴，昼为阳；岁分寒暑，寒暑分阴阳——寒为阴，暑为阳；四时分阴阳——秋冬为阴，春夏为阳；五行分阴阳——木有阴木阳木之分，火有阴火阳火之分，土有阴土阳土之分，金有阴金阳金之分，水有阴水阳水之分。

再谈人体之气合于天气。一日之内，人体之气合于天气，合的是昼夜之气。一岁之内，人体之气合于天气，合的是寒暑之气，合的是四时之气，合的是五行之气。一日之内的昼动夜静，人气自动遵守循行。一日之内的寒冷暑热，人气自动遵守循行。

一认识了天气，二认识了人气，针刺之工方能知道病机——何时可以针刺，何时不可以针刺，何时已经到了不可以针刺的程度。

（二）重温"上工守神"之论

在《灵枢》的开篇之作《九针十二原》中，出现了粗工与上工的区分——"粗守形，上守神"。粗工，粗在何处？上工，上在何处？粗工知守形，上工知守神。守形与守神，是区分上工与粗工的基本标志。

守形，守在何处？一守在教条上，二守在穴位上。

守神，守在何处？总而言之，守在气机上。分而言之，一守体外变化之气，二守体内变化之气，三守血气之虚实，四守变化之脉象，五守变化之情志。

关于上工守神，报刊上还有一种"医有三境"的总结，总结得很好，摘录如下，供读者鉴赏。

人有三宝：精，气，神。医有三境：守形，守气，守神。

守形阶段，死记硬背，生搬硬套，有知识，无智慧，胸有万法，面对病人却常常不得一法。

守气亦即守神阶段，医理在胸，医法圆通，面对病人，不闻不问，望而知之，不着一法，信手拈来，应手病除，谓之神医。

二、 针刺之法与用兵之法

本篇出现了一个非常新鲜的观点——以兵法论针刺，以出兵时机论出针时机。

黄帝问，面对疾病何时出针为好，何时出针为妙？伯高以古之《兵法》回答了问题。

（一） 出兵时机与出针时机

《兵法》："无迎逢逢之气，无击堂堂之阵。"《素问·刺法论》："无刺熇（hè）熇之热，无刺漉漉之汗，无刺浑浑之脉，无制病与脉相逆者。"什么意思？《兵法》上说，作战时要讲究出兵的时机，下列两种情况时不能出兵：敌方锐气十足时不要出击，敌方阵势齐整盛大时不要出击。

出兵讲究时机，出针同样讲究时机。出兵时机不对，会造成全军覆灭的危险。出针时机不对，会有什么危险呢？讲出兵时机的重要性是来衬托出针时机的。《素问·刺法论》上说，针刺要讲究出针的时机，下列四种情况时不能出针，炽热烫手时不可针刺，汗多如洗时不可针刺，脉象混乱时不可针刺，病脉模糊时不可针刺。大热、大汗时不可出针，脉乱时、脉象模糊混乱时不可出针，如此出针"四不可"，是针刺之工应该牢牢记住的。

（二） 针刺的最佳时机

最佳的针刺之机为何？最佳的针刺之机有三：一是疾病未发作，邪气尚浅之时；二是疾病虽发，邪气未盛之时；三是邪气已衰，正气欲复之时。高明的上工会紧紧把握好这三大时机。

应该忌讳的针刺之机为何？应该忌讳的针刺之机有三：一是邪气正旺之时，二是外形强盛而实则内虚之时，三是病情与脉象相违背之时。低劣的粗工，往往会在忌讳之时进行针刺。

本文结束之时，伯高以两条哲理做出了总结：

其一，"方其盛也，勿敢毁伤，刺其已衰，事必大昌。"——邪气强盛之时不要针刺，针刺会毁伤元气；邪气已衰之时进行针刺，疾病就会痊愈，针刺会马到成功。

其二，"上工治未病，不治已病。"——上工治病治在疾病发生之前，不会等到疾病发生之后再治病。

五味第五十六

原　文

黄帝曰：愿闻谷气有五味，其入五藏，分别奈何？伯高曰：胃者，五藏六府之海也，水谷皆入于胃，五藏六府皆禀气于胃。五味各走其所喜：谷味酸，先走肝；谷味苦，先走心；谷味甘，先走脾；谷味辛，先走肺；谷味咸，先走肾。谷气津液已行，营卫大通，乃化糟粕，以次传下。

黄帝曰：营卫之行奈何？伯高曰：谷始入于胃，其精微者，先出于胃之两焦，以溉五藏。别出两行，营卫之道。其大气[1]之抟而不行者，积于胸中，命曰气海。出于肺，循喉咽，故呼则出，吸则入。天地之精气[2]，其大数常出三入一[3]，故谷不入，半日则气衰，一日则气少矣。

黄帝曰：谷之五味，可得闻乎？伯高曰：请尽言之。五谷：秔米[4]甘，麻[5]酸，大豆咸，麦苦，黄黍[6]辛。五果：枣甘，李酸，栗咸，杏苦，桃辛。五畜：牛甘，犬酸，猪咸，羊苦，鸡辛。五菜：葵[7]甘，韭酸，藿[8]咸，薤[9]苦，葱辛。五色：黄色宜甘，青色宜酸，黑色宜咸，赤色宜苦，白色宜辛。凡此五者，各有所宜。五宜：所言五色者，脾病者，宜食秔米饭、牛肉、枣、葵；心病者，宜食麦、羊肉、杏、薤；肾病者，宜食大豆黄卷、猪肉、栗、藿；肝病者，宜食麻、犬肉、李、韭；肺病者，宜食黄黍、鸡肉、桃、葱。

五禁：肝病禁辛，心病禁咸，脾病禁酸，肾病禁甘，肺病禁苦。肝色青，宜食甘，秔米饭、牛肉、枣、葵皆甘。心色赤，宜食酸，犬肉、麻、李、韭皆酸。脾色黄，宜食咸，大豆、豕肉、栗、藿皆咸。肺色白，宜食苦，麦、羊肉、杏、薤皆苦。肾色黑，宜食辛，黄黍、鸡肉、桃、葱皆辛。

注　释

1. 大气　本篇论大气，指宗气而言。张景岳："大气，宗气也。"

2. 天气之精气　天之精气，即天之阳气。地之精气，即水谷之精微之气。

3. 出三入一　历代有不同的解释。笔者认为，天气之精气入人体，这是不变之原则；出三入一，这是不变之常数。出三者何？呼出之气，一也；大便一也；小便一也。大小便加呼出之气，合而为三也。入一者何？代表气血之神气也。

4. 秔米　秔，粳之异体字。秔米，粳米也。粳米，不黏之米，五行属土，味甘，入脾。

5. 麻　有芝麻、胡麻、麻仁三种解释。张景岳："麻，芝麻也。"杨上善："麻，胡麻籽。"麻，五行属木，味酸，入肝。

6. 黄黍　即黍米，糯小米，五行属金，味辛，入肺。张景岳："黍，小米也，可以酿酒，北人呼为黄米，又曰黍子。"

7. 葵　菜名，即冬葵，五行属土，味甘，入脾。《素问·藏气法时论》："肝色青，宜食甘，粳米牛肉枣葵皆甘。"杨上善："冬葵子味甘寒，无毒，黄芩为之使。葵根味甘寒，无毒。叶为百菜主。心伤人。"

8. 藿　即豆叶。《广雅·释草》："豆叶谓之藿。"张景岳："藿，豆叶羹也。"

9. 薤（xiè）　薤白，俗名野蒜，可食可入药。五行属火，味苦，入心。

题　解

五味者，酸苦甘辛咸也。

《素问·六节藏象论》："天食人以五气，地食人以五味。"这一论断告诉世人，五气出于天，五味出于地，五味是大地提供的生活资源。

调味，是告别野蛮、跨入文明的基本标志。以春夏秋冬四时为基准调和五味，是在儒家十三经第四部经典《周礼》中出现的。《周礼·天官》："凡和，春多酸，夏多苦，秋多辛，冬多咸，调以滑甘。"

《论语》记载了孔夫子的饮食习惯，其中涉及调味之酱。《论语·乡党》："食不厌精，脍不厌细……割不正不食，不得其酱不食。"

《千字文》："果珍李柰，菜重芥姜。"芥姜味辛辣，是日常生活离不开的调味品。南北方饮食习惯差异极大，但是调味品中都离不开姜。

五味属阴，《素问·生气通天论》："阴之所生，本在五味。"

五味入五脏，《灵枢·九针论》："酸入肝，辛入肺，苦入心，甘入脾，咸入肾。"

五味过会伤五脏，《素问·生气通天论》："是故味过于酸，肝气以津，脾气乃绝。味过于咸，大骨气劳，短肌，心气抑。味过于甘，心气喘满，色黑，肾气不衡。味过于苦，脾气不濡，胃气乃厚。味过于辛，筋脉沮弛，精神乃央。"

善用五味，可以益寿延年，《素问·生气通天论》："是故谨和五味，骨正筋柔，气血以流，腠理以密，如是则骨气以精，谨道如法，长有天命。"

五味的研究，在世界民族之林之中，中华民族所出的成果最早。

五味之成果，至今也无人超越。

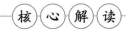

核心解读

谷分五味，果分五味，菜分五味，肉分五味，五味可以入五脏。

酸苦甘辛咸，一味有一味的作用，五味有五味的作用；五味适度可以治病，五味过度可以致病。

以上是本篇的两大内容。

一、 营卫二气与呼吸之宗气

（一） 五味入五脏

人食五谷，五谷有五味，五味入胃之后，会分别入于五脏。到底哪一味入哪一脏呢？这是黄帝的问题。

胃，是五脏六腑之海，水谷入胃，经胃所化生的精微之气，为五脏六腑所禀受。谷分五味，五味分入五脏。肝喜酸，所以酸味先入肝脏；心喜苦，所以苦味先入心脏；脾喜甘，所以甘味先入脾脏；肺喜辛，所以辛味先入肺脏；肾喜咸，所以咸味先入肾脏。这是伯高对问题的解答。

水谷入胃，经消化后分解为精华与糟粕两部分。

精华又分为气液两部分，气为精微之营卫之气，液为津液。营卫之气与津液等精华留取在体内，滋润营养着脏腑四肢百骸。糟粕依次向下传送到大肠膀胱，成为大小二便排出体外。

（二）运行的营卫二气

水谷入胃，通过脾胃中焦的作用，化生出精微之气，这是第一步。从胃出至上、中二焦，最终由肺脏敷布灌溉于五脏，这是第二步。在第二步这里，又分出了清浊两种气——清者为营，浊者为卫，卫气行于脉外，营气行于脉内。分出营卫之气，实际上是第三步。

经脉内外，是营卫运行的道路。营卫之气的运行，大抵如此。

（三）呼吸中的宗气

动态的营卫之气之外，还有一个"大气"。实际上就是宗气。

"宗气"之名出于《素问》。《素问·平人气象论》："胃之大络，名曰虚里，贯鬲络肺，出于左乳下，其动应手，脉宗气也。"

宗气，由水谷之精气化生，积于胸中，行于呼吸。《灵枢·邪客》："五谷入于胃也，其糟粕、津液、宗气分为三隧。故宗气积于胸中，出于喉咙，以贯心脉，而行呼吸焉。"

宗气与营卫之气有两大区别：一是宗气有一个赋存之处，赋存于人体胸中的气海之中；二是宗气不随经脉运行，而是出入于呼吸之中。出于肺而沿于咽喉，呼则出，吸则入。

（四）新陈代谢中的"出三入一"

纳新吸入新鲜空气，水谷入胃，入也。

吐故呼出二氧化碳，出也。大便排出糟粕，出也。小便排出糟粕，出也。这就是人体新陈代谢的"出三入一"。入的是天地之间的空气与水谷，出的是宗气与大小二便的糟粕。出入必须平衡，以补给全身所需的营养。所以，人半天不进食就会气衰，一天不进食就会气少。

（五）自然之物的五味属性

五味的哲理之源在五行。五行的第一重含义是时间，是一年的五个季节——木（春）火（夏）土（长夏）金（秋）水（冬）；五行的第二重含义是空间，是与五季相对应的东西南北中。五季与五方，时间与空间，这里出现的是时空一体的时空观。万物从时间中来，万物从空间中来，不同时间、不同空间中产生出来的物有着不同的味道。五味，实际上是由时空决定的。

　　春季所生之物与夏季所生之物味道肯定不同，夏季所生之物与秋季所生之物味道肯定不同。五谷在不同的时间里生长，五谷在不同的空间里生长，不同的时间、不同的空间里的所生之物，味道肯定不同。"橘生淮南则为橘，橘生淮北则为枳。"橘枳之变，枝叶相似，味道异也。淮河两岸，一水之隔，小小的空间之变，就有橘枳之异，这里是空间决定味道。夏天的杏儿酸，秋天的枣儿甜，这里是时间决定味道。同样的道理，不同空间、不同时间里生长的五谷、五果、五畜、五菜，味道肯定有差异，而且味道与时空肯定保持着一致性。

　　对自然之物的五味属性，本篇做出了详细的分类：

　　五谷之中，粳米味甘，芝麻味酸，大豆味咸，麦味苦，黄米味辛。

　　五果之中，枣子味甘，李子味酸，栗子味咸，杏子味苦，桃子味辛。

　　五畜之中，牛肉味甘，狗肉味酸，猪肉味咸，羊肉味苦，鸡肉味辛。

　　五菜之中，葵菜味甘，韭菜味酸，豆叶味咸，薤菜味苦，葱菜味辛。

二、五色、五宜与五禁

（一）五色与五味的对应关系

　　五色属五行，五味亦属五行，那么，五色与五味之间就产生了对应关系。《素问·金匮真言论》指出，青色对应酸味，赤色对应苦味，黄色对应甘味，白色对应辛味，黑色对应咸味。

（二）五色、五味与五脏的对应关系

　　五色、五味属五行，五脏亦属五行，那么，五色、五味与五脏之间就产生了对应关系。《素问·金匮真言论》间接指出，《灵枢·九针论》直接指出，青色、酸味入肝，赤色、苦味入心，黄色、甘味入脾，白色、辛味入肺，黑色、咸味入肾。

（三）五宜与五禁

　　五宜，指的是五脏患病时，所应该选择的五味；五禁，指的是五脏患病时，所应该禁忌的五味。

　　五宜，细论如下：脾患病时，适宜食用粳米饭、牛肉、枣子、葵菜；心患病时，适宜食用麦、羊肉、杏子、薤菜；肾患病时，适宜食用大豆芽、猪肉、栗子、藿；肝患病时，适宜食用芝麻、犬肉、李子、韭菜；肺患病时，适宜食用黄米、鸡肉、桃子、葱。

五禁，细论如下：肝病，禁辛味；心病，禁咸味；脾病，禁酸味；肾病，禁苦味；肺病，禁咸味；脾病，禁酸味。

以上五宜与五禁，谈的是五脏有病时的"应该吃什么"与"不应该吃什么"。这里的"应该"与"不应该"全部在五行生克哲理的范畴之内。

例如，芝麻味酸、犬肉味酸、李子味酸，酸入肝，所以肝患病时宜食这些酸味食物，其他四脏以此类推。五宜，可以用五行相生的哲理来解释。

肝病之时为何禁辛味？因为辛味入肺，肺属金，金克木，肝属木，所以肝病之时禁辛味，其他四脏以此类推。五禁，可以用五行相克的哲理来解释。

三、 本文留下的一个矛盾

本文结尾之处，出现了这样一段话：

肝色青，宜食甘，秔米饭、牛肉、枣、葵皆甘。

心色赤，宜食酸，犬肉、麻、李、韭皆酸。

脾色黄，宜食咸，大豆、豕肉、栗、藿皆咸。

肺色白，宜食苦，麦、羊肉、杏、薤皆苦。

肾色黑，宜食辛，黄黍、鸡肉、桃、葱皆辛。

这段话中出现的"五宜"，与本篇之前所出现的"五宜"相矛盾，与《内经》的基本立场相矛盾。

之前"五宜"中出现的是：肝宜酸，心宜苦，脾宜甘，肺宜辛，肾宜咸；这里"五宜"讲的是：肝宜甘，心宜酸，脾宜咸，肺宜苦，肾宜辛。是不是自相矛盾？

五味在五行生克哲理的范围之内，五味相生——酸生苦，苦生甘，甘生辛，辛生咸；五味相克——辛胜酸，咸胜苦，酸胜甘，苦胜辛，甘胜咸。本文最后的"五宜"与五味生克哲理不符。

"治未病"在五行生克哲理的范围之内，《难经·七十七难》按照五行相克的哲理解释"治未病"，解释出了这样一个结论：肝有病先实其脾气。所以然则何？木克土也。肝属木，脾属土，所以肝有病先补脾。《难经·七十七难》中的原话为："所谓治未病者，见肝之病，则知肝当传之与脾，故先实其脾气，无令得受肝之邪，故曰治未病焉。"以此类推，可以推出这样一个顺序：肝有病先补脾，脾有病先补肾，肾有病先补心，心有病先补肺，肺有病先补肝。再以五味入五脏类推，得出的结论是：肝有病先补脾，理应食之以甘；心有病先补肺，理应食之以辛；脾有病先补肾，理应食之以咸；肺有病先补肝，理应食之以酸；肾有病先补心，理应食之以苦。以"治未病"之顺序，也不能完全解释本文最后之"五宜"。

经典之经，何意也？《文心雕龙·宗经》的解释是："经也者，恒久之至道，不刊之鸿教也。"现代汉语的意思是：经典之经，是永恒常青的真理，是不可改变的伟大教导。

经典之经，在永恒，在常青。自相矛盾，前后不一，不属于经典。笔者认为，本篇最后一段可能历史转抄过程中出现了错误。这一认识，希望得到医学大家的批评，同时也希望得到众多中医文化热爱者的共鸣。

附五味与五脏关系表（表2-56-1）。

表 2-56-1　　　　　　　　　　　五味与五脏关系表

五 味	五 谷	五 果	五 畜	五 菜	五 走	五 色	五 宜	五 禁
酸	芝麻	李	犬	韭	酸先走肝	青色肝病	肝病宜食酸	脾病禁酸
苦	麦	杏	羊	薤	苦先走心	赤色心病	心病宜食苦	肺病禁苦
甘	粳米	枣	牛	葵	甘先走脾	黄色脾病	脾病宜食甘	肾病禁甘
辛	黍	桃	鸡	葱	辛先走肺	白色肺病	肺病宜食辛	肝病禁辛
咸	大豆	栗	猪	藿	咸先走肾	黑色肾病	肾病宜食咸	心病禁咸

水胀第五十七

原　文

黄帝问于岐伯曰：水与肤胀、鼓胀、肠覃[1]、石瘕、石水[2]，何以别之？岐伯答曰：水始起也，目窠[3]上微肿，如新卧起之状，其颈脉[4]动，时咳，阴股间寒，足胫肿，腹乃大，其水已成矣。以手按其腹，随手而起，如裹水之状，此其候也。

黄帝曰：肤胀何以候之？岐伯曰：肤胀者，寒气客于皮肤之间，𪔀𪔀[5]然不坚，腹大，身尽肿，皮厚，按其腹，窅而不起[6]，腹色不变，此其候也。

鼓胀何如？岐伯曰：腹胀身皆大，大与肤胀等也，色苍黄，腹筋起，此其候也。

肠覃何如？岐伯曰：寒气客肠外，与卫气相搏，气不得营，因有所系，癖而内著，恶气乃起，瘜肉[7]乃生。其始生也，大如鸡卵，稍以益大，至其成，如怀子之状，久者离岁[8]，按之则坚，推之则移，月事以时下，此其候也。

石瘕何如？岐伯曰：石瘕生于胞中[9]，寒气客于子门[10]，子门闭塞，气不得通，恶血当泻不泻，衃以留止[11]，日以益大，状如怀子，月事不以时下，皆生于女子，可导而下[12]。

黄帝曰：肤胀鼓胀，可刺邪？岐伯曰：先泻其胀之血络，后调其经刺去其血络也。

注 释

1. 肠覃（xùn）　病名，指因寒而生的、结于肠外的肿块。病久则肿块大如怀孕，但无涉于胞宫，所以并不影响女子月信。

2. 石水　病名。病位在肾，病因在寒，病症为肿大而下坠。石水，在本篇有问无答。石水之病因，《素问》与《灵枢》中有多处解答。《素问·阴阳别论》："阴阳结斜，多阴少阳曰石水，少腹肿。"《素问·大奇论》："肾肝并沉为石水。"《素问·阴阳类论》："三阳独至，期在石水。"《灵枢·邪气藏府病形》："肾脉急……微大为石水，起脐以下至小腹睡睡然，上至胃脘，死不治。"

3. 目窠　眼胞，即下眼睑。《灵枢·论疾诊尺》："视人之目窠上微痈，如新卧起状。"马元台："目之下为窠，俗名卧蚕。"

4. 颈脉　指人迎脉。王冰："颈脉，谓耳下及结喉人迎脉者也。"

5. 鼕（kōng）鼕　鼓声也，有空中之义。如丹波元简说："鼕字亦从鼓从空，盖中空之义，诸注为鼓声，岂有不坚而有声之理乎。"

6. 窅（yǎo）而不起　窅，深陷，下凹之意。窅而不起，手按肿胀处深陷不起也。

7. 瘜（xī）肉　体内外所生的赘肉。张景岳："瘜肉，恶肉也。"

8. 离岁　离，通历。《黄帝内经太素》作离。离岁，超过一年者谓之离岁。杨上善："离，历也。"

9. 胞中　胞，女子曰子宫，男子曰精室。胞中，指子宫内与精室内。

10. 子门　指子宫口。张景岳："子门，即子宫之门也。"

11. 衃（pēi）以留止　衃，凝滞之血。《说文解字》："衃，凝血也。"张景岳："衃，凝败之血也。"衃以留止，指瘀血停滞。

12. 可导而下　用活血化瘀之方法，其中包括针刺，导血下行。

题 解

胀之为病，病因一在气，二在水。

浊气在上，会引起胀病。《素问·阴阳应象大论》："浊气在上，则生䐜胀。"

脾脏受湿，会引起肿胀。《素问·至真要大论》："诸湿肿满，皆属于脾。"

气道不通，会引起胀病。《灵枢·邪气藏府病形》："三焦病者，腹气满，小腹尤坚，不得小便，窘急，溢则水，留即为胀。"《灵枢·胀论》："夫胀者，皆在于藏府之外，排藏府而郭胸胁，胀皮肤，故命曰胀。"

水道不通，同样会引起胀病。《灵枢·五癃津液别》："邪气内逆，则气为之闭塞而不行，不行则为水胀。"又："阴阳不和，则使液溢而下流于阴……四海闭塞，三焦不泻，津液不化，水谷并行肠胃之中，别于回肠，留于下焦，不得渗膀胱，则下焦胀，水溢则为水胀。"

《灵枢》专门有胀之专论——《胀论》，本篇篇名为《水胀》，并非水胀专论，而是论述了水胀、肤胀、臌胀、肠覃、石瘕、石水六种胀。

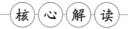
核心解读

水胀为一胀，水胀之外还有胀，本篇一共讲了六种胀。

胀病有病名，一胀一病名，六胀六病名；胀病有病症，一胀一病症，六胀六种症。

六种胀病，治法却是一种：胀之医治，针刺以泻法为主——"无问虚实，工在疾泻"。

以上内容，构成了本篇的主要内容。

一、胀病的特征

本篇的黄帝与岐伯，讨论了六种胀病——水胀、肤胀、臌胀、肠覃、石瘕、石水。一种胀病一种特征，六种胀病六种特征。分述如下：

（一）水胀的特征

水胀是内因之病。水胀有四大特征，分述如下。

特征之一：水胀病初起之时，目下眼胞微微肿起，好像刚刚睡醒过来的样子。

特征之二：患者人迎动脉处有明显的搏动，时时咳嗽。

特征之三：大腿内侧间有寒凉的感觉。

特征之四：足胫部浮肿，腹部胀大；用手按压其腹部，随手而起，有如按在裹水的袋子上一样。

具有以上四大特征，就说明水胀病已经形成了。

（二）肤胀的特征

肤胀病，是寒气侵入人体皮肤之间形成的。肤胀有三大特征，分述如下。

特征之一：腹部胀大，叩之如鼓，空而不实。

特征之二：全身尽肿胀，皮肤厚实。

特征之三：按压其腹皮处，凹陷而不起，其腹皮颜色没有变化。

（三）臌胀的特征

特征之一：腹部胀满，全身肿胀的程度相似相同于肤胀。

特征之二：肿胀的颜色青黄，腹部青筋暴起。

（四）肠覃的特征

肠覃即息肉，是寒气留舍于肠道所致。寒气与卫气相搏，卫气不得营运，因而寒气束缚卫气，积聚而内附着肠道，息肉因此形成。

特征之一：息肉初起，大小如同鸡卵一般，逐渐长大。

特征之二：息肉长大时，如同妇女怀孕的样子，病过一年之后，如果用手按压它则患部坚硬，用手推动它时则又可以移动。

特征之三：女子患此病，月经按时来潮。

（五）石瘕的特征

石瘕病的病位在女子胞宫之中，石瘕病是因寒而生。寒气客舍于子门即宫口处，子门因寒气而闭塞，气血不能够流通，恶败之血当排泄而不能排泄，以致凝结成块而留止于胞宫之中，日复一日逐渐增大。

特征之一：形状如同怀孕一般。

特征之二：月经不能够按时来潮。

这种病邪都发生在女子身上，治疗时可以用通导的方法攻下它。

（六）石水的特征

石水病，在本篇有问无答。石水病的成因，《素问》与《灵枢》中均有解答。摘录如下，供读者鉴赏。

《素问·阴阳别论》："阴阳结斜，多阴少阳曰石水，少腹肿。"

《素问·大奇论》："肾肝并沉为石水。"

《素问·阴阳类论》："三阳独至，期在石水。"

《灵枢·邪气藏府病形》："肾脉急……微大为石水，起脐已下至小腹腄腄然，上至胃脘，死不治。"

石水病，病位在肾，病因在阴在寒，病症肿大而下坠。

二、　医治胀病的针刺方法

胀病的医治，针刺以泻法为主。

《灵枢·胀论》："胀论言无问虚实，工在疾泻。"因此，"虚者补之"之哲理，不适用于医治胀病，适用的是"无问虚实，工在疾泻"。即胀之医治，不论虚实，均以泻法为主。

胀之医治，本篇的方法是："先泻其胀之血络，后调其经，刺去其血络也。"——先用针泻其瘀血的络脉，然后再调整它的经脉虚实，但必先刺去其血络中的恶血。这种方法，岐伯针对的是肤胀病和臌胀病两种病。实际上，先泻瘀血的方法适用于所有的胀病，为什么？因为这种先泻瘀血的方法与《灵枢·胀论》中的"无问虚实，工在疾泻"的方法具有一致性，而没有任何差别。

贼
风
第
五
十
八

黄帝曰：夫子言贼风邪气之伤人也，令人病焉，今有其不离屏蔽，不出室穴之中，卒然病者，非不离贼风邪气，其故何也？岐伯曰：此皆尝有所伤于湿气，藏于血脉之中，分肉之间，久留而不去；若有所堕坠，恶血在内而不去；卒然喜怒不节，饮食不适，寒温不时，腠理闭而不通；其开而遇风寒，则血气凝结，与故邪相袭，则为寒痹；其有热则汗出，汗出则受风，虽不遇贼风邪气，必有因加而发焉。

黄帝曰：今夫子之所言者，皆病人之所自知也。其毋所遇邪气，又毋怵惕[1]之所志，卒然而病者，其故何也？唯有因鬼神之事乎？岐伯曰：此亦有故邪留而未发，因而志有所恶，及有所慕，血气内乱，两气相搏。其所从来者微，视之不见，听而不闻，故似鬼神。

黄帝曰：其祝而已者[2]，其故何也？岐伯曰：先巫者，因知百病之胜，先知其病之所从生者，可祝而已也。

注 释

1. 怵（chù）惕　怵，恐惧。惕，害怕。《灵枢·本神》："是故怵惕思虑者则伤神。"《灵枢·经脉》："闻木声则惕然而惊，心欲动。"怵惕，外因引起的内惊内伤也。

2. 祝而已者　祝，即祝由；已，即病愈。祝由，远古时期的心理医生。

祝，远古时期的精神疗法。祝由之名，出于《素问·移精变气论》。祝，这一精神疗法，《素问》《灵枢》均有记载。中医文化建立在自然哲理之上，四时与四方、时间与空间、气候的正常与异常、人事的升降与情绪的高低，是中医文化论病的基本依据。所以，当初之祝由与今日之巫婆完全不是一回事。《素问·五藏别论》："拘于鬼神者，不可与言至德。"患者如果迷信鬼神，医生就无须再向他讲述高明之医理了。源头的中医，不允许迷信。

贼，在一部《内经》中有两重意思：一是有害之害，二是盗贼之贼。《灵枢·刺节真邪》："邪气者，虚风之贼伤人也，其中人也深，不能自去。正风者，其中人也浅，合而自去。"这一论断中的贼，指的是有害之害。《素问·宝命全形论》："百姓闻之，以为残贼。"这一论断中的贼，指的是盗贼之贼。

本篇之贼，非盗贼之贼，而是有害之害。

贼者，害也。贼风者，害人之风也。

《素问·上古天真论》："夫上古圣人之教下也，皆谓之虚邪贼风，避之有时。"《素问·四气调神大论》："贼风数至，暴雨数起。"《灵枢·岁露论》："贼风邪气之中人也，不得以时。"这两个论断谈贼风，贼风为四时不正之气。四时不正之气，即为贼风。贼风，才是产生疫病的真正原因。

贼风伤人，伤的是一部分人。贼风致病，致的是某些人的病。一部分人、某些人为何人？为正气内虚之人。贼风是外因，正气内虚是内因，内外因结合时才会产生疾病。

气之正邪即正风贼风的判断标准，在世界民族之林中唯有我中华民族才有，而这唯一的判断标准，就记载在《灵枢·九宫八风》中。前面已提醒过多次，本篇再次提醒，敬请读者留心《灵枢·九宫八风》的讨论。

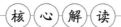

猝然发病，病因为何？一有外邪之因，二有内虚之因，外邪与内虚结合，是猝然发病的根本原因。

祝由祷告会医治猝然发病之疾病，所以然则何？祝由善于移精变气也。移精变气者，精神转移也。当初之祝由，今日之心理医生也。

认识了以上两部分内容，就认识了本篇之核心。

一、 猝然发病的内因与外因

"夫子言贼风邪气之伤人也，令人病焉，今有其不离屏蔽，不出室穴之中，卒然病者，非不离贼风邪气，其故何也？"——夫子说贼风邪气会伤人，会使人患病，可是有的人根本没有离开房屋，没有走出居室，却突然患病，也说是遭受了贼风邪气的侵袭，是什么缘故？

这是本篇黄帝的问题。

从现象上看，似乎不应该这样，而结果却偏偏这样。如此疾病会是无因之果吗？世界上绝对没有无因之果，也绝对没有无因之病。

足不出户，身不离室，之所以会出现这样的疾病，实际上既有外因也有内因，岐伯从内外两种因素上解释了深居室内为何致病的原因。

致病的内因有四：第一，此人曾经受过邪气的伤害，外部湿邪之气入侵潜藏在血脉和肌肉之间，久留而不去；第二，此人曾经受过外伤，例如高空坠落，受伤后的瘀血留积于体内；第三，此人容易大喜大怒，情志不节；第四，此人饮食没有节制。致病的外因只有一个，这就是气候的反常，忽冷忽热。符合内外这 4 个条件，即使足不出户，身不离室也会突然患病。

人的皮肤腠理，一直遵循着动静阖辟（开合）的规律。这与环境无关，与室内室外无关。皮肤腠理开合之际，而恰恰风寒袭来，这时室外人会遭受风寒之邪，室内人同样会遭受风寒之邪。遭受风寒之邪，血气就会凝结，新邪与旧邪相互搏结，则形成寒痹。

再者，有时因热而出汗，汗出之际肌腠疏松，此时又恰遇风邪，疾病就会产生。如此两种条件下，即使人居室内，足不出户，也会因内外因结合而引发疾病。

在岐伯的解释中，猝然发病的因素有二：一是外邪，二是内虚。外邪与内虚结合，是猝然发病的根本原因。

外因为缘，内因为因；因缘和合，万物衍生；因缘分离，万物毁灭。这是佛教中的基本哲理。这一哲理与本篇中的病理，相似相通。

二、　突然发病是鬼神作祟吗

一部《灵枢》，唯独本篇正面谈及了鬼神。

一没有遇到邪气，二没有情志大惊大恐的变异，却突然发病，是不是因为鬼神作祟？

这是本篇黄帝的第二个问题。

天地之间到底有没有具有人格意义的鬼神？即与人一模一样的鬼，与人一模一样的神？正确的答案是：没有！

中华文化的鬼神，只有自然意义而没有神秘意义。谈神论鬼，是从群经之首《易经》开始的。

《易经·系辞上》："阴阳不测之谓神。"这一论断告诉后人，奇妙变化者为神。这里的神，没有人的模样，也没有人的语言与行为，所以这里的神为自然神，而非人格神。

《易经·说卦》："神也者，妙万物而为言者也。"这一论断告诉后人，妙生万物者为神。这里的神，没有人的模样，也没有人的语言与行为，所以为自然神。

《素问·天元纪大论》："阴阳不测谓之神。"这里的神与《易经》中的神，具有一致性，指的是奇妙的自然变化。

《素问·八正神明论》："血气者，人之神。"人有血气才有神。这里的神，是精气神之神。

《灵枢·平人绝谷》："故气得上下，五藏安定，血脉和利，精神乃居，故神者，水谷之精气也。"人的血气源于水谷之精气，所以人之神实际上是水谷之精气。

以上是关于神的议论。那么，鬼在中华文化中是如何界定的呢？鬼的本义，是回归之归。回归到何处？回归于大地。《列子·天瑞》："鬼者，归也。"列子认为，生命分为两个部分：一是精神，二是形骸。精神源于天，形骸源于地。精神与形骸合一，即为生命。精神与形骸分离，生命结束。生命结束为返璞归真。所谓"鬼"，实际意义为回归大地之归。

杂家有尸子一子。尸子借老莱子的口说出了自己的生死观，人生，犹如寄存于天地之间，寄存的东西肯定要回归本来的来处。回归本来的来处是一定的，是固然的。生者，寄也。死者，归也。《尸子》："老莱子曰：'人生天地之间，寄也。寄者，固归也。'"生如寄，死如归。杂家论鬼，没有制造出一丝一毫的迷信。

《礼记·祭法》："大凡生于天地之间者皆曰命，其万物死皆曰折，人死曰鬼。"这是儒家对"命""折""鬼"的界定。这里的"命""折""鬼"三个概念，均在自然而然的范围之内，没有丝毫的神秘意义。

《易经·系辞上》："精气为物，游魂为变，是故知鬼神之情状。"物生为神，物死为鬼。《易经》中的鬼神，所表达的是物生物死的两种自然状态。本篇岐伯解释鬼神，同样解释在了自然意义上，没有解答出神秘意义。

岐伯告诉黄帝，人在没有遇到邪气，没有情志惊恐之变异，突然间发病，并不是鬼神在作祟，而是因为有旧邪停留在体内，其人情志上有偏执，如恶其所恶，好其所好，如此一来，血气会在体内发生逆乱，外邪和内邪相互搏结，因而成病。这种病的由来极其细微，眼看不见，耳听不到，好似鬼神作祟一般。

黄帝继续追问，既然不是鬼神作祟，为什么用祝告的方法就会使病好。

"先巫者，因知百病之胜，先知其病之所从生者，可祝而已也。"岐伯解答说，古代的巫医，会医治百病，他们知道百病之因，又知道百病的医治之法，所以用精神疗法，可以治好疾病。

本篇第一次出现了"先巫"之名。先巫者，古代的巫医也。古代的巫医与今天的巫婆大不相同，他们是当初的医学家、音乐家、天文学家。一句话，他们是当初的科学家，是当初的心理医生。

关于巫，需要专题的解释。

三、巫之小释

巫，《说文解字》的解释为："祝也。女能事无形，以舞降神也。"在这个解释中，巫与祝是一回事，巫隶属于祝。

《说文解字》的解释并没有解释出"巫"的本义，这里可以通过经典回顾，从正反两个方面去正确而全面地理解"巫"的本义。

（一）《尚书》论巫

《尚书·伊训》："敢有恒舞于宫，酣歌于室，时谓巫风。"

歌舞过度，即为巫风。这里否定的是巫风，否定的不是歌舞本身。因为中华民族是热爱音乐的民族，在舜时代已经形成了尽善尽美的韶乐。《尚书·舜典》中已经出现了关于诗歌音律的论断——"诗言志，歌永言，声依永，律和声。八音克谐，无相夺伦，神人以和。"尹伊所处的时代是殷商，舜遥遥在殷商之前。为什么舜时代研究诗歌音律，殷商时代否定歌舞呢？这里一定要清楚的是，尹伊否定的不是歌舞本身，否定的是歌舞的"过度"。恒者，久也。酣者，亦久也。酣睡之酣、酣饮之酣，都在长久、过度、痛快淋漓的范围之内。宫室之内，过度的歌舞，是有害的，所以要批评，要否定。但是从反面可以证明巫风与宫廷歌舞相关。《尚书》中的巫，能作曲，能唱歌，能编舞，能跳舞。显然，巫是艺术家。

（二）《论语》论巫

《论语·子路》："人而无恒，不可以作巫医。"有恒心的人，方能做巫医。巫医是医，孔子的这一论断是正面评价巫的。显然，《论语》中的巫是救死扶伤的医生。

（三）《山海经》论巫

一部《山海经》，两处谈到巫。《山海经·海内西经》："开明东有巫彭、巫抵、巫阳、巫履、巫凡、巫相……皆操不死之药。"这里出现了六种巫，六种巫皆为高明的医生。为什么这么说？因为六巫"皆操不死之药"。所谓不死之药，要么是养生益寿延年之药，要么是起死回生之药。操不死之药者，肯定是高明的医生。《山海经·大荒西经》："有灵山，巫咸、巫即、巫盼、巫彭、巫姑、巫真、巫礼、巫抵、巫谢、巫罗十巫，从此升降，百药爰在。"十巫，十种神医。升者，补气也。降者，泻下也。升降即补泻，补泻即升降。"虚者补之，实者泻之。"补泻，在《内经》中是医治疾病的两种基本方法。善用补泻，即为上工。能用百药升降补泻，用《内经》中的标准来评价，这里的巫属于上工。

《山海经》中讲神话，神话背后一隐藏有自然哲理，二隐藏有源头文化的密码。《山海经》的自然意义与科学意义，以及神话背后的真实历史，是不能忽略的。

（四）《国语》论巫

《国语·楚语》："在男曰觋，在女曰巫。"男觋（音希）女巫，出现在一大段古文之中。原文的意思是：远古之时，人民之中有精神专注、恭敬中正者，能够与上天沟通，他们能洞察一切。这种人在男曰觋，在女曰巫。男觋女巫，能与神明沟通，知道山川地理，知道宗庙秩序，知道祭祀的时日，决定着何时祭祀，用何种祭品，穿何种服饰，等等。后来，民风不纯了，德政混乱了，"绝地天通"的严重后果出现了——天与民的交往断绝了。

在笔者看来，当时的巫，实际上是天文学家，他们一是天文观测者，二是天气预报者。知道何时下雨，知道何时刮风，在一般人看来，他们是神秘人物，是知道天上秘密的人物，是能够与天神沟通的人物。

《易经·系辞上》："所以成变化而行鬼神也。"又："知变化之道者，知神之所为乎。"日影的变化，即天道的变化。天道的变化，即风霜雨雪的气候变化。知神者、能与神沟通者，实际上就是知道气候变化者。

《国语》中的巫，是天人之间的桥梁。他们一懂天文，二识风雨，三会预先把气候变化告诉世人。

祭祀祭什么？《礼记·月令》告诉后人，祭祀祭的是自然节令：

立春之时，天子带领三公九卿到东郊迎春。

立夏之时，天子带领三公九卿到南郊迎夏。

立秋之时，天子带领三公九卿到西郊迎秋。

立冬之时，天子带领三公九卿到北郊迎冬。

立春，春季的第一天，以此类推，立夏、立秋、立冬。春夏秋冬四季的第一天，是祭祀之日。祭祀祭的是什么呢？祭祀祭的是自然节令。自然节令者，自然法则也。决定祭祀时日的是巫，显然，巫是自然法则的认识者。而节令是由天文决定的。所以，这里的巫，是一流的天文学家。

(五)《内经》论祝由

《素问·移精变气论》："古之治病，惟其移精变气，可祝由而已今世治病，毒药治其内，针石治其外。"马莳注："祝由者，祝其病所由来，以告于神也，上古毒药未兴，针石未起，惟其称精变气，可祝由而已其病。"移精变气，相当于今天的精神转移，祝由可以移精变气，古之祝由相当于今天的心理医生。上古之人，天性纯真，食品自然，病远没有今天复杂，所以通过心理安慰、精神转移，即可医好疾病。祝由，是上古之医生。

巫，上古巫医，应该是中医文化的创始者与传承者，应该是当初的科学家、艺术家，是当初的天文学家，与今天装神弄鬼的巫婆神汉不可同日而语。

巫，从上古到中古，从中古到今天，有一个演变过程，这个演变过程即退化过程，从文化的创建者、传承者一步步退化，退化为今天的巫婆神汉。

卫
气
失
常
第
五
十
九

（原）（文）

　　黄帝曰：卫气之留于腹中，搐积不行[1]，苑蕴不得常所[2]，使人支胁胃中满，喘呼逆息者，何以去之？伯高曰：其气积于胸中者，上取之；积于腹中者，下取之；上下皆满者，傍取之。黄帝曰：取之奈何？伯高对曰：积于上，泻人迎、天突、喉中[3]；积于下者，泻三里与气街；上下皆满者，上下取之，与季胁之下一寸；重者，鸡足取之[4]。诊视其脉大而弦急，及绝不至者，及腹皮急甚者，不可刺也。黄帝曰：善。

　　黄帝问于伯高曰：何以知皮肉、气血、筋骨之病也？伯高曰：色起两眉薄泽者，病在皮；唇色青黄赤白黑者，病在肌肉；营气濡然者，病在血气；目色青黄赤白黑者，病在筋；耳焦枯受尘垢，病在骨。黄帝曰：病形何如，取之奈何？伯高曰：夫百病变化，不可胜数，然皮有部[5]，肉有柱[6]，血气有输，骨有属[7]。黄帝曰：愿闻其故。伯高曰：皮之部，输于四末；肉之柱，在臂胫诸阳分肉之间，与足少阴分间；血气之输，输于诸络，气血留居[8]，则盛而起；筋部无阴无阳，无左无右，候病所在；骨之属者，骨空之所以受益而益脑髓[9]者也。黄帝曰：取之奈何？伯高曰：夫病变化，浮沉深浅，不可胜穷，各在其处。病间者浅之，甚者深之；间者小之，甚者众之；随变而调气，故曰上工。

　　黄帝问于伯高曰：人之肥瘦、大小、寒温[10]，有老、壮、少、小，别之奈何？伯高对曰：人年五十已上为老，三十已上为壮，十八已上为少，六岁已上为小。黄帝曰：何以度[11]知其肥瘦？伯高曰：人有肥、有膏、有肉。黄帝曰：别此奈何？伯高曰：腘肉不坚，皮满者，肥；腘肉不坚，皮缓者，膏；皮肉不相离者，肉。黄帝曰：身之寒温何如？伯高曰：膏者，其肉淖[12]，而粗理者身寒，细理者身热。脂者，其肉坚，细理者热，粗理者寒。

　　黄帝曰：其肥瘦大小奈何？伯高曰：膏者，多气而皮纵缓，故能纵腹垂腴[13]；肉者，身体容大；脂者，其身收小。黄帝曰：三者之气血多少何如？伯高曰：膏者多气，多气者热，热者耐寒；肉者多血则充形，充形则平；[14]脂者，其血清，气滑少，故不能大。此别于众人者也。黄帝曰：众人奈何？伯高曰：众人皮肉脂膏，不能相加也，血与气不能相多，故其形不小不大，各自称其身，命曰众人。黄帝曰：善。治之奈何？伯高曰：必先别其三形，血之多少，气之清浊，而后调之，治无失常经。是故膏人，纵腹垂腴；肉人者，上下容大；脂人者，虽脂不能大者。

注　释

　　1. 搐积不行　搐积，积聚也。《音义》六十五引《苍颉篇》："搐，聚也，积也。"不行，行不通也。搐积不行，指卫气运行受阻，因不能通畅而积聚。

　　2. 苑蕴不得常所　苑，郁结。蕴，蕴结，积聚。常所，常行之所在也。苑蕴不得常所，卫气蕴结而不能运行于常行之部位。

　　3. 喉中　喉，咽喉。《说文解字》："喉，咽也。"喉中，位于前颈部正中线，喉头结节上方陷中之廉泉穴。

　　4. 鸡足取之　一种针刺手法。针刺到一定深度后，将针提到分肉之间，向左右两侧各针刺一针，像鸡足状，故名鸡足取之。《灵枢·官针》："合谷刺者，左右鸡足，针于分肉之间，以取肌痹。"

　　5. 皮有部　外部之皮，内与十二经络脉相关，与肺脏相关。《素问·宣明五气》："肺主皮。"《素问·皮部论》："凡十二经络脉者，皮之部也。"皮之部，在四末。四末，一指四肢，一指双手双足。研究皮之部，目的是观察卫气的运行。观测手足形色的正常与否，就可以论卫气运行的正常与否。张隐庵："卫气行于皮，输于四末，为所主之部。"

　　6. 肉有柱　柱，就是腘肉。四肢高起之肌肉，因其坚厚隆起，有支柱的作用，故称之为柱。张景岳："柱者，腘之属也。"

7. 骨有属　骨属，关节也。《灵枢·决气》："谷入气满，淖泽注于骨，骨属屈伸。"骨有属，指的是骨有关节。丹波元简："属者，附属之属，两骨相交之处，十二关节皆是。"

8. 气血留居　留与居，二字均有停止之意，故可引申为停滞闭塞。气血留居，言气血滞塞也。

9. 骨空之所以受益而益脑髓　受益，《甲乙经》作"受液"。肾主骨，骨含髓液，治骨则益髓。张景岳："病在骨之属者，当治骨空，以益其髓，髓者骨之充也，故益髓即所以治骨也。"

10. 寒温　人体体温有寒温之异，实质是指阳虚、阴虚之不同。

11. 度　即揣度。

12. 淖（nào）　指柔润。

13. 纵腹垂腴　腴，指腹部脂肪。纵腹垂腴，指腹部脂肪过多，大腹便便貌。

14. 肉者多血则充形，充形则平　肥胖者，血多，血能养形，故形体充实，体质平和。张景岳："肉者多血，血养形，故形充而气质平也。"

卫气，水谷之悍气也，卫外护内之阳气也。

卫气正常，行于脉外，昼行于阳，夜行于阴。

卫气失常，行于何处？

卫气失常，引发何病？

卫气致病，如何医治？

这些都是本篇讨论的问题。

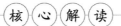

卫气失常，会引发两种疾病——胀满与气逆喘息，这是其一。胀满与气逆喘息的针刺医治，这是其二。司外揣内，从五官异常变化判断五脏疾病的产生，这是其三。卫气的运行与体态胖瘦相关，与年龄的老少相关，这是其四。本篇的内容，集中在以上四个方面。

一、 卫气失常与疾病的产生及其针刺治疗

川流不息，无限循环，卫气正常也。该行不行，聚集一处，卫气失常也。

卫气失常，疾病就产生了。卫气聚集某处，疾病就发生在某处。

"卫气之留于腹中，搐积不行，苑蕴不得常所，使人支胁胃中满，喘呼逆息者，何以去之?"卫气是循环不息的运行之气，一旦停而不行，循行失常，滞留于腹，便郁结成病，引起胸胁与胃部胀满，喘息气逆。卫气失常所引起的疾病，用什么方法可以使之消除？这是本篇黄帝的问题。

黄帝的问题告诉后人，卫气失常会引发两种疾病：一是胀满，二是气逆。

二、 卫气滞留引发的疾病如何医治

本篇回答问题的是伯高。

伯高解答说，卫气滞留，有上下之分。无论滞留于何处，都会引发疾病。疾病的部位不同，所取穴位也不同。滞留上部的，如气积于胸，取用上部穴位医治；滞留下部的，如气积于腹，取用下部穴位医治。如果上下皆有滞留之气，取用旁部及上下部穴位医治。

具体如何取穴？这是黄帝的继续追问。

伯高从五个方面回答了这一问题：

1. 卫气滞留于上的针刺取穴　卫气积蓄滞留于上部，针泻人迎、天突、喉中（廉泉）穴。

2. 卫气滞留于下的针刺取穴　卫气积蓄滞留于下部，针泻足阳明经的足三里穴与气街穴。此处气街，为穴位。是足阳明胃经、冲脉、足少阳胆经交会之穴，位置在腹股沟动脉处。《素问·骨空论》："冲脉者，起于气街。"

3. 上下皆有卫气滞留的针刺取穴　上下皆胀满，取用上下部位的穴位和季胁下一寸处的章门穴。

4. 鸡足取穴法　病情重的，采用鸡足取穴法（针刺犹如鸡爪之形，正面刺入一针，左右斜入二针，呈鸡爪状的三角形▲）。

5. 不可针刺之病　如果患者脉象大而弦急，以及脉绝不至，以及腹皮紧绷急甚的，不可以针刺治疗。

三、 司外揣内： 以外观特征判断内部疾病

皮、肉、气、血、筋、骨发病，怎样从外部知道呢？

内部有病，必然有形于外。所以，以外观的异常变化完全可以判断内部疾病。外观异常与内部疾病的具体对应如下：

1. 两眉之间对应皮肤　两眉之间出现病色，浮薄而有光泽，病在皮肤。

2. 口唇之间对应肌肉　口唇出现青、黄、赤、白、黑五色，病在肌肉。

3. 皮肤对应血气　皮肤湿润而多汗的，病在血气。

4. 眼睛对应筋　目现青、黄、赤、白、黑颜色的，病在筋。

5. 耳轮对应骨　耳轮枯焦如尘垢者，病在骨。

从五官外部的异常变化上，观察与判断内部发生的病变，这是中医文化的绝招。这一绝招称之为"司外揣内"。司外揣内，这一方法的理论基础，就是内外一体的系统论，就是无限循环的运动观。

人体之间，分内外上下，分中间左右，实际上，内外上下是一个整体关系，中间左右也是一个整体关系。卫气运行于内外之间、上下之间、左右之间；营气血液运行亦然。同样的道理，疾病也运行于内外之间，上下之间，左右之间。一切都是变动的，一切都是循环的。

只有从系统论与运动观上认识"司外揣内"这一绝招，才能对这一绝招作出正确的解释。

四、 提纲挈领： 治病之要诀

如同日月会变化，天气会变化一样，疾病同样会变化。"病根变化快，一病变百病。"彝医文化中有这样的说法。

本篇的黄帝追问：病是发生变化的，发生变化之后的病表现如何，又如何医治？

对于这个问题，伯高从高屋建瓴的高度进行了回答："夫百病变化，不可胜数，然皮有部，肉有柱，血气有输，骨有属。"疾病变化，速度之快，难以用数字计算，所以不能跟在疾病后面一一具体把握，而应该按规律用提纲挈领的办法进行整体把握。

何谓提纲挈领之办法？打个通俗的比喻，就是将一颗颗珍珠用一条丝线穿起为项链，这样一来，分散的珍珠就有系统性了。用手拿项链，不会遗漏

一颗珍珠。

论病方法的提纲挈领，就是将复杂的人体划分为皮、肉、血气、骨四部，然后找出与四部相关的部位，如此提纲挈领，一可以认识病根（病因），二可以认识疾病的变化，三可以找出医治疾病的根本方法。

四部相关的部位在何处？

1. 皮之部　皮之部，在四末。四末，有两种解释：一指四肢，二指双手双足。本篇的四肢之末即双手双足。观测手足形色的正常与否，就可以论卫气运行的正常与否。手足形色出现异常，即为卫气失常。此处应该回顾的常识是：肺主皮毛。此处应该回顾的论断是："凡十二经络脉者，皮之部也。"（《素问·皮部论》）

2. 肉之柱　即上、下肢臂隆起的肌肉，有支柱之作用，故名肉之柱。以经络而论，肉之柱，处于手足六阳经分肉之间，处于与足少阴经循行通路上的分肉之间。肉之柱形色出现异常，即为卫气失常。此处应该回顾的常识是：脾主肌肉。

3. 血气之输　血气之输，在诸经的络穴，若气血留居，则络脉壅盛而高起。络脉壅盛高起，即为卫气失常。此处应该回顾的常识是：心主血脉。

4. 骨之所属　两骨交接的关节处，即骨之所属。病在骨的，当取治于骨之所属，因为骨空是输注精气而能补溢脑髓的。关节处出现疾病，即为卫气失常。此处应该回顾的常识是：肾主骨。

问题中本来没有涉及筋部，但回答问题时，却出现了筋部。文中的原话为："筋部无阴无阳，无左无右，候病所在。"现代汉语的意思是：病在筋部的，没有阴阳左右之分，但疾病发生在哪里就在哪里诊视。这里应该回顾的常识是：肝主筋。

针刺医治疾病，同样应该站在至高的高度看待变化的疾病，而不能被变化的疾病牵着鼻子走。

针刺医治疾病，至高的高度在何处？在病轻与病重两处。只要会判断疾病之轻重，你就已经占领了观察问题的至高点。

这里又一次出现了关于"上工"的解释："夫病变化，浮沉深浅，不可胜穷，各在其处。病间者浅之，甚者深之；间者小之，甚者众之；随变而调气，故曰上工。"疾病变化快，病情有浮沉（轻重），病位有深浅。认识了疾病之轻重、病位之深浅，针刺方法的原则就可以决定了。针刺的原则就是：以发病的部位为针刺之处，疾病轻的浅刺，疾病重的深刺；病轻的用针宜少，病重的用针宜多；随病变而决定气的补泻。如此者，即为上工。上工之上，在于能够灵活地调气。

"随变而调气"，敬请记住这一论断。"随变而调气"与《灵枢·九针十二原》所强调的"上工守神"是一致的。"知变化之道者，知神之所为乎。"变化之道为神之所为，这是《易经·系辞上》所讲的哲理。谁在变化？气在变化，天地之气在变化。"天地变化，草木蕃。"（《易经·坤·文言》）天地之气的变化，决定着万物的生长收藏。气血之气的变化，决定着人体疾病与健康。变化之气为神，神是自然神。调气即调神，调神即调气。调气，必须注意两个基本点：一是体外四时之气与昼夜之气，二是体内五脏之气与经络之气。调神调气，也可以称为守神。

调气、守神，上工之标准也。上工之标准，不仅仅是辨证论治。辨证论治，只是论病的方法之一，而不是根本方法。寒病寒因，可以辨证施治。寒病热因呢？能对症下药吗？关于这一点，敬请针刺之工，务必区分之、思考之。

五、 几项标准

卫气失常，是本文的主题，但文章最后谈到了人体肥瘦的标准，体质寒温的标准，以及年龄老壮少小的标准。之所以谈这些，因为与卫气相关。

（一）老壮少小的区分标准

本篇的标准是：满五十岁者为老，满三十岁者为壮，满十八岁者为少，满六岁者则为小。

老壮少小四种状态，与卫气相关吗？本篇没有解释，但在前面《灵枢·天年》中，有年龄变化与血气变化（包括卫气变化在内）的详细解释，这里进行回顾，供读者复习：

人生十岁，五藏始定，血气已通，其气在下，故好走（跑）。

二十岁，血气始盛，肌肉方长，故好趋（动）。

三十岁，五藏大定，肌肉坚固，血脉盛满，故好步（走）。

四十岁，五藏六府十二经脉，皆大盛以平定，腠理始疏，荣华颓落，发颇斑白，平盛不摇，故好坐。

五十岁，肝气始衰，肝叶始薄，胆汁始灭，目始不明。（应补肝）

六十岁，心气始衰，苦忧悲，血气懈惰，故好卧。（应补心）

七十岁，脾气虚，皮肤枯。（应补脾）

八十岁，肺气衰，魄离，故言善误。（应补肺）

九十岁，肾气焦，四藏经脉空虚。（应补肾）

百岁，五藏皆虚，神气皆去，形骸独居而终矣。

从小到老，体内之气一直在变化。年少之时，气在脚上；年老之时，气在头上；年少之时，气满五脏；年老之时，五脏皆虚。无形之气决定着生气勃勃的生命，无形之气决定着生命的小少壮老。"年老色衰"一词告诉人们，面色肤色会随着年龄的变化而一步步衰退。而颜色的衰变，恰恰是由气之衰退所决定的。

（二）肥瘦大小的区分标准

肥瘦大小的实际判断标准是：肉多为肥，肉少为瘦；身高为大，身矮为小。

文中的判断标准是：腘肉坚厚，皮肤丰满的，是脂。腘肉不坚厚，皮肤弛缓的，是膏。皮与肉不相分离而紧相连的，是肉。脂多膏多者为肥，脂少肉少者为瘦，肉坚而身小亦为瘦。

肥瘦大小与卫气关系如何？本篇的解释甚少，第八十篇《灵枢·大惑论》中有肥瘦与卫气关系的解释，提前讨论在此，弥补本篇的不足：

在《灵枢·大惑论》中，黄帝问为什么有人总是爱睡觉？岐伯回答说：这种人肠胃较大而皮肤涩滞，分肉之间不滑利。肠胃较大则卫气稽留的时间长久，皮肤涩滞则分肉不滑利，那么卫气运行就迟缓。卫气，是白天运行于阳分，夜晚运行于阴分，所以卫气行尽于阳分人就要睡眠，卫气行尽于阴分人就要醒寤。所以肠胃宽大，则卫气稽留长久；皮肤涩滞，则分肉不滑利，因而卫气运行迟缓。卫气久留于阴分，其阳气不振，则人想闭眼，所以经常睡觉。若其人肠胃较小，皮肤滑利舒缓，分肉清利，卫气久留于阳分，所以人很少睡觉。

肠胃大，进食多，爱睡觉，最为典型的形象人物就是猪八戒。西天取经，一路上吃与睡是两件大事，为此没少挨孙悟空的打骂。无论怎么打骂，都改变不了这两个毛病。卫气运行迟缓是肥胖之人嗜睡的根本原因。

《灵枢·大惑论》告诉后人，肥人卫气运行迟缓，瘦人卫气运行通利，所以肥人瞌睡多，瘦人瞌睡少。

（三）寒温的区分标准

人体寒温与体内膏脂多少相关，本篇按照膏脂肉多少为标准分出了下列三种类型的人：膏类型，肉类型，脂类型。

膏类型的人，腹皮弛缓、脂肥下垂。肉类型的人，上下形体宽大。脂类型的人，虽脂多却形体不大。

膏类人，肌肉柔润、纹理粗疏者，卫气外泄而身体多寒；纹理致密者，卫气收藏而身体多热。

膏类之人多阳气，多阳气则身体发热，所以身体发热则能够耐受寒气。

脂类之人，肌肉坚厚、纹理致密者，身体多热；纹理粗疏者，身体多寒。

肉类之人多血气，血气充盛形体则身体寒热平和。

在实际生活中，肥胖者往往寒气重、湿气重。

（四）三种人之外的一般人

"众人皮肉脂膏不能相加也，血与气不能相多，故其形不小不大，各自称其身，命曰众人。"这是伯高对"一般人"作出的界定。皮肉脂膏血没有偏多偏少，形体也不大不小，均匀匀称，都在正常的范围之内，这是一般人的标准。

六、 卫气失常的医治

伯高的解答是："必先别其三形，血之多少，气之清浊，而后调之，治无失常经。是故膏人，纵腹垂腴；肉人者，上下容大；脂人者，虽脂不能大者。"——必须首先辨别这三类形体，其血的多与少，气的清与浊，而后根据虚实来调理它们，治疗时不要失去常规。

玉
版
第
六
十

原 文

黄帝曰：余以小针为细物也，夫子乃言上合之于天，下合之于地，中合之于人，余以为过针之意矣，愿闻其故。岐伯曰：何物大于天乎？夫大于针者，惟五兵[1]者焉。五兵者，死之备也，非生之具。且夫人者，天地之镇[2]也，其不可不参乎？夫治民者，亦惟针焉。夫针之与五兵，其孰小乎？

黄帝曰：病之生时，有喜怒不测，饮食不节，阴气不足，阳气有余，营气不行，乃发为痈疽。阴阳不通，两热相搏，乃化为脓，小针能取之乎？岐伯曰：圣人不能使化者，为之，邪不可留也。故两军相当[3]，旗帜相望，白刃陈于中野者，此非一日之谋也。能使其民，令行禁止，士卒无白刃之难者，非一日之教也，须臾之得也。夫至使身被痈疽之病，脓血之聚者，不亦离道远乎。夫痈疽之生，脓血之成也，不从天下，不从地出，积微之所生也。故圣人自治于未有形也，愚者遭其已成也。黄帝曰：其已形，不予遭，脓已成，不予见，为之奈何？岐伯曰：脓已成，十死一生，故圣人弗使已成，而明为良方，著之竹帛，使能者踵而传之后世[4]，无有终时者，为其不予遭也。黄帝曰：其已有脓血而后遭乎，不导之以小针治乎？岐伯曰：以小治小者其功小，以大治大者多害，故其已成脓血者，其唯砭石铍锋之所取也。

黄帝曰：多害者其不可全乎？岐伯曰：其在逆顺焉。黄帝曰：愿闻逆顺。岐伯曰：以为伤者，其白眼青、黑眼小，是一逆也；内药[5]而呕者，是二逆也；腹痛渴甚，是三逆也；肩项中不便[6]，是四逆也；音嘶色脱[7]，是五逆也。除此五者为顺矣。

黄帝曰：诸病皆有逆顺，可得闻乎？岐伯曰：腹胀，身热，脉大，是一逆也；腹鸣而满，四肢清，泄，其脉大，是二逆也；衄而不止，脉大，是三逆也；咳且溲血脱形，其脉小劲，是四逆也；咳，脱形身热，脉小以疾，是谓五逆也。如是者，不过十五日而死矣。其腹大胀，四末清，脱形，泄甚，是一逆也；腹胀便血，其脉大，时绝，是二逆也；咳，溲血，形肉脱，脉搏，是三逆也；呕血，胸满引背，脉小而疾，是四逆也；咳呕腹胀，且飧泄，其脉绝，是五逆也。如是者，不及一时而死矣。工不察此者而刺之，是谓逆治。

黄帝曰：夫子之言针甚骏[8]，以配天地，上数天文，下度地纪[9]，内别五藏，外次六府，经脉二十八会[10]，尽有周纪[11]，能杀生人，不能起死者，子能反之乎？岐伯曰：能杀生人，不能起死者也。黄帝曰：余闻之则为不仁，然愿闻其道，弗行于人。岐伯曰：是明道也，其必然也，其如刀剑之可以杀人，如饮酒使人醉也，虽勿诊，犹可知矣。黄帝曰：愿卒闻之。岐伯曰：人之所受气者，谷也。谷之所注者，胃也。胃者，水谷气血之海也。海之所行云气者，天下也。胃之所出气血者，经隧也。经隧者，五藏六府之大络也，迎而夺之而已矣[12]。黄帝曰：上下有数乎？岐伯曰：迎之五里[13]，中道而止，五至[14]而已，五往[14]而藏之气尽矣，故五五二十五而竭其输矣，此所谓夺其天气者也，非能绝其命而倾其寿者也。黄帝曰：愿卒闻之。岐伯曰：阙门而刺[15]之者，死于家中；入门而刺[15]之者，死于堂上。黄帝曰：善乎方，明哉道，请著之玉版，以为重宝，传之后世，以为刺禁，令民勿敢犯也。

注　释

1. 五兵　五种兵器。名称不一。杨上善："兵有五者，一弓、二殳、三矛、四戈、五戟。"张景岳："五兵即五刃，刀剑矛戟矢也"。

2. 且夫人者，天地之镇　镇，重也，贵也。《素问·宝命全形论》："天覆地载，万物悉备，莫贵于人。"中医文化是以人为贵的文化，本篇此论同样在强调以人为贵。

3. 两军相当　当，敌。两军相当，即两军相敌。战斗在一天一时之内，但战争之筹划却是长期之事。本篇以战斗比喻眼前之疾病，以战争之筹划比喻疾病形成的长期性。

4. 使能者踵而传之后世 踵，继也。使贤能的人将医治痈疽的医道医术继承下来并一代一代传下去。

5. 内药 内，通纳。纳药，即服药。

6. 肩项中不便 肩为手三阳经所经之地，项为手足六阳经及督脉经所经之地，肩项转动不便说明了什么？说明阳气业已受伤。

7. 音嘶色脱 心主言，心主荣华，音嘶色脱折射出心脏的虚弱。

8. 骏 本义指骏马，本篇以骏论大。《诗经·大雅·文王》："骏命不易。"《尔雅·释诂》："骏，大也。"

9. 地纪 大地之纲纪。笔者认为，方位谓之地纪。《庄子·说剑》："上决浮云，下绝地纪。"庄子所谈的地纪，系大地之纲维。

10. 经脉二十八会 会，贯通交会。二十八脉者，手足十二经脉，左右共二十四脉，加以两跷、督、任，共为二十八脉。经脉二十八会，二十八脉之贯通交会也。

11. 周纪 周，圆周循环之周；纪，循环之规律。周纪，经脉气血圆周循环之规律也。

12. 迎而夺之而已矣 已，完尽之意；已矣，指误用演示泻法，会使人胃气竭绝、气血耗尽而死。马元台："迎其气之来有以夺之，则能杀生人矣。"

13. 五里 本篇论五里，论的是空间理论。五，东西南北中五方也；里，道理也。《素问·阴阳应象大论》："天有八纪，地有五里，故能为万物之父母。"一方水土养一方人，针刺之工针刺之时必须明白两条基本道理：此时何时与此方何方。

14. 五至、五往 五，五脏之经脉气也；至与往，经脉之气往来也。脉来为至，脉去为往。《素问·阴阳别论》："所谓阴阳者，去者为阴，至者为阳。"针刺之工针刺之时必须明白脉至与脉往。张志聪："至者迎其气之至也，往者追其气之行也，故五至而迎其五脏之气即已，若五往而追之，则五脏之气尽泄于外矣。"

15. 阒（kuī）门而刺、入门而刺 门，气血出入之门户也。阒门言浅刺，入门言深刺。张景岳："门，即《生气通天论》所谓气门之门也。阒门而刺，言犹浅也，浅者害迟，故死于家中；入门而刺，言其深也。深则害速，故死于堂上。"阒，通窥。

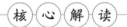

玉，美石也。玉出西方，《素问·异法方宜论》："西方者，金玉之域。"《千字文》："金生丽水，玉出昆冈。"

玉版，刻记重要文献的玉石板。"玉版"之名出于《素问》，《素问·玉版论要》："著之玉版，命曰合玉机。"

本篇开篇以兵论针，即以兵器论针具。兵器能保卫人，也能杀害人。同样的道理，针可以救人，也能伤人，甚至能死人。因此，针刺一要合天文，二要合地理，三要合病理。

本篇讨论的疾病是痈疽。以痈疽为例，说明疾病的形成是"积微之所生"。积者，积累也。微者，微小也。微小，一天天积累，积累成大病。因此，防治疾病要早预防、早诊断、早医治。

针刺，本篇还讲了种种禁忌。

这些宝贵经验，为了传之后世，必须刻记于玉版之上，《素问·玉版论要》之篇名由此而来。

以上三大告诫，就是本篇的核心内容。

核心解读

以兵论针，以兵器论针具，是本篇的新内容。兵器能伤人，针具同样能伤人。针刺之工，务必牢记这一点。

治病治在未形之时。尤其是治痈疽，应该治在脓血未形成之时。

五里穴不可误刺，不可妄用逆刺之泻法，否则会造成严重的后果——轻者病人会死于家，重者病人会死于医生的大堂。

一、 以兵论针

以兵论针，即以兵器论针具，是本篇出现的新观点。

兵器有双重作用：能杀人，能护卫人。与兵器的作用一样，针可以救人，也能伤人、死人。所以，士兵要善用兵器，针刺之工要善用针具。用针如用兵，敬请针刺之工记住这一观点。

小针虽小，但用针之道、用针之理必须"上合之于天，下合之于地，中合之于人"。为什么？因为人生在天地之间，天文与人气有着一致性，地理与人体有着一致性。

天文变化决定着天气变化，天气变化决定着小草的变化，如何时发芽，何时开花，何时结籽，何时枯黄。

天文变化决定着天气变化，天气变化决定着小鱼小虾的变化，如何时繁殖，何时长大。

天文变化决定着天气变化，天气变化决定着万物的生长变化。

同样的道理，天气变化也决定着人体变化。天气正常，人体正常；天文异常，人体异常。正常即健康，异常即疾病。

地理可以分东西南北四方，可以分东西南北中五方，四方之后还可以分为八方，一方水土养一方人，一方水土也生一方病。

不同空间，不同的肤色；不同空间，不同的体格。不同的地理地质条件，决定着人体之内不同种类的微量元素。

不知天地人之间的一致性，按照《内经》的标准，是不能为医为工的。

《素问》与《灵枢》反复讲天地，讲日月，讲天文历法，讲四时四方，讲五行五方，讲气候变化，强调的就是天文地理对人的重要性。

这个问题，本来已经讨论过多次，本篇的黄帝不知为什么又一次重复提出这个问题？

六十四卦的第四卦为《蒙》卦，《蒙》卦讲的是如何启蒙。《蒙》卦的卦辞为："匪我求童蒙，童蒙求我。初噬告，再三渎，渎则不告，利贞。"文中出现了启蒙的两条原则：第一条原则是"匪我求童蒙，童蒙求我"。"我"，启蒙之师也。"童蒙"，求学之少年也。这条原则讲的是求学的少年要有求学的主动性，学问是求出来的，不是老师送上门的。敬请记住，这里有一个"求"字。

第二条原则是"初噬告，再三渎，渎则不告，利贞"。初，首次也。噬，请教也。告，告知告诉也。这个问题第一次的请教，老师可以告诉你，这就是"初噬告"的意思。"再三渎，渎则不告"是什么意思？如果同一个问题问三次，证明你学习态度的轻浮，老师就不再教你了。这里出现"利贞"二字，是卦辞中的断语：利，利己利人。贞，始终如一。

一个问题，反复问及，这不是黄帝的责任，而有可能是后贤传承中的传抄失误。

二、针刺治痈疽

（一）痈疽之因

本篇先谈百病之因，后谈痈疽之因。百病之因为何？喜怒不测，饮食不节，阴气不足，阳气有余也。痈疽之因为何？此基础上的"营气不行"也。

本篇讨论的疾病是痈疽。痈，是一种病；痈疽，是一种病。痈，易于医治。痈疽，难以医治。这里有必要对痈与痈疽加以回顾。先回顾痈，后回顾痈疽。

1. 痈　痈之病，是《素问》反复论及的疾病。《素问·生气通天论》："营气不从，逆于肉理，乃生痈肿。"这一论断论痈肿，病因在"营气不从"上。不从者，逆也。营气行于脉内为顺为从，行于脉外为逆为不从。营气运行出现问题，逆于肌肉，郁而化热，就会形成痈肿病。这里的痈肿，病因在气逆，在气不通，在气郁化热。

《素问·阴阳别论》："三阳为病发寒热，下为痈肿。"这一论断论痈肿，病因在"三阳"。三阳即太阳，太阳经即膀胱经。太阳膀胱经发生疾病，会出现恶寒发热，下肢会出现痈肿。这里的痈肿，病因在三阳之阳，病症在寒在热，在恶寒发热。

《素问·异法方宜论》："故东方之域，天地之所始生也，鱼盐之地，海滨傍水。其民食鱼而嗜咸……故其民皆黑色疏理，其病皆为痈疡，其治宜砭石。"这一论断论的是痈疡。痈疡与痈肿的区别在于是否发生溃疡。溃疡为疡，无疡为肿。痈疡之病，病因与空间相关，与饮食习惯相关；具体与四方之中的东方相关，与食鱼、嗜咸的饮食习惯相关。

《素问·至真要大论》："太阳司天，寒淫所胜，则寒气反至，水且冰，血变于中，发为痈疡。"痈疡之病，病因有二：外因在天寒，内因在血变。

《灵枢·邪气藏府病形》："肝脉急甚者为恶言……太甚为内痈，善呕衄。"热邪侵入肝脉，会引发内痈，症状是经常出现呕血和衄血。

2. 痈疽　痈疽之病名，首先是在《素问》中出现的，《素问·通评虚实论》："所谓少针石者，非痈疽之谓也。"这一论断指出，痈疽之病属急病，针刺治疗不能有顷刻的犹豫徘徊。

痈疽之病，在《灵枢》之中首先论及的是寒热病。《灵枢·寒热病》："身有五部：伏兔一；腓二，腓者，腨也；背三；五藏之腧四；项五。此五部有痈疽者死。"伏兔，足阳明胃经上的穴位，位于大腿前方外侧。腓，指小腿肚。背，指的是背部中行的督脉。一是伏兔，二是腓部，三是背部督脉处，四是五脏输穴处，五是颈项部。这五个部位若发生痈疽，很难治愈。

综上所述，痈疽之为病。病因为内外热邪相搏，阴阳不通，营气不行。病症在肌肤红肿化脓。

三、 针刺治痈疽

针刺治痈疽分两种情况：一是可治，二是难治。未化脓之前，可治；化脓之后，脓血已经形成，难治。

通晓医理者，善于在疾病未形成之前发现疾病，会在痈疽未化脓之前进行医治。换言之，通晓医理者，会在邪气刚刚入侵人体时就将其祛除之，不会让邪气久留体内，不会让邪气在体内形成疾病。

篇中的岐伯，以战争的发生比喻疾病的形成：战争发生在一时，但是策划却是已久。两军作战，旗帜相望，刀光剑影，遍于旷野，这是一天之中的战事。一天之中的战事，决不是始于当天一天的筹划。能让民众服从命令，有令必行，有禁必止，这不是一天教化的结果，而是长期教化的结果。能让兵士冲锋陷阵，不怕牺牲，同样不是一天教化的结果，更不是此时此刻教化的结果。同样的道理，痈疽之病，也不是一天一时形成的，而是一步步由痈而痈疽、由红肿而化脓积累而成的。在红肿初起之时不积极医治，脓积之时才想到用小针治疗，不亦晚乎？

这里的岐伯，用了一个非常生动的词语来描述痈疽的形成，这个生动的词语是"不从天下，不从地出"。是啊！人体中的痈疽，一不是从天而降的，二不是从地下冒出来的，而是"积微之所生"即一点点积累而成的。敬请针刺之工记住这个生动的词语与这句生动的至理名言："夫痈疽之生，脓血之成也，不从天下，不从地出，积微之所生也。"

战争非一日而成，疾病非一日而成，战争与疾病完全是风马牛不相及的两回事，但道理上是一致的，道理上是相通的。所以圣工能够防微杜渐，治病于未形，不使疾病发生。而愚蠢之粗工，预先不知防治，不知治病于未形，不知治病于初起，一直等到疾病形成后才会下手医治，使患者遭受苦痛。

关于痈疽之治，岐伯结论性的话是：痈疽的脓血已经形成，患者十死一生。圣人医治痈疽，第二要治在病未形成之时，第二要治在病之初起之时。无论如何，不能等病形成之后再努力。有良方妙药，应该书刻在竹简帛书上，使之传于后世，一代传一代，不要让人们再遭受痈疽之苦。

脓血已经形成，不用小针医治，还有其他办法吗？这是具有仁义之心的黄帝进一步的追问。

岐伯给出的答案是："以小治小者其功小，以大治大者多害，故其已成脓血者，其唯砭石铍锋之所取也。"小针功效小，大针又害处大，所以痈疽已成脓血时，应该用砭石、铍针、锋针之类进行治疗。此时此刻，砭石应该发挥出作用。

四、 逆顺之逆的判断

本篇用了相当的篇幅谈病之逆顺，痈疽有逆顺，百病有逆顺；逆顺之论，集中论的是逆。逆，在本篇指的是危重之病态，指的是不可医治的疾病。逆，逆的是阴阳之顺序；逆，逆的是血气之常态。

（一）逆之论回顾

逆之判断，《素问》与《灵枢》之中从病色之上下，男女之左右，手足之寒热等诸多方面进行了论述，摘录如下，供读者复习。

《素问·四气调神大论》："从阴阳则生，逆之则死；从之则治，逆之则乱。"此论中的阴阳，是人体之外的阴阳；人体之外的阴阳，即昼夜寒暑。昼夜者，周日之阴阳也。寒暑者，周岁之阴阳也。周日之阴阳，决定着万物之动静；周岁之阴阳，决定着万物之生死。周日周岁之阴阳，道也，自然法则也。自然法则决定着万物之生死，也决定着人的生息。人不能逆道而行，人不能逆自然法则，否则就有生命危险，如《素问·玉版论要》所言："行所不胜曰逆，逆则死；行所胜曰从，从则活。"

《素问·汤液醪醴论》："今良工皆称曰病成，名曰逆，则针石不能治，良药不能及也。"病成危重之势曰逆，逆病不可治。

《素问·玉版论要》："色见上下左右，各在其要。上为逆，下为从。"内脏有病，必然反映到面部颜色上。病色出现在上部的病情危重，病色出现在下部的病情较轻。病情危重为逆，病情轻微为从。《灵枢·五阅五使》："心病者，舌卷短，颧赤；肾病者，颧与颜黑。"心脏病，两颧呈红色。肾脏病，两颧与额头呈黑色。

《素问·玉版论要》："女子右为逆，左为从；男子左为逆，右为从。"以阴阳论左右，阳左阴右。以阴阳论男女，男左女右。这一论断的意思是：女子右侧出现病色为逆，男子左侧出现病色为逆。病色出现在男女各自强盛之处，所以为逆。

《素问·通评虚实论》："络气不足，经气有余者，脉口热而尺寒也，秋冬为逆，春夏为从。"络气不足，经气有余的表现是：寸口脉出现热象，而尺肤寒冷。这种现象如果出现在秋季、冬季为逆，出现在春季、夏季为顺。春夏为阳，秋冬为阴；阳热阴寒，所以春夏为热，秋冬为寒。按四时阴阳而论，热在春夏为从，热在秋冬为逆。又："所谓从者，手足温也。所谓逆者，手足寒也。"四肢为诸阳之本，这是《阳明脉解》中的论断。阳者，温也，热也。手足即四肢，四肢即手足。正常状态下，手足应该温热；非常状态即邪气盛的情况下，手足冷寒。

《素问·平人气象论》："人无胃气曰逆，逆者死。"胃气正常，是健康之根本，假如人没有胃气为逆，逆则死。

《素问·至真要大论》："诸逆冲上，皆属于火。"这里论的是气，气应该有升有降。属于火的病态之气有升无降，所以称之为逆上。

《灵枢·九针十二原》："往者为逆，来者为顺，明知逆顺，正行无问。"这里论的是经气之往来。往来相对相应，经气有往有来为顺，有往无来为逆。

《灵枢·动输》："故阳病而阳脉小者为逆，阴病而阴脉大者为逆。"以阴阳论大小，始于《易经》。日月为阴阳，日大而月小，故阳为大月为小。日往月来，可以论之大往小来。阳脉本来应该大，病态之阳脉，偏偏为小，小为逆；阴脉亦然。

（二）痈疽之逆顺

痈疽恶化还有办法医治吗？这要根据病态逆顺来判断。痈疽之逆，难以医治。痈疽之逆，有以下五大特征：①白眼青黑，眼小，逆证一也；②服药而呕的，逆证二也；③疼痛，口渴厉害的，逆证三也；④肩背颈项强直转动不便，逆证四也；⑤声音嘶哑面色无华，逆证五也。五逆，是痈疽之病的五种病情。病是一种病，病情为五种情。

除了这五种逆证之外，其余的为顺证。

（三）百病皆有逆顺

顺则生，逆则死。百病之逆，可以归结为五类。五类逆病，基本上都是死症。不同的是，生死的日期有不同。本篇先列出了两个生死的判断标准：

1. 死亡之期不超过十五天的判断标准　①腹部胀大，身体发热，脉大，逆证一也；②腹满肠鸣，四肢清冷，泄泻，脉大，逆证二也；③衄血不止，脉大，逆证三也；④咳嗽小便尿血，肌肉消瘦，脉小而有力，逆证四也；⑤咳，形体消瘦，身体发热，脉小而快，逆证五也。

符合这五种标准的，正气已经衰竭，其死亡日期不会超过十五天。

2. 死亡之期不超过一天的判断标准　①腹胀、腹泻加四肢冰冷。如果腹部胀大，四末逆冷，形体脱失、泄泻急甚。②腹满、大便下血。腹部满而大便下血，脉大，时有间歇。③咳加小便下血。咳，小便尿血，形体肌肉消脱，脉坚搏指。④呕血、脉小而快。呕血，胸满而牵引背部，脉小而快。⑤完谷不化、大便泄泻。咳嗽腹胀满，大便泄泻，完谷不化，脉绝不至。

符合这五种标准的，正气完全衰竭，不超过一天就会死亡。

针刺之工此时如果不审察种种逆之病症，在危重之时，仍然实施针刺，即为逆治！

五、真气与禁刺

针刺可以救治死人，针刺可以杀活人吗？正确的答案是：针刺不当，能将活人杀死；针刺得当，却不能将死人救活。

人之将死，针刺已毫无作用。此时此刻，天文地理、脏腑之论、经脉之论一概不起作用。所以黄帝谈"上数天文，下度地纪，内别五藏，外次六府，经脉二十八会"之时，岐伯不再正面作答。

（一）误泻真气

针刺会将活人杀死，黄帝对此耿耿于怀，一再追问"不应该这样，为什么偏偏这样？"

岐伯先是以类比的方法回答：刀剑可以杀人，饮酒可以醉人，所以针刺也可以伤人死人。黄帝不满足于类比，希望岐伯从医道医理解答这一问题，岐伯的答案如下：

人所禀受的精气，是来自水谷之物，水谷之物所注入的地方，是胃也。胃，容纳水谷并化生气血，所以称之为海。天地之间的海，是云气所起之处；云起于海，而行于天下。人体之中的胃海，是气血所化之处，气血化于胃，而行于十二经隧。经隧者，联络五脏六腑的大络也。如果恰恰在这些大络要害的地方实行"迎而夺之"的针刺，则会误泻真气。误泻真气，就会致人死。

针刺为何会杀死活人，为何会致人死？关键的关键，在于误泻真气。"真气从之，精神内守，病安从来。"这是《素问·上古天真论》中的论断。《素问》中的医道医理是，有真气肯定没有病。本篇的医道医理是，无真气肯定没有命。

（二）夺取真气等于夺取性命

针刺杀人，其根本原因在于误伤真气。本篇此处，一是强调了"不能误刺"，二是讲述了误刺之害。

1. 不可误刺的五里穴　一脏有一脏之真气，五脏有五脏之真气；五脏之真气只能养而不能泻，养则无病，泻则无命。真气行于十二经脉之中，针刺之时，如果误用迎而夺之的泻法，如针刺手阳明大肠经的五里穴，就会使脏之真气运行到中途而止。经络中运行的真气，一脏之真气会五次反复到达五里穴，如若连续五次用迎而夺之的泻法，则此脏之真气将被泻尽。若连续泻二十五次，则五脏之真气就会竭绝。真气竭绝，轻者寿命缩短，重者就会死亡。

2. 误泻之害　误泻之害，刺浅死于家，刺深死于堂。本篇结尾之处，岐伯向黄帝讲了误泻之害：在气血出入门户的要害处妄行针刺，是伤人夺命之刺。刺之浅，患者到家就会死亡；刺之深，患者会死在医之大堂上。

方法是完善的方法，道理是明白的道理，黄帝认为，岐伯所讲的这一切，应该把它著录在玉版上面，作为珍贵的文献，留传于后世，作为禁刺的戒律，使针刺之工不敢违反它。玉版之篇名，遥相呼应在篇尾处。黄帝的原话是："善乎方，明哉道，请著之玉版，以为重宝，传之后世，以为刺禁，令民勿敢犯也。"

六、治"未形"之病与上中下三工

治病的时机何时为最佳？治在病"未形"之时。"故圣人自治于未有形也，愚者遭其已成也。"本篇告诉后人，医圣治病，治在病之初期，治在病未形成之时；庸医治病，治在病已形成之时。

治"未形"之病，是《内经》的基本立场，也是中华文化的基本立场。

《鹖冠子》有一则治"未形"之病的故事，摘录如下，以飨读者：

《鹖冠子·世贤》记载了魏文侯与扁鹊的一次对话，对话中涉及了治未病与治已病。

魏文侯问扁鹊："先生兄弟三人中，谁最善为医？"

扁鹊回答说："大哥最善，二哥次之，扁鹊最为下。"

魏文侯说："能够详细解释一下吗？"

扁鹊说："大哥于病视神，未有形而除之，故名不出于家。二哥治病，其在毫毛，故名不出于闾（巷子）。若扁鹊者，镵血脉，投毒药，副肌肤，闻于诸侯。"

这则故事里分出了三种类型的上工、中工、下工：

1. 上工　善治无形之病者，为上工，但上工无功无名，名不出家门。

2. 中工　病入毫毛，病入肌肤，为病之初起。善治病之初起者为中工，中工有小功有小名，但名不出巷口。

3. 下工　善治有形之病者，为下工，下工却有功有名，名满天下。

治病治在疾病初起之时，初起之病难识别却易于医治，患者痛苦少，花费也少，但医治初起之病的医生往往无名无功。所以然则何？初起之病，无大形无大证。患者可以说，我本来就没有多大病呀?! 医治初起之病，相当于"治乱治于开始，除草除于萌芽"。实际上，真正应该崇尚的是善治无形之病的上工。

治病治在未病之时，治乱治在未乱之时，这是中华文化、中医文化、中国哲学的基本立场，下面将有关"治未病""治未乱"及防患于未然的至理名言摘录于下，供读者鉴赏。

《易经·系辞下》："亡者，保其存者也。乱者，有其治者也。是故君子安而不忘亡，治而不忘乱，是以身安而国家可保也。"

《道德经·六十四章》："为之于其未有，治之于其未乱。"

《礼记·中庸》："凡事豫则立，不豫则废。"

《素问·四时调神大论》："是故圣人不治已病治未病，不治已乱治未乱，此之谓也。夫病已成而后药之，乱已成而后治之，譬犹渴而穿井，斗而铸锥，不亦晚乎！"

五禁第六十一

原 文

黄帝问于岐伯曰：余闻刺有五禁，何谓五禁？岐伯曰：禁其不可刺也。黄帝曰：余闻刺有五夺。岐伯曰：无泻其不可夺者也。黄帝曰：余闻刺有五过[1]。岐伯曰：补泻无过其度。黄帝曰：余闻刺有五逆。岐伯曰：病与脉相逆，命曰五逆。黄帝曰：余闻刺有九宜。岐伯曰：明知九针之论，是谓九宜。

黄帝曰：何谓五禁？愿闻其不可刺之时。岐伯曰：甲乙日自乘[2]，无刺头，无发蒙[3]于耳内。丙丁日自乘，无振埃[4]于肩喉廉泉。戊己日自乘四季，无刺腹，去爪[5]泻水。庚辛日自乘，无刺关节于股膝。壬癸日自乘，无刺足胫。是谓五禁。黄帝曰：何谓五夺？岐伯曰：形肉已夺，是一夺也；大夺血之后，是二夺也；大汗出之后，是三夺也；大泄之后，是四夺也；新产及大血之后，是五夺也。此皆不可泻。黄帝曰：何谓五逆？岐伯曰：热病脉静，汗已出，脉盛躁，是一逆也；病泄，脉洪大，是二逆也；著痹不移，䐃肉破，身热，脉偏绝，是三逆也；淫[6]而夺形，身热，色夭然白，及后下血衃，血衃笃重，是谓四逆也；寒热夺形，脉坚搏，是谓五逆也。

注 释

1. 五过　诊治疾病的五种失误与针刺补泻五脏时的过度。本篇论五过，论的是针刺补泻五脏时的错误。五过，有不同的解释。张景岳："补之过度，资其邪气；泻之过度，竭其正气，是五过也。"余伯荣："五过者，五脏外合之皮、脉、肉、筋、骨，有邪正虚实，宜平调之，如补泻过度，是为五过。"不明病情而治，一过也；错用补泻，二过也；不知从容比类，三过也；不知精神内伤，四过也；不问病因，妄言死期，五过也。此为笔者根据《素问·疏五过论》对五过的解释。

2. 自乘　言天干地支值日。干支用于时间，纪年、纪月、纪日、纪时；干支用于空间，表达四面八方；干支用于人体，表达五脏六腑与人体不同部位。自，指的是纪时值日之干支；乘，干支相加也，指干与支的结合，如甲子、乙丑。自乘，指人体每天都会逢到值日的干支。

《淮南子·氾论》高注："乘，加也。谓甲乙加于十二支，故曰自乘也。"马元台："天干之应于人身，头为甲乙，肩喉为丙丁，戊己为手足，四肢合辰戌丑未之四季，庚辛应股膝，壬癸应足胫。故凡天干自乘之日，皆无刺之。"故人身每一天也都能逢到一个值日的天干，称为自乘。

3. 发蒙　五节刺之一。医治六腑疾病的一种刺法。发蒙，开发蒙聩也。此刺法忌讳刺耳内。《灵枢·刺节真邪》对这种刺法有详细之解释。

4. 振埃　五节刺之一。针刺外经，医治阳病的一种针刺方法。埃，尘土，衣服上的尘土也。振埃，犹振衣去尘。《灵枢·刺节真邪》对振埃之刺法有详细之解释。

5. 去爪　五节刺之一。针刺关节肢络的一种刺法。去爪，犹去指甲也。《灵枢·刺节真邪》对去爪之刺法有详细之解释。

6. 淫　本义为过度之害，本篇指阴津流失。周学海："淫，谓肠澼沃沫，精遗、淋浊、盗汗之类皆是。"

——⊙题⊙解——

禁，禁止也，禁忌也。

五禁者，五种禁忌也。

五禁，有五味之禁，有五脏之禁，有针刺之禁，本篇讲的是针刺之禁。

《素问》讲五味之禁，《素问·宣明五气》："五味所禁：辛走气，气病无多食辛；咸走血，血病无多食咸；苦走骨，骨病无多食苦；甘走肉，肉病无多食甘；酸走筋，筋病无多食酸。是谓五禁，无令多食。"

《灵枢》讲五脏之禁，《灵枢·五味》："五禁：肝病禁辛，心病禁咸，脾病禁酸，肾病禁甘，肺病禁苦。"

本篇讲五禁，讲的是针刺中的五种禁忌。针刺五禁，讲的是针刺要讲究时间，"某种时间"不能针刺"某个部位"。在《素问》中，养生讲究四时之序，医病讲究四时之序；在《灵枢》中，针刺讲究四时之序；在本篇中，针刺讲究的是时间之序。时间之序，从春夏秋冬四时精确到了"这一日"与"那一日"。人在时间中，研究人无论如何不能忘记这一点。病，在时间中，研究病无论如何不能忘记这一点。

除了五禁之外，本篇还讨论了五夺、五过、五逆、九宜等基础常识，因为五禁为首，所以以篇名名之。

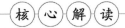

核 心 解 读

五禁，禁在时间中。养生、医病、针刺必须讲究时间性，这是中医的独特之处、伟大之处与永恒之处。天地之间的气候，是变化的气候。变化的气候，天天不同，一天一个样。天人合一，天气通于人气，人气通于天气。体外有变化的天气，体内有变化的人气。理解了这一点，才能真正理解本篇的时间禁的奥秘所在。

大虚之病，严禁用泻法；病与脉象相反，严禁用泻法。阅读本篇，知道了这两大内容，就是收获。

一、 五禁： 时间禁

（一）针刺五禁

气在时间中，针刺必须讲究时间性。某日不可刺某处，这就是针刺之禁忌。

何谓五禁？先解释五禁之五。五，就是将十天干甲乙丙丁戊己庚辛壬癸分为五组——甲乙一组，丙丁、戊己、庚辛、壬癸亦各一组，十天干分五组的组合，是五禁之五的理论基础。

十天干在天文历法中是表达时间的。甲日乙日，这样的记日，《易经》里都有记载。《易经》第十八卦为《蛊》卦，《蛊》卦的卦辞中就有"先甲三日，后甲三日"的说法。《尚书》记载大禹成婚的年月日，是用干支记载的。《尚书·益稷》："予创若时，娶于涂山，辛壬癸甲"。明白了干支的时间性，就在基础理论上认识了五禁之五。

1. 第一禁　甲乙应头，所以逢到甲日乙日，禁针刺头部，禁用发蒙的针法针刺耳内。所谓发蒙之针法，是医治耳目头面疾病的一种针刺方法。医治耳聋目昏，于午时刺听宫，即发蒙之针法。

这里还需要说明一个问题：在最初的十月太阳历中，是以十天干记月，以十二地支记日的，而在之后的十二月阴阳合历中，干支的功能发生了转化，以十二地支记月，以十天干记日。一月三十天，十天干循环三次即是一个月。

2. 第二禁　丙丁应肩喉，逢到丙日丁日，禁用振埃法针刺肩、喉及廉泉穴。所谓振埃之针法，是医治阳气逆于胸中，喘咳胸满，肩息上气的一种针刺方法。

3. 第三禁　戊己应手足四肢，逢到戊日己日，禁刺腹部和用去爪法之针法泻水。所谓去爪法之针法，是医治关节脉络四肢病以及阴囊水肿的一种针刺方法。

4. 第四禁　庚辛应于股膝，逢庚日辛日，禁刺股膝的穴位。

5. 第五禁　壬癸应足胫，逢壬日癸日，禁刺足胫的穴位。

在本篇，十天干分五组对应人体五个部位头部、肩喉、四肢、膝股、足胫。甲乙应头，丙丁应肩喉廉泉，戊己应四肢，庚辛应股膝，壬癸应足胫。

本篇十天干这里出现了"自乘"一词，如"甲乙自乘""丙丁自乘"。自，自己也，本身也。乘，乘坐也，驾御也。《易经·乾·象传》："时乘六龙以御天。"时为时间之时，六龙为时间中的六段，即六个时辰，六个月。"时乘六龙"就是时间以六龙的形式划分出了六段。乘，在这一论断中，有乘坐、驾御之义。自乘，意译的意思是：自己值日之时。

五禁，直接告诉后人的是针刺的五种禁忌，间接告诉后人的是病在人体中是流动的，从上而下的流动。

（二）彝族文化论疾病的运动与运动的疾病

疾病是动态的疾病，是流动的疾病。动态、流动的疾病，一月之内，会在人体之中先由下而上，后由上而下，反复循环，这是彝族文化对疾病的认识。彝族文化论疾病流动与变化，应视为《灵枢·五禁》论疾病变化的知音。

云南学者王正坤先生（白族）在其大作《彝医揽要》第六章《医技医术》中，记载了彝医论病治病的十二法，十二法中的第十一法是描述疾病在人体之中运动变化的。摘录如下：

疾病在人体中的运动变化，一天一变化，从足趾到头，从头到足趾，上下循环。彝医典籍《库霍》上是这样记载的：

初一在足踇趾，初二在脚掌，初三在臂部，初四在腰部，初五在大腿部，初六在手背部，初七在腹部，初八在肺部，初九在膝关节，初十在肩部，十一日在腹部，十二日在颈部，十三日在舌，十四日在胸廓，十五日在全身，十六日在胸部，十七日在大腿，十八日在腹部，十九日在下肢，二十日在脚掌心，二十一日在手拇指，二十二日在手心内，二十三日在脚背，二十四日在手背，二十五日在脚背，二十六日在心窝部，二十七日在腹肌，二十八日在腹腔，二十九日在脚、腰部，三十日在脚掌。

初一始于足踇趾，十三日动至舌，二十日回归脚掌心，三十日又回归脚掌中，疾病一个月之内在人体上下往返了两次。

动态之病具体"是不是这样"，可以重新认识；但原则上的动态变化，肯定"是这样"。动态之病肯定是在人体上下反复运动的。汉族先贤与彝族先贤，汉族文化与彝族文化，在这一基本点上的认识是一致的，也是正确的。

二、 五夺： 五种严重的虚病

何谓五夺？气血衰弱元气大虚之时再用泻法针刺，称为五夺。

形体肌肉消瘦已极，一夺也。

大失血之后，二夺也。

大汗出后，三夺也。

大泄之后，四夺也。

新产流血过多，及大量出血之后，五夺也。

虚者补之，实者泻之，这是医道。药补药泻，针补针泻，这是医术。医术可以灵活变换，医道则不可随意违反。虚，不能再泻。虚者泻之，就是违反医道。违反医道，就会出现严重的后果，就会致人死亡。

五夺，是五种严重的虚病。虚病，严禁用泻法。

三、 五过： 补泻中的五种错误

五过，《素问》中有专题之论，第七十七篇为《疏五过论》。《素问》论五过，论的是医生诊病时的五种失误或错误。例如，不详细询问病情，是一过；不知补泻，是一过；不知从容比类，是一过；不知患者贫富变化，是一过；不知疾病之因，不明疾病全过程，妄下死期结论，是一过。

本篇讲五过，是专题讨论针刺中的过错，过度的补泻亦或补泻的过度。

针刺可以补泻，但补不能过度，泻也不能过度，过度即是过。五脏有病，均需要补泻。一脏补泻过度，为一过；五脏补泻过度，为五过。补泻过度，即为过错，文中的原话是："黄帝曰：余闻刺有五过。岐伯曰：补泻无过其度。"

四、 五逆： 五种与疾病相反的脉象

何谓五逆？篇中的答案是："病与脉相逆，命曰五逆。"

逆与五逆，实际上是两个概念。如果追求准确，应该先界定何谓"逆"，然后再界定何谓"五逆"。

逆与五逆，按照《内经》的基本立场，可以作出这样界定：与疾病相反的脉象，即为逆；五种与疾病相反的脉象，即为五逆。

五逆，《素问·玉版论要》中有两种论述：一论脉与病相反的五种逆象；二论痈疽的五种病象。本篇论五逆，相似于《素问·玉版论要》中第一种情况：

热病而脉象沉静，汗出以后，而脉象却又躁动，脉与病相反，一逆也；泄泻之病，脉象却见洪大，正虚而邪盛，二逆也；肢体麻木，肘膝处隆起的肌肉破溃，身体发热，一侧的脉搏却触而不及，三逆也；遗、泄、淋、浊，久病之后，致使形体消瘦，身体发热，肤色苍白，枯晦不泽，以及大便下血有瘀块严重的，四逆也；久发寒热而身体消瘦，脉象却坚硬搏指的，五逆也。

五、 九宜： 九针运用的恰当处

九宜，本篇只有原则之论，没有具体的解释。篇中的原话为："黄帝曰：余闻刺有九宜。岐伯曰：明知九针之论，是谓九宜。"这个论断指出：一能

　　明确地知道九针的理论，二能恰当运用九针，即称为九宜。九宜必须知九针，这里有必要回顾《灵枢》开篇处的九针之论。

　　第一种称为镵针，头大而针尖锐利，适于浅刺以泻肌表阳热。

　　第二种称为圆针，针头如卵圆，用以泄出分肉间的邪气。

　　第三种称为锃针，针尖像黍粟米粒一样的微圆，用来引正气而祛邪气。

　　第四种称为锋针，三面有刃，用以治疗顽固宿疾。

　　第五种称为铍针，针尖像剑锋一样锐利，用以刺痈排脓。

　　第六种称为圆利针，针尖如长毛，圆而且锐，针身稍粗，可以用来治疗急病。

　　第七种称为毫针，针尖像蚊虫的嘴那样锋利，用以治疗痛痹。

　　第八种称为长针，针尖锋利而针身细长，可以治久痹。

　　第九种称为大针，针形如杖，身粗而针尖略圆，用来泻去关节积水。

　　九针各有其适，各有所用。九针的形状不同，适用部位也不相同。针下得气，即为有效。疗效显著的，疾病就像风吹云散，重见天日一样。

　　这是笔者对九宜的理解与解释。

动
输
第
六
十
二

（原）（文）

黄帝曰：经脉十二，而手太阴、足少阴、阳明独动不休，何也？岐伯曰：是明胃脉也。胃为五藏六府之海，其清气上注于肺，肺气从太阴而行之，其行也，以息往来[1]，故人一呼脉再动，一吸脉亦再动，呼吸不已，故动而不止。黄帝曰：气之过于寸口也，上十焉息，下八焉伏[2]？何道从还？不知其极。岐伯曰：气之离藏也，卒然如弓弩之发，如水之下岸，上于鱼以反衰[3]，其余气衰散以逆上，故其行微。

黄帝曰：足之阳明何因而动？岐伯曰：胃气上注于肺，其悍气上冲头者，循咽，上走空窍，循眼系，入络脑，出颅[4]，下客主人，循牙车[5]，合阳明，并下人迎，此胃气别走于阳明[6]者也。故阴阳上下[7]，其动也若一。故阳病而阳脉小者为逆，阴病而阴脉大者为逆。故阴阳俱静俱动，若引绳相倾者病。

黄帝曰：足少阴何因而动？岐伯曰：冲脉者，十二经之海也，与少阴之大络，起于肾下，出于气街，循阴股内廉，邪[8]入腘中，循胫骨内廉，并少阴之经，下入内踝之后，入足下；其别者，邪入踝，出属跗上，入大指[9]之间，注诸络，以温足胫。此脉之常动者也。

黄帝曰：营卫之行也，上下相贯，如环之无端，今有其卒然遇邪气，及逢大寒，手足懈惰，其脉阴阳之道，相输之会，行相失也，气何由还？岐伯曰：夫四末阴阳之会者，此气之大络也。四街[10]者，气之径路也。故络绝则径通，四末解则气从合，相输如环。黄帝曰：善！此所谓如环无端，莫知其纪，终而复始，此之谓也。

注 释

1. 以息往来　息，一呼一吸谓之一息。《素问·平人气象论》："人一呼脉再动，一吸脉亦再动，呼吸定息脉五动，闰以太息，命曰平人。"以息往来，指的是脉搏跳动与一呼一吸的关系。

2. 上十焉息，下八焉伏　指肺气往来盛衰。上下，肺气往来也；上为来，下为往。十、八，两数表达的是肺气的盛衰，十为盛，八为衰。

3. 上于鱼以反衰　鱼，谓鱼际。强盛之脉气上达鱼际部位之后，脉象由盛到衰，余留之气还会借助余力逆而上行，此时的运行气势是微弱的。这里是肺气来时盛去时衰的根本原因。

4. 颅（kǎn，又读 yán）　通颌，指面颊。张景岳："颅，鬓前两太阳也。"

5. 牙车　又称牙床。张景岳："牙车，牙床也。"本篇指颊车穴。

6. 胃气别走于阳明　胃气向上注于肺中，慓悍之气上冲到头部，循咽部，走于空窍，循着眼系，入络于脑部，再从脑部出于颅部，下行会于足少阳胆经的客主人穴，沿循着颊车，合于足阳明本经，同时下达人迎穴，胃气别走而又合于阳明经使其搏动的原因就在于此，故曰胃气别走于阳明。

7. 阴阳上下，其动也若一　阴，寸口，指手太阴肺经；阳，人迎，指足阳明胃经。上，人迎在颈谓之上；下，指寸口，寸口在手谓之下。人迎与寸口两者的搏动是相应一致的，故曰阴阳上下，其动也若一。

8. 邪　此处之邪，为斜路之斜。

9. 大指　大应作小，指应作趾，大指应作小趾。本篇论大指，论的是足少阴肾脉的起点。足少阴肾脉的起点，在足小趾之下，而非手大指之下。《灵枢·经脉》："肾足少阴之脉，起于小趾之下，邪走足心。"所以，大指应修正为小趾。

10. 四街　指头、胸、腹、胫四部之气街。杨上善："四街谓胸腹胫胻脉气道也。"

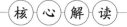

题 解

动者，动也。绝对之动，相对之静，是中华文化对宇宙与人体的基本认识。

一切都是动态的。人体之外有动态的天体，人体之内有动态的气血。

本篇论动输，论的是十二经脉之中的"独动不休"的经脉。"独动不休"的经脉，向全身输送着血与气。血与气，内滋润着脏腑，外滋润着四肢，统而言之，滋润着全身。

十二经脉之中，只有三条经脉是"独动不休"的，即手太阴肺经、足少阴肾经、足阳明胃经也。动输之动，动输之输，是围绕这三条经脉讨论的。

核 心 解 读

动的是经脉，输的是血气，这是本篇应该认识的第一点。

十二经脉中，手太阴肺经、足少阴肾经、足阳明胃经三条经脉独动不休的原因，这是本篇应该认识的第二点。

"四街"，营卫之街也。营卫之气，行于四街。四街，有"络绝则径通"的替代功能。气之四街，则是本篇应该认识的第三点。

认识了这三点，就认识了本篇核心之所在。

一、 经脉"独动不休" 的原因

有此果必有此因。有"独动不休"的经脉，必有"独动不休"的原因。"独动不休"的原因为何？这是本篇黄帝与岐伯讨论的主要内容。

（一）足阳明胃经"独动不休"的原因

原因，可分为根本与具体两种因。

1. 根本原因　胃为五脏六腑之海，是营养物质聚集生化的地方；滋润全身的清气由胃出发，上注于肺脉；清气在肺部转化为肺气，由手太阴肺经输送于十二经脉；肺气的运行随着人的呼吸往来，人一呼气脉搏跳动两次，一吸气脉搏也跳动两次；人的呼吸不停止，故脉搏跳动不休止。"一呼脉再动，一吸脉亦再动，呼吸不已，故动而不止。"这是书中的原话。解释足阳明胃经，相关出现了手太阴肺经。气发源于胃，输送于肺。水谷之气的输入是足阳明胃经"独动不休"的根本原因。

2. 具体原因 胃气并非全部上注于肺，还有一部分慓悍之气上冲到头部，然后沿着一定的轨道运行，最后又回归足阳明胃经。去而返的循环，是胃经"独动不休"的具体原因。

胃慓悍之气的运行路线为：上冲到头部，循着咽部而上走于孔窍，循眼系，入络于脑部，再从脑部出颉部即腮部，下行会于足少阳胆经的客主人穴即上关穴，再循颊车回归于足阳明本经，同时下达人迎穴。足阳明胃经"独动不休"的具体原因，就在于胃气会别走他经而又回归本经的循环。

足阳明胃经，阳也。手太阴肺经脉，阴也。阴阳相通相贯。所以，胃经与肺经，两条经脉上下相互贯通，搏动一致。

论阴阳相通相贯，这里论出了两种病脉逆象的判断标准。阳病而阳明脉反小为逆象；阴病而太阴脉反大为逆象。阳病而阳脉小为逆象，阴病阴脉大为逆象。

这里还出现了一个形象的比喻：脉气的阴阳动静，好像同牵同舞的一根绳子，动则同动，静则同静。如果牵引绳子的某一方引力不均，就会出现偏颇。偏颇则病。这个比喻强调的还是阴阳平衡。阴阳动静，必须保持平衡。一旦偏颇，就会产生疾病。

（二）手太阴肺经"独动不休"的原因

黄帝说：脉气通过于寸口部位时，上下出入——"上十焉息，下八焉伏"，是怎样运行的？道理何在？终极标准何在？

肺气运行与呼吸节奏相随，一呼脉行三寸，一吸脉行三寸，呼吸不止，肺气运行不止。这是手太阴肺经"独动不休"的根本原因。

肺气的运行状态是变化的，前后变化的状态有两种：一是肺气刚刚离开内脏而注入外经时，有如弓箭离弦一样迅急，有如水冲决堤岸一样迅猛；二是当强盛的脉气上达到了鱼际部位之后，脉象由盛到衰，余留之气还会借助余力逆而上行，此时的运行气势是微弱的。这是肺气来时盛去时衰的根本原因。

文中的"上十焉息，下八焉伏"之说，指的是肺气往来盛衰。上下，指的是肺气的往来——上为来，下为往。十、八，两个数字指的是肺气的盛衰——十为盛，八为衰。

（三）足少阴肾经"独动不休"的原因

冲脉，为十二经之海，与足少阴之络，同起于肾下，出于足阳明胃经的气街（气冲穴），沿着大腿内侧，向下斜行入于腘中，再沿着胫骨内侧，并合于少阴经，而下行入于足内踝之后，入于足下；其别出的分支，斜入内踝，出而入于胫骨、跗骨相连之处的属部及足背上，入于大趾之间，再进入诸络脉之中，用来温养足部胫部。经气的去而返，是足少阴经脉"独动不休"的根本原因。

二、营卫二气运行的正常与意外

（一）正常状态

营气行脉内，卫气行脉外，正常的运行，其状态是上下相互贯通，阴阳有度，如环无端。

（二）遭遇意外

营气和卫气，如果遭遇意外的邪气侵袭，或逢遇大寒之邪，四肢首先中寒，所以手足四肢会懈惰无力。

四肢末端是阴阳会合的地方，也是营卫之气通行的径路，头、胸、腹、胫四部的四条气街，是营卫之气循行必经之路，如果营卫之气遭遇邪气的阻塞，手足四肢会首先发病。

邪气一旦消除，络脉径路又得以开通，营卫之气运行又会恢复正常，重新恢复到如环无端、周则复始、运行不息的状态。

五
味
论
第
六
十
三

（原）（文）

黄帝问于少俞曰：五味入于口也，各有所走，各有所病。酸走筋，多食之，令人癃；咸走血，多食之，令人渴；辛走气，多食之，令人洞心；苦走骨，多食之，令人变呕；甘走肉，多食之，令人悗心。余知其然也，不知其何由，愿闻其故。

少俞答曰：酸入于胃，其气涩以收，上之两焦[1]，弗能出入也，不出即留于胃中，胃中和温，则下注膀胱，膀胱之胞薄以懦[2]，得酸则缩绻，约而不通，水道不行，故癃。阴者，积筋之所终[3]也，故酸入而走筋矣。

黄帝曰：咸走血，多食之，令人渴，何也？少俞曰：咸入于胃，其气上走中焦，注于脉，则血气走之，血与咸相得则凝，凝则胃中汁注之，注之则胃中竭，竭则咽路[4]焦，故舌本干而善渴。血脉者，中焦之道也，故咸入而走血矣。

黄帝曰：辛走气，多食之，令人洞心，何也？少俞曰：辛入于胃，其气走于上焦，上焦者，受气而营诸阳者也，姜韭之气熏之，营卫之气不时受之，久留心下，故洞心。辛与气俱行，故辛入而与汗俱出。

黄帝曰：苦走骨，多食之，令人变呕，何也？少俞曰：苦入于胃，五谷之气，皆不能胜苦，苦入下脘，三焦之道皆闭而不通，故变呕。齿者，骨之所终也。故苦入而走骨，故入而复出，知其走骨也。

黄帝曰：甘走肉，多食之，令人悗心，何也？少俞曰：甘入于胃，其气弱小，不能上至于上焦，而与谷留于胃中者，令人柔润者也，胃柔则缓，缓则虫动，虫动则令人悗心。其气外通于肉，故甘走肉。

1. 上之两焦　两焦，上焦、中焦二焦也。上之两焦，（酸味）上行于上、中二焦。

2. 膀胱之胞薄以懦　膀胱之胞，膀胱之皮也。薄以懦，薄而软也。杨上善："膀胱之皮薄而软。"

3. 阴者，积筋之所终　阴者，前阴。积筋，筋之聚集。前阴，是宗筋所聚集之地。杨上善："人阴器，一身诸筋终聚之处。"张景岳："阴者，阴气也；积筋者，宗筋之所聚也。"

4. 咽路　咽道也。张志聪："咽乃胃之门，主受纳水谷。"张景岳："咽门，即食喉也。"

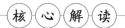

五味，酸苦甘辛咸也。五味论，论的是五味与五脏的对应关系。

五味论，论五味；五味之论，《灵枢》先后出现了两个专题之论与一个并列兼论，说明了什么？这说明《灵枢》对五味的重视。

核心解读

人，从吃饭那天起，五味就介入了生活。五味入人体，进入了什么地方？对人体有什么作用？正面作用如何，负面作用又如何？这是本篇讨论的内容。

五味入五脏，这是一。五味养五脏，这是二。五味伤五脏，这是三。五味入五脏，为自然属性。五味养五脏，养在适时适当量。五味伤五脏，伤在非其时非其量。

五味适度，养人；五味过度，伤人。这是天下人都应该明白的道理。

一、　关于五味的两大问题

问题一：饮食五味从人体口中进入体内，一味有一味的去处，五味有五味的去处，为什么？

问题二：一味过度会产生一种疾病，五味过度会产生五种疾病，为什么？

这是本篇黄帝的问题。

酸味走筋，多食酸会使人小便不通；咸味走血，多食咸会使人口渴不已；辛味走气，多食辛会使人内心空虚；苦味走骨，多食苦会使人呕吐食物；甘味走肉，多食甘会使人心中烦闷。黄帝知道这些恶果，但不知道恶果之因，所以提出了以上两大问题。

本篇回答问题的贤哲是少俞。

二、 少俞对问题的解答

（一）关于酸味的解答

酸走筋，过度食酸会引起小便不通，原因何在？

少俞的解答如下：肝主筋，在味为酸，所以酸味走肝经之筋。酸味入胃后，它的气味涩滞，有收敛之作用，只能上行于上、中二焦，不能遍行出入而停留于胃腑之中，如果胃腑温和，则下行注入膀胱，膀胱之皮薄而软，得酸味则会收缩曲卷，膀胱之口约束紧闭不通，水液运行之道不能通行，所以小便就会不通。前阴，是宗筋所聚集的地方；酸走筋，所以过度食酸会引起小便不通。小便不通，文中称之为"癃"。癃，酸味过度所致也。

（二）关于咸味的解答

咸走血，多食咸会使人口渴，原因何在？

少俞的解答如下：血脉，是中焦精微输布于周身的道路，血亦出于中焦，咸味上行于中焦部位，所以咸味入走于血分。咸味入于胃后，味之气上走行于中焦部位，并注入血脉中，与血相合，血与咸相得则血液浓稠，血液浓稠则需胃中津液不断补充调剂，胃中津液不断而被消耗，则津液减少而不足，不足则难以上润咽部舌根而呈焦燥，所以舌本干燥而多口渴。渴，咸味过度所致也。

（三）关于辛味的解答

辛走气，多食辛会使人内心空虚，原因何在？

少俞的解答如下：肺统领全身之气，辛味入肺，所以知道辛味走气。辛味入于胃后，味之气走行于上焦；上焦，是接受中焦之气而营运于腠理，主司卫外作用；若姜、韭之辛味常熏蒸于上焦，营卫之气不断受扰，且其气久久停留于心下之处，所以就会使人产生内心空虚。辛味走散，其与卫气一起运行，所以辛味入于胃后会与汗液同时外出。心中空虚，辛味过度所致也。

（四）关于苦味的解答

苦走骨，多食苦会使人呕吐食物，原因何在？

少俞的解答如下：苦味入于胃后，五谷之气味都不能胜过苦味，苦味入于胃之下脘，三焦之道受其影响而阻闭不通，三焦之道不通，则入胃之水谷会产生异常使其胃气上逆而变呕吐。牙齿，是骨之所余部分，苦味入胃后走骨亦走齿，如果口中感到有苦味，那就是入胃之苦味从口中又复出了。口中苦味复出，可以知道其已经走骨了。呕吐、口中有苦味，苦味过度所致也。

（五）关于甘味的解答

甘走肉，多食甘会使人心中烦闷，原因何在？

少俞的解答如下：脾之气在外通达于肌肉，甘味入脾，所以甘味走于肌肉。甘味入于胃后，甘味之气柔弱细小，不能上达于上焦，而与饮食物一同存留在胃腑之中，胃腑因此也相应柔弱。胃腑柔弱则胃功能减弱，胃功能减弱则肠中寄生虫会乘机而动，虫动则会使人心中烦闷。心中烦闷，甘味过度所致也。

三、经典回顾

（一）四时调五味

四时调五味，这一哲理首见于《周礼》。《周礼·天官》："凡和，春多酸，夏多苦，秋多辛，冬多咸，调以滑甘。"

（二）五味过度之害

五味过度会伤及人体，这一哲理首见于《素问》。《素问·生气通天论》："是故味过于酸，肝气以津，脾气乃绝。味过于咸，大骨气劳，短肌，心气抑。味过于甘，心气喘满，色黑，肾气不衡。味过于苦，脾气不濡，胃气乃厚。味过于辛，筋脉沮弛，精神乃央。"

（三）五味的空间性

五味有空间性，这一哲理首见于《素问》。《素问·金匮真言论》："东方青色……其味酸。南方赤色……其味苦。中央黄色……其味甘。西方白色……其味辛。北方黑色……其味咸。"五味有空间性，《礼记》《管子》

《吕氏春秋》也有相应的论述。

（四）五方与五味

五味与五方、五脏相关，这一哲理首见于《素问》。《素问·阴阳应象大论》："东方生风，风生木，木生酸，酸生肝，肝生筋，筋生心，肝主目……南方生热，热生火，火生苦，苦生心，心生血，血生脾，心主舌……中央生湿，湿生土，土生甘，甘生脾，脾生肉，肉生肺，脾主口……西方生燥，燥生金，金生辛，辛生肺，肺生皮毛，皮毛生肾，肺主鼻……北方生寒，寒生水，水生咸，咸生肾，肾生骨髓，髓生肝，肾主耳。"

（五）五味合五脏

五味合五脏，这一哲理首先是在《素问》中出现的。《素问·五藏生成》："故心欲苦，肺欲辛，肝欲酸，脾欲甘，肾欲咸，此五味之所合也。"

论五味，在先秦时期的中华大地上，除了《周礼》与《内经》，还有儒家、道家与法家。

五味入五脏，儒家与法家都有这样的认识，都有这样的论述。这是儒法两家与《内经》的共同点。有相同也有不同。不同的是，在何味入何脏的问题上，儒法两家与《内经》的解释不同。例如，《管子·水地》中有"酸主脾，咸主肺，辛主肾，甘主心，苦主肝"之论，此论显然与《内经》不同。儒家在《礼记》中的论述，也与《内经》不同。笔者认为，医道医术应该以《内经》为准，诸子之论可以了解一下，但不能以此为准。

阴阳二十五人第六十四

原 文

　　黄帝曰：余闻阴阳之人，何如？伯高曰：天地之间，六合之内[1]，不离于五，人亦应之。故五五二十五人之政，而阴阳之人不与焉。其态又不合于众者五，余已知之矣。愿闻二十五人之形，血气之所生，别而以候，从外知内，何如？岐伯曰：悉乎哉问也！此先师之秘也，虽伯高犹不能明之也。黄帝避席遵循而却[2]曰：余闻之，得其人弗教，是谓重失[3]，得而泄之，天将厌之。余愿得而明之，金柜藏之，不敢扬之。岐伯曰：先立五形金木水火土，别其五色，异其五形之人，而二十五人具矣。黄帝曰：愿卒闻之。岐伯曰：慎之慎之，臣请言之。

　　木形之人，比于上角[4]，似于苍帝[5]。其为人苍色，小头，长面，大肩背，直身，小手足，好有才，劳心，少力，多忧劳于事。能春夏不能秋冬，感而病生，足厥阴佗佗然[6]。大角之人，比于左足少阳，少阳之上遗遗然[7]。左角（一曰少角）之人，比于右足少阳，少阳之下随随然[8]。钛角（一曰右角）之人，比于右足少阳，少阳之上推推然[9]。判角之人，比于左足少阳，少阳之下栝栝然[10]。

　　火形之人，比于上徵[11]，似于赤帝[12]。其为人赤色，广䐖，锐面小头，好肩背髀腹，小手足，行安地，疾心行摇，肩背肉满，有气轻财，少信多虑，见事明，好颜，急心，不寿暴死。能春夏不能秋冬，秋冬感而病生，手少阴核核然[13]。质徵之人（一曰质之人，一曰大徵），比于左手太阳，太阳之上肌肌然[14]。少徵之人，比于右手太阳，太阳之下慆慆然[15]。右徵之人，比于右手太阳，太阳之上鲛鲛然[16]（一曰熊熊然）。质判（一曰质徵）之人，比于左手太阳，太阳之下支支颐颐然[17]。

土形之人，比于上宫，似于上古黄帝[18]。其为人黄色，圆面，大头，美肩背，大腹，美股胫，小手足，多肉，上下相称，行安地，举足浮，安心，好利人，不喜权势，善附人也。能秋冬不能春夏；春夏感而病生，足太阴敦敦然[19]。大宫之人，比于左足阳明，阳明之上婉婉然[20]。加宫之人（一曰众之人），比于左足阳明，阳明之下坎坎然[21]。少宫之人，比于右足阳明，阳明之上枢枢然[22]。左宫之人（一曰众之人，一曰阳明之上），比于右足阳明，阳明之下兀兀然[23]。

金形之人，比于上商，似于白帝[24]。其为人方面，白色，小头，小肩背，小腹，小手足，如骨发踵外，骨轻，身清廉，急心，静悍，善为吏。能秋冬不能春夏，春夏感而病生，手太阴敦敦然。钛商之人，比于左手阳明，阳明之上廉廉然[25]。右商之人，比于左手阳明，阳明之下脱脱然[26]。大商之人，比于右手阳明，阳明之上监监然[27]。少商之人，比于右手阳明，阳明之下严严然[28]。

水形之人，比于上羽，似于黑帝[29]。其为人黑色，面不平，大头，廉颐[30]，小肩，大腹，动手足，发行摇身，下尻长，背延延然[31]，不敬畏，善欺绐人，戮死。能秋冬不能春夏，春夏感而病生，足少阴汗汗然[32]。大羽之人，比于右足太阳，太阳之上颊颊然[33]。少羽之人，比于左足太阳，太阳之下纡纡然[34]。众之为人（一曰加之人），比于右足太阳，太阳之下洁洁然[35]。桎之为人，比于左足太阳，太阳之上安安然[36]。

是故五形之人二十五变者，众之所以相欺者是也。

黄帝曰：得其形[37]，不得其色，何如？岐伯曰：形胜色[38]，色胜形者，至其胜时年加[39]，感则病行，失则忧矣。形色相得者，富贵大乐。黄帝曰：其形色相胜之时，年加可知乎？岐伯曰：凡年忌[40]下上之人，大忌常加七岁，十六岁、二十五岁、三十四岁、四十三岁、五十二岁、六十一岁，皆人之大忌，不可不自安也，感则病行，失则忧矣。当此之时，无为奸事[41]，是谓年忌。

黄帝曰：夫子之言，脉之上下，血气之候，以知形气奈何？岐伯曰：足阳明之上，血气盛则髯[42]美长；血少气多则髯短；故气少血多则髯少；血气皆少则无髯，两吻多画[43]。足阳明之下，血气盛则下毛美长至胸；血多气少则下毛美短至脐，行则善高举足，足指少肉，足善寒；血少气多则肉而善瘃[44]；血气皆少则无毛，有则稀枯悴，善痿厥足痹。

足少阳之上，气血盛则通髯[45]美长；血多气少则通髯美短；血少气多则少髯；血气皆少则无须，感于寒湿，则善痹、骨痛、爪枯也。足少阳之下，血气盛则胫毛美长，外踝肥；血多气少则胫毛美短，外踝皮坚而厚；血少气多则胻毛[46]少，外踝皮薄而软；血气皆少则无毛，外踝瘦无肉。

足太阳之上，血气盛则美眉，眉有毫毛[47]；血多气少则恶眉[48]，面多少理[49]；血少气多则面多肉；血气和则美色。足太阳之下，血气盛则跟肉满，踵坚；气少血多则瘦，跟空[50]；血气皆少则喜转筋，踵下痛。

手阳明之上，血气盛则髭美；血少气多则髭[51]恶；血气皆少则无髭。手阳明之下，血气盛则腋下毛美，手鱼肉以温[52]；气血皆少则手瘦以寒。

手少阳之上，血气盛则眉美以长，耳色美；血气皆少则耳焦恶色。手少阳之下，血气盛则手卷多肉以温；血气皆少则寒以瘦；气少血多则瘦以多脉[53]。

手太阳之上，血气盛则有多须，面多肉以平；血气皆少则面瘦恶色。手太阳之下，血气盛则掌肉充满；血气皆少则掌瘦以寒。

黄帝曰：二十五人者，刺之有约[54]乎？岐伯曰：美眉者，足太阳之脉，气血多；恶眉者，血气少；其肥而泽者，血气有余；肥而不泽者，气有余，血不足；瘦而无泽者，气血俱不足。审察其形气有余不足而调之，可以知逆顺矣。

黄帝曰：刺其诸阴阳奈何？岐伯曰：按其寸口人迎，以调阴阳，切循其经络之凝涩，结而不通者，此于身皆为痛痹，甚则不行，故凝涩。凝涩者，致气以温之，血和乃止。其结络者，脉结血不和，决[55]之乃行。故曰：气有余于上者，导而下之；气不足于上者，推而休之；其稽留不至者，因而迎之；必明于经隧，乃能持之。寒与热争者，导而行之，其宛陈血不结者，则而予之。必先明知二十五人，则血气之所在，左右上下，刺约毕也。

注　释

1. 六合之内　六合，东南西北四方与上下也。六合之内，指宇宙间。
2. 遵循而却　却，退。遵循而却，离开座位后退几步，敬重师者的礼仪。

3. 重失 重，双重也，重大也。重失，双重损失亦或重大损失也。

4. 上角 角，五音之一，东方之音，春之音，五行属木。

5. 苍帝 五帝之一，四时主春，四方主东，五行主木，五音主角，五色主青。《周礼·天官·大宰》："祀五帝"疏："五帝者：东方青（苍）帝，南方赤帝，中央黄帝，西主白帝，北方黑帝。"五帝，是时间空间的形象化，是五音五色的人物化。《素问·阴阳应象大论》："东方生风……在色为苍。"《礼记·月令》："孟春之月……其帝大皞。"本篇以苍帝描述木形人，苍帝角音、青色、东方、春季、肝经的代表。

6. 佗（tuó）佗然 佗，言美貌之美。《诗经·国风·君子偕老》："委委佗佗。"《尔雅·释训》："委委、佗佗，美也。"佗佗然，雍容自得之貌。

7. 遗遗然 同逶迤。弯曲而连绵。《战国策·赵策二》："出遗遗之门"。此处遗遗，意为弯曲。《诗经·齐风·蔽苟》："其鱼唯唯。"唯唯，韩诗作遗遗。遗遗，鱼游相随之貌。本篇遗遗，形容体型逶迤而美长，容貌从容而自得。

8. 随随然 随和顺从貌，木形之右下左角之人的特征。《广雅·释诂》："随，顺也。"

9. 推推然 进取貌。张志聪："推推，上进之态，如枝叶边上达也。"

10. 栝（tiān）栝然 栝，方正貌。张志聪："栝栝，正直之态。如木体之挺直也。"张景岳："栝栝，方正貌。"

11. 上徵 徵，五音之一，南方之音，夏之音，五行属火。

12. 赤帝 五帝之一，四时主夏，四方主南，五行主火，五音主徵，五色主赤。《礼记·月令》："孟夏之月……其帝炎帝。"本篇以赤帝描述火形人，赤帝是徵音、赤色、南方、夏季、心经的代表。

13. 核核然 核，有真实之意。《汉书·司马迁传》："其文直，其事核，不虚美，不隐恶。"核核，即真实。

14. 肌肌然 肌，人有肌肤，肌深而肤浅。肌肌然，形容见识肤浅。张景岳："肌肌，肤浅貌。"

15. 慆（tāo）慆然 慆，有喜悦、长久之意。《说文解字》："慆，悦也。"《尚书大传·太誓》："师乃慆，前歌后舞。"此慆，为喜悦之悦。《诗经·豳风·东山》："我徂东山，慆慆不归。"此慆，为长久之久。慆慆然，喜悦之貌，喜悦之态也。张志聪："愉愉，喜悦之态。"张景岳解释为多疑貌。

16. 鲛（jiāo）鲛然　鲛，本义是指海鱼、鲨鱼。《礼记·中庸》："今夫水，一勺之多，及其不测，鼋鼍蛟龙鱼鳖生焉。"鲛鲛然，踊跃也。马元台："鲛鲛者，踊跃之义也。"

17. 颐颐然　颐，有保养、怡然等多重含义。《易经·序卦》："颐者，养也。"《礼记·曲礼上》："百年曰期颐。"颐颐然，怡然自得、无忧愁烦恼貌。张景岳："颐颐，自得貌。"

18. 黄帝　五帝之一，空间主中央，五行主土，五音主宫，五色主黄。《礼记·月令》："中央土……其帝黄帝。"本篇以黄帝描述土形人，黄帝是宫音、黄色、中央、脾经的代表。

19. 敦敦然　厚实诚信貌。《说文解字》："敦，厚也。"《素问·上古天真论》："昔在黄帝……长而敦敏。"张志聪："敦敦然者，有敦厚之道也。"

20. 婉婉然　婉婉，婉转而曲折。《离骚》："驾八龙之婉婉兮，载云旗之委蛇。"《文选·谢瞻·张子房诗》："婉婉幄中画，辉辉天业昌。"注："婉婉，和顺貌也。"婉婉然，和顺之人，和顺之貌也。

21. 坎坎然　坎坎，本义是击鼓、伐木声。《诗经·小雅·伐木》："坎坎鼓我。"《诗经·魏风·伐檀》："坎坎伐檀。"坎坎然，指深沉持重貌。张景岳："坎坎，深固貌。"马莳："坎坎者，亦持重议也。"

22. 枢枢然　枢，有户枢、中枢、本源等多重含义。《说文解字》："枢，户枢也。"《战国策·秦策三》："今韩魏，中国之处，天下之枢也。"《淮南子·远道训》："经营四隅，还反於枢。"枢枢然，指言行圆润婉转。张景岳："枢枢，圆转貌。"

23. 兀（wù）兀然　兀，本意为高而平。《说文解字·兀·段注》："一在儿上，高而平之意也。"也指光秃秃之秃。《阿房宫赋》："蜀山兀，阿房出。"兀兀然，指独立不动貌。马莳："兀兀者，独立不摇之义也。"张景岳："兀兀，独立不动貌。"

24. 白帝　五帝之一，四时主秋，四方主西，五行主金，五音主商。《礼记·月令》："孟秋之月……其帝白帝，五色主白。"本篇以白帝比喻金形人，白帝是商音、白色、西方、肺经的代表。

25. 廉廉然　廉，有清廉、廉洁之意。《周礼·天官》有"六廉"治吏之论："以听官府之六计，弊群吏之治：一曰廉善，二曰廉能，三曰廉敬，四曰廉正，五曰廉法，六曰廉辩。"廉廉然，同样是指廉洁。张志聪："廉廉，如金之洁而不污。"

26. 脱脱然　脱，本意指肉少、消瘦。《尔雅·释器》："肉曰脱之。"注："剥其皮也。"一指舒展轻快。《淮南子·精神训》："则脱然而喜矣。"本篇脱脱然，潇洒貌也。马元台："脱脱然者，无累之义也。"张景岳："脱脱，潇洒貌。"

27. 监监然　监，有自上临下监视之意。《说文解字》："监，临下也。"《尚书·太甲上》："天监厥德，用集大命。"监监然，明察是非也。张志聪："监监，如金之鉴而明察也。"

28. 严严然　严肃庄重貌。《荀子·儒效》："严严兮其能敬已也。"张景岳："严严，庄严貌。"

29. 黑帝　五帝之一，四时主冬，四方主北，五行主水，五音主羽，五色主黑。《礼记·月令》："孟冬之月……其帝黑帝。"本篇以黑帝比喻水形人，黑帝是羽音、黑色、北方、肾经的代表。

30. 廉颐　廉，棱形。颐，口角后腮之下的部位。廉颐，就是形容颐部如棱形。

31. 延延然　延，有延伸、延长之意。《说文解字》："延，长行也。"《广雅·释训》："延延，长也。"延延然，长度过于常人。

32. 汗汗然　汗，水面广大无际也。《说文解字》："汗，漾也。东为沧浪水。从水难省声。"汗汗然，其所作所为不着边际。张志聪："汗汗然者，卑下之态，如川泽之纳垢也。"

33. 颒颒然　快意得意貌。张景岳："颒颒，得色貌。"

34. 纡（yū）纡然　纡，弯曲、屈曲、萦绕状。《周礼·考工记·矢人》："中弱则纡。"《文选·高唐赋》："水澹澹而盘纡兮……"纡纡然，是指生性屈曲而不直爽。

35. 洁洁然　洁，清洁。洁洁然，指操守清白。张志聪："洁洁，如水之清洁也。"张景岳："洁洁，清净貌。"

36. 安安然　安，言平安、安宁、平静。安安然，安和宁静。张景岳："安安，定静貌。"

37. 得其形　得，相得、相符、具备也。形，形状、形体也。得其形，指实际形体符合理论上的形状。

38. 形胜色，色胜形　形，金木水火土五种形状也。胜，五行相克也。色，青赤黄白黑五种颜色也。

金形之人见青色，青色属木，此为金形胜木色，形胜色。其他以此类推。木形之人见黄色，黄色属土，此为木色胜土形，形胜色。其他以此类推。

39. 至其胜时年加　木形人遇五运之金，金形人遇五运之火，火形人遇五运之水，水形人遇五运之土，土形人遇五运之木，此之谓"至其胜时年加"也。

40. 年忌　指应该禁忌的年令。以七岁为基准，之后每九年一个年忌。从七岁算起，十六岁、二十五岁、三十四岁、四十三岁、五十二岁、六十一岁，这些年龄都是大忌之年。

41. 奸事　奸，奸邪。奸事，奸邪不正当之事。

42. 髯（rán）　生在颊部的胡须称为髯。《汉书·高祖记》颜注："在颐曰须，在颊曰髯。"

43. 两吻多画　吻，即口角。画，指口角的纹理。

44. 瘃（zhú）　冻疮。《说文·病部》："瘃，中寒肿。"段玉裁："肿而肉中扁，如果中有核也。"

45. 通髯　指生于两腮的髯，上连毫毛鬓的称为通髯。马元台："所谓通髯者，乃连鬓而生者也。"

46. 胻（héng）毛　胻，脚轻。胻毛，同胫毛，指小腿部的毫毛。

47. 毫毛　即眉毛中的长毛。张志聪："毫毛者，眉中之长毛，因血气盛而生长。"

48. 恶眉　眉毛枯焦稀疏。张志聪："恶眉者，无华彩而瘁也。"

49. 面多少理　少，似应作小。即指面部多有细小之纹理。张志聪："少理当作小理，面多小理者，多细小之纹理，盖气少而不能充润皮肤也。"

50. 跟空　跟，足后跟着地处。跟空，形容足根部瘦而少肉。《释名·释形体》："足后曰跟，又谓之踵。"

51. 髭　口上胡须曰髭。张景岳："在口上曰须。"

52. 手鱼肉以温　手鱼，是手大指本节后，掌侧隆起的肌肉。手鱼肉以温，即该部肌肉温暖。

53. 多脉　形容因肌肉瘦削而脉络显露。另一种解释认为多脉指皮肤多的皱纹。本篇指的是瘦而脉露。

54. 有约　约、的，均从勺声故通。的，目标。有约，言针刺之根据。

55. 决　开泄的意思。《文选·甘泉赋》：“天阃决兮地垠开。”杨上善注：“决，亦开也。”张景岳：“决者，开泄之谓。”

天地分阴阳，男女分阴阳，男人本身亦分阴阳，本篇论阴性人、阳性人，论的是男人本身的阴阳属性。

阴阳之外还有金木水火土五行，五行对应东西南北中五方，五方之地养五种形态的人，五方之地育五种声音的人。人有空间性，《博物志·五方人民》：“东方少阳，日月所出，山谷晴朗，其人佼好。西方少阴，日月所入，其土窈冥，其人高鼻、深目、面多毛。南方太阳，土下水浅，其人大口决眦。北方太阴，水土广平，其人广面缩颈。中央四战（四方没有屏障），风雨交，山谷峻，其人端正。”《博物志》告诉后人，五方之地养出了五种形态的人。

本篇论阴阳二十五种人，其理论基础在五行。五行有五行之气，人得五行之气有所全、有所偏，偏全各有五，五五二十五种人。

道家典籍《文子》，也有二十五种人的论断。论证依据，同样是五行哲理。《文子·微明》：“天有五方，地有五行，声有五音，物有五味，色有五章，人有五位，故天地之间有二十五人也。上五有神人、真人、道人、至人、圣人，次五有德人、贤人、智人、善人、辩人，中五有公人、忠人、信人、义人、礼人，次五有士人、工人、虞人、农人、商人，下五有众人、奴人、愚人、肉人、小人。”

以五行为坐标论二十五种人，这是《内经》与《文子》的共同点。不同的是，本篇的论述只有自然意义，而《文子》的论述却有人为的价值判断。

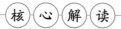

五音属五行，五行对应五时、五方，这是基础。

五音还可以细分，细分五五二十五音，这是基础之上的发展。

以五五二十五音论出五五二十五种人，这是基础之上的又一种发展。

一方水土一方人，一种空间一种人，人与时空密切相关，这是事实，也是哲理。

欧洲人，皮肤白；非洲人，皮肤黑；亚洲人，皮肤黄；洲与洲之间的人，皮肤颜色为两种肤色之间的渐变色。不同的空间，形成了不同的肤色。这说明人的肤色、形状与空间紧密相关。毫无疑问，人与时间同样紧密相关。

明白了人的空间性与时间性，再看本篇所论的阴阳二十五种人，就不会难以理解了。

人生与一定的时空相关。不同时空中的人，会有不同的肤色、不同的体型，乃至不同的性格与不同的智商，还会有不同的品质。明白了这些，才会理解本篇内容的历史意义与现实意义。

一、 阴阳与人的分类

现实生活中，有形形色色的人，有的高，有的矮；有的胖，有的瘦；有的黑，有的白；有的面善，有的面恶；有的大方，有的小气……

为什么？

这是本篇黄帝提出的问题。

本篇的问题解答者一开始出现的是伯高，紧接着出现的是岐伯。伯高与岐伯之间，衔接并不自然。显然，本篇在流传过程中出现了遗漏。

伯高以阴阳理论为基础解答了"人的分类"问题，又以五行理论为基础原则上解答了"人的特征"问题。

人分男女，这是两大类。宇宙间有天地，人世间有男女，这是以阴阳理论为基础的基本分类。《易经·系辞上》："乾道成男，坤道成女。"乾坤即阴阳，阴阳即乾坤；男女即阴阳，阴阳即男女。所以，乾坤可以论男女。

一阴一阳，宇宙由如此两种基本成分所组成；一男一女，人世间由如此两种基本成分所组成。阴阳，一阴一阳，是中华先贤对整个宇宙的基本把握。这种基本把握，首先出现在《易经》之中，延续于诸子，延续于《内经》。

以阴阳为基础划分出了男女，以五行为基础划分出了人的五种类型。人分五种类型，人分五种特征，这是男女两大类之后的进一步细分。文中伯高的原话是："天地之间，六合之内，不离于五，人亦应之。"伯高所说的五，即五行之五。伯高告诉黄帝，五种类型、五种特征的划分，其理论基础是五行。

前面已经讲过，五行一可以表达时间，二可以表达空间；可以表达时间中的金木水火土五季；可以表达空间中的东西南北中五方。人生与时间相关，与空间相关，可以想一想，生在不同时间、不同空间中的人，特征会一样吗？

此处的伯高，本来是问题的解答者。伯高解答问题，只有原则性的解释，没有详细的具体解释。一个问题没有回答完，岐伯又出现了，这不符合行文的基本规矩。岐伯所解答的，还是黄帝的问题。中间的转换，没有自然的衔接。所以，笔者认为，此处有遗漏。按照行文的一般规矩，伯高回答问题时应该首先客气一下：这个问题我只知道大概，详细的来龙去脉只有岐伯知道，如此顺理成章地引出了岐伯。

二、 五行与二十五种人

五行，金木水火土。五行之说，始于十月太阳历，是十月太阳历中的五个季节，五个季节顺序依次是：木、火、土、金、水。一行一季，一季72天，五季360天。一行对应一方，五行对应五方。五行金木水火土，五方东西南北中。五行言时间，五方言空间，时空在此融合在了一起。一时一方有一音，五行五方有五音，五音角徵宫商羽；同理，一时一方有一色，五行五方有五色，五色青赤黄白黑。天籁之音、地籁之音与时空相关，五色缤纷的颜色与时空相关。不同的时间，不同的空间，有着不同的自然特征。以时间论人，不同时间出生的人有不同的特征；以空间论人，不同空间出生的人有不同的特征。如此之论，在自然哲理的范围之内，与自然哲理没有任何冲突。

以上是五行哲理的回顾，知道了这些基础常识，再看本篇的内容，就不会有神秘玄虚之感了。

（一） 木行与木形人

木行对应东方，东方之音为角音。角音一分为五分为：上角、大角、左角、钛角（《素问》出现的是太角）、判角。本篇的木行五种人，是按照角音分类的。木形人，属于角音中上角的，秉木气最全，经属足厥阴肝经，其基本特征如下。

外形特征：皮肤苍色，像东方的苍帝一样，头小，面长，肩背宽大，身直，手足小。

性格特征：有才智，好用心机，体力不强，多忧劳于事务。

时令适应特征：能耐受春夏，不能耐受秋冬，秋冬容易感受病邪而发生疾病。

木行中完美之人，经属足厥阴肝经，其特征是柔美而安静稳重。——佗佗然。

上角之人，秉木气最全。有完也有偏，木行中偏者有四，细分为左右上下四种类型：

左之上方，木音中属大角，经类属左足少阳经之上，这类人特征是逶迤而美长。——遗遗然。

右之下方，木音中属左角，经类属右足少阳经之下，这类人特征是随和而顺从。——随随然。

右之上方，木音中属钛角，经类属右足少阳经之上，这类人特征是努力向前进取。——推推然。

左之下方，木音中属判角，经类属左足少阳经之下，这类人特征是正直而不阿。——栝栝然。

（二）火行与火形人

火行对应南方，南方之音为徵音。徵音一分为五分为：上徵、质徵、少徵、右徵、判徵。本篇的火行五种人，是按照徵音分类的。

这里需要说明一个细节：本篇此处的"判徵"，在本篇又为"质判"，为什么？是传抄之误还是一物两名？笔者无法做出结论，但这里有一个佐证：《甲乙经》谈徵音一分为五，其中有"判徵"无"质判"。

火形的人，属火音中上徵的，秉火气最全，经属手太阴心经，其基本特征如下。

外形特征：肤色赤，类似赤帝，齿根宽广，颜面瘦小，头小，肩背髀腹各部发育匀称美好，手足小，行路步履急速，心性直，身体摇晃，肩背部的肌肉丰满，有气魄。

性格特征：为人讲求实效，对事物认识深刻，轻财，但少信用，多忧虑，善长事物观察分析，明白事理，喜好颜色，性情急躁，不能长寿而多暴死。

时令适应特征：耐春夏之温热，不能耐秋冬之凉寒；秋冬时节易感受外邪，易于发生疾病。禀火气之偏的，有上下左右四种类型：

左之上方，火音中属质徵，经类属左手太阳经之上，这类人的特征是为人光明正大而明白事理。

右之下方，火音中属于少徵，经类属右手太阳经之下，这类人的特征是多疑。

右之上方，火音中属右徵，经类属右手太阳经之上，这类人的特征是勇猛而不甘落后。

左之下方，火音中属判徵，经类属左手太阳经之下，这类人的特征是乐观，怡然自得而无忧愁烦恼。

（三）土行与土形人

土行对应中央，中央之音为宫音。宫音一分为五分为：上宫、大宫、加宫、少宫、左宫（又称左角宫）。本篇的土行五种人，是按照宫音分类的。

土形人，音属上宫的，形似黄帝，经属足太阴脾经，秉土气最全，诚恳而忠厚，其基本特征如下。

外形特征：皮肤黄色，面圆，头大，肩背丰满而健美，腹大，大腿足胫部健美，手足小，肌肉丰满，周身上下各部匀称，步履稳重。

性格特征：做事足以取信于人，安静，不急躁，喜好帮助人，不争逐权势，善于团结人。

时令适应特征：耐于秋冬，不能耐春夏；春夏时节易于感受外邪，容易发生疾病。禀土气之偏的，可以进一步细分为左右上下四种类型：

左之上方，土音中属于大宫，经类属左足阳明经之上，这类人特征是平和而柔顺。

左之下方，土音中属加宫，经类属于左足阳明经之下，这类人特征是神情喜悦快活。

右之上方，土音属少宫，经类属于左足阳明经之上，这类人特征是神情稳重，独立不惧。

右之下方，土音属左宫，经类属于右足阳明经之下，这类人特征是专心致志，不怕困难。

（四）金行与金形人

金行对应西方，西方之音为商音。商音一分为五分为：上商、钛商、右商、大商、少商。本篇的金行五种人，是按照商音分类的。

金形人，音属上商的，形似白帝，经属手太阴肺经，禀金气最全，其基本特征如下。

外形特征：面方色白，小头，小肩背，小腹，小手足，足跟坚壮，其骨如生在足踵的外面一样，行动轻快。

性格特征：禀性廉洁，性急，不动则静，动时则猛悍异常，明于吏治，有斧断之才。

时令适应特征：耐秋冬，不耐春夏；春夏时节易于感受邪气，易于患病。

禀金气之偏的，可以进一步细分为上下左右四种类型：

左之上方，音属钛商的，经类属左手阳明经之上，这类人特征是廉洁自守。

左之下方，音属右商的，经类属左手阳明经之下，这类人特征是美俊而潇洒。

右之上方，音属大商的，经类属右手阳明经之上，这类人的特征是善于明察是非。

右之下方，音属少商的，经类属右手阳明经之下，这类人的特征是威严而庄重。

（五）水行与水形人

水行对应北方，北方之音为羽音。羽音一分为五分为：众羽、桎羽、上羽、大羽、少羽。本篇的水行五种人，是按照羽音分类的。

水形人，音属上羽的，外形似黑帝，经属足少阴肾经，禀水气最全，人格卑下，其基本特征如下。

外形特征：皮肤黑色，面多皱纹，大头，颐部宽广，两肩小，腹部大，手足喜动，行路时摇摆身体，尻骨较长，脊背亦长。

性格特征：对人既不恭敬又不畏惧，善于欺诈，常被刺杀身死。

时令适应特征：耐秋冬，不耐春夏；春夏时节易于感受外邪，易于发生疾病。

禀水气之偏的，可以进一步细分为左右上下四种类型：

右之上方，音属大羽的，经类属右足太阳经之上，这类人的特征是神情洋洋自得。

左之下方，音属少羽的，经类属左足太阳经之下，这类人的特征是心情经常郁闷不舒。

右之下方，音属众羽的，经类属右足太阳经之下，这类人的特征是很文静，像水一样清澈。

左之上方，音属桎羽的，经类属左足太阳经之上，这类人的特征是安定，好像戴着桎梏，不能随便活动一样。

木、火、土、金、水五种形态，由于各自出于不同时空，所以其特征各有不同；基本特征有五类，一类又细分为五，五五二十五，最终分为二十五种类型。一种类型，一种禀赋，这就是二十五种类型、二十五种性格的根本原因。

三、 其形与其色

木形人而不得青色，火形人而不得赤色，土形人而不得黄色，金形人而不得白色，水形人而不得黑色，这就是得其形不得其色。

之所以得其形不得其色，其原因只能用五行生克来解释。根据五行生克原理，"有是年则有是气"的正常年份里所生之人，形色应该是一致的，即木形人着青色，火形人着赤色，土形人着黄色，金形人着白色，水形人着黑色。如此为"形色相得"。"形色相得"，本篇说会有"富贵大乐"的对应。形色相得，实际上是大自然灵秀之气的结晶，如此者当然会享受康泰、安康的结果。

但在"有是年则无是气"的反常年份里所生之人，形色则出现了相胜一行的气色。例如，木运之年受金运所克，木形人就会呈现白色；火运之年受水运所克，火形人就会呈现黑色，以此类推。五行相克，气候异常，是有得其形不得其色的根本原因。得其形不得其色，是大自然暴戾之气即反常气候在人体中的体现。如此者，再遇到反常的气候，肯定会出现相应的病痛。

四、 形色相胜与"年忌"

本文这里，黄帝与岐伯讨论了一个首次出现的新名词"年忌"。年忌，既是新名词又是新问题。请看原文："黄帝曰：其形色相胜之时，年加可知乎？岐伯曰：凡年忌下上之人，大忌常加七岁，十六岁、二十五岁、三十四岁、四十三岁、五十二岁、六十一岁，皆人之大忌，不可不自安也，感则病行，失则忧矣。当此之时，无为奸事，是谓年忌。'"年忌者，年之禁忌者也，生命过程中的时间禁忌也。按年龄算，以七岁为大忌之年的起点，然后每九年为一个禁忌之年，这就是"年忌"。

七岁为起点，依次加九岁，所得出的禁忌之年为十六岁、二十五岁、三十四岁、四十三岁、五十二岁、六十一岁、七十岁、七十七岁、八十六岁、九十五岁。禁忌之年，必须注意精神和身体的调护，否则容易感外邪而发生疾病，如果病之后又有所疏忽，会有生命之忧。所以，在禁忌之年，要谨慎保养，预防疾病的发生，更不要做那些奸邪之事。

"凡年忌下上之人，大忌常加七岁，十六岁、二十五岁、三十四岁、四十三岁、五十二岁、六十一岁，皆人之大忌，不可不自安也，感则病行，失则忧矣。"每逢年忌相加之时，人容易感受外邪而生病，如果再加上失治、误治，或自己疏忽，就会有生命之忧。这是岐伯论"年忌"的结论，希望有心的读者记住这句话，并运用到养生的实际行动中。

需要纠正文中的一个数字，即"大忌常加七岁"中的"七"字，这个数字应该是"九"。请看以下演算：

$$16+9=25 \quad 25+9=34 \quad 34+9=43$$
$$43+9=52 \quad 52+9=61$$

按照文中的数据演算，"大忌常加九岁"方为正确。

五、 血脉与毛发

人身上下，有毛有发。在眉为毛，在头为发，在颊为髯，在腿在颈为毛，在唇为髭为须。唇上为髭，唇下为须。

毛发人人都有，但是人人不同，有长有短，有疏有密。《三国演义》中的关羽，髯须皆长，人称"美髯公"。毛发为何会有差别？答案：与血脉有关。

（一）髯与须

髯长髯短、髯多髯少，与经脉上的血气相关。

一是与足阳明经上部的血气相关。足阳明经脉上部若血气充足则髯美而长；若血少气多则髯短；气少血多则髯少；血气皆少则两颊无髯，而嘴角两旁的纹理很多。

二是足少阳经脉上部的血气相关。气血充盛则髯美而长；若血多气少则髯美而短小。

唇上为髭。髭清秀华美还是粗疏无华，与手阳明经脉上部的血气相关。若手阳明经脉上部气血充盛则髭清秀华美；若血少气多则髭粗疏无华；血与气皆少则不生髭。

唇下为须。须多须少，与足少阳经脉的血气相关。足少阳经脉若气血充足则胡须多；血少气多则胡须少，血气皆少则不生胡须。血气皆少的足少阳经感受了寒湿之邪，则易患痛痹、骨痛、爪甲干枯等病。

手太阳经脉上部的血气也关乎胡须，血气充盛则须多而美。手太阳经脉的上部血气还关乎面部荣华、手掌肌肉等问题。其血气充盛，面部丰满，血少则面部消瘦而无华。手太阳经脉的下部气血充盛则掌肉充实而丰满；气血少则掌部肌肉消瘦而寒凉。

（二）眉毛

眉毛的秀美、疏密、多少，与两条经络上的血气相关，与足太阳经上部的血气相关。足太阳经脉，若血气充足则眉毛清秀而长，眉中并出现长的毫毛；若血多气少则眉毛枯焦，脸面部多细小皱纹；若血少气多则面部肌肉丰满；气血调和则面色秀丽。

眉毛的疏密秀美，还与手少阳经脉相关。手少阳经脉上部的气血充盛，则眉毛美而长。

足太阳经脉上的气血不但关乎眉毛，而且还关乎足跟部的肌肉丰满与否。足太阳经脉下部若气血充盛则足跟部肌肉丰满坚实；若气少血多则跟部肌肉瘦削，甚者无肉；气血皆少，易发生转筋、足跟痛等病。

同样的道理，手少阳经脉不但关乎眉毛，还关乎耳部、手部的光泽与肌肉丰满。手少阳经脉上部的气血充盛，耳部的气色也明润，血气皆少则耳部焦枯无光泽。手少阳经脉下部的气血充盛，手部的肌肉丰满，且常觉温暖；气血都不足的则手部肌肉消瘦且寒凉；气少血多则手部肌肉消瘦而络脉浮显易见。

（三）胸毛与脐毛

胸毛的长短多少，与足阳明经下部的血气相关。若气血充足，毛美好而长，可上至胸部；若血多气少则下部之毛虽美而短小，脐部亦生毛。

除了胸毛与脐毛，足阳明经脉中血气的多少与足趾肌肉、走路的姿势，以及下部疾病有关。若足阳明经脉的血气不足，走路时善高举足，足趾的肌肉较少，足部感觉寒冷；血少气多，下部不生毛，有也甚稀甚少，且毛色枯焦。足阳明经血少气多，易生冻疮，并且易患痿、厥、痹等病。

（四）胫毛

胫毛的长短多少与足少阳经脉下部的血气相关。若血气充盛则腿胫部的毛美好而长，外踝附近的肌肉也丰满；若血多气少则腿胫部的毛虽美好而短小，外踝处皮坚而厚；若血少气多则腿胫上的毛少，外踝处皮薄而软；血气都少则不生毛，外踝处瘦而没有肌肉。

（五）腋毛

腋毛的秀美与否，与手阳明经脉下部的血气相关。若气血充盛则腋毛秀美，反之则腋毛稀疏。

手阳明经脉下部的气血充盛，手部的肌肉厚实而温暖，气血不足则手部肌肉瘦削而寒凉。

综上所述，气血充盛是毛发秀美的第一基础。经脉可以不同，但气血必须相同。相同在何处？相同在充盛这一基点上。

六、　二十五种人的针刺准则

黄帝问：这二十五种不同类型的人，针刺医病时有一定的准则吗？岐伯答：有！

以眉毛是否秀美、肌肉是否丰满为标准，先判断气血是否充足，然后才确定疾病的虚实逆顺；确定了疾病的虚实逆顺，然后才能确定如何用针。

眉清秀而美者，是足太阳经脉的气血充足；眉毛粗疏不好者，是气血均少。人体肌肉丰满而润泽的，是血气有余；肥胖而无润泽的，是气有余、血不足；瘦而不润泽的，是气血均不足。

根据眉之清秀与否判断气血的有余与不足，再根据气血的有余与不足判断疾病的虚实与病势的顺逆，然后确定如何补泻之用针，这就是二十五种人的针刺准则。

这里需要特别注意的一点是：判断疾病，无论用什么方法，最后的落脚点必须落在"虚实"二字上。有了这两个字，才能决定是补是泻。无论病因为何，病症永远不离"虚实"二字。医治虚实，永远不离补泻之法。虚实，是万古长青的判断标准。补泻，是万古长青的医治方法。只有真正理解了"虚实"与"补泻"这四个字，才能理解中医文化为什么会永恒的奥秘。

七、 阴阳诸脉上的针刺步骤

阴阳诸脉者，三阴脉三阳脉也。阴阳诸脉上，均会发生疾病。针刺阴阳诸脉上的疾病，要遵循以下几大步骤。

第一步：先切诊其人迎、寸口脉，以审察阴阳盛衰之变化。

第二步：观察经络上下所行之处，看看有无气血凝结、阻涩不通之现象，气血凝结，即为痛痹之病。水遇寒则冰，血遇寒则凝。寒因之病，应当用温补之针法使阳气运行，以疏通此处凝结之气血。气血通调，即可停止治疗。血凝，针刺化之。不通，针刺通之。

第三步：小脉络若出现气血结聚、血不通行的现象，可刺出瘀血，以开通脉络；脉络开通，气血正常地运行，疾病业已消除。

第四步：凡上部病气有余的，采取上病下取的取穴方法，以引导病气下行；凡上部正气不足的，用推而扬之的针法，催其气以上行。调和气血，使之达到新的平衡。

第五步：气迟迟不至者，或气行迟滞，中途滞留者，当于其滞留之处，用针速刺之，以接引其气使继续运行至病所。气迟，针刺促其快。气留，针刺促其行。

第六步：如有寒热交争，先判断是阴盛还是阳盛，是阴虚还是阳虚，然后根据不同情况，补不足而泻有余，引导其气血达到平衡。若脉中有瘀滞之血但尚未凝结的，以温补之针治之。

针刺有一定之规，须以认识经脉的循行为前提。只有清楚了经脉的循行，才能正确而熟练地采用各种不同的针刺方法。

二十五种人的针刺，首先要了解其外部不同特征；其次要了解内部上下气血的盛衰与通滞。左右上下情况都清楚了，针刺的标准以及原则也就尽在其中了。

五
音
五
味
第
六
十
五

原 文

　　右徵与少徵，调右手太阳上。左商与左徵，调左手阳明上。少徵与大宫，调左手阳明上。右角与大角，调右足少阳下。大徵与少徵，调左手太阳上。众羽与少羽，调右足太阳下。少商与右商，调右手太阳下。桎羽与众羽，调右足太阳下。少宫与大宫，调右足阳明下。判角与少角，调右足少阳下。钛商与上商，调右足阳明下。钛商与上角，调左足太阳下。

　　上徵与右徵同，谷麦，畜羊，果杏，手少阴，藏心，色赤，味苦，时夏。上羽与大羽同，谷大豆，畜彘，果栗，足少阴，藏肾，色黑，味咸，时冬。上宫与大宫同，谷稷，畜牛，果枣，足太阴，藏脾，色黄，味甘，时季夏。上商与右商同，谷黍，畜鸡，果桃，手太阴，藏肺，色白，味辛，时秋。上角与大角同，谷麻，畜犬，果李，足厥阴，藏肝，色青，味酸，时春。

　　大宫与上角，同右足阳明上。左角与大角，同左足阳明上。少羽与大羽，同右足太阳下。左商与右商，同左手阳明上。加宫与大宫，同左足少阳上。质判与大宫，同左手太阳下。判角与大角，同左足少阳下。大羽与大角，同右足太阳上。大角与大宫，同右足少阳上。

　　右徵、少徵、质徵、上徵、判徵；右角、钛角、上角、大角、判角；右商、少商、钛商、上商、左商；少宫、上宫、大宫、加宫、左角宫；众羽、桎羽、上羽、大羽、少羽。

　　黄帝曰：妇人无须者，无血气乎？岐伯曰：冲脉、任脉，皆起于胞中[1]，上循背里[2]，为经络之海；其浮而外者，循腹右[3]上行，会于咽喉，别而络唇口。血气盛则充肤热肉，血独盛则澹渗皮肤，生毫毛。今妇人之生，有余于气，不足于血，以其数脱血[4]也，冲任之脉，不荣口唇[5]，故须不生焉。黄帝曰：士人有伤于阴，阴气绝而不起，阴不用，然其须不去，其故何也？宦者独去何也？愿闻其故。岐伯曰：宦者[6]去其宗筋[7]，伤其冲脉，血泻不复，皮肤内结，唇口不荣，故须不生。黄帝曰：其有天宦[8]者，未尝被伤，不脱于血，然其须不生，其故何也？岐伯曰：此天之所不足也，其任冲不盛，宗筋不成，有气无血，唇口不荣，故须不生。

黄帝曰：善乎哉！圣人之通万物也，若日月之光影，音声鼓响，闻其声而知其形，其非夫子，孰能明万物之精。是故圣人视其颜色，黄赤者多热气，青白者少热气，黑色者多血少气。美眉者太阳多血，通髯极须者少阳多血，美须者阳明多血，此其时然也。夫人之常数，太阳常多血少气，少阳常多气少血，阳明常多血多气，厥阴常多气少血，少阴常多血少气，太阴常多血少气，此天之常数也。

注 释

1. 胞中　本篇专指女子子宫。张景岳："胞中者，子宫是也，此男女藏精之所，皆得称为子宫，惟女子于此受孕，因名曰胞。"

2. 上循背里　背里，《甲乙经》作"脊里"。

3. 右　《甲乙经》无此字。

4. 数脱血　数，数目、数量。数脱血，指妇女一月一行经。

5. 冲任之脉，不荣口唇　冲，冲脉也，起于气街，并于足少阴肾经的奇经也。任，任脉也，起于中极之下，上毛际，循腹里，至咽喉之奇经也。冲任之脉，即冲、任二脉也。荣，营养、滋润。不荣口唇，血气不能滋润口唇也。冲任之脉，不荣口唇，女子冲、任二脉之血气，随月信而下，有去无返，所以血气不能滋润口唇，这是女子无须之因。宦者，冲任之脉受到人为之伤，冲、任二脉上的血气同样是有去无返，这是宦者无须之因。张景岳："冲任为血之海，须为血之余。血不足，则冲任之脉不荣于口，而须不生矣。"

6. 宦者　宦，指官员。宦者，本篇指太监。

7. 宗筋　本意是指众多筋脉，本篇指男子的阴茎与睾丸。杨上善："人有去其阴茎仍有髭须，去其阴核须必去者，则知阴核并茎为宗筋也。"

8. 天宦　生殖器官先天缺陷者。

五音五味五色，音、味、色三位一体而论，是先秦诸子的特色。在道家、法家文献中，这三个字总是相伴一起出现的。

《道德经·第十二章》："五色令人目盲；五音令人耳聋；五味令人口爽……是以圣人之治也，为腹不为目，故去彼取此。"——请看，在老子这里，色、音、味是一体而论的。

《管子·揆度》："桓公曰：'事名二、正名五而天下治'，何谓'事名二'？对曰：'天策，阳也；壤策，阴也。'此谓事名二。何谓'正名五'？对曰：'权也，衡也，规也，矩也，准也。此谓'正名五'。其在色者，青黄白黑赤也，其在声者，宫商羽徵角也，其在味者，酸辛咸苦甘也。"——请看，在管子这里，色、音、味是一体而论的，而且是和阴阳五行一体而论的。

《文子·道源》："无声而五音鸣焉，无味而五味形焉，无色而五色成焉，故有生于无，实生于虚。"《文子·微明》："天有五方，地有五行，声有五音，物有五味，色有五章，人有五位。"——请看，在文子这里，色、音、味是一体而论的，而且是和天地五行一体而论的。

《鹖冠子·环流》："阴阳不同气，然其为和同也。酸咸甘苦之味相反，然其为善均也。五色不同采，然其为好齐也。无声不同均，然其可喜一也。"《鹖冠子·泰鸿》："调味章色正声，以定天道人事，三者毕此矣。"——请看，在鹖冠子这里，色、音、味还是一体而论的，而且是和阴阳与天地人一体而论的。

为何音、味、色三位一体而论，因为三者皆由五行哲理演化而来。五色之根在五行，五味之根在五行，五音之根也在五行。《内经》论五音五味五色，追其根本，同样是源于五行哲理。五行之五，太阳回归年一分为五也。一个时间段内，有一个音、色、味的组合。

汉刘歆在《钟律书》中以万物一年之中的五种状态解释了五音："角者

触也，物触地而出，戴芒角也。徵者祉也，物盛大而茂祉也。宫者中也，居中央，畅四方，倡始施生，为四声纲也。商者章也，物成熟，可章度也。羽者宇也，物始聚藏，宇覆之也。"一音之下，物有一种状态。五音之下，物有五种状态。这里的五音，实际上是五行的代名词，是一年五季的代名词。

本篇论五音五味，论的不是音乐，论的不是烹调，论的是五音与经脉的结合。音乐能否医病，西方医学尚在认识之中。而音乐与人体的结合，音乐与经脉的结合，音乐可以医病，是中医文化在几千年前所解答的问题。

本篇可以看作是前一篇的继续，继续论述着前一篇没有论完的问题。

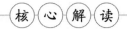

核 心 解 读

频率相同，可以产生共鸣，这是现代物理学原理。同音共鸣，据此，可以以同样的方法及同一经络调治疾病。

男女都是人，为什么女人不长胡子？宦官也是男人，为什么也不长胡子？答案就在本篇的核心内容中。

一、 论五音

（一）同音共鸣者的疾病调治

现代物理声学告诉人们，振动频率相同的物体，其中一个振动时，另一个或另外的物体会产生共鸣。简言之，频率相同，会产生共鸣。本篇以同音为基础，界定出同音共鸣者患病，可以以相同方法医治相同的经脉。

"同声相应，同气相求。"这是出于六十四卦第一卦的哲理。以同声同音为基础论疾病，论疾病的医治，是有理论根基的。笔者这里之所以说这样的话，是看到了某大学的编译者对本篇提出了质疑。《内经》在历史的传承过程中，出现了不少原则性与具体性的错误，但本篇以同音为基础论疾病的思路是正确的，以同音为基础论疾病医治的思路也是正确的。本篇讨论的虽是具体问题，但其思路与方法与源头文化是一致的。

1. 同调手太阳小肠经共鸣者

（1）属于火音右徵和少徵之类的共鸣者，患病之时，应当调治右侧手太阳小肠经的上部。

（2）属于火音太徵和少徵之类的共鸣者，患病之时，应当调治左侧手太阳小肠经的上部。

（3）属于金音少商和右商之类的共鸣者，患病之时，应当调治右侧手太阳小肠经的下部。

（4）属于火音质判与土音大宫之类的共鸣者，都可以调治左侧手太阳小肠经的下部。

2. 同调手太阳大肠经共鸣者

（1）属于金音左商和火音左徵之类的共鸣者，患病之时，应当调治左侧手阳明大肠经的上部。

（2）属于火音少徵和土音大宫之类的共鸣者，患病之时，应当调治左侧手阳明大肠经的上部。

（3）属金音的左商与右商一类的共鸣者，可以调治左侧手阳明大肠经的上部。

3. 同调足少阳胆经共鸣者

（1）属于木音右角和大角之类的共鸣者，患病之时，应当调治右侧足少阳胆经的下部。

（2）属于木音判角和少角之类的共鸣者，患病之时，应当调治右侧足少阳胆经的下部。

（3）属土音的加宫与大宫一类的共鸣者，都可以调治左侧足少阳胆经的上部。

4. 同调足太阳膀胱经共鸣者

（1）属于水音众羽和少羽之类的共鸣者，患病之时，应当调治右侧足太阳膀胱经的下部。

（2）属于水音桎羽和众羽之类的共鸣者，患病之时，应当调治右侧足太阳膀胱经的下部。

（3）属于金音钛商和木音上角之类的共鸣者，患病之时，应当调治左侧足太阳膀胱经的下部。

（4）属水音的少羽与大羽一类的共鸣者，都可以调治右侧足太阳膀胱经的下部。

（5）属水音的大羽与属木音的大角一类的共鸣者，都可以调治右侧足太阳膀胱经的上部。

5. 同调足阳明胃经的共鸣者　此共鸣者本文归为四类：

（1）属于土音少宫和大宫之类的共鸣者，患病之时，应当调治右侧足阳明胃经的下部。

（2）属于金音钛商和上商之类的共鸣者，患病之时，应当调治右侧足阳明胃经的下部。

（3）大宫属土音，上角属木音，这两种类型的人都可以调治右侧足阳明胃经的上部。

（4）属木音的左角与大角一类的共鸣者，都可以调治左侧足阳明胃经的上部。

（二）同声相应的另一种形式

"方以类聚，物以群分"，这一格言，这一哲理，这一分类原则，出于《易经·系辞上》。这，实际上是同声相应的另一种形式。方，四面八方的方，指不同的空间。类，各从其类的类，指万物的种类。物，万物中的物。群分之分，是分类之分。一句话八个字，八个字的一句话表达的是一条重要的哲理。前四个字说的是物有空间属性，同一空间中会出现性质相近的物；后四个字说的是物本身有归群归类性，性质相近的物会自动归在一起。

本篇以五音为基础，所论出的"在 A 如何，在 B 如何，在 C 如何，在 D 如何"，是对"方以类聚，物以群分"的这一哲理的具体解释：

1. 火音类聚者　同属火音中的上徵与右徵者，在五谷为麦，在五畜为羊，在五果为杏，在经脉为手少阴经，在脏为心，在色为赤，在五味为苦，在时为夏。

2. 水音类聚者　同属水音中的上羽与大羽者，在五谷为大豆，在五畜为猪，在五果为栗，在经脉为足少阴经，在脏为肾，在色为黑，在五味为咸，在时为冬。

3. 土音类聚者　同属土音中的上宫与大宫者，在五谷为稷，在五畜为牛，在五果为枣，在经脉为足太阴经，在脏为脾，在色为黄，在五味为甘，在时为长夏。

4. 金音类聚者　同属金音中的上商与右商者，在五谷为黍，在五畜为鸡，在五果为桃，在经脉为手太阴经，在脏为肺，在色为白，在五味为辛，在时为秋。

5. 木音类聚者　同属木音中的上角与大角者，在五谷为芝麻，在五畜为犬，在五果为李子，在经脉为足厥阴经，在脏为肝，在色为青，在五味为酸，在时为春。

（三）五音的细分

五音之论，始于《素问·金匮真言论》。《素问》告诉后人，音出时间，一时一音，五时五音；音出空间，一方一音，五方五音。

五音的细分，始于《灵枢·阴阳二十五人》。如何细分，却始于本篇。五行五音，每一音又可以一分为五分为五种音。

1. 火音的细分　火音为徵，时令在夏，空间在南，五行属火，五味属苦。火音一分为五分为：右徵、少徵、质徵、上徵、判徵。

2. 木音的细分　木音为角，时令在春，空间在东，五行属木，五味属酸。木音一分为五分为：右角、钛角、上角、大角、判角。钛与太相通，《素问》一直出现的是太角。

3. 金音的细分　金音为商，时令在秋，空间在西，五行属金，五味属辛。金音一分为五分为：右商、少商、钛商、上商、左商。钛与太相通，《素问》一直出现的是太商。

4. 土音的细分　土音为宫，时令在长夏，空间在中央，五行属土，五味属甘。土音一分为五分为：少宫、上宫、大宫、加宫、左角宫。

5. 水音的细分　水音为羽，时令在冬，空间在北，五行属水，五味属咸。水音一分为五分为：众羽、桎羽、上羽、大羽，少羽。

（四）小议音乐之音

没有音乐构不成文化，音乐之音，在中华大地上，是从源头文化开始的。

音之论，在中华大地上，部部经典都论，《易经》论，《尚书》论，《周礼》论，《周髀算经》论……请看以下论断。

《易经·中孚》上九爻辞："翰音登于天。"

《尚书·舜典》："八音克谐。"

《诗经·小雅·鹿鸣》："我有嘉宾　德音孔昭。"

《周礼·地官》："鼓人掌教六鼓、四金之音声。以节声乐。"

《周礼·春官》："以六律、六同、五声、八音、六舞，大合乐以致鬼神祇，以和邦国，以谐万民。"

《周髀算经·陈子模型》："冬至夏至，观律之数，听钟之音。"

以上六大论断告诉后人，部部经典都论音乐之音。

五音之论，诸子都论，老子论，庄子论，管子论，文子论，鹖冠子论……请看以下论断。

《道德经·第十二章》："五色令人目盲；五音令人耳聋；五味令人口爽。"

《礼记·月令》论东西南北中五方，论出了角徵宫商羽五音。

《管子·宙合》："左操五音，右持五味。"

《孟子·离娄章》："师旷之聪，不以六律，不能正五音。"

《庄子·徐无鬼》："鼓角角动，音律同矣。夫或改调一弦，于五音无当也。"

《文子·道原》："无形而有形生焉，无声而五音鸣焉，无味而五味形焉，无色而五色成焉，故有生于无，实生于虚。"

《鹖冠子·世兵》："陈以五行，战以五音。"

《六韬·五音》："夫律管十二，其要五音，宫商角徵羽，此真其正声也，万世不易。"

以上九大论断告诉后人，老子、孔子、管子、孟子、庄子均论五音，换言之，儒家、道家、兵家、法家家家都论五音。

但是，五音的细分，只有《内经》在论。

乐出空间，乐出时间，这是中华文化与中医文化的一致立场。《素问·金匮真言论》指出，东西南北中，一方一音，五方五音，东角西商南徵北羽中宫。《素问·针解》与《灵枢·经别》共同指出，一月一律，十二月十二律。

乐出天地，风生十二律，最好的阐释在《吕氏春秋·音律》："天地之气，合而生风，日至则月钟其风，以生十二律。……天地之气正，则十二律定矣。"

五音可以进一步细分，五音每一音均可以一分为五，分为五五二十五音，在中华大地上，这一说法只有中医文化有记载，具体记载在《灵枢·五音五味》。

律分阴阳，《周礼·春官》作出了细分。阳声：黄钟、大簇、姑洗、蕤宾、夷则、无射。阴声：大吕、应钟、南吕、函钟、小吕、夹钟。

历律一体，音律合于历法，定音定律的两个关键点在冬至夏至，这是《周髀算经·陈子模型》所解释的奥秘。

乐出自然，乐出天地，孔子在《礼记·乐记》中作出了总结："大乐与天地同和，大礼与天地同节。"又："圣人作乐以应天，制礼以配地。"

乐能养生，乐能平衡气血，乐能移风易俗，乐能使天下安宁，孔子在《礼记·乐记》中作出了总结："故乐行而伦清，耳目聪明，血气和平，天下皆宁。"

教民以乐，以乐化人，孔子在《礼记·乐记》中指出："事不节而无功，然则先王之为乐也，以法治也。"

音乐面前，有人禽之变，孔子在《礼记·乐记》中指出："是故知声而不知音者，禽兽是也；知音而不知乐者，众庶是也。"

乐能治世，乐化天下，《礼记·乐记》中有如是说："王者功成作乐，治定制礼。"乐能乱世，乐能亡国，《礼记·乐记》中有如是说："乱世之音怨以怒……亡国之音哀以思。"

乐分好坏。好音乐育人，孔子听韶乐，三月不知肉味。坏音乐毁人，孔子在《论语》中有"郑声淫"的批评，《礼记》中有"郑卫之音，乱世之音"的批评。

在中华大地上，尽善尽美的韶乐是从舜时代开始的。"尽美矣，又尽善也"，这是孔夫子对韶乐的评价。

尽善尽美的五音起于何时？肯定起于舜之前。历，《易经》与《周髀算经》共同指出，历出现在伏羲氏时代。按照历律一体的原则，五音可能是在伏羲氏时代或伏羲氏之前开始的。五音之后有六律，六律最早是在《周礼》中出现的。

频率相同，会有共鸣，这是中华先贤在远古时期的发现，《吕氏春秋·召类》记载了这一发现："类同相召，气同则合，声比则应。鼓宫而宫动，鼓角而角动。"

没有音乐构不成文化，没有音乐也构不成中医。医论音论乐，《内经》以音律论养生，以音律论医病，可以查一查，在世界民族之林中到底有几家？

更为奇特的是，中华先贤以十二月、十二律为坐标论出了十二经脉。以十二月、十二律论经脉，可以查一查，在世界民族之林中到底有几家？

实验室中将物质一步步细分，是西方文化的通常做法。西方文化有能力细分，无能力综合。伟大的中华先贤，有能力细分，也有能力综合。无论五音怎么细分，归根结底还可以归结为五行，还可以归结为阴阳，还可以归结为道。

非常遗憾的是，细分量化的能力，被子孙丢弃了。在今天的中医界，还有人谈五音吗？还有人谈五音的细分吗？还有人谈音乐对医治疾病的作用吗？

在中央电视台的节目中看到，关于"音乐到底能不能治病"这一课题，当代东西方还在讨论，而在远古、中古时期的中华大地上，音乐医病、音乐养生、音乐育人、音乐教化则是日常生活中的基本内容。

二、 血气与容颜

（一）血气与胡须的讨论

本篇最后，黄帝与岐伯讨论起了胡须问题：男子为什么有胡须？女人与宦官为什么无胡须？

1. 妇女无须之因　黄帝问："妇人为何无须，原因何在？是否与血气相关？"

冲任二脉有血有气，血随月信去而不返，血不养口唇，所以妇女无须。妇女无须，岐伯给出了如此原则性解释。

胡须与任冲二脉直接相关。冲脉和任脉均起于胞中，向上在脊背的里面循行，为经脉气血汇集之海。其浮行循腹部上行，交会于咽喉，其中一条分支，环绕于口唇周围。此处敬请谨记，环绕于口唇的是冲任二脉。胡须与血气相关。冲任二脉中的血气充盛，在人体中会产生三个方面的外部特征：一是肌肉丰满，二是皮肤润泽，三是包括胡须在内的毫毛茂密。此处敬请谨记，冲任二脉中的血气有三大功能：养肌肉，养皮肤，养胡须。

妇女无须的具体原因。妇女与男子一样，冲任二脉俱全，但是，妇女每月均有经血排出，这就形成了气有余、血不足的生理特征。冲任二脉之中有气而缺血。血不养口唇，所以妇女无须。妇女无须，岐伯给出了如此详细的解释。

2. 宦官无须之因　此地此时的黄帝又继续追问了两个问题：一是有人损伤了阳器，阳痿而不能勃起，丧失了性的功能，为什么胡须仍然继续生长？二是宦官为什么不长胡须？三是有男子宗筋没有受到外伤，也不像妇女那样经常排出月经，为什么也不长胡须？

此地此时的岐伯，先回答了关于宦官的"为什么"："宦者去其宗筋，伤其冲脉，血泻不复，皮肤内结，唇口不荣，故须不生。"宦官外生殖器官被阉割了，冲脉受伤，从此血失去了正常的循行路径。手术后的伤口干结，经脉中断，血泻而不复，唇口得不到冲任二脉的气血营养，所以胡须就不生长了。

不是宦官，为什么也不长胡须？理由是生理上先天有两大缺陷：一是其人任冲二脉血不足，二是其人生殖器官发育不健全。任、冲二脉，有气而血不足，不能上行营养唇口，所以不能生长胡须。

岐伯没有回答黄帝的第一个问题：有人损伤了阳器，为什么还继续长胡须？这个问题的答案，隐藏在了另外两个问题的答案之中：阳器受伤，并不等于经脉受伤。只要任冲二脉健全，气血依然畅通无阻，胡须就能正常生长。

（二）血气、容颜与疾病

本篇此处，黄帝归纳出一种推理方法，然后用这种方法论证面色与血气、面色与疾病的关系。

1. 推理方法　"圣人之通万物也，若日月之光影，音声鼓响，闻其声而知其形。"见到日影月影，马上就会想到日月本身；闻到擂鼓之声，马上就会想到擂鼓之姿、擂鼓之形。由此到彼，这是黄帝归纳出的推理方法。这种方法，在自然而然的范畴之内。

2. 推理的运用　"是故圣人视其颜色，黄赤者多热气，青白者少热气，黑色者多血少气。美眉者太阳多血，通髯极须者少阳多血，美须者阳明多血，此其时然也。"视者，观察也。观察面部颜色可以推测体内有无寒气热气，观察须眉可以推测体内血之多少，这就是推理方法的运用。面部颜色黄赤，体内气血热。面部颜色青白，体内气血寒；面部颜色黑，多血少气；眉毛秀美，太阳经多血；须髯长，少阳经多血；胡须美好的，阳明经多血。一般规律，基本如此。推理方法所产生的伟大成果，是实验室里、显微镜下无法产生的。

"圣人之通万物也，若日月之光影，音声鼓响，闻其声而知其形。"这句话就是黄帝的原话，敬请读者谨记。推理这一方法，产生在黄帝时代。推理这一方法，是万古长青的方法。如果子孙沿着这一方法，不断地向前跨出一步，又跨一步，再跨一步。试想一下，中医会落后吗？进而言之，中华民族会落后吗？

诺贝尔物理学奖获得者杨振宁教授曾经在北京人民大会堂作报告，讲到中华民族落后原因时，杨教授下出的结论是："中华文化里有归纳无推理。"如果杨振宁教授看过《素问》与《灵枢》，绝不会说出这样的话。

三、"常数"与"常数"之异

人体中的血与气，整体是一比一的关系，但具体到每一条经络之中，就有了"A多B少，A少B多"的正常比例。这个正常比例，就是"常数"。

"常数"一词，是现代自然科学中的常用词，有几人会料到，现代自然科学中的常用词会出现在《内经》之中。

本篇中的"常数"是在结尾处出现的。本篇结尾谈到了经脉上的血气，"常数"一词就出现在气血的比例上："太阳常多血少气，少阳常多气少血，阳明常多血多气，厥阴常多气少血，少阴常多血少气，太阴常多血少气，此天之常数也。"

"天之常数"，在《素问》中早就出现过。《素问·血气形志》："夫人之常数，太阳常多血少气，少阳常少血多气，阳明常多气多血，少阴常少血多气，厥阴常多血少气，太阴常多气少血，此天之常数。"

稍加对比就会发现，少阴、太阴两条经脉上的血气，前后两篇中的结论是不一样的。不一样，就是异常。同一部经典，同一个气血之"常数"，为什么会有两种不一样的结论？异常即问题，是需要正视、需要回答的问题。

《难经·七难》："太阴之至，紧大而长；少阴之至，紧细而微。"《难经》论太阴脉，论出了"大"与"长"两个字；论少阴脉，论出了"细"与"微"两个字。脉之大小，由气所决定，这是《难经·一难》中的常识。由《难经》而论，"太阴常多气"的结论应该是正确的。

《素问·五藏别论》指出，寸口属于太阴肺经部位，手太阴肺经起于胃口，因为这样，所以五脏六腑的精气来源于胃，从寸口表现出来。《素问·五藏别论》告诉世人，发源于胃的精气，是由太阴肺输送、由寸口表现的。由此而论，"太阴常多气"的结论是正确的。

综上所述，笔者认为，关于血气之常数，《素问·血气形志》中的结论是正确的。太阴经统领一身之精气，怎么会有少气之说呢？

百
病
始
生
第
六
十
六

原 文

　　黄帝问于岐伯曰：夫百病之始生也，皆生于风雨寒暑，清湿[1]喜怒。喜怒不节则伤藏，风雨则伤上，清湿则伤下。三部之气，所伤异类，愿闻其会[2]。岐伯曰：三部之气各不同，或起于阴，或起于阳，请言其方。喜怒不节，则伤藏，藏伤则病起于阴也；清湿袭虚，则病起于下；风雨袭虚，则病起于上，是谓三部。至于其淫泆，不可胜数。

　　黄帝曰：余固不能数，故问先师，愿卒闻其道。岐伯曰：风雨寒热，不得虚，邪不能独伤人。卒然逢疾风暴雨而不病者，盖无虚，故邪不能独伤人。此必因虚邪[3]之风，与其身形，两虚相得[4]，乃客其形；两实相逢[5]，众人肉坚。其中于虚邪也，因于天时，与其身形，参以虚实，大病乃成，气有定舍，因处为名[6]，上下中外，分为三员[7]。是故虚邪之中人也，始于皮肤，皮肤缓则腠理开，开则邪从毛发入，入则抵深，深则毛发立，毛发立则淅然，故皮肤痛。留而不去，则传舍于络脉，在络之时，痛于肌肉，其痛之时息，大经乃代[8]。留而不去，传舍于经，在经之时，洒淅喜惊。留而不去，传舍于输，在输之时，六经不通，四肢则肢节痛，腰脊乃强。留而不去，传舍于伏冲之脉[9]，在伏冲之时，体重身痛。留而不去，传舍于肠胃，在肠胃之时，贲响腹胀，多寒则肠鸣飧泄，食不化，多热则溏出糜[10]。留而不去，传舍于肠胃之外，募原之间，留著于脉，稽留而不去，息而成积[11]。或著孙脉，或著络脉，或著经脉，或著输脉[12]，或著于伏冲之脉，或著于膂筋[13]，或著于肠胃之膜原，上连于缓筋[14]，邪气淫泆，不可胜论。

黄帝曰：愿尽闻其所由然。岐伯曰：其著孙络之脉而成积者，其积往来上下，臂手[15]孙络之居也，浮而缓，不能句积而止之，故往来移行肠胃之间，水凑渗注灌，濯濯有音，有寒则䐜䐜满雷引[16]，故时切痛。其著于阳明之经，则挟脐而居，饱食则益大，饥则益小。其著于缓筋也，似阳明之积，饱食则痛，饥则安。其著于肠胃之募原也，痛而外连于缓筋，饱食则安，饥则痛。其著于伏冲之脉者，揣之应手而动，发手[17]则热气下于两股，如汤沃[18]之状。其著于膂筋在肠后者，饥则积见，饱则积不见，按之不得。其著于输之脉者，闭塞不通，津液不下，孔窍干壅。此邪气之从外入内，从上下也。

黄帝曰：积之始生，至其已成奈何？岐伯曰：积之始生，得寒乃生，厥乃成积也。黄帝曰：其成积奈何？岐伯曰：厥气生足悗[19]，悗生胫寒，胫寒则血脉凝涩，血脉凝涩则寒气上入于肠胃，入于肠胃则䐜胀，䐜胀则肠外之汁沫迫聚不得散，日以成积。卒然多食饮则肠满，起居不节，用力过度，则络脉伤，阳络伤则血外溢，血外溢则衄血；阴络伤则血内溢，血内溢则后血。肠胃之络伤，则血溢于肠外，肠外有寒，汁沫与血相抟，则并合凝聚不得散而积成矣。卒然外中于寒，若内伤于忧怒，则气上逆，气上逆则六输不通，温气不行，凝血蕴里而不散，津液涩渗，著而不去，而积皆成矣。

黄帝曰：其生于阴者，奈何？岐伯曰：忧思伤心；重寒伤肺；忿怒伤肝；醉以入房，汗出当风，伤脾；用力过度，若入房汗出浴，则伤肾。此内外三部之所生病者也。

黄帝曰：善。治之奈何？岐伯答曰：察其所痛，以知其应，有余不足，当补则补，当泻则泻，毋逆天时，是谓至治。

注 释

1. 清湿　清，清澈也，清凉也。《素问·五常政大论》："治温以清，冷而行之。"清，凉也。湿，湿气也，潮湿也。《素问·阴阳应象大论》："中央生湿。"清湿，偏于寒凉之湿邪也。

2. 会　会通，会合。《素问·疟论》："卫气一日一夜大会于风府。"《灵枢·营卫生会》："阴阳焉会？"张景岳："会，合也。"

3. 虚邪　四时不正之气，致病之外部因素。《素问·八正神明论》："虚邪者，八正之虚邪气也。"《素问·上古天真论》："虚邪贼风，避之有时。"

《灵枢·邪气藏府病形》："虚邪之中身也，洒淅动形。"

4. 两虚相得　两，相对应的二种事物。《素问·藏气法时论》："肝病者，两胁下痛引少腹，令人善怒。"《素问·三部九候论》："上部天，两额之动脉；上部地，两颊之动脉。"虚，致病之虚邪也。两虚，外部之虚邪之风，内部之气血之虚也。两虚相得，百病皆产生于内外两虚的结合之中。

5. 两实相逢　天气正常为外部之实，人体正气充足为内部之实，两实也。两实相逢，四时正常气候与壮健之身体相逢相遇也。

6. 气有定舍，因处为名　气有定舍，邪气侵入人体有一定之处所也；因处为名，邪气中于何处，病名定位关乎何处也。

7. 三员　一曰空间之上、中、下三部，二曰天地之间三种邪气。《素问·太阴阳明论》："故伤于风者，上先受之；伤于湿者，下先受之。"张志聪："此论风雨伤上，下节论清湿伤下，末节论喜怒伤中，而分为三员也。"马莳：盖人身大体，自纵而言之，则以上中下为三部，自横而言之，则以在表在里半表半里为三部，故谓之上下中外之三员也。"

8. 大经乃代　大经，大经脉也。《素问·痿论》："大经空虚，发为肌痹，传为脉痿。"《灵枢·本输》："春取络脉诸荣大经分肉之间，甚者深取之，间者浅取之。"大经乃代，指脉代络脉承受邪气。邪入络脉，络脉之邪传入经脉，即大经乃代。

9. 伏冲之脉　靠近脊柱之冲脉也。张景岳："伏冲之脉，即冲脉之在脊者，以其最深，故曰伏冲。"

10. 溏出糜　溏，本意指泥浆。在《内经》之中溏指大便稀薄。丹波元简："糜、糜古通用，乃糜烂也。溏出糜，盖谓肠垢赤白滞下之属。"

11. 息而成积　在本篇，息有停滞、滞留之意。积，腹中有形之结块也。息而成积，指邪滞留于脉，久而成积。

12. 输脉　足太阳膀胱经。杨上善："输脉者，足太阳脉，以管五脏六腑之输，故曰输脉。"

13. 膂筋　膂，脊背。《素问·疟论》："邪气客于风府，循膂而下。"王冰："膂为脊两旁。"膂筋，脊背之筋。张志聪："膂筋，脊内之筋曰膂筋。"

14. 缓筋　腹内之筋。张志聪："缓筋者，经于腹内之筋。"《灵枢·通天》："阴阳不和，缓筋而厚皮，不之疾泻，不能移之。"

15. 臂手　臂手，《甲乙经》作"臂乎"。

16. 膜膜满雷引　膜膜满，胸腹胀满。雷，肠中雷鸣。雷引，肠中雷鸣并有相互牵引的疼痛。

17. 发手　举手、抬手。《广雅·释诂》："发，举也。"

18. 沃　浇灌。《素问·痹论》："胞痹者……若沃以汤，涩于小便，上为清涕。"王冰："沃犹灌也。"

19. 厥气生足悗　厥气，从下逆上之厥逆之气也。足悗，指足部、下肢关节疼痛。厥气生足悗，寒气从足部、下肢关节逆行向上，致使足部痛滞、行动不利。张景岳："寒逆于下，故生足悗，谓肢节痛滞，不便利也。"

题解

百病始生问题，在《灵枢·口问》与《灵枢·顺气一日分为四时》中已经两次讨论，在其他篇中也有涉及，不知为什么本篇又一次讨论这个问题？

没有原则上的自相矛盾，是《灵枢》之所长；但内容重复，同一问题反复讨论，则是《灵枢》之所短。

当然，问题不一定是出在源头。源头经典的基本特征是简洁、严密、惜字如金，问题可能还是出在后世的流传过程之中。在传抄过程中出了问题。

祖先能够创造出经典，后世子孙为何不能完整地保存经典呢？时至今日，后世子孙连祖先创造出的经典读都读不懂了。此情此景，面对的问题是：子孙真的比祖先聪明？子孙真的比祖先进步吗？

回到题目中来。有百病无百因，百病实际上只有内外两种因——外因在天，内因在人。外因在天气异常，内因在正气内虚。天气异常为外邪，一旦外邪遇上正气内虚之人，就会产生疾病。简言之，外邪加内虚，是百病产生之因。

外邪中人，先外而后内，由皮肤、孙络、脉络、经络逐步深入，每深入一步会引起一种疾病。

论"积"之为病，本篇是《灵枢》第一篇，也是《内经》第一篇，敬请读者留心留意。积，是气血遇寒邪所凝结的积块。相当于今天西医所论的肿瘤或癌瘤。此处应该高度注意的是，积之为病在本篇，病因为寒，寒因之病是可以医治的病，绝对不是必死之绝症。本篇论积，有病因，有病位，有医治方法。积之病，是可治之病。本篇论积，论述非常精彩，融医道医理医术于一体，能弄懂本篇的内容，可解答一道世界性难题。西医将癌界定为不治之症，而在本篇积是可治之病。所以，有心的读者一定要在本篇多下些功夫。

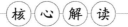

　　两虚相逢，疾病产生。两虚之一是外邪，两虚之二是人体内虚。外邪遇见内虚，肯定会产生疾病。

　　积，作为一种常见病、多发病，首次出现在本篇。积，相当于肿瘤与癌瘤。积之初期，相当于肿瘤；积之后期，相当于癌瘤。弄清了积之成因、积之病位、积之病形、积之变化、积之医治，就可以解答一道世界性难题。

一、 外邪与内虚：　百病之因的归纳

　　病有百病，因有百因吗？没有！百病之因，最终可以归纳为内外两种因：一种是外因，外因在天；一种是内因，内因在人自身。

（一）在天之外因

　　致病之外因在天，在天气的异常上。天气该来而来，该去而去，此之谓正常天气，如该热而热，该寒而寒。该来不来，该去不去，此之谓天气异常，如该热热不来，该寒热仍在。若以风而论，春天刮东风，夏天刮南风，秋天刮西风，冬天刮北风，这是正常风；如果是春天刮西风，夏天刮北风，秋天刮东风，冬天刮南风，这是虚邪之贼风。异常之天气，虚邪之贼风，是致病的外因。

（二）在人之内因

　　致病之内因在人，在喜怒不节上，在饮食无度上，在起居无常上。

　　所以，病有百病，因却无百因，原则上只有内外两种因，外因在天，内因在人。用本篇黄帝的话说是："夫百病之始生也，皆生于风雨寒暑，清湿喜怒。喜怒不节则伤脏，风雨则伤上，清湿则伤下。"

二、 内因致病与外因致病

（一）内因致病

　　致病之内因在人，喜怒不节、饮食无度、起居无常等诸多原因均可以致

病，本篇仅谈了喜怒之因。

喜怒致病。喜怒不节，就会伤于内脏。《儒林外史》中的范进，一听说自己"中了"的喜讯，即刻疯了。为什么？大喜伤阳，大喜伤心也。《素问·阴阳应象大论》："暴喜伤阳。"又："喜伤心。"范进之病，属情志病，与细菌无关。情志病不需要吃药打针，治之以相反的情志即可。书中的范进，挨了一句骂，挨了一耳光，杀猪的岳父装腔作势说没有中，病即刻又好了。

《素问·阴阳应象大论》："暴怒伤阴，暴喜伤阳。"喜怒可以伤及阴阳。

"怒伤肝，喜伤心，思伤脾，忧伤肺，恐伤肾。"《素问·阴阳应象大论》告诉后人，大喜、大怒、大恐、思不断、忧绵绵会伤及五脏。

食饮致病。食饮无度，会伤及阴阳。《礼记·郊特牲》："凡饮，养阳气也。凡食，养阴气也。"由此可知，饮无度会伤阳，食无度会伤阴。

"食饮有节"，这是《素问》第一篇《上古天真论》所强调的养生六大基本条件之一。喜怒、饮食之外，还有起居因素。起居无常，也是致病的内因之一。所以，饮食与起居，在《素问》之中总是并列而论的——"食饮有节，起居有常"。

《素问·上古天真论》告诉后人，要想"尽终其天年，度百岁乃去"，应有六大基本条件——"其知道者，法于阴阳，和于术数，食饮有节，起居有常，不妄作劳。"这养生的六大基本条件，在上古时期是正确的，在中古时期是正确的，在当代与将来，同样也是正确的。

五脏在内，喜怒伤人，伤在人的内部。

五脏属阴，喜怒伤人，伤于阴。

（二）外因致病

外因包括风雨、寒暑、清湿。

外因可以致病，这是大原则。外因致病，部位有所不同，这是详细之具体。

风雨之邪气伤人，伤于人体上部的虚弱之处。

清湿之邪气伤人，伤于人体下部的虚弱之处。

寒有清湿，暑有风雨；寒暑致病体现在风雨、冷湿、清湿之中。

部位有上下之分，却无内外之别。这里的上部与下部，均属于外部。外因伤人，必先伤于外。内属阴，外属阳。所以，可以得出结论：外因致病，先伤于阳。

病，是转化之病。病，先伤于外后转于内。按照内阴外阳的属性而论，外因致病，先伤于阳而后会伤于阴。"至于其淫泆，不可胜数。"文中岐伯的这句话，就是指外邪侵淫所引起的疾病在人体之内变化与转化的复杂情况。

三、 内虚招外邪

（一）邪中虚人

内虚招外邪，准确地说，是邪中内虚之人。这里的"中"字，意为射中之"中"，而非中间之"中"。

同样的人，同一空间的人，同样的风霜雨雪，同样的暴风暴雨，为何有人病有人不病？原因只有一个，这就是正气虚与不虚的差异。同样的外邪条件，正气虚者，病；正气足者，不病。

天气正常，人体正气又足，两实相逢，加上人体肌肉坚实强壮，绝不会产生疾病。天气异常，人体正气虚弱，虚邪相逢，相互作用，大病就形成在这内虚外邪的结合之中。因此，人要想少生或不生疾病，一定要时时注意培养正气。正气足，即使有外邪，也难以侵入。

"两虚相得，乃客其形。"这是本篇所出现的至理名言，说的是外邪加内虚两种原因才会产生疾病。

（二）外邪进入人体的变化

外邪侵犯人体，如果不及时祛除之，会一步步变化，即一步步深入体内，会引起由轻而重的疾病。

外邪中人体，始于皮肤而终于内部。皮肤弛缓，腠理开泄者，邪气易于从毛孔进入，然后逐渐侵入体内。外邪由外至内的深浅程度不同，人体的反应也不同：①外邪中皮肤，毛发会竖立；②外邪传于络脉，肌肉会疼痛；③外邪传于经脉，疼痛时作时止；④外邪气留于经脉，身体恶寒且时常会自我惊恐；⑤外邪传于输脉，并滞留输脉之时，则六经之气不通达，六经之气不通达于四肢就会使肢节疼痛，腰脊强硬；⑥外邪传于并滞留伏冲之脉时，会出现身体沉重而疼痛；⑦外邪留而不去，会传于肠胃，肠胃会腹胀满而贲贲作响；⑧若外邪为寒邪，则会出现肠鸣泄泻饮食不化；⑨若外邪为热邪，则会出现稀薄、腐败而臭秽难闻的大便；⑩外邪邪气留而不去，会传舍于肠胃之外的膜原之间，外邪一旦与气血相互凝结，会生长结聚而成为积块。积块即肿瘤，肿瘤即积块。此处敬请读者注意，本篇所讲的积块，可以对应于西医所讲的肿瘤。

外邪一步步深入，疾病一步步深化，直至形成积块。积之形成，是外邪一步步深入的结果，是寒邪滞留于体内的结果。

综上所述，外邪入人体，由外至内的是有规律可循的：第一步中于皮肤，第二步传于孙脉，第三步传于络脉，第四步再传于经脉，第五步再传于输脉，第六步传于伏冲之脉，第七步再传于或留着于膂筋，第八步再传于或留着于肠胃之膜原，第九步再传于或留着于缓筋。总之，邪气浸淫泛滥，是一步步深入的，是一步步变化的。

明白了外邪进入人体的基本规律，对于祛邪医病犹如前线料敌。敌情清晰，是消灭敌人的基本前提。病情清晰，是祛邪医病的基本前提。

四、"积" 之为病的讨论

"积" 之病名，在《内经》之中是第一次出现的。

初起之积，相当于今天西医所论的肿瘤。

中期、晚期之积，相当于今天西医所论的癌瘤。

希望阅读此篇的读者，以敬慎之态度，认真看看先贤是 "如何认识积" 又 "如何医治积" 的。

积之为病，外邪可以致病，自身原因同样可以致病，病因仍然是内外两种因。先谈外邪引起的七种积：

（一）孙络之积

外邪滞留孙络，会形成积块。本篇指出："（外邪）其著孙络之脉而成积者，其积往来上下，臂手孙络之居也，浮而缓，不能句积而止之，故往来移行肠胃之间。"孙络之积，为初起之积。初起之积，其特征是能够上下往来活动。活动的原因，是邪气所聚集的孙络浮浅而松弛，浮浅而松弛的孙络不能使积固定不移，所以可以在肠胃间上下往来活动。

积遇寒水则疼。积遇寒水，有三大特征：一是水液会发濯濯之声，二是寒使腹胀且肠鸣如雷，三是时时疼痛如刀割般。实际上，这是积之为病第二期的特征。初起之积，无疼痛之感。积，没有及时医治而进一步发展，疼痛就出现了。

（二）阳明之积

外邪滞留阳明经，会形成积块。本篇指出："（外邪）其著于阳明之经，则挟脐而居，饱食则益大，饥则益小。"阳明经之积，其特征有二：一是积挟脐而居两旁；二是饱食时就会增大，饥饿的时候就减小。

（三）缓筋之积

外邪滞留缓筋，会形成积块。缓筋者，腹内之筋也。本篇指出："（外邪）其著于缓筋也，似阳明之积，饱食则痛，饥则安。"——缓筋之积，其形状与表现和阳明之积相似，饱食的时候则疼痛，饥饿的时候则安宁。

（四）募原之积

募通膜，募原同膜原。膜原，膈膜也。上膈即膈膜。外邪滞留膜原，会形成积块。本篇指出："（外邪）其著于肠胃之募原也，痛而外连于缓筋，饱食则安，饥则痛。"——募原之积，其特征有二：疼痛时而向外牵引连到缓筋亦随之作痛；饱食的时候就安宁，饥饿的时候就疼痛。

（五）伏冲脉之积

外邪滞留于伏冲脉，会形成积块。本篇指出："（外邪）其著于伏冲之脉者，揣之应手而动，发手则热气下于两股，如汤沃之状。"——伏冲脉之积，其特征有二：一是手按积块，积块会应手跳动；二是举手时，觉得有股热气下行于两股之间，就好像用热汤浇灌一样而难以忍受。

（六）脊筋之积

外邪滞留脊筋，会形成积块。本篇指出："（外邪）其著于脊筋在肠后者，饥则积见，饱则积不见，按之不得。"脊筋，脊内之筋也。脊筋之积，位置在肠胃后方，其特征为：饥饿的时候就可以有积块显现，饱食的时候则积块不显现，且以手按之也不可以摸到。

（七）输脉之积

外邪滞留输脉，会形成积块。本篇指出："（外邪）其著于输之脉者，闭塞不通，津液不下，孔窍干壅。"——输脉之积，其特征为"三不通"——脉道不通，津液不通，毛窍不通。

所有这些病，病因即外邪中人，是外邪从外入内，从上到下，一步步深入的结果。

一个"寒"字，可以概括积病之成因。如本篇所言："积之始生，得寒乃生，厥乃成积也。"积由寒邪而生，人中寒邪，寒邪在人体之内由下而上逆行，会留驻于一个部位，留在"某处"，就会在"某处"形成肿瘤之积。简言之，寒中何处积就发生在何处，或者是寒传于何处积就发生在何处。

五、 积之为病的过程

寒邪中人，积之初起。

寒邪中人，会产生厥逆之气。厥逆之气是分步向上逆行的：厥逆之气会使足部酸困疼痛不利，这是第一步；足部酸困疼痛不利，又会发展为足胫寒，这是第二步；足胫寒会引起血脉凝涩，血脉凝涩不通则寒凉之气向上侵入于肠胃，这是第三步；三步之后，积之形成。积之初期，相当于肿瘤；积之后期，相当于癌瘤。

（一）阳腑之积

寒邪所引起的厥逆之气，由足胫继续向上逆行，进入肠胃。厥逆之气进入肠胃的第一特征就是胀满。肠胃胀满，会迫使肠胃之外的汁沫聚留不散。日积月累，这些聚留的汁沫就会逐渐凝结成积块。肠胃之积，形成于寒邪。

某一餐的暴饮暴食，会使肠胃过于充满。某一天的起居不慎，某一次的用力过度，则会导致络脉受伤；络脉受伤，是积之形成的基本前提。络脉有阴阳之分，若阳络受伤，则血外溢于伤处，血液外溢就会鼻出血；若阴络受伤，则血液内溢于伤处，血液内溢会引起大便出血。若肠外之络脉受到损伤，则血液流散于肠外，恰逢肠外有寒邪，则肠外的汁沫与外溢之血液相互汇合凝聚，凝聚不散的血块就是积。大肠之积，形成于外邪与内因的结合之中。

肠胃属六腑，六腑属阳，所以肠胃之积病在阳。五脏属阴，所以五脏之积病在阴。

（二）阴脏之积

外有寒邪，内有过度的忧愁思虑，会伤及心脏。外有寒邪，内有饮食之寒，两寒相并会伤及肺脏。外有寒邪，内有过度的忿恨恼怒，会伤及肝脏。外有寒邪，加上醉后行房，汗出受风，气会伤及脾脏。外有寒邪，或用力过度，或行房后汗出沐浴会伤及肾脏。五脏之积，到底有没有积块，文中均没有说明。

五脏之积，到底有没有有形之块？有！五脏受寒，皆会成积。五脏之积，各有病名，各有病形。详细的解释在《难经》之中。

五脏之积的形状，《难经·五十六难》的描述如下："肝之积，名曰肥气；在左胁下，如覆杯，有头足。心之积，名曰伏梁；起齐上，大如臂，上至心下。脾之积，名曰痞气；在胃脘，覆大如盘。肺之积，名曰息贲；在右胁下，覆大如杯。肾之积，名曰贲豚；发于少腹，上至心下若豚状，或上或下无时。"现代汉语的意思是：肝脏的积病称为肥气，发生在左胁下，有肿块突出，像覆盖的杯子一样，上下有头和足的明显界限。心脏的积病称为伏梁，起始于脐部之上，形状大小如同手臂一样。脾脏的积病称为痞气，发生在胃脘部，有肿块突起，形状大小像覆盖的盘子一般。肺脏的积病称为息贲，发生在右胁下，像覆盖的杯子一样。肾脏的积病称为贲豚，发生在少腹部，其部上达心胸的下方，状如豚奔跑的样子，上下没有定时。五脏之积皆有形，但有形之积不一定发生在脏之本身，而是会发生在与五脏对应的部位。这里一定要有这样一个区分：积可以对应于癌，但积并不等于一定是癌。早期之积，亦或积之初起，都是普通的块状物，是很容易治愈的。

总之，外有寒邪，内有忧伤，是形成积块的两大基本原因。若突然感受外寒，内又被忧怒情志所伤，则气机上逆，气机上逆会形成"四不"之局面——气血运行不通畅，阳气不温，血液凝聚蕴裹而不散，津液干涩留着而不去。积之病就形成在这"四不"之中。

六、积病之医治

凡是病，都是可以医治的。积之为病，同样可以医治。最好的治疗原则和治疗方法，本篇的介绍是：一是辨明部位，知病变之所在；二是根据疾病有余不足之虚实，当补则补，当泻则泻；三是要遵循四时气候与脏腑之间的对应关系。医治积块的原则和方法，本篇的原话为："察其所痛，以知其应，有余不足，当补则补，当泻则泻，毋逆天时，是谓至治。"

七、小议"不治之癌"与"可治之积"

（一）西医论癌与中医论积

中医经典中没有"癌"这种病，但有相对相应的"积"之病。相对相应在何处？相对相应在血之凝块这里。癌，为肿瘤，为恶性肿瘤。积，为血块，为血之凝块。

西医论癌不论积，中医论积不论癌。西医论癌，论出了不治之症；中医论积，论出了可治之积。

现实生活中的癌症患者，绝大部分不是死于疾病本身，而是死于精神崩溃。

为什么？

因为在西医的解释中，癌症是绝症。绝症，无药可治，无法可施。"绝症"一词，不知使多少患者对生命丧失了信心。

癌，西医只是认识了病形与病位，并没有认识病因。请看《简明大不列颠百科全书》的解释：

癌（carcinoma）上皮组织的恶性肿瘤，其细胞常侵及周围的健康组织，引起邻近或远隔部位的转移。皮肤、乳腺、黏膜、肺、许多内脏器官及腺体的恶性肿瘤可能为癌，而神经系统、淋巴系统、血液、骨及肌肉组织的恶性肿瘤则不属于癌。所谓腺癌是其细胞呈腺样排列的恶性肿瘤。胃癌常发生于胃黏膜的腺细胞，因此属于腺瘤。胰腺癌也是如此。前列腺癌、卵巢癌以及肺癌也是腺瘤。

这个解释有病名，有病位，有病形，无病因；病名为癌，病形为瘤，病位在胃，在胰腺、卵巢、前列腺等部位；是何种原因引起的癌，没有解释。只有"是这样"的病，没有"为什么是这样"的因，是这个解释之短，实际上是西医之短。更重要的是，有各式各样的癌，却没有一种医治方法。

在笔者看来，这个解释的最优秀的地方是将神经系统、淋巴系统、血液、骨及肌肉组织的恶性肿瘤排除在了癌之外。

中医论积，一论出了病名，二论出了病位，三论出了病因，四论出了医治方法。

关于病名，本篇按照病与经络、脏腑的关系论出了各种病名，如孙络积、阳明积、缓筋积、肠胃积、大肠积、肝之积、心之积、脾之积、肺之积、肾之积。

关于病位，本篇从下到上、从外至内，一种积论出了一种具体部位。其基本规律是：病名与病位，相应相随。

关于病因，本篇以一个"寒"字为纲，论出了积之为病的根本原因；以五情异常为目，论出了积之为病的重要原因。

关于病形，《难经》以五脏为基础，论出了五种积的五种病形。

关于医治，本篇中有"当补则补，当泻则泻"的医治原则与方法，还有"毋逆天时"即春养肝，夏养心，秋养肺，冬养肾，长夏健脾的具体嘱托。

对比之下，中医文化显示出了令人信服的优秀。

（二）在解答世界性难题中振兴中医

癌在今日，是世界性难题。

阅读《灵枢》，积之为病是可医可治之病；阅读《难经》，积之为病是可医可治之病；阅读金元与明时期的名医之书，积之为病仍然是可医可治之病；阅读当代名医之经验辑，癌之为病还是可医可治之病；无论是名之为积还是名之为癌，在中医这里，本来是构不成难题的，尤其是病的早期与中期。

振兴中医，是中医界的愿望，也是整个民族的愿望，但是振兴中医，不应该仅仅体现在口号之中，如果运用医道医理解答一系列世界性难题，那么用不着高喊悲壮的口号，中医就已经振兴在一系列的成果之中了。

"物有本末，事有终始，知所先后，则近道矣。"（《礼记·大学》）本末者，根本与枝叶也。终始者，开头与结尾也。两个不同的词语，一个共同的意思：研究一事，研究一物，必须认清其来龙去脉，必须认清"起初怎样，中间怎样，后来怎样"或者是"起初如何，中间如何，后来如何"，只有这样研究，才能接近道、符合道。

积之病的研究，是不是也应该弄清本末与终始呢？当然！

先谈积之病的起因。为了使更多的读者受益，为了解答世界性难题，笔者这里将积之为病的病因与医治方法系统整理如下，供读者鉴赏。关于积之病的成因，《内经》中一共有四个论断全部集中在了本篇，即《灵枢·百病始生》：

其一，"积之始生，得寒乃生，厥乃成积也。"

这一论断论积病之因，论出的是一个"寒"字。积，是因寒而生的一种疾病。寒，是外因之寒。

其二，"厥气生足悗，悗生胫寒，胫寒则血脉凝涩，血脉凝涩则寒气上入于肠胃，入于肠胃则䐜胀，䐜胀则肠外之汁沫迫聚不得散，日以成积。"

这一论断论积病之因，论出的是内外两种因：外因为寒，内因为肠外有汁沫；外因之寒与肠外之汁沫相遇，逐步凝结，日以成积。外因之寒是从足部开始的。足悗，指下肢关节。

其三，"卒然多食饮则肠满，起居不节，用力过度，则络脉伤，阳络伤则血外溢，血外溢则衄血；阴络伤则血内溢，血内溢则后血。肠胃之络伤，则血溢于肠外，肠外有寒，汁沫与血相抟，则并合凝聚不得散而积成矣。"

这一论断论积之病因，论出了内外两种因：内因是"饮食过多、起居不节、用力过度"三种因，外因仍然是一个"寒"字。

饮食过多会引起肠满，肠满会引起阳络之血溢于肠外，外溢之血遇到寒气就会凝聚形成血块。凝聚之血块一旦形成，积之病就形成了。

起居不节、用力过度，会引起阳络血之外溢，外溢之血一旦遇到寒气就会凝聚形成血块。血凝聚成块，积之病就形成了。

其四，"卒然外中于寒，若内伤于忧怒，则气上逆，气上逆则六输不通，温气不行，凝血蕴里而不散，津液涩渗，著而不去，而积皆成矣。"

这一论断论疾病之因，寒因之外，又出现了另外一种病因——忧怒，忧怒则气会上逆，气上逆则经络不通，经络不通则温气不行，温气不行则血凝聚而不散。血凝聚成块，积之病就形成了。

积之为病，病因一共有四论：一论有寒，二论有寒，三论、四论仍有寒。寒，先是体外之寒，然后变为体内之寒。研究与医治积之病，是不是首先应该高度重视一个"寒"字?! 针对寒因，应温补升阳。

再谈病位。积之为病，病位可以在脏，可以在腑，可以在孙络、络脉、经脉。前面已有论述，此处不赘。认识了病因，可以辨因施治；认识了病位，可以辨位施治；针对病位，既可以治已病，也可以治未病。

敬请注意，《内经》与《难经》中均没有出现"绝症"一词。

再谈积之病的医治。《内经》的医治疾病的根本原则是："寒者热之，热者寒之，虚者补之，实者泻之。"积之病为寒因之病，寒因之病适用的医病原则是"寒者热之"。寒，应该以热驱除之。若以阴阳哲理论之，寒属阴，阴有病应该温之以阳。"温阳寒自去，寒去积自消。"积之病一可以治愈，二可以带病生存。

关于积病之痛。积为何会痛？是寒气在作怪。请看《内经》关于痛的三个论断。

其一，《素问·举痛论》："寒气客于经脉之中，与炅气相薄则脉满，满则痛而不可按也，寒气稽留，炅气从上，则脉充大而血气乱，故痛甚不可按也。寒气客于肠胃之间，膜原之下，血不得散，小络急引故痛，按之则血气散，故按之痛止……寒气客于背俞之脉，则脉泣（背俞，背部五脏腧穴，为足太阳经的穴位。背俞之脉，即足太阳膀胱经脉），脉泣则血虚，血虚则痛，其俞注于心，故相引而痛，按之则热气至，热气至则痛止矣。寒气客于厥阴之脉，厥阴之脉者，络阴器，系于肝，寒气客于脉中，则血泣脉急，故胁肋与少腹相引痛矣。"——这一论断的中心意思是：寒气客于某处，痛就发生在某处。客者，做客也。寒气做客于"谁家"，痛就发生在"谁家"。寒气客于经络，经络痛。寒气客于肠胃，肠胃痛。寒气客于厥阴经，少腹与阴器痛。

其二，《素问·痹论》："痛者，寒气多也，有寒故痛也。"——这一论断是痛因之归纳。为什么会痛？答案是：寒气多也。

其三，《灵枢·周痹》："风寒湿气，客于外分肉之间，迫切而为殊，沫得寒则聚，聚则排分肉而分裂也，分裂则痛。"这一论断是"为什么会痛"的进一步解释。水遇寒则结冰，血遇寒则凝聚；血凝聚则分裂肌肉，肌肉分裂则疼痛发生。

这里必须明白的是，痛不一定是积，但后期之积一定会痛。痛之医治，最好的方法是祛寒。

积之病有治愈的先例吗？有！历史与现实中均有治愈的病例。

先谈历史。李东垣先生，金元四大名医之一。李东垣先生在其大作《东垣医集》中，记载了医治积块的成功经验。

《东垣医集·试效方·五积门》针对五脏之积，列出了五个药方——肝之积，有肥气丸；心之积，有伏梁丸；脾之积，有痞气丸；肺之积，有息贲丸；肾之积，有息豚丸。

所谓试效方，是实际使用过的、且行之有效的药方。在李东垣先生这里，积之为病是可以治愈的。在试效方结尾之处，李东垣先生借许学士之名，对治积之要法作出了一个纲领性的总结：

许学士云："大抵治积，或以所恶者攻之，或以所善者诱之，则易愈。如卤砂、水银治肉积，神曲、麦蘖治酒积，水蛭、虻虫治血积，木香、槟榔治气积，牵牛、甘遂治水积，雄黄、腻粉治涎积，礞石、巴豆治食积，各从其类也。若用群队之药，分其势则难取效。须是认得分明，是何积，更兼见何证。然后增加佐使之药，不尔反有所损，要在临时变通也。"

一种积，一种药。不同的积，不同的药。消除有形之积，可以用不同的药物。针对性与不同性，是这个纲领性总结的第一特征。这里所出现的金石草虫，都是治积之药物。这些药物可以使有形之积化为无形。手术刀，可以去掉肿瘤。药物，同样可以去掉肿瘤。消除有形之积，奥妙的中药可以发挥出良好的作用。

需要郑重说明的是：手术刀割掉肿瘤，去掉的是病形而不是病因。医治有形之积，一需要去掉有形之物，二需要去掉无形之因。积之病，以寒为因。医治积之病，理应该先攻后补。攻，攻的是有形之肿瘤。补，补的是一身之正气。这里需要说明的一点是：补，同样可以达到攻的效果，补阳气同样可以泻水。

李中梓先生，明朝之名医也。李中梓先生在其大作《医宗必读》中记载有积之病治愈的病例。

医治积之病，李中梓先生在李东垣先生的基础上又前进了一大步。进步，体现在以下三个方面：

第一，体现在病因的完善归纳上。在《医宗必读·积聚》中，李中梓先生以正邪二气论病因，也应视为是一大进步。李中梓先生云："积之成也，正气不足，而后邪气踞之，如小人在朝，由君子之衰也。正气与邪气誓不两立，若低之昂然，一胜则一负，邪气日昌，正气日削，不攻去之，丧亡从及矣。"正气十足，邪不相干。正气不足，邪必相干。积之所成，根本原因在于正气不足。补正气，李中梓先生介绍的方剂有：补中益气汤、四君子汤、归脾汤与十全大补汤。以正邪二气论积之病因，论积之演化，应视为一大进步。实际上，以正邪二气为纲，可以论所有慢性病的病因与演化。

第二，体现在药方的简约简洁上。李东垣先生治五脏之积，一积有一方，五积有五方。李中梓先生，治五脏之积，五积用一方。《医宗必读·积聚》记载了李中梓先生所制的"阴阳攻积丸"，适用于各种积。李中梓先生对此丸的介绍是："治五积、六聚、七癥、八瘕……不问阴阳皆效。"

阴阳攻积丸的具体内容与用法为：

吴茱萸（炮）、干姜（炒）、官桂（去皮）、川乌（炮）各一两，黄连（炒）、半夏（洗）、橘红、茯苓、槟榔、厚朴（炒）、枳实（炒）、菖蒲（忌铁）、延胡索（炒）、人参（去芦）、沉香、琥珀（另研）、桔梗各八分，巴豆霜（另研）五钱。为细末，皂角六两，煎汁，泛为丸，如绿豆大，每服八分，渐加一钱五分，生姜汤送下。

五方，具有特殊性。一方，具有普遍性。一方制一丸，方便而适用。五方简约为一方，应视为一大进步。

第三，体现在医治方法的灵活上。任何事物都有一个"开始、中间、最后"的发展过程，积之为病同样如此。积之为病，开始阶段如何治？中间阶段如何治？最后阶段如何治？李中梓先生总结出了一套方法，《医宗必读·

积聚》:"初者,病邪初起,正气尚强,邪气尚浅,则任受攻;中者,受病渐久,邪气较深,正气较弱,任受且攻且补;末者,病魔经久,邪气侵凌,正气消残,则任受补。盖积之为病,日积月累,匪伊朝夕,所以去之亦当有渐,太亟则伤正气,正气伤则不能运化,而邪反固矣。"积之病,初起宜攻,中期可以且攻且补,后期则应以补益为主。病分期而论,这是李中梓先生的经验。这一经验,应该视为一大进步。

"余尝制两积之剂,药品稍峻,用之有度,补中数日,然后攻伐,不问其积去多少,又与补中,待其神壮则复攻之,屡攻屡补,以平为期。此余得之诀,百发百中也。"这是李中梓先生的经验谈。如此自信,源于众多成功的实践。积之病——有形之血块,在中医这里并不是绝症,而是能够治愈的疾病。

李中梓先生这里,有一个值得商榷的地方。《素问·至真要大论》:"盛者泻之,虚者补之。"盛即实,实病用泻法,虚病用补法,这一论断讲的是医治虚实两种疾病的原则。这一论断告诉后人,补与泻应该分别进行。人参为补,巴豆为泻,阴阳攻积丸将两者融为了一体,与"盛者泻之,虚者补之"的原则有冲突之处。补与泻,还是应该分别而论。阴阳攻积丸可以分别而制,将补药与泻药分别制成丸,补药泻药分别而用,效果应该会更好。

李东垣、李中梓两位先生是古人。积之病,在古人这里是可以治愈的。

再谈现实。今人论癌不论积。治愈癌症,今人中有没有实例呢?有!

在当代中医李可先生的经验专辑中,癌症一可以治愈,二可以带病生存。李可先生的母亲,食管癌晚期,水米未进已达五天,西医下了病危通知。李可先生用针灸和中药,使老母亲又生存了十年。李可先生所用的方法,与李中梓先生一样,用的是补泻两种方法。化癌的药物与攻积的药物基本相同,为卤砂、雄黄、火硝之类。补益,也与李中梓先生一样。在李可先生的经验专辑中,还有治愈骨癌、宫颈癌的病例(详见李可先生的大作《急危重症疑难病经验专辑》)。阅读此处,也许读者会有疑问:既然李可先生医术如此高明,为什么不早早给母亲医治呢?笔者身边的朋友,不止一人提出过这个疑问。之所以出现"可以为母亲治病,而偏偏不能为母亲治病"的反常,与当时的环境有关。当时,李可先生蒙冤,不在母亲面前。

(三)自我保护,防患于未然

积之病,能够防患于未然吗?完全可以!

中华文化与中医文化特别重视防患于未然。请看以下三个论断。

其一，《易经·系辞下》："安而不忘亡，治而不忘乱。"

其二，《道德经·第六十四章》："治之于其未乱。"

其三，《素问·四气调神大论》："不治已病治未病，不治已乱治未乱。"

这些论断都是讲究防患于未然的。"治未乱，治未病"的原则，完全适用于积之病的预防。如何预防？男女在一定年龄段之后，多注意温阳补气即可预防。

一定的年龄段如何确定？有两种确定方法：一在《素问》中，二在《灵枢》中。

先说《素问》。《素问·上古天真论》在开篇之处论人生过程，论出了"女七七，男八八"的变化规律，即女子七岁一个变化，男子八岁一个变化。女子一七长牙，二七月信，四七二十八岁身体发育到了极致；男子五八四十岁身体发育到了极致。女子从五七三十五岁开始，身体开始退化，男子从五八四十岁开始，身体开始退化。一定的年龄段，男子应定在四十岁，女子定在三十五岁。女子从三十五岁开始，男子从四十岁开始，应该注意培育正气。如何培育正气？用食补或药补。正气不衰，积之病就失去了产生的前提。

《素问·阴阳应象大论》："年四十，而阴气自半也，起居衰矣。"这一论断指出，人到四十岁时，体内阴精消减一半，起居动作开始衰退。阴阳，气血也。体内气血是一个平衡状态。实际上，阴气自半的同时，阳气同样也衰退自半了。

再说《灵枢》。《灵枢·天年》论人生过程，以十岁为阶段，论出了生长、平定、衰退的基本规律，即人生三十岁之前为生长阶段，三十至四十岁为平定阶段，四十岁之后为衰退阶段。衰退的标志，体现在五个地方：一是面部，面部荣华开始衰退；二是头部，头上的头发开始花白；三是眼睛，眼睛开始昏花；四是皮肤，皮肤开始松弛；五是足部，人开始喜静不喜动。

《素问》与《灵枢》共同告诉后人，四十岁是人生的一个转折点，从此生命开始衰退。所以，防患于未然，从四十岁开始；温阳以防病，从四十岁开始。四十岁之后，应该讲究进补。

进补，一可以用药物，二可以用食物，三可以用乐观之情绪。

在《本草纲目》与《中国大百科全书·中国传统医学卷》中有补阳的

药物与补阳的食物的详细介绍，择其要者摘录如下，献于读者。

补阳的药物：补骨脂、韭菜子、阳起石、雪莲花、海龙、海马、蛤蚧、杜仲、续断、狗脊、海狗肾、核桃仁、菟丝子、骨碎补、鹿含草、鹿角胶、巴戟天、肉苁蓉、淫羊藿。

补阳的食物：海参、鱿鱼、海虾、鲢鱼、羊肉、狗肉、牛肉、黑木耳、山药、韭菜、糯米、黄豆。

《礼记·郊特牲》指出，饮以养阳，凡以养阴。适量地饮酒，也可以温阳。

《礼记·郊特牲》还指出，声属阳，所以饮酒之时可以听音乐。

还有一个办法可以使预防积之形成，这就是运用"寒者热之"的原则经常地给身体加温。人身上有两个部位的最为重要——肾间与脐下。《难经·六十六难》："脐下肾间动气者，人之生命也。"脐下肾间之动气，关乎人之生命。这两个病位恰恰最容易受寒，经常给肾间与脐下这两个地方加温，可以预防百病，也可以预防积之病。

（四）几点希望

中医文化研究的落脚点，不应该仅仅体现在多少篇文章上，不应该仅仅体现在药方的重复上，应该体现在民之身心健康的呵护上，应该体现在问题与难题的解答上。

如果当代中医，能够保护着整个中华民族的安康，能够解答一道道西医解答不了的世界性难题，创造出一个个先进成果，还用高喊"振兴"二字吗？

就本篇而言，如果能够预防积之病、医治积之病，那就不仅仅是造福中华民族了，而是造福于全人类了。

笔者这里真诚地提出几点希望：

第一，真诚地希望，积之病（癌）能够远离中华民族。

第二，真诚地希望，中医文化能为世界上众多癌症患者做出贡献。

第三，真诚地希望，众多的患者能够明白以下之事实：西方文化并不是人类唯一的文化，西医也不是人类的唯一医术，因此，西医对癌症的结论并不是唯一的结论，更不是唯一正确的结论。对待西方文化，对待西医，正确的态度是尊重，错误态度是迷信。

第四，真诚地希望，癌症患者明白这样一个病理：有形之血块并不是绝症，只是因寒而生的一种疾病。寒因之病可以用热治之。药物中有温热之药，食物中有温热之食。利用温热之药物，可以进行药补。利用温热之食物，可以进行食补。药补可以驱寒，食补也可以驱寒。寒热一旦平衡，血块一可以缩小，二可以消除。千万不要自己恐吓自己，千万不要对生命丧失信心。

最后要告诉读者的一句话是：把愤怒之气消化在笑声与歌声之中，同样是防病医病的有效方法。敬请记住下面两句话："笑一笑，十年少。""唱一声，神轻松。"

行针第六十七

⟨原⟩⟨文⟩

黄帝问于岐伯曰：余闻九针于夫子，而行之于百姓，百姓之血气各不同形，或神动而气先针行，或气与针相逢，或针已出气独行，或数刺乃知，或发针而气逆，或数刺病益剧，凡此六者，各不同形，愿闻其方。

岐伯曰：重阳之人，其神易动，其气易往[1]也。黄帝曰：何谓重阳之人？岐伯曰：重阳之人，熇熇高高[2]，言语善疾，举足善高，心肺之藏气有余，阳气滑盛而扬[3]，故神动而气先行。黄帝曰：重阳之人而神不先行者，何也？岐伯曰：此人颇有阴者也。黄帝曰：何以知其颇有阴也？岐伯曰：多阳者多喜，多阴者多怒，数怒者易解，故曰颇有阴，其阴阳之离合难，故其神不能先行也。

黄帝曰：其气与针相逢奈何？岐伯曰：阴阳和调，而血气淖泽滑利，故针入而气出，疾而相逢也。

黄帝曰：针已出而气独行[4]者，何气使然？岐伯曰：其阴气多而阳气少，阴气沉而阳气浮者内藏，故针已出，气乃随其后，故独行也。

黄帝曰：数刺乃知，何气使然？岐伯曰：此人之多阴而少阳，其气沉而气往难，故数刺乃知也。

黄帝曰：针入而气逆者，何气使然？岐伯曰：其气逆与其数刺病益甚者，非阴阳之气，浮沉之势也，此皆粗之所败，上之所失，其形气无过焉。

1. 其气易往　气，经脉之气也。往，至也。其气易往，经脉之气容易导通，容易引致。《广雅·释诂》："往，至也。"

2. 熇（hè）熇高高　熇熇，阳气炽盛貌。高高，不屈于人下貌。马元台："熇熇，而有上炎之势，高高而无卑屈之心。"

3. 扬　有散开之意。张志聪："扬字含易散意。"

4. 气独行　针刺出针后之阳气运行也。阳气的特征是上浮，针刺出针后、阳气随其针而上浮。如此，气独行也。

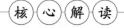

行，在《内经》中有近二十种解释，但本篇论行，论的是方法。《素问·方盛衰论》："脉动无常，散阴颇阳，脉脱不具，诊无常行。"行，方法也。常行，寻常之法也。诊无常行者，法不拘一途，不拘一格，不拘一种也。

针，九针也。

行针，针刺之方法也。

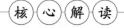

不同的体质，针刺会有不同的反应，这是一。

针刺之后不同的反应一共有六种，这是二。

针刺之后会有晕针、病情恶化等情况发生，这是三。

明白了这三方面的"所以然"，就认识了本篇之核心。

一、　不同体质的人针刺后会有不同反应

同样的人，体质却不一样，即血气盛衰各不相同。黄帝以针刺之后气的状态为例，发现并总结出了六种情况。

第一种：神气激动者气先针行。

第二种：针刺之后即刻得气。

第三种：针刺之后气得以独行。

第四种：数次针刺之后才知气行。

第五种：下针后而出现气逆。

第六种：数次针刺后病情反而加剧。

为何会产生这六种不同的情况，这是本篇黄帝所追问的问题。

二、 六大问题的解答

（一）重阳之人，其气易行

重阳之人，针入气至，即篇中所说的"气先针行"。何为重阳之人？即阳气偏盛之人。重阳之人的特征是：气如同火热一般炽盛；说话很快，趾高气扬。重阳之人心肺脏气有余，阳气滑利充盛而神情激扬，神气易动则针刺气易行。

（二）重阳之人也有神气不激动的，为什么？

答案是：阳气偏盛亦多有阴气。如何判断重阳之人又多有阴气？多阳者精神愉快而常有喜悦之情，多阴者精神抑郁而常恼怒不快，好发脾气，但也很容易缓解，所以说阳气偏盛而又多有阴气，阳中有阴，此阴阳离合困难，所以此类人不易激动，神气也不会先行。

敬请注意，"重阳"这里实际上讨论的是两个问题：一是纯粹之阳，一是含阴之阳。

（三）阴阳协调者，针刺即可得气

有人为什么针刺后很快可以得气？答案是：这是因为阴阳协调。阴阳协调而血气濡润滑利，所以针入人体气会即刻运行。

（四）阴气多而阳气少者，针出而气行

有人在出针之后才得气，这是为什么？答案是：这是因为其人的阴气多而阳气少。阴气的特征是下降，阳气的特征是上浮。阴气偏多，主沉潜敛藏，所以针刺出针后、阳气随其针而上浮，所以针刺之后才会出现气的反应。

（五）多阴而少阳者，数次针刺方可得气

有人数次针刺后才有气的反应，道理为何？答案是：其人多阴而少阳，其气机沉敛而气至较难，所以经过数次针刺后才现出气的反应。

（六）刺术不精，会出现晕针等反应

有人在针刺之时会出现晕针反应，病情还会加重或恶化，道理为何？答案是：这不是患者的原因，而是针刺之工刺术不精所引起的。针刺之后，凡是出现气逆不良反应的，凡是针刺后病情加重、病情恶化的，这与患者体质偏阴偏阳无关，这些都是因为为工者医术不精，或方法上的错误造成的。

上膈第六十八

黄帝曰：气为上膈[1]者，食饮入而还出，余已知之矣。虫为下膈[2]，下膈者，食晬时乃出[3]，余未得其意，愿卒闻之。岐伯曰：喜怒不适，食饮不节，寒温不时，则寒汁流于肠中，流于肠中则虫寒，虫寒则积聚，守于下管[4]，则肠胃充郭，卫气不营[5]，邪气居之。人食则虫上食，虫上食则下管虚，下管虚则邪气胜之，积聚以留，留则痈成，痈成则下管约。其痈在管内者，即而痛深；其痈在外者，则痈外而痛浮，痈上皮热。

黄帝曰：刺之奈何？岐伯曰：微按其痈，视气所行[6]，先浅刺其傍，稍内[7]益深，还而刺之，毋过三行。察其沉浮[8]，以为深浅。已刺必熨，令热入中，日使热内[9]，邪气益衰，大痈乃溃。伍以参禁，以除其内[10]，恬憺无为，乃能行气，后以咸苦，化谷乃下[11]矣。

注 释

1. 上膈　病名，俗称膈食。病因在气郁，症为食后即吐。

2. 下膈　病名。病因在虫积，症为食后一定时间呕吐。

3. 食晬（zuì）时乃出　晬，一昼夜。丹波元简："晬，尽日也。"张景岳："晬，周时也。"食晬时乃出，饮食一昼夜后吐出。

4. 守于下管　管，同脘。守于下管，虫盘踞于下脘部。

5. 卫气不营　卫气，脾胃之阳气。营，营运也，循环也。卫气不营，脾胃之阳气运行受阻也。张景岳："卫气，脾气也，脾气不能营运，故邪得聚而居之。"

6. 视气所行　视，观察，诊察。视气，观察病气。视气所行，轻按病变部位观察病气之动向。

7. 内　有纳入与内部双重含义。

8. 沉浮　指深浅。杨上善："沉浮，浅深也。察痈之浅深，以行针也。"

9. 热内　即热入。

10. 伍以参禁，以除其内　伍，配伍。参，参合。参伍，配合。禁，禁忌。伍以参禁，指治疗过程中针刺、温熨、药物的互相配合与相应之禁忌。以除其内，防止致病之邪再伤及内脏。张景岳："相参为参，相伍为伍。凡食息起居，必参伍宜否，守其禁，以除内之再伤。"

11. 后以咸苦，化谷乃下　咸苦之药，可以使坚硬之物软化而顺利排出。《素问·至真要大论》："以咸软之。"张景岳："咸从水化，可以润下软坚；苦从火化，可以温胃。故皆能下谷也。"

上者，上也，上部也。膈者，隔也，隔断也。

上膈即上隔，上隔即上部隔断。如本篇所言"气为上膈者，食饮入而还出"。

上下对应。有上膈必有下膈。下膈即下部隔断。如本篇所言"虫为下膈，下膈者，食晬时乃出"。

膈之为病，有病因，有病症，当然也有医治之方法。本篇谈膈，谈的就是病因、病症与医治方法。

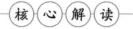

膈之为病，一分为二，形成上膈与下膈。上膈病因在气，下膈病因在虫。

膈病医治，方法有三：一是针刺，二是药攻，三是温熨。

膈之为病，治之以温热——温针、温熨，辅之以咸苦之药物。

一、上膈之病与下膈之病

（一）病因

上膈之病，病因在气；下膈之病，病因在虫。膈之为病，这是原则之因。

喜怒情志不遂，食饮不节制，寒温不调，会一步步造成这样的后果：一是脾胃运化功能失常，使寒湿流注于肠中；二是肠中寒湿流注，使肠寄生虫觉得寒冷；三是虫得寒湿便积聚不去，盘踞在下脘；四是肠胃形成壅塞，使阳气不得温通；最终导致邪气稽留于肠胃。

病到此时，当人饮食的时候，虫闻到气味，便向上求食，虫上行求食时下脘便空虚，邪气就此乘虚侵入，积聚在内，稽留日久，就会形成内痈。痈，气血壅滞所形成的脓肿。形成脓肿之痈，会导致肠道狭窄，传化不利。

痈在下脘之内的，病位较深；痈在下脘外面的，病位浮浅。痈位在上者，皮肤会发热。

（二）病症

上膈之病，食入即吐；下膈之病，食入后一周时（即一昼夜）才会吐出。

二、医治方法

针刺，是医治膈后成痈的最好方法。此外，还可以辅之以热敷与药物。

（一）针刺之前的观察

刺治之前，先用手轻按患部，以观察痈之部位与活动动向，以此确定痈之范围。

（二）观察之后的针刺

针刺先浅后深，先浅刺痈部的周围，入针后稍有感觉，再逐渐深刺，然后照样反复进行刺治，但不可超过三次。

针刺之深浅，其基本根据是病位之深浅。病位深则深刺，病位浅则浅刺。

无论是浅刺还是深刺，都应该以温针之法，这是笔者的一点追加。

（三）针刺之后的温熨

针刺之后，必须加用温熨之法，使热气直达内部；阳气日渐温通，邪气日趋衰退，内痈自然溃散。

（四）服用咸苦之药物

咸苦之药物，有软坚化积之功效。服用咸苦之药物，可以医治痈肿，痈肿减小或消失，饮食即可以得以传下。篇中的原话是："后以咸苦，化谷乃下矣。"咸入肾，苦入心；肾属水，心属火；属水者下行，属火者上升；一能使水谷下行畅通，二能使阳气正常上升。升降正常，病得以治矣。

（五）静心调养以配合针刺

针刺、温熨、药物之外，还应该遵守一定的禁忌，例如清心寡欲，安定情绪，以配合治疗，以调养元气，以消除致病因素再伤内脏的可能性。

忧
恚
无
言
第
六
十
九

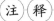

黄帝问于少师曰：人之卒然忧恚[1]而言无音者，何道之塞，何气出行[2]，使音不彰？愿闻其方。少师答曰：咽喉者，水谷之道也。喉咙者，气之所以上下者也。会厌[3]者，音声之户也。口唇者，音声之扇[4]也。舌者[5]，音声之机也。悬雍垂者，音声之关[6]也。颃颡者，分气之所泄[7]也。横骨者，神气所使，主发舌[8]者也。故人之鼻洞[9]涕出不收者，颃颡不开，分气失也[10]。是故厌小而疾[11]薄，则发气疾，其开阖利，其出气易；其厌大而厚，则开阖难，其气出迟，故重言[12]也。人卒然无音者，寒气客于厌，则厌不能发，发不能下，至其开阖不致[13]，故无音。

黄帝曰：刺之奈何？岐伯曰：足之少阴，上系于舌，络于横骨，终于会厌。两泻其血脉[14]，浊气乃辟。会厌之脉，上络任脉，取之天突[15]，其厌乃发也。

注　释

1. 恚（huì）　指发怒。《素问·经脉别论》："凡人之惊恐恚劳动静，皆为变也。"张景岳："恚，怒也。"

2. 出行　《甲乙经》作"不行"。从本篇内容上下连接上看，《甲乙经》言"不行"为正确。

3. 会厌　话语声音之门户，又称吸门，位于舌骨之后，形如树叶，柄在下能张能收，呼吸发音时则会厌开启，饮食吞咽呕吐时则会厌关闭，以防止异物进入气管。《难经·四十四难》："会厌为吸门。"

4. 口唇者，音声之扇　口唇的开合，好像门扇启闭一样，语言音声，由此而出。《难经·四十四难》："唇为飞门。"张志聪："口开阖而后语句清明，故为音声之扇。"

5. 舌者，音声之机　舌，心之苗窍。《素问·阴阳应象大论》："心主舌。"张志聪："舌动而后能发言，故为音声之机。"

6. 悬雍垂者，音声之关　悬雍垂，小舌也。现称为腭垂，为圆锥形小肌肉，突出于软腭后端，张口"啊"声时即可见到。张景岳："悬雍垂者，悬而下垂，俗谓之小舌，当气道之冲，为喉间要会，故谓之矣。"

7. 颃颡者，分气之所泄　颃颡，后鼻道。张志聪："颃颡者，腭之上窍，口鼻之气及涕唾从此相通，故为分气之所泄，谓气之从此分出于口鼻者也。"

8. 横骨者，神气所使，主发舌　横骨，附于舌根部的软骨。心藏神，心神关系也；心主舌，心舌关系也；心、神、舌在此联系到了一起。舌为神气所使，原因就在于此。张志聪："横骨者，在舌本内，心藏神，而开窍于舌，骨节之交，神气之所游行出入，故为神气之所使，主发舌者也。盖言横骨若弩，舌之发机，神气之所使也。"

9. 鼻洞　鼻渊也。丹波元简："鼻洞，即鼻渊。"鼻渊，为器官名，亦为病名。

10. 颃颡不开，分气失也　鼻孔流涕不止并伴随鼻塞现象的，病因为颃颡不开、分气失职所致。张景岳："颃颡之窍不开，则清气不行；清气不行，则浊液聚而下出。由于分气之失职也。"

11. 疾　《甲乙经》无此字。

12. 重言　重，重复也。《尔雅·释言》："重，再也。"张志聪："重言，口吃而期期也。"重言，口吃也。

13. 开阖不致　指发声器官启闭功能失常。张景岳："不致，不能也。寒气客于会厌，则气道不利，既不能发扬而高，又不能低抑而下，开阖俱有不便，故卒然失音。"

14. 两泻其血脉　两，两次。两泻其血脉，针刺足少阴上联于任脉的天突穴，连续泻两次。马元台："泻其血脉，指泻足少阴肾脉的血络。"

15. 天突　穴位，属任脉，位于胸骨上窝正中，喉结下四寸处，也是阴维脉与任脉的会穴。主治暴喑、咽肿、喉痹的常用效穴。张志聪："天突穴，在喉结下四寸宛宛中。"

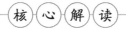

忧，七情之一。《素问·阴阳应象大论》："在藏为肺……在志为忧。"

恚，恨也，怒也。《素问·本病论》："人或恚怒，气逆上而不下，即伤肝也。"这一论断告诉后人，恚怒伤肝。《素问·经脉别论》："凡人之惊恐恚劳动静，皆为变也。"这一论断告诉后人，变异与异变，有惊、恐、恚、劳、动、静六大因素。恚，为生变因素之一。在《素问·上古天真论》中，"无恚嗔之心"是判断圣人的标准之一。

言，言语也。无言，失语也。

忧恚无言，由忧与怒引起的失语之病也。

本篇首次谈无言之病——病因，病症，针刺之法，同时也谈发音的器官与原理。

谈无言之病，谈发音机理，本篇是《内经》中的第一篇。

发音有言，是咽喉、喉咙、颃颡共同作用的结果。

失音无言，是外寒与内忧共同作用的结果。

知道了发音之因，知道了无言之源，本篇之核心已在手中矣。

一、突然失语之原因

本篇的问题提出者仍然是黄帝，但回答问题者却是另一位贤哲少师。

黄帝向少师提出了一个总问题：人在忧郁或愤怒之时会突然失语失音，是哪条道路阻塞了声音，是何处的气血不通，才使声音不彰？

少师先从人体机理上，从内外两种因素上，条分缕析地一一进行了解答：

咽部，是水谷入胃的通道；喉咙，是呼吸之气上下出入的通道；会厌，是发出声音的门户；口唇，是声音启闭的门扇；舌头，是人体语言声音的枢机；悬雍垂，是人体发音成声的关键；颃颡，为口鼻通气之路；横骨，为神气所支配，主宰舌体运动。所以人鼻孔流涕不止并伴随鼻塞现象，是因为颃颡不开，分气失职所致。从一般情况上看，人体会厌小而薄的，则开阖流利，出气畅快，呼气畅快；如果人体会厌大而厚的，则开阖不利，出气迟缓，所以说话口吃。人突然不能发出声音，是因为寒气客留于人体会厌部，会厌受邪而难以开阖，因此气道不利，说话的声音高低不能自如，所以声音不出而无言。

在少师的解释中可以知道，除了忧患这一内因之外，寒气客留在人体会厌部，则是无言之主要外因。简言之，无言之因有二：一是外邪之寒，二是内有忧怒。

咽喉、喉咙、舌头，为大众所熟悉，不需要解释。而颃颡则是生疏的，需要解释一下。颃（háng）颡（sǎng），为上腭与鼻相通的孔窍，在咽喉之上。《灵枢·经脉》："足厥阴之脉……循喉咙之后，上入颃颡。"本篇指出："颃颡者，分气之所泄也。"颃颡，上腭与鼻子的孔窍，气由此分别通于鼻口。分别通于鼻口，这就是"分气之所泄"的所以然。

二、 无言失语之医治

针刺，是医治无言失语之病的主要方法。

针刺何处？针刺足少阴经。

为什么？

因为足少阴经联系于舌根，联络于横骨，终止于会厌，所以要针刺足少阴经。针刺足少阴，可以将浊气清除。足少阴上联于会厌的脉络，与任脉相联，取刺任脉中的天突穴；必须连续泻两次，浊气才能排除。这样会厌就可以开阖，就会恢复开阖。会厌开阖自如，就可以发出声音了。

寒热第七十

黄帝问于岐伯曰：寒热瘰疬[1]在于颈腋者，皆何气使生？岐伯曰：此皆鼠瘘寒热之毒气[2]也，留于脉而不去者也。

黄帝曰：去之奈何？岐伯曰：鼠瘘之本，皆在于藏，其末上出于颈腋之间，其浮于脉中，而末内著于肌肉，而外为脓血者，易去也。

黄帝曰：去之奈何？岐伯曰：请从其本引其末[3]，可使衰去而绝其寒热。审按其道以予之，徐往徐来[4]以去之，其小如麦者，一刺知，三刺而已。

黄帝曰：决其生死奈何？岐伯曰：反其目视之，其中有赤脉，上下贯瞳子，见一脉，一岁死；见一脉半，一岁半死；见二脉，二岁死；见二脉半，二岁半死；见三脉，三岁而死。见赤脉不下贯瞳子，可治也。

注　释

1. 瘰疬　病名，又称鼠瘘，结核小如枣核，大如梅李，大小连累，生于颈项腋下之间，称为瘰疬。溃破后称为鼠瘘。张景岳："瘰疬者，其状累然，而历贯上下也，故于颈腋之间皆能有之，因其形如鼠穴，塞其一复穿其一，故又名鼠瘘。盖以寒热之毒留于经脉，所以联络不止。一曰结核，连续者为瘰疬，形长如蚬蛤者为马刀。又曰胁肋下者为马刀。"丹波元简："瘰疬者，未溃之称；鼠瘘者，已溃之名。"

2. 毒气　伤害人体的虚风邪气。《素问·刺法论》："正气存内，邪不可干，避其毒气。"异常之气候，如风毒、湿毒、热毒可以伤害人体，所有这些均可以称之为毒气。

3. 从其本引其末　从，医之着手之处也；本，病源病因也；末，病症也。从其本引其末，即医病应从病源病因着手，使病症一步步减轻，直至痊愈。杨上善："本，谓脏也。末，谓瘘处也。"

4. 徐往徐来　徐，缓慢也，慢刺也。《灵枢·根结》："刺大人者，微以徐之。"徐往徐来，一种补泻之手法，特征是入针缓出针亦缓。张景岳："徐往徐来，即补泻的手法。"

寒热者，寒凉与温热也。

寒热，在《内经》中有多重含义，这是为工者需要一一了解的。

寒热的第一重意义，指的是温度上的寒凉与温热。《素问·阴阳应象大论》："水谷之寒热，感则害于六腑。"

寒热的第二重意义，指的是疾病性质上的寒与热。《素问·五常政大论》："补上下者从之，治上下者逆之，以所在寒热盛衰而调之。"

寒热的第三重意义，指的是外因引起的寒热。《素问·生气通天论》："因于露风，乃生寒热。"

寒热的第四重意义，指的是两种外因之邪——寒邪与热邪。《灵枢·百病始生》："风雨寒热，不得虚，邪不能独伤人。"

寒热的第五重意义，为疾病之病名。《素问·风论》："风之伤人也，或为寒热，或为热中，或为寒中，或为疠风，或为偏枯，或为风也。"又："风寒客于脉而不去，名曰疠风，或名曰寒热。"《难经·五十八难》："寒热之病，候之如何也？然。皮寒热者，皮不可近席，毛发焦，鼻槁不得汗。肌寒热者，皮肤痛，唇舌槁无汗。骨寒热者，病无所安，汗注不休，齿本槁痛。"

本篇论寒热，首先论的是鼠瘘瘰疬病之病症，然后论的是疾病之因，疾病之医治。鼠瘘瘰疬之病，发病必有寒热，所以本篇篇名为寒热。

瘰疬鼠瘘之专论，本篇是《内经》中的第一篇。

────(核)(心)(解)(读)────

初起为瘰疬，后期为鼠瘘。结核大小连累为瘰疬，结核穿孔为鼠瘘。瘰疬与鼠瘘，同病而异名，异名而同病。

瘰疬初起，针刺可以治愈，也易于治愈。

瘰疬之病，可以判断生死之期。判断的标准，就是上下贯穿瞳孔的红色脉络。

一、 瘰疬病的特征与成因

（一）瘰疬病的特征

瘰疬，病名也。瘰疬，又称鼠瘘。一种病为何有两个病名？这是因为病有两种特征的缘故。

瘰疬病，其症状结核小如枣核，大如梅李，大小连累，生于颈项腋下之间，称为瘰疬。瘰疬，会溃败，溃后会穿孔，孔形如鼠穴，故又称鼠瘘。先如结核，后如鼠穴，一种病两种病形，这就是一种病两个病名的所以然。

瘰疬为病，另一个重要特征就是寒热往来。《素问·骨空论》中已经出现过"鼠瘘，寒热还，刺寒府"的论断。还者，回归也，往来也。寒热还，寒热回归也，寒热往来也。鼠瘘，以寒热往来为特征，《素问》中已经有过讨论。

（二）瘰疬病的成因

"此皆鼠瘘寒热之毒气也，留于脉而不去者也。"——这都是鼠瘘的寒热毒气滞留于经脉之中而不能消除所造成的。关于鼠瘘的病因，岐伯以"毒气留于脉"作出了解释。

二、 瘰疬病的医治

这种病是易治之病。

为什么？

请看岐伯的解释："鼠瘘之本，皆在于藏，其末上出于颈腋之间，其浮于脉中，而未内著于肌肉，而外为脓血者，易去也。"——鼠瘘病的根本是在内脏，而它的表现在颈部和腋下。如果它的毒气还只是浮散在经脉之中，而没有停留于肌肉使肌肉腐败化为脓血，这种病情的，容易治愈。

如何医治？用针刺之法。

首先从病因着手，使颈腋之毒气逐步消除，寒热逐步减退。具体的医治是，先察明病变的脏腑和经脉，然后按经取穴，针刺时应该缓进缓出，以除去毒气。如果瘰疬初起小如麦粒，针刺一次患者就有明显好转，针刺 3 次时瘰疬就可以痊愈。

三、 如何判断瘰疬病的生死之期

瘰疬病的生死之期是可以判断的。

如何判断？判断的方法是：翻开患者眼睛进行观察，眼中有红色脉络上下贯穿瞳孔，是病情恶化的征兆。如果只见一条脉络，患者在一年内就要死亡；见一条半脉络，患者在一年半内就要死亡；见两条脉络，患者在两年内死亡；见两条半脉络，患者在两年半内死亡；见三条脉络，患者在三年内死亡。

如果眼中只出现红色脉络，但没有下贯瞳孔，这种征兆，病是可以治愈的。

邪
客
第
七
十
一

原文

　　黄帝问于伯高曰：夫邪气之客人也，或令人目不瞑不卧出者，何气使然？伯高曰：五谷入于胃也，其糟粕、津液、宗气分为三隧[1]。故宗气积于胸中[2]，出于喉咙，以贯心脉，而行呼吸焉。营气者，泌其津液，注之于脉，化以为血，以荣四末，内注五藏六府，以应刻数[3]焉。卫气者，出其悍气之慓疾，而先行于四末、分肉、皮肤之间，而不休者也。昼日行于阳[4]，夜行于阴，常从足少阴之分间，行于五藏六府。今厥气客于五藏六府，则卫气独卫其外，行于阳，不得入于阴。行于阳则阳气盛，阳气盛则阳蹻陷[5]；不得入于阴，阴虚，故目不瞑。

　　黄帝曰：善。治之奈何？伯高曰：补其不足，泻其有余[6]，调其虚实，以通其道[7]，而去其邪，饮以半夏汤一剂，阴阳已通，其卧立至。

　　黄帝曰：善。此所谓决渎壅塞，经络大通，阴阳和得者也。愿闻其方。伯高曰：其汤方以流水千里以外者八升，扬之万遍，取其清五升煮之，炊以苇薪[8]火，沸，置秫米[9]一升，治半夏五合，徐炊，令竭为一升半，去其滓，饮汁一小杯，日三，稍益，以知为度。故其病新发者，覆杯则卧，汗出则已矣。久者，三饮而已也。

　　黄帝问于伯高曰：愿闻人之肢节，以应天地奈何？伯高答曰：天圆地方，人头圆足方以应之。天有日月，人有两目；地有九州[10]，人有九窍；天有风雨，人有喜怒；天有雷电，人有音声；天有四时，人有四肢；天有五音，人有五藏；天有六律[11]，人有六府；天有冬夏，人有寒热；天有十日[12]，人有手十指。辰有十二，人有足十指、茎、垂[13]以应之；女子不足二节，以抱人形；天有阴阳，人有夫妻；岁有三百六十五日，人有三百六十五节；地有高山，人有肩膝；地有深谷，人有腋腘；地有十二经水，人有十二经脉；地有泉脉，人有卫气；地有草蓂，人有毫毛；天有昼夜，人有卧起；天有列星，人有牙齿；地有小山，人有小节；地有山石，人有高骨；地有林木，人有募筋；地有聚邑，人有腘肉；岁有十二月，人有十二节[14]；地有四时不生草，人有无子。此人与天地相应者也。

黄帝问于岐伯曰：余愿闻持针之数，内针之理，纵舍之意，扦皮[15]开腠理，奈何？脉之屈折，出入之处，焉至而出，焉至而止，焉至而徐，焉至而疾，焉至而入？六府之输于身者，余愿尽闻其序。别离之处，离而入阴，别而入阳，此何道而从行？愿尽闻其方。

岐伯曰：帝之所问，针道毕矣。黄帝曰：愿卒闻之。岐伯曰：手太阴之脉，出于大指之端，内屈循白肉际[16]，至本节[17]之后太渊，留以澹，外屈上于本节下，内屈与阴诸络会于鱼际，数脉并注，其气滑利，伏行壅骨[18]之下，外屈出于寸口而行，上至于肘内廉，入于大筋之下，内屈上行，臑阴[19]，入腋下，内屈走肺，此顺行逆数[20]之屈折也。

心主之脉，出于中指之端[21]，内屈，循中指内廉以上，留于掌中[22]，伏行两骨之间，外屈，出两筋之间，骨肉之际[23]，其气滑利，上行二寸，外屈出行两筋之间，上至肘内廉，入于小筋之下，留两骨之会[24]，上入于胸中，内络于心脉。

黄帝曰：手少阴之脉独无腧，何也？岐伯曰：少阴，心脉也。心者，五藏六府之大主也，精神之所舍也，其藏坚固，邪弗能容也。容之则心伤，心伤则神去，神去则死矣。故诸邪之在于心者，皆在于心之包络，包络者，心主之脉[25]也，故独无腧焉。

黄帝曰：少阴独无腧者，不病乎？岐伯曰：其外经病而藏不病，故独取其经于掌后锐骨之端。其余脉出入屈折，其行之徐疾，皆如手少阴心主之脉行也。故本输者，皆因其气之虚实疾徐以取之，是谓因冲而泻，因衰而补，如是者，邪气得去，真气坚固，是谓因天之序。

黄帝曰：持针纵舍[26]奈何？岐伯曰：必先明知十二经脉之本末[27]，皮肤之寒热，脉之盛衰滑涩。其脉滑而盛者，病日进；虚而细者，久以持；大以涩者，为痛痹；阴阳如一[28]者，病难治。其本末尚热者，病尚在；其热已衰者，其病亦去矣。持其尺，察其肉之坚脆、大小、滑涩、寒温、燥湿。因视目之五色，以知五藏而决死生。视其血脉，察其色[29]，以知其寒热痛痹。

黄帝曰：持针纵舍，余未得其意也。岐伯曰：持针之道，欲端以正，安以静，先知虚实，而行疾徐，左手执骨，右手循之，无与肉果[30]，泻欲端以正，补必闭肤。辅针导气，邪得淫泆，真气得居。

黄帝曰：扞皮开腠理奈何？岐伯曰：因其分肉，左别其肤[31]，微内而徐端之，适神不散，邪气得去。

黄帝问于岐伯曰：人有八虚[32]，各何以候？岐伯答曰：以候五藏。黄帝曰：候之奈何？岐伯曰：肺心有邪，其气留于两肘[33]；肝有邪，其气流于两腋[34]；脾有邪，其气留于两髀[35]；肾有邪，其气留于两腘[36]。凡此八虚者，皆机关之室[37]，真气之所过，血络之所游，邪气恶血，固不得住留，住留则伤筋络骨节，机关不得屈伸，故病挛[38]也。

注释

1. 三隧　隧，地下通道也。三隧，三条地下通道也。张景岳："隧，道也。糟粕之道，出于下焦；津液之道，出于中焦；宗气之道，出于上焦。故分为三隧。"

2. 胸中　膻中也，气海也。

3. 以应刻数　为精确计算时间，古人将一昼夜细分为一百刻，应刻数之应，就是将昼夜之中的具体时间对应于某刻、某某刻。营气循行于周身，一昼夜为五十周次，恰与百刻之数相应。《灵枢·五十营》有详细之介绍。实际上，百刻之数复杂于十二辰，所以没有延续下来。

4. 昼日行于阳　卫气运行对应于太阳，昼行于阳分，夜行于阴分，昼夜周身五十周。

5. 阳蹻陷　《黄帝内经太素》《甲乙经》均作"阳跷满"。《灵枢·大惑论》："阳气满则阳跷盛。"据此，"阳跷满"为正，"阳跷陷"为错。

6. 补其不足，泻其有余　指针刺补泻之法。"实则泻之，虚则补之。"这一补泻原则，始于《素问·三部九候论》，延续于《灵枢》。阴盛泻阴，阳虚补阳，反之亦然。

7. 以通其道　疏通阴阳经脉交会的隧道。《素问·通评虚实论》："隔塞闭绝，上下不通，则暴忧之病也。"气不通，血不通，水谷（大小便）不通，如此"三不通"，百病之内因也。疏通经脉，疏通气血，疏通水谷，如此"三通"，百病之害休矣。

8. 炊以苇薪　芦苇易燃，可以作燃料。李东垣："炊以苇薪者，取其火烈也。"

9. 秫（shú）米　黄粘米，一名糯粟，一名黄糯。张景岳："秫米，糯小米也。即黍米之类，而粒小如黍，可以作酒。北人呼为小黄米。其性味甘粘微凉，能营养补阴。"李时珍："秫，治阳盛阴虚，夜不得眠，半夏汤中用之，取其益阴气而利大肠也。大肠利则阳不盛矣。"

10. 九州　始于大禹时代的区域划分，冀州、衮州、青州、徐州、豫州、扬州、荆州、梁州、雍州，九州也，始见于《尚书·禹贡》。九州，天下之代称也。

11 六律　黄钟、太簇、姑洗、蕤宾、夷则、无射，称为六律，性质属阳。六律之名与六律之内容，始见于《周礼》。

12. 十日　即十天干。十天干与十二地支均源于远古时期的太阳历。太阳历用天干记月序：十个月依次记为甲月、乙月、丙月、丁月、戊月、己月、庚月、辛月、壬月、癸月。在平面上，十天干状如圆环，循环不休，周而复始。太阳历用地支记日序，一月三十六天，每月分三旬，每旬十二天，用子丑寅卯辰巳午未申酉戌亥来表达。之后，中华先贤又创建了太阳历、太阴（月亮）历、北斗历三历合一的阴阳合历，在阴阳合历中天干地支的功能发生了转化：天干用以记日，地支用以记月。

13. 茎、垂　茎，男子阴茎。垂，指睾丸。

14. 十二节　人体十二关节。《素问·五藏生成》："诸筋者皆属于节。"《灵枢·邪客》："岁有十二月，人有十二节。"《素问·生气通天论》："天地之间，六合之内，其气九州、九窍、五藏、十二节，皆通乎天气。"十二关节包括左右腕、肘、臂、股、膝、踝。张景岳："四肢各三节，是为十二节。"

15. 扦皮　扦，扦插也，开启也。扦皮开腠理，先用手按着皮肤上的穴位，再在穴位的皮肤处针刺，轻微而缓慢地垂直针刺，这种针刺方法能达到开泄腠理、祛除病邪的效果。

16. 白肉际　又称赤白肉际。《灵枢·经脉》："脾足太阴之脉，起于大指之端，循指内侧白肉际。"际，分界线。白肉际，指手足掌面与背面的分界处。

17. 本节　详见本卷第二篇注释 13。

18. 壅骨　骨名。壅骨，第一掌骨，手大指本节后的起骨。沈彤《释骨》："手大指本节后，起骨曰壅骨。"杨上善："壅骨，谓手鱼骨也。"

19. 臑阴　臑，即上臂。臑阴，臂中手三阴经脉。杨上善："臑阴，谓手三阴脉行于臑中，故曰臑阴。"

20. 逆数　逆，逆行。逆数，逆行之转折点。肺经之脉，从脏走手为顺行，从手走肺为逆行。杨上善："其屈折从手向身。故曰逆数也。"

21. 中指之端　中冲穴，五输之井，五行之木。《灵枢·本输》："心出于中冲。中冲，手中指之端也，为井木。"中指之端，营气与心脉之出处。张景岳："中指之端，中冲，井也。"

22. 留于掌中　劳宫穴，五输之荥，五行之火。《灵枢·本输》："劳宫，掌中中指本节之内间也，为荥。"张景岳："内屈循中指以上掌中，劳宫，荥也。"

23. 骨肉之际　大陵穴，五腧之输。《灵枢·九针十二原》："阳中之太阳，心也，其原出于大陵，大陵二。"心脉之出处。

24. 两骨之会　曲泽穴，五腧之合，五行之水。张景岳："留两骨之会者，曲泽，合也。"

25. 心主之脉　包络者，心主之脉也。包络为心的外卫，故称包络为心主之脉。

26. 持针纵舍　有双重意义，一讲疾病的准确判断，二讲正确的针刺之技巧。针刺之技巧，指补泻法中的一种。张志聪："纵舍者，迎随也。"疾病之判断，讲究的是从三处着手：十二经脉之本末，皮肤之寒热，脉之盛衰滑涩。

27. 本末　本篇论本末，论的是经脉之起处与止处。本，经脉之起处；末，经脉之止处。杨上善："起处为本，出处为末。"又：胸腹为本，四肢为末。

28. 阴阳如一　阴阳者，阴脉阳脉也。如一者，阴脉阳脉皆败也。张景岳："表里俱伤，血气皆败者，是为阴阳如一。刺之必反其，当舍而勿针也。"

29. 察其色　皮肤诊法之一。《素问·皮部论》：“其色多青则痛，多黑则痹，黄赤则热，多白则寒，五色皆见，则寒热也。”观气色以知其寒热。观肤色，可以测知寒热痛痹。

30. 无与肉果　果，《甲乙经》作“裹”，是针刺的注意点。刺时不可用力过猛，以防止患者感应过敏，使肌肤急剧收缩，以致针被肉裹，易发生弯针、滞针等不良后果。

31. 左别其肤　左，《黄帝内经太素》作“在”。杨上善：“肤，皮也。以手按得分肉之穴，当穴皮上下针，故曰在别其肤也。”

32. 八虚　邪气易于入侵的八个相对空虚之处——两肘、两腋、两髀、两腘，称为八虚。杨上善：“八虚者，两肘、两腋、两髀、两腘。此处虚，故曰八虚。”

33. 肺心有邪，其气留于两肘　两肘，肺心之经所出之处，故肺心之经有邪则多聚于两肘。

34. 肝有邪，其气流于两腋　肝胆之经上行经过胁腋，故肝经有邪则多聚于两腋。

35. 脾有邪，其气留于两髀（bì）　髀，即股胯部。脾经上行经于两髀，故脾经有邪则多聚于两髀。

36. 肾有邪，其气留于两腘（guō）　膝后曲弯处。两腘，肾经上行行经之处也，故肾经有邪则多聚于两腘。

37. 机关之室　机，枢纽也。室，要会之处也。八虚，是四肢关节屈伸的枢纽，也是气血交会之处。

38. 痀（jū）挛　痀，同拘。痀挛，即拘挛。

邪者，邪风、邪气也。

客者，客人也，做客也，客留他乡、他地、他家也。

邪客者，邪风、邪气客留于人体也。

本篇论邪客，论的是失眠之病。失眠，本篇称之为“目不瞑”。失眠，《素问》称之为“卧不安”。失眠的原因有二：一是邪气客于人体，二是脾胃不和。

失眠之专论，本篇是《内经》第一篇。

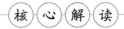

阳盛而阴虚为不眠之因，一也。天体通于人体，一人一天地，二也。心不容邪，容邪则病，三也。论八虚以判断五脏之疾病，四也。读懂了这四点，就读懂了本篇之核心。

一、失眠的原因与医治

失眠，是时下的常见病。

可是，在几千年前的中华大地上，中华先贤已经开始讨论起了失眠。这些讨论，记载在了《内经》之中。失眠，在《素问》中称之为"卧不安"，本篇称之为"目不瞑"。

（一）失眠的原因

《内经》论出了两种失眠的原因：一是邪气客于人体，二是脾胃不和。

1. 本篇论失眠　失眠的原因为何？答案是：阳气偏盛。阳气偏盛则阳跷脉堵塞，阳跷脉堵塞则卫气不能及时入阴，卫气不能及时入阴则引起"目不瞑"。"目不瞑"，就是眼睛不困，就是晚上闭不上眼睛。本篇论失眠，论出了如此结论。

阳气为何偏盛，外因为何？阳气偏盛的内部结果如何？认识了这两个问题的根本所在，就认识了失眠的来龙去脉。

本篇的问题解答者是伯高。伯高解释失眠的来龙去脉是从饮食入胃开始的。

正常的情况下，饮食入胃后一分为三分为宗气、津液、糟粕，这三部分中能够直接影响睡眠的是宗气。宗气，是维系呼吸、嗅觉功能的气。《灵枢·邪气藏府病形》："其宗气上出于鼻而为臭。"

宗气、津液、糟粕，各有各道，分三条道路行走。如果道路堵塞，该行的行不通，就会产生疾病。失眠的原因，是外邪引起的气道不通。

伯高分三个层次解释了气的产生，解释了气道为何不通：

其一，气的产生。五谷入胃产生津液与气，根本之气是宗气，宗气一分为二即是营卫二气。

其二，营卫二气各有各道，各行其道。

其三，外邪堵塞道路，引起卫气不通。

宗气积聚在胸中，出于喉咙，贯通心脉，以行呼吸。

营气为气中精微之气，其道行于脉中，经心火赤化而成为血，外荣四肢，内灌五脏六腑，昼夜运行与漏水下百刻相应。

卫气为气中慓悍滑疾之气，其道行于脉外，行于四肢、肌肉、皮肤之中。营卫二气分工不分家，运行不止，运行的路线状如圆环。

卫气白天行于体表，夜晚行于内脏。行于内脏时，以足少阴为起点进入肾，然后行于五脏六腑。

如果有外部邪气进入人体并且客于五脏六腑，那么卫气的正常运行的道路就被堵塞。卫气就只能行于体表阳分，而不能进入内脏阴分。卫气行于阳分，那么阳气就会偏盛。敬请记住，阳气偏盛的原因在于外邪堵塞卫气之道，是卫气不能正常运行所致。

阳气偏盛的后果是阳跷脉盛满，阳跷脉盛满的后果是卫气不能入于阴分，卫气不能入于阴分的后果是形成了阴虚。阴虚的后果是患者眼睛不能闭合。眼睛不能闭合即"目不瞑"。失眠，由此产生矣。

在岐伯的解释中，两大问题得到顺利解答：阳气偏盛的原因，是由于外邪客于内脏；阳气偏盛的内部结果，是卫气不能正常运行。失眠，就产生在内外结合的两大原因之中。

2. 《素问》论失眠　《素问·逆调论》："胃不和则卧不安。"胃为六腑之海，其经气以下行为顺，足阳明经气上逆，胃气也不能顺其道下行，所以不能卧。结论：胃气不和就睡不安稳。"卧不安"即睡不着，睡不着即失眠。"卧不安"是病症，"胃不和"是病因。

（二）失眠的医治

通达阴阳，平衡虚实，是本篇医治失眠的办法。失眠的原因在于阴不足而阳有余。阴不足而阳有余，这是病态。不足为虚，有余为实；有虚有实，需要平衡虚实。平衡虚实的具体方法是补阴泻阳。卫气不能正常入内，使阴阳道路不通；道路不通需要疏通道路。通达阴阳，平衡虚实，仍然在"以平为期"的范畴之内。

医治失眠，本篇出现了一个罕见的药方——半夏汤。之所以说罕见，是因为《灵枢》讲的是针刺，讲的是针刺之道与针刺之术。不知为什么，从第一篇到现在的第七十一篇，偏偏本篇出现了药方。

半夏汤的方剂与煎制方法，篇中的原文如下："以流水千里以外者八升，扬之万遍，取其清五升煮之，炊以苇薪火，沸，置秫米一升，治半夏五合，徐炊，令竭为一升半，去其滓，饮汁一小杯，日三稍益，以知为度。故其病新发者，覆杯则卧，汗出则已矣。久者，三饮而已也。"——取流经千里以上的长流水八升，再用汤勺扬万遍，取清轻上浮的五升，用芦苇煮沸，下秫米一升，制半夏五合，以小火慢煮，当药浓缩到约一升半时，离火去渣，饮药汁一小杯，一日服三次，并且逐次增加饮用量，以见效为原则。所以，如果病属初起，药一服下，立即便可入睡，汗一出病就好了；如果是久病，服用三剂病就会好。

此半夏汤，关键有三：一是长流水，二是秫米一升，三是制半夏五合。长流水，源远流长的活水也。活水，容易办得到。不知为什么，这里出现了"汤勺扬万遍"之说，然后出现了"取清轻上浮的五升"之说。"勺扬万遍"之说，不符合易简、简易的原则。"清轻上浮"之说，不符合物理学原理。

笔者对半夏汤，有三点质疑：①水的比重是一定的。"勺扬万遍"难道一样的水会改变为两种比重吗？"勺扬万遍"可以沉淀杂质，一桶水上下有清浊之分，但不可能有比重上的差异。②一剂药能使外邪消退，阴阳平衡吗？③如果是"胃不和"所致的失眠，三剂药能使脾胃调和吗？

此处提出质疑，依据有三：

其一，针经《灵枢》为什么半路突然论药不论针？

其二，"汤勺扬万遍"之说，不符合易简方便的原则；讲究易简、简易，始于中华文化的源头——整个宇宙被简易成了一阴一阳，中医文化完全继承了简易、易简的原则。"勺扬万遍"的过程太复杂了，卫气不符合方便易简、简易的原则。

其三，失眠病的医治，不可能有"立竿见影"的效果，如本文所言"饮以半夏汤一剂，阴阳已通，其卧立至"。笔者曾经因胃病而失眠十余年，严重时到凌晨4时还难以入睡。深知失眠的医治，不在"立竿见影"、药到病除的范畴之内。笔者喝八宝茶二十天，胃痛停止；胃痛停止之后，睡眠开始安稳。八宝茶的配方与泡制，上卷的后记中有详细介绍，此处不赘。

医治"卧不安"即医治失眠，最根本的方法是调理脾胃。胃不和卧不安，胃平和则卧乃安。笔者相信本篇所讲的"调其虚实""通达阴阳"之哲理，笔者不相信这个半夏汤。有效，但不会有如此之神效。所以笔者怀疑，这个方子为后人所加。

这里要评论一下西医用镇静药医治失眠的方法。镇静药医治失眠，从根本上说，是无用的。镇静，所治的是一时之病，而不是病因。镇静，只能一夜安宁，下一夜照样不安静。所以，需要天天服药。服用镇静药物不是医治失眠的好方法，无数个病例可以证明这一点。

二、"人体通于天体" 的讨论

本篇此处出现了"人体通于天体"的讨论。以常规而论，这些内容在本篇的题目之外。本篇的下一篇，题目为《通天》，"人体通于天体"放在《灵枢·通天》中讨论，显然更为名正言顺。

人为什么是如此这般模样？这是一个人类先贤共同关心的问题。在世界民族之林中，不同民族的先贤，按照自己的理解与认识，对这一问题作出了自己的解答。

在大的原则上，人类先贤的结论是一致的，即人的模样相似于母源，这个母源可以解释为上帝，可以解释为自然之天地，还可以解释为宇宙精神大梵。

在精微的细节上，中华先贤显然技高一筹，因为唯有我中华先贤认识与解释了人体经络。

（一）人体小天体

中华先贤的认识。天体如此，人体如此；天体有什么，人体有什么；组成天体的内容，对应组成人体的内容；这是中华先贤解释人体的方法。华夏文化是这样解释的，彝族、苗族文化同样是这样解释的。

1. 华夏文化论人体　汉族文化对人体的解释，始于《易经》。《易经·说卦传》诠释先天八卦，先是解释出了一个天体模型，然后又解释出了一个人体模型。天体由乾坤、震巽、坎离、艮兑八卦所组成，人体同样由乾坤、震巽、坎离、艮兑八卦所组成。所不同的是，在天体中，乾坤、震巽、坎离、艮兑八卦象征的是天地、雷风、水火、山泽，而在人体中，乾坤、震巽、坎离、艮兑八卦象征的却是头腹、耳目、腿足、手口。天体由八大元素所组成，人体由八大元素所组成，天体与人体在八大元素中一一对应。《鹖冠子·度万》中有"天人同文，地人同理"之论，《吕氏春秋·有始》中有

"天地万物，人之一身，谓之大同"之论。在儒、道、法三家的典籍中，都可以看到人体与天地万物对应的原则之论与具体之论，但是详细的解释，却是记载于《灵枢》。《灵枢》对人体的解释，是以黄帝与伯高对话的形式出现的（详见本篇原文）。

2. 彝族文化论人体　人体与天体对应，彝族文化中有"一人一宇宙"的论断。彝族文化对人体的详细解释，记载在彝族典籍《土鲁窦吉》中。《土鲁窦吉》对人体的解释记载于《论天象与人象的关系》一文中，原文如下：

　　人象与天象，确实是同的。
　　二元气盈体，五行繁衍人，
　　人类有生育，是五行变化，充满了中央。
　　五行生的金，是人的骨头。
　　五行生的火，是人心肝肺。
　　五行生的木，是人眼耳脾。
　　五行生的水，是人的肾血。
　　五行生的土，是人体的肉。
　　这样形成后，人体样样生，和天象一样。
　　天上有太阳，人就有眼睛，
　　天上有月亮，人就有耳朵，
　　天上有了风，人就有了气，
　　若天有晴朗，人就有喜乐，
　　天上有云彩，人就有穿着，
　　天上有雾霭，人就有脑髓，
　　天上有了风，人就有了气，
　　会动有生命，若不是元气，
　　就没有生命，元气就是根，
　　五行就是本，乾坤就是肢。
　　天上有的星，八万四千颗，
　　人上有的毛，八万四千根，
　　天的周边有三百六十五度，
　　人有三百六十五骨节，

哲人观察后，天生人本源，
要知天本源，识人就知天，
知天就识人，确实是这样。
……
一人一天地，五行管五方。
五脏五生后，清气主管心，
主管心明白，浊气作生命，
土来形成体，北方水运行，
水土两相克，冬由心火管，
见水就溶化，就是这样的。
眼看心火冒，耳闻后叹气，
肺离不开水，火与水相交，
血循就生气，清气与浊气，
结居于头部，肠胃有气循，
这样形成后，不死又不生。
天地阴阳回，天气地气盈，
天空明朗朗，只因有太阳。
气是主管命，人耳有所闻，
就是白月亮。阴气在运行，
这些不别说；气是主管心，
看见就全知。水主管头脑，
耳主管声音，鼻主管香味，
香味鼻来分。胆是主管嘴，
嘴讲胆主动。若眼不见亮，
失去了精神。若嘴不会讲，
元气不充足。若心不会想，
不知天地事。天象同人象，
确实是这样。

"天体大宇宙，人体小宇宙，一人一宇宙。"以天体论人体，彝族文化留
下了如此精辟的论断。

3. 苗族文化对人体的解释　苗族文化是口口相传的文化，口口相传传的

是诗歌，传的是神话。在苗族古歌与苗族神话中，都是以鼻祖盘古的身体解释天体的。下面是"盘古开天地"与"盘古身体变天体"的传说：

盘古开辟了天地，高兴极了，但他害怕天地重新合拢在一块，就用头顶着天，用脚踏住地，显起神通，一日九变。他每天增高一丈，天也随之升高一丈，地也随之增厚一丈。这样过了一万八千年。盘古这时已经成为一个顶天立地的巨人，身子足足有九万里长。就这样不知道又经历了多少万年，终于天稳地固，不会重新复合了，这时盘古才放下心来。但这位开天辟地的英雄已经筋疲力尽，再也没有力气支撑自己，他巨大的身躯轰然倒地了。

盘古临死时，全身发生了巨大的变化。他的左眼变成了鲜红的太阳，右眼变成了银色的月亮，呼出的最后一口气变成了风和云，最后发出的声音变成了雷鸣，他的头发和胡须变成了闪烁的星辰，头和手足变成了大地的四极和高山，血液变成了江河湖泊，筋脉化成了道路，肌肉化成了肥沃的土地，皮肤和汗毛化作花草树木，牙齿骨头化作金银铜铁、玉石宝藏，他的汗变成了雨水和甘露。从此开始有了世界。

（二）人的模样就是神的模样

人的模样像谁？人的模样像万能之神，这是希伯来文化的解释。为什么？因为上帝在创造亚当时，是按照自己的模样创造的。

人的模样像上帝，《圣经》用造物主的模样回答了人的模样。但关于人的具体细节，《圣经》没有作出进一步的解释。人的具体细节，《圣经》之后的另一经典《塔木德》进行了解释。

《塔木德》的解释。以天体解释人体，以天体的细节解释人体的细节，是《塔木德》的基本思路，这里将原文摘录如下，请读者看看《塔木德》是如何解释人体的。

神圣的上帝创造了天和地，创造了天上和地下的万物，上帝以他在宇宙创造的一切创造了人：

上帝在世上创造了森林，也在人身上创造了森林，即人的头发。

上帝在世上创造了沟峡，也在人身上创造了沟峡，即人的耳朵。

上帝在世上创造了风，也在人身上创造了风，即人的呼吸。

世上有太阳，人也有太阳，即人的前额。

世上有咸水，人也有咸水，即人的眼泪。

世上有溪流，人也有溪流，即人的小便。

世上有屏障，人也有屏障，即人的嘴唇。

世上有高塔，人也有高塔，即人的脖子。

世上有桅杆，人也有桅杆，即人的手臂。

世上有桩钉，人也有桩钉，即人的手指。

世上有坑洼，人也有坑洼，即人的肚脐。

世上有流水，人也有流水，即人的血液。

世上有树木，人也有树木，即人的骨头。

世上有山丘，人也有山丘，即人的臀部。

世上有杵臼，人也有杵臼，即人的关节。

世上有快马，人也有快马，即人的双腿。

……

世上有高山和谷地，人也有高山和谷地。站立起来，人就像一座高山，躺卧下去，人就像一片谷地。

这样，你就该知道，上帝是用他在世间创造的一切来创造人的。

在这个解释中，天体中有什么，人体就有什么。天体与人体的对应，对应在了细节上。希伯来文化以天体论人体，但没有解释出经络。

（三）人的成分对应于大梵。

印度文化的根本经典是《五十奥义书》。《五十奥义书》中的造物主是宇宙精神大梵。印度文化以大梵的基本成分解释了人体成分。"大梵似我，我似大梵，梵我一体"，这是印度文化对人体的解释。

从大原则上讲，大梵似我，我似大梵；大梵如此，人体如此。《五十奥义书》五十种，第一种是《爱多列雅奥义书》。《爱多列雅奥义书》在天体与人体之间作了如下对应：

火化为语言，乃入乎口。

风化为气息，乃入乎鼻。

太阳化为见，乃入乎眼。

诸方化为闻，乃入乎耳。

草木化为毛发，乃入乎皮。

月化为意，乃入乎心。

死亡化为下气，乃入乎脐。

水化为精液，乃入乎肾。

用天体的成分解释出了人体成分，天体中有什么，人体中就有什么，这是《五十奥义书》给出的答案。《五十奥义书》以天体论人体，也没有解释出经络。

三、 针刺之理与针刺技巧的讨论

本篇最后，用了相当的篇幅，讨论了针刺之理与针刺技巧。

（一）黄帝的一系列问题

论针刺，论经脉，论穴位，论气之流动，本篇黄帝提出了一大堆问题。

持针的技巧为何？

进针之道为何？

迎随补泻的含义为何？

开启皮肤，以泄腠理邪气的方法为何？

五脏经脉如何屈折，经气流动何处而出、何处而止，何处速度变慢、何处增快，又如何流注到六腑的输穴以至周身？

流经的次序为何？

经脉何处离合，例如阳经如何从输穴别走入阴经，阴经如何从输穴别走于阳经，阴阳经脉之间如何互相沟通？

实际上，在这些问题中，有些问题已经讨论过，而且是多次讨论过。例如持针的技巧，例如进针之道为何与迎随补泻的含义。

（二）岐伯的解答

岐伯先对这些问题作出了整体评价。岐伯认为，这些问题，倾尽了针刺之道；明白了这些问题，就完全掌握了针刺之道。岐伯的原话是："帝之所问，针道毕矣。"毕，囊括矣。针道毕矣，即这些问题囊括了针刺之道。

1. 关于手太阴肺经　手太阴肺经，起始于手大指之端，内曲折、外曲折，内外五次曲折，然后入于肺脏。书中论屈折，今天论曲折。曲折与屈折，字面不同，意思相同。

岐伯的详细解释是：手太阴经，出于手大指之端，向内屈折，沿手白鱼际行到手大指本节后的太渊穴，经气流注此处，从而形成寸口；向外屈折上行到大指本节下，再向内屈折，与诸阴络会于鱼际，这里是数条阴脉会合之处，因而其气柔和滑利，伏行到大指本节后的壅骨之下；再向外屈折，出于寸口而上行，上行到肘关节内侧，进入大筋之下，向内屈折上行到肘上内侧；进入腋窝，再向内屈折进入肺中。这里，解释一下何谓壅骨？手大指后的第一块掌骨，为壅骨。因为形状像条鱼，又称手鱼骨。

起于手，终于肺，运行方向是由下而上，这是手太阴肺经的基本情况。

2. 关于手厥阴心包经　手厥阴心包经，起于手中指之端，内曲折，外曲折，经内外两次曲折，进入胸中，络于心脉。

岐伯的详细解释是：手厥阴心包经，出于手中指之端，向内屈折，沿着中指内侧上行，流注到手掌中，伏行于两骨之间，向外屈折，出于两筋之间，骨肉交界处，其脉气柔和滑利，行至腕关节上二寸，外折出于两筋之间，上行到肘关节内侧，进入小筋之下，流注到两骨交会之处，向上进入胸中，内络于心脉。

起于手，入于胸，络于心，运行方向是由外而内，这是手厥阴心包经的基本情况。

3. 关于手少阴心经　心经，这里没有论经脉起止曲折，而是讨论了两大问题：手少阴经上为什么没有输穴？没有输穴，会不会发生疾病？

手少阴心经上为何没有输穴？岐伯的解释是：手少阴是心的经脉，心是五脏六腑的主宰，是人精气与神气所藏之处，脏气最为坚固，邪气极不容易侵袭，假若邪气侵袭到它，就会伤害心脏，心脏受伤，神气就会消散，神气消散了，人也就死亡了。所以凡是邪气侵袭到心的，实质上是邪气在心包络，心包络的经脉称为心主之脉，所以唯独手少阴心经没有输穴。

没有输穴，会不会发生疾病？岐伯的解释是：少阴无输，经会病心不会病。本篇的原话是："外经病而脏不病。"外经发生病变后，可以取本经掌后锐骨之端的神门穴进行针刺。邪盛可泻之，正虚则补之。手少阴，心经也。手厥阴，心包络经也。手少阴无输，但手厥阴有输，两经共用一输。

其余各条经脉，其出入屈折、运行的快慢，都合于手太阴肺经与手少阴心经。所以邪在心经时，取心经的神门穴进行针刺，邪在心包络时，取心主本经的输穴针刺。

针刺时，首先要判断气的虚实缓急，然后再决定补泻。邪气实用泻法，正气虚用补法。正确补泻，邪气才能消去，真气才能坚固充实。如此针刺，本篇称之为"因天之序"。

因天之序者，自然法则也。《庄子·养生主》的庖丁解牛，讲究的是"依乎天理"，讲究的是"因其固然"。"依乎天理"与"因其固然"，这两条哲理既可以指导庖丁解牛，又可以指导文惠君养生。解牛，是杀生。养生与杀生，截然相反的两回事为何遵循同样的道理？答曰：自然而然的天理天序，既可以指导杀生，也可以指导养生。同理，自然而然的天理天序也可以指导针刺。

4."持针纵舍"之讨论　本篇出现了针刺方法中的一个新名词——"持针纵舍"。纵，有多重意思：纵横之纵，松弛之缓，放纵之纵。舍，字面意思有三种：宿舍之舍，舍去、舍得之舍，行军三十里为一舍。本篇"持针纵舍"中的"纵舍"，不能仅仅从字面意思上去理解，而应该从针刺方法上去理解。

"持针纵舍"，讲的是一种针刺方法。这种方法有两重意思：一是疾病的准确判断，二是正确的针刺之技巧。

先说疾病的判断。讲持针纵舍，首先涉及的是疾病之判断。疾病判断，要明白这样三重常识：一是"十二经脉之本末"，二是"皮肤之寒热"，三是"脉之盛衰滑涩"。

脉象不同病不同，病情变化也不同。病脉脉象有多种：一为脉滑而充盛，二为脉虚而细，三为脉大而涩，四为阴脉、阳脉如一。如果脉滑而充盛，表明病情逐日加重；如果脉虚而细，则表明病情持久；如果脉大而涩，则表明为痛痹；如果阴脉、阳脉一样，表明这种病难治。

以寒热而论，如果病情为胸腹、四肢仍然发热，证明病邪还在；如果热势衰退，证明病气业已衰退，此时可以停止用针。

诊尺肤，以判断人之肌肉的坚硬或脆弱；切脉象之大小、滑涩，察皮肤之寒温、燥湿，观眼之五色变化，以判断五脏之疾病与疾病之变化。观浮显于外血络的色泽，可以判断寒热之痛痹。

再说针刺之技巧。讲持针纵舍，落脚点是针刺之技巧。讲针刺技巧，首先要遵守四项基本原则：一是"端以正"，二是"安以静"，三是"知虚实"，四是"行疾徐"。针刺的具体操作方法是：用左手握住患者的骨骼，右手循摸穴位，进针不要太猛，以防针被肉裹。泻法应当垂直下针。补法出针后，当按摩皮肤，闭其针孔，并辅佐行针，导引正气，使邪气得以散去，真气得以内守。

"持针纵舍"，在笔者看来，就是用针时的病位与穴位的正确判断，再者就是下针时的轻重缓急。

5. "扦皮开腠理"之讨论　本篇出现了针刺方法中的另一个新名词——"扦皮开腠理"。扦，扦插也，开启也。扦皮开腠理，指的是针扦插穴位开启腠理。其操作步骤为：先用手按着皮肤上的穴位，再在穴位的皮肤处针刺，轻微而缓慢地垂直针刺，这种针刺方法不会耗散神气，而又能达到开泄腠理、祛除病邪的效果。

四、 人体八虚与五脏疾病的判断

人体有八虚。八虚，又称八溪，具体指的是两肘、两腋、两髀、两腘相对空虚之处。《素问·五藏生成》："脉者皆属于目，诸髓者皆属于脑，诸筋者皆属于节，诸血者皆属于心，诸气者皆属于肺，此四肢八溪之朝夕也。"八溪，是气血运行的必经之处。所以，八溪一旦异常，即预示着疾病的发生。八溪可以诊断五脏的疾病。具体的判断方法如下：

"肺心有邪，其气留于两肘。"——肺和心两脏有邪，两肘窝处有异常，邪气会停留在这里。

"肝有邪，其气流于两腋。"——肝脏有邪，两腋窝处有异常，因为邪气会停留在这里。

"脾有邪，其气留于两髀。"——脾脏有邪，两胯之处有异常，因为邪气会停留在这里。

"肾有邪，其气留于两腘。"——肾脏有邪，两膝后腿弯处有异常，因为邪气会停留在这里。

八溪——左右肘、腋、腘、胯，是四肢关节屈伸的枢纽，也是真气血脉流行的停留之处；邪气、败血是不能在这里停留的，如果停留在这里，就会引起疾病，就会损伤络脉、筋骨、关节，就会产生关节屈伸不利、关节拘挛等疾病。

五、 没有回答的问题

本篇黄帝提出了一系列问题，有的解答了，有的没有解答。例如，气血运行的起点与终点，气血运行的快慢。可能是历史传抄中的遗漏，借助《难经》，将这两个问题解答如下：

（一）气血运行的起止点

《难经》指出了气血运行的起点、终点与运行路线。《难经·三十三难》：“经脉者行血气通阴阳，以荣于身者也；其始从中焦，注手太阴阳明，阳明注足阳明太阴，太阴注手少阴太阳，太阳注足太阳少阴，少阴注手心少阳，少阳注足少阳厥阴，厥阴复还注手太阴；别络十五，皆因其原，如环无端，转相灌溉，朝（会集）于寸口人迎，以处百病，而决死生也。”

这段话的现代汉语意思为：经脉，运行气血，贯通阴阳，营养周身之道路也。气血从中焦发出，然后流注于手太阴肺经、手阳明大肠经；再从手阳明大肠经流注于足阳明胃经、足太阴脾经；再从足太阴脾经流注于手少阴心经、手太阳小肠经；再从手太阳小肠经流注于足太阳膀胱经、足少阴肾经；再从足少阴肾经流注于手心主（即手厥阴）心包经、手少阳三焦经；再从手少阳三焦经流注于足少阳胆经、足厥阴肝经；最后再从足厥阴肝经复还流注于手太阴肺经。别络十五，都是从经脉分出的旁支，和经脉同出一源，并随着它的经脉一起运行，如同没有终始的圆环一般，转输气血以共同灌溉人体周身，会集于寸口、人迎部。并以诊察寸口、人迎来处理各种疾病，并判断其死生预后。

“气血起于中焦”，这是非常重要的一个论断。认识了这个论断，就认识了气血的发源地。认识了气血发源地，白血病这一当代难题就有被解答的希望。

（二）气血运行的快慢

《灵枢》开篇之作《九针十二原》论气之运行，论出了以下论断：“经脉十二，络脉十五，凡二十七气以上下，所出为井，所流为荥，所注为输，所行为经，所入为合，二十七气所行，皆在五输也。”

气在经脉运行，出于井而入于合，流于荥而注于输。气出于井穴，井是气的起始点。起始点的气，运行速度应该是缓慢的。荥穴是气的流动点。流动点的气，运行速度应该是快于起始点。

《难经·六十五难》：“所出为井，井者东方春也，万物也始生，故言所出为井也。所入为合，合者，北方冬也，阳气入脏，故言所入为合也。”

出点为井，入点为合。井喻春，春万物始生。合喻冬，冬万物收藏。始生点与收藏点，运行速度都是缓慢的。气的运行犹如列车运行，列车出站与进站之时，速度是缓慢的，而路上的列车则是快速的。同样的道理，气在运行途中，速度快速，而在出发点与注入点，速度则是缓慢的。

《难经·六十八难》：“经言所出穴为井，所流穴为荥，所注穴为输，所行穴为经，所入穴为合。"——古医书上讲，气所出发地为井穴，流动之地为荥穴，经气所灌注之地为输穴，经气流行之地为经穴，经气所深入之地方为合穴。荥、经两穴是气的流行经过之穴位，而井、合两穴是气的出发穴与注入穴。流行之地的速度快，出发地的速度慢。所以荥、经两穴之处的气速度快于井、合两穴。

通
天
第
七
十
二

原 文

黄帝问于少师曰：余尝闻人有阴阳，何谓阴人，何谓阳人？少师曰：天地之间，六合之内，不离于五，人亦应之，非徒一阴一阳而已也，而略言耳，口弗能遍明也。

黄帝曰：愿略闻其意，有贤人圣人，心能备而行之乎？少师曰：盖有太阴之人，少阴之人，太阳之人，少阳之人，阴阳和平之人。凡五人者，其态不同，其筋骨气血各不等。

黄帝曰：其不等者，可得闻乎？少师曰：太阴之人，贪而不仁，下齐湛湛[1]，好内而恶出[2]，心和而不发[3]，不务于时，动而后之[4]，此太阴之人也。

少阴之人，小贪而贼心，见人有亡[5]，常若有得，好伤好害，见人有荣，乃反愠怒，心疾而无恩[6]，此少阴之人也。

太阳之人，居处于于[7]，好言大事，无能而虚说，志发于四野[8]，举措不顾是非，为事如常自用[9]，事虽败而常无悔，此太阳之人也。

少阳之人，误谛[10]好自贵，有小小官，则高自宜，好为外交而不内附，此少阳之人也。

阴阳和平之人，居处安静，无为惧惧，无为欣欣，婉然从物[11]，或与不争，与时变化，尊则谦谦，谭而不治[12]，是谓至治[13]。

古之善用针艾者，视人五态乃治之，盛者泻之，虚者补之。

黄帝曰：治人之五态奈何？少师曰：太阴之人，多阴而无阳，其阴血浊，其卫气涩，阴阳不和，缓筋而厚皮，不之疾泻，不能移之。

少阴之人，多阴少阳，小胃而大肠，六府不调，其阳明脉小，而太阳脉大，必审调之，其血易脱，其气易败也。

太阳之人，多阳而少阴，必谨调之，无脱其阴，而泻其阳，阳重脱者易狂[14]，阴阳皆脱者，暴死[15]不知人也。

少阳之人，多阳少阴，经小而络大[16]，血在中而气外，实阴而虚阳，独泻其络脉则强，气脱而疾，中气不足，病不起也。

阴阳和平之人，其阴阳之气和，血脉调，谨诊其阴阳，视其邪正，安容仪，审有余不足，盛则泻之，虚则补之，不盛不虚，以经取之。此所以调阴阳，别五态之人者也。

黄帝曰：夫五态之人者，相与毋故，卒然新会，未知其行也，何以别之？少师答曰：众人之属，不如五态之人者，故五五二十五人，而五态之人不与焉。五态之人，尤不合于众者也。

黄帝曰：别五态之人奈何？少师曰：太阴之人，其状黮黮然[17]黑色，念然下意[18]，临临然[19]长大，䐃然未偻[20]，此太阴之人也。

少阴之人，其状清然窃然[21]，固以阴贼，立而躁崄[22]，行而似伏，此少阴之人也。

太阳之人，其状轩轩储储[23]，反身折腘[24]，此太阳之人也。

少阳之人，其状立则好仰，行则好摇，其两臂两肘则常出于背，此少阳之人也。

阴阳和平之人，其状委委然[25]，随随然[26]，颙颙然[27]，愉愉然[28]，暶暶然[29]，豆豆然[30]，众人皆曰君子，此阴阳和平之人也。

注 释

1. 下齐湛湛　下，谦下也。齐，整齐也。下齐，谦虚下气，待人周到，假装正经也。湛湛，深藏祸心之貌。下齐湛湛，貌似谦虚，深藏祸心之貌也。马元台："下齐湛湛，内存阴险，外假谦虚，貌似下抑整齐。"

2. 好内而恶出　好，喜好也；内，纳、纳入也。好内，喜得也。恶，恼怒也，不喜也。好内而恶出，喜进不喜出也。马元台："内，同纳。好纳而恶出者，有所费则怒也。"

3. 心和而不发　指心情和顺，不流露内心之情，喜怒不形于色也。

4. 动而后之　看风使舵，后发制人。

5. 亡　一指物之损失，一指不幸之事。高士宗："亡，犹失也。"

6. 心疾而无恩　疾，通嫉。有妒嫉之心的忘恩负义者。

7. 于于　悠游自得貌。《庄子·盗跖》："泰氏，其卧徐徐，其觉于于。"徐徐，宽缓安闲貌。于于，悠游自得貌。

8. 志发于四野　志，志气、志向。发，发言。四野，漫无边际。志发于四野，夸夸其谈，言过其实，好高骛远，才疏志大貌。

9. 为事如常自用　如，通而；常，常常；自用，自以为是。为事如常自用，常常意气用事，而自以为是。

10. 谡（shì）谛　谡，审定、订正。谡谛，反复考查研究，是做事精细审慎。张景岳："谡谛，审而又审也。"

11. 婉然从物　婉，和顺。《广雅·释诂》："婉，顺也。"婉然，和顺貌。婉然从物，顺从和适应自然法则。

12. 谭而不治　谭，谦卑貌。谭而不治，用谦卑之德感化人，用无为之法治天下。《甲乙经》作"卑而不谄"。

13. 至治　至，极也。至治，治理天下的最好方法。

14. 阳重脱者易狂　浮越、亲上、动而不静，为阳气之本性。狂躁，为阳气欲脱之先兆。《素问·腹中论》："石之则阳气虚，虚则狂。"阳气耗伤虚脱，就会出现狂症。

15. 暴死　一指猝死，一指突然不省人事的假死。《灵枢·阴阳二十五人》："不寿暴死。"此暴死为猝死。《素问·调经论》："血之与气并走于上，则为大厥，厥则暴死，气复反则生，不反则死。"此暴死为突然不省人事的假死。

16. 多阳少阴，经小而络大　络脉浅在表属阳，经脉深在里属阴。多阳，指络脉大。少阴，指经脉小。张景岳："经脉深而属阴，络脉浅而属阳，故少阳之人，多阳而络大，少阴而经小也。"

17. 黮（dàn，又读 dǎn）黮然　黮，暗黑色。黮黮然，面色阴沉、无光泽。张景岳："黮黮，色黑不明也。"

18. 念然下意　念，思虑。《尔雅·释诂》："念，思也。"念然下意，故作姿态，故作谨虚也。

19. 临临然　长大之貌。《广雅·释诂》："临，大也。"马元台："临临然，长大之貌也。"

20. 腘然未偻　并非患佝偻病，但躬身弯腰，卑躬屈膝貌。张景岳："腘然未偻，言膝腘若膝，而实非伛偻之疾也。"

21. 清然窈然　貌似清高，行为鬼祟。张景岳："清然者，言似清也。窈然者，行为鼠雀也。"

22. 嶮（xián）　阴险。

23. 轩轩储储　轩，高。轩轩，仪态轩昂貌。张景岳："轩轩，高大貌，犹俗谓轩昂也。储储，畜积貌，盈盈自得也。"轩轩储储，神气外扬，轩昂自大。

24. 反身折腘　仰腰挺胸之时，身躯向后反张，膝关节随之曲折，指妄自尊大貌。张景岳："反身折腘，言仰腰挺腹，其腘似折也，是皆妄自尊大之状。"仰腰挺腹，仰腰把肚子挺起来，形状近于仰腰挺胸。

25. 委委然　安详貌。张景岳："委委，雍容自得也。"

26. 随随然　随，随和，顺从。随随然，随和，顺从貌。张景岳："随随，柔顺也。"随随然、婉然从物，字面不同，但意思相近。

27. 颙（yóng）颙然　温和貌。

28. 愉愉然　悦乐貌。张景岳："愉愉，悦乐。"

29. 暶（xuán）暶然　目光美好和善貌。张志聪："暶暶然，目好貌。"

30. 豆豆然　举止有度，处事分明貌。张景岳："豆豆，磊落不乱也。"

题　解

通天，通于天理也。天理在何处？从实际生活中讲，在昼夜之中，在寒暑之中。从哲理上讲，在阴阳之中，在五行之中。

论天论人，论阴阳也论五行，从《易经》到老子、孔子，从老子、孔子到曹雪芹，一直延续了这种论证方式。《道德经·第四十二章》："万物负阴而抱阳。"老子以阴阳论万物，万物中有人，人在万物之中，万物负阴而抱阳，人也负阴而抱阳。《礼记·礼运》："故人者，天地之心也，五行之端也。"孔夫子论人，论到了天地，论到了五行。"二五之精，妙合而凝。"《红楼梦》中的薛宝钗怀孕，曹雪芹写下了这句话。二，指的是一阴一阳之和；五，指的是五行。

真正理解一下老子"万物负阴而抱阳"这一名言，就真正理解了"通天"二字。"立天之道，曰阴与阳。"天生万物，万物在成分、结构上肯定与天道有相似相通之处。天道论阴阳，物道也论阴阳。在老子眼里，阴阳是构成万物的两种基本成分，也是构成万物的两分结构。老子的这一认识是正确的。地壳中除了少量的单质矿物（石墨、金刚石）之外，剩下的就是化合物与无机盐。化合物无论是氧化物（如石英、赤铁矿、磁铁矿）还是硫化物（如黄铁矿），无机盐无论是碳酸盐（如石灰岩）还是硅酸盐（如花岗岩），其成分均为阴阳两种成分，化合物的成分是阴离子与阳离子，无机盐的成分是阴离子团与阳离子团。——阴阳，是万物的两种基本成分。阴阳，也是万物的两分结构。现代化学与现代物理学揭示：原子由原子核与核外电子所组成；原子核带正电，核外电子带负电。——阴阳，是原子的两分结构。原子是物质的基本成分，所以所有的物质均为阴阳两分结构。

但是，"负""抱"二字有探讨之余地。负，外也；抱，内也。阴阳可以论刚柔，阳刚而阴柔。骨为刚，肉为柔。以此而论，人体结构是肉抱骨，所以人体结构是典型的负阴抱阳。绝大多数动物亦是如此，当然，也有例外，如鲍鱼、牡蛎、乌龟、玳瑁的结构是骨抱肉，它们骨头在外而肉在内。以此而论，这里的结构则是"阳抱阴"。但无论是"阴抱阳"还是"阳抱阴"，阴阳两种成分是不变的，阴阳两分结构是不变的。通天，无论是人是物，均通在阴阳二字上。

本篇以天论人，用的是五行哲理。五行，时间中的金木水火土五季，空间中的东西南北中五方。人在时间中，人在空间中。从哲理上看，人是一样的人，但不同时间、不同空间中的人在体形、肤色、毛发上会有不同。再，从知觉先后上看，从品质优劣上看，从行为善恶上看，人中有圣人，有贤人，有至人，也有小人。前面已经谈到，《博物志》以东西南北中五方，论出五种形体之人。本篇以五行为标准，分出了五种人。五种人中有正常人与另类人之分。另类人，基本上为小人或刁钻古怪之人，当然也包括奇才或天才。《红楼梦》第二章《贾夫人仙逝扬州城　冷子兴演说荣国府》中贾雨村用正邪二气评论历史人物与现实人物，分出了大仁大恶两种人，又以正邪二气相搏"两不相下"分出第三种人，历史中陶渊明、阮籍、刘伶、唐明皇、宋徽宗、红拂、薛涛，以及现实中的贾宝玉属于这第三种人。

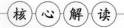

核 心 解 读

　　体质有差别，气血有多少。按照体质之差别、气血之多少为标准，划分出了五种类型的人。五种人，除阴阳和平一种类型之外，其他四种人即太阴、少阴、太阳、少阳类型者，全部为刁钻古怪的另类人。人中的确有另类人，本篇另类人的论述，应该是历史上最早的论述。

　　人体为何头圆而足方？人体为何有双目，有四肢，有毫毛，有牙齿？人体为何有经络？答案就在本篇中。

一、 五种人的由来

　　本篇的问题回答者是少师。

　　黄帝向少师请教了这样一个问题：人有阴阳之分吗？如果有，什么样的人称为阴人，什么样的人称为阳人？

　　少师的回答是：天地之中，上下四方六合之内，一切事物离不开五行，人也与五行相应，判断标准并非仅仅是一阴一阳。分一阴一阳，只是简略谈谈，很难用简略的语言说清楚。

　　黄帝继续追问，希望少师扼要地谈一谈，比如贤人和圣人，他们的禀赋是否均阴阳兼备，是否均阴阳和平，有没有阴阳偏颇者？

　　少师没有直接回答黄帝的问题，而是以太阴、少阴、太阳、少阳、阴阳和平为标准分出了五种人——太阴之人，少阴之人，太阳之人，少阳之人，阴阳和平之人。这五种不同类型的人，形态不同，筋骨强弱不同，气血多少不相同。少师的这种回答形式，属于以具体事实解答原则问题。

二、 五种人的特征

　　在黄帝的追问下，少师详细解答了五种人的特征。

（一）太阴人

　　太阴之人，其特征有五：贪婪而不讲仁德；外表谦和，假装正经，内心阴险；只喜纳进，厌恶付出；喜怒不形于色；不识时务，惯于玩弄秋后算账的伎俩。符合这些项特征的，即是太阴之人。

（二）少阴人

　　少阴之人，其特征有四：贪图小利，暗藏贼心；见到别人有所损失，就像自己有所获得一样幸灾乐祸；喜欢伤害他人，看见别人有荣誉，感到气愤；嫉妒成性，对别人没有恩德。符合这些特征的，即是太阴之人。

（三）太阳人

太阳之人，其特征有四：喜欢处处表现自己，扬扬自得；好说大话，实际上并没有多大本事；言过其实，好高骛远，行动办事不顾是非；刚愎自用，自以为是，常常把事情办坏了而不知悔改。符合这些特征的，即是太阳之人。

（四）少阳人

少阳之人，其特征有三：办事细心谨慎，有自尊心；做芝麻官就自鸣得意，好表现自己；善于对外交际，而不愿做一些实在的工作。符合这几项特征的，即是少阳之人。

（五）阴阳和平人

阴阳和平之人，其特征有五：沉稳安静，不追逐个人名利得失；不以物喜，不以己悲；不与世人相争，顺应四时变化；地位尊贵却谦虚谨慎，以德服人，而不以势压人；安然自得，无为而治。符合这几项特征的，即是阴阳和平之人。

三、　五种人的医治

如此五种人，用针灸治病，根本原则仍然是邪用泻法，虚用补法。但是针对具体的每一种人，医治方法是有所差别的。

（一）太阴人宜用泻法泻其阴

医治太阴之人，须认清其三大特殊之处：一是阴盛而无阳，阴阳不调；二是阴血浓浊而卫气滞涩；三是筋脉弛缓，皮肤较厚。针刺时应采用泻法，急泻其过盛之阴，否则病情就不会好转。

（二）少阴人应调其阴阳

医治少阴之人，须认清其两大特殊之处：一是阴气多而阳气少，二是胃小而肠大。因为这两大特殊，六腑不和时，会出现阳明脉小而太阳脉大的脉象。针刺时应当细心地审察并加以调理，否则会出现血脱、气败的危险。

（三）太阳人须谨慎调理

医治太阳之人，须认清其"阳多而阴少"这一特殊之处。阳多而阴少，须谨慎调理，不可"脱其阴"，不可"泻其阳"。阳气受伤而浮于外，就会出现狂证，若阴阳俱失，就会突然死亡或不知人事。

（四）少阳人应补其阴和其阳

医治少阳之人，须认清其三大特殊之处：一是多阳而少阴；二是经脉小而络脉大；三是血深在里，气浅在外。

针刺时，应补其阴气而泻其阳。不宜过多地泻其络脉，否则会使阳气脱失，形成中气不足。如此，病就不易医治了。

（五）阴阳和平者宜补其虚泻其邪

医治阴阳和平之人，须认清其两大特殊之处：一是阴阳之气调和，二是血脉和顺。诊断时，应注意这样三点：慎察其阴阳盛衰；观察其邪正虚实；先观其面容仪态，后察其脏腑气血。有邪，用泻法治疗，正虚，用补法治疗。不邪不虚，取本经医治。

五种人五种差异，但是医治其疾病，原则还在调理阴阳、以平为期的范围内。

四、 不同类型人的识别

如果以前不认识，更不知道他们的性格特点，突然相见时，如何辨别"此人为何人"？

一般中有特殊，五种形态的人属于特殊人群。前面所说的"阴阳二十五人"中，不包括这五种形态的人。

日常生活中，如何区别这五种形态的人呢？

这是黄帝的问题。少师的回答如下：

太阴之人，面色阴沉而黑暗，故作谦逊之态，身材高大，但会假作卑躬屈膝之态。没有患佝偻病，却卑躬屈膝。如此形态，即太阴之人。

少阴之人，外表清高，但行动鬼鬼祟祟，像小偷一样心怀鬼胎，站立时躁动不宁，行走时伏身前行。如此形态，即少阴之人。

太阳之人，外貌高傲自尊，仰腰挺胸，身体向后反屈，两腘曲折。如此形态，即太阳之人。

少阳之人，站立时喜欢仰头，走起路来身体摇摆，并常喜反剪双手，如此形态，即少阳之人。

阴阳和平之人，外貌从容稳重，举止大方，性情随和，态度严肃温和，待人和颜悦色，目光慈祥和善，处事条理分明。如此形态，即阴阳和平之人。

官能第七十三

黄帝问于岐伯曰：余闻九针于夫子众多矣，不可胜数。余推而论之，以为一纪[1]。余司诵之，子听其理，非则语余，请其正道，令可久传，后世无患，得其人乃传，非其人勿言。岐伯稽首再拜曰：请听圣王之道。

黄帝曰：用针之理，必知形气之所在，左右上下[2]，阴阳表里，血气多少，行之逆顺[3]，出入之合，谋伐有过。

知解结，知补虚泻实，上下气门，明通于四海，审其所在，寒热淋露，以输异处，审于调气，明于经隧，左右肢络，尽知其会。

寒与热争，能合而调之；虚与实邻，知决而通之[4]；左右不调，把而行之，明于逆顺，乃知可治；阴阳不奇，故知起时。审于本末[5]，察其寒热，得邪所在，万刺不殆，知官九针，刺道毕矣。

明于五输，徐疾所在[6]，屈伸出入，皆有条理[7]，言阴与阳，合于五行，五藏六府，亦有所藏[8]，四时八风[9]，尽有阴阳，各得其位，合于明堂；各处色部，五藏六府，察其所痛，左右上下，知其寒温，何经所在。

审皮肤之寒温滑涩，知其所苦；膈有上下，知其气所在。先得其道，稀而疏之，稍深以留，故能徐入之。大热在上，推而下之；从下上者，引而去之；视前痛者，常先取之；大寒在外，留而补之；入于中者，从合泻之。针所不为，灸之所宜。

上气不足，推而扬之；下气不足，积而从之；阴阳皆虚，火自当之。厥而寒甚，骨廉陷下，寒过于膝，下陵三里。

阴络所过，得之留止，寒入于中，推而行之，经陷下者，火则当之，结络坚紧，火之所治。不知所苦，两跷之下，男阴女阳，良工所禁[10]，针论毕矣。

用针之服，必有法则[11]，上视天光，下司八正，以辟奇邪[12]，而观百姓，审于虚实，无犯其邪。是得天之露，遇岁之虚[13]，救而不胜，反受其殃，故曰：必知天忌，乃言针意。法于往古，验于来今，观于窈冥[14]，通于无穷，粗之所不见，良工之所贵，莫知其形，若神髣髴[15]。

邪气之中人也，洒淅[16]动形。正邪之中人也，微先见于色，不知于其身，若在若无，若亡若存，有形无形，莫知其情。

是故上工之取气，乃救其萌芽；下工守其已成，因败其形。是故工之用针也，知气之所在，而守其门户，明于调气，补泻所在，徐疾之意，所取之处。泻必用员[17]，切而转之，其气乃行，疾而徐出，邪气乃出，伸而迎之，遥大其穴[18]，气出乃疾。补必用方[19]，外引其皮，令当其门，左引其枢，右推其肤，微旋而徐推之，必端以正，安以静，坚心无解，欲微以留，气下而疾出之，推其皮，盖其外门，真气乃存。用针之要，无忘其神[20]。

雷公问于黄帝曰：《针论》曰：得其人乃传，非其人勿言。何以知其可传？黄帝曰：各得其人，任之其能，故能明其事。

雷公曰：愿闻官能[21]奈何？黄帝曰：明目者，可使视色。聪耳者[22]，可使听音；捷疾辞语者，可使传论；语徐而安静，手巧而心审谛者，可使行针艾，理血气而调诸逆顺，察阴阳而兼诸方；缓节柔筋而心和调者，可使导引行气；疾毒言语轻人者，可使唾痈咒病。爪苦手毒[23]，为事善伤者，可使按积抑痹。各得其能，方乃可行，其名乃彰。不得其人，其功不成，其师无名。故曰：得其人乃言，非其人勿传，此之谓也。手毒者，可使试按龟，置龟于器下而按其上，五十日而死矣；手甘者，复生如故也。

注 释

1. 以为一纪　本篇讲一纪之纪，指的是将针刺之道、针刺之术进行总结归纳，使之条理化、系统化。

2. 左右上下　天体分上下左右，人体亦分上下左右，针刺之工必须分清这两种上下左右。《素问·阴阳应象大论》："天地者，万物之上下也；阴阳者，血气之男女也；左右者，阴阳之道路也；水火者，阴阳之征兆也；阴阳者，万物之能始也。故曰：阴在内，阳之守也；阳在外，阴之使也。"此论中的上下左右为天体中的上下左右。《素问·玉版论要》："色见上下左右，各在其要。上为逆，下为从。女子右为逆，左为从；男子左为逆，右为从。"此论中的上下左右为人体中的上下左右。人体中脏腑分上下左右，经脉亦分上下左右。例如，脏在上、腑在下，五脏之中肝在左、肺在右，等等。

3. 行之逆顺　天文是动态的，气血是动态的；天文中日月运行有逆顺，人体内气血运行有逆顺；逆顺，天文之常态与人体之病态也。《素问·气交变大论》："（五星）其行之徐疾逆顺何如？"此处之逆顺，为天文之逆顺。《素问·六元正纪大论》："行有逆顺，至有迟速。"此处之逆顺，为天气之逆顺。《素问·痿论》："……调其虚实，和其逆顺，筋脉骨肉，各以其时受月，则病已矣。"《素问·至真要大论》："知标与本，用之不殆，明知逆顺，正行无问。"此两处论逆顺，为人体气血之逆顺。杨上善："营气顺脉，卫气逆行。"张景岳："阴气从足上行，至头而下行循臂；阳气从手上行至头，而下行至足。故阳病者，上行极而下；阴病者，下行极而上。反此者，皆谓之逆。"两义俱可参。

4. 知决而通之　通者，疏通也。疏通之通与平衡之平，意义相同相通。医百病，《素问》直接强调以平为期，《灵枢》间接强调以通为期。杨上善："虚实二气不和，通之使平。"

5. 审于本末　本末、终始，是中华文化与中医文化非常重视的两个基本观念，这两个基本观念是认识自然世界的两把钥匙。任何事物都有一个本末、终始问题，经络、营卫之气都有一个本末、终始问题，针刺之道之所以审于本末，道理就在这里。《礼记·大学》："物有本末，事有终始，知所先后，则近道矣。"

6. 明于五腧，徐疾所在　研习针刺之道，必须认识十二经脉上的五腧穴，即井、荥、输、经、合五大穴位；研习针刺之术，必须熟知徐疾补泻之常识。徐者，缓慢也。疾者，快速也。《灵枢·九针十二原》："《大要》曰：徐而疾则实，疾而徐则虚。"慢进针、快出针急按针孔的为补法，快进针、慢出针不按针孔的为泻法。

7. 屈伸出入，皆有条理　屈伸，弯曲与直行也。针刺之工针刺之时该屈则屈，该伸则伸，该出则出，该入则入，即为有条有理。屈伸，相关于补泻之法；出入，相关于针刺之术。这是笔者的认识。

8. 五藏六府，亦有所藏　五脏有形，有形之脏藏无形之神；六腑有形，有形之腑藏有形之水谷。《素问·宣明五气》："心藏神，肺藏魄，肝藏魂，脾藏意，肾藏志，是谓五藏所藏。"脏藏无形之神。《素问·宣明五气》："脾胃者，仓廪之官，五味出焉。大肠者，传道之官，变化出焉。小肠者，受盛之官，化物出焉。肾者，作强之官，伎巧出焉。三焦者，决渎之官，水道出焉。膀胱者，州都之官，津液藏焉，气化则能出矣。"腑藏有形之物。杨上善："五脏藏五神，六腑藏五谷。"

9. 八风　八，八方之八、八节之八也。八风，八方来风、八节之风也。《素问·上古天真论》："有圣人者，处天地之和，从八风之理。"《素问·金匮真言论》："黄帝问曰：天有八风，经有五风，何谓？岐伯对曰：八风发邪，以为经风，触五藏，邪气发病。"杨上善："八风，八节之风也。"

10. 男阴女阳，良工所禁　寒邪侵入阴络，针刺时男女所分别：男取阳跷，女取阴跷，反之即误。良工之禁，禁的是男取阴跷，女取阳跷。张志聪："不知所苦痛者，当取两跷于踝下也。男子数其阳，女子数其阴，故男取阴女取阳，此良工之所禁也。"

11. 法则　方法、准则。《素问·上古天真论》："法则天地。"《素问·八正神明论》："黄帝问曰：用针之服必有法则焉，今何法何则？岐伯对曰：法天则地，合以天光。"

12. 以辟奇邪　辟，除也。针刺之道，针刺之法，关键在于祛邪，根本在于调神。

13. 得天之露，遇岁之虚　天之露，非时异常之风雨也，如夏冰雪，冬雷雨；岁之虚，岁运过与不及之反常气候也，如春热、夏寒等。

14. 窈冥　幽深，奥妙。窈冥，指奥妙之变化。《素问·示从容论》："吾问子窈冥，子言上下篇以对，何也？"王冰注："窈冥，谓不可见者。"

15. 髣髴　同仿佛。

16. 洒淅　寒冷颤抖貌。

17. 用员　用，采用也；员，圆活流利之针法也。用员，针刺之时采用圆活流利之针法。杨上善："员谓之规，法天而动，泻气者也。"

18. 遥大其穴　《甲乙经》《黄帝内经太素》作"摇大其穴"。

19. 补必用方　补，进补之补也；方，规矩方圆之方也。补必用方，进补必须遵循四时之序与五味之别，春补肝以酸，夏补心以苦，秋补肺以辛，冬补肾以咸，四时之末18天调补脾以甘。杨上善："方谓之矩，法地而静，补气者也。"

20. 用针之要，无忘其神　守神，是针刺上工之境界。《灵枢·九针十二原》："粗守形，上守神。"《灵枢·小针解》："上守神者，守人之血气有余不足，可补泻也。"针刺，由道而术，都强调一个"神"字。神，有内外之分：外部神为自然神，即无限循环、时时变化的天气；内部神为无限循环、时时变化的血气。调神，两个字谓调气，三个字谓调血气。调神，最为根本的是调内部神的平衡畅通，调内部神与外部神的协调。

21. 官能　官者，管也。有其职管其事谓之官。因某能而管某种事谓之官能。张志聪："官之为言司也。言各因其能而分任之，以司其事，故曰官能。"

22. 聪耳者　聪，听觉灵敏。《素问·藏气法时论》："气逆，则头痛耳聋不聪颊肿。"不聪，耳聋也。《素问·阴阳应象大论》："年五十，体重，耳目不聪明矣。"王冰："目曰明，耳曰聪。"

23. 爪苦手毒　爪，指甲。苦，指形态粗恶。手毒，一曰手狠，一曰有力而灵活。

题 解

官者，管也，管理者也。官者，司也，司其事也。能者，能力也，特长也。

官能者，"某一事"的管理者也。官能者，因其能而司其事也。

本篇论官能，首先论出的是狭义上的官能。各有其能，各尽其能，各司其事。如本篇所言："明目者，可使视色；聪耳者，可使听音；捷疾辞语者，可使传论……"懂什么就干什么，懂什么就管什么，这是狭义上的官能。

本篇论官能，其次论出的是用针之道。用针之道在于"九知"：一知时之所在，二知风雨寒暑之所在，三知病之所在，四知经之所在，五知穴之所在，六知病之寒热，七知病之虚实，八知气血流动与瘀塞，九知补泻疾徐之法。弄懂"九知"，就清晰了用针之道。这是笔者以本篇的内容，结合《灵枢》之前的内容，以及《素问》中所讲的医病之道，对用针之道的粗浅认识。

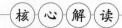

核心解读

有其能则司其事，有其能则医其病，官能也。

有其病必有其因，有其病必有其位，有其病必有表里轻重之分，能分清病因、病位、病之表里轻重，就能正确确定或针或灸或补或泻的医治方法。

本篇首次出现了"天忌"一词。虚邪之气，虚邪之风，天忌也。天忌者，疾病之外因也。

大寒内虚之病，宜灸不宜针。大寒宜灸，大虚宜灸，是针刺之工必须牢记的哲理，是针刺之工必须牢记的方法。

道传可传之人，医道非其人勿传，这也是反复强调的哲理。

以上几项内容，构成了本篇之核心。

一、"推而论之，以为一纪"的理论总结

（一）角色的转换

黄帝的角色，在本篇发生了转换，从学生变成了学者，从请教者变成了教育者，从问题的提出者变成了问题的总结者、归纳者。

从《灵枢》的第一篇《九针十二原》开始，黄帝的角色一直是学生，是虚心求教的学生，向岐伯求教，向伯高求教，向少师求教，总之，谁知道就向谁求教，从第一篇求到本篇，角色发生了转换，求教者变成了解答问题的大师级的学者。

本篇黄帝，将九针之道亦即针刺之道进行总结归纳，使之条理化、系统化，并希望由此形成针刺之纲纪，然后传之于后世。黄帝并不认为自己的归纳完全正确，所以首先讲给岐伯听，请岐伯批评。

"推而论之，以为一纪"，这是黄帝的原话。推，"推之可百"的推演也。纪，纲纪也。在自然之道上推演针刺之道，在针刺之道上推演针刺之术，将其系统归纳为纲纪。这是黄帝对学习医道与针刺之道的历史性回顾，也是一次重要总结。更重要的是黄帝的希望。黄帝希望把正确的理论、精确的技术一并传于后世。

文中的"请其正道"之说，就是黄帝请求岐伯评论自己归纳的谦虚话。"请"者，敬请也。"其正道"者，纠正错误，规范于道也。黄帝没有将自己的归纳视为是绝对真理，所以请老师批评，请老师验证。

验证的目的有二：一是想让针刺之道具有永久性、永恒性；文中的"令可久传"，指的就是这一点；二是不要出现错误，贻害后世；文中的"后世无患"，指的就是这一点。

（二）道传可传之人

道传可传之人，这是本篇又一次重申的重要观点。

医道、针刺之道不可轻传，用本篇的话说是"得其人乃传，非其人勿言"，用《素问·金匮真言论》的话说是"非其人勿教，非其真勿授"。

基本道理传于天下，精妙之道理传于可传之人。历史证明，道传可传之人，可以出大师，可以出大家。教出一个黄帝，留下了一部万古流传的《内经》，教出一个孙膑，留下了一部万古流传的《孙子兵法》。精妙之道理用一般的传承方法，一个大师也培养不了。

二、针刺之道的归纳

（一）针道

1. 用针必先知形气　形，为有形之脏，有形之腑。气，为无形之气。宗气、精气、营卫之气，均为无形之气。

知形，知脏腑的位置，知脏腑的功能。知气，知气的运行路线。具体应该知道这样一些内容：上下左右，阴阳表里，气血多少，血气运行的逆顺，血气运行的交会之处。只有这样，才能准确医治疾病，防止伤伐无过。

2. 用针知解结　解结，疏通郁结也。"痛则不通，不通则痛"，这是中医对疾病的精辟解释。结，就是不通之处。结，就是疾病之处。《灵枢·九针十二原》将体外之病，形象地比喻为"刺"，比喻为"污"；将体内之病，形象地比喻为"结"，比喻为"闭"。解结，犹如将绳子上的疙瘩解开。结解开了，病就消除了。解结，就是疏通。闭塞之处疏通了，病就消除了。

中医医病的目的不是治病而是解结，这是《汉书》对"中医"之名的解释。《汉书·艺文志》："经方者，本草石之寒温，量疾病之浅深，假药味之滋，因气感之宜，辨五苦六辛，至水火之齐，以通解结，反之于平……故谚曰：'有病不治，常得中医。'"医病，不是中医的目的。中医的目的，是"以通解结，反之于平"。汉代或汉代以前，中华大地上就有这样的谚语——"有病不治，常得中医。"

解结要知结,首先要知道结在何处。

虚实这里是一结,能够准确地判断病是虚是实,这一结就解开了。

上下腧穴这里是一结,知道了气出于井,流于荥,注于输,入于合,就会知道气停滞何处,能够准确地判断上下腧穴,这一结就解开了。

四海——髓海、血海、气海、水谷之海——这里是一结,髓之海在脑,血之海在十二经脉,气之海在膻中,水谷之海在胃,知道了四海的位置,知道了四海之中的有余与不足,这一结就解开了。

3. 用针须知风雨寒暑 风为百病之始,《素问》反复强调这一点。风雨寒暑为百病之外因,《灵枢》反复强调这一点。本篇黄帝强调的是寒热淋露,这些都是致病的外部因素。风与寒热淋露,具有时间性,在春夏秋冬四时之内具有严格的规律性。知道了风与寒热淋露在时间中的规律性,就会准确地判断其致病部位。知道了致病部位,就知道了在"何处用针"以及"如何用针"。春取诸荥,夏取诸输,秋取诸合,冬取诸井,这是《灵枢·本输》所讲的四时用针规律。

4. 用针知调气 "审于调气",黄帝的归纳中有这一点。"人之所有者,血与气耳。"《素问·调经论》告诉后人,人之最宝贵的两元素就是血与气。血会虚,气也会虚。有则为实,无则为虚。血与气各离其位也是虚。本文讲"审于调气",讲的就是调虚实。虚者补之,实者泻之。补泻之原则,既适用于调气,也适用于调血。

5. 用针知经脉 "明于经隧,左右肢络,尽知其会",黄帝的归纳中有这一点。针刺不知经络,犹如行车不知道路,犹如行船不知航道。十二经络,主脉在何处,支脉在何处,左右支络在何处,主脉之间的交会点在何处,这是针刺之工必须清楚的。

6. 用针知缪刺 寒热相争的疾病,针刺时以协调阴阳医治之。虚与实相邻,虚实疑似之病,要调其通,调其平。左右不调之病如何医治?有中华民族所独有的缪刺法。缪,相反也,反向也。左病刺右,右病刺左,这就是缪刺法。《素问》第六十三篇为缪刺专题之论,《素问·调经论》中也有缪刺之论述,有心掌握缪刺之术的读者可以认真阅读《素问》中的论述。

7. "刺道毕矣" 本篇此处的黄帝,对针刺之道进行了如下四点基本归纳:

第一,经气运行有逆有顺,顺病易治,逆则难治。认清经气之逆顺,才能给予恰当的针刺。

第二，脏腑论阴论阳，平调阴阳，可以知道疾病好转的时间。

第三，病有标本、寒热，邪气有内有外，诊病能知其标本、寒热，知邪之所在部位，针刺时才能准确无误。

第四，一针一用，九针九用。

懂得以上这些内容，"刺道毕矣"。毕者，尽也，全也。懂得以上这些内容，针刺之道就完美完整地掌握了。

（二）针论

一归纳出了针道，二归纳出了针论。针论，是本篇黄帝的继续归纳。

针论的内容为何？针论的内容有十项之多，详细如下：

1. 明于五输　研习针刺之道，必须明确地认识十二经脉上的五输穴，即井、荥、输、经、合五大穴位，及其功能功效。

明于五输，是针论的第一项内容。

2. 熟知徐疾补泻　针刺速度上有徐疾之分。徐者，缓也，慢也，缓慢也。疾者，快也，快速也。徐疾之分，即补泻之法。《灵枢·小针解》："徐而疾则实者，言徐内而疾出也。疾而徐则虚者，言疾内而徐出也。"徐徐进针，疾出针，补法也。疾进针，徐徐出针，泻法也。简言之，缓慢进针而快速出针为补；快速进针而缓慢出针为泻。

《灵枢·小针解》中对补泻之法还有一种解释，这就是"迎气而刺为泻，随气而刺为补"。《灵枢·小针解》："迎而夺之者，泻也。退而济之者，补也。"

知徐知疾，该徐则徐，该疾则疾，这是速度上的条理化。知迎知随，该迎则迎，该随则随，这是气前气后的条理化。徐疾补泻，必须屈伸有尺度，进退有条理。

熟知徐疾补泻，是针论的第二项内容。

3. 深知阴阳五行　阴阳五行学说，源于十月太阳历。五行，历法中的五季，空间中的五方，人体中的五脏。天体与人体，人体与时空，在阴阳五行这里统一在了一起。

太阳历一年分十个月，十个月分五季。五季即五行。每一行含奇偶两个月，阳奇而阴偶。所以每一行都有阴阳之分。

五行木火土金水，木分阴木阳木，火分阴火阳火，土阴分阴土阳土，金分阴金阳金，水分阴水阳水。

五脏肝、心、脾、肺、肾，六腑胆、小肠、大肠、胃、膀胱、三焦。脏腑亦有阴阳五行之分：肝胆属木，肝属阴胆属阳；心与小肠属火，心属阴小肠属阳；脾胃属土，脾属阴胃属阳；肺与大肠属金，肺属阴大肠属阳；肾与膀胱属水，肾属阴膀胱属阳。

脏腑分阴阳分五行，其根本目的在于求出人体与时间变化的对应关系，求出人体随太阳这一坐标变化的对应关系。

知阴知阳知五行，是针论的第三项内容。

4. 知四时八风　"四时八风，尽有阴阳，各得其位，合于明堂；各处色部，五脏六腑，察其所痛，左右上下，知其寒温，何经所在。"

知四时八风，这是针论的第四项内容。

春夏秋冬四时之中有八种风，这就是四时八风。八风有正邪之分，正风养人养万物，邪风伤人伤万物。八种邪风致八种病。八风致病的讨论，会在《灵枢·九宫八风》中进行，此处不赘述。

5. 知皮肤之寒热　皮肤的寒温滑涩，病因上的阴阳虚实；寒温滑涩与阴阳虚实之间有对应关系，通过审察皮肤的寒温滑涩，可以判断疾病的阴阳虚实。皮肤寒凉，病在阴。皮肤温热，病在阳。皮肤滑，病在实。皮肤涩，病在虚。

6. 知病气之所在　以膈为界，分出上下。膈上的心肺属阳，膈下的肝脾肾属阴。通过审察膈肌上下，判断病气所在的部位。

7. 知经知穴　先知经脉循行之道路，再知经脉之穴。正气虚弱的疾病，针刺之法为"四宜"：①取穴宜少；②进针宜缓；③针刺宜深；④留针的时间宜久。

8. 知寒知热　大热在上，针刺推热下行。热邪由下逆行于上的，针刺泻邪，使热消散。痛有先后，先痛者先治，从痛起之处开始刺。

大寒在外，当留针补阳，助阳以散寒。寒气入于体内，可以取合穴，针刺去寒。凡不宜针刺者，用灸法治疗。

9. 知气之上下　气分上下，上气不足者，引其气上行以补上。下气不足者，当留针随气而补其下。假若阴阳之气均不足，用艾灸医治。寒气厥逆，寒冷超过膝部，或骨边肌肉下陷，可用艾灸足三里。

10. 知经知络知阴跷阳跷　寒邪侵袭人体，会侵入络脉，会侵入经脉，会侵入肌肉血脉之间，会侵入阴跷与阳跷。寒邪侵入在何处，何处就会发生疾病。

寒中阴络，留而不去，会向内进入经脉，针刺时当推动其针以散寒气。寒邪侵袭而经气下陷者，当以艾灸治之，以散寒气。

寒入肌肉血脉之间，以致肌肉血脉凝聚坚结，也当用艾灸治疗。若患者不知所苦，男子当灸阳跷的申脉穴，女子当灸阴跷的照海穴。严禁男灸阴跷，女灸阳跷。本篇的原话为："男阴女阳，良工所禁。"

以上十点，即黄帝之针论。本篇黄帝说，掌握了以上这些道理，"针论毕矣。"针灸的理论就完备了。

三、 针刺法则

服，事情之事也。"用针之服，必有法则"相通于"用针之事，必有法则"。

用针之法则在何处？在天时中，在人体中，在发现疾病于萌芽的能力中，在用针的针法中。

（一） 天时

天时者，以天文为坐标划分出的时令时间也。天时，中华先贤是用历法表达的。历法中的天时分四时分五行，太阳历分五行，阴阳合历分四时分八节。太阳回归年的时间长度一分为四是四时，一分为五即是五行，一分为八即是八节。四时春夏秋冬，五行金木水火土，八节是两分两至加四立。前面已有详细论述，此处不赘述。

四时讲四气，五行讲五运，八节讲八风，名称不同，实质一样，都是在讲天文变化与气候变化的。不同的天文会有不同的天气，不同的天气条件决定着万物不同的状态，同时也决定着人体不同的变化，包括产生不同的疾病。所以，养生与医病，必须讲究天时，而且首先要讲究天时。认识了天时，才能真正明白"年之所加"之年，才能真正明白"气之盛衰"之气，才能真正明白"虚实之所起"的外部因素。

天气阴晴的变化，春夏秋冬四时之气的变化，直接影响着人体。讲天时，讲用针法则，首先是将天时常识用于防病，教育人们避开邪气的侵袭，告诫人们防止虚邪之气的伤害。假若遇到反常风雨的侵袭与邪风邪气的伤害，就要及时医治。如果医治不及时，就会使病情加重。上工知天忌，所以知道针治的真正含义。效法古代针刺之哲理，用现实病例加以检验，通过微妙的病情变化，才能认识无穷之疾病。这就是本篇所说的"法于往古，验于来今，观于窈冥，通于无穷"。

粗工忽略天时，上工重视天时，不知天时之微妙变化，本来可以认识的疾病就会变得神秘莫测。

所谓"天忌"，讲的是天时之忌讳。天忌，《素问》解释在了虚风邪气上。《素问·八正神明论》指出，四时有四气，八节有八风；四气与八风，都有正邪之分；邪气邪风，均可称虚，又可称邪；虚邪之气，虚邪之风，即是天忌。天忌加身虚，两虚相逢，就会产生疾病。《素问·八正神明论》："以身之虚，而逢天之虚，两虚相感，其气至骨，入则伤五藏，工候救之，弗能伤也。故曰：天忌不可不知也。"

强调天时的重要性，强调四时的重要性，是《内经》的基本立场。《素问》强调四时的重要性，是从第一篇开始的，四时重要性的专题之论是从《素问》第二篇开始的。

"和于阴阳，调于四时"，这是《素问》第一篇《上古天真论》所强调的养生哲理。

"故阴阳四时者，万物之终始也，死生之本也，逆之则灾害生，从之则苛疾不起，是谓得道。"《素问》第二篇《四时调神大论》将四时阴阳等同于道理。

四时与五行，诸子子子在谈，百家家家皆用，所以然则何？中华文化之基础也。离开了四时与五行，中华文化就失去了根本，中医文化就失去了灵魂。知道这一基点，就知道用针之法必讲天时的原因。

（二）人体

用针法则，其次在人体中。天时中及时之气为正气，不合时的过与不及之气为邪气。邪气会伤人。邪气伤人，有轻重之分。重，恶寒战栗，全身抖动。轻，面色有所变化，身体不会抖动。邪气如果似有似无，既像没有病，又像有病，症状不明显，如此就很难确切地判断病情。

（三）能力

用针法则，第三在发现疾病的能力中。上工发现疾病，发现在疾病萌芽时；下工发现疾病，发现在疾病形成时。上工医治疾病，医治在疾病萌芽时；下工医治疾病，医治在疾病形成时。上工根据脉象的轻微变化发现疾病，而下工只能在脉象有重大变化时才会发现疾病。

（四）取穴

用针之法则，在正确用针中。上工认病，知病之所在，知气之所在，所以上工知如何取穴，知如何用针。知取穴，就是知道取首要之穴，防止病邪内传。针刺之时，上工的水准会体现在这样几个地方：一是灵活运用补泻之法，该补则补，该泻则泻；二是正确掌握徐疾之法，该缓则缓，该速则速；三是正确选取穴位。

（五）补泻

用针之法则，在正确的补泻之法中。泻用圆活，补用方正。

泻用圆活，有以下几种要求：临近病位选穴捻针，使经气畅达流行，快进针而慢出针，引导邪气外出。进针时，针尖迎着经气流行的方向；出针时，摇大针孔使邪气随针疾速散去。

补用方正，有以下几种要求：针刺之工神情要从容、安静、和缓。先安抚皮肤肌肉，令其舒缓；左手按住穴位中心，右手推针进入穴，微微捻转针体，缓慢地推针深入，必须使针体端正，此时此地的针刺之工必须心平气静，坚持不懈，以候气至。患者得气后稍微留针，即可疾速出针，并揉按进针部位的皮肤，掩闭针孔，使真气保存于体内而不外泄。用针之妙，在于扶正祛邪，千万不能忽略与忘记调养神气。

四、　针道传授

黄帝的教导说，针刺之道，不可轻传于人。"得其人乃传，非其人勿言。"这是黄帝引用远古经典《针论》上的论断。

其人何人，如何判断？这是雷公的问题。

黄帝以"能"与"事"为标准，指出了如何判断"其人"的标准；这里出现了本篇题目"官能"一词的详细解释。所谓"官能"，就是"有其能而司其事"。

从原则上看，可传之人就是有能力者，能干事者。有一项能力就干一件事，有这项能力就干这件事。

"官能"者即可传之人。从具体上看，可传之人，有以下几个具体标准：

——眼睛明亮者，使其辨五色；

——耳朵听力灵敏者，使其辨声音；

——思维敏捷，善于言辞者，使其讲习；

——说话缓慢，行动安静，心灵手巧者，使其施行针灸，疏理血气而调达逆顺，观察阴阳盛衰而兼调配方药；

——肢节和缓，筋脉柔顺者，心气平和者，使其作按摩导引来治疗疾病；

——嫉妒别人，言语恶毒，轻视别人者，使其唾痈毒，咒邪病。这类人，可以使担当诅咒邪病的祝由。

——爪苦手毒，做事善损器械者，使其按摩积聚，抑制痹证。这类人，可以担当按摩痹病的按摩师。

总之，让能者各显其能，让恶者变恶为能，然后，使之各显其长，各司其事，他们的好名声方可显扬于外。如果不能有其能而不能任用，事情就不会办好，老师的名声也会被埋没。所以说，遇到可传之人方可以传授，没有才能的人就不要传授，就是这个道理。

此处的黄帝，讲出了一个判断手是否有毒的非常标准——手按乌龟。

捉一只乌龟，让人用手按龟壳，然后将乌龟放在一个器具里，如果五十天后乌龟死去，表明此人手毒。如果五十天后乌龟生存如常，表明此人手不毒。——手按龟壳，就会使乌龟死去的手毒之人，仅在本篇出现过一次，笔者对此有异议。异议的依据为何？依据是《内经》讲天文讲地理讲四时八节，这些全部为自然而然的自然哲理。不讲迷信，不讲玄虚，是《内经》的基本特色，不知为什么本篇会出现如此"神秘而玄虚"的"手毒之人"。

五、"三知为上"：笔者对针刺之道的归纳

跟随黄帝学针刺，从《灵枢》第一篇学到现在，对于如何掌握好针刺，笔者的体会是：

针刺之道，"三知"为上。"三知"者，一知邪气，二知病气，三知针法也。预知邪气，先知九宫八风；欲知病气，先知脏腑经络；欲知病气，先知徐疾补泻。

论疾诊尺第七十四

原　文

黄帝问于岐伯曰：余欲无视色持脉，独调其尺[1]，以言其病，从外知内，为之奈何？岐伯曰：审其尺之缓急、小大、滑涩，肉之坚脆，而病形定矣。

视人之目窠上微痈，如新卧起状，其颈脉动，时咳，按其手足上，窅而不起者，风水肤胀也。

尺肤滑，其淖泽者，风也。尺肉弱者，解㑊[2]，安卧脱肉者，寒热不治；尺肤滑而泽脂者，风也。尺肤涩者，风痹也。尺肤粗如枯鱼之鳞者，水泆饮也。尺肤热甚，脉盛躁者，病温也，其脉盛而滑者，病且出也。尺肤寒，其脉小者，泄、少气。尺肤炬然[3]，先热后寒者，寒热也。尺肤先寒，久持之而热者，亦寒热也。

肘所独热者，腰以上热；手所独热者，腰以下热。[4]肘前独热者，膺前热；肘后独热者，肩背热；[5]臂中独热者，腰腹热；[6]肘后粗以下三四寸热者，肠中有虫；掌中热者，腹中热；掌中寒者，腹中寒；鱼上白肉有青血脉[7]者，胃中有寒；尺炬然热，人迎大者，当夺血；尺坚大，脉小甚，少气，悗有加，立死。

目赤色者病在心，白在肺，青在肝，黄在脾，黑在肾。黄色不可名者，病在胸中。

诊目痛，赤脉从上下者，太阳病；从下上者，阳明病；从外走内者，少阳病。

诊寒热，赤脉上下至瞳子，见一脉一岁死；见一脉半一岁半死；见二脉二岁死；见二脉半二岁半死；见三脉三岁死。

诊龋齿痛，按其阳之来，有过者独热，在左左热，在右右热，在上上热，在下下热。

诊血脉者，多赤多热，多青多痛，多黑为久痹，多赤、多黑、多青皆见者，寒热身痛。而色微黄，齿垢黄，爪甲上黄，黄疸也。安卧，小便黄赤，脉小而涩者，不嗜食。

人病，其寸口之脉，与人迎之脉小大等，及其浮沉等者，病难已也。女子手少阴脉动甚者，妊子。婴儿病，其头毛皆逆上者，必死。耳间青脉起者，掣痛。大便赤瓣[8]，飧泄，脉小者，手足寒，难已；飧泄，脉小，手足温，泄易已。

四时之变，寒暑之胜，重阴必阳，重阳必阴，故阴主寒，阳主热，故寒甚则热，热甚则寒，故曰：寒生热，热生寒，此阴阳之变也。故曰：冬伤于寒，春生瘅热；春伤于风，夏生后泄肠澼；夏伤于暑，秋生痎疟；秋伤于湿，冬生咳嗽。是谓四时之序也。

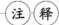

注　释

1. 独调其尺　独，单独也，单纯也。调，诊查也，观察也。独调其尺，即单纯以尺肤为坐标来判断内在的疾病。

2. 解㑊（yì）　指身体困倦，四肢懈怠无力。

3. 炬然　高热灼手。《甲乙经》作"烧炙人手"。

4. 肘所独热者，腰以上热；手所独热者，腰以下热　张景岳："肘，臂膊之节也。一曰曲池以上为肘。肘在上，手在下，故肘应腰上，手应腰下也。"

5. 肘前独热者，膺前热；肘后独热者，肩背热　张景岳："肘前，内廉也，手三阴之所行，故应于膺前；肘后，外廉也，手太阳之所行，故应于肩背。"

6. 臂中独热者，腰腹热　张景岳："肘后以下三四寸，谓三里以下，内关以上之所。此阴分也，阴分有热，故应肠中有虫。"

7. 青血脉　青，其色与寒气相关。《灵枢·经脉》："胃中寒，手鱼之络多青矣。"张景岳："鱼上脉青，胃之寒也。"

8. 大便赤瓣　赤，《脉经》《甲乙经》均作青。丹波元简："赤，作青为是。盖小儿有便青乳瓣完出者，即青瓣也。此虚寒之候，故手足寒难已。"瓣，大便形如瓣状，寒因之泄泻也。

⸻ 题 解 ⸻

论，分析说明事理也。《文心雕龙·论说》对"论"的解释是："讲经述理。"论，就是讲述道理的，就是讲述经典之理的。"论疾诊尺"之论，意为辨别、判断。《灵枢·小针解》："知其邪正者，知论虚邪与正邪之风也。"这一论断中的"知论"之论，意义就是辨别与判断。

论疾，判断疾病也。如何判断疾病？诊尺！尺有尺脉与尺肤之分；本篇所论诊尺之尺为尺肤。判断疾病，可以以尺肤的各种异常为参照坐标。

从《素问》到《灵枢》，一直以尺论病，所以有必要将对"何谓尺"以及"尺之作用与功能"加以梳理。

何谓尺？尺在何处？手臂寸口至尺泽之间的十寸长度为尺。《说文解字》："尺，十寸也。人手却（后）十分动脉为寸口，十寸为尺。"

尺，位置在寸口与尺泽之间。那么寸口在哪里？尺泽又在哪里？寸口在手腕处。《说文解字》："寸，十分也，手腕桡动脉处。"《难经·一难》："寸口者，脉之大会，手太阴之脉动也。"尺泽，肺经上的重要穴位，位于肘横纹肱二头肌腱桡侧缘，肘微屈即可取穴。

尺在人体中的功能为何？《灵枢·脉度》："尺，此气之大经隧也。"

尺在疾病判断中有何作用？尺是诊断疾病的参照坐标。《素问·阴阳应象大论》："善诊者，察色按脉，先别阴阳。审清浊而知部分；视喘息，听音声，而知所苦；观权衡规矩，而知病所主；按尺寸，观浮沉滑涩而知病所生。以治无过，以诊则不失矣。"在这一论断中，尺寸与色脉、权衡规矩（春夏秋冬）、清浊、声音相并列，可以判断百病。《素问·平人气象论》："尺热曰病温，尺不热脉滑曰病风，脉涩曰痹。"尺之异常，也是判断具体疾病的具体标准。

在《灵枢》中，尺部的异常与否，既是判断百病的标准，也是判断具体疾病的标准。《灵枢·邪客》："持其尺，察其肉之坚脆、大小、滑涩、寒温、燥湿。因视目之五色，以知五藏而决死生。"本篇："审其尺之缓急、小大、滑涩，肉之坚脆，而病形定矣。"

尺与肤，一体变化，一体而论。尺如何，肤如何，如擂鼓之时鼓槌下落与鼓声扬起的关系。《灵枢·邪气藏府病形》："夫色脉与尺之相应也，如桴鼓影响之相应也。"又："脉急者，尺之皮肤亦急；脉缓者，尺之皮肤亦缓；脉小者，尺之皮肤亦减而少气；脉大者，尺之皮肤亦贲而起；脉滑者，尺之皮肤亦滑；脉涩者，尺之皮肤亦涩。"

尺，本身是判断疾病的参照坐标。尺部一旦出现寒热与颜色异常，疾病就已经产生。尺与肤变化有一致性，诊尺察肤可以判断疾病。了解了以上常识，再看本篇之论述，就会有轻松愉快之感。

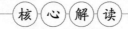

核心解读

以外知内，司外揣内，这是中医所独有的妙法。

以外知内，司外揣内，这是大原则。

以尺部皮肤异常论疾病，即文中的"独调其尺"，这是妙法之一。

以眼睛颜色异常论疾病，这是妙法之二。

以牙齿异常论疾病，这是妙法之三。

掌握了这三大妙法，就抓住了本篇的核心。

一、"独调其尺" 能否判断疾病

尺，有尺脉与尺肤之分：尺脉，指寸口部位、关脉一寸的动脉。尺肤，指手臂内侧从肘到腕的皮肤。本篇所论"独调其尺"之尺，为尺肤之尺。

本篇黄帝向岐伯请教的新问题是：舍去察颜、观色、脉诊三项诊病方法，"独调其尺"即单纯以尺肤为坐标，能否判断疾病？如果可以"从外知内"即从患者外在表现推断内部病变，应当如何进行？

岐伯从整体与具体两个方面回答了这一问题。从整体上论，尺肤部位肌肉的缓急、小大、滑涩，肉之坚脆等现象，都是判断疾病的参照坐标。

从具体上论，尺肤异常可以判断多种疾病。以下十多种疾病，除少部分疾病之外，绝大部分是以"独调其尺"判断的。

第一种患者。病之特征是眼下微肿，如同卧蚕之状，又如睡后刚刚起床之状，颈部人迎脉搏动明显，时时咳嗽，按压手足凹陷后不能很快恢复，即可判断为风水肤胀之病。

第二种患者。病之特征是尺肤肌肉润滑如脂，且光泽鲜亮者，为风病。

第三种患者。病之特征是尺肤肌肉瘦弱松弛的，多为肢体困倦的"解㑊（yì）"病。《素问·平人气象论》："尺脉缓涩，谓之解㑊。"《素问·刺疟》："足少阳之疟，令人身体解㑊。"解㑊者，身体困倦，懈怠无力也。

患者喜睡卧，肌肉消瘦，其病为寒热往来且不易医治之病。阳虚怕寒，阴虚生热。寒热往来之病，阴阳皆虚，气血皆虚，所以为难治之病。

第四种患者。病之特征是肌肉润滑如油脂，为风病。

第五种患者。病之特征是肌肉枯涩，为风痹。

第六种患者。病之特征是肌肉粗糙，如枯鱼之鳞，是水饮不化的溢饮病。

第七种患者。病之特征是尺肤肌肉灼热，脉象盛大躁动，多为温病；如果脉象盛大滑利但不躁动，预示着病邪将被祛除。

第八种患者。病之特征是尺肤肌肉寒冷且脉小，为泄泻病与气虚病。

第九种患者。病之特征是尺肤寒热交替，先热后寒者，或先寒后热者，均为寒热病。

第十种患者。病之特征是肘臂部皮肤可以判断腰肩部疾病。情况分以下四种：①肘独热，腰以上必然发热；②手腕部发热，腰以下也会发热；③肘前、肘后独热，肩背部会发热，臂部中间会发热，腰腹部也会发热；④肘后缘以下三四寸的部位发热，患者肠中有虫。

第十一种患者。病之特征是掌中发热，患者腹中也有热；掌中寒凉，则患者腹中也有寒。

第十二种患者。病之特征是手鱼际白肉上出现青色络脉，表明胃中有寒。鱼际，在手腕之前，掌指关节之间，形状犹如鱼腹，故称鱼际。

第十三种患者。病之特征是尺肤肌肉高热，人迎脉又盛大，符合这两个特征的为失血病。

第十四种患者。病之特征是尺肤肌肉坚硬而大，脉又非常之小，多属气虚，若再出现烦闷，患者会立刻死亡。

综上，可以清楚地知道，本篇所讲的"独调其尺"之尺，指的是尺肤，即手臂内侧从肘到腕的皮肤。

二、目诊

目诊，诊的是眼睛异常。眼睛异常分两种情况：一是颜色异常，二是出现色络。

（一）目中五色与五脏之病

红黄青白黑，眼睛中出现一种异常颜色预示着五脏之中所发生的一种疾病：出现红色，病在心；出现白色，病在肺；出现青色，病在肝；出现黄色，病在脾；出现黑色，病在肾。如果出现黄色而且兼见其他各色，辨认不清的，多为病在胸中。

（二）眼中色络判断疾病

眼中色络判断疾病，有以下三种情况：

眼中从上向下出现红色络脉，属太阳经的病。

眼中从下向上出现红色络脉，属阳明经的病。

眼肿且从外向内出现红色络脉，属少阳经的病。

（三）目痛、眼肿断经脉之病

目痛，又见眼中有红色络脉从上向下的，属太阳经的病。目痛，又见眼中有赤色络脉从下向上的，属阳明经的病。眼肿，又有赤色络脉从外向内的，属少阳经的病。

（四）色络判断死亡之期

寒热之病，眼中会出现从上向下贯穿瞳孔的红色络脉，利用红色络脉的数量可以判断死亡之期。具体判断标准如下：

见一条红色络脉，患者在一年内死亡。

见一条半络脉，患者在一年半内死亡。

见两条络脉，患者在两年内死亡。

见两条半络脉，患者在两年半内死亡。

见三条络脉，患者在三年内死亡。

三、齿诊：牙齿异常与疾病判断

牙齿与阳明经相关。上齿，相关于手阳明大肠经；下齿，相关于足阳明胃经。龋齿疼痛，应按压阳明经脉。有病变的部位必有对应发热的部位：病在左则左侧发热，病在右则右侧发热，病在上则上部发热，病在下则下部发热。

四、 色脉与疾病

络脉颜色发生变化，预示着疾病的产生。一种颜色预示着一种疾病：皮肤上多红色络脉，为热证；多青色络脉，为痛证；多黑色络脉，为痹病且病期已久；如果红、黑、青三种络脉兼而有之，多为身体疼痛、寒热之病。

如果见面色微黄，牙齿垢黄，指甲上也黄，多为黄疸病。患者喜卧，小便黄赤，脉搏小而涩的，多不嗜饮食。

有病之人，如果寸口脉与人迎脉大小相等，浮沉也相等，为难治的疾病。

五、 怀孕的脉象与婴儿死亡之征兆

女子手少阴脉搏动快过平常，为怀孕。

婴儿病，如果见其头发竖起向上，一定死亡。

若见耳部青脉胀起，多为抽搐疼痛。

大便出现青绿色乳瓣，泄下有完谷不化，脉小，手足寒冷，病难治愈；如果泄下完谷不化，脉小，手脚温暖，泄泻就容易治好。

六、 寒暑、 四时与疾病的产生

一年分两截即是寒暑。寒暑论阴阳，寒阴而暑阳。寒暑更替即阴阳更替，阴阳更替即寒暑变化。阳极生阴，阴极生阳；如此变化，即寒暑变化。以寒热而论，即寒极生热，热极生寒。寒暑之变，寒热之变，均可以归结为阴阳之变。一年之内的寒热，有正常与非常之分。正常之寒热，有利于人体；非常之寒热，有害于人体。疾病的产生，与非常之寒热息息相关。

一年分四时即春夏秋冬。春夏秋冬，一时有一时之气，四时有四时之气。四时之气同样有正常与非常之分。非常即是邪。四时之邪会引起四时之病。冬天感受了寒邪，第二年春天就发生温热；春天感受了风邪，到了夏天就发生泄泻、痢疾；夏天感受了暑邪，到秋天就发生疟疾；秋天感受了湿邪，到了冬天就会咳嗽。四时时序不同，邪气也不同。邪气不同，发生的疾病也不同。

刺
节
真
邪
第
七
十
五

———————————————— 原 文 ————————————————

　　黄帝问于岐伯曰：余闻刺有五节，奈何？岐伯曰：固有五节：一曰振埃[1]，二曰发蒙[2]，三曰去爪[3]，四曰彻衣[4]，五曰解惑[5]。黄帝曰：夫子言五节，余未知其意。岐伯曰：振埃者，刺外经，去阳病也；发蒙者，刺府输，去府病也；去爪者，刺关节肢络也；彻衣者，尽刺诸阳之奇输也；解惑者，尽知调阴阳，补泻有余不足，相倾移也。

　　黄帝曰：刺节言振埃，夫子乃言刺外经，去阳病，余不知其所谓也。愿卒闻之。岐伯曰：振埃者，阳气大逆，上满于胸中，愤瞋肩息，大气逆上，喘喝坐伏，病恶埃烟，饲不得息[6]，请言振埃，尚疾于振埃。黄帝曰：善。取之何如？岐伯曰：取之天容。黄帝曰：其咳上气穷诎胸痛者，取之奈何？岐伯曰：取之廉泉。黄帝曰：取之有数乎？岐伯曰：取天容者，无过一里，取廉泉者，血变而止。帝曰：善哉。

　　黄帝曰：刺节言发蒙，余不得其意。夫发蒙者，耳无所闻，目无所见。夫子乃言刺府输，去府病，何输使然？愿闻其故。岐伯曰：妙乎哉问也！此刺之大约，针之极也，神明之类也，口说书卷，犹不能及也，请言发蒙耳，尚疾于发蒙也。黄帝曰：善。愿卒闻之。岐伯曰：刺此者，必于日中，刺其听宫，中其眸子，声闻于耳，此其输也。黄帝曰：善。何谓声闻于耳？岐伯曰：刺邪以手坚按其两鼻窍而疾偃，其声必应于针也。黄帝曰：善。此所谓弗见为之，而无目视，见而取之，神明相得者也。

　　黄帝曰：刺节言去爪，夫子乃言刺关节肢络，愿卒闻之。岐伯曰：腰脊者，身之大关节也。肢胫者，人之管以趋翔也。茎垂者，身中之机，阴精之喉，津液之道也。故饮食不节，喜怒不时，津液内溢，乃下留于睾，血道不通，日大不休，俯仰不便，趋翔不能，此病荥然有水，不上不下，铍石所取，形不可匿，常不得蔽，故命曰去爪。帝曰：善。

黄帝曰：《刺节》言彻衣，夫子乃言尽刺诸阳之奇输，未有常处也，愿卒闻之。岐伯曰：是阳气有余而阴气不足，阴气不足则内热，阳气有余则外热，内热相搏，热于怀炭，外畏绵帛近，不可近身，又不可近席，腠理闭塞，则汗不出，舌焦唇槁腊干嗌燥，饮食不让美恶。黄帝曰：善。取之奈何？岐伯曰：取之于其天府、大杼三痏，又刺中膂，以去其热，补足手太阴以去其汗，热去汗稀，疾于彻衣。黄帝曰：善。

黄帝曰：刺节言解惑，夫子乃言尽知调阴阳，补泻有余不足，相倾移也，惑何以解之？岐伯曰：大风在身，血脉偏虚，虚者不足，实者有余，轻重不得，倾侧宛伏，不知东西，不知南北，乍上乍下，乍反乍复，颠倒无常，甚于迷惑。黄帝曰：善。取之奈何？岐伯曰：泻其有余，补其不足，阴阳平复。用针若此，疾于解惑。黄帝曰：善。请藏之灵兰之室，不敢妄出也。

黄帝曰：余闻刺有五邪，何谓五邪？岐伯曰：病有持痈者，有容大者，有狭小者，有热者，有寒者，是谓五邪。黄帝曰：刺五邪奈何？岐伯曰：凡刺五邪之方，不过五章，瘅热消灭，肿聚散亡，寒痹益温，小者益阳，大者必去，请道其方。

凡刺痈邪，无迎陇，易俗移性[7]，不得脓，脆道更行[8]，去其乡，不安处所，乃散亡。诸阴阳过痈者，取之其输泻之。

凡刺大邪，日以小泄，夺其有余，乃益虚。剽其通[9]，针其邪，肌肉亲[10]；视之毋有反其真，刺诸阳分肉间[11]。

凡刺小邪，日以大，补其不足，乃无害，视其所在迎之界[12]，远近尽至，其不得外侵而行之，乃自费[13]，刺分肉间。

凡刺热邪，越而苍[14]，出游不归[15]，乃无病，为开通辟门户，使邪得出，病乃已。凡刺寒邪，日以温，徐往徐来致其神，门户已闭，气不分，虚实得调，其气存也。

黄帝曰：官针奈何？岐伯曰：刺痈者用铍针，刺大者用锋针，刺小者用员利针，刺热者用镵针，刺寒者用毫针也。

　　请言解论。与天地相应，与四时相副，人参天地，故可为解。下有渐洳[16]，上生苇蒲，此所以知形气之多少也。阴阳者，寒暑也，热则滋雨而在上，根荄少汁。人气在外，皮肤缓，腠理开，血气减，汗大泄，皮淖泽。寒则地冻水冰，人气在中，皮肤致，腠理闭，汗不出，血气强，肉坚涩。当是之时，善行水者，不能往冰；善穿地者，不能凿冻；善用针者，亦不能取四厥；血脉凝结，坚搏不往来者，亦未可即柔。故行水者，必待天温冰释冻解，而水可行，地可穿也。人脉犹是也，治厥者，必先熨调和其经，掌与腋、肘与脚、项与脊以调之，火气已通，血脉乃行，然后视其病，脉淖泽者，刺而平之，坚紧者，破而散之，气下乃止，此所谓以解结者也。

　　用针之类，在于调气，气积于胃，以通营卫，各行其道。宗气留于海，其下者注于气街，其上者走于息道。故厥在于足，宗气不下，脉中之血，凝而留止，弗之火调，弗能取之。用针者，必先察其经络之实虚，切而循之，按而弹之，视其应动者，乃后取之而下之。六经调者，谓之不病，虽病，谓之自己也。一经上实下虚而不通者，此必有横络盛加于大经，令之不通，视而泻之，此所谓解结也。

　　上寒下热，先刺其项太阳，久留之，已刺则熨项与肩胛，令热下合乃止，此所谓推而上之者也。上热下寒，视其虚脉而陷之于经络者取之，气下乃止，此所谓引而下之者也。

　　大热遍身，狂而妄见、妄闻、妄言，视足阳明及大络取之，虚者补之，血而实者泻之，因其偃卧，居其头前，以两手四指挟按颈动脉，久持之，卷而切推，下至缺盆中，而复止如前，热去乃止，此所谓推而散之者也。

　　黄帝曰：有一脉生数十病者，或痛，或痈，或热，或寒，或痒，或痹，或不仁，变化无穷，其故何也？岐伯曰：此皆邪气之所生也。黄帝曰：余闻气者，有真气，有正气，有邪气。何谓真气？岐伯曰：真气者，所受于天，与谷气并而充身也。正气者，正风也[17]，从一方来，非实风，又非虚风也。邪气者，虚风之贼伤人也，其中人也深，不能自去。正风者，其中人也浅，合而自去，其气来柔弱，不能胜真气，故自去。

　　虚邪之中人也，洒淅动形，起毫毛而发腠理。其入深，内搏于骨，则为骨痹；搏于筋，则为筋挛；搏于脉中，则为血闭不通，则为痈；搏于肉，与卫气相搏，阳胜者则为热，阴胜者则为寒，寒则真气去，去则虚，虚则寒；搏于皮肤之间，其气外发，腠理开，毫毛摇，气往来行，则为痒；留而不去，则痹；卫气不行，则为不仁。

虚邪偏客于身半，其入深，内居荣卫，荣卫稍衰，则真气去，邪气独留，发为偏枯。其邪气浅者，脉偏痛。

虚邪之入于身也深，寒与热相搏，久留而内著，寒胜其热，则骨疼肉枯，热胜其寒，则烂肉腐肌为脓，内伤骨，内伤骨为骨蚀[18]。有所疾前筋，筋屈不得伸，邪气居其间而不反，发为筋瘤。有所结，气归之，卫气留之，不得反，津液久留，合而为肠瘤，久者数岁乃成，以手按之柔。已有所结，气归之，津液留之，邪气中之，凝结日以易甚，连以聚居为昔瘤[19]，以手按之坚。有所结，深中骨，气因于骨，骨与气并，日以益大，则为骨疽。有所结，中于肉，宗气归之，邪留而不去，有热则化而为脓，无热则为肉疽。凡此数气者，其发无常处，而有常名也。

注　释

1. 振埃　五节刺之第一刺。振埃之法，针刺外经，针对的是阳病。取穴天突、廉泉两穴。针刺深度是有一定之规的：取天突穴，针刺不能超过一寸；取廉泉穴，血络通即停针。振埃，像振落尘埃一样快。

2. 发蒙　五节刺之第二刺。发蒙之法，针刺六腑之腧穴，针对的是腑病。取听宫穴，针刺一定要在中午时进行，针刺感应达到瞳孔，针刺之声音传入耳中，即可停针。针刺时，要有两个动作的配合：紧紧按住两鼻孔与紧紧闭住口唇。有这两个动作的配合，腹部鼓气才能上达于耳。发蒙，针刺之法中的高超技术，之所以称为发蒙，是指这种刺法的效果比启发童蒙还要快。

3. 去爪　五节刺之第三刺。去爪之法，针刺的是关节肢络，针对的是阴囊肿大、津液不通。关节肢络中最关键的几个部位是腰脊、肢胫、阴茎、睾丸，这是去爪之法的针刺对象。医治阴囊肿大、前俯后仰、行走困难之病，只能用去爪之法。用铍针放水祛病，病愈的速度如同剪去指甲一样快，所以将这种针法命名为去爪。

4. 彻衣　五节刺之第四刺。彻衣之法，刺六腑之别络，医治的是阳气有余的热病。如此热病，患者的特征是：患者热得就像怀抱炭火一样，一怕衣棉接近，二怕别人靠近，三因怕热而不敢坐席。病症特征是：汗不得出；口干舌焦；口唇枯槁；肌肉枯瘦；咽喉干燥。针刺时取天府、大杼两穴，各针刺三次，再刺中膂腧以泻热邪，然后再补手足太阴经。其疗效之快犹如脱掉衣服一样，所以将这种针法命名为彻衣。

5. 解惑 五节刺之第五刺。解惑之法，补不足、泻有余，目标是阴阳平衡，医治的疾病是半身瘫痪。半身瘫痪后，血气偏虚于身体一侧，如此左右轻重不相合，甚至神志昏糊，用解惑之法泻有余之邪气，补不足之正气，使阴阳迅速达到平衡。疗效比解除迷惑还要迅速，所以将这种针法命名为解惑。

6. 饐（yè）不得息 饐，噎之古字，气结不通也。饐不得息，形容气道阻塞，呼吸不畅。

7. 易俗移性 易，变易也；俗，约定俗成的一定之规也。《礼记·乐记》："故乐行而伦清，耳目聪明，血气和平，移风易俗，天下皆宁。"《礼记》谈移风易俗，谈的是民风民俗。本篇谈易俗移性，谈的是医病方法。民风民俗可以损益（增减），医病方法同样可以增减。道，是永恒之道。术，是日新变化之术。信守永恒之道与创造日日常新之术，这是中医文化的两个基本点。

8. 脆道更行 脆，应据《黄帝内经太素》作"诡"。诡道更行，采用不同的方法也。

9. 剽其通 剽，砭刺，砭石之刺也。《说文解字》："剽，砭刺也。"段注："砭者，以石刺病也；刺者，直伤也。"剽其通，用砭石之刺使气血流通。张景岳："剽，砭刺也。"

10. 肌肉亲 亲，附也。肌肉之间亲附无间。邪气侵入，肌肉分裂，疼痛产生。邪气祛除，疼痛消除，肌肉亲和。

11. 刺诸阳分肉间 大邪侵入，多在三阳，故针刺刺三阳经之分肉间。

12. 界 界为方位。《楞严经》："世为流迁，汝今当知：东西南北、东南西南、东北西北为界。"杨上善："界，畔际也。"

13. 费 损耗。杨上善："费，损也。"

14. 越而苍 越，散解也。苍，沧凉。越而苍，针刺热邪，把邪气发散于外，使身体由热转为寒凉。

15. 出游不归 病邪被祛除，不再回归作祟。本篇指热退之后，身体不再发热。张景岳："出游，行散也。归，还也。凡刺邪热者，贵于速散，散而不复，乃无病矣。"

16. 渐洳　渐，湿也；洳（rù），下湿之地。渐洳，水湿之地或低湿地带也。

17. 正气者，正风也　本篇正气即正风，正风即正气。正风，四时适时之风也，如春之东风、夏之南风、秋之西风、冬之北风。

18. 骨蚀　病名。脓毒内陷，骨被侵蚀之病。张景岳："其最深者，内伤于骨，是为骨蚀，谓侵蚀及骨也。"

19. 昔瘤　又称宿瘤，慢性肿瘤。张景岳："昔瘤者，非一朝一夕之谓。"

刺者，针刺也。

节者，度也，法也。《易经·节·象传》："天地节而四时成，节以制度，不伤财，不害民。"《易经·节·象传》："泽上有水，节；君子以制数度，议德行。"《礼记·曲礼》："礼不踰节。"《素问·上古天真论》："食饮有节。"又："……起居无节，故半百而衰也。"这里的"节"字，都具有法度之义。

刺节者，针刺之法也。本篇指出，针刺之法分五节，即五种针刺之法。针刺五节，为本篇讨论的问题之一。

真，真气也。邪，邪气也。真气有所起，邪气有所生。真气是养人之气，邪气是伤人之气，是致病之气。真气胜邪，人体安康。邪气胜真，疾病产生。真邪之间的相互关系与疾病的产生，是本篇讨论的另一个问题。

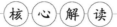

刺法有五节，一节有一节之用，五节有五节之用。五节之用，内容一也。

一节取一定之穴，一节医一定之病，刺法五节取几多穴，刺法五节医多种病？内容二也。

气有正邪，正气从何而来，邪气从何而来？正不胜邪，如何补？邪胜于正，如何泻？一种邪一种病，五种邪几种病？邪气致病，发病规律如何？内容三也。

认识了此三大内容，即掌握了本篇内容之核心。

一、 五节： 五种针刺之法

本篇黄帝与岐伯又讨论了一个新问题：针刺五节。之所以称之为新问题，是因为之前根本没有出现过。

五节者，五种针刺之法也——一曰振埃，二曰发蒙，三曰去爪，四曰彻衣，五曰解惑也。

一节针对一病，五节针对五病。具体的针对对象如下：振埃之法，针刺外经，医治阳病；发蒙之法，针刺六腑腧穴，医治腑之疾病；去爪之法，针刺关节肢络；彻衣之法，针刺的是血脉，遍刺六腑别络；解惑之法，要认识阴阳变化。据此补不足，泻有余，调和阴阳，使之达到平衡状态。

现将五节刺法详介如下：

（一）振埃针法

振埃者，振落尘埃也。尘埃，随振动而起，随振动落地。振动与尘埃之动，如影随形。振埃之名，形容的是效果之迅速。振埃之效果，立竿见影。

振埃，针对的是外经，医治的是阳病。

岐伯对振埃之法的解释是：振埃这种针刺之法，医治的是阳气上逆之病。阳气上逆，其症状有三：一是气充于胸，胸中胀满，呼吸抬肩；二是胸中之气上逆，喘息有声，喘息坐伏，不能平卧；三是患者厌恶烟熏尘埃，咽部阻塞，呼吸不畅。振埃之法，见效极快，就像一有振动，尘埃即下落一样快。

尘埃之法，首取天突穴。

假若患者咳嗽气逆，气机不畅，语言不利，胸中疼痛，应取廉泉穴。

针刺的深度为何？取天突穴，针刺不能超过一寸；取廉泉穴，血络通了就当停针。

小结：振埃，取振衣去尘之义。此刺法的两大特征是：刺外经；浅刺肌表。振埃之法，医治的是阳分病。

（二）发蒙针法

发蒙，开发蒙聩，启发蒙昧也。发蒙之针法，针刺腑腧，以去腑病。岐伯评价说，发蒙之针法，是针法中最为高超的技术。口中说的，书上所记载的，都不能完全表达清楚，必须靠医生心领神会。之所以称为发蒙，形容的是这种针法的效果比开发童蒙还要快。

发蒙之针法，是医治耳朵听不见声音，眼睛看不清东西之疾病的。"夫发蒙者，耳无所闻，目无所见。"耳朵听不见，眼睛看不见，这种病为蒙症。发蒙之针法，目的就是让耳有所闻，目有所见。

岐伯解释发蒙，解释出了特定的时间性。岐伯说，发蒙之针刺，一定要在中午进行。针刺患者的听宫穴，使针刺感应达到瞳孔，使针刺的声音传入耳中。如此作用，就是腑腧穴的作用。

利用发蒙之针法时，两个配合的动作：一是用手紧紧按住两鼻孔；二是紧紧闭住口唇。这样可以使腹部鼓气上达于耳，针刺时耳中就能听到声音。

发蒙之针法，黄帝给予了高度的评价："此所谓弗见为之，而无目视，见而取之，神明相得者也。"目不见病，而知病之所在；仅仅依靠发蒙之针法，就可以收到良好的效果，的确是"神明相得"之刺。

小结：发蒙，取开发蒙聩之义。此刺法的特征是：刺腑腧。医治的是阳腑病。

（三）去爪针法

去爪者，去掉多余的指甲也。去爪之针法，针刺的是关节肢络。

岐伯解释去爪之针法，先解释了人体下部器官功能失常与情绪的关系。

腰脊、肢胫、阴茎、睾丸，是人体下部最为关键的器官。一器一能，岐伯对这些关键器官作出了如是解释：腰脊是人体中最大的关节；肢胫是人体行走、运动的枢纽；阴茎、睾丸为人身之机。机者，机枢之关键也。茎垂，为人身机枢之关键。精液由此而泄，尿液由此而出，是阴精、津液的通道。

人的情绪正常，人体器官的功能也正常。一旦人的情绪失常，人体器官的功能也会随之失常。如果饮食没有节制，喜怒无常，津液运行就会失常，水液下流于睾丸，水液运行的道路就会不通，于是阴囊就会日渐肿大，使人前俯后仰以及行走都不方便，这种病的病因就在于水液内停，津液运行上下不通。

医治水液内停之病，应该用铍针放水消肿。如阴囊肿大，大到衣服都不能遮蔽时，为病态之大。此时应该医治，应该除去。犹如指甲长了，应该剪去一样。所以本篇称阴囊肿大的医治方法为去爪。

小结：去爪，犹如剪去指甲。此刺法的特征是：刺关节肢络。医治的是血脉不通。

（四）彻衣针法

彻衣，脱衣也。彻衣之针法，针对的是阳盛阴虚之病。彻衣之针法医治发热，犹脱衣一样方便迅速，故名彻衣。

彻衣之针法，针刺的是诸阳经奇穴，针对的是发热之病。

岐伯的解释是：这种针法，用来医治阳气有余而阴气不足。阴不足则内热，阳有余则外热。内外热相互搏结，患者热得就像怀抱炭火一样；外怕衣棉等接近，更怕别人靠近，甚至连坐席也因怕热而不敢接近。由于肌肤腠理闭塞，汗不得出，口干舌焦，口唇枯槁，肌肉枯瘦，咽喉干燥，一心想喝水，并不计较饭食的好坏。

彻衣之针刺，首先取天府、大杼穴两穴各针刺三次，再刺中膂腧以泻热邪，然后再补手足太阴经，以促使出汗，待热去汗少时，疾病就要痊愈了。疗效之快，就像脱掉衣服一样。

小结：彻衣，犹如脱去衣服。此刺法的特征是：刺六腑别络。医治的是热病。

（五）解惑针法

解惑者，解除迷惑也。其关键在于经过调整，使阴阳平衡。解惑之针法，针对的是中风后半身瘫痪之病。补不足、泻有余，最终使阴阳平衡，是这种针法的目标。

解惑针法针对的疾病，岐伯的解释是：大风在身，会出现半身瘫痪，血气偏虚于身体一侧，虚是正气不足，实是邪气有余，身体左右轻重不合，不能自由倾斜反侧，也不能宛转俯伏，甚至于神志不清，不知东南西北。症状表现为忽上忽下，反复颠倒无常，比一般神志昏糊的疾病还严重。

解惑之针法所追求的目的，岐伯的解释是：泻其邪气有余，补其正气不足，恢复其阴阳平衡协调。如此针法，其疗效比解除迷惑还要迅速。

小结：解惑，犹解除迷惑。此刺法的特征有二：知阴阳变化；补不足，泻有余。平衡的是虚实。

刺五节之针法，黄帝非常重视，当面告诉岐伯，说是要保存于灵兰之室，决不轻易外泄。

二、刺五邪之论

五邪者，五种疾病也。

何谓五邪？痈邪、大邪、小邪、寒邪、热邪者，这就称为五邪。

何谓刺五邪？刺五邪，即针刺五邪的五种方法。刺五邪的原则是：①对于痈热病，当灭其痈热；②肿聚不散的疾病，当散其肿聚；③寒痹病，当补阳以温通寒痹；④对体虚邪弱者，当补益而使其身体强壮；⑤邪气过盛，治当祛除邪气。

关于刺五邪的详细方法，岐伯的解释是：凡针刺痈邪，关键是排脓消肿。针刺时，不要迎着痈邪的锐势即病情旺盛时在痈处妄行针刺或排脓。要有耐心，要像改变一个地方的风俗、改变一个人的性情一样耐心，这样会在未化脓时就将病治愈。如果已经化脓的，就应当采用不同方法医治，根据脓之所在，刺之使脓排出，脓液排出，邪气自然就消退了。无论是阴经还是阳经气滞所形成的痈肿，都应该循本经取穴进行针刺以泻其邪气。

凡针刺大邪，关键是用泻法去邪。文中说"凡刺大邪，日以小泄，夺其有余，乃益虚"。"日以小泄"之小，并非大小之小，而是逐渐之渐。即天天针刺渐渐泻去邪气。泻去有余之邪气，使邪气逐渐减少。再用砭石打开气血运行的通道，用针刺以除去邪气，于是肌肉自然亲附致密，邪气去则真气的功能恢复正常。大邪多在三阳，所以针刺时应该取三阳经分肉间的穴位。分肉，即肉之分理。分肉，即腠理。——去邪，可以益虚。

凡针刺小邪，关键是用补法去邪。文中说："凡刺小邪，日以大，补其不足，乃无害。""日以大"之大，亦非大小之大，而是逐渐之渐，即天天以补气之法渐渐去掉邪气。针刺使真气逐渐壮大，邪气才不至于产生危害。针刺时，先审邪气之所在，迎经气运行的方向针刺，以泻去邪气。如果病位远近的真气都得以恢复，外部的邪气就不会继续侵袭人体，内部的邪气也会自然消散。针刺小邪方法，当取分肉之间的穴位。——补气，同样可以益虚。

刺热邪，关键是除热。除热，关键是发散。"越"，意为发散；"苍"意为苍凉，"越而苍"指的是发散寒气使身体由发热恢复正常。一定不能让外散的邪气重返体内，否则身体就会再发热。所以，针刺时应当为邪气的外出疏通道路，开辟门户；促使邪气得以外出，病也就消除了。

刺寒邪，关键是补阳，补阳以温正气。补阳的针法，本文的方法是"徐往徐来"，而《素问·九针十二原》的补法是：慢进针而快出针急按针孔。《黄帝内经太素》的补法为"徐往疾出"，由此而论，本文的"徐往徐来"应改为"徐往疾出"。

针刺寒邪，应当逐渐温阳以养正气，缓慢运转针体，以待神气恢复，出针后揉按针孔，使其闭合，正气不致外散，虚实得以调和，真气就能保存于内。

刺一邪有一种专用之针，刺五邪有五种专用之针。刺五邪的五种专用之针，岐伯解释是：针刺痈疡，当用铍针；针刺大邪，当用锋针；针刺小邪，当用员利针；针刺热邪，当用镵针；针刺寒邪，当用毫针。

这里需要说明一个问题：同样是五邪，本篇与《素问》的界定是有差异的。《素问》中的五邪，论的是脉象之邪。《素问·宣明五气》："五邪所见：春得秋脉，夏得冬脉，长夏得春脉，秋得夏脉，冬得长夏脉，名曰阴出之阳，病善怒不治，是谓五邪。"

三、 解结之论： 先论天地后论人

前面已经多次谈过，解结、开塞，使之以平，这是中医的终极目的。本篇岐伯又一次向黄帝谈解结之理、解结之论。

人是独立之人，但独立之人并不能独立存在。上有天，下有地，人生于天地之间，所以论人必须论天，论人必须论地。解结之论，同样应该论天论地。岐伯认为，只有弄懂了天地之理，才能真正弄懂医病之理；只有弄懂了日月之理，才能真正弄懂针刺之理；只有弄清了天地之结，才能真正理解人体之结。本文的原话是： "与天地相应，与四时相副，人参天地，故可为解。"

（一）人与天地类比的三大现象

人与天地息息相通，人与四季息息相通，人与日月息息相通，明白了天人之间息息相通的关系，才能与之谈解结之论、才能与之论解结之理。天地之间的自然景象，可以类比于人体中的气血，本篇岐伯列举了以下三种现象：

1. 芦苇可以判断土地的干湿 有湿土，地上才会长芦苇。土壤干燥，地上决不会长出芦苇。由地面的芦苇，可以推理地下土地的湿润与否。天气变化，总的规律是一阴一阳，一寒一暑。暑天热，地面会干燥，草木根茎的汁

水会相应减少。依此类比人体，根据人体外形的强弱，就可以判断体内气血的多少。

2. 炎热水成云，云化雨　酷暑炎热，地表水升腾会成为云雨；草木根茎的汁液也会减少，所以天气炎热草木会发蔫。同一气候条件下，人体会发生变化吗？当然！人体受热，重要的变化就是阳气浮于外。阳气浮于外，会形成五大症状：大汗淋漓、皮肤弛缓、腠理开泄、血气衰减、皮肤润泽滑利。本文的原话为："热……人气在外，皮肤缓，腠理开，血气减，汁大泄，皮淖泽。"

3. 地面冻裂，水结为冰　严冬寒冷，地面会冻裂，滴水会成冰。同样，人体受寒，最大的变化就是阳气收敛闭藏。阳气收敛闭藏，会形成五大症状：不再出汗、皮肤致密、腠理闭合、血气强盛、肌肉坚紧。本文的原话为："寒……人气在中，皮肤致，腠理闭，汗不出，血气强，肉坚涩。"

严寒之时，会游泳的人也不会在冰中游泳，会耕田的人也不会在冰冻之地播种。同样的道理，善用针者不会在滴水成冰的季节医治四肢厥逆之病。坚聚之冰不易流动，凝结之血脉不会马上柔软流通，所以游泳者必须等到天暖冰融之后才去游泳，农夫必须等到大地解冻之后才会耕种。同样的道理，针刺之工必须等到血脉畅通之后才进行针刺。

以自然哲理论人体气血之理，以自然异常论人体气血之异常，这一方法在观象比类的范围之内。

（二）增温：解结过程中的首要措施

医治厥逆之病，有一个至关重要的措施，这就是体外增温。针刺之前可先用温熨以调和经脉，可在两手掌、两腋、两肘、两脚，以及项、脊等处施熨调理，待火热之气畅达于内，气血恢复正常运行之时，然后再实施针刺。

体外增温，热水、热风、火、电以及摩擦都可以发挥作用，还有很多方法也可以发挥作用。实际上，体外增温不但可以医治疾病，还可以预防疾病。

针刺之时，还需要观察脉象的两种异常：一是看看脉象是否滑利，二是看看脉象是否坚紧。脉象滑利流畅，这是太过。太过，针刺应该使之平复。脉象坚紧，这是邪气壅滞。邪气壅滞，针刺可以破其壅散其邪而使气血流通。

体外增温与针刺之后，厥逆之气会下降，血气会畅通，此时即可停止治疗。

如此，即为解结。解结，一解在自然哲理中，二解在寒暑之理中，三解在人体气血之理中。解结，解的是气血之结，解的是寒热之结。解结的终极目的，是使血气畅通，是使血气平复。

（三）调气：针刺医病，关键在于调气

调气是针刺的重要目的。

气有分支，分支之气各有气道。饮食入胃化成精微之气，精微之气停聚于胃中。精微之气化生出的营卫之气，各行营卫之道；精微之气化生出的宗气，则留聚于气海，下行的注于气街，上行的则运行于呼吸之道。

当足部产生厥逆时，宗气便不能下行，经脉中的血气凝聚而运行滞涩的，如果不先用温熨、艾灸的方法温熨经络，就不宜直接取穴针刺。

针灸医生在治病时，必当首先察看经脉的虚实，用手循经切按弹动经脉，待经气应指搏动时，即刻将针刺入穴内。

阴阳六经调和，即没有疾病；即使有病，病也轻微，不治也可自愈。

若有一条经脉出现上实下虚而不通的现象，这必定是横络的壅盛之气强加于大经，致使该条大经血气不通。所以针刺之前必须认真观察，清楚疾病之所在，然后才可以实施泻法。准确地运用泻法，使气血畅通，这也是解结。

对于上寒下热之病，先刺后项太阳经的穴位，可留针时间长一点以待气至，针刺后再用热熨熨其后项和肩胛等处，使上热与下热相合，然后停止温熨。这种医病方法称为"推而上之"。

对于上热下寒之病，要问是哪一条经气虚，查明之后，即针刺这条经脉下陷的络脉，待阳气下行时方可停针。这种医病方法称为"引而下之"。

全身高热，热到了极点，患者会发狂，妄见妄闻，胡言乱语。当察足阳明经及其大络之虚实，然后施行针刺。虚证用补法，实则用泻法。本文特别强调"血而实者泻之"。为何强调泻血？因为足阳明经上实下虚会引起狂病。上实，实在血盛上，所以必须泻血以治其病。

或者令患者仰卧，医生站在患者头前，用两手拇指、食指挟按患者颈部两侧动脉，按压的时间可稍微长久一点，并用揉卷切按推拿手法，向下推至缺盆，上述动作可连续进行，待热退后方可停止。这种医病方法称为"推而散之"。

四、 真气之论

真气，《内经》作出了两种解释：一是指经脉之气，二是指先天之气与后天之气结合而成的气，这种气充养着整个身体。《素问·离合真邪论》："真气者，经气也。"《素问》论真气，论出的是经脉之气。笔者认为，《素问》所谈的真气，实际上是营卫二气的结合体。"真气者，所受于天，与谷气并而充身也"。这是本篇对真气所作的界定。自然之气在外，水谷之气在内；外气受于天，内气充于身；所以《灵枢》论真气，论的是自然之气（天气）与水谷之气（人气）的结合。

本篇论真气，是先从邪气入手的，是先从邪气致病入手的。

黄帝问：一条经脉为什么会生出十多种病，如疼痛、痈肿、发热、寒冷、痒、痹、麻木不仁等，而且还会变化无穷，是什么原因？

岐伯答：邪气入侵，是一脉生十病的根本原因。

要认识邪气，必须清楚气的分类。气中有真气，有正气，有邪气。同样是气，不同的名称有不同的标准、不同的来源。

1. 真气　真气，是指自然之气与水谷之气相结合形成的一种气。这种气充养着人的身体。

2. 正气　"正气者，正风也，从一方来，非实风，又非虚风也。"正气，乃合时之气。春夏秋冬四时，一时有一时之气，四时有四时之气。正气，即合时之气。合时之气即合时之风，如春季的东风，夏季的南风，秋季的西风，冬季的北风。东风乃春之气，南风乃夏之气，西风乃秋之气，北风乃冬之气。一定的时令一定的气，一定的时令一定的风。正气即正风。正风，有时令性，有方向性，也有定量性。定时，定在四时八节上。定向，定在东西南北、东北东南西南西北上。定量，定在适度、大小上。正风，除了合时与方向性外，还有一个适度问题；它既不是暴烈的实风，又不是与时令相反的虚风。

3. 邪气　"邪气者，虚风之贼伤人也，其中人也深，不能自去。"邪气，即背时之气。虚风贼风，即背时之风。例如，春天的西风，夏天的北风，秋天的东风，冬天的南风。

本篇告诉后人，三种气有内外之别。正气与邪气，都是外部之气；真气，则是内外结合之气。

五、 邪气与疾病

（一）邪气致百病

风会伤人。《素问》一再强调，风为百病之始。但正风中人，不会深入人体内部，只会中皮肤浅部，而且会自行离去，正气较柔和，不能胜真气，所以会自动离去。

伤人的主要是邪风邪气。邪风即邪气，邪气即邪风。邪气伤人，既会侵入人体浅部，又会侵入人体内部，而且不会自行消散，所以会致人疾病。

（二）邪气入侵的判断

怎么判断邪气侵入人体？邪气侵入人体有两大判断特征：一出现恶寒战栗；二毫毛竖起时。出现这两大特征时，证明邪气已经侵入人体。

邪气侵入人体，如果没有及时治疗，就会形成疾病，而且会形成多种疾病：

1. 邪气深入，邪气搏结于骨，就形成骨痹。

2. 邪气搏结于筋，就形成筋脉挛急。

3. 邪气搏结于经脉之中，血闭不通，壅塞阻滞，就会形成肿胀之痛。

4. 邪气入侵于肉，与卫气相互搏结，阳邪偏盛会发热，阴邪偏盛会怕冷。寒气过盛，真气会离人而去，真气离而正气虚，会形成虚寒。

5. 邪气入侵皮肉之间，并向外发泄，腠理开启，毫毛摇动，邪气在肌肤腠理之间往来流动，会形成肌肤瘙痒。

6. 若邪气停留于体内而不消散，便形成痹病。

7. 卫气不能运行，肌肤失于濡养，会形成肌肤不仁。

8. 邪气会中人体全身，也会中人体半身。邪气中人体半身，同样会形成疾病，会形成偏枯、偏痛之病。邪气侵入身体半侧的深部，如果停留于营卫之中，营卫之气就会衰退，真气会离开人体，使邪气独留于内，这样会形成半身不遂的偏枯病。若邪气留于表浅部位，则形成半身偏痛。

以上是邪气中人体所形成的多种疾病。

（三）邪气入内形成的多种疾病

邪气中人体内部，寒热相互搏结——或寒胜亦或热胜寒，邪气久留而不去，会形成多种疾病：

1. 邪气入内久而深，寒热相搏，如果寒胜于热，会形成骨节疼痛，肌肉枯萎。

2. 寒邪入内，入至深部，寒热相搏，如果热胜于寒，热毒内陷，肌肉则腐烂化为痈脓，内传伤骨，骨髓受伤，便形成骨蚀。骨蚀，病因在热毒。骨被侵蚀，即为骨蚀。

3. 邪气害筋，筋屈而不能伸，邪气长留于筋而不消散，会形成筋瘤。肿瘤生于筋，是谓筋瘤。瘤为血之积，血积之病，病因在寒。

4. 邪气留结于肠，致使真气归于内，卫气停留不能运行，津液停留不能输布，会形成肠瘤。肠瘤生长较为缓慢，几年才能形成，用手按摩很柔软。

5. 邪气凝结，会使真气归于内，津液内停而不能输布，如果再遇邪气侵袭，凝结会逐渐加重，连续积聚，最后形成昔瘤。昔者，久也。《素问·举痛论》："或痛宿昔而成积者。"宿，旧也。昔，久也。宿昔，旧病久病也。宿昔而成积者，旧病久病而成积也。昔瘤，慢性逐渐形成的肿瘤也。昔瘤，用手按之非常坚硬。

6. 邪气入深，会侵入骨骼。骨骼与邪气并和，其聚集部位会日益增大，最终会形成骨疽。骨疽，骨上之肿瘤也。

7. 若邪气凝结，停留于肌肉，宗气归于内，邪气留而不去，有热则化为痈脓，无热便形成肉疽。肉疽，无脓之肿瘤也。

邪气致病，可以在人体全身，可以在人体半身，可以在浅部，可以在深部，没有固定的部位，但病发一处便有一处的病名。本篇对此的总结是："发无常处，而有常名。"

（四）小结

邪气会侵入人体，这是为工者应知应会的原则之论。邪气会侵入人体的"这一处，那一处"，这是为工者应知应会的具体之论。论邪气侵入人体，一定要会论出具体之论。

邪气会致病，这是为工者应知应会的原则之论。邪气在此处会引起"这种病"，在彼处会引起"那种病"，这是为工者应知应会的具体之论。论邪气致病，一定要会论出具体之论。

邪气致病，这是原则。邪，有寒热之分，所以病因上有热胜于寒或寒胜于热之别。笔者的总结是：凡化脓之病，皆为热胜于寒。凡肿瘤之病，皆为寒胜于热。

邪气侵入人体，由表及里，会入皮入肉，入筋入骨，入脏入腑，邪气侵入人体的部位不同，引起的疾病也不同。一种外因会引起百种病，关于这一点，中华先贤认识得非常清楚，本篇表述得也非常清晰。

一种因百种病，这是《内经》的认识。这种认识，可以在彝族文化里找到知音："病根变化快，一病变百病。"病根即病因，病因即病根。一根根开百朵花，一种因致百种病。这是彝族文化对"一因百病"的总结。病是会变化的，不用"变化"的眼光，无法准确地判断疾病的产生与演化。

病是变化的，医病之方也应该是变化的。西医进入中国以后，一直以方剂变化"不能定量"来责难中医。实际上，有变化之病，必然应该有变化之方。同样的病，一天之中的早、中、晚就会有病情轻重的差异。同样的病，四时之中的差异更大。怎么能一种药一种剂量来解答问题呢？关于这一点，王正坤先生（白族）在其大作《彝医揽要》中总结得非常精妙："病无定病，方无定方，量无定量，法无定法。"这一总结可以回答"不能定量"的责难。

病的变化，有两种情况：一是病情轻重的变化，二是病位的变化。变化的疾病会自己转换部位，这是彝汉两族文化的总结。彝族与汉族，虽然现在属于两个民族，但源头的先贤对疾病的认识，却是一致的。

卫
气
行
第
七
十
六

（原）（文）

黄帝问于岐伯曰：愿闻卫气之行，出入之合，何如？岐伯曰：岁有十二月，日有十二辰，子午为经，卯酉为纬[1]。天周二十八宿，而一面七星，四七二十八星。房昴为纬，虚张为经[2]。是故房至毕为阳，昴至心为阴[3]，阳主昼，阴主夜。故卫气之行，一日一夜五十周于身，昼日行于阳二十五周，夜行于阴二十五周，周于五藏。

是故平旦阴尽，阳气出于目[4]，目张则气上行于头，循项下足太阳，循背下至小指之端。其散者，别于目锐眦，下手太阳，下至手小指之端外侧。其散者，别于目锐眦，下足少阳，注小指次指之间。以上循手少阳之分，下至小指次指之间。别者以上至目前，合于颔脉，注足阳明，以上行至跗上，入五指之间。其散者，从耳下下手阳明，入大指之间，入掌中。其至于足也，入足心，出内踝下，行阴分，复合于目，故为一周。

是故日行一舍，人气行一周与十分身之八；日行二舍，人气行三周于身与十分身之六；日行三舍，人气行于身五周与十分身之四；日行四舍，人气行于身七周与十分身之二；日行五舍，人气行于身九周；日行六舍，人气行于身十周与十分身之八；日行七舍，人气行于身十二周在身与十分身之六；日行十四舍，人气二十五周于身有奇分与十分身之二，阳尽于阴，阴受气矣。其始入于阴，常从足少阴注于肾，肾注于心，心注于肺，肺注于肝，肝注于脾，脾复注于肾为周。是故夜行一舍，人气行于阴藏一周与十分藏之八，亦如阳行之二十五周，而复合于目。阴阳一日一夜，合有奇分十分身之二，与十分藏之二，是故人之所以卧起之时，有早晏者，奇分不尽故也。

黄帝曰：卫气之在于身也，上下往来不以期，候气而刺之，奈何？伯高曰：分有多少[5]，日有长短，春秋冬夏，各有分理[6]，然后常以平旦为纪，以夜尽为始。是故一日一夜，水下百刻，二十五刻者，半日之度也，常如是毋已，日入而止，随日之长短，各以为纪而刺之。谨候其时，病可与期，失时反候者，百病不治[7]。故曰：刺实者，刺其来也；刺虚者，刺其去也。此言气存亡之时，以候虚实而刺之。是故谨候气之所在而刺之，是谓逢时。在于三阳，必候其气在于阳而刺之；病在于三阴，必候其气在阴分而刺之。

水下一刻，人气在太阳；水下二刻，人气在少阳；水下三刻，人气在阳明；水下四刻，人气在阴分。水下五刻，人气在太阳；水下六刻，人气在少阳；水下七刻，人气在阳明；水下八刻，人气在阴分。水下九刻，人气在太阳；水下十刻，人气在少阳；水下十一刻，人气在阳明；水下十二刻，人气在阴分；水下十三刻，人气在太阳；水下十四刻，人气在少阳；水下十五刻，人气在阳明；水下十六刻，人气在阴分。水下十七刻，人气在太阳；水下十八刻，人气在少阳；水下十九刻，人气在阳明；水下二十刻，人气在阴分。水下二十一刻，人气在太阳；水下二十二刻，人气在少阳；水下二十三刻，人气在阳明；水下二十四刻，人气在阴分。水下二十五刻，人气在太阳，此半日之度也。从房至毕一十四舍，水下五十刻，日行半度，回行一舍，水下三刻与七分刻之四。《大要》曰：常以日之加于宿上也，人气在太阳。是故日行一舍，人气行三阳行与阴分，常如是无已，天与地同纪，纷纷盼盼[8]，终而复始，一日一夜，水下百刻而尽矣。

注 释

1. 子午为经，卯酉为纬　这是中华先贤所画出的空间两维"十"字坐标。子午贯穿南北为经，卯酉连通东西为纬。《淮南子·天文训》："子午、卯酉为二绳。"

2. 房昴为纬，虚张为经　东西横线为纬，南北纵线为经。房星，东方七宿之一；昴星，西方七宿之一；房、昴两星之间的连线为连通东西两方的横线，横线称为纬，所以房昴称为纬。虚星，北方七宿之一；张星，南方七宿之一。虚、张两星之间的连线为连通南北两方为纵线，纵线称为经，所以虚张称为经。

3. 房至毕为阳，昂至心为阴　房星，东方七宿之一；毕星，西方七宿之一；房星至毕星连通的东西，日出于东而没于西，这里指白天，白天为昼，昼为阳。昂星，西方七宿之一；心星，东方七宿之一；昂星至心星连通的西东，月出于西而没于东，这里指晚上，晚上为夜，夜为阴。

4. 平旦阴尽，阳气出于目　阳气（卫气）运动对应于太阳，对应于月亮，随太阳入阳（经），随月亮入阴（经）；入阳先入于目，这就是早晨人醒眼睛先睁开的所以然；入阴先出于目，这就是晚上睡觉眼睛先困先合的所以然。

5. 分有多少　分，阴分阳分也，昼夜之分也。多少，昼夜阴阳的时间长短比例也。

6. 春秋冬夏，各有分理　春秋冬夏四时的确定，有着严格的规定性。《尚书·尧典》以太阳为第一坐标，以二十八宿为第二坐标，确定了两分两至（春分秋分、冬至夏至）；《周髀算经·天体测量》以日影为坐标确定了二十四节气，二十四节气以冬至为起点，以夏至为转折点，以春分、秋分为平分点；《鹖冠子·环流》以北斗星斗柄指向为坐标确定了春夏秋冬四时；《淮南子·天文训》以北斗星斗柄指向为坐标确定了二十四节气；日影有长短，斗柄指向分东西；长度上的长短之数，空间中的东西南北，分理之分就体现在长短之数、东西南北四维的严格规定性上。

7. 失时反候者，百病不治　时者，四时也；候者，气候也。把人把疾病放在四时之中来认识，把人把疾病放在气候之中来认识，这是中医文化中的认识论与方法论。人是时间中的人，病是时间中的病；反常的气候是一病之因，是百病之因；所以医病必须研究四时，必须研究人体之外的气候正常与否。一年分四时，一天同样分四时，四时与五脏、营卫之气与十二经络有着严格的对应性，疾病与反常气候之间有着严格的对应性。在时间与气候里，可以找到一病之因，可以找到百病之因，医病不知此时何时，不知气候反常与否，就会产生"百病不治"的严重后果。

8. 纷纷盼（pā）盼　纷纷，纷乱貌；盼盼，虽乱却有条理有序貌。纷纷盼盼，纷乱有序之貌也。张景岳："纷纷盼盼，言于纷乱丛杂之中而条理不乱也，故终而复始，昼夜循环，无穷尽矣。"

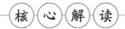

题解

卫气，是源于水谷，行于脉外，保卫人体不受邪气侵袭的强悍之气。

卫气行，说的是卫气运行，说的是卫气在人体中运行的基本概况。

卫气在人体中运行，有三个基本特征：一是方向性，二是时间性，三是循环性。方向性，指的是卫气运行必须严格遵循一定的路线。偏离路线，方向错误，肯定会发生疾病。时间性，指的是卫气运行必须严格遵循一定的时间。偏离时间，即会发生疾病。例如，卫气运行必须遵循昼夜转换的规律，昼行于阳，夜行于阴，违反了这一规律，会发生多种疾病，尤其是"卧不安"的失眠病。循环性，指的是卫气运行状态犹如圆环，周而复始。循环发生了障碍，会引发多种疾病。

卫气行，与天文行之间有对应性。本篇中的天文，介绍的是二十八宿。实际上，卫气行与天文行的对应，首先对应的是太阳与月亮。卫气随太阳行于阳，卫气随月亮行于阴。

"谨候其时，病可与期，失时反候者，百病不治。"强调时间性，本篇出现了这个至关重要的观点。

核心解读

卫气行，如何行？卫气之行经何路，过何穴？

卫气行，有时间性吗？卫气行，是匀速运动吗？是循环运动吗？如果是循环运动，循环的次数如何计算？

卫气行，外有参照坐标吗？高挂在天空的太阳，与卫气行有内在联系吗？

卫气行，有没有行不通的时候？如果行不通，会引起何种病？卫气行不通，针刺该如何？

明白了这几大问题，就掌握了本篇内容之核心。

一、　卫气运行与天文运行的对应性

黄帝问的是"卫气如何运行"，岐伯先答的是"天文如何运行"，卫气在人体之内，天文在宇宙上空，这两者之间有联系吗？有！人体一宇宙，宇宙一人体。宇宙与人体之间，一举一动，息息相关。论卫气先论天文，天人合一合在了气血运行之中。

（一）十二时辰、十二月与十二地支

一年的时间长度可以分十二个月，一天的时间长度可以分十二时辰，十二个月与十二时辰，都可以抽象在十二地支之中，都可以用十二地支来表达。天文布局是自然的安排，分出子午卯酉之经纬是人文的安排。

（二）大圆中的十字坐标

十二地支可以摆成一个大圆，大圆之中子午两支分居南北，子北午南，子午之间的南北线为经线。卯酉分居东西，卯东酉西，卯酉之间的东西线为纬线。南北为经，卯酉为纬，诞生出的是一个十字坐标。十字坐标的意义何在？十字坐标将空间一分为四，分成了四个象限，分成了东西南北四方，这样一来，庞大的宇宙，复杂的天文现象，可以定量在四个象限之中，可以定量在四个方向之中。

（三）二十八宿的四方布局

十字坐标将大圆一分为四，二十八星宿可以合理地分配在东西南北四方之中。四方中的每一方配七个星宿，共四七二十八个星宿。具体分配如下：虚宿居北方子位，张宿居南方午位，所以虚张为经。房宿居东方卯位，昴宿居西方酉位，所以房昴为纬。从房至毕为昼，从昴至心为夜。夜阴昼阳，阳主白昼，阴主黑夜。以阴阳而论，从房至毕为阳，从昴至心为阴。从天文到阴阳，是高度的抽象，是高度的归纳。

（四）卫气一昼一夜运行概况

卫气在人体中运行，一日一夜，全身运行五十周次，白天行于阳分二十五周次，夜晚行于阴分二十五周次，在行于阴分二十五周次时，即流行于五脏之间。

卫气，夜行于阴，昼行于阳。早晨平旦之时，卫气行遍了五脏二十五周次后，上出于目内眦的睛明穴，人醒目张。

目张之后，卫气上行到头，沿后项下行到足太阳膀胱经，沿着后背脊柱两侧下行，到足小趾外侧端的至阴穴。

卫气散行的部分，从眼睛外角别出，向下行到手太阳小肠经，行到手小指外侧端的少泽穴。

卫气另一散行支，从眼睛外角别出，其中一部分下行到足少阳经，沿下肢行到足第四趾端的窍阴穴。其中另一部分上行到手少阳经，沿上肢外侧行到手小指、无名指之间的关中穴。

从少阳经别出一部分，上行到耳前，与颌部的脉相合，注于足阳明经，下行到足背，入足次趾端外侧的厉兑穴。另一散行支，从耳下向下注入手阳明经，沿上肢外侧行到手大指次指端的商阳穴，再络于手掌中。

卫气下行到足，从阳明注入足心，出内踝，入足少阴，行于阴分，遍行五脏，注入肾，从足少阴别出的跷脉，上合于足太阳经的睛明穴。

这是卫气一昼夜周行于人身的情况。

卫气运行于五脏，是否运行于六腑呢？本篇没有明确说明，实际上，脏腑是不能分家的。《难经·一难》指出，正常人一呼气脉气行于三寸，一吸气脉气行于三寸，一呼一吸脉气共行六寸。人在一日一夜之中，其呼吸共是一万三千五百息，脉气共行五十周次，环绕于人体全身。全身，毫无疑问，涵盖了脏腑之全部。

（五）卫气运行与太阳运行的对应

宿，宿舍也。二十八宿，二十八间宿舍也。谁是住宿者？太阳、月亮与行星。卫气运行，昼对应太阳，夜对应月亮。

1. 卫气与太阳的对应　白天卫气运行如何定量，以太阳运行为坐标进行定量：

日行一宿，卫气在人体中运行一又十分之八周。

日行二宿，卫气在人体中运行三又十分之六周。

日行三宿，卫气在人体中运行五又十分之四周。

日行四宿，卫气在人体中运行七又十分之二周。

日行五宿，卫气在人体中运行九周。

日行六宿，卫气在人体中运行十又十分之八周。

日行七宿，卫气在人体中运行十二又十分之六周。

日行十四宿，卫气在人体中运行二十五又十分之二周。

以上内容是卫气昼间的运行定量。太阳每运行一宿，卫气在人体内运行1.8周。依次递增，太阳每运行十四宿，卫气在人体内运行25.2周。太阳运行十四个星宿时，进入昼夜之夜，卫气在人体中阳分的运行结束，开始进入阴分。夜间阴分接受卫气继续运行。

2. 卫气与月亮的对应　一共二十八宿，日行了十四宿，剩下的十四宿肯定是在夜间运行。夜间运行的卫气，对应的是月亮。

昼夜，卫气运行五十周。昼，卫气已经在人体中运行了二十五又十分之二周，剩下的二十四又十分之八周，肯定是在夜间完成的。

本篇论卫气夜间运行，先用五脏为坐标论卫气运行路线，后用度数量化在五十周的定量上。

卫气进入阴分之后，总是从足少阴肾经注入肾，又从肾注入心，再从心注入肺，再从肺注入肝，再从肝注入脾，最后从脾注入肾。一周的运行，到此完成。肾—心—肺—肝—脾—肾，这就是卫气在五脏之间的运行路线。

昼夜之间，卫气运行的度数相同。日行一宿，卫气在人体中运行一又十分之八周。这一数据，也是卫气夜间运行一宿的数据。卫气在阴分之中运行二十五周之后，与阳分在眼睛处会合。

卫气在昼夜在内，行于阳分二十五周，行于阴分亦二十五周，其在阳分处多出十分之二周，在阴分处同样也多出十分之二周。

卫气运行，数字有整有零，零数是进入阳分阴分中的余数。正是这一余数，决定了睡眠与起床的早晚不同。这是本篇作息时间差异的解释，这一解释并没有真正令人信服。

3. 数字换算　一日一夜，当日的十二时辰、今天的二十四小时也。"故卫气之行，一日一夜五十周于身，昼日行于阳二十五周，夜行于阴二十五周，周于五脏。"十二时辰、二十四小时行全身五十周，用算术计算，可得出以下两个数据：

$$50 \div 12 \approx 4.16（周）$$
$$50 \div 24 \approx 2.08（周）$$

按时辰计算，卫气每个时辰行 4.16 周；按小时计算，卫气每小时行 2.08 周。

二、　卫气运行与针刺

卫气在人体中运行，上下往来不定，如何候气进行针刺呢？有一定之规吗？伯高回答这一问题时，先从昼夜四时出发，然后才解答了针刺的具体问题。

（一）日有所分，时有所异

日有所分，分的是昼夜，分的是阴阳。时有所异，异的是春秋与冬夏。

昼有长有短的差异，夜也有长有短的差异。一年之中，夏至至冬至，昼一天天变短，夜一天天变长。冬至至夏至，昼一天天变长，夜一天天变短。冬至之日的昼最短夜最长，夏至之日的昼最长夜最短，只有春分秋分这两天的昼夜时间是一分为二平分的。

（二）候气的具体方法

候气的方法，以日出为准，以夜尽为始。日出，标志着夜尽；日出，标志着新的一天开始。一天的清晨时刻，是卫气行于阳分的开始。

以漏水器漏水记时，一日一夜漏水下百刻，二十五刻则为半天的时间，如此循环不止，当日落时为阳终止。实际上，候卫气最简单的方法就是观太阳。卫气与太阳同时出现，同时出现在阳分。太阳落山时，卫气转入阴分。卫气一日之内阴阳两分的转换，随日出日落进行。

针刺时，应谨慎地等待卫气到来才进行针刺，这样才可以治愈疾病。若错过了卫气到来的时机，很多疾病则难以治愈。这里出现了一个至关重要的观点："谨候其时，病可与期，失时反候者，百病不治。"这个观点，强调的是针刺必须讲究时间性，必须遵循时间性，必须依照时间性。

针刺，最为关键的是补虚泻实。针刺其实，应迎着经气来的方向进针，这样可以泻其实。针刺其虚，应顺着经气去的方向进针，这样可以补其虚。这是根据病情的虚实，随卫气往来针刺的道理。

谨慎地等候卫气的所在进行针刺，称之为"逢时"。病在三阳经时，必须等候卫气入阳分时才能进行针刺；病在三阴经时，必当等候卫气在阴分时才能进行针刺。

（三）漏水记时的方法

漏水记时，以太阳初起为坐标开始计算。具体方法如下：

漏水下一刻时，卫气在手足太阳经。

漏水下二刻时，卫气在手足少阳经。

漏水下三刻时，卫气在手足阳明经。

漏水下四刻时，卫气在足少阴肾经；

漏水下五刻时；卫气在手足太阳经。

漏水下六刻时，卫气在手足少阳经。

漏水下七刻时，卫气在手足阳明经。

漏水下八刻时，卫气在足少阴肾经。

漏水下九刻时，卫气又在手足太阳经。

漏水下十刻时，卫气在手足少阳经。

漏水下十一刻，卫气在手足阳明经。

漏水下十二刻，卫气在足少阴肾经。

漏水下十三刻，卫气在手足太阳经。

漏水下十四刻，卫气在手足少阳经。

漏水下十五刻，卫气在手足阳明经。

漏水下十六刻，卫气在足少阴肾经。

漏水下十七刻，卫气在手足太阳经。

漏水下十八刻，卫气在手足少阳经。

漏水下十九刻，卫气在手足阳明经。

漏水下二十二刻，卫气在足少阴肾经。

漏水下二十一刻，卫气在手足太阳经。

漏水下二十二刻，卫气在手足少阳经。

漏水下二十三刻，卫气在手足阳明经。

漏水下二十四刻，卫气在足少阴肾经。

漏水下二十五刻，卫气又到手足太阳经。

始于手足太阳经，终于手足太阳经。以上是半日之内，卫气运行的度数。

太阳从房宿运行到毕宿，共经过十四宿，漏水下五十刻，日行半个周天。太阳每行一宿，漏水下三又七分之四刻。《大要》指出：昼，太阳的运行对应于二十八星宿的某几宿，卫气运行在手足太阳经。夜，太阳的运行对应于二十八星宿的另几宿，卫气运行在手足太阴经。所以昼夜之间，卫气行遍手足三阳经与三阴经。卫气在阴阳经脉上的循环运行，完全吻合于昼夜之序，完全吻合于太阳出没的变化规律。

"常如是无已，天与地同纪，纷纷盼盼，终而复始"。本篇指出，卫气的运行，看起来纷繁复杂，实质上是有条不紊、终而复始的，当一日一夜漏水下百刻时，卫气刚好在人体内运行五十周次。

三、 太阳中医·月亮中医·时空中医

人，为什么早晨醒晚上睡？这一问题，《圣经》没有解释，《奥义书》

与佛经也没有解释，古希腊神话同样没有解释，在全世界的文化元典之中，唯有我《内经》作出了解释。换句话说就是，这一问题，古希伯来文化、古希腊文化和古印度文化都没有解答，唯我中医文化作出了解答。

人，为什么早晨醒晚上睡？答案是：这是由卫气入阳入阴所决定的。

早晨醒，为何眼睛先睁开？晚上睡，为何眼睛先闭合？答案是：早晨卫气进入了眼睛，晚上卫气离开了眼睛。

卫气随太阳出没，太阳升而卫气入阳，太阳落而卫气入阴。太阳初升之时，卫气注入阳分。卫气入阳首先注入眼睛。卫气一入眼，眼睛就睁开了，人就醒来了。太阳落山，月亮升起，卫气离开阳分而注入阴分。卫气离开阳分，首先离开眼睛，卫气一离开眼睛，眼睛就困了，人的瞌睡来了。

本篇以太阳出没为坐标解释了卫气入阴入阳的两种状态，又以卫气入阴入阳的两种状态解释了人为什么晨醒而夜睡。卫气入阴入阳，是晨醒而夜睡的根本原因。太阳出没则是卫气入阴入阳的根本原因。离开了太阳，论证卫气就失去了尺度。

太阳仅仅是论证卫气的坐标吗？非也！

认真回顾一下就会知道，太阳是《素问》论医道医理的坐标，是《灵枢》论针刺之道、针刺之理的坐标，可以这样说，太阳是《内经》的根本坐标，太阳是《内经》的第一坐标。

有第一坐标，还有第二坐标、第三坐标、第 X 坐标吗？有！月亮是《内经》的第二坐标，北斗是《内经》的第三坐标。此外，还有金木水火土五星，还有二十八宿。这里仅介绍前两个坐标——太阳与月亮。北斗之坐标，另行介绍。另外的坐标，这里不再介绍。

1. 太阳中医　所谓太阳中医，就是中华先贤将人体放在太阳背景下来认识，以太阳之理演化出了中医之理，以太阳之数演化出了中医之数。阴阳五行是太阳之理，以一、九为代表的奇偶之数是太阳之数。所有这些，都是从太阳历出发的。

远古中华先贤以太阳为坐标，首先制出了太阳历。对于中医，太阳历到底解答了什么问题？答案是：解答了大根大本问题。

阴阳之理源于太阳历。太阳历最先确定了一岁之中的阴阳两极，冬至为阳极，夏至为阴极。冬至至夏至这半年为暑为阳，夏至至冬至这半年为寒为阴。以寒暑论阴阳，是一岁之中的阴阳。一岁之中的阴阳，由太阳本身而论。岁之阴阳，决定着万物生死。

五行之理源于太阳历。太阳回归年的时间长度一分为五，即是五个季节。季节是流动的，是运行的。流动、运行的五季用金木水火土五行来表达。

阴阳五行之理，奠定了《素问》的理论基础。阴阳五行之理，奠定了中医文化的大根大本。不认识阴阳五行，根本无法认识《素问》，根本无法认识中医文化。

太阳这一坐标与《素问》的关系，在上卷"代绪论"中已有详细讨论，这里稍加回顾，点到为止。

对于针灸，太阳历解答了什么问题？太阳历解答了针刺之纲纪问题。

针刺之纲纪为何？答案是："始于一，终于九。"一与九从何而来？从十月太阳历中来。十月太阳历是用奇偶之数表达的。奇数一，表达的是冬至。奇数九，表达的夏至。冬至，阴阳两极中的阳极也；夏至，阴阳两极中的阴极也。奇数一，五行之水也。奇数九，五行之火也。一岁之中的阴阳两种气候的转换，就始于冬至夏至这两点，岁之中的寒暑两截就演变在冬至与夏至这两点之间。太阳变化决定着气候变化，气候变化决定着万物变化。人在万物之中，是万物的一员，所以人体会随着不同的气候而发生变化。以太阳为坐标论天气变化，以天气变化为坐标论万物变化——生长收藏的变化，这是中华文化。以天气变化为坐标论人体变化——五脏的变化，气血的变化，脉象的变化，饮食的变化，这是中医文化。以天气变化为坐标论人体变化，以人体变化为坐标论针刺之纲纪，这就是《灵枢》。

太阳这一坐标与针刺之道的关系，在本卷"代绪论"中已有详细讨论，这里稍加回顾，点到为止。

太阳之理，是《素问》之理；太阳之数，是《灵枢》之纲纪。《素问》与《灵枢》，合二而一为完整的一部《内经》。《内经》是承载中医文化的第一部经典。中医文化的第一部经典的理与数，全部源于太阳。试想一下，不认识太阳能认识中医吗？

2. 月亮中医　所谓月亮中医，就是中华先贤将人体放在月亮背景下来认识，以月亮之理演化出了经络之理，以月亮圆十二次的月数演化出了经络之数。所有这些，都是从太阴历出发的。

远古中华先贤以月亮为坐标，制出了太阴历。

太阴历对于中医，解答了什么问题？答案是：解答了大根大本问题。

阴阳之阴源于月亮。日为阳，月为阴；昼为阳，夜为阴。日往月来，昼往夜来，就是一日之中的阴阳。一天中的阴阳，决定着万物的动静。

解答了十二经络的坐标问题。十二月是论证十二经络的唯一坐标。太阴历分十二个月，以十二个月为依据，中华先贤解答了音乐中的十二律，解答了人体中的十二经络。十二经络，奠定了《灵枢》的理论基础。

解答了卫气入阴的问题。本篇论卫气入阴，实际上是以月亮而论的。太阳落山，卫气入于阴分。实际上是月亮主夜之时，卫气入于阴分。

解答了补泻的时间问题。用针之法，妙在补泻。补泻内看病之虚实，外看月之圆缺。"月生无泻，月满无补。"这一论断告诉针刺之工，月圆之时针刺不补，月生之时针刺不泻。月生之时在月初，月圆之时在月中。月中月圆，人体气血充满，所以忌用补法。月初月亏，人体气血空虚，所以忌用泻法。

太阴这一坐标与《素问》的关系，在上卷"代绪论"中已有详细讨论，这里稍加回顾，点到为止。

对于针灸，太阴历解答了什么问题？太阴历解答了针刺补泻的原则问题。

月亮之理，是经络之理；月亮之数，是经络之数。经络的理与数，全部源于月亮。试想一下，不认识月亮能认识经络，能认识针经吗？

四、 时空中医

卫气运行遵循严格的时间性，漏水下一刻卫气在此经，漏水下二刻卫气在另一经。一刻一变化，一刻一移动。这里揭示出的原则是：时间在变化，卫气在变化。时间周而复始地变化，卫气周而复始地循环。历中一周天，卫气周行五十次。

卫气循时而变化，脏腑之气循时而变化，整个人体同样是循时而变化。时间是中医文化论证问题的最为基础的坐标。

时间，从何而来？从天文历法中来。

为了规定时间，中华先贤以太阳为坐标确定了回归年，回归年的时间长度为 365.25 天。

为了规定时间，中华先贤以太阳为坐标确定了阴旦与阳旦。阴旦到阳旦

180 多天，阳旦到阴旦 180 多天，两者相加即是回归年的 365.25 天。

为了规定时间，中华先贤以太阳为坐标确定了八节，每一节基本确定为 45 天。

为了规定时间，中华先贤以太阳为坐标确定了二十四节气，每一节 15 天多。

为了规定时间，中华先贤以月圆为坐标确定了朔望月，每月 29.53 天。

一岁之中，太阳规律地变化在阴旦与阳旦之间，变化在八节之间，变化在二十四节气之间。站在地球上看太阳，太阳在"这个位置"地面上是这个节气，太阳在"那个位置"地面上是那个节气。太阳变化决定着节令变化，节令变化即气候变化。太阳周而复始的变化，万物随之变化。太阳周而复始一个过程，万物生长收藏一个过程。气候变化，万物变化，人难道不变化吗？人的变化，随太阳周日一个变化，周岁一个变化。人的变化，随月亮一月一个变化。月圆一种状态，月缺一种状态。

"时止则止，时行则行，动静不失其时，其道光明。"这是《易经·艮·象传》中循时而行的哲理。

"满招损，谦受益，时乃天道。"这是《尚书·大禹谟》以日影变化论人理，以日影变化论时间，以时间变化论天道的哲理。

"礼也者，合于天时。"这是《礼记·礼器》中的礼之准则。

"立春之日，天子亲帅三公、九卿、诸侯、大夫，以迎春于东郊。立夏之日……以迎夏于南郊。立秋之日……以迎秋于西郊。立冬之日……以迎冬于北郊。"这是《礼记·礼运》中的迎接春夏秋冬四时之大礼。

"故阴阳四时者，万物之终始也，死生之本也，逆之则灾害生，从之则苛疾不起，是谓得道。"这是《素问·四气调神大论》所论的养生医病的至理名言。

"谨候其时，病可与期，失时反候者，百病不治。"这是本篇出现的针刺格言。

教化天下的明堂，其建筑格局是循四时而行的格局，是循太阳而行的格局。

在早期的中华大地上，礼讲究的是时间，医讲究的是时间，建筑讲究的也是时间。换言之，礼是循时之礼，医是循时之医。不知时间，礼不成礼，医不成医。不知时间，不知时令，按照《内经》的标准是不能为工的。

　　从《素问·四时调神大论》以四时为准则讲养生，到本篇以时、候为准则讲治病，一直强调的是以时为本，一直强调的是以气候为本。

　　这里还需要说明的问题是：在《内经》中，四时对应的是四面，八节对应的是八方。时间与空间是一体的。讲究时间与讲究空间，具有统一性。问身处何时之时，一定不要忘记问一问身处何方。

　　中医，一论时间，二论空间。时间中医，空间中医，这就是中医万古长青的奥秘。

九
宫
八
风
第
七
十
七

⊙原⊙文

太一¹常以冬至之日，居叶蛰之宫四十六日，明日居天留四十六日，明日居仓门四十六日，明日居阴洛四十五日，明日居天宫四十六日，明日居玄委四十六日，明日居仓果四十六日，明日居新洛四十五日，明日复居叶蛰之宫，曰冬至²矣。

太一日游，以冬至之日，居叶蛰之宫，数所在日从一处，至九日，复反于一，常如是无已，终而复始³。

太一移日，天必应之以风雨⁴，以其日风雨则吉，岁美民安少病矣。先之则多雨，后之则多旱⁵。太一在冬至之日有变，占⁶在君；太一在春分之日有变，占在相；太一在中宫之日有变，占在吏；太一在秋分之日有变，占在将；太一在夏至之日有变，占在百姓。所谓有变者，太一居五宫之日，病风折树木，扬沙石，各以其所主，占贵贱。因视风所从来而占之，风从其所居之乡来为实风⁷，主生，长养万物；从其冲后来为虚风⁸，伤人者也，主杀，主害者。谨候虚风而避之，故圣人日避虚邪之道，如避矢石然，邪弗能害，此之谓也。

是故太一入徙，立于中宫，乃朝八风，以占吉凶也。

风从南方来，名曰大弱风。其伤人也，内舍于心，外在于脉，气主热。

风从西南方来，名曰谋风。其伤人也，内舍于脾，外在于肌，其气主为弱。

风从西方来，名曰刚风。其伤人也，内舍于肺。外在于皮肤，其气主为燥。

风从西北方来，名曰折风。其伤人也，内舍于小肠，外在于手太阳脉，脉绝则溢，脉闭则结不通，善暴死。

风从北方来，名曰大刚风。其伤人也，内舍于肾，外在于骨与肩背之膂筋，其气主为寒也。

风从东北方来，名曰凶风。其伤人也，内舍于大肠，外在于两胁腋骨下及肢节。

风从东方来，名曰婴儿风。其伤人也，内舍于肝，外在于筋纽[9]，其气主为身湿。

风从东南方来，名曰弱风。其伤人也，内舍于胃，外在肌肉，其气主体重。

此八风皆从其虚之乡来，乃能病人。三虚[10]相搏，则为暴病卒死。两实一虚，病则为淋露寒热。犯其雨湿之地，则为痿。故圣人避风如避矢石焉。其有三虚而偏中于邪风，则为击仆偏枯矣。

注 释

1. 太一　一部《内经》，太一之名是在本篇出现的。除了《内经》之外，《鹖冠子》《吕氏春秋》《汉书》中均有太一之名。太一，有两种解释：一指自然之道，二指北斗星。太一，是划分春夏秋冬四时的依据，是划分九宫八节的依据，是判断正风邪风的依据，是划分四面八方的依据。在本篇，太一是运动的太一，太一运动是无限循环的圆周运动。以太一指向为坐标，本篇划分出了时令中的八节，划分出了空间中的八方，划分出了八种正风与八种邪风。详细之论，敬请查阅本篇之导读。

2. 冬至　太一运动的起点与终点。冬至，八宫中的第一宫（叶蛰宫），八节中的第一节，八卦中的坎卦，空间中的正北方，所有这些可以用十二地支第一支（子）来代表。

3. 复反于一……终而复始　复，重新也。终，终点也；始，始点也。北斗星斗柄的运动形式是圆周无限循环运动。从冬至出发又复返冬至，完成了一次圆周循环——冬至、立春、春分、立夏、夏至、立秋、秋分、立冬、冬至，这一过程可以用"原始反终"一词来描述。终点之处又是一个新的起点，如此状态可以用"复反于一""终而复始""终者有始"等词语来描述。

4. 太一移日，天必应之以风雨　移日之移，指前后两宫（从上一宫到下一宫）的转移。移日之日，指时令上的八节新一节的第一天。天必应之以风雨，指新一节的当天天气会发生变化——春夏有风雨，秋冬有霜雪。这一论断是以天文论天气的精辟概括。以天文论天气，这一思路、这一方法常青而永恒。这里仅举三个例子来说明问题：①不到冬至，谜一样的厄尔尼诺现象不会到来；②不到（近）夏至，暴雨、台风不会光临中国；③不到秋分，北方的冷空气不会南下。

5. 先之则多雨，后之则多旱　正常情况下，有其节必有是气；非常情况下，是气早于或晚于其节。例如，正常情况下，大雨、暴雨出现在夏至，这说明有是年则有是气；非常情况下，夏至之前有暴雨，这说明此年气有余；如果夏至之时之后无大雨，说明此年气不足。张景岳："风雨先期而至，其气有余，故多雨；风雨后期而至，其气不足，故多旱。"

6. 占　天文观测与历法推演。《灵枢·经脉》中已有解释，本篇再作补充解释。《史记·历书·索引》："黄帝使羲和占日，常仪占月，鬼区臾占星气，伶伦造律吕，大挠作甲子，隶首作算术，容成综六术而著调历。"占日、占月、占星气，这就是远古时期的天文之占。造律吕、作甲子、作算术，这是远古时期的人文创造。天文之占与人文创造之间，有着必然的血缘关系。汉扬雄《太玄·玄数》："占有四，或星，或时，或数，或辞。"星，天文也；时，时令也；数，奇偶之数也；辞，文辞也；这些内容，前三者属于自然科学，文辞（诗歌）属于人文。占，与自然科学相关，与人文相关。本篇言占，指的是历法推演。如何推演？按照八节之规律，只要知道了"今节何节"，马上就可以推演下一节、下几节。

7. 实风　逆斗柄指向而来的风为实风，又称正风、善风。例如，斗柄东指，东风为实风；斗柄西指，西风为实风；余类推。

8. 虚风　顺斗柄而来的风，为虚风，又称邪风，为恶风。例如，斗柄东指，西风为虚风；斗柄西指，东风为虚风；斗柄南指，北风为虚风；斗柄北指，南风为虚风。

9. 筋纽　筋的相结处。丹波元简："筋纽，筋所乘也。"

10. 三虚　广义上的时令反常，狭义上的时运不及。三虚，年虚、月虚、时虚也。年虚者，岁运不及也；月虚者，月廓之空也，晦朔之日也；时虚，是日是时气候反常也。杨上善："三虚，谓年虚、月虚、时虚。"三虚，详细的解释在《灵枢·岁露》中。

<hr />

题　解

九，一加八之和也。宫，人为规定的空间也。九宫，九块规定的空间也。

九宫，在平面上组成的是"井"字形加四周边框的一个周周正正的平面图。九宫，九块小正方形。九宫，中间一宫，周围八宫。

以天文为坐标，中华先贤创建出了循时而行的人文，创建出了时、空、物三位一体的时空观，其具体表达形式就是九宫。

一定的空间对应一定的时间，一定的时间对应一定的空间。用时间对应空间，用空间对应时间；时间与空间，统一在了九宫里。

九宫之理，源于洛书。九宫之名，源于《灵枢》，源于本篇。九宫之形，源于本篇。"始于一，终于九"的针刺之纲纪，实际上是九宫之数。九宫之理、九宫之数、九宫之形，都是表达远古天文历法的。

九宫，位于中央的一宫是核心是统领，位于四周八方的八宫是枝干是随从。中央之宫，司令八宫，统帅八宫。

八宫，一对应于八节，二对应于八方。八宫，实质上是中央之宫演化出的时间与空间。一宫一风，八宫八风。八风，一对应于八节，二对应于八方。

八节者，冬至夏至、春分秋分、立春立夏立秋立冬也，简称为两分两至加四立。

八方者，东南西北四方加东北、东南、西南、西北四隅也。

中央宫，太一之宫也。太一，有两种解释：一是解释为形而上的道，二是解释为天文中的北极与北斗。

《吕氏春秋》认为，太一是道的代名词。《吕氏春秋·仲夏纪·大乐》："道也者，至精也，不可为形，不可为名，强为之，谓之太一。"在《吕氏春秋》中，太一即道，道即太一。道，能决定四时八节吗？能！太阳在天即是道。《管子·枢言》："道之在天者，日也。"《管子》在道与日之间，画出了等号。日，四时八节的第一决定者。日可以代表道，道当然决定四时八节。实际上，《易经》与《礼记》都是以日论道的，都是以日月论道的。凡是日月可以表达的内容，道都能够表达。

太一可以解释为北斗星，这是《鹖冠子》与《汉书》相互印证的解释。

《鹖冠子·泰鸿》："中央者太一之位。"中央者，九宫之中宫也。太一，位于九宫之中宫。这与本篇的太一之论，完全吻合。

《汉书·天文志》："斗为帝车，运于中央，临制四海。分阴阳，建四时，均五行，移节度，定诸纪，皆系于斗。"《汉书》讲的是北斗历。斗即北斗星，北斗星即帝乘坐的车子。斗柄南指，暑；斗柄北指，寒。寒暑即阴阳，阴阳之分分在了寒暑之中。

斗柄指于东南西北四方，春夏秋冬四时的形成。如《鹖冠子·环流》所言："斗柄东指，天下皆春。斗柄南指，天下皆夏。斗柄西指，天下皆秋。斗柄北指，天下皆冬。"建四时，建在了北斗星斗柄的四个指向上。北斗星位于中央，帝车位于中央，以中央宫为桥梁，北斗与帝车，两者是否等同在中央宫这里?! 北斗在中央宫运动周而复始，春夏秋冬四时在大地上周而复始。北斗星斗柄旋转的轴心是北极星，如此而论，将太一解释为北极与北斗的联合体，也是可以的。

斗柄四个指向是四时，四时对应四方，四方环绕中央。中央加四方，即是东西南北中五方。均五行，均在了空间五方中。

《淮南子·天文训》以北斗星斗柄旋转为依据，化分出了二十四节气。每十五日或十五日多一点为一节为一气，每四十五、四十六日为一季。移节度之移，移在北斗星斗柄的旋转里。

以北斗星斗柄旋转为依据，制定出了北斗历。历定阴阳（寒暑），历定四时，历定五行，历定二十四节气，定诸纪之定，就定在了寒暑、四时、五行、二十四节气这里。

以北斗星为依据，制定出的是北斗历。以太阳为依据，制定出的是太阳历。两种依据两种历，但两种历都可以分出寒暑、四时、五行、二十四节气。所以《汉书》中的"皆系于斗"之说，失于偏颇。

天文，以太阳、月亮、北斗为核心的天文，演化出了中华大地上的中华文化与中医文化，演化出了历法九宫，演化出了时空九宫。

九宫在本篇，其首要意义就是指出了邪风的判断标准。一部《素问》从第一篇起，就开始强调贼风邪气的危害，就开始强调养生一定要回避邪气贼风。遗憾的是，一部《素问》从头到尾都没有指出"如何判断贼风邪气"。正风与邪风的判断标准，是在本篇出现的。

在世界文化宝库中，唯有中华文化有正风与邪风的判断标准。中华文化中的这一标准，是由中医文化记载的，是由本篇记载的。是病都有因，疫病之因在哪里？追溯疫病之因，是一道世界性的大课题。疫病之因，西医追溯在了鸟，追溯在了猪，追溯在了鸡与鸭，总而言之，追溯到了动物身上。中医文化则追溯在了反常的时令上，反常的气候上。儒家、法家、杂家与《内经》共同指出，反常的气候，反常的时令，是引起疫病的真正原因。什么是异常的气候与反常的时令，"春行秋令，夏行春令"也。什么是"春行秋令，夏行春令"？本篇讲出了令人信服的能够准确判断的、具体而永恒的标准。

一条根开出万朵花。以九宫为根，结出了万个果。在中华文化里，在中华大地上，九宫的影子几乎无处不在。天下九州，井田制的井田，八阵图的哲理，四合院的模型，大都市的结构，汉墓中的天盘地盘，加上本篇所讲的天文历法，都可以追溯到九宫这一模型之中。

对整个中华民族具有极其重要意义的九宫，是在文化源头出现的，是由本篇记载的。希望热爱中华文化与中医文化的读者，一定仔仔细细地阅读本篇。弄懂弄通了本篇的内容，境界一定会有大幅度的提高。

九宫，是四面八方的另一种表达形式，是八卦的另一种表达形式。

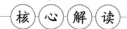

核 心 解 读

九宫者，北斗历之表现形式也。北斗历，八风正邪判断之历也。北斗斗柄，一年循环一周，循环一周即是一年。此，一大内容也。

一年分四季，四季四种风。一年分八节，八节有八风。八节交替之际，天必应之风雨。八风分正邪，依据在北斗斗柄指向中。此，一大内容也。

时分春夏秋冬，风分东南西北。风向合时，正风也。风向逆时，邪风也。一种邪风一种疾病，八种邪风八种疾病。邪风致病，是时令病。邪风致病，是具有流行性、广泛性的疫病。此，一大内容也。

熟悉了这三大内容，就掌握了本篇之核心内容。

一、一宫统八宫，太一统时空

太一位居中央宫，中央宫是统领周围八宫的统帅，是统领周围八宫的司令。

太一之游，游的是北斗星斗柄。北斗星斗柄，太一也。游，旋转也。太一之游，即斗柄旋转。太一之游，即是北斗星斗柄旋转。旋转的斗柄指定一个方位，即是历法中的一个时令。方位，是空间中的方位；时令，是时间中的时令。中央宫，是时空运枢的中心。太一每游一宫，是八节中的一节，游八宫是八节。一宫之中，含三个节气；八宫，含二十四个节气。分述如下：

（一）冬至

冬至是太一游宫的起始点。

太一游宫，即北斗星斗柄的旋转，有出发点与起始点吗？有！

太一之游，以一个时令，一个方位为起始点。时令是冬至，方位是正北方。冬至，是斗柄旋转的时间起始日。正北方，是斗柄旋转的空间起始点。

北方为东西南北四维之首，为八宫中的第一宫，宫名为叶蛰。

在苗族古历中，冬至有三大首要意义，一是岁首，二是气首，三是节令之首。

岁首，讲的是一岁的起点，新岁从冬至这一天算起。在苗族古历中，冬至的前一天为除夕，冬至这一天为大年。

气首，讲的是阴阳二气中的阳气，从冬至这一天开始生发。一岁之中有六阳，一阳的出发点是冬至。

节令之首，讲的是节令以冬至为首。八节以冬至为首，二十四节气同样是以冬至为首。

（二）叶蛰宫

叶蛰宫，八宫中的第一宫，空间方位位于正北方，含三个节令——冬至、小寒、大寒。太一游叶蛰宫，从头到尾需要四十六天时间。

（三）天留宫

天留宫，八宫中的第二宫，空间方位位于东北方，天留宫含三个节令——立春、雨水、惊蛰。太一游天留宫，从头到尾需要四十六天时间。

叶蛰宫与天留宫两宫交接点的节令是立春。

（四）仓门宫

仓门宫，八宫中的第三宫，空间方位位于正东方。仓门宫含三个节令——春分、清明、谷雨。太一游仓门宫，从头到尾需要四十六天时间。

天留宫与仓门宫两宫交接点的节令是春分。

（五）阴洛宫

阴洛宫，八宫中的第四宫。阴洛宫，空间方位位于东南方，含三个节令——立夏、小满、芒种。太一游阴洛宫，从头到尾需要四十五天时间。

仓门宫与阴洛宫两宫交接点的节令是立夏。

（六）上天宫

上天宫，八宫中的第五宫，空间方位位于正南方，含三个节令——夏至、小暑、大暑。太一游上天宫，从头到尾需要四十六天时间。

阴洛宫与上天宫两宫交接点的节令是夏至。

（七）玄委宫

玄委宫，八宫中的第六宫，空间方位位于西南方，含三个节令——立秋、处暑、白露。太一游玄委宫，从头到尾需要四十六天时间。

上天宫与玄委宫两宫交接点的节令是立秋。

（八）仓果宫

仓果宫，八宫中的第七宫，空间方位位于中的正西方，含三个节令——秋分、寒露、霜降。太一游仓果宫，从头到尾需要四十六天时间。

玄委宫与仓果宫两宫交接点的节令是秋分。

（九）新洛宫

八宫中的第八宫，空间方位位于中的西北方，含三个节令——立冬、小雪、大雪。太一游新洛宫，从头到尾需要四十五天时间。

仓果宫与新洛宫两宫交接点的节令是立冬。

（十）太一回宫

重返冬至点。周而复始，周游八宫之后，太一重返叶蛰宫。新洛宫与叶蛰宫两宫交接点的节令是冬至，实际上，太一也是重返冬至点。

太一游八宫，有六宫需要四十六天，有两宫需要四十五天，时间总长度为：

$$46 \times 6 + 45 \times 2 = 366（天）$$

历中的一天，斗柄旋转中的一度；历中的 366 天，斗柄旋转 366 度。366 度的圆，是一个椭圆。（图 2-77-1、图 2-77-2）

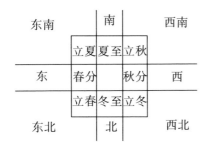
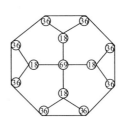

图 2 - 77 - 1　八节八方九宫图

图 2 - 77 - 2　遮佐，彝图名，意为"罡煞"。十个月为一年的历法运算规律

二、 周而复始的太一之游（动）

太一游宫，有着极其严格的规律性，有着超越时空的永恒性。其特征如下。

特征之一：有严格而永恒的起点。太一游宫，起点在冬至。这个起点，严格而永恒。今年如此，明年如此，年年如此，千年不变，万年不变。

太一游宫，转折点在夏至。这个转折点，严格而永恒。今年如此，明年如此，年年如此，千年不变，万年不变。

太一游宫，两个均衡点在春分与秋分。均衡，均衡在阴阳二气上。春分与秋分，这两个均衡点严格而永恒。今年如此，明年如此，年年如此，千年不变，万年不变。

冬至夏至、春分秋分，在《素问》视这四个点为天地之正纪。《素问·至真要大论》："气至之谓至，气分之谓分，至则气同，分则气异，天地之正纪所谓也。"气至，指的是冬至夏至；气分，指的是春分秋分。天地之正纪，指的是两分两至在中华元文化与中医文化中的纲领性地位。

特征之二：有严格而永恒的顺序。太一游宫，从第一宫出发，然后是第二宫，之后的顺序是第三宫、第四宫直至第八宫，从第八宫又进入第一宫。如此顺序，严格而永恒，今年如此，明年如此，年年如此，千年不变，万年不变。

若以时令而论，太一游宫，从冬至出发，然后依次的时令是立春、春分、立夏、夏至、立秋、秋分、立冬，最终又返回冬至。如此顺序，严格而永恒。今年如此，明年如此，年年如此，千年不变，万年不变。

特征之三：有严格的永恒的交接点。太一游完这一宫，即开始游下一宫。"这一宫"与"下一宫"之间，有一个交接点。这个交接点，恰恰就是一个新节令。

宫与宫之间的八个交接点，八个交接点处八个新节令，其对应关系如下：

第一宫与第二宫的交接点，节令为立春。

第二宫与第三宫的交接点，节令为春分。

第三宫与第四宫的交接点，节令为立夏。

第四宫与第五宫的交接点，节令为夏至。

第五宫与第六宫的交接点，节令为立秋。

第六宫与第七宫的交接点，节令为秋分。

第七宫与第八宫的交接点，节令为立冬。

第八宫与第一宫的交接点，节令为冬至。

八个交接点，以太阳而论，是太阳与地球的八个对应点。太阳与地球，八个对应点，具体对应关系如下：

冬至，太阳对应于地球的南回归线。

夏至，太阳对应于地球的北回归线。

春分，太阳由南而北时与赤道的对应点。

秋分，太阳由北而南时与赤道的对应点。

立春，太阳由南而北时运行到了南回归线与赤道之间。

立夏，太阳由南而北时运行到了北回归线与赤道之间。

立秋，太阳由北而南行到了南回归线与赤道之间。

立冬，太阳由北而南行到了赤道与北回归线与赤道之间。

太阳与地球的八个对应点，八个至关重要的节令四立与两分两至——立春立夏立秋立冬、春分秋分与冬至夏至。

八个交接点，以北斗而论，是北斗星斗柄所指的八个方位，具体指向如下：

冬至，北斗星斗柄指向了正北方。

夏至，北斗星斗柄指向了正南方。

春分，北斗星斗柄指向了正东方。

秋分，北斗星斗柄指向了正西方。

立春，北斗星斗柄指向了东北方。

立夏，北斗星斗柄指向了东南方。

立秋，北斗星斗柄指向了西南方。

立冬，北斗星斗柄指向了西北方。

斗柄所指向的八个方位，亦即八个至关重要的节令四立与两分两至。

交接点，实际上是天文天气的变化点，天文在变化，气候在变化。交接点、风雨点也在变化。用篇中的话说是："太一移日，天必应之以风雨。"太一移日，实际上是太一从这一宫到下一宫的转换之日。这句话可以精确为："太一移宫之日，天必应之以风雨。"两宫交接点，天必应之以风雨。中华先贤总结出这样一个规律：当日有雨，岁美而民安；交接点之前有雨，当年多雨；交接点之后有雨，当年多旱。中华先贤的认识，规律而永恒。

认识了交接点，就认识了天文与天气变化的规律性。认识了交接点，就认识了天文与天气变化规律的永恒点。认识了交接点，就认识了天气变化与人体变化之间的对应关系，也就认识了气候与疾病之间的对应关系。

特征之四：有严格的时间性。太一游八宫，时间总长度是 366 天。东南阴洛宫与相对的西北新洛宫两宫的时间长度是 45 天，其余六宫的时间长度均为 46 天。

$$45 \times 2 = 90（天）$$

$$46 \times 6 = 276（天）$$

$$90 + 276 = 366（天）$$

八宫的时间长度不平均，说明太一之游不是匀速运动，而是不匀速运动。太一的不匀速运动，规律而永恒。今年如此，明年如此，年年如此，千年不变，万年不变。

特征之五：有严格的路线性。左右，是太一游宫的路线。左升右降，左出右归，是太一游宫的运动形态。太一游宫的路线，规律而永恒。今年如此，明年如此，年年如此，千年不变，万年不变。

特征之六：有严格的循环性。太一运动，终点之处即出发点，出发点处即终点。终则复始，周而复始，一岁一循环。太一运动的循环性，规律而永恒。今年如此，明年如此，年年如此，千年不变，万年不变。

三、 太一之游与正风邪风的判断

判断正风与邪风的标准，在人类文化宝库中是在中华文化中出现的，具体是在中医文化中出现的，再具体就是在本篇出现的。

判断正风与邪风的标准有两个：一是两分两至当天的天气，二是北斗星斗柄的指向。

（一）两分两至当天天气之标准

两分者，春分秋分也。两至者，冬至夏至也。

冬至当日，如果出现暴烈的天气，其反应多表现在君王身上。君王之位，实际上是北方之位。冬至天气异常，北方会发生自然灾害。五脏之中，肾脏对应北方，冬至天气异常，肾脏会发生疾病。夏至当日，如果气候出现暴烈变化，其反应多表现在百姓身上。

在安徽阜阳汉墓出土的"九宫占盘"中，君数一，在北方；百姓数九，在南方；将数三，在东方；相数七，在西方；吏数五，在中央。百姓，应南方。南方，应夏天，应心脏。夏至天气异常，南方会发生自然灾害。五脏之中，心脏会发生疾病。

春分当日，如果气候出现暴烈变化，其反应多表现在将身上。春应肝，肝为将，春应东方，这是《素问》中的对应关系。春分天气异常，东方会发生自然灾害。五脏之中，肝脏会发生疾病。

秋分当日，如果气候出现暴烈变化，其反应多表现在相国身上。秋应西方，秋应肺，肺为相，这是《素问》中的对应关系。秋分天气异常，西方会发生自然灾害。五脏之中，肺脏会发生疾病。

当太一居中央宫时，如果气候出现暴烈变化，其反应多表现在臣吏身上。中央宫，时令对应的是长夏，五脏对应的是脾脏。长夏，即小暑大暑之间，如果气候出现暴烈变化，中原会发生自然灾害。五脏之中，脾脏会发生疾病。

春分，太一在仓门宫；秋分，太一在仓果宫；冬至，太一在叶蛰宫；夏至，太一在上天宫；长夏，太一在中央宫。这五宫，这五节，对于研究天文天气变化具有重大意义。这五宫，这五节，一旦出现飞沙走石、风折树木的恶劣天气，可以依照五节、五宫所处的时间与空间，来推测自然灾害所出现的地区，来推测疾病所发生的脏腑。

"春行秋令，其民大疫"，在《礼记》与《吕氏春秋》都有这样的论断。春行秋令者，时令错位也，气候异常也。大疫者，流行性疫病也。疫病的根本原因，是时令的错位，是气候的异常。如何判断"春行秋令"，即什么是

"春天的秋令"？答案是在本篇出现的：立春时节刮西南风，春分时节刮西风，就是"春行秋令"。

这里需要说明一下这样一个问题：君王、将相的时间性与空间性。热爱中医文化者都知道，五脏一有时间性，二有空间性，三可以类比一个国家的行政机关。

肝应春，心应夏，脾应长夏，肺应秋，肾应冬，这是五脏的时间性。

肝应东方，心应南方，脾应中央，肺应西方，肾应北方，这是五脏的空间性。

肝应将，心应君，脾应仓廪，肺应相，肾应作强，这是五脏的分工性。

本篇中将相、君王、百姓之说，实际上对应的仍然是时间与空间。有大学注释者，认为君就是朝廷中的那个君，将相就是朝廷中的将相，百姓就是天下芸芸众生，这就曲解了经典。这种注释，缺乏天文常识，没有认识中华先贤由天文而人文的思路，没有认识中华先贤以天文为基础所建立起的时空观。

（二）北斗星斗柄指向之标准

北斗星斗柄的指向，是判断风的正风与邪风、善风与恶风的标准。

"从其冲后来为虚风，伤人者也，主杀，主害者。"虚风，其判断标准出于这一论断。虚风，是伤人之风，这一论断也出于这一论断。

"从其冲后来为虚风"，实际上是顺斗柄而来的风。

逆斗柄指向而来的风，为正风，为善风。顺斗柄指向而来的风，为邪风，为恶风。换言之，斗柄指向何方，风从何方来，如此之风为正风，为善风。斗柄指向何方，风从相反的方向来，如此之风为邪风，为恶风。

若以八节而论，正风、善风的判断标准如下：

立春，斗柄指向东北，东北风为正为善。

立夏，斗柄指向东南，东南风为正为善。

立秋，斗柄指向西南，西南风为正为善。

立冬，斗柄指向西北，西北风为正为善。

春分，斗柄指向东方，东风为正为善。

秋分，斗柄指向西方，西风为正为善。

夏至，斗柄指向南方，南风为正为善。

冬至，斗柄指向北方，北风为正为善。

正风善风，亦称实风。正风善风实风，是养人养万物的风。邪风恶风，亦称虚风。邪风恶风虚风是伤人伤万物的风。

这个标准，极易掌握。这个标准，极为准确。

明智的人，会利用这一标准，谨慎地观察风的正邪、善恶、实虚。躲避虚风邪风恶风的侵袭，就像躲避石块和箭矢一样。所以，邪风恶风虚风就不会伤害到贤者。

"从其冲后来为虚风"中的"冲后"二字，在由十二地支组成的大圆中，可以清楚地表达。例如，北斗星指向了午位，风从子位来，这就是冲后而来的虚风，反之亦然。

这里需要解释一下"冲后"一词。"冲后"有两重含义：一可以解释为"从何方来"的从，从北斗星斗柄的后方来的风为冲后之风；二可以解释为"相对方向"的冲——子午相冲，卯酉相冲，斗柄指向了子位，风从午位来；斗柄指向了卯位，风从酉位来，如此之风为冲后之风。反之亦然。

四、 八种邪风与八种疾病

"立夏吹北风，十个鱼塘九个空。""夏至西北风，菜园一扫空。"这是广东的民间谚语。

"冬天有雷声，十个牛栏九个空。"这是湖南的民间谚语。

在这些谚语里，一可以看到邪风的危害性与严重性，二可以看到一种邪风致一种病。这种病可以发生在鱼身上，可以发生在牛身上，可以发生在蔬菜身上。

一种邪风一种病，八宫八节有八种邪风。八种邪风可以引起八种病。以北斗星斗柄为基准，可以清晰地确定八种邪风，从而预测疾病。

冬至，南风为邪，称为大弱风。大弱风伤害人体时，内则伤害到人体心脏，外则伤害到血脉，其气主热性疾病。

夏至，北风为邪，称为大刚风。大刚风伤害人体时，内则伤害到人体肾脏，外则伤害到人体的骨骼、肩背及脊柱两旁的大筋，其气主寒性疾病。

春分，西风为邪，称为刚风。刚风内可伤害人体肺脏，外可伤害人体皮肤，其气主燥性疾病。

秋分，东风为邪，称为婴儿风。婴儿风伤害人体时，内则伤害到肝脏，外则伤害到筋的相接处，其气主湿病。

立春，西南风为邪，称为谋风。谋风伤害人体时，内则伤害到人体脾脏，外则伤害到肌肉，其气主衰弱性疾病。

立夏，西北风为邪，称为折风。折风伤害人体时，内则伤害到人体小肠腑，外则伤害到手太阳经脉，若脉气败绝，则阴寒之气四溢，若脉气闭塞凝聚不通，就会出现突然死亡。

立秋，东北风为邪，称为凶风。凶风伤害人体时，内则伤害到人体大肠，外则伤害到人体两胁肋、腋下、骨骼及肢节。

立冬，东南风为邪，称为弱风。弱风伤害人体时，内则伤害到人体胃腑，外则伤害到人体肌肉，其气主身体沉重。

上述八种风都是从当令节气所居之位相反方位吹来，属于邪风虚风，都能伤人伤万物。

五、 三虚与暴病

人，为何会猝死，又为何会瞬间半身瘫痪？

本篇给出的答案是：三虚，是猝死之因；三虚，是瞬间半身瘫痪之因。

三虚，本篇只是给出了名，没有给出解答。三虚之解答，出于《灵枢·岁露论》："乘年之衰，逢月之空，失时之和，因为贼风所伤，是谓三虚。"岁运不及，月缺之时，时令反常，岁、月、时，加在一起可称之为三虚。如此三虚，即可以称之为虚岁。

岁有岁气。《素问·六节藏象论》："四时谓之岁。"四时有四时之气，四时之气即岁气。春暖、夏热、秋凉、冬寒，为正常之四时之气。春不暖、夏不热、秋不凉、冬不寒，为非常之四时之气。四时之气非常，即为虚岁。

贼风，虚风也。春之西风，夏之北风，秋之东风，冬之南风也。贼风虚风者，如此非时之风，

五脏之虚，气血之虚，可称之以虚人。

虚岁、虚风、虚人，三虚相搏，会出现暴病猝死。如果三虚中只犯一虚，也会出现困倦，寒热相间的疾病。如果雨湿之气伤害筋骨，便会出现痿证。

如果三虚相逢，就会偏中邪风，出现突然晕倒，不省人事，清醒后则半侧肢体瘫痪的疾病。

人虚，为内部之因。虚岁、虚风，为外部天气异常之因。所以，三虚可

以精简为二虚。两虚者，内部之虚与外部之虚也。体虚之人相遇外部邪风恶风，就会形成半侧肢体瘫痪之疾病。换言之，内虚相遇外虚，瞬间形成半身瘫痪。

预防此疾病，第一关键在于善补内虚，第二关键在于善防虚邪之风。

本篇第一次把虚邪之风比喻为礌石、箭矢。古代打仗，有攻城之战斗。攻城者利用云梯向上攻，守城者会向下射箭、扔石头。矢为箭，石即礌石。"故圣人避风，如避矢石焉。"虚邪之风对人体的危害，犹如礌石、箭矢。

人过四十，一定要善用"虚者补之"这一医理，一定要善用"虚者补之"这一医术。

"无家贼不引外鬼"或"有家贼才有外鬼"，这一民间俗语可以形容偏瘫之病因。

人体之虚为家贼，虚邪之风为外鬼，家贼与外鬼，会引发多种严重的疾病，其中包括半身瘫痪。

六、 北斗中医

所谓北斗中医，就是中华先贤将人放在北斗背景下来认识，以北斗之理演化出了中医之理，以北斗之数演化出了中医之数。九宫八风是北斗之理，四时八节、四面八方中的四与八是北斗之数。九宫八风、四面八方，这些都是从北斗历出发的。

远古中华先贤以北斗为坐标，首先制出了北斗历。对于中医，北斗历到底解答了什么问题？答案是：解答了重大问题的判断标准。

（一）春夏秋冬的判断标准

春夏秋冬，如何判断？用北斗星斗柄的指向判断的，这一标准源于北斗历。太阳历会不会判断春夏秋冬？当然会！立竿测影，产生了二十四节气。春夏秋冬，包含其中。但是，日影所判断的，斗柄同样会判断，而且远比日影所判断的清晰。斗柄指向东方，春分到了；斗柄指向南方，夏至到了；斗柄指向西方，秋分到了；斗柄指向北方，冬至到了。在没有污染的天空，可以清晰地看到北斗星，每天夜晚都可以清晰看到北斗星斗柄的指向，利用北斗星斗柄的指向，可以准确地区分出春夏秋冬四季，可以准确地区分出四时八节。

《汉书》非常重视北斗星的作用，认为四时八节二十四节气，都是以北斗星为坐标制定出来的。《汉书·天文志》："斗为帝车，运于中央，临制四海。分阴阳，建四时，均五行，移节度，定诸纪，皆系于斗。"

"皆系于斗"，《汉书》的这一论断，没有错误，但远非全部。实际上，北斗可以区分出的节令，太阳、二十八宿都能够区分出来。因此，既可以"系于斗"，也可以"系于日""系于星"。

（二）邪风恶风的判断标准

邪风恶风如何判断？用北斗星斗柄的指向判断，这一标准源于北斗历。这一问题，刚刚讨论过，这里不再赘述。

（三）一年分两截的判断标准

一年之内，最基本的是分出寒暑两截。从大框架上讲，小花、小草的一岁一枯荣，紧紧对应的就是一寒一暑。

寒暑两截如何分？用北斗星斗柄的指向区分，这一标准源于北斗历。斗柄北指，是暑的起点；斗柄南指，是寒的起点。斗柄旋转从北到南，为暑；斗柄旋转从南到北，为寒。

以日影为坐标，同样会分出一年之两截。这个分界点，就是一岁之中中午日影的最长点与最短点。但是，这一坐标远没有斗柄这一坐标清晰。

（四）一年一循环的判断标准

一年一循环，如何认识？用北斗星斗柄循环为坐标可以认识，这一标准源于北斗历。斗柄循环一周，历中一年。斗柄循环十周，历中十年。一周一年，千周千年，万周万年。斗柄无限循环，历中千年万年。这里是规律，这里是永恒。

（五）天气变化的判断标准

天气变化，如何认识？用北斗星斗柄循环为坐标可以认识，这一标准源于北斗历。斗柄循环一周，春夏秋冬一个过程。春有春之气，夏有夏之气，秋有之气，冬有冬之气，春暖夏热秋凉冬寒，一时有一时之气，四时有四时之气，千古不易，万古不易。

四时之气变化，万物也随之变化。春生夏长秋收冬藏，万物的四种状态。物随气变，物随气化，同样是千古不易，万古不易。气变物变，人呢？人难道不变吗？气正常养万物，气异常伤万物。万物受伤之时，人会例外吗？

四时有四时之气，八节有八方之风。八风为正，生养万物。八风为邪，毁伤万物。人在万物之中，万物毁伤之时，人会例外吗？

（六）新年第一天的确定标准

新年第一天如何确定？用北斗星斗柄为坐标可以确定，这一标准源于北斗历。太阳历是冬至为岁首，阴阳合历以春节为新年之首。冬至，以日影中午最长点确定。春节，以北斗星斗柄指向寅位确定。太阳历论岁，阴阳合历论年，岁起冬至年起春。冬至的确定，有四个坐标：一是日影最长点，二是日出东南方，三是二十八宿中的卯星黄昏时出现在正南方，四是斗柄指向了十二支中的寅位。寅位，位于东北方。

四时之理，八风之理，奠定了中医文化的理论基础。不认识四时，不认识九宫八风，就无法认识中医文化。

北斗这一坐标与中医文化的关系，在本卷"代绪论"中已有详细讨论，这里稍加回顾，点到为止。

七、 有关天文历法中的几个数据

（一）本篇每宫的时间数据

八宫有六宫的时间数据为四十六天。四十六天，三个节令：

$$46 \div 3 \approx 15.333 \text{（天）}$$

每个节令的时间长度约等于 15.333 天。

八宫有两宫的时间数据为四十五天。四十五天，三个节令：

$$45 \div 3 \approx 15 \text{（天）}$$

（二）太阳历回归年的时间数据

《尚书·尧典》中，太阳历回归年的时间长度为 366 天，本篇出现的数据也是 366 天，而在《周髀算经·天文历法》中，太阳历回归年的时间长度为 365.25 天。

（三）二十四节气的时间数据

太阳历可以分出八节，也可以分出二十四节气。以《周髀算经》中的太阳回归年数据为准，八节每节的时间长度为：

$$365.25 \div 8 = 45.65 \text{（天）}。$$

这一数据，接近于本篇八宫的数据。二十四节气每节的时间长度为：

$$365.25 \div 24 = 15.21 \text{（天）}$$

（四）朔望月的时间数据

月圆为望，月缺月初为朔。月亮圆一次缺一次，即一个朔望月。朔望月分大小，一年 12 个月，分六大六小，大月 30 天，小月 29 天，平均 29.53 天。

朔，月亮位于太阳地球之间。站在地球上，看到的是地球背光的一面。

望，地球位于太阳月亮之间。站在地球上，看到的是地球向光的一面。

从点线关系上讲，太阳、月亮、地球，如此三点一线时，为初一之朔；太阳、地球、月亮，如此三点一线时，为十五之望。

（五）两节大于一月

稍有历法常识的人都知道，一个月两个节气，月初为节，月中为气。实际上，一个月的时间长度小于两节的时间长度。一节 15 天多，一气 15 天多，一节一气 30 多天，这就大于、长于了一个月的时间。一节一气与一月，每月都有时间差。积累到三年，就要用闰月的方法以调整这一时间差。这一时间差，是两种历法的时间差，是太阳历与太阴历的时间差，即太阳历的两节气大于太阴历的朔望月。中华先贤创建了"三年一闰，五年再闰，十九年七闰"的方法，解决了这一问题。彝族先贤以 33 个月、33 个月、32 个月的顺序为法则，安排闰月，调节两种历法中的时间差。两种方法不同，但同样的精密，同样的准确。

希望有心的读者先记住这几个数据，这些基础知识很重要，只有认识了这一点才能明白月亮历与北斗历之间的时间差，才能明白阴历、阳历、阴阳合历的基本结构。只有认识了阴历、阳历、阴阳合历，才能明白阴阳五行、天干地支，才能明白数字中的一与九。只有明白这些，才能真正跨进中医的大门。"不知年之所加"不可以为工，不懂天文历法，不但进入不了中医的大门，而且连年、岁的常识也理解不了。

九
针
论
第
七
十
八

⊙原⊙文

　　黄帝曰：余闻九针于夫子，众多博大矣，余犹不能窹[1]，敢问九针焉生？何因而有名？岐伯曰：九针者，天地之大数也，始于一而终于九[2]。故曰：一以法天，二以法地，三以法人，四以法时，五以法音，六以法律，七以法星，八以法风，九以法野。

　　黄帝曰：以针应九之数奈何？岐伯曰：夫圣人之起天地之数也，一而九之，故以立九野，九而九之，九九八十一，以起黄钟数焉，以针应数也。

　　一者，天也。天者，阳也。五藏之应天者肺；肺者，五藏六府之盖也；皮者，肺之合也，人之阳也。故为之治针，必以大其头而锐其末，令无得深入而阳气出。

　　二者，地也。人之所以应土者，肉也。故为之治针，必筒其身而员其末，令无得伤肉分，伤则气得竭。

　　三者，人也。人之所以成生者，血脉也。故为之治针，必大其身而员其末，令可以按脉勿陷，以致其气，令邪气独出。

　　四者，时也。时者，四时八风之客于经络之中，为瘤病者也。故为之治针，必筒其身而锋其末，令可以泻热出血，而瘤病竭。

　　五者，音也。音者，冬夏之分，分于子午[3]，阴与阳别，寒与热争，两气相抟，合为痈脓者也。故为之治针，必令其末如剑锋，可以取大脓。

　　六者，律也。律者，调阴阳四时而合十二经脉，虚邪客于经络而为暴痹者也。故为之治针，必令尖如氂，且员且锐，中身微大，以取暴气。

七者，星也。星者，人之七窍。邪之所客于经，而为痛痹，舍于经络者也。故为之治针，令尖如蚊虻喙，静以徐往，微以久留，正气因之，真邪俱往，出针而养者也。

八者，风也。风者，人之股肱八节也。八正之虚风⁴，八风伤人，内舍于骨解腰脊节腠理之间，为深痹也。故为之治针，必长其身，锋其末，可以取深邪远痹。

九者，野也。野者，人之节解，皮肤之间也。淫邪⁵流溢于身，如风水之状，而溜不能过于机关大节⁶者也。故为之治针，分尖如挺⁷，其锋微员，以取大气之不能过于关节者也。

黄帝曰：针之长短有数乎？岐伯曰：一曰镵针者，取法于巾针，去末半寸，卒锐之，长一寸六分，主热在头身也。二曰员针，取法于絮针，筒其身而卵其锋，长一寸六分，主治分间气。三曰锃针，取法于黍粟之锐，长三寸半，主按脉取气，令邪出。四曰锋针，取法于絮针，筒其身，锋其末，长一寸六分，主痈热出血。五曰铍针，取法于剑锋，广二分半，长四寸，主大痈脓，两热争者也。六曰员利针，取法于氂针，微大其末，反小其身，今可深内也，长一寸六分，主取痈痹者也。七曰毫针，取法于毫毛，长一寸六分，主寒热痛痹在络者也。八曰长针，取法于綦针，长七寸，主取深邪远痹者也。九曰大针，取法于锋针，其锋微员，长四寸，主取大气不出关节者。

针形毕矣，此九针大小长短法也。

黄帝曰：愿闻身形应九野⁸奈何？岐伯曰：请言身形之应九野也。左足应立春，其日戊寅己丑；左胁应春分，其日乙卯；左手应立夏，其日戊辰己巳；膺喉首头应夏至，其日丙午；右手应立秋，其日戊申己未；右胁应秋分，其日辛酉；右足应立冬，其日戊戌己亥；腰尻下窍应冬至，其日壬子。六府膈下三藏应中州，其大禁⁹，大禁太一所在之日及诸戊己¹⁰。凡此九者，善候八正所在之处，所主左右上下身体有痈肿者，欲治之，无以其所直之日溃治之，是谓天忌日¹¹也。

形乐志苦，病生于脉，治之以灸刺。形苦志乐，病生于筋，治之以熨引¹²。形乐志乐，病生于肉，治之以针石¹³。形苦志苦，病生于咽喝，治之以甘药。形数惊恐，筋脉不通，病生于不仁，治之以按摩醪药¹⁴。是谓形。

五藏气：心主噫¹⁵，肺主咳，肝主语，脾主吞，肾主欠。

六府气：胆为怒，胃为气逆为哕，大肠小肠为泄，膀胱不约为遗溺，下焦溢为水。

五味：酸入肝，辛入肺，苦入心，甘入脾，咸入肾，淡入胃，是谓五味。

五并[16]：精气并肝则忧，并心则喜，并肺则悲，并肾则恐，并脾则畏，是谓五精之气并于藏也。

五恶[17]：肝恶风，心恶热，肺恶寒，肾恶燥，脾恶湿，此五藏气所恶也。

五液：心主汗，肝主泣，肺主涕，肾主唾，脾主涎，此五液所出也。

五劳[18]：久视伤血，久卧伤气，久坐伤肉，久立伤骨，久行伤筋，此五久劳所病也。

五走[19]：酸走筋，辛走气，苦走血，咸走骨，甘走肉，是谓五走也。

五裁[20]：病在筋，无食酸；病在气，无食辛；病在骨，无食咸；病在血，无食苦；病在肉，无食甘。口嗜而欲食之，不可多也，必自裁也，命曰五裁。

五发：阴病发于骨，阳病发于血，以味发于气，阳病发于冬，阴病发于夏。

五邪：邪入于阳，则为狂；邪入于阴，则为血痹；邪入于阳，转则为癫疾；邪入于阴，转则为喑；阳入于阴，病静；阴出之于阳，病喜怒。

五藏：心藏神，肺藏魄，肝藏魂，脾藏意，肾藏精志也。

五主：心主脉，肺主皮，肝主筋，脾主肌，肾主骨。

阳明多血多气，太阳多血少气，少阳多气少血，太阴多血少气，厥阴多血少气，少阴多气少血。故曰：刺阳明出血气，刺太阳出血恶气，刺少阳出气恶血，刺太阴出血恶气，刺厥阴出血恶气，刺少阴出气恶血也。

足阳明太阴为表里[21]，少阳厥阴为表里，太阳少阴为表里，是谓足之阴阳也。手阳明太阳为表里，少阳心主为表里，太阳少阴为表里，是谓手之阴阳也。

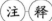

注　释

1. 寤　本义指睡醒。《灵枢·口问》："阴气尽而阳气盛，则寤矣。"本篇谈悟，悟为觉悟之悟，悟为明了之悟。

2. 天地之大数也，始于一而终于九　见本卷第一篇注释6。

3. 音者，冬夏之分，分于子午　音，角徵宫商羽五音也。五音源于十月太阳历的五行，一行一音，五行五音。《素问·金匮真言论》有五行、五方、五音的解释。《周髀算经·陈子模型》有历律一体的解释："冬至夏至，观律之数，听钟之音。"一月一律，十二月十二律。历出自然，律出自然；音律与历法同根同源，音律是历法的伴生物；两者同出于以太阳变化为大背景的天文之中。黄钟大吕之声出于冬至夏至，冬至夏至可以用子午两支来表达，知道了这之间的等量代换关系，才能真正明白这一论断。

4. 八正之虚风　八正，指冬至、立春、春分、立夏、夏至、立秋、秋分、立冬八节。虚风，指八节时节的反常邪风。例如，立春时节的西南风，立夏时节的西北风，立秋时节的东北风，立冬时节的东南风、春分时节的西风，秋分时节的东风，夏至时节的北风，冬至时节的南风。

5. 淫邪　一指邪恶之说教，二指致病之邪气，三指人体之中的邪气。

《素问·上古天真论》："淫邪不能惑其心。"此淫邪为邪恶之说教。

《素问·八正神明论》："外虚内乱，淫邪乃起。"此淫邪为致病之邪气。

本篇谈淫邪，谈的是人体之中的邪气。邪气侵入人体，蔓延为害，谓之淫邪。

6. 溜不能过于机关大节　溜，流也。溜不能过于机关大节，流动之风水不能通过大关节也。水肿之病因也。《灵枢·官针》："病水肿不能通关节者，取以大针。"风水不能通过大关节，水肿之病因也。

7. 挺　又作梃。《灵枢·九针十二原》："大针者，尖如梃，其锋微员，以泻机关之水也。"

8. 九野　指九宫。叶蛰、天留、仓门、阴洛、上天、玄委、仓果、新洛八宫加中央宫，一共九宫。八宫，空间中的八方，时间中的八节。

9. 大禁　针刺禁忌之日。

10. 戊己　五行之土；四时之末即春夏秋冬每个季节的最后十八天；人体中的膈下腹中。

11. 天忌日　是按照五行相克（五脏相克、时令相克）理论确定出的不适宜针刺的时日。

12. 熨引　熨，热敷。熨引，用药熨的方法舒展筋骨。《灵枢·经筋》："在内者熨引饮药。"王冰："熨谓药熨，引谓导引。"

13. 石　石针，通称砭。

14. 醪（láo）药　即药酒。《素问·汤液醪醴论》："自古圣人之作汤液醪醴者，以为备耳。"注：醪醴即浊酒。

15. 心主噫　噫，嗳气。心气不舒，嗳气。胃寒亦嗳气。《灵枢·口问》："寒气客于胃。厥逆从上下散，复出于胃，故为噫。"

16. 五并　五，五脏之精气也；并，合并一处也。五并，五脏之精气合并于一脏也，致病之因素也。《素问·宣明五气》："五精所并精，气并于心则喜，并于肺则悲，并于肝则忧，并于脾则畏，并于肾则恐，是谓五并，虚而相并者也。"注：五精所并，五脏精气并聚。

17. 五恶　五，五脏也；恶，厌恶也。五恶，五脏各自所厌恶的气候也。

18. 五劳　五劳，久视、久卧、久坐、久立、久行也。五劳者，五种过劳致病因素也。

19. 五走　五，五味也。五走，五味所入也。

20. 五裁　裁，禁忌。指气血筋骨肉病症分别对五味的禁忌。

21. 表里　一指体内体外；二指脏腑互为表里；三指阴阳经脉——阳经为表，阴经为里。本篇言表里，指的是阳经在表，阴脉在里。

题 解

九针者，九种针具也。九针，一曰镵针，二曰员针，三曰鍉针，四曰锋针，五曰铍针，六曰员利针，七曰毫针，八曰长针，九曰大针。

九针论，论何论？论针的命名，论针的形状，论九针所针对的疾病，更为重要的是，九针论还论了九针的起源。针与天的关系，与地的关系，与人的关系，以及与时间、与五音、与十二律、与日月星辰、与八风、与九野的关系，所有这些，都是九针论所论的具体内容。

以五脏为中心，本篇还议论了一系列相关的问题，如五脏与五味、五液、五走、五裁、五并、五恶、五发、五 X 五 Y 等多方面的问题。

六经中气血之多少，本篇又一次作了介绍。

九针论，实际是《灵枢》开篇之作《九针十二原》的继续。如果将这两篇一前一后、相互并列，也许会使读者更为清晰地了解九针。

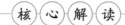

核 心 解 读

九针的起源与命名，这是本篇的第一项内容。

一针针对一病，九针针对九病，针刺对象的明确研究，这是本篇的第二项内容。

天文分九野，历法分九宫，人体分九大部分对应于九野、九宫，天人合一，合在了九野、九宫之中，合在了时令八节之中，这是本篇的第三项内容。

不同的情志，不同的疾病；不同的环境，不同的疾病。不同的疾病，不同的医治方法，不同的医治工具，针灸、导引、砭石、甘药、按摩、药酒，这是本篇出现的医病方法与医病器具，也是本篇的第四项内容。

认识了这四项内容，就抓住了本篇的关键所在。

本篇还出现了以五脏为中心的系统联系，这一重要的系统联系，在《素问》中已经出现。

一、 九针的起源与命名

"九针焉生？何因而有名？"

这是本篇黄帝之问。黄帝问九针到底是怎样产生的？又是根据什么而分别命名的？

岐伯以天地之数为基础解答了黄帝的这两大问题。

（一）天地之数（洛书之数）与九针之数

针，起初创造时，为什么是九针？

岐伯的解释是：九针的创造，取法于天地之大数。天地之大数，起于一而终止九。天文分九宫，大地为九野；九乘以九，九九八十一而为黄钟之数，九针也恰好与此数相应。

九，是天数之终极大数。按照这个大数，中华先贤创造出了九针。

在《灵枢》第一篇《九针十二原》处已经讨论过，一与九，是洛书表达十月太阳历之数。这里不再重复。这里要提醒读者的是：九针之数，合于太阳历之数。九针的创造，是以太阳历为依据的。

一二三四五六七八九，九个数九重意义：一二三，代表三才天地人；

四，代表时间之时；五，代表角徵宫商羽五音；六代表阴六吕、阳六律；七
代表七星，七星即日月加金木水火土五星；八代表八面之风，九代表九宫
之野。

岐伯解释说，第一针取法于天，第二针取法于地，第三针取法于人，第
四针取法于时，第五针取法于音，第六针取法于律，第七针取法于星，第八
针取法于风，第九针取法于野。

九，这个天之大数，对于中华民族，对于中华文化，影响实在太大了。
九针、九变、九州、九野、九宫、九星、九窍……从天文到地理，从天文到
人文，从哲学到医学，从天体到人体，处处都可以看到这个天之大数。

（二）九针与九用

一针一用，九针九用。在岐伯的解释中，九针之用的具体论述如下：

1. 镵针　是仿照巾针制造出来的。巾针为何？已失去解释。巾，为象形
字。甲文、金文的巾字，犹如武器。镵针可能是仿照"巾"字形制造出
来的。

（1）针形：其针头大，距针尖约半寸处开始尖锐突出，状如箭头，针长
一寸六分，用来浅刺，以治疗头及身上发热。

（2）针理：镵针为九针第一针，自然之中应天，天数之中应一，阴阳之
中应阳，人体之内应肺，人体之表应皮，适于浅刺，疾病应热邪。针对的是
肺脏与皮毛。镵针之所以头大而针尖，目的是不能刺得太深而损伤人的
阳气。

2. 员针　是仿照絮针制造的。絮针为古时缝补被褥的缝絮之针。

（1）针形：员针针体圆直像竹管，针长一寸六分，针头如卵圆。员针，
是针对脾脏与肌肉的。针尖呈卵圆形，目的是针刺时不损伤肌肉。

（2）针理：圆针为九针第二针，自然之中应地，地数之中应二，五行之
中应土，人体之内应脾，人体之表应肌肉，疾病应分肉之间的邪气。圆针为
九针第二针，长一寸六分，针头如卵圆，用以按摩分肉，泄出分肉之间的
邪气。

3. 锓针　仿照黍粟米粒的形状，制造出了锓针。制造锓针，针对的是血
气——血气的疏通。

（1）针形：长三寸五分，针尖像黍粟米粒一样的微圆。用来按压经脉，
疏通血气，目的是祛除邪气。

（2）针理：锟针为九针第三针，三数应人，人的生长与生存，血气的濡养最为重要。所以，锟针针对的是气血不通。

4. 锋针　也是仿照絮针制造的。制造锋针，是针对经络痼疾的。

（1）针形：锋针，长一寸六分，三面有刃，针体直而长，针尖锋利，用之放血泻热，以根除痼疾。

（2）针理：锋针为九针第四针，自然之中应四时，地数之中应四，人体之内应经络，疾病应经络之中的痼疾。四时之中有四面八方之风邪会侵袭人体经络之中，引起经脉血气阻滞而成为痼疾。

5. 铍针　也是仿照絮针制造的。制造铍针，是针对肿痈的。

（1）针形：长四寸，宽二分半，针尖像剑锋一样锐利，用以刺痈排脓。

（2）针理：铍针为九针第五针，五数应五音，五数居中央宫，位于冬至、夏至两节气之间，子时和午时之中，因而阴阳相离，寒暑相争，人体之中阴阳两气相互搏结，会形成痈脓。所以，铍针空间之中应中央，时间之中应每个季节的最后十八天，天数之中应五，阴阳之中应阴阳相搏，疾病应肿痈。

6. 员利针　是仿照氂针制造的。制造员利针，针对的是外邪所引起的急病。

（1）针形：长一寸六分，针尖如长毛，圆而且锐，针身稍粗，用来医治急病。

（2）针理：为九针第六针，自然之中应天籁、地籁之音，地数之中应六，六数应六律，六律调节声音，人体之内应经络，疾病应急病。分辨阴阳，与自然界的四时相应，与人体的十二经脉相合，虚邪贼风侵袭人体经脉，使经脉闭阻不通而成痹证。所以，员利针针尖像马的尾巴一样而且锐利，针身略粗大，用来针刺急性病。

7. 毫针　是仿照毫毛制造的。制造毫针，针对的是外邪所引起的痛痹。

（1）针形：长三寸六分，针尖像蚊虫的嘴那样锋利，可轻缓地刺入皮内，轻微提针而持久留针，正气因而得充，邪气尽散，出针后加以调养，用以治疗痛痹。

（2）针理：毫针为九针第七针，自然之中应七星——日月加金木水火土五星，天数之中应七，人体之内应七窍应经络，疾病应经络之中的痛痹。邪气侵袭经脉，经络血气阻滞不通，于是形成痛痹，毫针针尖微细，好像蚊虻的嘴一样，针刺时缓慢进针，静静地候气，而且留针的时间要略微长一点，使正气恢复，邪气外散，真气留内，出针后宜静养。

8. 长针　是仿照綦针制造的綦针即长针。制造长针，针对的是深邪远痹。深，与浅相对。远，与近相对。深邪者，邪入深处也。远痹者，沉重之痹也。

（1）针形：长七寸，针尖锋利而针身细长，可以治深层沉重之痹。

（2）针理：长针为九针第八针，自然之中应八风，地数之中应八，人体之内应八大关节、应骨缝，应腰脊应关节与腠理，疾病应经络之中的深痹。如果八节气候反常，虚邪贼风会从八方侵袭人体，分别停留在骨缝、腰脊、关节与腠理之中，形成深痹。所以，长针针体长，针尖锋利，这样有利于针刺深痹。

这里需要解释一下深痹。深，一有深浅之义，二有沉重之义。《素问·举痛论》："寒气客于夹脊之脉，则深按之不能及。"此处之深，为深浅之深。《素问·疏五过论》："病深者，以其外耗于卫，内夺于荣。"此处之深，为沉重之重。本文所谈的深痹，应为部位较深的、病情较重的、以疼痛为特征的痹症。

8. 大针　是仿照锋针制造的。制造大针，针对的是关节积水。

（1）针形：长四寸，针形如杖，身粗而针尖略圆，用来泻关节积水。

（2）针理：大针为九针第九针，自然之中应九野，天数之中应九，人体之内应关节，疾病应经络应积水。九野与人体关节、骨缝、皮肤相应，如果邪气蔓延全身，像风水样身体浮肿，这是水液流注不能通过大的关节，泛溢肌肤所致。所以，大针针尖微圆而针体略微粗大，用它来通利关节，转运大气而消除积水。

（三）九针参照标准钩沉

九针的制造，是有参照标准的。请看岐伯的解答：

1. 镵针的参照标准　其参照标准为巾针。巾针为何针？《灵枢》没有具体的解释。只有"巾针，去末寸半，卒锐之，长一寸六分"的形状解释。用来浅刺，医治头部与身上发热之病。

2. 圆针的参照标准　其参照标准为絮针。絮针为何？《灵枢》没有解释。有人解释为缝絮之针，即缝补被子的针。针身圆直像一根竹管一样，针尖卵圆形，针长一寸六分，用来治疗分肉间的邪气。

3. 锃针的参照标准 其参照标准为黍粟。黍粟，五谷之中的谷物也。针尖像黍粟一样圆而微锐，针长三寸半，用来按摩经脉，疏通血气，逐邪外出。

4. 锋针的参照标准 其参照标准为絮针。针身圆而直，针尖锋利，针长一寸六分，用来治痈脓，发热及放血。

5. 铍针的参照标准 其参照标准为兵器之中的短剑。针宽二分半，长四寸，用来医治寒热相争所形成的痈脓。

6. 员利针的参照标准 其参照标准为氂（牦）针，即牦牛之毛。针锋细长，针身略小，长一寸六分，以便针刺到较深的部位，主治肿痈与深痹。

7. 毫针的参照标准 其参照标准为毫毛。针长一寸六分，用来医治邪气中络的寒热痛痹。

8. 长针的参照标准 其参照标准为綦针。綦针为何？《灵枢》没有解释。《说文解字》："鈹，綦针也。"《管子·轻重乙》："一女必有一刀，一锥，一鈹。"注：鈹，长针也。针长七寸，用来医治邪深病久的痹病。

9. 大针的参照标准 其参照标准为锋针。针尖小而微圆，针长四寸，用来治疗大气不能通过关节的积水病。

以上是九针制造时的参照标准。

（四）一个值得探讨的问题

天地之数与人体五脏之间存在对应关系，这是中华元文化与中医文化的基本立场。但是，本篇在具体对应关系上有两点值得探讨的地方，即天数一，是不是应肺？地数二，是不是应脾？

一二三四五六七八九，这个天地之数实际上出于洛书之数的"戴九履一，左三右七，二四为肩，六八为足。"这九个奇偶之数，构成了一个天体模型，也构成了一个人体模型。天体人体一个体，天人合一合在了这个奇偶之数的模型之中。这个数字模型可以表达五脏：九表达心脏，一表达肾脏；三表达肝脏，七表达肺脏，五表达脾脏。

一应天，二应地，这一对应关系，是正确的。

一应肺，二应脾，这一对应关系，是没有依据的。在洛书的数字模型中，一应的是肾，五应的才是脾。

为什么本篇会以一论肺，以二论脾？希望热爱中医文化的读者与笔者一起思考，以便有朝一日找出正确的答案。

二、 人体与九野的对应关系

九宫图，是时间空间图。时间空间即宇宙，宇宙即时间空间。宇宙之理，既可以论万物之理，也可以论人体之理。明白了这一点，就理解了本篇为何以九野论人体。

人体与九野之间有相应关系吗？九野，是九宫的衍生物，代名词。九宫，是时空图。九野，也是时空图。九宫可以表达的内容，九野同样可以表达。

人体与九野之间的相应关系如何？请看岐伯的具体解答。

（一）左脚对应立春

立春位居东北方的艮宫，日辰为戊寅，己丑。

艮宫之艮，后天八卦中的一卦。空间位于东北，时令代表立春。

（二）左胁对应春分

春分位居东方的震宫，日辰为乙卯。

震宫之震，后天八卦中的一卦。空间位于东方，时令代表春分。震卦，五脏对应肝脏。

（三）左手对应立夏

立夏位居东南方的巽宫，日辰为戊辰，己巳。

巽宫之巽，后天八卦中的一卦。空间位于东南方，时令代表立夏。

（四）咽喉对应夏至

夏至位居正南方的离宫，日辰为丙午。

离宫之离，后天八卦中的一卦。空间位于南方，时令代表夏至。离卦，五脏对应心脏。

（五）右手对应立秋

立秋位居西南方的坤宫，日辰为戊申、己未。

坤宫之坤，后天八卦中的一卦。空间位于西南方，时令代表立秋。

（六）右胁对应秋分

秋分位居正西方的兑宫，日辰为辛酉。

兑宫之兑，后天八卦中的一卦。空间位于西方，时令代表秋分。兑卦，五脏对应肺脏。

（七）右脚对应立冬

立冬位居西北方的乾宫，日辰为戊戌、己亥。

乾宫之乾，后天八卦中的一卦。空间位于西北方，时令代表立冬。

（八）二阴对应冬至

腰、尾骶、二阴对应冬至，日辰为壬子。

冬至，对应后天八卦中的坎卦，空间位于北方，时令代表冬至。坎卦，五脏对应肾脏。

（九）脾脏对应中央

脾脏对应中央，对应于每个季节的最后十八天。两分两至的交接之日，为脾脏大禁之日。戊己日，为脾脏对应日。

（十）中州之大禁

"六府膈下三脏应中州，其大禁，大禁太一所在之日及诸戊己。""中州三藏"之说，何谓也？位居膈下的肝、脾、肾与中央宫相应的三脏也。中央宫，中州也。大禁谓何？禁忌之日也。

肝属木，木忌火，丙丁属火，所以医治肝之病，针刺当禁忌丙日丁日。

脾属土，土忌木，甲乙属木，所以医治脾之病，针刺当禁忌甲日乙日。

肾属水，水忌土，戊己属土，所以医治肾之病，针刺当禁忌戊日己日。

认识了人体九个部位与九野的对应关系，就可以推测人体疾病与八个时令之间的对应关系。知道了这一对应关系，就可以以八风论疾病了，就可以以时令来推测疾病了。

这段论述，所论的是以时令来推测疾病的基本方法。知道了两分两至与人体的对应关系，一可以以时令预测疾病，二可以以时令预测病位，三可以以疾病推测疾病之外因。

本篇这里又一次谈到"天忌"问题。知道了当令节气，知道了节气与人体上下左右的对应关系，如果身体某一部位生了痈脓，那么开刀排脓就应当避开与其相应的时日，称为天忌。

三、　五种情志五类病

情志病，是显微镜无法研究的疾病。所以然则何？此类疾病不涉及有形之细菌而关乎无形之精神，显微镜只能研究有形之细菌，不能发现无形之精神。本篇讨论了五类情志病：

（一）形乐志苦病

"形乐志苦，病生于脉，治之以灸刺。"——形体无劳累之苦，生活安逸，但精神苦闷的患者，多发生经脉之病，医治此类疾病，宜用针刺、艾灸。

（二）形苦志乐病

"形苦志乐，病生于筋，治之以熨引。"——形体劳累，但精神愉快的人，多发生筋之病，所以治疗宜用温熨、导引。

（三）形乐志乐病

"形乐志乐，病生于肉，治之以针石。"——形体安逸，精神愉快的人，多发生肌肉之病，所以治疗宜用针刺、砭石。

（四）形苦志苦病

"形苦志苦，病生于咽喝，治之以甘药。"——形体劳累，精神也苦闷的人，多病发咽喉，医治此病宜用甜味药物。

关于此病，《素问·血气形志》中有大同小异的结论："形苦志苦，病生于咽嗌，治之以百药。"病发咽喉，这是大同点。"治之以百药"与"治之以甘药"，这是小异点。用甘药医治此病，本篇的结论如此，《甲乙经》的结论亦如此，由此可以下出结论："百"，应是"甘"字的误写。

（五）外因惊恐病

"形数惊恐，筋脉不通，病生于不仁，治之以按摩醪药。"——经常受到惊吓恐惧，神形不安，筋脉血气不通，多发生肌肉麻木不仁之病，所以治疗时宜用按摩、药酒。

关于此病，《素问·血气形志》有相似相通的结论，所不同的是，本篇的"筋脉不通"，彼篇为"经络不通"。虽有一字之差，意思完全一致。

五种形志五类病，五类疾病五种不同的特点、五种不同的医治方法。以情志论病，是中医文化的特色。细菌可以论病，但仅仅把百病之因局限在有形之细菌身上，那就太狭隘了。有形之细菌可以致病，无形之情志同样可以致病。论百病之因，只是强调有形的一面是远远不够的。论百病，能认识到有形与无形两种因，这样就全面了。

四、气机失调与脏腑疾病

气机失调，一分为二，细分为五脏气机失调与六腑气机失调。脏腑气机失调，都会引起疾病。

（一）五脏气机失调病

一脏气机失调一种病，五脏气机失调五种病：心气不舒，会引起噫气；

肺气上逆，会引起咳嗽；肝气失调，会引起多语；脾气失和，会引起吞酸；肾气衰弱，会引起呵欠。

（二）六腑气机失调病

一腑气机失调一种病，六腑气机失调六种病：胆气被郁，会引起大怒；胃气上逆，会引起呃逆；肠功能失常，会引起泄泻；膀胱失去约束，会引起遗尿；下焦水道不通，会引起水肿。

五、 以五脏为中心的内外联系

以五脏为中心，演化出一系列的内外联系。这些联系，在《素问·宣明五气》已经出现过，本篇又一次出现。本篇的内容，与《素问·宣明五气》中的内容几乎完全一致，只有几个字的出入。请看以下十一个"五"：

（一）五味

五味进入胃以后，分别各归其所合之脏，酸味入肝，辛味入肺，苦味入心，甘味入脾，咸味入肾，淡味入胃。

一部《内经》，只有本文第一次出现了淡味之说。脾胃互为表里，甘味入脾也入胃。本文的淡味之说，应属甘味——淡淡的甘味。

（二）五并

并，合也，入也，合并也，进入也。并，阐明的是精气与心脏的联系。精气并于心则喜，并于肺则悲，并于肝则忧，并于脾则畏，并于肾则恐。

（三）五恶

五脏各有所恶，肝脏恶风，心脏恶热，肺脏恶寒，肾脏恶燥，脾脏恶湿。

（四）五液

五脏各有津液所化，心化汗液，肝化泪液，肺化涕液，肾化唾液，脾化涎液。

（五）五劳

五种久劳五种病：久视伤心血，久卧伤肺气，久坐伤肌肉，久立伤骨，久行伤筋。

久视伤血，血与心、肝两脏相关。《素问·阴阳应象大论》："心生血。"《素问·调经论》："肝藏血。"所以，久视伤心也伤肝。再，肝开窍于目，久视直接伤的是目，间接伤的是肝。

（六）五走

酸味走筋，辛味走气，苦味走血，咸味走骨，甜味走肉。

（七）五裁

《素问·宣明五气》称之为"五禁"，本篇称之为"五裁"。字面不同但意义相似，禁讲的是禁服禁用，裁讲的是禁服禁用或少食少用，即节制也。

"病在筋，无食酸；病在气，无食辛；病在骨，无食咸；病在血，无食苦；病在肉，无食甘。口嗜而欲食之，不可多也，必自裁也，命曰五裁。"

有病时，即使是嗜好而又想吃的食物，也不可多食，必须加以自我节制，称为五裁。

（八）五发

阴之为病多发于骨，阳之为病多发于血，五味为病多发于气，阳虚病多发于冬季，阴虚病多发生在夏季。

（九）五邪

邪气中人所引起的疾病。阳邪邪气分阴阳，阴邪中人会引起疾病，阳邪中人同样会引起疾病。

1. 阳邪与疾病　阳邪入于阳分，会引发狂病；邪气入于阳分，搏结而不散，会引发癫疾；阳气入于阴分，病多安静。

2. 阴邪与疾病　阴邪入于阴分，则发为血痹；邪气入于阴分，搏结而不散，则出现喑哑；病气由阴出阳，患者多喜善怒。

（十）五藏

藏者，隐藏也。五脏各有所藏："心藏神，肺藏魄，肝藏魂，脾藏意，肾藏精志。"——神，体现为人的精神、意识、情志、思维活动；魄，体现为人的本能的感觉和动作。魂，体现为谋虑、梦幻活动。意，体现为愿望、意图等精神活动。志，体现为记忆能力、毅力、意志等。

（十一）五主

五脏之所主："心主脉，肺主皮，肝主筋，脾主肌，肾主骨。"

六、 六经之血气比例

阴阳经脉之中的血气比例问题，《素问·血气形志》与《灵枢·五音五味》中已经讨论过，本篇又一次出现。同一问题，反复出现，足以证明《灵枢》在历史传承过程中曾经多人之手。

阴经之血气比例：太阴经多血少气，厥阴经多血少气，少阴经多气少血。

阳经之血气比例：阳明经多血多气，太阳经多血少气，少阳经多气少血。

研究血气比例的目的，是为针刺服务的。针刺具体经络时，其方法为：针刺阳明经时，既可以出血又可以出气；针刺太阳经时，只可出血不可出气；针刺少阳经时，只能出气不能出血；针刺太阴经时，只可出血不可出气；针刺厥阴经时，同样是只可出血不可出气；针刺少阴经时，只可出气不可出血。

七、 十二经络的两两表里关系

十二经络分六组，两经一组，一组之内是表里相合的两两关系：

（一）足部经脉之合

足部经脉有三阴三阳之分，其表里之合的关系为：足阳明胃经与足太阴脾经互为表里；足少阳胆经与足厥阴肝经互为表里；足太阳膀胱经与足少阴肾经互为表里。

（二）手部经脉之合

手部经脉有三阴三阳之分，其表里之合的关系为：手阳明大肠经与手太阴肺经互为表里；手少阳三焦经与手厥阴心包经互为表里；手太阳小肠经与手少阴心经互为表里。

岁露论第七十九

○原○文○

黄帝问于岐伯曰：经言夏日伤暑，秋病疟，疟之发以时，其故何也？岐伯对曰：邪客于风府[1]，病循膂而下，卫气一日一夜，常大会于风府，其明日日下一节，故其日作晏，此其先客于脊背也。故每至于风府则腠理开，腠理开则邪气入，邪气入则病作，此所以日作尚晏[2]也。卫气之行风府，日下一节，二十一日下至尾底，二十二日入脊内，注于伏冲之脉，其行九日，出于缺盆之中[3]，其气上行，故其病稍益至；其内搏于五藏，横连募原[4]，其道远，其气深，其行迟，不能日作，故次日乃稸积[5]而作焉。

黄帝曰：卫气每至于风府，腠理乃发，发则邪入焉。其卫气日下一节，则不当风府，奈何？岐伯曰：风府无常[6]，卫气之所应，必开其腠理，气之所舍节，则其府也。

黄帝曰：善。夫风之与疟也，相与同类，而风常在，而疟特以时休，何也？岐伯曰：风气留其处，疟气随经络沉以内搏[7]，故卫气应乃作也。帝曰：善。

黄帝问于少师曰：余闻四时八风之中人也，故有寒暑，寒则皮肤急而腠理闭；暑则皮肤缓而腠理开。贼风邪气，因得以入乎？将必须八正虚邪，乃能伤人乎？少师答曰：不然。贼风邪气之中人也，不得以时[8]，然必因其开也，其入深，其内极病，其病人也卒暴；因其闭也，其入浅以留，其病也徐以迟。

黄帝曰：有寒温和适，腠理不开，然有卒病者，其故何也？少师答曰：

帝弗知邪入乎？虽平居，其腠理开闭缓急，其故常有时也。黄帝曰：可得闻乎？少师曰：人与天地相参也，与日月相应也。故月满则海水西盛[9]，人血气积，肌肉充，皮肤致，毛发坚，腠理郄，烟垢著，当是之时，虽遇贼风，其入浅不深。至其月郭空，则海水东盛[10]，人气血虚，其卫气去，形独居，肌肉减，皮肤纵，腠理开，毛发残，膲理[11]薄，烟垢[12]落，当是之时，遇贼风，则其入深，其病人也，卒暴。

黄帝曰：其有卒然暴死暴病者，何也？少师答曰：三虚[13]者，其死暴疾也；得三实者邪不能伤人也。黄帝曰：愿闻三虚。少师曰：乘年之衰，逢月之空，失时之和，因为贼风所伤，是谓三虚。故论不知三虚，工反为粗。帝曰：愿闻三实。少师曰：逢年之盛，遇月之满，得时之和，虽有贼风邪气，不能危之也。黄帝曰：善乎哉论！明乎哉道！请藏之金匮，命曰三实。然此一夫之论[14]也。

黄帝曰：愿闻岁之所以皆同病者，何因而然？少师曰：此八正[15]之候也。黄帝曰：候之奈何？少师曰：候此者，常以冬至之日，太一立于叶蛰之宫，其至也，天必应之以风雨者矣。风雨从南方来者，为虚风，贼伤人者也。其以夜半至也，万民皆卧而弗犯也，故其岁民少病。其以昼至者，万民懈惰而皆中于虚风，故万民多病。虚邪入客于骨而不发于外，至其立春，阳气大发，腠理开，因立春之日，风从西方来，万民又皆中于虚风，此两邪相抟[16]，经气结代[17]者矣。故诸逢其风而遇其雨者，命曰遇岁露[18]焉，因岁之和，而少贼风者，民少病而少死。岁多贼风邪气，寒温不和，则民多病而死矣。

黄帝曰：虚邪之风，其所伤贵贱[19]何如？候之奈何？少师答曰：正月朔日[20]，太一居天留之宫，其日西北风，不雨，人多死矣。正月朔日，平旦北风，春，民多死。正月朔日，平旦北风行，民病多者，十有三也。正月朔日，日中北风，夏，民多死。正月朔日，夕时北风，秋，民多死。终日北风，大病死者十有六。正月朔日，风从南方来，命曰旱乡[21]，从西方来，命曰白骨，将国有殃，人多死亡。正月朔日，风从东方来，发屋，扬沙石，国有大灾也。正月朔日，风从东南方行，春有死亡。正月朔日，天利温不风，籴贱[22]，民不病；天寒而风，籴贵，民多病。此所谓候岁之风，𩲖[23]伤人者也。二月丑不风，民多心腹病。三月戌不温，民多寒热。四月巳不暑，民多瘅病。十月申不寒，民多暴死。诸所谓风者，皆发屋，折树木，扬沙石，起毫毛，发腠理者也。

注 释

1. 风府　一指项后风府穴，二指厥阴风木之气主司的风气偏胜之季节，三指风邪入侵之处。

《素问·热论》："巨阳者，诸阳之属也，其脉连于风府，故为诸阳主气也。"《灵枢·本输》："颈中央之脉，督脉也，名曰风府。"此两处风府，言风府之穴也。

《素问·六元正纪大论》："厥阴所至为风府。"此风府，风气偏胜之季节也。

本篇论风府，有两重意思：一是指项后风府穴，二是指风邪入侵之处——无常之风府。

2. 日作尚晏　日，一日，一天。晏，晚，晚饭时分。尚，尚且。日作尚晏，指疟疾发作的时间一天天向后推迟。

3. 缺盆之中　缺盆，锁骨上窝。《素问·气府论》："缺盆各一，掖（腋）下三寸。"缺盆之中，左右两缺盆穴的中间，任脉天突穴所在之处。《灵枢·本输》："缺盆之中，任脉也，名曰天突。"

4. 募原　募，通膜。募原，指胸腹腔脏腑之间的系膜。丹波元简："膜，本取义于帷幕之幕，膜间薄皮，遮隔浊气者，犹幕之在上，故谓之幕，因从肉作膜，其作募者，幕之讹也。"

5. 稸（xù）积　有积聚之意。

6. 风府无常　风府，指风邪侵入之常所。无常，无固定之常所。风府无常，风邪侵入人体无固定之部位。此风府非风府穴。

7. 沉以内搏　沉，同沈，有下沉、沉伏、沉重之义。《素问·四气调神大论》："逆冬气，则少阴不藏，肾气独沉。"此沉为沉伏之沉。《灵枢·小针解》："针太深则邪气反沉。"此沉为下沉之沉。沉以内搏，指疟之病邪的深入，开始搏迫五脏。

8. 不得以时　违反四时之时序也，违反八节之序也。贼风邪气均不得以时。

9. 月满则海水西盛　太阳—地球—月球，三者每月构成一次如此三点一线关系。地球位于太阳、月亮之间时，恰恰是天上月圆、历中月半之日；月半月圆，月球的引力会引起大海西部涨潮，这就是海水西盛的原因。

10. 月郭空，则海水东盛　月郭，月轮也。月郭空，月轮空缺也，指每月的初一。太阳—月球—地球，每月构成一次如此三点一线关系。月球位于太阳、地球之间时，恰恰是天上月缺、历中月初之日；月初月缺，月球的引力会引起大海东部涨潮，这就是海水东盛的原因。

11. 膲（jiāo）理　腠理，皮肤肌肉之纹理也。张志聪："理者，肌肉之文理，乃三焦通会之处，故曰焦理。"

12. 烟垢　体表垢腻如烟也。张景岳："烟垢，垢腻如烟也，血实则体肥，故腻垢着于肌肤。"

13. 三虚　岁运不及，岁虚也；月缺之时，月虚也；时令反常，时虚也。岁虚、月虚加时虚，如此称之为三虚。三虚，又称虚岁。

14. 一夫之论　一夫，一人、一家。一夫之论，一家之言也。张景岳："一夫之论，以一人病为言也。"

15. 八正　指八方。东西南北为四正，东北东南西南西北为四隅。四正加四隅，八方也。八方即八正。张景岳："四正、四隅，谓之八正，即八宫也。"

16. 两邪相抟　两邪者，前后两次中邪也。相抟者，新邪传于旧邪也。旧邪未除，又中新邪，两邪为病，两邪相传也。张景岳："冬至中之，立春又之中，此两邪也。"

17. 经气结代　经气，经脉之气也。结，留结也。代，代替也。旧邪未除谓之结，非当令之邪气取代当令之气谓之代。经气结代，经脉中旧邪未除又临非当令之邪气也。张景岳："邪留而不去故曰结。当其令而非其气，故曰代。"

18. 岁露　风雨不调之反常气候也。杨上善："露有其二：一曰春露，主生万物者也。二曰秋露，主衰万物者也。今岁有贼风暴雨以衰于物，比秋风露，故曰岁露焉。"张志聪："风者，天之气；雨者，天之露。故逢其风而遇其雨者，命曰遇岁露焉。"

19. 所伤贵贱　物稀则贵，物多则贱。贵贱，数量上的多少或程度上的轻重也。所伤贵贱，一指虚邪之风危害程度之轻重，二指虚邪之风危害人数之多少。

20. 朔日　朔，天文历法名词也。月球运行到太阳地球之间，月球与太阳的黄经度数相等，月球的受光面面对太阳，而面对地球的这一侧则黑暗无光，这一天恰恰是月初一。初一，夏历称之为朔日。《尚书·舜典》"十有一月朔巡守，至于北岳。"《周礼·春官》："正岁年，以序事……颁告朔于邦国。闰月，诏王居门。"

21. 旱乡　旱，无雨曰旱。《说文解字》："旱，不雨也。"无雨之乡曰旱乡。《汉书·天文志》："南方谓旱乡。"

22. 籴（dí）贱、籴贵　籴，指买进粮食。籴贱、籴贵，直接意思是买粮时价格的贵贱，间接的意思是指丰收年与歉收年。

23. 戋（cán）　同残。残害、伤害之意。

岁，年岁之岁也，起于太阳历的名词。

《周髀算经·日月历法》："日复星，为一岁。"日，太阳也。星，恒星也。太阳从某恒星点出发又再次回归对应于这一恒星时，为一岁。《周髀算经》这一论断告诉后人，是以太阳历论岁的。换言之，岁出太阳历。

《易经·系辞下》："寒往则暑来，暑往则寒来，寒暑相推而岁成焉。"一寒一暑，无限循环，如环无端。寒暑循环一次，即是一岁。冬至论寒，夏至论暑。冬至夏至，循环一次，即是一岁。

《后汉书·律历》："日影长则日远，天度之端也。日发其端，周而成岁。"立竿测影，日影有长短之变，日影的最长点为天度之端。日影从端点出发再回到端点，循环一周即是一岁。《后汉书》是以太阳历论岁的。

岁，有时间长度。

《尚书·尧典》："期三百有六旬有六日，以闰月定四时，成岁。"——在这一论断中，岁长366天。

《素问·阴阳离合论》："天为阳，地为阴；日为阳，月为阴，大小月三百六十日成一岁。"——在这一论断中，岁长360天。

《素问·六节藏象论》："天为阳，地为阴；日为阳，月为阴；行有分纪，周有道理，日行一度，月行十三度而有奇焉。故大小月三百六十五日而成岁，积气余而盈闰矣。"——在这一论断中，岁长365天。

《周髀算经·七衡六间》："一岁三百六十五日四分日之一。"——在这一论断中，岁长 365.25 天。

同样是一岁，前后几个不同的数据，这说明了什么？这说明在岁的时间长度这一问题上，中华先贤研究与求证的步伐一直就没有停止过。

岁，今天所采用的时间长度为 365.2425 天。这一数据，是元朝郭守敬求证出来的。这一数据，早于西方世界三百年。

露，露水之露，雾露之露，风霜雨露之露也。

《素问·生气通天论》："因于露风，乃生寒热。"

《素问·异法方宜论》："南方者，天地所长养，阳之所盛处也，其地下，水土弱，雾露之所聚也。"

《素问·五运行大论》："西方生燥，燥生金，金生辛，辛生肺，肺生皮毛，皮毛生肾……其令雾露。"

《灵枢·官能》："得天之露。"

以上是自然界的雨露，春有露，秋有露。白露，二十四节气之一也。

人体之中，三焦之气，仿佛于露。《灵枢·痈疽》："中焦出气如露，上注溪谷，而渗孙脉，津液和调，变化而赤为血。"

岁露论，论的是风雨不调与疾病的关系，论的是四时八风与疾病流行的关系。一岁之中，风雨不调，邪风四起，会引发疾病。

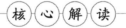

核 心 解 读

岁言时间，露言风雨。岁露，太阳回归年之中规律性出现的风雨也。明白了何谓岁、何谓露，就抓住了本篇的第一大关键。

疟疾，本篇研究的一大疾病也。明白了疟疾伤暑而成，随卫气而发；明白了疟疾病发或早或晚与卫气的关系，就抓住了本篇的第二大关键。

三实与三虚，是本篇所出现的两个基本概念。弄清了何谓三实、何谓三虚，就抓住了本篇的第三大关键。

正月初一旦夕午夜的气候，对应于春夏秋冬四时的气候。正月初一异常气候，可以预测一年之内可能发生的自然灾害与疾病。这，是本篇的一大新观点。

抓住了本篇的三大关键与一大新观点，就掌握了本篇的核心。

一、 疟疾发病有时之因

疟疾病，是《内经》研究的主要对象。一部《素问》之中，不但多次讨论，而且还有专题之论的《疟论》。本篇又一次讨论疟疾，一是讨论了疟疾之因，二是讨论了疟疾"为何发病有时"。

（一）疟疾之因

"夏日伤暑，秋病疟。"这是本篇指出的疟疾之因。

"夏三月，此谓蕃秀，天地气交，万物华实，夜卧早起，无厌于日，使志无怒，使华英成秀，使气得泄，若所爱在外，此夏气之应，养长之道也；逆之则伤心，秋为痎疟。"这是《素问·四气调神大论》指出的疟疾之因。

"夏伤于暑，秋为痎疟。"这是《素问·生气通天论》指出的疟疾之因。

"夏暑汗不出者，秋成风疟。"这是《素问·金匮真言论》指出的疟疾之因。

"夫痎疟皆生于风。"这是《素问·疟论》指出的疟疾之因。

病发在秋，病因在夏，病因在风，这是《素问》与《灵枢》所指出的疟疾之因。

（二）疟疾为何发病有时

发病有时，这与卫气运动的时间性相关。

外邪侵入人体，首先中风府穴，而卫气一天一夜都要在风府穴出现一次。卫气，是保卫人体之气，遇上外邪，肯定会相互搏斗。搏斗之时，即发病之时。卫气运动有严格的时间性，与外邪的搏斗也有严格的时间性，这就是疟疾发病有时的根本原因。

1. 疟疾一天晚于一天的原因　疟疾发病，一天晚于一天的规律性，与卫气的循环性下行有关。

邪气侵入风府之后，会沿着脊椎下行，而人体中的卫气，一天一夜会于风府处，然后循脊椎逐日下行一节，这样邪气与卫气相遇，就一天晚于一天了。邪气与卫气相遇在时间上的后延，是疟疾发作一天晚于一天的原因。

为何外邪会遇卫气？卫气运行到风府时，皮肤腠理开泄。此时，外邪乘机侵入。

2. 疟疾发作一天早于一天的原因　疟疾发病一天早于一天的规律，与卫气的循环性上行有关。

本篇岐伯的解释是：卫气始于风府，沿着脊背每天下行一节，经过二十一天后，下行到了尾骶骨，经过二十二天后，就进入脊柱之内，注入于伏冲之脉中，由此转为上行，行至第九天后，上出于缺盆之中的天突穴，然后卫气又向上运行，所以疟疾发作的时间日益提早。

卫气循环性上行，是疟疾发作一天早于一天的原因。

3. 疟疾间歇性的原因　邪气日益深入，运动速度有所迟缓，不能每天与卫气相遇，这是疟疾间歇性（隔一天或隔两天）发作的根本原因。

本篇岐伯的解释是：邪气内迫于五脏，横连于募原，这时邪气已深入于里，距离体表已远，运动也有所迟缓，不能在当日外出与卫气相搏，需经一定的时间，到第二天或第三天才与卫气相搏而发作。

（三）"风府无常"解

邪入风府，疟疾成焉。疟疾与风府息息相关，不认识风府，无法认识疟疾。

风府，在《内经》之中有两重意思：一指风府穴，二指邪风侵入之地。风府穴，有固定位置；邪风侵入之地，则无固定位置。

《素问·六元正纪大论》："厥阴所至为风府。"《灵枢·本输》："颈中央之脉，督脉也，名曰风府。"此处两论中的风府，是有固定位置的风府穴。

"风府无常，卫气之所应，必开其腠理，气之所舍节，则其府也。"本篇所论风府，乃无固定位置的邪风入侵之地。

本篇黄帝问："卫气每当运行到风府的时候，腠理就会开发，腠理开发则邪气乘隙侵入。但是，卫气逐日下行一节，并不在风府处的时候，而疟病照样发作，这是为什么？"

岐伯回答了上面"风府无常"那段话。所谓"风府无常"，指邪风入侵人体时，并没有一定的部位。风中何处，何处即是风府——风中此处，此处即是风府；风中彼处，彼处即是风府。邪风邪气侵入人体，一旦遇到运行的卫气，就一定会引起正邪的相搏。正邪相搏之处，腠理一定会开，疟疾病一定会发作。

风府，邪气侵入、留止之地也。风府，疟疾病发病之地也。

（四）风邪与疟疾的异同

风邪之病与疟疾之病，相似而类同，有相同点也有不同点：

风为病因，这是两种病的相同点。

风邪之病有连续性，而疟疾病却时有间歇性，这是两种病的第一不同点。

风邪有固定之所，疟疾会上下运动，这是两种病的第二不同点。

风邪留于皮表，疟疾会深入经络，这是两种病的第三不同点。

三个不同点，原因何在？风邪侵入人体，常常驻留在肌表之处，风不除病不退，这是风邪在表、固定的原因。而致疟之邪侵入人体，能随其经络循行逐渐深入，搏结于内，每当遇到卫气之时才会发病，所以病有间歇性。疟疾深入、运动的原因，亦在于此。

（五）邪气伤人的两大基本规律

邪气伤人有规律可循吗？有！

有两大基本规律：一是时间规律，二是腠理开泄规律。

时间，首先体现在寒暑之中，其次体现在四时、八节之中。寒有寒风，暑有暑气；四时、八节之风皆有正邪。正风，无病无灾；邪风，有病有灾。认识四时、八节之邪风，就认识了邪气伤人的一大基本规律。

寒，皮肤紧而腠理闭；暑，皮肤柔而腠理开。这是一般规律。邪风中人，可以不得其时，但必因其腠理开。腠理开闭，除了自然因素之外，还有个人与具体环境的特殊因素。腠理开则邪风易入，腠理闭则邪风难入。所以，认识了腠理开闭的自然因素与人为因素，就认识了邪气伤人的另一基本规律。

邪风是致病的外部因素，腠理开启是致病的内部因素；邪风在四时八节之中，腠理在人体之中——腠理开时邪气入深，发病急，病情重；腠理开时邪气入浅，发病缓，病情轻。认识了这内外两大基本因素，就认识了邪气伤人的两大基本规律。

本篇此处，为黄帝解答问题的是少师。邪风中人，黄帝重视的是外部"四时八风"，少师强调的是腠理开启。"贼风邪气之中人也，不得以时，然必因其开"这句话中的"必因其开"至关重要，敬请有心的读者记住这四个字。腠理不开，有邪风也难以侵入。这与"正气存内，邪不相干"的哲理相似相通。

二、 月亮的圆缺与腠理开闭

同样是寒温变化，有人腠理并不开泄，有人却突然发病，这是为什么？

少师以"人与天地相参,与日月相应"这一原则立场解答了黄帝的这一问题。少师的解答,偏重的是月亮这一天文因素。

身体变化随天地自然变化而变化,随日月交替变化而变化,这是变化的原则。月圆月缺变化会引起身体的相应变化,这是变化的具体。

当月亮满圆的时候,海水西盛,人的血气也相应充实。血气充实,人体有三大特征:肌肉充盛、皮肤致密、毛发坚固。此时,腠理闭塞,皮脂多而表固。此时此刻,即使遇到了贼风的侵袭,邪气只能入浅而不能入深。

月亮亏缺的时候,海水东盛,人的气血相应较虚。气血虚,人体有几大特征:卫气衰退;形体虽然如常,但肌肉消减、皮肤纵缓;腠理开泄,毛发摧残,肌肤的纹理疏薄,皮脂剥落。此时此刻,遇到贼风则邪气就会深入于里,其人发病也急暴。

三、"三虚三实"

突然死亡或突然发病的,原因何在?人体本来虚弱,又遇到了外界三虚,内外之因结合,就会出现暴病、暴死的现象。何谓三虚?岁气不及,月缺无光,当日当时气候反常也;此时此地,又受到贼风的侵袭,如此即为三虚。了解三虚,认识三虚,是上工之必需。否则,只能算是下工。

若逢三实,人体安然,则不会为邪气所伤害。何谓三实?岁气旺盛,月圆有光,当日当时气候又正常;此时此地,虽有贼风邪气也不能侵袭,如此即为三实。

三虚三实之论,讲解者为少师。

黄帝觉得论述清楚,道理明了,要将这一理论保存于金匮。但是,黄帝特别说明,这只是一个人的心得体会。

四、 岁之同病的原因

一岁之中为什么会患同样的疾病,原因何在?根本的原因在"八正之候"。

八正者,八方之位也。八正之位,东西南北四维加东北东南西南西北四隅之八方。八正之候,即八节之风雨也。八节之风雨异常,会引起同样的疾病。岁之同病的原因,就在于此。

八节风雨异常如何判断?判断以冬至日为起点,以节令与北斗星指向为标准。

冬至日，北斗星指向正北方，正是交换节气的时候，到了这一天，必有风雨天气出现，若风雨从南方来的，称为虚风，是能够伤害人的贼邪之风。若半夜来风，此时人们正在入睡，邪气不易侵犯，此岁病者少。若风雨出现在白昼，则此时人们疲劳松懈，容易被虚风所中伤，此岁病者多。

假如冬季受了虚邪，深入至骨而未及时发病，到了立春，阳气逐渐旺盛，腠理开泄，伏邪就会伺机发动。立春日，北斗星指向东北方，应该刮东北风，如果刮西风，人们又会被这种反常气候所伤。伏邪合并于新邪，留结在经脉之中，两邪并合而发病。遇到这种风雨无常的岁月，多会发生疾病，这称为遇岁露。

总之，一年之中风雨调和，贼风也少，患病者就少，死亡者也少。一年之中，贼风邪气多，气候冷热不调，患病者就多，死亡者也多。

五、 虚邪之风伤人的时间性与轻重性

虚邪之风能伤人，这是大原则。虚邪之风伤人，一有时间性，二有轻重贵贱程度之分，这是具体。本篇从原则讲到了具体。

（一）新春第一天：预测一年天气的时间坐标

新春第一天的天气，既可以表达当日当时的天气，又可以预测一年之内的天气。本篇特别介绍了新春第一天的天气。

新春第一天，是正月初一。定正月初一为新年之始，其依据是北斗星斗柄指向了十二地支中的寅位。寅位，方位为东北。

这里，敬请读者记住年与岁的基本区分：岁起于冬至，年起于春节。太阳历论岁，阴阳合历论年。阴阳合历，是太阳历、太阴历、北斗历三历合一的历。

北斗星斗柄指向东北方，这一天为正月初一。如果这一天刮起西北风而不下雨，人多生病死亡。为何初一的西北风会致人死亡？因为初一的西北风属于邪风、虚风、贼风。与北斗星指向相反——斗柄指向东北，风却是从西北来。

正月初一，黎明之时刮北风，患病者多，可能达到十分之三。

中午之时刮北风，到了夏季，人多病死。

傍晚之时刮北风，到秋天人多病死。

若整天地刮北风，人患大病而死的可达到十分之六。

正月初一的南风，名为旱乡；正月初一的西风，名为白骨。旱乡风、白骨风，会引起流行性疾病而波及全国，患者多死。

正月初一，如从东方刮来大风，飞砂走石、掀屋折树，会给人民造成严重的灾害。若风从东南方来，春天人多病死。

若正月初一气候温和且不起风，这是丰收年景的先兆，粮价贱，人也少病。

若正月初一，天气寒冷而有风，这是歉收年景的先兆。歉收年景的粮价必然会涨会贵，因为天气寒冷，必然伤及五谷。五谷受寒受伤，必然减产。物有病，人也会有病。

一年分四时，一天同样分四时，一天的四时与一年的四时之间有对应性。

一年之中的四时，春夏秋冬，一天之中的四时为旦夕午夜。春夏秋冬可以用子午卯酉来表达，旦夕午夜同样可以用子午卯酉来表达。一年与一天之间的对应性对应在子午卯酉四地支这里。

以正月初一为时间坐标来观察风向，一可以判断风的正邪、虚实；二可以预测一年的气候概况，三可以预测一年之内虚邪之风引发疾病的概况。

本文所说的风，是指能损房屋、折树木，飞沙走石的大风，这样的大风能使毫毛直立起，腠理疏开，因而能引发疾病。

（二）丑戌巳申四支：预测疾病的时间坐标

十二地支，一可以表达 365.25 度的空间大圆，二可以表达 365.25 天的太阳回归年。天文变化有规律性，太阳回归年中的天气变化有规律性，这两种变化的规律性都可以集中在十二地支之中。本篇以丑戌巳申四支为坐标，预测了几种天气、几种疾病与暴病：

二月丑日不起风，多患心腹病。

三月戌日不温暖，多患寒热病。

四月巳日不热，多患黄疸病。

十月申日不冷，人多暴死。

地支有十二，为什么本篇仅仅引用了四支？这是个问题，值得后人"接着研究"。

（三）关于时间性的反思

四时，是《内经》论证万物变化的坐标，是《内经》论证人体变化的坐标，是《内经》论证气血变化、脉象变化、疾病变化的坐标。四时变化万物变化，四时变化人体变化，四时变化气血、脉象、疾病也随之变化。

将时间之坐标引入疾病研究，这一思路无疑是准确的。

时间由天文决定，将天文这一坐标引入疾病研究，这一思路无疑是准确的。

天文变化遵循着严格的规律性。天文变化的规律性是基本规律，由这一基本规律演化出了无数具体规律。例如，空间（东西南北）变化规律，四时（春夏秋冬）变化规律，气候（风霜雨雪）变化规律，万物（生长收藏）变化规律，人体（气血、脏腑、脉象、疾病）变化规律……

总之，中华先贤论证问题的基本思路是正确的。这一点，希望注释者们认真了解。否则，就会妄下结论，就会出笑话。如某大学注释本篇以正月初一的天气论一年之天气时，给予否定之态度。实际上，这是不了解源头先贤的思路与方法所致。

以小论大，以一论万，落一叶而知秋，彰往察来，是中华先贤的基本思路与基本方法。

"大到无外，小到无内"这一词语，在《管子》《庄子》里都出现过。这一词语说明了什么？说明了宏观世界与微观世界之间有对应性。宏观世界的结构与成分可以论证微观世界，反之亦然。

"以一论万"，相似于这句名言的至理名言，在《易经》，在诸子百家的典籍中，在《内经》与《周髀算经》中都可以看到。这说明了什么？说明了一与万之间有对应性。一物一理，万物万理，万理之间有对应性，对应在何处？对应在一阴一阳的道理里。所以，以一可以论万。

以天文论天气的思路，以天文论天气的方法，中华先贤不知研究了几千年，经历了几十代，中华先贤所创造的天文历法远远领先于世界。思路不错，方法不错，成果会错吗？换言之，正确的思路，正确的方法，会产生错误的成果吗？希望注释者在注释一事一理时，注意中华先贤的思路与方法。否则，以"一己之见"而信口否定经典，就有失轻薄了。

大惑论第八十

原 文

黄帝问于岐伯曰：余尝上于清冷之台[1]，中阶而顾，匍匐而前[2]，则惑。余私异之，窃内怪之，独瞑独视，安心定气，久而不解。独博独眩，披发长跪，俯而视之，后久之不已也。卒然自上[3]，何气使然？岐伯对曰：五藏六府之精气，皆上注于目而为之精[4]。精之窠为眼[5]，骨之精为瞳子[6]，筋之精为黑眼[7]，血之精为络，其窠气之精为白眼[8]，肌肉之精为约束[9]，裹撷[10]筋骨血气之精，而与脉并为系，上属于脑，后出于项中。故邪中于项，因逢其身之虚，其入深，则随眼系以入于脑，入于脑则脑转，脑转则引目系急，目系急则目眩以转矣。邪其精，其精所中，不相比也则精散[11]，精散则视歧，视歧见两物。目者，五藏六府之精也，营卫魂魄之所常营也，神气之所生也。故神劳则魂魄散，志意乱。是故瞳子、黑眼法于阴，白眼、赤脉法于阳也，故阴阳合传而精明也。目者，心使[12]也。心者，神之舍也。故神精乱而不转，卒然见非常处，精神魂魄，散不相得，故曰惑也。黄帝曰：余疑其然。余每之东苑，未曾不惑，去之则复，余唯独为东苑劳神乎？何其异也？岐伯曰：不然也。心有所喜，神有所恶，卒然相惑，则精气乱，视误故惑，神移乃复。是故间者为迷，甚者为惑。

黄帝曰：人之善忘者，何气使然？岐伯曰：上气不足，下气有余，肠胃实而心肺虚，虚则营卫留于下，久之不以时上，故善忘也。

黄帝曰：人之善饥而不嗜食者，何气使然？岐伯曰：精气并于脾，热气留于胃，胃热则消谷，谷消故善饥。胃气逆上，则胃脘寒[13]，故不嗜食也。

黄帝曰：病而不得卧者，何气使然？岐伯曰：卫气不得入于阴，常留于阳。留于阳则阳气满，阳气满则阳跷盛，不得入于阴则阴气虚，故目不瞑矣。

黄帝曰：病目而不得视者，何气使然？岐伯曰：卫气留于阴，不得行于阳。留于阴则阴气盛，阴气盛则阴跷满，不得入于阳则阳气虚，故目闭也。

黄帝曰：人之多卧者，何气使然？岐伯曰：此人肠胃大而皮肤湿¹⁴，而分肉不解焉。肠胃大则卫气留久，皮肤湿则分肉不解，其行迟。夫卫气者，昼日常行于阳，夜行于阴，故阳气尽则卧，阴气尽则寤。故肠胃大，则卫气行留久；皮肤湿，分肉不解，则行迟。留于阴也久，其气不清，则欲瞑，故多卧矣。其肠胃小，皮肤滑以缓，分肉解利，卫气之留于阳也久，故少瞑焉。

黄帝曰：其非常经¹⁵也，卒然多卧者，何气使然？岐伯曰：邪气留于上焦，上焦闭而不通，已食若饮汤，卫气留久于阴而不行，故卒然多卧焉。

黄帝曰：善。治此诸邪¹⁶奈何？岐伯曰：先其藏府，诛其小过¹⁷，后调其气，盛者泻之，虚者补之，必先明知其形志之苦乐，定乃取之。

注 释

1. 清冷之台　清冷之台即甚高之台。张景岳："台之高者，其气寒，故曰清冷之台。"

2. 匍匐而前　匍匐，爬行，以手伏地的爬行。匍匐而前，伏着身体以手伏地向前爬走。

3. 卒然自上　上，《甲乙经》《黄帝内经太素》均作"止"。卒然自止，突然之间自动停止。

4. 为之精　精，指眼睛的全部功能。为之精，（五脏六腑）的所有精气聚集在一处，形成了具有视觉功能的眼睛。张景岳："为之精，为精明之用也。"

5. 精之窠为眼　指眼睛为脏腑精气汇聚之处。张景岳："窠者，窝穴之谓。眼者，目之总称。五脏六腑之精气，皆上注于目，故眼为精之窠，而五色具焉。"

6. 骨之精为瞳子　瞳子，瞳孔也。肾主骨。骨之精，肾之精也。肾之精通于瞳孔。

7. 筋之精为黑眼　黑眼，包围瞳孔的黑色部分。肝主筋。筋之精，肝之精也。肝之精通于黑眼。

8. 窠气之精为白眼　白眼，眼球白色部分。窠，眼窠也。肺主气。气之精，肺之精也。肺之精通于白眼。

9. 肌肉之精为约束　约束，眼泡也。其能开能合，故名约束。脾主肌肉。肌肉之精，脾之精也。脾之精通于约束。

10. 裹撷（xié）　裹，包罗。裹撷，将众多东西联络在一起。张景岳："以衣衽收物谓之撷。脾属土，所以藏物，故裹撷筋骨血气四脏之精，而并为目系。"

11. 邪其精，其精所中，不相比也则精散　《甲乙经》："邪中之精，则其精所中者不相比，不相比则精散。"邪，外邪也；精，五脏之精也。外邪入内，会伤及五脏之精。五脏受邪而则精气散乱，精气散乱会影响眼睛视力，直接后果就是一物视两物的"视歧"。比，《说文解字》解释有"亲密"之义。"不相比"，即散乱。

12. 目者，心使　使，特使。目者心使，指眼睛之特使。眼睛视物之功能，为心所指使。

13. 寒　《甲乙经》作"塞"。塞，堵塞、不通畅。

14. 湿　《甲乙经》《黄帝内经太素》均作"涩"。涩，为不通利。

15. 常经　就是"经常"的意思。

16. 诸邪　诸，众也，各也。诸邪，各种病邪。

17. 诛其小过　诛，伐除、祛除。小过，轻微之病邪。诛其小过，祛除轻微之病邪。

题 解

大者，大也，与小相对。数量大、体积大、个头大、面积大，这些都是比较所产生的结论。惑，本篇谈的不是困惑之惑，而是头目眩晕、神志不清、模糊迷乱之病态。《素问·五常政大论》："其病昏惑悲忘。"本篇指出："卒然见非常处，精神魂魄，散不相得，故曰惑也。"

大惑论，论的是眼睛的组织结构与五脏精气的关系，论的是一系列疾病——迷惑、健忘、易饥、嗜睡、不眠的病机。阐明的是迷惑之因，所以称之为《大惑论》。

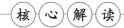

何谓迷？何谓惑？这是本篇的两大问题。

气与迷与惑有什么关系？这是两大问题之中的问题。

气与善忘、善饥、多卧、不眠、闭目等七种疑难病之间有什么关系，这是本篇的第三大问题。

弄清了这三大问题，就掌握了本篇之核心内容。

一、 五脏精气与眼睛的关系

（一）登高昏惑的原因

本篇开篇处，黄帝陈述了这样一种奇特的现象，然后向岐伯请教奇特现象背后的原因。黄帝说："我曾经登过清冷的高台，到了高台的中段回头观望，然后手伏地匍匐前行，这时突然会感到眼睛昏惑、眼花迷乱。我心里觉得非常奇怪，于是先独自闭目宁神，之后又独自睁眼观看，平心静气，使精神镇定下来，但是仍然头晕目眩，虽然披开头发，赤脚而行，力求形体舒缓，使精神轻快，但当向下俯视时，眩晕仍不能停止。可是这种症状突然之间又会自动消失，是什么原因造成了这种奇特现象？"这是本篇黄帝的新问题，也是《内经》中的新问题。

岐伯以两个依据回答了这一奇特现象的产生。依据之一是五脏六腑的精气与眼睛的关系。

五藏六府与眼睛之间的联系，用解剖、分析的方法是无法发现的。但是，在几千年前的中华大地上，中华先贤用独特的方法，认识了五脏六腑与眼睛之间存在着必然的联系。

"五藏六府之精气，皆上注于目而为之精。"这一论断告诉后人，五脏六腑的精气，全部上输注于眼目之中，这就是目能视物的根本原因。

"皆上注于目"之"皆"，指的是五脏六腑之整体，指的是五脏六腑之全部；整体之中有具体，全部之中有独立；具体的一脏，独立的一腑，与眼睛的关系是怎样的呢？岐伯的解释如下：骨（肾）之精，上注于瞳孔；筋（肝）之精，上注于黑睛；血（心）之精，上注于血络；气（肺）之精，上注于白睛；肌肉（脾）之精，上注于眼泡（图 2－80－1）。

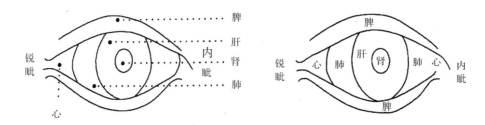

图 2-80-1　眼与五脏的关系

筋、骨、血、气、肉诸精气，与脉合并，形成"目系"。目系，上行入于脑，后行则进入颈中。

依据之二是邪气中后项，转注入目。岐伯的详细解释是：当邪袭于项，时逢身体虚弱，邪气会沿着目系深入于脑，引发头脑旋转，又会牵引目系的抽急，目系的抽急会引起目眩睛斜。目眩睛斜，一物会视为两物。这种奇怪现象的产生，是由于邪气伤害了脏腑之精气。精气不能集中则耗散，精气耗散则发生"视歧"。所谓视歧，就是本来是一物，眼睛却看成了两物。

尤其是，人在登高的时候，会突然看到非常的景象、异常的事物，引起精神散乱、魂魄不安，而精神散乱与魂魄不安又会引起眩惑。眩惑，眼外的一物入眼则变成了两物。

（二）眼睛与神气

眼睛之所以能看东西，原因在于五脏六腑精气的输注。眼睛也是营卫之气、魂魄循环往来之地，所以眼睛既能够反映神气的好坏，又能够反映心情的好坏。

大凡劳累之后，会使魂魄失常、志意散乱，此时此刻，眼睛无神。

（三）眼睛之内阴阳属性的区分

小小的眼睛之内，有黑、白、赤三色之分。颜色上的区分，可以区分出眼睛之内的阴阳属性。瞳孔、黑睛属阴；白睛、赤脉属阳；阴阳之精相合，使眼睛产生视觉。

眼睛辨物之功能，为心所使。心，神之舍也。疲劳神乱之时，精气不能正常地输注于眼睛，突然看到异常之物时，精神魂魄散乱而不安，就会发生眩惑。

（四）"迷"与"惑"的区分

黄帝，在本篇此处，第一次向岐伯提出了自己的质疑："余疑其然。"——我对你讲的道理仍然有怀疑。

为什么怀疑？因为眩惑与某一特定的空间有关，与疲劳神乱无关。

黄帝举例说，我每一次到东苑，都会发生眩惑。一离开东苑，马上又恢复了正常。这好像与疲劳毫无关系。"难道我只有到东苑去才劳神过度吗？怎么一到东苑才会出现这种特殊现象？"

岐伯的解释是：一个地方，心里虽然喜爱，但精神上并不适应，这称为"心有所喜，神有所恶"。突然来到心神不合之地，精神就会紊乱，产生视觉错误，而使人感到眩惑，离开此境之后，精神马上恢复正常。这种现象，轻者为"迷"，重者为"惑"。

不懂的问题，就虚心请教；疑惑的问题，就认真质疑；师生之间，也允许质疑。这就是黄帝与岐伯为子孙所树立起的光辉榜样，这就是中华先贤为子孙所树立起的光辉榜样。

二、"气" 理论与七种疑难病的医治

本篇用"气"之理论，解答了七种疑难病的病因与医治方法（表 2 - 80 -1）。西方文化中没有"气"之理论，所以西方文化无法认识与医治这七种疑难病。

表 2 - 80 - 1　　　　　　七种疑难病之病因治则

病　名	病　因	治　则
善忘	上气不足，下气有余，肠胃实而心肺虚。虚由营卫留于下，久之不以时上	先辨其邪气所在脏腑，诛其轻微邪气，后调营卫之气，邪盛泻之，正虚补之。同时必先明其形、志之苦乐，判明虚实，决定补泻
善饥	精气滞于脾，热气留于胃，胃热则消谷	
病不得卧	卫气常留于阳，留于阳则阳气满，阳气满则阳跷盛，使卫不得入于阴则阴气虚	
目不得视	卫气留于阴，不得行于阳，留于阴则阴气盛，阴气盛则阳跷满，致阳气虚	
多卧	肠胃大，皮肤湿，致分肉不解，卫气运行迟缓，留于阴也久，阳气不振则欲瞑	
少眠	肠胃小，皮肤滑以缓，分肉解利，卫气之留于阳分	
猝然多卧	①邪气留于上焦，上焦闭而不通，致卫气不能入于阴分；②已食若饮汤，卫气久留于阴而不行	

（一）善忘

人常常忘事，是什么原因造成的？原因在于上气不足，下气有余；若以阴阳之气解释，是阳气虚而阴气实；若以五脏之气解释，是心肺虚而肠胃实，心肺虚则营卫之气留滞于下部，不能按时向上宣达，因而神失所养，所以人会发生健忘。

（二）善饥而不嗜食

易饥饿却不想进食，是什么原因造成的？原因在于精气滞于脾，热留于胃。胃中有热则水谷易于消化，水谷易于消化则人容易饥饿。但胃气逆而向上，则胃脘寒，所以不想进食。

（三）病不得卧

患者不能够安睡，原因何在？原因在于卫气不能入阴。卫气，昼行于阳，夜行于阴。阳动而阴静，人昼行而夜眠。卫气滞留于阳分之中会使阳气满盛，而阳气满盛会使阳跷之脉气充盛，因此卫气不能入于阴分而使阴气偏虚。阳盛而阴虚，阴虚不能敛阳，所以夜间卧不安。卧不安，不能安然入睡也。

谈失眠的卧不安，本文使用了"目不瞑"一词。目者，眼睛也。不瞑者，不能闭合也。"目不瞑"即不能及时安然入睡也。以气理论而论，是因为阴虚而卫气不能及时入阴，停留在眼睛这里，致使眼睛不能闭合，所以不能安然入睡。

（四）目不得视

患者不想睁眼看东西，原因何在？原因在于卫气留滞于阴分，不能外行于阳分，如此会使阴气偏盛。阴气偏盛则阴跷之脉满盛，使阳气偏虚。阳气偏虚，所以眼目闭合而不想看东西。目闭，阳气偏虚也。

（五）多卧

有些人经常爱睡觉，这是什么原因？答案有六个字：肠胃大皮肤湿。

卫气白天行于阳，夜晚行于阴。卫气尽于阳分，人就会睡眠；卫气尽于阴分，人就会苏醒。肠胃大而皮肤湿者，分肉不滑利，体内卫气运行迟缓，会滞留于阴分。卫气久留于阴分，其阳气不振。阳气不振，则人常常想闭眼，想睡觉。

多瞌睡，是肠胃大皮肤湿者的最大特征。这方面的典型，莫过于《西游记》中的猪八戒。胖人多湿气，胖人肠胃大，胖人瞌睡多，《西游记》作者应该是精通医理之人，所以塑造出的猪八戒肚子又大又胖，又贪吃又贪睡。

（六）少眠

瞌睡少的原因何在？原因在于卫气久留于阳分。肠胃较小之人，皮肤润滑舒缓，分肉清利，卫气久留于阳分，所以瞌睡少于一般人。

（七）猝然多卧

有的人平常不喜欢睡觉，而突然发生多睡现象，原因有二：邪气留滞于上焦，上焦因邪而阻闭不通，卫气不能正常入于阳分，这是突然多睡的原因之一。饱食之后又饮汤水，卫气会被迫久久留滞于阴分而不能运行，这是突然多睡的原因之二。

认识病因，终极目的是为了治愈疾病。

治愈这七种由气而生的疾病，基本步骤有三：

其一，先知脏腑，即首先辨明邪气所在的脏腑。

其二，先诛小过，即诛伐其轻微的邪气。

其三，调营卫之气，即用"邪盛则泻，正虚则补"的方法，使营卫之气畅通。

医治这七种疾病，不能忘记的大关键是，首先观察患者"形志之苦乐"，由此判明虚实，再决定"是补是泻"的医治方法。

三、 从特殊之物的特殊之用谈起

谈特殊之理，先从特殊之物入手。

（一）特殊之物的特殊之用

特殊之物必有特殊之用，这是众所周知的经验，也是众所周知的事实。

指南针，是特殊之物，其特殊之用在航海。有了指南针，才有了航海事业。一件特殊之物，造就了一项伟大的事业。

雷达，是特殊之物，其特殊之用首先在于发现敌机。第二次世界大战中，唯有英国最先有雷达。英国在英吉利海峡沿岸布置了一系列雷达站，对德国的飞机动向了如指掌，空战中先后使德国损失飞机 1773 架，最终粉碎了德国奸灭英国的"海狮计划"。一件特殊之物，挽救了一个国家。

这样的例子，可以举出很多。

（二）特殊之理必有特殊之用

特殊之物有特殊之用，如果这一说法没有问题，那么特殊之理呢？

特殊之理是不是也有特殊之用？答案：毫无疑问。

在世界医学宝库之中，唯有中医经典中有完美的气理论。之所以敢用"完美"二字形容气理论，是因为气理论完美地解答了一切问题。《内经》中气理论所解答的问题，一点也不输《圣经》中的上帝。

四、《内经》以气为依据解答的重大问题

（一）解答了宇宙起源问题

《素问·天元纪大论》："太虚寥廓，肇基化元，万物资始，五运终天，布气真灵，总统坤元，九星悬朗，七曜周旋，曰阴曰阳，曰柔曰刚，幽显既位，寒暑弛张，生生化化，品物咸章。"——太虚即宇宙，宇宙即太虚，太虚元点之处只有气。气化宇宙，宇宙因气化而成。万物的生生化化，均由气化而成。

（二）解答了人的起源问题

《素问·宝命全形论》："夫人生于地，悬命于天，天地合气，命之曰人。"——人的起源，与人格神无关，与天地二气相关。

（三）解答了四时变化之气

《素问·八正神明论》："四时者，所以分春秋冬夏之气所在，以时调之。"《灵枢·五乱》："四时者，春秋冬夏，其气各异。"

（四）解答了生命之活力

《灵枢·刺节真邪》："真气者，所受于天，与谷气并而充身也。"——外部的天气，内部的水谷之气，构成了生命活生生的活力。

（五）解答了生命衰老的奥秘

《素问·阴阳应象大论》："年四十而阴气自半也，起居衰矣……年六十，阴痿，气大衰，九窍不利，下虚上实，涕泣俱出矣。"《灵枢·天年》："人生十岁，五藏始定，血气已通……二十岁，血气始盛……五十岁，肝气始衰，肝叶始薄，胆汁始减，目始不明；六十岁，心气始衰，苦忧悲，血气懈情，故好卧；七十岁，脾气虚，皮肤枯；八十岁，肺气衰，魄离，故言善误；九十岁，肾气焦，四藏经脉空虚；百岁，五藏皆虚，神气皆去，形骸独居而终矣。"——一脏有一脏之气，五脏有五脏之气；五脏之气充盛，满面春色满面春风。一脏之气衰退，外部特征一处衰老，例如眼睛，例如头发，例如行动。五脏之气全部衰退，人的生命就接近了终点。

（六）解答了五脏疾病问题

《灵枢·本神》："肝藏血……肝气虚则恐，实则怒。脾藏营……脾气虚则四肢不用，五藏不安；实则腹胀，经溲不利。心藏脉……心气虚则悲，实则笑不休。肺藏气……肺气虚则鼻塞不利、少气，实则喘喝、胸盈仰息。肾藏精……肾气虚则厥，实则胀，五藏不安。必审五藏之病形，以知其气之虚实，谨而调之也。"——五脏有五脏之气，一脏气虚一种病，五脏气虚五种病。老年人水谷（大小便）不通，原因在于气的衰退，亦即气虚。气虚，是不能用泻法的。

（七）解答了脉搏跳动问题

《素问·平人气象论》："人一呼脉再动，一吸脉亦再动，呼吸定息脉五动，闰以太息，命曰平人。平人者，不病也。……人一呼脉一动，一吸脉一动，曰少气。"——脉搏跳动与气相关，气均匀则脉动正常，少气则脉动次数少，多气则脉动次数多。

（八）解答了睡与苏醒的问题

对青壮年为何能够正常入睡正常醒，老年人为何不能正常入睡正常醒这一难题，《灵枢·营卫生会》作出了如下解答："壮者之气血盛，其肌肉滑，气道通，营卫之行，不失其常，故昼精而夜瞑。老者之气血衰，其肌肉枯，气道涩，五藏之气相搏，其营气衰少而卫气内伐，故昼不精，夜不瞑。"——事关睡眠的气，是营卫之气。卫气早晨随太阳入阳经，卫气入阳人开始醒；卫气晚上随月亮入阴经，卫气入阴人开始瞌睡。卫气入阳，先入眼睛。卫气入阴，先离眼睛。所以，睡醒眼先睁，瞌睡眼先困。青壮年气血盛，营卫之气运行正常，老年人营卫之气运行有障碍，这就是睡眠问题上的正常与非常的根本原因。

（九）解答了从汁到血的转化问题

《灵枢·决气》："中焦受气取汁，变化而赤，是谓血。"——汁为无色之汁，血为赤色之血。气足则汁化为血，气虚则汁仍然为汁。

（十）解答了物之形体问题

《素问·阴阳应象大论》："阳化气，阴成形。"

《素问·五常政大论》："气始而生化，气散而有形，气布而蕃育，气终而象变，其致一也。"

有形生于无形，有形之物生于无形之气。形离不开气，阴离不开阳。看到了有形之物，一定要想到有形之物背后的无形之气。以有形与无形的两点论解释世界，是中医文化的特别之处。

（十一）解答了人的两大基本要素

《素问·调经论》："人之所有者，血与气耳。"——人最为核心的要素有二：一是血，二是气。人有气有血则生，人无气无血则死。血与气，是《内经》论人的两大要素；力与质，是现代物理学论物的两大要素。血与气，解释的是人的活动与活动的人；力与质，解释的是运动的物质与物质的运动。力与质，血与气，两者之间有相似性与相通性。

（十二）解答了天气与人气、四时之气与人气的对应问题

《素问·生气通天论》："夫自古通天者生之本，本于阴阳。天地之间，六合之内，其气九州九窍、五藏、十二节，皆通乎天气。"

《素问·六节藏象论》："心者，生之本……通于夏气。肺者，气之本……通于秋气。肾者，主蛰封藏之本……通于冬气。肝者，罢极之本……通于春气。"

独立之人并不能独立存在，人与外部世界息息相关。人生在天地之间，人与天地息息相关。人生在四时之内，人与四时息息相关。把人孤立地放在显微镜下来认识，不可能完整地认识人。

（十三）解答了升降问题

《素问·六微旨大论》："天气下降，气流于地；地气上升，气腾于天。故高下相召，升降相因，而变作矣。"

天气向下降，其气流布于地，地气上升，其气上腾于天。天地相互感召，升降互为因果，因而变化就产生了。气有升降，这是《内经》的解释。苹果向下落，是万有引力的作用。苹果落地，牛顿发现了万有引力。那么，地气上升是谁的作用呢？有升有降，一阴一阳。万有引力之外还有力，这是牛顿没有发现的。地球能够吸引有形之物，为什么不能吸引无形之气呢？物会下落，气会升腾，这是为什么呢？同样是气，为什么地气会上升而天气会下降呢？真正解开升降之谜，才会有不会坍塌的物理学。真正解开升降之谜，才会理解永恒之中医。

（十四）解答了百病起因问题

"故风者，百病之始也。"风，是《内经》论百病病因的依据。风，邪风也。邪风是邪气的代名词。邪气，外部之邪气，是百病之外因。

百病之内因为何？一半在气。气有余，病！气不足，病！气不通，病！气滞留，病！气受寒，病！气受热，病！气入歧途，病！

这里仅举两个例子说明气与疾病的关系：

例一，脑出血，又称脑溢血。西医定名的脑出血，《素问》定名为大厥。大厥，瞬间不省人事，瞬间昏厥，瞬间失语，一切都发生于瞬间。《素问·调经论》："血之与气并走于上，则为大厥，厥则暴死，气复返则生，不返则死。"大厥之为病，就是气与血错入歧途的原因。血有升降，气有升降，而大厥病的病因是"血之与气并走于上"。这里的气有升无降。医治大厥，关键是降气，使气返回正路。能达到这一点，患者很快可以起死回生。

例二，抑郁症。西医定名的抑郁症，《素问》定名为阴闭病。《素问·脉解》对阴闭病的解释是："所谓欲独闭户牖而处者，阴阳相薄也，阳尽而阴盛，故欲闭户牖而居。"忧郁症病因何在？病因在于"阳尽而阴盛"。薄通搏，"阴阳相薄"即阴阳相搏。阳主动，阴主静。动过则狂，静过则闭。狂病在阳，闭病在阴。喜欢安静，喜欢独处，喜欢孤零零一个人的世界，安静到关门闭窗户的程度，孤独到谁也不想见、什么也不想看的程度。忧郁症，如果用阴阳二气解释，用补阳的方法是可以医治的。如果没有阴阳理论，这种病一不能解释，二不能医治。

（十五）解答了养生问题

《素问·六节藏象论》："天食人以五气，地食人以五味。五气入鼻，藏于心肺，上使五色修明，音声能彰。五味入口，藏于肠胃，味有所藏，以养五气，气和而生，津液相成，神乃自生。"

天食、地食之食，相当于饲养之饲。人生于天地之间，天养人赐于五种无形之气，地养人赐于五种有形之物五种味。人，养生重于治病。养生的关键之一，在于"以养五气"。五气者，风寒热燥湿，亦为臊焦香腥腐也，本文指的是后者。《素问·金匮真言论》指出：肝，五气为臊；心，五气为焦；脾五气为香；肺，五气为腥；肾，五气为腐。王冰注："天食人以五气者，臊气凑肝，焦气凑心，香气凑脾，腥气凑肺，腐气凑肾。"

气，解释了天地的起源，解释了日月的交替，解释了万物的演化，解释了"离离原上草，一岁一枯荣"的规律。简而言之，气是解释一切问题的依据。

体外之气有阴阳二气，体内之气有营卫二气，前者解释的是自然世界，后者解释的是生命与疾病。营卫二气解释了形神之中的神，解释了昼夜之中的睡眠与苏醒，解释了跳动的脉搏与脉搏的跳动，解释了穴位的名称与功能，解释了一系列疾病的形成与医治……仅在本篇，就解释了善忘、善饥而不嗜食、目不瞑、目闭、多卧、少瞑、卒多眠等多种疑难病。

《圣经》是用神解释问题的，《内经》是用气解释问题的。如果说《圣经》中的神有永恒性，毫无疑问，《内经》中的气同样具有永恒性。

气理论，在世界文化宝库中，唯中华文化所独有。气理论，纯属特殊之理。

五、 气理论与当代疑难病的医治

气理论的特殊性，如果得到正常的运用，西方文化无法解答的疑难病会顺利得到解答。为什么？请看以下的分析：

（一）气与血、力与质的对比

现代物理学用质与力两个字，解释了物质的运动和运动的物质。《内经》用气与血两个字，解释了人体的运动与运动的人体。《内经》中所讲的气，相当于现代物理学所讲的力；《内经》中所讲的血，相当于现代物理学所讲的质。力质结合，才有活生生的大千世界；气血结合，才有活生生的人体。质，位于形而下，看得见摸得着；运动所需要的力，位于形而上，看不见摸不着。解剖学、显微镜认识的只是有形的一面，但无形的一面，解剖学与显微镜是无法认识的。换言之，仅仅依靠解剖学、显微镜完全无法认识无形之气。宇宙由形下、形上两种要素所组成，人体由形下、形上两种要素所组成。这是中医文化对宇宙与人体的基本认识。这一认识，无疑是全面的。对问题的正确认识，是正确解答问题的坚实基础。

（二）气的特性与当代疑难病的医治

气之特性，笔者归纳有如下九种：

1. 运动性　气的运动性，体现在时时刻刻，白天黑夜。营卫之气在经脉内外的运行，一刻都不会停止。《难经·三十难》："五藏六府皆受于气，其清者为荣，浊者为卫，荣行脉中，卫行脉外，营周不息，五十而复大会，阴阳相贯，如环之无端，故知荣卫相随也。"——荣者，营气也。卫者，卫气也。营卫之气运行的正常，才有人体的正常。如果人体出现了异常，首先可以从气的运动是否异常上作出判断。例如该睡不睡，该醒不醒，可以从卫气的运动异常上去判断。

西方发现血液循环之后，西化派学者又一次以此来否定中医。实际上，稍微作一下进一步的思考就会得出答案：血液循环也需要动力呀！血液循环推动力是谁？是气！发现血液循环，是西方近代的事。发现血液循环背后的推动力是气，是营卫二气中的营气，是东方几千年前的事。中华先贤的发现，首先是由《灵枢》记载的。

2. 营养性　运行的气血，贯通着阴阳经脉，贯通着五脏，营养着人体周身。一旦失气，人体就会出现异常：

肝脏失气，睾丸会上缩，舌头会卷缩；心脏失气，面容失色，颜色黑黄；脾脏失气，肌肉失去光泽，人中沟变浅，口唇外翻；肺脏失气，皮毛焦枯，毫毛折落；肾脏失气，牙齿变长，头发没有光泽。详细的论述，可查阅《难经·二十四难》

3. 温暖性　以寒热论病，是《内经》的基本方法。气，有温暖性。有气则热则暖，无气则凉则寒。

凡手足冰凉之病，凡畏寒畏冷之病，均可以判断为气虚之因；凡寒水下行之病，如多尿，均可以判断为气虚；凡血之积聚为病，如肿瘤，均可以判断为气虚。

"虚者补之，寒者热之。"气虚之病，应以热药补益为纲，加以医治。

4. 护卫性　阳气有护卫性，护卫着人体不受外邪的入侵。《素问·生气通天论》："阳者，卫外而为固也。"《素问·阴阳类论》："二阳为卫。"同样的严寒，同样的邪风，为什么有病有不病？差异在护卫之气的虚实上。

春夏秋冬，四时之中，哪个季节容易患病，病因应该是对应之脏的脏气内虚。季节病，尤其是西医界定的过敏性疾病，皆可界定为气虚之因。时令性疾病之病因，与相关脏腑的虚实有直接关系。

5. 排他性　正邪不两立。邪气入内，正气必然驱赶。正邪相搏，一旦正不压邪，疾病即产生矣。"正气存内，邪不可干。"这是《素问·刺法论》的论断。这一论断告诉后人，正气足就一定能够战胜邪气。"正气内虚，邪必相干。"这是笔者的论断。笔者认为，正气虚则会被邪气所战胜。

邪气，四时异常之气，反时令之气也。凡邪气所引起的时令性疫病，均可视为正不压邪的气虚之病。疫病，包括发热之疫病，应以补益为纲，万不可见热即用凉药。

肾司前后二阴，肾气虚是大便秘结、小便淋漓的根本原因。老年人便秘之病，是肾脏气虚所致，所以医治老年人便秘，不能用泻药。

心主荣华，少年心气充沛，则有面如桃花，面如苹果，面如重枣；老年心气衰退，则有面如橘皮，面如草灰，面生斑点……面部容貌的改变，折射着心气的盛衰。

6. 变化性　变化，是中华元文化与中医文化认识世界、认识人体、认识疾病的第一着眼点。《易经》视变化为神，《易经·系辞上》："知变化之道者，知神之所为乎。"气的变化，决定着形体的变化。气的变化，可以细分为一日之变、四时之变、一岁之变、一生之变。

（1）一天之变：体现在营卫二气的变化上。早晨卫气随太阳而入阳经，晚上随月亮而入阴经。气入阳人动，气入阴人静。动静之变化与阴阳二气的变化相关。动静一旦失序，必然有疾病产生。动之过度，病在阳。静之过度，病在阴。

（2）四时之变：体现在脏气的变化上。春气通于肝，夏气通于心，秋气通于肺，冬气通于肾，长夏通于脾，这是一岁之内自然之气与五脏之气对应的变化性。气在时间中，一时有一时之气，四时有四时之气。病在时间中，一时有一时之病，四时有四时之病。此时之气异常，必然会引起对应之脏的脏气异常。认识了四时之气，就可以预测与判断四时之病。

（3）一岁之变：体现在体内阴阳二气与太阳变化的对应关系上。"春夏养阳，秋冬养阴"这一养生哲理，出于《素问·四气调神大论》。"春夏养阳，秋冬养阴"的依据何在？在于太阳在南北两条回归线之间的南来北往。南来，时需半年，这半年为暑为阳；北往，时需半年，这半年为寒为阴。一岁的寒暑阴阳之变，即人体阴阳二气转换之变。这一变化，就决定了养生的原则。

（4）一生之变：一体现在五脏之气的盛衰上，二体现在气从足到头的转移上。关于气的一生之变，《素问·上古天真论》与《灵枢·天年》有详细的讨论，这里不再重复。总之，了解了气在一天、一岁、一生中的变化规律，是养生与医病所必需的常识。气的一生之变，最显著的体现在面部形态与面色的变化上。小宝宝的脸为何大都圆如满月、色如苹果，老爷爷、老奶奶的脸为何大都状如核桃、色暗如灰？气之衰也。只有理解气的一生之变，才能理解"年老色衰"一词。

这里还需要说明的一个问题是：病情为何在一天之中有变化？同样的疾病，一天之内有轻重的变化，或早上轻晚上重，或晚上轻早上重，这是为什么？因为一天之内也有四时之分，病情之所以随时间的变化而变化，与气的运行相关。气运行到本脏所对应的时间，病情就会变轻；气运行到相克于本脏的时间，病情会就变重。例如，春天的感冒，早上病情会轻，傍晚病情会重，这是常见的现象。现象的原因何在？在于一天分四时，早上应春，傍晚应秋，春天是肝木的时令，秋天是肺金的时令，五行之中金克木，这就是同一疾病一天之中病情轻重变化的原因。

7. 统帅性　气为血之帅，血为气之母。在气血关系中，气处于统帅的地位，起着统帅的作用。有气，血动正常；气虚，血动非常。气的统帅性，可以解答高血压这一难题。四十五岁以后，及时或按时补气，一可以预防高血压，二可以治愈高血压。

8. 着色性　气有着色性，着色性体现在汁血的转化上：饮食入胃，化为气与血。气形成于上焦，血形成于中焦。

《灵枢·决气》："上焦开发，宣五谷味，熏肤、充身、泽毛，若雾露之溉，是谓气。"——这一论断告诉后人，气形成于上焦。

《灵枢·决气》："中焦受气取汁，变化而赤，是谓血。"——这一论断告诉后人，血形成于中焦。

血化之前，为无色之汁，有气则汁化为血，气虚汁仍然是汁。气虚，轻者贫血，重者白血病。

无色之汁化为赤色之血，起着色作用的是气。气的着色性，被遗忘了。气的着色性如果能够得以合理地利用，一可以医治贫血，二可以医治白血病。

9. 升降性　气有升降性。气升降有序则有人体安康，气升降失序则有疾病或暴病。如突然不省人事的大厥病，病因就是气的升降失序，用《素问·调经论》的话说是"血之与气并走于上"。"走于上"讲的是气有升无降，"并走于上"讲的是血与气一起有升无降。大厥，相当于西医所界定的脑出血。西医医治脑出血，唯一的方法就是动手术。不动手术，中医可以用中药医治大厥吗？能！

清末山东名医张伯龙，第一次提出大厥之病相似于西医所论的脑血管病。浙江名医张山雷在张伯龙的基础上继续探索，以潜阳镇逆为纲，以介类生物外壳为第一主药医治大厥，可以达到"覆杯得安"的效果。详见人民卫生出版社出版的《张山雷医集》。

利用气理论，中华先贤率先解答了根本问题与一系列具体问题。这些问题，对于当时的世界来说，有着率先性的大贡献。

疑难病、多发病、流行病的广泛出现，仍然是当今世界的重大难题。举几例如下：

高血压、心脏病、肥胖病、脑出血、抑郁症、糖尿病、脊椎病、失眠（卧不安）等，所有这些问题都是当代的大难题。这些难题，是西方文化用手术刀、用显微镜无法认识的难题，大都是西方文化用西药无法解答的难题。中医文化能解答这些难题吗？答案是：中医文化完全有能力解答这些难题。为什么有如此自信？因为西方文化中没有气理论。特殊之物有特殊之用，一个特殊的雷达，能够赢得一场战争，赢得了一场战争就挽救了一个国家。特殊之理会没有特殊之用吗？真正明白了特殊的气理论，完全可以解答当代疑难病这一难题。解答这些难题的基本公式为：

气理论+中药＝难题的解答

这些难题，笔者在《清源浊流：黄帝文化与皇帝文化》一书中大都详细讨论过，有兴趣的读者可以去查阅。

气的特殊之用，笔者这里所谈的仅仅是引玉之砖，希望有志于振兴中医者沿着先贤的思路，用中医文化的方法来解答更多的当代难题。

痈疽第八十一

黄帝曰：余闻肠胃受谷，上焦出气¹，以温分肉，而养骨节；通腠理；中焦出气如露，上注溪谷，而渗孙脉，津液和调，变化而赤为血。血和则孙脉先满溢，乃注于络脉，皆盈²，乃注于经脉。阴阳已张³，因息乃行，行有经纪，周有道理，与天合同，不得休止。切而调之，从虚去实；泻则不足，疾则气减，留则先后。从实去虚，补则有余，血气已调，形气乃持⁴。余已知血气之平与不平，未知痈疽之所从生，成败之时，死生之期，有远近，何以度之，可得闻乎？岐伯曰：经脉留行不止，与天同度，与地合纪⁵。故天宿失度，日月薄蚀，地经失纪，水道流溢，草萱⁶不成，五谷不殖，径路不通，民不往来，巷聚邑居，则别离异处，血气犹然，请言其故。夫血脉营卫，周流不休，上应星宿，下应经数。寒邪客于经络之中则血泣，血泣则不通，不通则卫气归之，不得复反⁷，故痈肿。寒气化为热，热胜则腐肉，肉腐则为脓，脓不泻则烂筋，筋烂则伤骨，骨伤则髓消，不当骨空⁸，不得泄泻，血枯空虚，则筋骨肌肉不相荣，经脉败漏，薰于五藏，藏伤故死矣。

黄帝曰：愿尽闻痈疽之形，与忌、日、名⁹。岐伯曰：痈发于嗌中，名曰猛疽¹⁰。猛疽不治，化为脓，脓不泻，塞咽，半日死。其化为脓者，泻则合豕膏，冷食，三日而已。

发于颈，名曰夭疽¹¹。其痈大以赤黑，不急治，则热气下入渊腋¹²，前伤任脉，内薰肝肺，薰肝肺十余日而死矣。

阳留大发，消脑留项¹³，名曰脑烁¹⁴。其色不乐¹⁵，项痛而如刺以针，烦心者，死不可治。

发于肩及臑，名曰疵痈[16]。其状赤黑，急治之，此令人汗出至足，不害五藏。痈发四五日，逞焫之。

发于腋下赤坚者，名曰米疽[17]。治之以砭石，欲细而长，疏砭之，涂以豕膏，六日已，勿裹之。其痈坚而不溃者，为马刀、挟瘿，急治之。

发于胸，名曰井疽[18]。其状如大豆，三四日起，不早治，下入腹，不治，七日死矣。

发于膺，名曰甘疽[19]。色青，其状如谷实瓜蒌，常苦寒热，急治之，去其寒热，十岁死，死后出脓。

发于胁，名曰败疵[20]。败疵者，女子之病也，灸之，其病大痈脓，治之，其中乃有生肉，大如赤小豆，剉䔖翘草根各一升，以水一斗六升煮之，竭为取三升，则强饮，厚衣坐于釜上，令汗出至足已。

发于股胫，名曰股胫疽[21]。其状不甚变，而痈脓搏骨，不急治，三十日死矣。

发于尻，名曰锐疽[22]。其状赤坚大，急治之，不治，三十日死矣。

发于股阴，名曰赤施[23]。不急治，六十日死。在两股之内，不治，十日而当死。

发于膝，名曰疵痈[24]。其状大痈，色不变，寒热，如坚石，勿石，石之者死，须其柔，乃石之者生。

诸痈疽之发于节而相应者，不可治也。发于阳者，百日死；发于阴者，三十日死。

发于胫，名曰兔啮[25]，其状赤至骨，急治之，不治害人也。

发于内踝，名曰走缓[26]。其状痈也，色不变，数石其输，而止其寒热，不死。

发于足上下，名曰四淫[27]。其状大痈，急治之，百日死。

发于足傍，名曰厉痈[28]。其状不大，初如小指发，急治之，去其黑者，不消辄益，不治，百日死。

发于足指，名言脱痈[29]。其状赤黑，死不治；不赤黑，不死。不衰，急斩之，不则死矣。

黄帝曰：夫子言痈疽，何以别之？岐伯曰：营卫稽留于经脉之中，则血泣而不行，不行则卫气从之而不通，壅遏而不得行，故热。大热不止，热胜则肉腐，肉腐则为脓。然不能陷骨髓，不为焦枯，五藏不为伤，故命曰痈。

　　黄帝曰：何谓疽？岐伯曰：热气淳盛，下陷肌肤，筋髓枯，内连五藏，血气竭，当其痈下，筋骨良肉皆无余，故命曰疽。疽者，上之皮夭以坚，上如牛领之皮。痈者，其皮上薄以泽。此其候也。

注　释

　　1. 上焦出气　饮食入胃，化为气血。血，形成于中焦；气，形成于上焦。《灵枢·决气》："上焦开发，宣五谷味，熏肤、充身、泽毛，若雾露之溉，是谓气。"上焦将饮食精微宣发布散于全身，熏于皮肤，充养周身，润泽毛发，像雾露灌溉万物一样，这就是气。这一论断告诉后人，气形成于上焦。

　　2. 皆盈　《甲乙经》《千金》"皆盈"之前有"经络"二字。

　　3. 阴阳已张　阴阳，指的是阴经与阳经。张有充盛之义。已张，指阴经与阳经上的气已经充盛。

　　4. 形气乃持　形，指有形肢体；气，指无形之神气。持，有安定之义。形气乃持，言形神安定，指人体正常状态。

　　5. 经脉留行不止，与天同度，与地合纪　留行者，溜行、流行、流动也。人体经脉之气的流动，并非取决于人体本身，而是有着严格的法则与量度。严格的法则与量度，体现在天体运动的次序之中，体现在日往月来的次序之中，体现在二十八宿显现的次序之中，体现在地表江河之水的流动性之中。取象比类，是论经脉之气流动的根本方法。

　　6. 萱（yí）　草类植物。《黄帝内经太素》中萱作"蓂"（míng）。《灵枢·邪客》："地有草蓂，人有毫毛。"本篇论"草萱不成，五谷不殖"，论的是异常气候条件下的草木异常与五谷异常。

　　7. 卫气归之，不得复反　归，女子出嫁曰归。《春秋公羊传·隐公二年》："妇人谓嫁曰归。"出而曰归，反即返回。卫气有出有返是谓正常，卫气出而不返是谓非常。痈疽，就形成于卫气出而不返的非常状态之中。

　　8. 骨空　一指骨头上的孔，二指骨间空隙。《素问·气府论》："面鼽骨空各一。"《灵枢·五癃津液别》："五谷之津液和合而为膏者，内渗入于骨空，补益脑髓，而下流于阴股。"以上两处骨空之论，论的是骨孔，即骨头上的孔。《素问·骨空论》："臂骨空在臂阳，去踝四寸两骨空之间。"此处骨空之论，论的是骨间空隙。

9. 形、忌、日、名　形，指病形；忌，指禁忌；日，指病之愈期与死亡之期；名，指病名。

10. 猛疽　形成于结喉处的痈疽。会化脓，若不及时泻脓，脓会堵塞咽喉部，半天就会死亡。治猛疽，针刺用泻法。

11. 夭疽　形成于颈部之痈疽。特征有二：一是肿大而色赤黑，二是变化快移动快，若不紧急医治，会窜于渊腋，前伤任脉，内熏肝肺。

12. 渊腋　一指穴位，二指腋下深部。《灵枢·经脉》："脾之大络，名曰大包，出渊腋下三寸，布胸胁。"此处渊腋，为穴位。本篇论渊腋，为腋下深部。

13. 阳留大发，消脑留项　阳留，《黄帝内经太素》作阳气。张志聪："阳气大发者，三阳之气并发也。太阳经脉入于脑，出于项，故阳气大发，留于项，名曰脑烁。"

14. 脑烁　毒留颈部所形成的痈疽。脑烁为阴险之疽，外部颜色不显山水，疼痛却如同针刺，还会危及生命。

15. 其色不乐　色合于心，《素问·五藏生成》："心之合脉也，其荣色也。"其色不乐，面有忧烦之色也。脑烁烦心，所以面有烦色。

16. 疵痈　形成于肩臂部的痈疽，又称肩中痈。发生在皮毛，不会伤及五脏。特征有二：一是色状赤黑；二是上下贯通，肩臂发病，却汗出至足部。

17. 米疽　形成于腋下的痈疽。特征有三：一是色赤，二是坚硬，三是状如小米。米疽，坚硬而未溃者，又称马刀挟瘿。马刀挟瘿，瘰疬也。

18. 井疽　形成于胸部的痈疽。特征有二：一是形状如大豆；二是有一定的深度，下行会深入腹部。

19. 甘疽　形成于胸膺的痈疽。特征有三：一是颜色青，二是状如谷实瓜蒌，三是伴随寒热。

20. 败疵　形成于胁肋处的痈疽，属妇女疾病。特征有二：一是中生肉芽，二是状如赤小豆。

21. 股胫疽　形成于股胫的痈疽。外形不明显，化脓却贴近骨部。

22. 锐疽　形成于尾骶骨处的痈疽，为入骨之疽。锐表形状，形状坚硬红大。

23. 赤施　形成于大腿内侧处的痈疽。赤施之赤，表病情如火。

24. 疵痈　形成于膝部的痈疽。特征有三：一是形状很大，但患处颜色不变；二是患处坚硬。

25. 兔啮　形成于足胫处的痈疽。特征有二：一是形状红肿，二是毒深至骨。

26. 走缓　形成于足内踝处的痈疽。肿如痈但颜色不变，走缓之病，病流动缓慢，病位较为固定。

27. 四淫　痈毒侵淫四肢，在四肢末端形成痈疽。

28. 厉痈　形成于足旁的痈疽。特征有三：一是形状不大，状如小指；二是颜色黑；三是病情发展急速。

29. 脱痈　形成于足趾部的痈疽。外形赤黑，属于不可医治的死证。脱痈，脱趾得生，不脱趾得死，所以必须截去足趾。

题解

痈、疽，病因相同的一类疾病也，其特征均是肿胀化脓。所以，在《内经》之中，痈、疽总是相提并论。

实际上，痈是痈，疽是疽，两种病在病情上有轻重之分。痈，化脓伤及皮肉；疽，化脓伤及筋骨。所以，本篇既相提并论，又加以区分。

痈之病名，始于《素问》。《素问·生气通天论》："营气不从，逆于肉理，乃生痈肿。"痈之界定，始于本篇。本篇指出："营卫稽留于经脉之中，则血泣而不行，不行则卫气从之而不通，塞遏而不得行，故热。大热不止，热胜则肉腐，肉腐则为脓。然不能陷，骨髓不为燋枯，五脏不为伤，故命曰痈。"——痈之因在热，热之因在营卫之气不通。

疽之病名，始于《素问》。《素问·通评虚实论》："所谓少针石者，非痈疽之谓也，痈疽不得顷时回。"疽之界定，始于本篇。本篇指出："热气淳盛，下陷肌肤，筋髓枯，内连五藏，血气竭，当其痈下，筋骨良肉皆无余，故命曰疽。"——疽之因在热，热之因在营卫之气不通。

───── 核 心 解 读 ─────

痈疽，一是痈，二是疽。痈疽之病，病因相似，病情不同。弄清了相似之因，不同之情，"何谓痈疽"即可一目了然。

痈疽十七种，病名、病情、病因、病位的一一界定，在几千年前的中华大地上，绝不是一件轻而易举的事。中华先贤为此不知经历了多少年、多少人的努力。希望阅读此篇的读者，以敬畏之心对待我们的先贤，以敬畏之心对待我们的中医。

一、 气的形成、 作用与疾病调治

饮食入胃，化为气血。气血滋养着脏腑，滋养着筋骨，滋养着肌肉与皮肤。一句话，气血，滋养着活生生的人体。

血是如何形成的？《灵枢·决气》中已有讨论。气的形成，气的作用，本篇开始讨论。

（一）气的形成与作用

1. 气的形成　气分营卫二气，卫气形成于上焦，营气形成于中焦。水谷饮食物，是形成营卫二气的物质基础。营卫二气，各有其道：营气走脉里，卫气行脉外。

2. 气的作用　卫气有卫气的作用，营气有营气的作用。

上焦所出的卫气，其作用有三：温煦分肉，濡养骨节，通达腠理。

中焦所出的营气如雾如露，上注于溪谷间，渗透于孙脉，津液和调，化赤为血液，血液和调则先盛满于孙脉，孙脉满溢，于是注于络脉，络脉都盈盛了，于是注于经脉之中。

营卫二气，分工又合作，沿阴阳经脉，随着呼吸而运行全身。营卫昼夜循行，都有一定的度数，周而复始，其运动与天体运动节奏相同，流行而不休止。

前面已经讨论过，卫气随着太阳运动，太阳东升卫气入阳，太阳西落卫气入阴。

（二）气血失常引起的疾病与调治

气与血的运行，会正常也会失常。疾病，内因的疾病，多是由气血失常引起的。

如果气血失常，就要专心调治。调治气血失常，用泻法泻其实，用补法补其虚。

用泻法泻实，可使邪气衰退，但泻得太过，反而会损伤正气。泻，宜疾速出针，邪气便能衰减。

用补法补虚，可使正气充实，但补得太过，又会助长余邪转盛。补，宜持久留针，先后如一。

补不能太过，泻同样不能太过，补泻均不能太过。血气调和，形体安康，神气平静。气血失常的精心调治，还是落脚在补虚泻实上。

气之理论，本篇是由黄帝论述的。

二、 痈疽之病

本篇黄帝在谈完气平与气不平之后，追溯起了痈疽之病。

痈疽之病因何而起？痈疽之病如何医治？痈疽之病有无死生之期？痈疽之病的准确界定？这些都是黄帝所追溯的问题。

本篇是《灵枢》的最后一篇，本篇的问题解答者是岐伯。

《内经》从《素问》第一篇开始，问题解答者是岐伯，到《灵枢》最后一篇，问题解答者仍然是岐伯。完全可以这样说，《内经》始于岐伯，终于岐伯。岐伯，中医文化的奠基者也。

岐伯解答问题，是以自然哲理为依据的。从《素问》第一篇一直到本篇——《灵枢》的最后一篇，都是这一思路。自然哲理包括天地之理、日月之理、四时顺序、时间空间、气候异常、寒热异常，等等。

把人放在天地背景下来认识，把人放在日月背景下来认识，把人放在天气背景下来认识，把人放在时空背景下来认识，这一思路，这一方法，无疑是正确的。

人生在天地之间，天地变化当然会引起人体变化。人生在日月之下，日月变化当然会引起人体变化。天气的寒暑变化决定着万物的变化，天气变化当然会引起人体变化。一时有一时之病，四时当然会有四时之病；一方水土养一方人，一方水土当然也会生一方病。中医文化之所以能够常青，其原因就在于根基的稳固性。中医文化的根基在哪里？在天地，在日月，在时间，在空间……

《圣经》也谈医病，但《圣经》医病，用的是神力。《圣经·新约》中耶稣为不少信徒医好了病，依靠的全部是神的力量。这里的对比，是想说明这样一个问题：欧美人一直在信守以神力神理医病的《圣经》，而《内经》是以自然哲理医病的，我们为什么不能信守？

本篇岐伯解答痈疽之病，仍然是用自然哲理解答的，具体的解答是以天体运动失常论营卫失常。

（一）营卫失常与痈疽

以天体论人体，这是中华元文化的思路，是《内经》的思路，也是岐伯论痈疽之因的思路。

天体中运行的是日月，人体中运行的是气血；气血运行与日月运行之间有对应性，有一致性。本篇岐伯告诉黄帝，日月运行有失常之时，日蚀月蚀就是日月运行失常的表现。天体中的日月运行失常，大地上也会出现相应的异常。异常的现象有：河流溃决，洪水泛滥，草木不长，五谷不生，道路不通，民众流离失所，等等。人体之中气血也会运行失常，也会在外因与内因的作用下运行失常。气血失常，会引起疾病，其中包括痈疽。

痈疽之病是怎样形成的？是由营卫之气不通引起的。具体形成的过程，岐伯的解释如下：

营卫之气，沿经脉周流不止。营卫之气运行，上应天体中的星宿，下应江河之流水。星宿是流动的，江水是流动的，营卫之气也是流动的。以此类推，如果星宿、流水出现异常之时，人体之中的营卫之气肯定也会出现异常。

寒邪客留人体经络之中，则会使血液凝涩，血液凝涩会使经络不通，会使卫气蕴积不散。气血如果不能正常周流，就会结聚在某一处气血凝结之处，痈肿就产生在此处。痈肿，产生在气血逐步凝结这一过程之中。

阴极生阳，寒极生热，这是太阳之理。阴极生阳，寒极生热，这也是中医之理。人体之中的气血，严格遵循着这一哲理。

寒气久郁则化热，热盛则肌腐化脓。脓液不能排泄，外腐烂肌肉，内腐烂筋膜。筋膜腐烂又会伤骨，骨伤则骨髓消损。——伤肌、伤筋、伤骨、伤髓，痈疽形成矣。伤及肌肉，即痈疽之痈。伤及筋骨，即痈疽之疽。

如果脓毒不在骨节空隙之处，骨中的热毒就会得不到排泄，血液会因此枯竭，筋骨肌肉就不能相互荣养，经脉败漏，热毒会继续向内深入而熏灼五脏。五脏受伤，人就会死亡。

何谓败漏？败与漏，应该是两个单音词。败，意为败坏，用来形容精气的终尽。《素问·诊要经终论》："此十二经之所败也。"此处之败，指经气之败。《素问·三部九候论》："五藏已败，其色必夭，夭必死矣。"此处之败，指脏气之败。漏，意为渗漏、泄漏。寒极生热，会使经脉受热，肌肉腐烂，致使经气泄漏。

（二）痈疽的分类与死亡之期

根据痈疽发生的部位，岐伯分出了十七种类型的痈疽，指出了可医与不可医两种类型，并且预测了死亡日期。

1. 猛疽　形成于结喉处的痈疽。如果猛疽不及时医治，就会化脓，脓不泻出，就会堵塞咽喉部，半天就会死亡。

如果已经化脓，用针刺泻之，配合冷服猪油，如此，三天就可以病好了。——猛疽，可死可不死之疽。及时医治者活，不及时医治者则死。

2. 夭疽　形成于颈部之痈疽。这种痈疽其形状肿大而颜色赤黑，若不紧急医治，热气向下会侵入腋部的渊腋处，在前伤及任脉，在内熏及肝肺，十来天人就会死亡。——夭疽，变化之疽。形成于颈部，窜于渊腋，前伤任脉，内熏肝肺。彝族文化中的"病根变化快，一病变百病"的论述，用来描述夭疽病情的变化，可谓是恰当而贴切。

3. 脑烁　为邪热亢盛、危及脑髓、毒留颈部而形成的痈疽。其颜色不荣即外部特征并不明显，但疼痛却如同针刺一般。心中烦躁者，为不可医治的死证。——脑烁，为阴险之疽，外部特征不显山水，疼痛却如同针刺，而且还危及生命。

4. 疵痈　为形成于肩臂部的痈疽。色状赤黑，当急速医治，以免病情加重。疵痈会使人出汗至于足部，但不会伤害五脏。痈疽发生四五天时，应用艾灸医治之。——疵痈，为上下贯通之痈，肩臂发病，出汗足部。疵，小病也。成语"吹毛求疵"中的"疵"，指的是皮毛小事。

5. 米疽　为形成于腋下且色赤坚硬的痈疽。急用宜细长的砭石医治，稀疏地砭刺患部，再涂上猪油，不需要包裹，六天即愈。——米，小米也。米疽，形状不大。

若痈肿坚硬而没有破溃的，是为马刀挟瘿，应急速医治。马刀挟瘿，瘰疬也，生于颈项及腋下。《灵枢·经脉》："胆足少阳之脉……是主骨所生病者，头痛，颜痛，目锐眦痛，缺盆中肿痛，腋下肿，马刀挟瘿。"——瘰疬，在米疽的范畴之内。

6. 井疽　形成于胸部的痈疽。形状如同大豆，病发三四天，如果得不到医治，邪毒就会向下陷入腹部，此时已为绝症，七天就会死亡。——井、水井、矿井也，凡称井者皆有一定的深度。井疽，有深度，为深入于腹部的绝症疽。

7. 甘疽　形成于胸膺的痈疽。颜色青，形状如同谷实瓜蒌，常常发寒热，宜急速治疗，祛散其寒热，若不治疗，十年之后死亡，死后此疽溃破出脓。——甘疽，形成于胸膺部。胸膺部，乳房也。乳房出乳，乳味甘甜，这可能是"甘疽"之"甘"的所以然。

8. 败疵　形成于胁肋处的痈疽。败疵，属妇女疾病。这种病日久不愈，会扩大痈脓，其中并生出肉芽，大小如同赤小豆般。治疗它，可用切剉的菱草、连翘根各一升，以水一斗六升煮之，煎至三升，趁热服饮，饮后多加厚衣，坐在热汤锅上，熏蒸使汗出到达足部，病即治愈。——疵，热气可以治之。

9. 股胫疽　形成于股胫的痈疽。外形不甚明显，但痈肿化脓贴近骨部，若不急速医治，三十天就会死亡。——股胫疽，入骨之疽，病情严重。

10. 锐疽　形成于尾骶骨处的痈疽。形状坚硬红大，应急速医治。否则，三十天就会死亡。——锐，表达的是形状。锐疽，骨高头尖。锐疽，入骨之疽，病情严重。

11. 赤施　形成于大腿内侧处的痈疽。若不急速医治，六天就会死亡；若病发在左右两大腿之内的，如不及时医治，十天就会死亡。——赤，红色也，火之色也。赤施之赤，表达的是病情如火。

12. 疵疽　形成于膝部的痈疽。形状很大，但患处颜色不变，有寒热且患处坚硬，脓尚未形成时，不要用砭石刺破它，否则就会死亡，必须等到患处柔软、脓已形成时，方可以用砭石医治，病可转愈。——疵疽，可以由硬变软之疽。

13. 兔啮　形成于足胫处的痈疽。形状红肿且毒深至骨部，应紧急医治，若不急治就会危害生命。——啮（niè），意为咬。兔啮，外形也。形成于脚后跟的痈疽，脚后跟外形与兔头相似，病名的所以然可能在此。

14. 走缓　形成于足内踝处的痈疽。形状肿如痈但颜色不变，医治当用砭石刺其患处，退其寒热。寒热消止，可以使人不死。——痈疽之病，与气相关。气，是流动之气。流动之气，可能上可能下，可能里可能外。缓，缓慢也。走缓之病，病流动缓慢，病位固定之病也。

15. 四淫　形成于足背上下处的痈疽。形状如同大痈，若不急速医治，大约一百天就会死亡。——四，四末也。四末，四肢之末端也。《素问·疟论》："疟之且发也，阴阳之且移也，必从四末始也，阳已伤，阴从之。"《灵枢·终始》："阴者主藏，阳者主府，阳受气于四末，阴受气于五藏。"四淫，形成于四肢末端之病也。

16. 厉痈　形成于足旁的痈疽。形状不大，始发之时候如小指大，颜色黑，应急速医治，消除它的黑色，如果黑肿不消就会日渐加大，如果不予医治，大约一百天就会死亡。——厉，亢也，亢厉也。《素问》论厉，指的是疫病。厉痈之厉，指的是病情发展急速。厉痈，病情发展急速之病也。

17. 脱痈　形成于足指部的痈疽。外形赤黑，属于不可以医治的死证。若无赤黑状，则病不死。如果医治以后，病热仍不衰退的，应急须截断其足趾，否则毒气内陷，人就会死亡。——脱，脱离也。脱，脱气、脱精、脱津、脱血之脱也。《灵枢·终始》："补阳则阴竭，泻阴则阳脱。"又："脱其五味，是谓失气也。"《灵枢·决气》："精脱者，耳聋；气脱者，目不明；津脱者，腠理开，汗大泄；液脱者，骨属屈伸不利，色夭，脑髓消，藏疾，耳数鸣；血脱者，色白，夭然不泽，其脉空虚。"——脱痈之脱，脱趾得生，不脱趾得死，所以必须截脱足趾。脱痈之病名，源于脱趾之脱。

三、 痈疽的界定

何谓痈？何谓疽？本篇结尾之处，岐伯作出了界定。

1. 痈的界定　何谓痈？岐伯的界定是："营卫稽留于经脉之中，则血泣而不行，不行则卫气从之而不通，壅遏而不得行，故热。大热不止，热胜则肉腐，肉腐则为脓。然不能陷，骨髓不为焦枯，五脏不为伤，故命曰痈。"——营气稽留在经脉之中，那么血液凝涩而不循行，血液不循行那么卫气随之受阻而不畅通，并壅遏于内，郁而化生毒热。如果热毒发展不止，成为毒热积盛而伤及肌肉，并腐烂化脓，然而此毒热不能深陷于骨髓，骨髓不致焦枯，五脏也不为它所伤，此之谓痈。

2. 疽的界定　何谓疽？岐伯的界定是："热气淳盛，下陷肌肤，筋髓枯，内连五藏，血气竭，当其痈下，筋骨良肉皆无余，故命曰疽。"——热气亢盛，脓毒向下深陷于肌肤，筋髓枯槁，内连五脏，血气枯竭，形成疮面下筋骨好肉溃烂无余，此之谓疽。

一个为痈，一个为疽，同样的化脓，同样的肿胀，但是痈不会伤及骨髓，不会伤及内脏；疽会伤及骨髓，会伤及内脏，两者的异同就在于此。

3. 痈疽在色泽与形状上区别　在色泽与形状上，痈疽有两点区别：疽，皮色黑暗而不润泽，触之坚硬，其形状厚如牛颈之皮。痈，皮薄而光亮，触之较软。

四、《容斋随笔》 论痈疽的医治

痈疽的医治，本篇的方法是针刺。那么，中药能否发挥作用呢？完全可以！

《容斋随笔·第四卷》里有中药治痈疽的实例——《茸附治疽漏》，这个实例是用哲理指导的。笔者摘录如下，供读者鉴赏：

"时康祖病心痔二十年，用《圣惠方》治腰痛者鹿茸、附子服之，月余而愈，《夷坚已志》书其事。

"予每与医言，辄云：'痈疽之发，蕴热之极也，乌有翻使热药之理？'福州医郭晋卿云：'脉陷则害漏，陷者冷也，若气血温暖，则漏自止，正用茸、附。'按：《内经素问·生气通天论》曰：'陷脉为瘘，留连肉腠。'注云：'陷脉则寒气陷而缺其脉也，积留舍，精血稽凝，久闷内攻，故发为汤瘘，肉腠相连。'此说可谓明白，故复记于此，庶几或有助于疡医云。"

现代汉语译文为：

时康祖患病心痔二十年，用《圣惠方》中治腰痛的鹿茸、附子，服用了一个多月就痊愈了，《夷坚已志》里记载了这件事。

我每与医生们交谈，总有人会问："痈疽之病，病因是蕴热盛极，焉有反用热药之理？"福州一位名为郭晋卿的医生告诉我："脉陷则害漏病，陷就是冷（寒），如果气血温暖，则漏病自止自愈，用茸、附这两味热药，正是对因下药"。按：《素问·生气通天论》曰："陷脉为瘘，留连肉腠。"注释说：陷脉是寒气留连于经脉，寒气积塞，经脉血液阻滞，时间久了，淤积于体内，发病为汤瘘，皮肤纹腠相连。此说可谓清楚明白，所以记录于此，或许对医治痈疽之病有利。

发热之痈疽，病因是寒，是寒极生的热，所以应该用热性之药医治。鹿茸、附子为大热之药，所以可以医治寒极生热所引发的痈疽。

寒因之病，即使有发热之症，也应该用热药治之，这一点希望为工者记之。

天文·天道·中医

——代后记

下面与读者一起讨论两个问题：

1. 问当初，《黄帝内经》是怎么形成的？

2. 问眼下，《黄帝内经》还有没有用？

这两个问题换一个说法，即：①有！为什么有？②有！有什么用？分别讨论如下：

一、有！为什么有？

《黄帝内经》（简称《内经》）形成的时候，中华大地上有实验室吗？没有！可以肯定地说，《内经》不是形成于实验室！

《内经》形成的时候，中华大地上有精密仪器吗？没有！可以肯定地说，《内经》不是形成于精密仪器！

实验室与精密仪器是西方现代科学的标志，由此观之，《内经》的形成与西方现代科学走的不是一条路！

没有实验室，没有精密仪器，有什么呢？论证问题总得有依据呀？《内经》论证问题的依据是什么呢？

从根本上说，《内经》论证问题的依据是自然法则；从具体上说，《内经》论证问题的依据是太阳回归法则，是月亮圆缺法则，是斗柄循环法则，首先是太阳回归法则。

《内经》形成于"以天文论人文"的思路，形成于"以天时论之，以气候论之"的方法。《灵枢·卫气行》："失时反候者，百病不治。"时是时间之时，候是气候之候。中医文化以时间为本，以气候为本。

天时从何而来？

从太阳历来！

从太阴历来！

从北斗历来！

从二十八宿历来！

首先从太阳历来！

《周髀算经·日月历法》："日复日，为一日。"两次看见太阳为一日。日，是最基本的时间单位。

《周髀算经·日月历法》："故月与日合，为一月。"月亮与太阳两次构成两点一线关系为一月。月，是最基本的时间单位。

《说文解字》："十日为旬。"旬，是一个最基本的循环的时间系统。

《周髀算经·日月历法》："日复星，为一岁。"太阳两次与标志星对应为一岁。岁，既是精确的时间单位，又是循环的时间系统。

《易经·系辞下》："寒往则暑来，暑往则寒来，寒暑相推而岁成焉。"寒暑往来，是自然法则；"而岁成焉"，是人文界定。

《尚书·尧典》："期三百有六旬有六日，以闰月定四时，成岁。"

尧时代已经明确区分出了五个时间单位，即旬、日、月、时、岁，而且知道了"闰月定四时"的方法。

《韩非子·功名》："非天时，虽十尧不能冬生一穗。"尧，历史上公认的圣人之君。但是，不遵循天时，十个圣人之君也不能在冬天有一穗的收获。

"非天时"绝对不会有粮食的收获，没有粮食哪会有农业文明？没有农业文明，哪会有中华文明？中华大地上 1.2 万年前的人工水稻，是中美两国的考古队在湖南道县发现的。"非天时，虽十尧不能冬生一穗。"1.2 万年前的人工水稻说明了什么？对于农业文明来说，天时具有根本性，而气候则具有与天时同等重要的根本性。

失时反候，百病不治！

失时反候，百谷不生！

时与候，是中华文明的基础。

时与候，是中医文化的基础。

时，有严格的规定性；候，则有正常与异常变化的无常性。

气候的正常与异常如何判断？用冬至夏至（两至）判断，用春夏秋冬四时判断，用八节判断，用二十四节气判断。

以太阳历为根本，中华先贤建立起了一个时间、空间、气候三位一体的万能模型，然后以这个万能模型论证问题——论证一切问题。

时间、空间、气候三位一体的万能模型是产生《内经》的理论基础。

《内经》中百分之九十五的问题都是用时间、空间、气候解答的。下面举例阐明之：

（一）天道

天道是《内经》的大根大本。天道从何而来？从太阳历来！请看下面四个证据性论断：

1. 日影即天道　《周髀算经·陈子模型》："日中立竿测影，此一者，天道之数。"

立竿测影，测的是中午的日影。中午的日影，揭示的就是天道；日影之数，就是天道之数。

中午的日影有长短两极之变，短极而长，长极而短。日影长短两极之变，形式上是空间变化，实质上是时间变化。长短两极循环一周，即一个太阳回归年。太阳回归年表达的是时间。

太阳回归循环的完整过程，即是天道。太阳回归循环一次，天气风霜雨雪循环一次，万物生长收藏循环一次。循环天道集时间空间、气候物候为一身，集天文地理为一身。

太阳回归实际上是地球公转，地球公转即是天道。公转一周的轨迹是空间大圆，公转一周的时间是太阳回归年。天道集时间空间于一身。

无论是太阳回归，还是地球公转，均可以严格定量。——以太阳回归论道，以地球公转论道，道是可道之道，道是可定量之道，道是无限循环之道。

2. 太阳即天道　《管子·枢言》："道之在天，日也。"

太阳即道，道即太阳。一日之中，太阳有东升西落之变，一岁之中日出方位有南北之变。无论东西之变还是南北之变，均可以定量。——以太阳本身论道，道是可道之道，道是规律之道，道是永恒之道，道是常青之道。

3. 时乃天道　"满招损，谦受益"，这一脍炙人口、超越时空的格言为世人所熟知。世人所不知的是，这六个字之后还有四个字："时乃天道。"

《尚书·大禹谟》："满招损，谦受益，时乃天道。"

"时乃天道"——时间之时就是天道，在天时与天道之间建立起等量关系，是《尚书·大禹谟》的贡献。

损益的根源在何处？在立竿测影时的竿下日影！

时间之时区分的根源在何处？在立竿测影的日影！

天道如何认识？在立竿测影的日影观测！

明白了中午日影的长短两极变化，三大问题迎刃而解。

《周髀算经·天体测量》："冬至夏至，为损益之始。"

冬至，日影最长；夏至，日影最短。长极开始变短，短极开始变长。日影长极为满，日影短极为谦。影长为益，影短为损。从冬至最长点开始，日影一天天缩短，日影缩短为损。从夏至最短点开始，日影一天天变长。日影增长为益。日影观测，演化出了"冬至夏至，为损益之始"之说。认识损益之始始于冬至夏至"两至"，才能真正明白"满招损，谦受益"这一格言的奥秘。

日影有无，区分出了昼夜；"日复日，为一日。"两次见到太阳，界定出了一天；太阳回归的一来一往区分出了六气；日影长度的变化区分出了四时八节十二月二十四节气。时间之时，时令之令，区分于日影之下。变化的日影，变化的时间，变化的天道，"时乃天道"的奥秘就在这里。

4. 昼夜即天道　《尸子》："昼动而夜息，天之道也。"

昼夜循环即是天道，这是《尸子》的结论。

昼夜，现象上决定于日往月来，实质上决定于地球自转。地球自转的轨迹，是空间大圆；地球自转的时间长度，当初界定的是十二时辰，时下界定的是二十四小时。——以昼夜论道，道是可道之道，道是规律之道，道是永恒之道，道是常青之道。

5. 天道可以论一切　天道，是中华先贤论证问题的根本模型。

道，另一个代名词为"一"。《韩非子·扬权》："道无双，故曰一。"一即是道，道即是一。

一可以论一切，体现在下面八句至理名言中。

其一，《素问·标本病传论》："言一而知百病之害。"

其二，《周髀算经·陈子模型》："问一类而以万事达者，谓之知道。"

其三，《帛书周易·要》："能者由一求之，所谓得一君（群）毕矣。"

其四，《管子·心术下》："持一而不失，能君（群）万物。"

其五，《荀子·非相》："以近知远，以一知万，以微知明……以道论尽。"

其六，《庄子·天地》："通于一而万事毕。"

其七，《文子·九守》："知一即无一不知也。"

其八，《鹖冠子·度万》："欲近知而远见，以一度万也。"

这里还要举一个"以道论之"的实例：孙子写兵法。没有带过兵，没有打过仗的孙子，为什么会写出统帅都要研读的兵法？奥秘何在？奥秘就在于以道论兵。

几千年前的《孙子兵法》在今天还有意义，这是跨越了时间；太平洋对岸的美国西点军校以《孙子兵法》为教材，这是跨越了空间。

"以道论之"，是永恒而常青的方法。

（二）阴阳

阴阳是《内经》四大基石中的第一大基石。

阴阳从何而来？请看下面四个证据性论断。

其一，《周髀算经·日月历法》："故冬至从坎阳在子，日出巽而入坤，见日光少，故曰寒。夏至从离阴在午，日出艮而入乾，见日光多，故曰暑。"

立竿测影，中华先贤发现了两个点：日影最长点与日影最短点。日影最长点影长 1.35 丈，日影最短点影长 0.16 丈。日影最长点，定名为冬至；日影最短点，定名为夏至。冬至夏至的区分，记载于《周髀算经·天体测量》。

《灵枢·刺节真邪》："阴阳者，寒暑也。"冬至夏至，一寒一暑。一寒一暑，抽象出了一阴一阳。寒暑的根本，在太阳回归，在太阳回归的起始点与转折点。同理可证阴阳的根本。

冬至夏至本身就出于实测，所以以冬至夏至所论的阴阳有四个基本特征：可以实测，可以实证；可以测量，可以定量。冬至，阳在子；夏至，阴在午；子午连线在此成立；子北午南，阴阳可以表达空间。

冬至—夏至，太阳回归年的前半年；夏至—冬至，太阳回归年的后半年。阴阳可以表达时间。

时间、空间、寒暑气候三位一体，融合于"两至"阴阳之中。

其二，《周髀算经·陈子模型》："昼者阳，夜者阴。"

一昼一夜，表达的是时间，阴阳的时间属性在此成立。

一昼一夜，形式上的原因是日往月来；本质上的根源是地球自转。地球自转的轨迹是空间大圆，阴阳的空间属性在此成立。

昼夜阴阳集时空于一身。

其三，《苗族古历》："冬至阳旦，夏至阴旦。"

从冬至到夏至，天气一天天变暖变热；从夏至到冬至，天气一天天变凉变寒；冬至为由寒变暖的第一天，夏至为由热变凉的第一天；这里应该是"冬至阳旦，夏至阴旦"的所以然。

"冬至一阳升，夏至一阴降。"形式上的奥秘在于日影长短两极规律性的变化，本质上的根源在太阳回归的起始点与转折点。太阳回归的起始点与转折点，实质上是地球公转过程中的近日点与远日点。

阴旦阳旦，集时间、空间、气候于一身。

其四，彝族十月太阳历以太阳回归论阴阳，留下"一年分两截，两截分阴阳"的至理名言。

两截之分，分于太阳回归年的起始点与转折点。从冬至到夏至为前一截，从夏至到冬至为后一截。前一截为阳年，后一截为阴年。一阴一阳，表达的是两个精密的时间段，表达的是两个精密的空间段。两个时间段与空间段的连接，即是地球公转的空间大圆。

阴阳两截，集时间、空间、气候于一身。

（三）五行

五行是《内经》四大基石中的第二大基石。

五行从何而来？

五行源于十月太阳历！

今天沿用的太阳历为十二月太阳历，之前的中华大地上曾经使用过一种十月太阳历。

十月太阳历分五季，五季称为五行。每一行含两个月，一年分十个月。一月三十六天，一行七十二天。

太阳回归，其基本规律是：四年之中三年365天，一年366天。五行只有360天，剩下的5~6天如何安排？答：安排了年节。冬至过大年，夏至过小年；大年过三天，小年过两天；四年一闰，闰年两个年节均过三天。

这种十月太阳历在中原失传了，但在云贵川彝族同胞那里还有完整的保留。

五行之名金木水火土。五行顺序，木为首，水为终；依次顺序为木、火、土、金、水。

五行分公母，一行两个月分出一公一母。例如，木分公木母木，火分公火母火，其他以此类推。公母者，阴阳也。奇数月为公，偶数月为母。《内经》中脏腑既有阴阳属性，又有五行属性。脏属阴，腑属阳。例如，肝胆五行属木，木分阴阳——肝属阴木，胆属阳木。

金木水火土五行，东西南北中五方，五行与五方是两位一体的对应关系：木一行对应东方，火一行对应南方，金一行对应西方，水一行对应北方，土一行对应中央。五行对应五方，时间与空间犹如一个硬币的两面，是两面一体关系。

彝族典籍《土鲁窦吉》解释，十月太阳历是用洛书表达的。洛书之中是用一个空心圆○与实心圆●表达的。○●在彝族文化中有形有音有义；○发音为土，●发音为鲁；土，汉语意思为宇；鲁，汉语意思为宙。彝语土鲁，汉语宇宙。《尸子》："四方上下为宇，往古来今为宙。"四方上下者，三维空间也。往古来今者，一维时间也。空间为宇，时间为宙。四维时空在洛书时代形成。

合理的时空观，形成于十月太阳历，记载于洛书之中。

天干地支是从十月太阳历出发的。

十天干表达的是十月太阳历的月序：一个太阳回归年分10个月，10个月的月序用十天干甲乙丙丁戊己庚辛壬癸来表述。

十二地支表达的是一旬十二天的日序：一个月三十六天分三旬，每旬十二天；十二天的顺序用十二地支子丑寅卯辰巳午未申酉戌亥来表达；还可用十二生肖鼠、牛、虎、兔、龙、蛇、马、羊、猴、鸡、犬、猪来表达。

天干地支首先表达的是时间，其次表达的是空间；十天干两两一组表达东西南北中五方，十二地支表达的是十二方位。

航空航海的地图上，张张都有子午线；辞海、辞典上，部部都有干支纪年表；子午线表达的是空间，干支纪年表表达的是时间。天干地支的永恒而常青的意义，就体现在时间空间中。

（四）四时

四时是《内经》四大基石中的第三大基石。

四时从何而来？从立竿测影来！

《周髀算经·天体测量》告诉世人，春夏秋冬四时是根据日影尺度界定的：

立春，日影丈五寸二分，小分三（1.0523 丈）。

立夏，日影四尺五寸七分，小分三（0.4573 丈）。

立秋，日影四尺五寸七分，小分三（0.4573 丈）。

立冬，日影丈五寸二分，小分三（1.0523 丈）。

"四立"，实际上确定于两个日影长度：立春立冬，日影长度同为 1.0523 丈；立夏立秋，日影长度同为 0.4573 丈。两个日影长度为何可以确定四个节令？正确的答案是：太阳回归，地球公转。

太阳回归，一来一往，无限循环；地球公转，周而复始，无限循环；这里应该是"四立"对称性的奥秘。

四时，在中医文化中有四大作用：

其一，以四时之序论养生。以四时为坐标，《内经》建立了"春如何，夏如何，秋如何，冬如何"的养生顺序，前面已经谈过，此处不赘述。这里谈谈以四时为坐标调和五味。《周礼·天官》："凡和，春多酸，夏多苦，秋多辛，冬多咸，调以滑甘。"酸、苦、辛、咸、甘五味随四时而调，春季调酸，夏季调苦，秋季调辛，冬季调咸，四时之中时时调甘。为何一时一味，甘味却适用于四时？答案在《内经》中：酸入肝，肝属春，所以春季调酸；苦入心，心属夏，所以夏季调苦；辛入肺，肺属秋，所以秋季调辛；咸入肾，肾属冬，所以冬季调咸；甘入脾，脾位于中央统帅四方，所以四时调甘。

其二，以四时之序论诊脉。《素问·阴阳别论》："春脉弦，夏脉洪，秋脉浮，冬脉沉。"脉象应时，人体会自觉地"因天之序"。

其三，以四时之序论疾病。一时有一时之病，四时有四时之病。以四时为坐标，可以论常见病。《周礼·天官》："四时皆有疠疾：春时有痟首疾，夏时有痒疥疾，秋时有疟寒疾，冬时有嗽上气疾。"这里的病，是常见的时令病。

其四，以四时之序论疫病。研究疫病，从《内经》到先秦诸子，这一传统一直没有失传。病在一家一户谓之病，病在千家万户谓之疫，迅速引起大面积死亡的谓之大疠疫，谓之暴郁。

疫、大疬疫、暴郁的病因在气候异常、时令错乱。

春暖夏热秋凉冬寒，这是正常的气候！

春风夏雨秋霜冬雪，这是正常的气候！

春生夏长秋收冬藏，这是正常的物候！

春东风夏南风秋西风冬北风，这是正常的风向！

春分后五天开始有雷声，秋分后雷声消失，这是合时之声。

一旦气候、物候、风向、雷声出现反常，就会发生疫病："孟春行秋令，其民大疫"，这是《礼记》与《吕氏春秋》的共同记载。

"季春行夏令，则民多疾疫"，这是《礼记》与《吕氏春秋》的共同记载。

"仲夏行秋令，民殃于疫"，这是《礼记》与《吕氏春秋》的共同记载。

"孟秋行夏令，民多疟疾"，这是《礼记》与《吕氏春秋》的共同记载。

"仲冬行春令，民多疾疬"，这是《礼记》与《吕氏春秋》的共同记载。

春有春令，夏有夏令，秋有秋令，冬有冬令，如此是正常气候。正常的气候，万物正常，人体正常。——正常就是健康！

春行秋令，春行冬令，冬行春令，秋行夏令，这是异常气候。异常气候，万物异常，人体异常。——异常就是疫、大疬疫，就是暴郁。

萌发于2019年，流行于至今的全球性疫病，西医界定为新型冠状病毒肺炎，站在中医文化的立场上看，纯粹是气候异常亦即时令错乱引起的大疬疫。十多年来，笔者天天观测风向，正风的时间很少，邪风的时间极多，绝大部分的时间内，风向完全错乱。正风、邪风如何判断？我中华先贤建立起了一个极易掌握的标准。这个标准下面马上讨论，兹不赘述。

（五）六气

六气是《内经》四大基石中的第四大基石。

六气从何而来？请看下面一个证据性论断。

《周髀算经·日月历法》："外衡冬至，内衡夏至，六气复返，皆谓中气。"

太阳回归，从冬至到夏至，一来六个月；从夏至到冬至，一往六个月，一来一往一共十二个月。太阳回归年十二个月，是在《周髀算经·七衡六间》中出现的。《周髀算经·七衡六间》："凡为日月运行之圆周，七衡周而六间，以当六月，节六月为百八十二日八分日之五。故曰夏至在东井极内衡，日冬至在牵牛极外衡也。衡复更，终冬至。故曰一岁三百六十五日四分日之一。"

太阳回归一来一往十二个月，一月一节一气，月初为节，月中为气。一来六个月，六个中气；一往六个月，六个中气。

这里出现的内衡外衡，实际上是南北回归线。

夏至在内衡。太阳直射北回归线，夏至。

冬至在外衡。太阳直射南回归线，冬至。

东井，二十八宿之一，因在玉井之东，故称"东井"。判断夏至，有两个坐标：一是对应于北回归线，二是对应于二十八宿中的井宿。《礼记·月令》中有与《周髀算经》相同的论断："仲夏之月，日在东井。"

牵牛，二十八宿之一。判断冬至，有两个坐标：一是对应于南回归线，二是对应于二十八宿中的牵牛宿。牵牛，是北方七宿中第二宿。《礼记·月令》中有与《周髀算经》不同的论断："仲夏之月，日在斗。"斗宿是北方七宿中的第一宿。对应二十八宿，这是原则。对应北方的第一宿还是第二宿，这是具体。具体小有差别，但原则没有差别。

六气之说，源于太阳回归，记载于《周髀算经》，运用于《黄帝内经》。

需要说明的是，彝族太阳历中同样有六气之说，而且有两种分法。

第一种分法：十二个月一分为二，分为阳六气与阴六气：前半年六个月为阳六气，后半年六个月为阴六气。太阳回归引起的寒暑之变，是第一种分法的依据。

第二种分法：以二为除数，以十二为被除数，十二个月除以二分为六气：萌气、生气、长气、沉气、收气、藏气六气。万物变化的六种状态，是第二种分法的依据。

六气的核心，是判断气候的正常与异常。太阳回归有着严格的规定性与规律性，气候变化却有着正常性与无常性两种可能。

六气之六，讲的是时间；六气之气，讲的是气候。时间与气候，本来应该有步骤上的一致性。如果出现了有其时无其气，或者其时出现了它时之气，就会引发疾病——轻者是疾病，重者是疫病。

（六）八风

八风，是判断风向正邪的标准。

八风，是预测疾病与疫病发生的标准。

八风，在世界文化宝库中唯中国所独有，这一文化瑰宝就记载在《灵枢·九宫八风》中。

八节，是区分八风的根本依据。

八节第一节是冬至，冬至北风为正，南风为邪。

八节第二节是立春，立春东北风为正，西南风为邪。

八节第三节是春分，春分东风为正，西风为邪。

八节第四节是立夏，立夏东南风为正，西北风为邪。

八节第五节是夏至，夏至南风为正，北风为邪。

八节第六节是立秋，立秋西南风为正，东北风为邪

八节第七节是秋分，秋分西风为正，东风为邪。

八节第八节是立冬，立冬西北风为正，东南风为邪。

同样的八节，区分有两种依据：一是太阳回归，二是斗柄循环。《灵枢·九宫八风》区分正邪的依据是斗柄指向。

风向逆斗柄指向为正，即斗柄东指，天下皆春；春，东风为正。

风向顺斗柄指向为邪，即斗柄东指，天下皆春；春，西风为邪。

其他七风，以此类推。

风有时间性，风有方向性；风向随节令变化而变化；太阳回归一次，风向循环一周；斗柄循环一周，风向循环一周。一旦风不应时，即风向与时令不符，那就是邪风。

一种邪风一种病，八种邪风八种病。邪风病，轻者为伤风感冒，重者是流行性疫病。

风，刮在地球上，但风向的决定因素在天上，在天上的太阳，在天上的北斗。

（七）十二月

十二月是论证十二经络的依据！

请看下面两个证据性论断。

其一，《素问·阴阳别论》："十二月应十二脉。"

其二，《灵枢·五乱》："经脉十二者，以应十二月。"

十二月从何而来？从太阳历来！从太阴历来！首先是从太阳历来！

太阳历十二月与太阴历十二月的划分，是在河图时代之前完成的。河图表达的就是十二月阴阳合历——太阳历、太阴历、北斗历三历合一的阴阳合

历。这是彝族典籍《土鲁窦吉》（汉语意思：宇宙生化）的解释。

太阳历十二月与太阴历十二月的划分，是由《周髀算经》记载的。

《周髀算经·七衡六间》："故曰一岁三百六十五日四分日之一，岁一内极，一外极。三十日十六分日之七，月一外极，一内极。"

内极、外极即内衡外衡。外衡内衡，即南北回归线。太阳在南北回归线之间循环一次，即是一岁。

一岁的时间长度为"三百六十五日四分日之一"，换算成小数为365.25 天。

太阳历一月的时间长度为"三十日十六分日之七"，换算成小数为30.4375 天。

为什么说，30.4375 是太阳历一月的时间长度，请看下面两个计算公式：

$$30.4375 \times 12 = 365.25$$
$$365.25 \div 12 = 30.4375$$

四位小数说明了什么？说明中华先贤求真的能力与水平。

《周髀算经·日月历法》还记载了太阴历一小岁的时间长度与一月的时间长度：

"置小岁三百五十四日九百四十分日之三百四十八。"——换算成小数为354.370202765574（天）。

"置经月二十九日九百四十分日之四百九十九。"——换算成小数为29.5308510638297（天）。

十二位与十三位的小数说明了什么？是不是说明中华先贤在制定太阳历时的求真精神与求真能力？

《内经》中还有以六律（阴六吕阳六律）论经络的论断。《灵枢·经别》："六律建阴阳诸经而合之十二月。"

音律为何能够论经络？因为历律同源。太阳历十二月与阴阳十二律是一根藤上的对称对应的两个瓜。

十二月是论证十二律的依据，请看《周礼》中的一个证据性论断。

《周礼·春官》："大师掌六律、六同以合阴阳之声。阳声：黄钟、大簇、姑洗、蕤宾、夷则、无射。阴声：大吕、应钟、南吕、林钟、仲吕、夹钟。"

"一年分两截，两截分阴阳。"冬至—夏至，前半年六个月为阳；夏至—

冬至，后半年六个月为阴。这是阳六律阴六吕的合理解释。

太阳历与十二律之间是同根伴生关系，产生在立竿测影之下。最早记载这一关系的是《周髀算经》。《周髀算经·陈子模型》："冬至夏至，观律之数，听钟之音。"

茫茫宇宙有有形的一面，有无形的一面，日月星辰有形，往古来今的时间无形。人体之中有有形的一面，有无形的一面；肌肉有形，脏腑有形；经络无形，精气神无形；无形的时间对应的是无形的经络。时间无形，但的确存在；经络无形，但的确存在。音律有声而无形，听得到而看不到；经脉能动而无形，感觉得到而看不到。

经络在人体之内，但论证经络的依据在人体之外，在天上的太阳，在太阳回归。

（八）升降、升降出入

1. 升降　升降，关乎万物的生死，关乎"离离原上草，一岁一枯荣"。

谁在升降？阴阳二气！阴阳二气升降体现在何处？体现在寒暑之中。《素问·五运行大论》："阴阳之升降，寒暑彰其兆。"一岁之中，寒暑即阴阳，阴阳即寒暑。

阳气升，万物生万物长；阴气降，万物成熟万物收藏。何时升降？冬至夏至！冬至一阳升，夏至一阴降。《素问·脉要精微论》："是故冬至四十五日，阳气微上，阴气微下；夏至四十五日，阴气微上，阳气微下。"

冬至日，日南至，"微阳动于黄泉"，这是《逸周书·周月》的记载。"冬至一阳升"升在何处？升在黄泉之下。冬至夏至，是升与降的两个基本点。升降运动是《内经》的基础，明确阳气上升点在冬至的却是《逸周书》。

升与降是循环运动，《素问·六微旨大论》有详细的解释："升已而降，降者谓天；降已而升，升者谓地。天气下降，气流于地；地气上升，气腾于天。故高下相召，升降相因，而变作矣。"升到极点开始下降，降到极点又开始上升。升，由地下而升；降，从天而降。如此循环一次，气候寒暑变化一次。如此循环一次，万物生死变化一次。

升与降，现象上的决定因素在太阳回归的起始点与转折点，实质上的决定因素在地球公转过程中的近日点与远日点。

从空间上看，阳气上升点在日影最长点，在太阳直射于南回归线；阴气下降点在日影最短点，在太阳直射于北回归线。

阴阳二气的升降，在空间中有严格的规定性，在时间中有无限循环性。

2. 升降出入　万物，两种状态谓之生死，四种状态谓之生长收藏。生死两种状态，由阴阳二气升降所决定；生长收藏四种状态，由阴阳二气升降出入所决定。

《素问·六微旨大论》："故非出入，则无以生长壮老已；非升降，则无以生长化收藏。是以升降出入，无器不有。"前面已讨论过升降，这里讨论出入。

春分阳气出，秋分阳气入。出，露出地面；入，沉入地下。

春分秋分，界定于立竿测影。两个节令，一个日影长度——0.755 丈。这个长度是日影最长点与最短点的中间点：

$$(1.35+0.16) \div 2 = 0.755（丈）$$

《周髀算经·七衡六间》指出，冬至在外衡，夏至在内衡，春分秋分在中衡。外衡，南回归线；内衡，北回归线；中衡，赤道线。太阳回归两次相交于赤道，即是春分秋分。

三条天文线四个时令点，是升降出入的根本原因。

太阳相交于南回归线，冬至。冬至一阳升。

太阳相交于北回归线，夏至。夏至一阴降。

太阳南来相交于赤道，春分。春分阳气露出地面。

太阳北往相交于赤道，秋分。秋分阳气沉入地下。

"升降出入，无器不有。"何谓器？《易经·系辞上》："形乃谓之器。"又："形而下者谓之器。"一切有形之物，都可以称之为器。大地上一切有形之物的生长收藏，均形成于阴阳二气的升降出入活动之中。

地球除了公转与自转两种运动之外，还有一个自转轴反复倾斜的运动：南北回归线实际上是反复倾斜的两个极限，而赤道线反复倾斜中的中间线和平分于地球的中间线。

在地球三种运动中，地球与太阳构成了四次对应，四个对应点就是冬至夏至、春分秋分。冬至对应于南回归线，夏至对应于北回归线，春分秋分对应于赤道。这里是寒暑二气亦即阴阳二气升降出入的根本原因。

阴阳二气的升降出入，在空间中有严格的规定性，在时间中有无限循环性。阴阳二气变化在地球上，但变化的决定因素在天上，在天上的太阳。

（九）年、岁

"不知年之所加，气之盛衰，虚实之所起，不可以为工矣。"

工，中医医生也。"三不知"不可以为工，《素问·六节藏象论》这一论断揭示了年对于中医医生的重要性与根本性。

年之前还有岁的论断，完整的论断是："五日谓之候，三候谓之气，六气谓之时，四时谓之岁，而各从其主治焉。五运相袭，而皆治之，终期之日，周而复始，时立气布，如环无端，候亦同法。故曰：不知年之所加，气之盛衰，虚实之所起，不可以为工矣。"

何谓候？何谓气？何谓时？何谓岁？这一论断清晰地解释了四个气候单位。四个气候单位同时也是精确的时间单位。五天一候，三五一十五天是一气，六气九十天是一时，四时三百六十五天是一岁。"周而复始"与"如环无端"两个成语告诉世人，这里的一切都是循环的，而且是无限循环的。

岁和年这两个既是时间单位，又是时间系统的天文历法概念，是在这一论断先后出现的。岁和年对于中医文化与中医医生的基础性与根本性，展示在了这一论断中。

何谓岁？《易经·系辞下》："寒往则暑来，暑往则寒来，寒暑相推而岁成焉。"《周髀算经·日月历法》："日复星，为一岁。"岁，属太阳历！太阳回归一次是一岁，寒暑循环一次是一岁。

何谓年？有两种解释：太阳回归年，这里的年与岁相等同，属太阳历；月亮圆缺十二次是一年，这里的年属太阴历。年与岁并不相同！太阴历的年与太阳历的年有三大不同：

月亮圆缺十二次，一年之大数是 354 天；太阳回归年，一年之大数是 365 天；两者相差 11 天。这是一。

太阳回归年亦即岁的起始点在冬至，阴历年的起始点在正月初一。这是二。

虽然都是十二个月，但月的时间长度却不相同：太阳历的十二个月，每月的时间长度是 30.44 天；太阴历的十二个月，每月的时间长度则是 29.53 天。这是三。

"不知年之所加，不可以为工"中的"所加"，指的是历法推算。干支纪年表，就是"年之所加"的推算。六十甲子，就是"年之所加"的推算。

《黄帝四经·经法·四度》："极而反，盛而衰，天地之道也。"《管子·

重令》：“天道之数，至则反，盛则衰。”盛衰之变，实际上是寒暑之变。“寒极生热，热极生寒”与“阳极生阴，阴极生阳”所描述的均为盛衰之变。盛衰之变放在日影长短两极之变下来认识，即刻可以得出清晰之答案。

《素问·宝命全形论》：“天有寒暑，人有虚实。”寒暑出于太阳历！寒为虚，暑为实。太阳历可以论虚实，太阴历同样可以论虚实：月缺为虚，月圆为实。由此演化出了“月圆不补，月缺不泻”的用针用药原则。月圆之时，江河天文大潮汹涌澎湃，观象比类，以天体论人体，月圆之时人的气血就会充满，所以此时用针用药不能用补法。

精确的时间单位，循环的时间系统，是《内经》论证问题的第一依据。

——《素问·四气调神大论》中的“四”，是春夏秋冬四时。四时中的每一时都是精确的时间单位，作为一个整体的四时则是如环无端、无限循环的时间系统。

——《素问·五运行大论》中的“五”，是金木水火土五行。五行中的每一行都是精确的时间单位，作为一个整体的五行则是如环无端、无限循环的时间系统。

——《素问·六微旨大论》中的“六”，是风寒湿热燥暑六气。六气中的每一气都是精确的时间单位，作为一个整体的六气则是如环无端、无限循环的时间系统。

——《灵枢·九宫八风》中的“八”，是冬至夏至、春分秋分、立春立夏立秋立冬八节。八节中的每一节都是精确的时间单位，作为一个整体的八节则是如环无端、无限循环的时间系统。

与精确的时间单位相对应的气候，是《内经》论证问题的第二依据。

——《素问·四气调神大论》中的“气”，是与春夏秋冬四时相对应的气候。四时中的每一时气候都有自己的独特的特征。例如，春暖夏热秋凉冬寒，春风夏雨秋霜冬雪，如果气不应时，出现春凉冬热，出现春霜夏雪，那一定会有疾病或大面积流行性疫病的发生。

——《素问·五运行大论》中的“运”或“行”，是与金木水火土五行相对应的气候。一旦气不应时，或提前或落后或紊乱，那一定会有疾病或大面积流行性疫病的发生。

——《素问·六微旨大论》中的“气”，是与六时相对应的气候。一旦气不应时，或提前或落后或紊乱，那一定会有疾病或大面积流行性疫病的发生。

——《灵枢·九宫八风》中的"风"，是与八节相对应的风。一旦风不应时，或提前或落后或紊乱，那一定会有疾病或大面积流行性疫病的发生。

中华文明起始于农业文明，农业文明第一重要的是粮食。民以食为天！没有粮食，一切都无从谈起。而粮食的收获，必须严格遵循天时。太阳历区分出了节令，是精确的时间单位；太阳历本身是无限循环的时间系统。精确的时间单位与无限循环的时间系统，是中华文明的坚实基础，同时也是自然百科的理论基础。《尚书·大禹谟》："时乃天道。"天时即天道，天道即天时。时间之时，是中华文明坚实而永恒的理论基础。认识到了这一点，才能真正认识《内经》的常青生命力的奥秘。

（十）一与九

"始于一，终于九"，这就是一部针经的纲纪。

一与九这两个简单的奇数，怎么会是针经之纲纪？

要知道，在世界民族之林之中，只有我中华先贤创造了这部针经。

要知道，在世界民族之林之中，只有我中华先贤发现了十二经络。

要知道，在世界民族之林之中，只有我中华先贤发现了经络上的穴位。

要知道，在世界民族之林之中，只有我中华先贤创造了针刺之术。

为什么极其简单的两个奇数构成了经络、穴位、针刺之术的理论基础，构成了整部针经的理论基础？这要从一与九的原始出处谈起。

一与九的原始出处在中华大地上的第一部书——洛书中。

上九下一，左三右七；四二为肩，八六为足；五居中央，统领四方。这是洛书中的空间布局。空间布局的开篇就是"上九下一"。

研究中华文化绝对不能绕过洛书，研究洛书绝对不能绕过上九下一。

洛书中的一与九，表达的是什么呢？

正确的答案是：一与九表达的是冬至夏至。一，表达冬至；九，表达夏至。

《周髀算经·天体测量》告诉后人，冬至夏至界定于立竿测影；中午的日影最长点，冬至；中午的日影最短点，夏至。

《周髀算经·天文历法》告诉后人，冬至夏至事关阴阳，冬至阳在子，夏至阴在午。

苗族文化告诉世人，一阴一阳发源于冬至夏至。《苗族古历》："冬至阳旦，夏至阴旦。"

一与九等于冬至夏至，冬至夏至等于一阴一阳；知道了阴阳与冬至夏至的母源关系，再来理解一与九为何为针经之纲纪就会轻松愉快了。

因为《内经》的理论基础就建立在阴阳五行上。请看下面两个论断。

其一，《素问·阴阳应象大论》："阴阳者，天地之道也，万物之纲纪，变化之父母，生杀之本始，神明之府也，治病必求于本。"

其二，《素问·天元纪大论》："夫五运阴阳者，天地之道也，万物之纲纪，变化之父母，生杀之本始，神明之府也，可不通乎！"

阴阳为何等同于天地之道？因为阴阳的母源在太阳与地球的对应关系。立竿测影，测的是中午的日影。中午的日影有长短两极之变，日影长短两极之变，变化出了一阴一阳。太阳在天上，日影在地上。日影最短点论阴，日影最长点论阳。一阴一阳，现象上的原因是太阳回归的一来一往，实质上的原因是地球公转过程中一步步靠近太阳与一步步远离太阳。太阳回归一次，寒暑循环一次，风霜雨雪循环一次，小花小草枯荣循环一次，万物生长收藏循环一次。此处可以清晰地解释"万物之纲纪"，可以清晰地解释"变化之父母"。

根植于太阳的一阴一阳，本身是一个严密的数理体系，是一个严密的时间空间体系，以这两个体系为基础演化出了中华文化、中医文化，演化出了自然百科，演化出了诸子百家。从这一高度上去理解一与九为何是针经之纲纪，就不会感到奇怪了。

二、有！ 有什么用？

"过了立秋，种也没收。"这是今天湖南的种植谚语。"过了芒种，种了白种。"这是今天东北的种植谚语。芒种与立秋，二十四节气中的两个节令。太阳历的二十四节气，今天还在沿用。

冬至夏至，太阳历区分出的"两至"，今天还在沿用。

春夏秋冬，太阳历区分出的四时，今天还在沿用。

春分秋分，太阳历区分出的"两分"，今天还在沿用。

只要天上的太阳还在，只要太阳历没有过时，《内经》的思路与方法就不会过时，《内经》的基础就不会坍塌。

只要天上的月亮还在，只要月圆月缺的规律没有改变，只要江河潮汐起落的规律没有改变，中医的虚实理论就不会过时。

只要天上的北斗斗柄还在循环，风向正邪的判断标准就不会过时。

只要月往日来的现象没有改变，只要昼动夜静的规律没有改变，养生理论就不会过时。

只要地球公转、地球自转规律没有改变，中医的所有理论就不会过时。

下面举十个例子说明问题：

（一）升降

升降理论不会过时！

升降理论出于冬至夏至，冬至夏至出于立竿测影。只要竿下日影还在，只要竿下日影长短两极的极点还在，只要竿下日影长极而短、短极而长的变化规律还在，升降理论就不会过时。

升降理论在今天还有什么用？答：可以判断疫病的发生！

《素问·刺法论》："升降不前，气交有变，即成暴郁。"

疫、疠、暴郁，这是《内经》列出的三种流行性疫病。疫病的根源在气候异常，所谓"升降不前"，用民间谚语讲就是"该冷不冷，该热不热"。

上升点在冬至！仅冬至这一天的气候就可以判断疫病。冬至为寒极之处，如果冬至这一天的温度温暖如春夏，那么，就会形成暴郁。暴，瞬间爆发。暴郁，发作迅猛引起死亡的疫病。

"冬至开了河，尸体垒成摞。"这是山东寿光地区的民间谚语。

河水结冰，在时间上有严格的规定性。《逸周书·时训》："立冬之日，水始冰。"立冬，是冬季第一个节令；冬至，是冬季的第四个节令。立冬，河水开始结冰；冬至，河水所结的应该是坚冰。如果违反常规，冬至之日坚冰融化，河水流动，这是时令错乱导致的物候错乱。物候错乱，那就有流行性疫病的发生，就会有"尸体垒成摞"的严重后果。

"冬至有雷声，十个牛栏九个空。"这是湖南湘潭的民间谚语。雷，何时发生，何时收声，在时间上具有严格的规定性。《逸周书·时训》指出，春分后第五天，雷开始发声；秋分之日，雷始收声。冬至与秋分，时间相差两个月。冬至之雷声，为非时之声。非时，即不合时。非时之声，会引起牛的突然死亡。

民间谚语，民间的智慧，既是历史经验的结晶，又是历史教训的结晶。冬至这一天的气候异常，就可以判断疫病的发生。

下降点在夏至! 仅夏至这一天的气候就可以判断疫病。夏至为热极点亦即阳极点, 如果夏至这一天的温度寒凉如秋冬, 那么, 致人死亡的疫病就会发生。

"夏至刮北风, 十个鱼塘九个空。" 这是广东民间谚语。

风有时间性, 风有方向性。《灵枢·九宫八风》指出, 夏至这一天的正风应该是正南风。如果夏至这一天刮北风, 就与正风错位一百八十度; 与正风错位一百八十度的风, 是标准的大邪风。大邪风会引起鱼死亡。鱼塘, 指的是区域内所有的鱼塘。"十个鱼塘九个空", 描述的是鱼死亡在空间中的广泛性与数量上的大量性。

冬至寒夏至热, 这是正常! 冬至热夏至寒, 这是反常!

冬至刮北风, 夏至刮南风, 这是正常! 冬至刮南风, 夏至刮北风, 这是反常!

冬至没有雷声, 这是正常! 冬至有雷声, 这是反常!

反常, 就会引起疫、疠、暴郁! 中医文化借助时间与气候两大坐标可以在疫病发生前做出准确预报。

西方文化、西方医学中没有太阳历的升降理论, 所以不能真正认识疫病, 只能把疫病之因归结为这种细菌与那种细菌, 这种病毒与那种病毒。细菌论、病毒论, 只能跟在疫病之后做"事后诸葛亮", 绝对不可能做出预报。

能提前预报疫病, 也能迅速治愈疫病。关于疫病的医治, 会在"扶养正气"中讨论。

(二) 寒热

寒热理论不会过时!

《灵枢·邪客》: "天有冬夏, 人有寒热。"

太阳回归的一来一往分出来寒暑冬夏, 以冬夏为坐标分出了人体寒热。

有百病无百因, 归根结底, 就是寒热两种因。认识太阳历冬夏这两个极点, 就认识人体疾病的两个基本病因。寒, 用热药治之; 热, 用寒药治之。由此产生了"寒者热之, 热者寒之"的两大用药原则。

《素问·痹论》: "痛者, 寒气多也, 有寒故痛也。"疼痛, 属于寒因病。颈椎痛、关节痛、腰椎痛, 西医无药可治, 为什么? 因为西医没有寒热理论。理在事先! 没有这个理, 就解答不了这件事; 没有这个理, 就医治不了这个病。病因分寒热, 药性亦分寒热。《神农本草经》与《本草纲目》中的自然药物，其药性有寒热之分。寒因病用热药治之，其效神速。

凡肉腐为脓之病，其病因皆为热。肉腐为脓之病，以用寒性药物治之，其效神速。皮肤烫伤，西医以消炎、植皮治疗之，中医用寒凉之药治之，很快会长出新的肌肉，根本不需要植皮。

心脏病应归结为寒因病。"寒者热之。"寒因病用辛热药物治之，会达到起死回生的效果。重用大热大辛之附子，挽救心脏病急危重症，山西李可老中医做出了巨大贡献。

李可老中医在《破格救心汤救治心衰实录》中写道：

"我从事中医临床46年，在缺医少药的农村，运用自创破格救心汤成功地治愈了千余例心衰重症，并使百余例现代医院已发病危通知书的垂死病人起死回生。"

敬请记住"千余例"与"百余例"这两个数据。

重用附子，是破格救心汤的核心。

附子，毛茛科，始载于《神农本草经》，延续于《本草纲目》。附子之性大热，西药重视的是化学成分，中药重视的是物理性质。

重视化学成分的西药，有时间上的局限性，即：一种新药，在一段时间之后，就会产生抗药性。重视物理性质的中药，永远也不会过时。为什么？因为中药是自然之物。

（三）虚实

虚实理论不会过时！

《素问·宝命全形论》："天有寒暑，人有虚实。"

太阳回归，一寒一暑；人体百病，一虚一实；有百病无百症，归根结底就是虚实两种症。

《灵枢·刺节真邪》："虚者补之，血而实者泻之。"

实、盛、满相通，所以在《素问》与《灵枢》中均可以看到"盛者泻之，虚者补之""虚者实之，满者泄之"的用药用针之原则。

补，药用甘温；泻，药用苦寒。

论虚实，还有一个参照坐标——月亮。月亮圆，江河起潮汐，人体气血充盈，所以《素问·八正神明论》中有"月生无泻，月满无补"之论。换言之，即"月圆不补，月缺不泄"。

只要太阳月亮这两大参照坐标还在，虚实理论就不会过时。进而言之，只要寒暑、朔望的规律还在，补泻的方法就不会过时。

（四）平衡

平衡理论不会过时！

其一，《素问·三部九候论》："无问其病，以平为期。"

其二，《素问·至真要大论》："谨察阴阳所在而调之，以平为期。"

其三，《汉书·艺文志》介绍《内经》，介绍经方，最后的结论中只有八个字："通闭解结，反之以平。"

平，平衡之平！平衡之平，是中医文化追求的终极目的。

为了阐明"天平模型"，特将《素问·至真要大论》中的"八之"引用于下：

寒者热之，热者寒之；寒热平衡，以平为期。

虚则补之，实则泻之；虚实平衡，以平为期。

坚者软之，脆者坚之；坚脆平衡，以平为期。

衰者补之，强者泻之；衰强平衡，以平为期。

西医定名的新型冠状病毒，中医显示出两大优势：一是能够迅速控制，二是能够迅速治愈。为什么？因为中医有"寒者热之，热者寒之""虚则补之，实者泻之"的平衡哲学。

（五）圆周

圆周运动理论不会过时！

《素问》与《灵枢》之中，均出现了"如环无端"这一成语。

《素问》论"如环无端"，论的是四时循环与五行循环，一句话论的是太阳回归；《灵枢》论"如环无端"，论的是阴阳二气在经络中的运行；以天体论人体，其共同之处是如环无端的圆周运动。

太阳回归，如环无端！

地球公转，如环无端！

地球自转，如环无端！

寒暑循环，如环无端！

四时循环，如环无端！

昼夜循环，如环无端！

阴阳循环，如环无端！

气血循环，如环无端！

经络相贯，如环无端！

圆周运动理论在医术上有什么用？请看下面一个论断。

《素问·阴阳应象大论》："故善用针者，从阴引阳，从阳引阴，以右治左，以左治右，以我知彼，以表知里，以观过与不及之理，见微得过，用之不殆。"

此处有病就治在此处，这是西医。

此处有病可以治在此处，也可以治在彼处，这是中医。

"以右治左，以左治右"，是针刺治病的常见之方法。

医治牙痛，针刺合谷穴，立刻见效。牙齿与合谷，相距将近八十厘米，针刺合谷为什么会即刻止痛？因为中医文化有如环无端的圆周运动理论。

针刺脚底的涌泉穴，因上吊昏迷不醒的假死者的喉咙中即刻发出响声，这是知识青年孙立哲的实际经验。涌泉穴离喉咙一米多远，为什么针刺涌泉穴喉咙会发出响声？只有圆周运动理论才能作出合理的解释。

（六）四时

"以四时论之"的理论不会过时。

春夏秋冬四时循环一次，万物生长收藏循环一次，万物随时而变，这是自然法则。人体呢？人是万物中的一员，万物随时而变，同样的道理，人体也会随时而变。

脉象会随时而变。《素问·阴阳别论》："春脉弦，夏脉洪，秋脉浮，冬脉沉。"脉象应时，这就是"因天之序"。

养生应随时而变。《素问·四气调神论》有"春养肝、夏养心、秋养肺、冬养肾、长夏养脾"之论。养生应时，这就是"因天之序"。

病有时间性。春夏秋冬四时，一时有一时之病，四时有四时之病，即：春有春之病，夏有夏之病，秋有秋之病，冬有冬之病。辨证施治是基础，辨时施治是根本。

针刺有时间性。《素问·诊要经终论》："故春刺散俞，及与分理，血出而止，甚者传气，间者环也。夏刺络俞，见血而止，尽气闭环，痛病必下。秋刺皮肤，循理，上下同法，神变而止。冬刺俞窍于分理，甚者直下，闲者散下。春夏秋冬，各有所刺，法其所在。"春刺 A，夏刺 B，秋刺 C，冬刺 D，季节不同，针刺的部位也不同，这就是"各有所刺"。

《难经·七十四难》："经言春刺井，夏刺荥，季夏刺输，秋刺经，冬刺合者，何谓也？然。春刺井者，邪在肝；夏刺荣者，邪在心；季夏刺输者，邪在脾；秋刺经者，邪在肺；冬刺合者，邪在肾。"

只要春夏秋冬还在循环，针灸的理论不会过时。

（七）邪风

邪风判断标准不会过时！

冬至夏至、春分秋分、立春立夏立秋立冬，如此即太阳历八节。只要天上的太阳还在，只要中午的日影还有长短两极之变，太阳历八节就不会过时。

一节一种风，风有时间性。

八节八种风，风有循环性。

春分东风，秋分西风，夏至南风，冬至北风，这是最基本的四种正风。

春分西风，秋分东风，夏至北风，冬至南风，这是最基本的四种邪风。

正风，有人体健康；邪风，有人体疾病。这是最基本的因果逻辑。

（八）因天之序

"因天之序"的主张不会过时！

《素问·八正神明论》："是以天寒无刺，天温无疑。月生无泻，月满无补，月郭空无治。是谓得时而调之。因天之序，盛虚之时，移光定位，正立而待之。"

《素问·六微旨大论》："明乎哉问！天之道也！此因天之序，盛衰之时也。"

《素问·六微旨大论》："故曰：因天之序，盛衰之时，移光定位，正立而待之。此之谓也。"

用针用药，必须因天之序。

因，遵循也，比照也。天，天时也。序，顺序也。

因天之序，首先因的是寒暑之序。"春夏养阳，秋冬养阴。"（《素问·四气调神大论》）这里的因天之序，因的是太阳回归。

因天之序，因的是四时之序。四气调神，因的是春夏秋冬。"春如何，夏如何，秋如何，冬如何"如此"四如何"，适用于养生、识病、治病、用针、用药等多个领域。

因天之序，因的是月亮圆缺之序。"月圆不补，月缺不泻"，用针、用药补泻之原则，根植于月亮圆缺之序。

六气、八风、十二月、二十四节气，都在天序范畴之内。因天之序，因的是天时，因的是太阳历区分出的节令，因的是太阴历区分出的朔望。

(九)"治未病"

"治未病"的理论不会过时！

《素问·四气调神大论》："圣人不治已病治未病，不治已乱治未乱。"

治未病，具体如何治？

一是未发生疾病时的预防，二是疾病发生时的巧妙医术。

春夏秋冬四时之时序有严格的规定性，与四时相对应的气候却有变化无常性。气候应时，如春风夏雨秋霜冬雪，这是正常气候。气候正常，则有物候正常，人体正常。气候不应时，如春霜冻、夏冰雪的异常，凡"该冷不冷，该热不热"之时，凡大寒大热大湿大雾大燥之时，一定会有疾病或疫病的发生。为工者，此时一定要会做出正确的判断，采取预防措施。治病治在疾病或疫病之前，这是一种形式的"治未病"。

"治未病"还有一种形式，即：疾病、疫病发生时的"治未病"。

疾病发生时，如何治未病？答案在五行相克哲理中。

《难经·七十七难》："经言上工治未病，中工治已病者，何谓也？然。所谓治未病者，见肝之病，则知肝当传之与脾，故先实其脾气，无令得受肝之邪，故曰治未病焉。中工者见肝之病，不晓相传，但一心治肝，故曰治已病也。"实，补泻之补也。

见肝之病，先治之以脾，就是"治未病"的正确答案。

工，医生也。工有上中之分。上工，治病治在病前头；中工，治病治在病本身。肝有病直接治肝，中工也；肝有病先治之以脾，上工也。

见肝之病，为何先治之以脾？

是五行模型决定的！

肝属木，脾属土，五行相克哲理指出，木克土。见肝之病，先治之以脾，就是治病治在病前头，具体治在此行相克的那一行。

见肝之病，先治之以脾！如此，即治未病。

接着说，继续说，会有以下答案：

见脾之病，先治之以肾。

见肾之病，先治之以心。

见心之病，先治之以肺。

见肺之病，先治之以肝。

简言之，肝有病，补脾；脾有病，补肾；肾有病，补心；心有病，补肺；肺有病，补肝。五行相克，是大道。治未病，是医术。医术，源于大道。

仪器，精密的仪器，只能发现已病之病，但发现不了未病之病。发现未病之病，医治未病之病，是中医的优秀之处。治未病，是中医文化的骄傲。

治肺结核不治肺而去补脾，李可老中医曾经以培土生金之哲理医治肺结核，取得了"起死回生"的效果。

补母泻子，培土生金，均在五行生克哲理之内，从根本上说，也均在以道论之范畴之内。

笔者曾患肺结核，但并不知道得病，只知道浑身乏力。当时笔者在宁夏回族自治区工作，当地的滩羊质量一流，笔者以炖羊肉喝汤的办法医治浑身乏力，一只羊吃完，有体力了，几年后体检医生说"你得过肺结核，已经钙化了"。羊肉没有治肺结核的功能，但有暖胃健脾的功能，培土生金之说可为参考之一例。

（十）扶养正气

扶养正气的理论永远也不会过时！

《素问·刺法论》："正气存内，邪不可干。"

接着《素问·刺法论》继续说："正气内虚，邪必相干。"

接着《素问·刺法论》再继续说："正气复兴，邪气清空。"

正气者，人之基础也。

正气虚，邪气容易入侵体内，这就是疾病与疫病产生的原因。

只要正气足，邪风就不能侵入人体。

扶养正气，即使邪风邪气侵入人体，也能把它赶出去。

狂风会刮倒杨柳，却刮不倒松柏，原因何在？因为材质不同。

邪风会使老人、儿童生病，却不能让壮汉生病，原因何在？因为体质不同。

扶养正气，是预防疾病、医治疫病的根本措施。

一场新型冠状病毒疫情，充分揭示了西方文化、西方医学的三大局限性：一不能提前预知，二不能有效控制，三不能迅速治愈。

在新型冠状病毒面前，中医发挥出了令人信服的作用。需要说明的是，中医发挥作用，发挥出的是方剂的作用，如果医道能够发挥作用，那么会以九宫八风为坐标，会以气候异常为坐标，早早指出疫病的规律性与规定性。

敬请记住"正气存内，邪不可干"这八个字。

以扶养正气为纲，可以灵活地组方：既可以运用古代的经验方，又可以依照"四气五味"的药性灵活组方。需要强调的一点是，《内经》既有"正病正治"的原则，还有"正病反治"的原则。正病正治——寒者热之，热者寒之；正病反治——热者热之，寒者寒之。值得推荐的哲理与经验是：甘温也能除大热。

人有形体有精气神，看得见的形体，看不见的精气神。然而，精气神一旦出现问题，形体马上有病。西医只能认识有形的一面，不能认识无形的一面，所以不能医治气虚引起的多种疾病。西医为什么在疫病面前显示出被动性与局限性，根本原因有二：一是只能认识有形的一面，不能认识无形的一面；二是没有"扶养正气"的理论与实践。

三、 结语

天文学是人类第一学，历法是人类第一法，这是东西方的共识。在中华大地上，天文学既是第一学，又是母亲学；历法既是第一法，又是母亲法。因为人文、医学、音律、算术、法律、度量衡，都是从天文历法出发的，首先是从太阳历出发的。

人文的根本在太阳！

认识中华大地上的人文，首先要从太阳回归入手，具体从太阳回归的两个基本点（冬至夏至）入手。发现中午日影的最长点与最短点，中华先贤发现的是规律与永恒。以这两个点构筑起的人文，其特征是永恒而常青。真正认识了冬至夏至，研究中华文化、中医文化与先秦诸子百家，可以达到"一通百通"的效果。

下面以三句话作为结束：

其一，"知其要者，一言而终；不知其要，流散无穷。"

其二，"真传一句话，假传万卷书。"

其三，书中的道理在书外，人文的道理在天文。

刘明武

于南海之滨